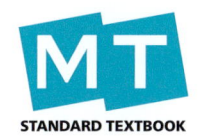

MT STANDARD TEXTBOOK

標準臨床検査学

シリーズ監修

矢冨 裕
東京大学大学院教授・臨床病態検査医学

横田浩充
東邦大学理学部教授・臨床検査課程

微生物学・臨床微生物学・医動物学

編集

一山 智
京都大学大学院教授・臨床病態検査学

田中美智男
京都大学医学部附属病院・検査部

執筆（執筆順）

江崎孝行
岐阜大学大学院教授・病原体制御学

八木哲也
名古屋大学大学院教授・臨床感染統御学

田中美智男
京都大学医学部附属病院・検査部

長尾美紀
京都大学医学部附属病院講師・検査部・感染制御部

松島 晶
京都大学医学部附属病院・検査部・感染制御部

田中香お里
岐阜大学生命科学総合研究支援センター教授・
嫌気性菌研究分野

大楠清文
岐阜大学大学院准教授・病原体制御学

大瀧博文
岐阜大学医学部附属病院・検査部

高倉俊二
京都大学大学院准教授・臨床病態検査学

伊吹謙太郎
京都大学大学院准教授・医療検査展開学

松村康史
京都大学医学部附属病院・検査部・感染制御部

一山 智
京都大学大学院教授・臨床病態検査学

山本正樹
京都大学医学部附属病院・検査部・感染制御部

井口光孝
名古屋大学医学部附属病院・中央感染制御部

舘田一博
東邦大学教授・微生物・感染症学

小松 方
天理医療大学准教授・医療学部臨床検査学科

山中喜代治
前・大手前病院医療技術部長

山田 稔
京都府立医科大学大学院講師・感染病態学

医学書院

標準臨床検査学

微生物学・臨床微生物学・医動物学

発　　行	2013年12月1日　第1版第1刷Ⓒ	
シリーズ監修	矢冨　　裕・横田浩充	
編　　集	一山　　智・田中美智男	
発行者	株式会社　医学書院	
	代表取締役　金原　優	
	〒113-8719　東京都文京区本郷1-28-23	
	電話　03-3817-5600（社内案内）	
印刷・製本	三美印刷	

本書の複製権・翻訳権・上映権・譲渡権・公衆送信権（送信可能化権を含む）は（株）医学書院が保有します．

ISBN978-4-260-01701-5

本書を無断で複製する行為（複写，スキャン，デジタルデータ化など）は，「私的使用のための複製」など著作権法上の限られた例外を除き禁じられています．大学，病院，診療所，企業などにおいて，業務上使用する目的（診療，研究活動を含む）で上記の行為を行うことは，その使用範囲が内部的であっても，私的使用には該当せず，違法です．また私的使用に該当する場合であっても，代行業者等の第三者に依頼して上記の行為を行うことは違法となります．

JCOPY〈（社）出版者著作権管理機構　委託出版物〉

本書の無断複写は著作権法上での例外を除き禁じられています．複写される場合は，そのつど事前に，（社）出版者著作権管理機構（電話 03-3513-6969，FAX 03-3513-6979，info@jcopy.or.jp）の許諾を得てください．

刊行のことば

「標準臨床検査学」シリーズは,「臨床検査技師講座」(1972年発刊),「新臨床検査技師講座」(1983年発刊),さらには「臨床検査技術学」(1997年発刊)という医学書院の臨床検査技師のための教科書の歴史を踏まえ,新しい時代に即した形で刷新したものである.

臨床検査は患者の診断,治療効果の判定になくてはならないものであり,医療の根幹をなす.この臨床検査は20世紀の後半以降,医学研究,生命科学研究の爆発的進歩と歩調を合わせる形で,大きく進歩した.そして臨床検査の項目・件数が大きく増加し,内容も高度かつ専門的になるにつれ,病院には,臨床検査の専門部署である検査部門が誕生し,臨床検査技師が誕生した.臨床検査の中央化と真の専門家による実践というこの体制が,わが国の医療の発展に大きく貢献したこと,そして,今後も同じであることは明らかである.

このような発展めざましい臨床検査の担い手となることを目指す方々のための教科書となることを目指し,新たなシリーズを企画した.発刊にあたっては,(1)臨床検査の実践において必要な概念,理論,技術を俯瞰できる,(2)今後の臨床検査技師に必要とされる知識,検査技術の基礎となる医学知識などを過不足なく盛り込む,(3)最新の国家試験出題基準の内容をすべて網羅することを念頭に置いた.しかしながら国家試験合格のみを最終目的とはせず,実際の臨床現場において医療チームの重要な一員として活躍できるような臨床検査技師,研究マインドが持てるような臨床検査技師になっていただけることを願って,より体系だった深い内容となることも目指している.また,若い方々が興味を持って学習を継続できるように,レイアウトや記載方法も工夫した.

本書で学んだ臨床検査技師が,臨床検査の現場で活躍されることを願うものである.

2012年春

矢冨　裕
横田浩充

序

　この度，標準臨床検査学『微生物学・臨床微生物学・医動物学』を発刊することとなった．本書は臨床検査技術学シリーズの『微生物学・臨床微生物学』と『医動物学』を統合し，あらたな執筆者によって執筆され，臨床検査学コースの学生にとって理解しやすくかつ最新の知見を網羅している書となった．平成23年度の臨床検査技師国家試験出題基準に準拠している．

　表題通り，微生物検査領域で取り扱う知識と技術は，微生物（細菌・ウイルス・真菌・寄生虫など）の構造や病原性に関する基礎知識，微生物検査に必要な形態学や生化学的知識，感染症の診断や治療に関する知識，さらに感染対策に関わる知識と技術など，きわめて多岐にわたる．微生物検査領域においても，遺伝子検査や質量分析検査など新しい技術が登場し，臨床検査の現場においては大きなブレイクスルーがあった．しかし，新技術を駆使するためになお微生物学の基本的な知識と技術を修得していなければならない．

　本書の構成は，微生物学の基礎編においては，形態学，増殖と培養，消毒と滅菌，微生物学分類とそれぞれの菌種の病原性，真菌とウイルスの基礎に，それぞれに必要な知識が整理されている．臨床微生物学のセクションにおいては，感染と発症，感染様式（感染経路），病院感染症（院内感染），抗菌化学療法と薬剤耐性，微生物検査の基礎知識，微生物同定と感受性検査，感染症免疫検査に整理されている．最後の医動物学のセクションにおいては，寄生虫学総論，寄生虫の形態学，寄生虫の分類と各々の種の病原性と治療法，寄生虫検査法に整理されている．

　最新の知見を学生にわかりやすくコンパクトに教授することを最大のコンセプトとして本書は作成された．平易な文章で表現し図表を多用した．微生物感染症学は病原体とヒトと抗菌薬という三者の関係によって成立し，診断と治療が行われている．ともすれば他の領域に比べて学ぶべき知識と技術が複雑になり，学生にとっては敬遠されがちになってしまう．本書では，これらの複雑な要素を簡素化して学生に解説しており，学生は親しみやすく感じるのではないかと考えている．本書を通じて多くの臨床検査技師が育ち，将来優れた臨床検査技師として活躍されることを願っている．

2013年11月

一山　　智
田中美智男

目次

カラー図譜 xiii

I 微生物学 1

第1章 分類 .... 江崎孝行 1

A 病原微生物の生物学的位置 1
 1 真核生物 1
 2 原核生物 3
 3 病原体の命名 6

第2章 形態，構造および性状
.... 江崎孝行 8

A 細菌の構造と性状 8
B 菌類（真菌）の構造 9
C ウイルスの構造 11

第3章 遺伝と変異 .... 八木哲也 17

A 遺伝子 17
B 遺伝物質（核酸）の伝達 18
 1 形質転換(transformation) 19
 2 形質導入(transduction) 19
 3 接合(conjugation) 19
C 変異 20

第4章 微生物の増殖と培養
.... 田中美智男 22

A 細菌の発育 22
 1 代謝と増殖 23
 2 栄養素 23
 3 発育環境 23
B 真菌の発育 24
 1 栄養素 25
 2 発育に必要な条件（環境） 25
C ウイルスの増殖 25
 1 増殖に必要な条件 25
 2 細胞内での増殖 25
D 培地(medium, media) 25
 1 培地の成分 25
 2 培地の分類 26
E 培養法 27
 1 検査材料の前処理 28
 2 分離培養と純培養 28
 3 分離培養法（平板画線培養法） 28
 4 混釈培養法 29
F 培養環境 29
 1 好気培養法(aerobic culture method) ... 29
 2 炭酸ガス培養法
  (carbon dioxide culture method) ... 29
 3 微好気培養法
  (microaerophilic culture method) ... 29
 4 嫌気培養法(anaerobic culture method) ... 29

第5章 消毒と滅菌 .... 八木哲也 31

A 滅菌法 32
 1 加熱滅菌 32
 2 濾過滅菌 32
 3 ガス滅菌 32
 4 放射線滅菌 32
B 消毒法 32
 1 物理的消毒法 32
 2 消毒薬の種類と特性 34
 3 抗微生物スペクトル 35

第6章 臨床細菌学 36

A 好気性・通性嫌気性グラム陽性菌
.... 長尾美紀 37
 1 ミクロコッカス科(family *Micrococcaceae*) ... 37

2　ストレプトコッカス科
　　　　（family *Streptococcaceae*）················ 41
B　好気性・通性嫌気性グラム陰性球菌
　　　　································ 長尾美紀　45
　　　1　ナイセリア科（family *Neisseriaceae*）······ 45
C　通性嫌気性グラム陰性桿菌················· 47
　　　1　腸内細菌科（family *Enterobacteriaceae*）
　　　　································ 長尾美紀　47
　　　2　ビブリオ科（family *Vibrionaceae*）········ 58
　　　3　エロモナス科（family *Aeromonadaceae*）··· 62
　　　4　パスツレラ科（family *Pasteurellaceae*）···· 62
　　　5　フランシセラ科（family *Francisella*）····· 64
　　　6　バルトネラ科（family *Bartonellaceae*）···· 65
D　好気性グラム陰性桿菌··············松島　晶　65
E　微好気性グラム陰性らせん菌······松島　晶　73
F　好気性グラム陽性有芽胞桿菌······松島　晶　75
G　好気性・通性嫌気性グラム陽性無芽胞桿菌
　　　　································· 松島　晶　76
H　グラム陽性抗酸性菌················江崎孝行　79
　　　1　マイコバクテリウム属
　　　　（genus *Mycobacterium*）················ 79
　　　2　ノカルディア属（genus *Nocardia*）········ 84
I　嫌気性グラム陽性球菌··············江崎孝行　85
　　　1　ペプトストレプトコッカス属
　　　　（genus *Peptostreptcoccus*）············· 85
　　　2　その他の嫌気性球菌（*Anaerococcus,*
　　　　Peptoniphilus, Finegoldia, Parvimonas,
　　　　Peptococcus など）······················· 86
J　嫌気性グラム陰性球菌············田中香お里　87
　　　1　ベイヨネラ属（genus *Veillonella*）········ 87
K　嫌気性グラム陽性有芽胞桿菌
　　　　······························ 田中香お里　87
　　　1　クロストリジウム属（genus *Clostridium*）··· 87
L　嫌気性グラム陽性無芽胞桿菌
　　　　······························ 田中香お里　90
　　　1　プロピオニバクテリウム属
　　　　（genus *Propionibacterium*）············· 90
　　　2　アクチノマイセス属（genus *Actinomyces*）··· 91
M　嫌気性グラム陰性桿菌············田中香お里　92
　　　1　バクテロイデス属（genus *Bacteroides*）···· 92
　　　2　プレボッテラ属（genus *Prevotella*）······· 93

　　　3　ポルフィロモナス属
　　　　（genus *Porphyromonas*）················ 93
　　　4　フゾバクテリウム属
　　　　（genus *Fusobacterium*）················ 93
N　スピロヘータ···········大楠清文・大瀧博文　94
　　　1　はじめに····························· 94
　　　2　トレポネーマ属（genus *Treponema*）······ 94
　　　3　ボレリア属（genus *Borrelia*）············ 95
　　　4　レプトスピラ科（family *Leptospiraceae*）··· 96
O　マイコプラズマ·········大楠清文・大瀧博文　96
　　　1　はじめに····························· 96
　　　2　マイコプラズマ属（genus *Mycoplasma*）··· 96
　　　3　ウレアプラズマ属（genus *Ureaplasma*）··· 98
P　リケッチア············大楠清文・大瀧博文　98
　　　1　はじめに····························· 98
　　　2　リケッチア属（genus *Rickettsia*）········ 98
　　　3　オリエンチア属（genus *Orientia*）········ 99
　　　4　エールリキア属（genus *Ehrlichia*）······· 100
　　　5　ネオリケッチア属（genus *Neorickettsia*）··· 100
Q　クラミジア············大楠清文・大瀧博文　100
　　　1　はじめに···························· 100
　　　2　クラミジア属（genus *Chlamydia*）······· 101
　　　3　クラミドフィラ属（genus *Chlamydophila*）··· 102

第 **7** 章　真菌 ·························· 高倉俊二　103

A　糸状真菌···································· 103
　　　1　ムーコル属（genus *Mucor*）············ 104
　　　2　アスペルギルス属（genus *Aspergillus*）···· 105
　　　3　黒色真菌（色素性真菌）················ 107
B　皮膚糸状菌································ 107
　　　1　白癬菌（genus *Trichophyton*）·········· 108
　　　2　表皮菌（genus *Epidermophyton*）······· 108
　　　3　小胞子菌（genus *Microsporum*）········ 108
C　二形性真菌（dimorphic fungi）············· 108
　　　1　スポロトリクス属（genus *Sporothrix*）···· 109
　　　2　ヒストプラズマ属（genus *Histoplasma*）··· 109
　　　3　コクシジオイデス属（genus *Coccidioides*）··· 110
D　酵母様真菌（yeast-like fungi）·············· 111
　　　1　カンジダ属（genus *Candida*）·········· 111
　　　2　クリプトコッカス属（genus *Cryptococcus*）··· 112
E　その他の真菌······························ 114

ニューモスチス属(genus *Pneumocystis*) …… 114

第8章 ウイルス ……………… 伊吹謙太郎　117

A DNA ウイルス ………………………………… 118
　1 ヘルペスウイルス科
　　(family *Herpesviridae*) ……………………… 118
　2 アデノウイルス科(family *Adenoviridae*) …… 127
　3 パピローマウイルス科
　　(family *Papillomaviridae*) ………………… 129
　4 ポリオーマウイルス科
　　(family *Polyomaviridae*) …………………… 130
　5 パルボウイルス科(family *Parvoviridae*) …… 131
　6 ヘパドナウイルス科
　　(family *Hepadonaviridae*) ………………… 133
C RNA ウイルス ………………………………… 135
　1 オルトミキソウイルス科
　　(family *Orthomyxoviridae*) ……………… 135
　2 パラミクソウイルス科

　　(family *Paramyxoviridae*) ………………… 139
　3 レトロウイルス科(family *Retroviridae*) …… 142
　4 フラビウイルス科(family *Flaviviridae*) …… 147
　5 トガウイルス科(family *Togaviridae*) ……… 152
　6 レオウイルス科(family *Reoviridae*) ……… 154
　7 カリシウイルス科(family *Caliciviridae*) … 155
　8 ピコルナウイルス科
　　(family *Picornaviridae*) …………………… 156
　9 コロナウイルス科(family *Coronaviridae*) … 160
　10 フィロウイルス科(family *Filoviridae*) …… 161

第9章 プリオン ……………… 伊吹謙太郎　163

A 異常プリオン蛋白 ……………………………… 163
　1 性状 ……………………………………………… 164
　2 病原性 …………………………………………… 164
　3 検査・診断 ……………………………………… 165
　4 治療・予防 ……………………………………… 165

II 臨床微生物学 ……………………………………………………………………………………… 167

第10章 感染と発症 …………………………… 167

A 常在細菌叢 ……………… 松村康史・一山　智　168
　1 常在細菌叢の分布 ……………………………… 168
　2 常在細菌叢と感染 ……………………………… 169
B 微生物の病原因子 ……… 山本正樹・一山　智　170
　1 病原因子 ………………………………………… 170
　2 病原性と毒力 …………………………………… 170
C 宿主の抵抗力 …………… 山本正樹・一山　智　171
　1 生体防御機構 …………………………………… 171
　2 免疫応答 ………………………………………… 172
D 感染の発現 ……………… 松村康史・一山　智　172
E 感染経路 ………………………………… 八木哲也　173
　1 水平感染 ………………………………………… 173
　2 垂直感染 ………………………………………… 173
　3 経口感染 ………………………………………… 173
　4 空気感染 ………………………………………… 174
　5 飛沫感染 ………………………………………… 174
　6 接触感染 ………………………………………… 174
F 現代の感染症の特徴 …………………………… 174

　1 日和見感染症 …………… 山本正樹・一山　智　174
　2 菌交代症 ………………… 山本正樹・一山　智　175
　3 病院感染(院内感染症)
　　　　　　　　　　　　　　山本正樹・一山　智　175
　4 輸入感染症 ……………… 松村康史・一山　智　176
　5 人獣(畜)共通感染症
　　　　　　　　　　　　　　松村康史・一山　智　177
　6 STD(性感染症) ………… 松村康史・一山　智　177
　7 新興・再興感染症 ……… 松村康史・一山　智　177
G 食中毒 …………………………………… 八木哲也　178
　1 感染型食中毒 …………………………………… 178
　2 毒素型食中毒 …………………………………… 179
H バイオセーフティ ……………………… 八木哲也　180
　1 バイオハザード対策 …………………………… 181
　2 感染性廃棄物取り扱い方 ……………………… 181
I 感染の予防と対策 ……………………… 井口光孝　182
　1 予防接種 ………………………………………… 182
　2 感染防止対策 …………………………………… 186
　3 「感染症の予防及び感染症の患者に対する
　　医療に関する法律」(感染症法) ……………… 188

第11章 化学療法 ……………………… 191

- **A 抗菌薬の基本** ……………… 舘田一博 192
  1. 抗菌薬の適正使用 ……………………… 192
  2. 選択毒性 ………………………………… 192
  3. 作用機序と抗菌スペクトル …………… 192
- **B 抗菌薬耐性** ………………… 舘田一博 195
  1. 抗菌薬耐性 ……………………………… 195
  2. 抗菌薬耐性獲得のメカニズム ………… 195
  3. βラクタマーゼ産生による耐性 ……… 196
- **C 薬剤耐性菌** ………………… 舘田一博 198
  1. メチシリン耐性黄色ブドウ球菌(MRSA) … 198
  2. ペニシリン耐性肺炎球菌(PRSP) ……… 198
  3. 多剤耐性緑膿菌(MDRP) ……………… 199
  4. 多剤耐性アシネトバクター・バウマニ
    (MDRA) ………………………………… 200
- **D 抗菌薬の種類** ……………… 舘田一博 201
  1. 細胞壁合成阻害剤 ……………………… 201
  2. 蛋白合成阻害剤 ………………………… 202
  3. DNA・RNA合成阻害剤 ……………… 203
  4. 細胞膜障害剤 …………………………… 203
- **E 抗結核薬** …………………… 舘田一博 203
- **F 抗真菌薬** …………………… 舘田一博 204
- **G 抗ウイルス薬** ……………… 舘田一博 206
- **H 薬剤感受性検査** …………… 小松 方 206
  1. 最小発育阻止濃度(MIC) ……………… 207
  2. 最小殺菌濃度(MBC) ………………… 207
  3. ディスク拡散法 ………………………… 208
  4. 微量液体希釈法 ………………………… 209
  5. Eテストを使用したMIC測定 ………… 209
  6. βラクタマーゼ検査法 ………………… 210
  7. 薬剤感受性検査の結果の解釈 ………… 211

第12章 検査法 ………………………… 213

- **A 無菌操作技術** ……………… 山中喜代治 215
- **B 培地作製法** ………………… 山中喜代治 217
- **C 臨床情報の解釈** …………… 山中喜代治 218
- **D 検体採取と保存** …………… 山中喜代治 219
- **E 検体の肉眼的観察と品質評価**
  ………………………………… 山中喜代治 220
- **F 塗抹染色検査** ……………… 山中喜代治 222
- **G 分離培養** …………………… 山中喜代治 233
- **H 細菌同定検査** ……………… 山中喜代治 236
- **I 薬剤感受性検査** …………… 小松 方 244
  1. 希釈法 …………………………………… 244
  2. ディスク拡散法 ………………………… 248
  3. 栄養要求の厳しい菌,
    特殊な微生物に対する薬剤感受性検査 … 250
  4. 結果の評価 ……………………………… 250
  5. 各種耐性菌の検査法 …………………… 250
  6. 精度管理 ………………………………… 255
- **J 検体検査法とその技術** …… 小松 方 257
  1. 結果の報告 ……………………………… 257
- **K 検体材料別細菌検査法** …… 小松 方 258
  1. 材料別細菌検査法の考え方 …………… 258
  2. 血液培養 ………………………………… 261
  3. 髄液 ……………………………………… 262
  4. 下気道由来材料 ………………………… 263
  5. 下気道以外の気道由来材料 …………… 265
  6. 尿 ………………………………………… 265
  7. 糞便 ……………………………………… 266
  8. 膿・分泌物・穿刺液・体腔液・
    血管カテーテル ………………………… 268
- **L 嫌気性菌検査法** …………… 小松 方 268
  1. 検体の採取 ……………………………… 269
  2. 分離培養 ………………………………… 269
  3. 分離培地の観察と同定検査 …………… 270
  4. 糞便中の Clostridium difficile の検査 … 270
- **M 抗酸菌の検査法** …………… 小松 方 270
  1. 検査の全体の流れ ……………………… 270
  2. 検査手順 ………………………………… 272
- **N 真菌の検査法** ……………… 小松 方 275
  1. 真菌検査法の概要 ……………………… 275
  2. 真菌検査の進め方 ……………………… 275
- **O ウイルスの検査法** ………… 小松 方 278
  1. ウイルスの分離培養 …………………… 278
  2. ウイルスの粒子・抗原の検出 ………… 279
  3. ウイルス核酸(遺伝子)の検出 ………… 281
  4. 血清学的試験 …………………………… 281
- **P 免疫学的検査法** …………… 田中美智男 282
- **Q 遺伝子検査法** ……………… 田中美智男 283
- **R MALDI-TOF法** ………… 田中美智男 285

S 迅速診断技術 ……………… 田中美智男 285
T 自動化装置 …………………… 田中美智男 288
U 検査結果の報告 ……………… 田中美智男 289

III 医動物学 …………………………………………… 295

第13章 寄生虫学 ……………… 山田 稔 295

A 寄生虫学総論 …………………………… 296
  1 寄生虫の分類―生物学的位置づけと命名 … 296
B 寄生虫の形態と生活史 ………………… 297
  1 寄生虫の一般的形態 ………………… 297
  2 寄生虫の生活史 ……………………… 297
  3 寄生虫の生殖と発育 ………………… 297
  4 寄生虫の感染経路と疫学 …………… 297
  5 自然界における相互関係 …………… 297
  6 寄生虫の進化，適応 ………………… 298
C 寄生虫の病害 …………………………… 298
  1 寄生虫感染に対する宿主の反応と免疫 …… 298
  2 寄生虫の免疫学的排除からの
    エスケープ機構 ……………………… 298
  3 寄生虫および寄生虫感染の分子生物学 …… 299
  4 寄生虫の棲息場所 …………………… 299
  5 寄生虫の病原性と病態 ……………… 299
  6 幼虫移行性(larva migrans) ………… 299
  7 人獣(畜)共通感染症(ズーノーシス，
    zoonosis，動物由来感染症ともいう) …… 299
  8 日和見感染(opportunistic infection) …… 299
  9 新興・再興感染症(emerging and
    reemerging infections) ……………… 299
  10 輸入感染症(特に輸入寄生虫症
    〔imported diseases
    (imported parasitic diseases)〕 ……… 299
D 線虫類 …………………………………… 300
  1 形態 …………………………………… 300
  2 回虫(Ascaris lumbricoides) ………… 300
  3 鞭虫(Trichuris trichiura) …………… 301
  4 蟯虫(Enterobius vermicularis) ……… 302
  5 鉤虫類(Ancylostoma spp.)
    または(Hookworm) ………………… 303
  6 糞線虫類(Strongyloides spp.) ……… 304
  7 旋毛虫類(Trichinella spp.) ………… 305
  8 フィラリア類(糸状虫類)(Filaria) …… 306
E 幼線虫類 ………………………………… 309
  1 幼虫移行症の概念 …………………… 309
  2 ブタ・イヌ・ネコ回虫 ……………… 309
  3 アニサキス(Anisakis larvae) ……… 310
  4 顎口虫(Gnathostoma spp.) ………… 312
  5 旋尾線虫幼虫(Spirurin nematode larva) …… 314
  6 広東住血線虫
    (Angiostrongylus cantonensis) ……… 315
F 吸虫類 …………………………………… 316
  1 形態 …………………………………… 316
  2 肝吸虫(Clonorchis sinensis) ……… 316
  3 横川吸虫(Metagonimus yokogawai) …… 317
  4 肺吸虫類(Paragonimus spp.)特に
    ウエステルマン肺吸虫
    (Paragonimus westermani) ………… 318
  5 宮崎肺吸虫(Paragonimus miyazaki) …… 319
  6 肝蛭(Fasciola hepatica)，
    巨大肝蛭(Fasciola gigantica) ……… 320
  7 住血吸虫類(Schistosoma spp.) …… 321
G 条虫類 …………………………………… 323
  1 形態 …………………………………… 323
  2 広節/日本海裂頭条虫(Diphyllobothrium
    latum/Diphyllobothrium nihonkaiense) …… 324
  3 鯨複殖門条虫
    (Diplogonoporus balaenopterae) …… 325
  4 マンソン孤虫(Sparganum mansoni)
    〔マンソン裂頭条虫(Spirometra
    erinaceieuropaei)の幼虫，プレロセルコイド〕
    およびマンソン孤虫症 ……………… 325
  5 無鉤条虫(Taenia saginata) ………… 326
  6 有鉤条虫(Taenia solium) …………… 327
  7 有鉤嚢虫(Cysticercus cellulosae) … 327
  8 単包条虫(Echinococcus granulosus)
    および単包虫(unicellular hydatid cyst) …… 328

  9 多包条虫(*Echinococcus mulitilocularis*)
   および多包虫(multilocular(or alveolar)
   hydatid cyst)·················· 329
  10 ヒトに感染するその他の条虫············· 330
H 原虫類·························· 331
  1 根足虫······························ 331
  2 鞭毛虫······························ 337
  3 胞子虫······························ 342
I 衛生動物························ 351
  1 マダニ類(tick)······················ 351
  2 ダニ(コダニ)(mite)················ 354
  3 昆虫類······························ 355
  4 クモ類······························ 362
  5 ヘビ類······························ 362
  6 ヒル·································· 363
  7 ムカデ······························ 364
  8 不快害虫(ニューサンス；nuisance)······ 364
  9 ネズミ······························ 364
  10 ダニノイローゼ(精神科領域)·········· 364

第14章 寄生虫検査法 ·········山田 稔 365

A 検査材料の採取と注意事項··············· 366
B 寄生虫検査法························· 366
  1 寄生虫症検査における確定診断と補助診断
   ······························ 366
  2 糞便検査···························· 367
  3 腟トリコモナスの培養················ 371
  4 幼虫・成虫体の検査·················· 372
  5 血液の検査·························· 372
  6 体液・組織などの検査················ 373
  7 免疫学的診断法······················ 373
  8 遺伝子検査法························ 374
  9 分子疫学···························· 374

和文索引·································· 375
欧文索引·································· 383

カラー図譜

カラー図版

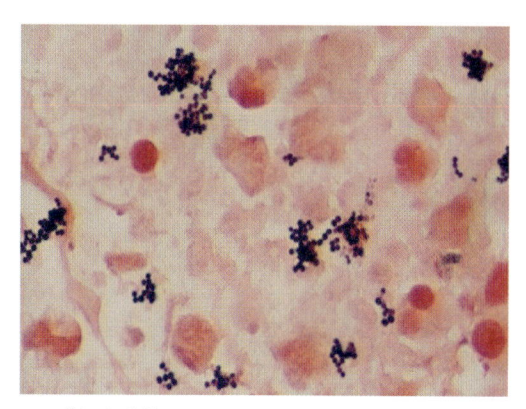

カラー図譜　xv

1　ブドウ球菌
ブドウ状の不規則な配列（クラスター），グラム染色，×1,000.（39 ページ）

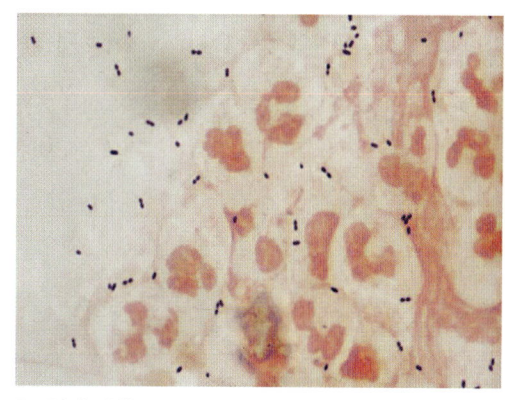

2　肺炎球菌
双球状ランセット様形態，グラム染色，×1,000.（44 ページ）

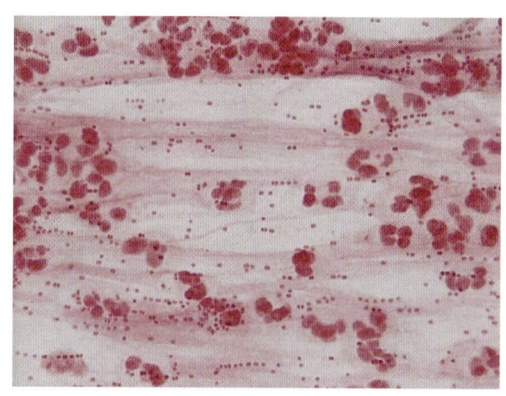

3　*Moraxella catarrhalis*
グラム陰性球菌，グラム染色，×1,000.（46 ページ）

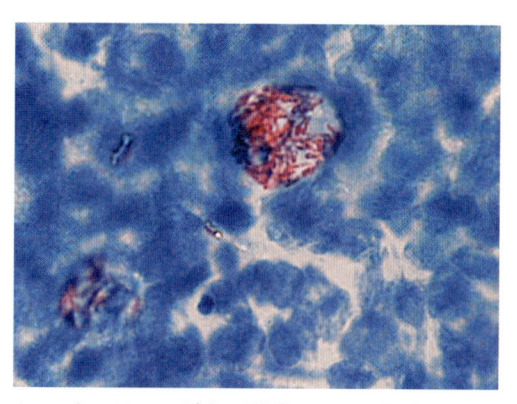

4　マクロファージ内で増殖している抗酸菌
抗酸性染色.（82 ページ）

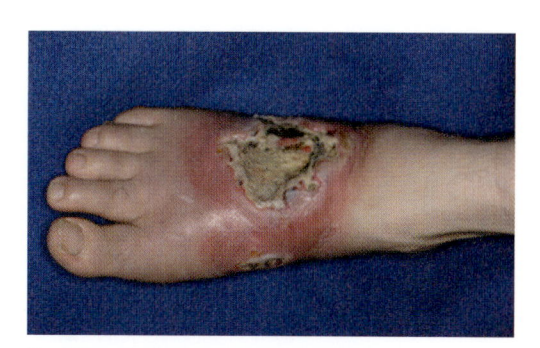

5　*Mycobacterium ulcerans*
（82 ページ）

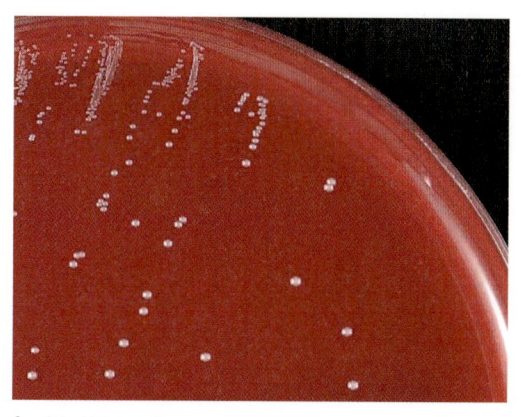

6　*Veillonella parvula*
（87 ページ）

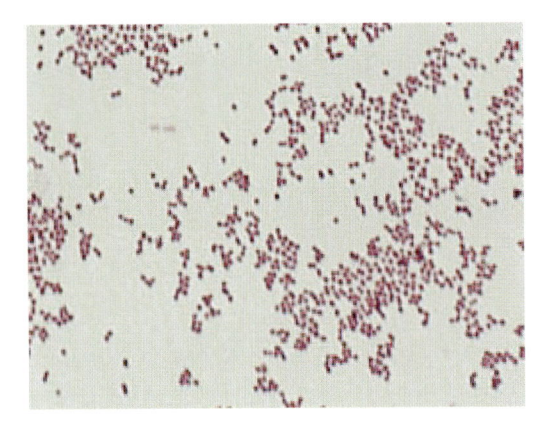

7　*Veillonella parvula*
グラム染色．(87 ページ)

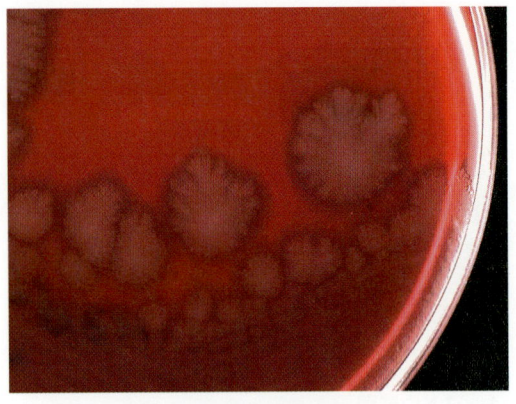

8　*Clostridium perfringens*
(89 ページ)

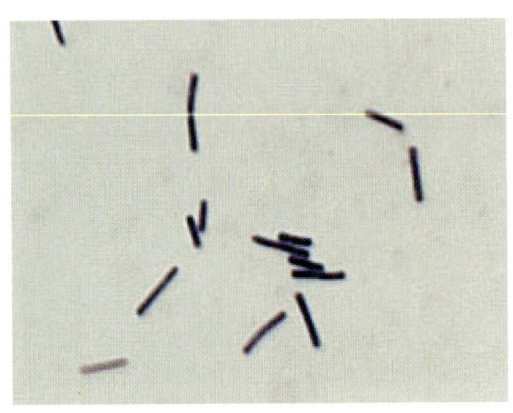

9　*Clostridium perfringens*
グラム染色．(89 ページ)

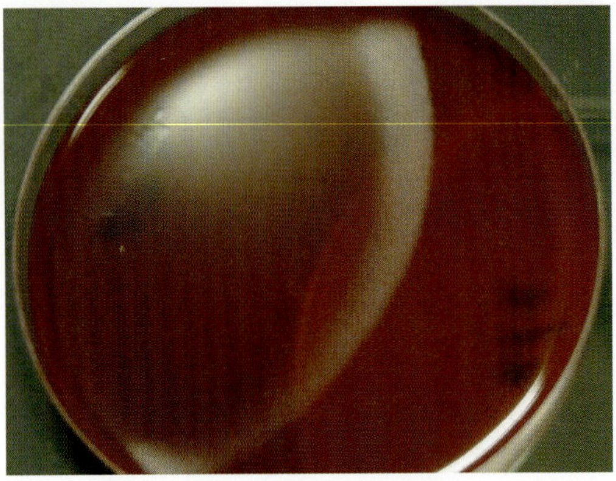

10　遊走する *Clostridium tetani*
(90 ページ)

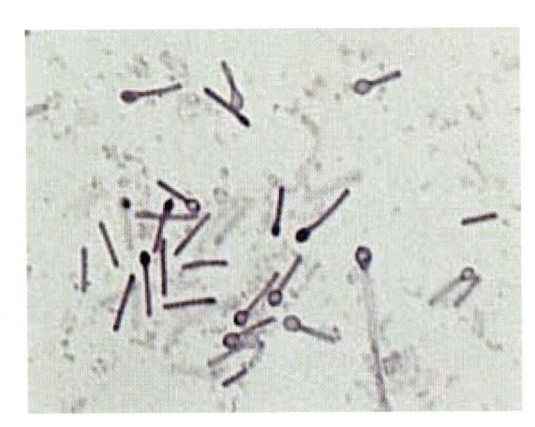

11　*Clostridium tetani*
グラム染色．(90 ページ)

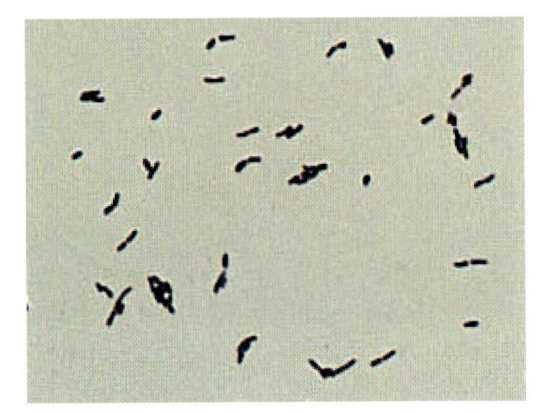

12　*Propionibacterium acnes*
グラム染色．(91 ページ)

カラー図譜　**xvii**

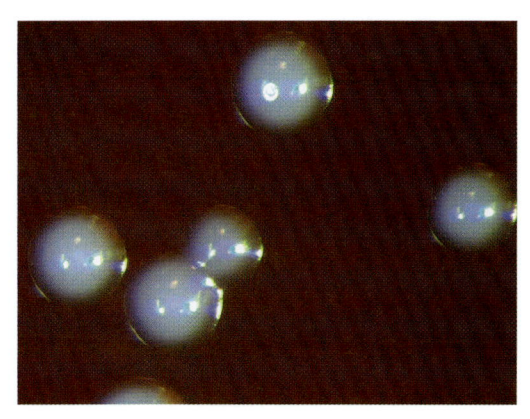

13　*Actinomyces meyeri*
(91 ページ)

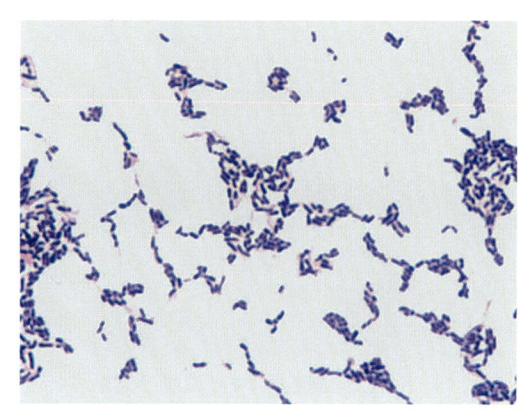

14　*Actinomyces meyeri*
グラム染色. (91 ページ)

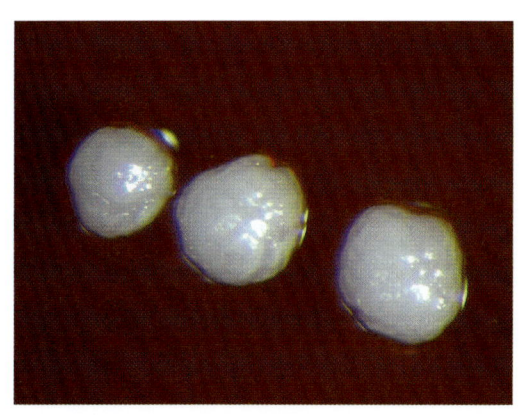

15　*Actinomyces israelii*
(92 ページ)

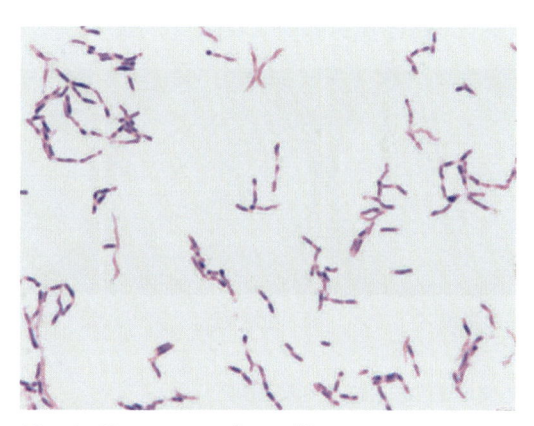

16　*Actinomyces israelii*
グラム染色. (92 ページ)

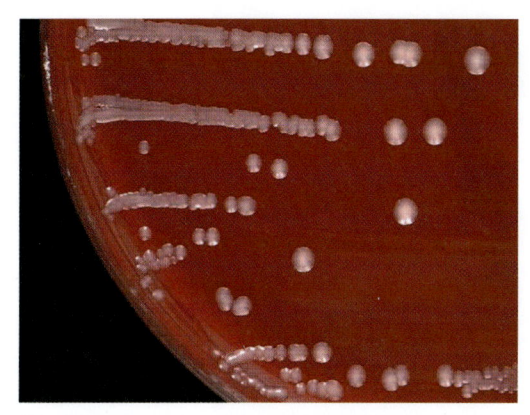

17　*Bacteroides thetaiotaomicron*
(92 ページ)

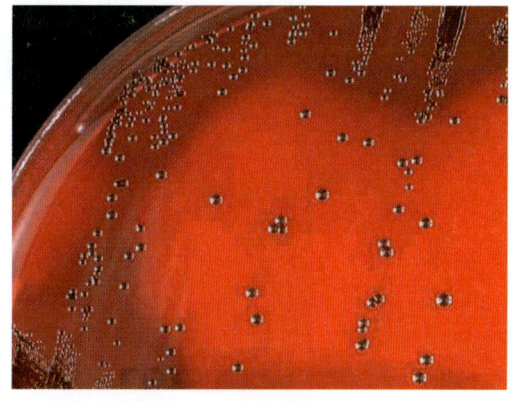

18　*Prevotella intermedia*
(93 ページ)

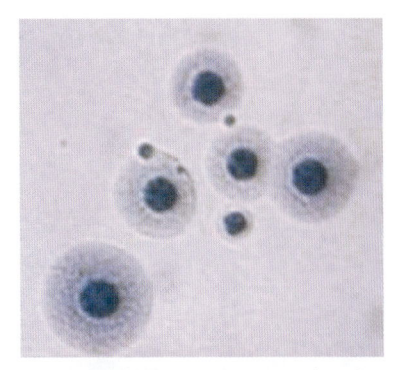

xviii　カラー図譜

19 PPLO 培地上のマイコプラズマ集落の Dienes 染色像
（97 ページ）

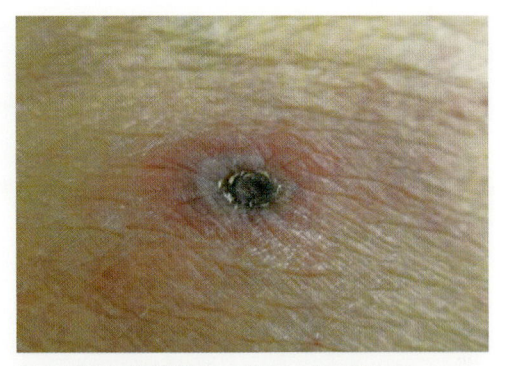

20 日本紅斑熱患者のダニによる刺し口
（99 ページ）

21〜31　検体の肉眼的観察と品質評価（221 ページ）
a. 喀痰の品質評価法（Miller & Jones の分類）

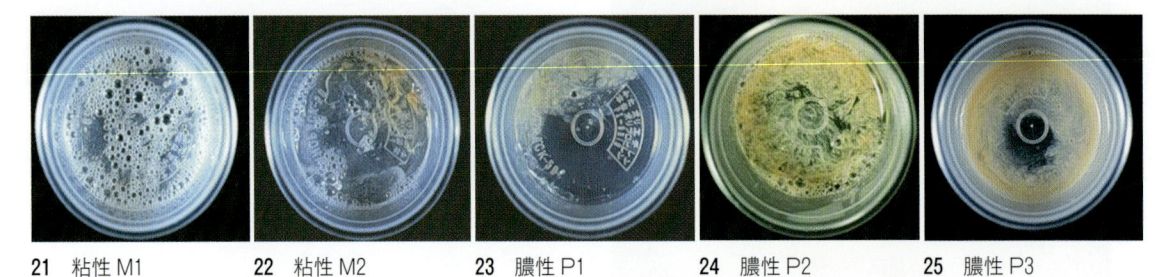

21 粘性 M1　　**22** 粘性 M2　　**23** 膿性 P1　　**24** 膿性 P2　　**25** 膿性 P3

b. 糞便性状から推定できる起因菌

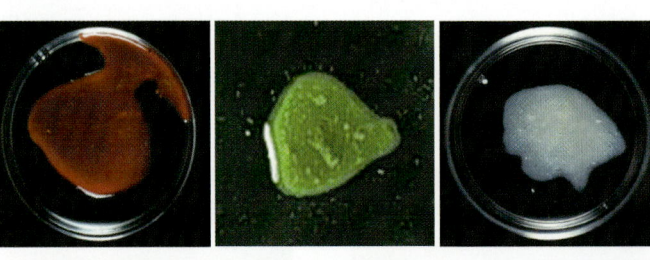

26 新鮮血下痢便
（腸管出血性大腸菌）

27 海苔の佃煮様下痢便
（サルモネラ）

28 米のとぎ汁様下痢便
（コレラ）

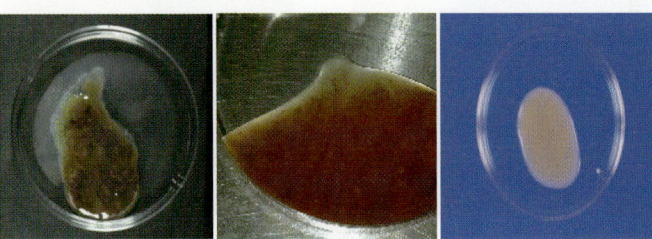

29 膿粘液血性下痢便
（カンピロバクター，赤痢菌）

30 イチゴゼリー状下痢便
（赤痢アメーバ）

31 脂肪様下痢便
（ランブル鞭毛虫）

32〜63 染色鏡検像(232〜233 ページ)

① 純培養菌のグラム染色像(neo-B&M 法)

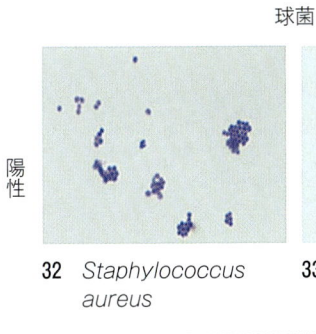

球菌 / 桿菌

陽性
- 32 *Staphylococcus aureus* 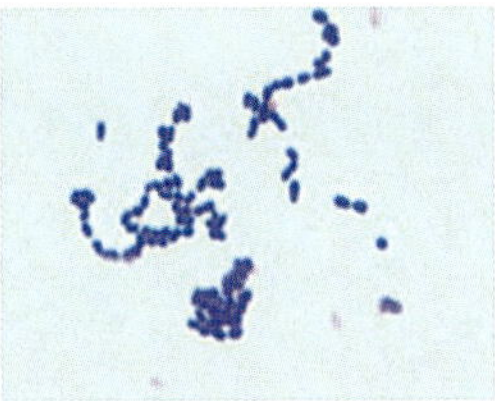
- 33 *Streptococcus pyogenes* 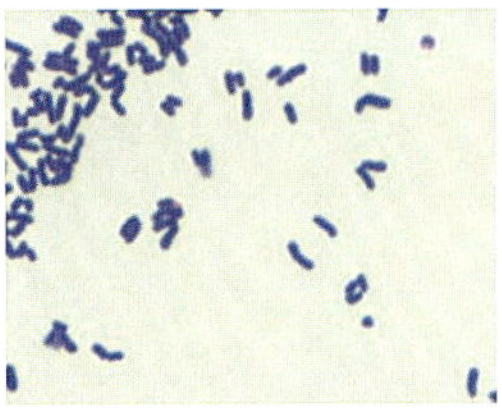
- 34 *Corynebacterium* sp. 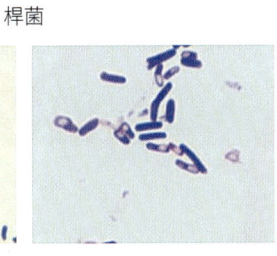
- 35 *Clostridium difficile*

陰性 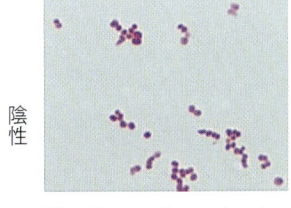
- 36 *Moraxella catarrhalis* 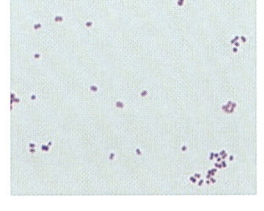
- 37 *Neisseria gonorrhoeae* 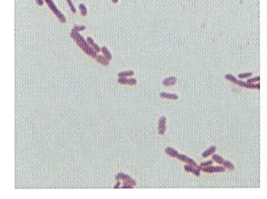
- 38 *Bacteroides fragilis* 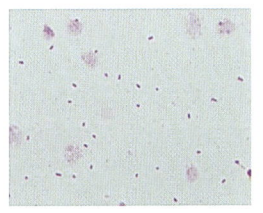
- 39 *Escherichia coli*

② 血液培養のグラム染色像(neo-B&M 法)

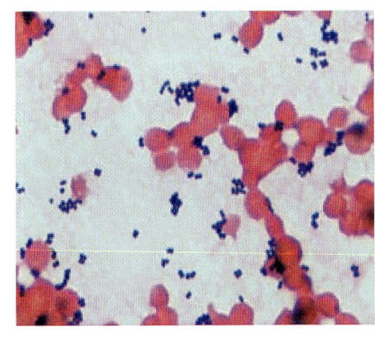

- 40 *Staphylococcus aureus*
- 41 *Streptococcus* sp. 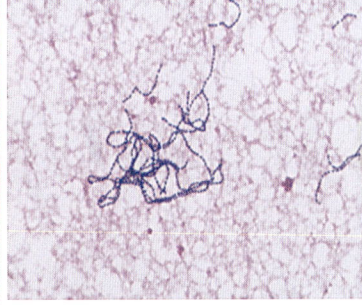
- 42 *Bacillus subtilis* 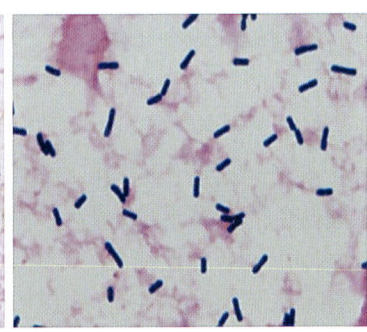
- 43 *Salmonella* Typhi 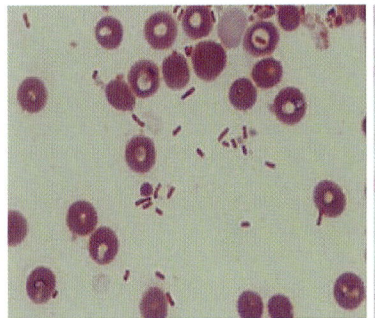
- 44 *Klebsiella pneumoniae* 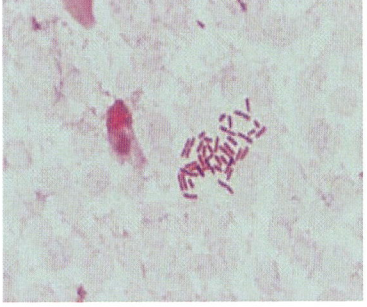
- 45 *Pseudomonas aeruginosa*

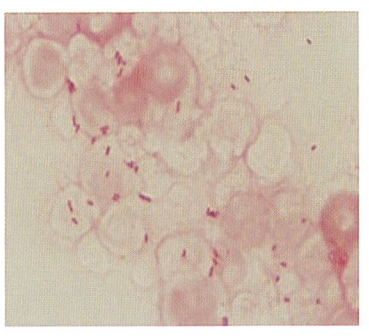

③ 脳脊髄液のグラム染色像（neo-B&M法）

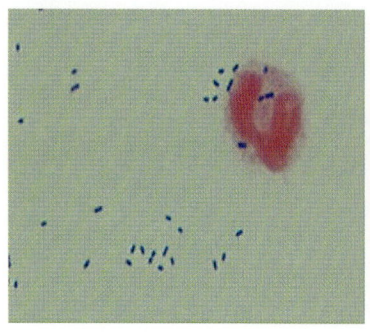

| 46 *Streptococcus pneumoniae* | 47 *Listeria monocytogenes* | 48 *Cryptococcus neoformans* |

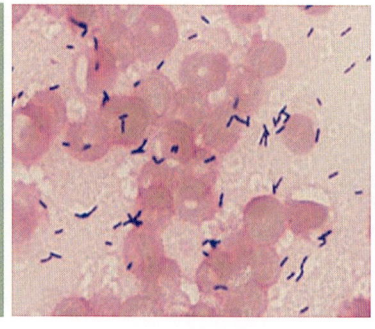

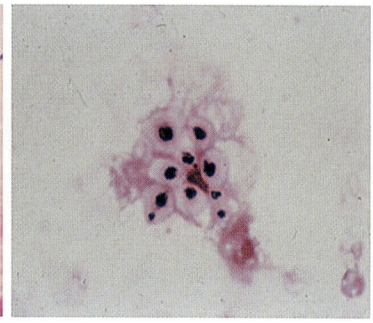

④ 喀痰のグラム染色像（neo-B&M法）

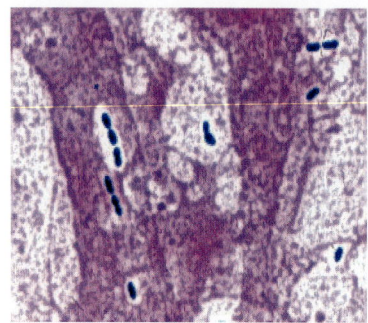

| 49 *Streptococcus pneumoniae* | 50 *Haemophilus influenzae* | 51 *Pseudomonas aeruginosa* |

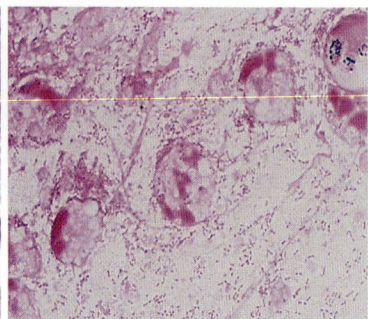

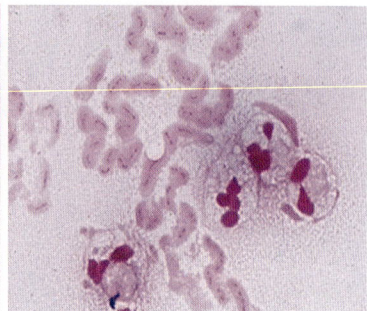

⑤ 尿のグラム染色像（neo-B&M法）

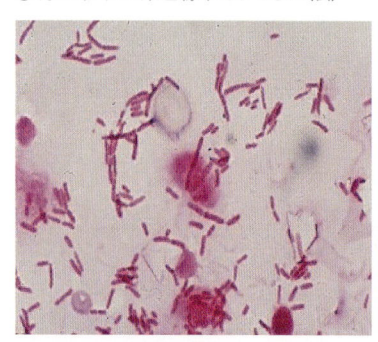

| 52 *Escherichia coli* | 53 *Neisseria gonorrhoeae* | 54 *Pseudomonas aeruginosa* |

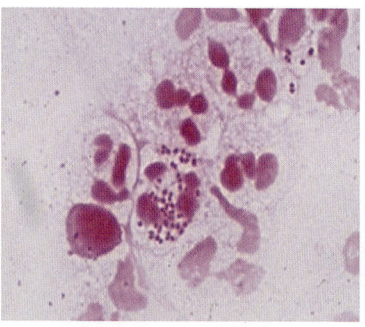

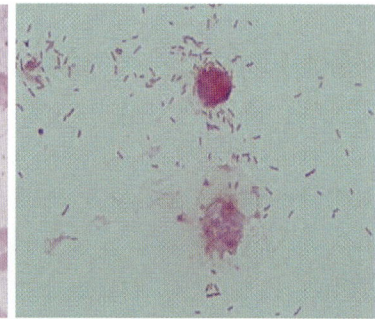

⑥ 喀痰の抗酸性染色（チール・ネルゼン染色）

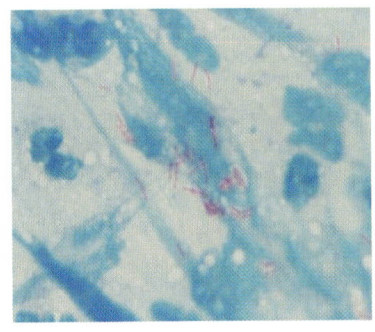

55　*Mycobacterium tuberculosis* 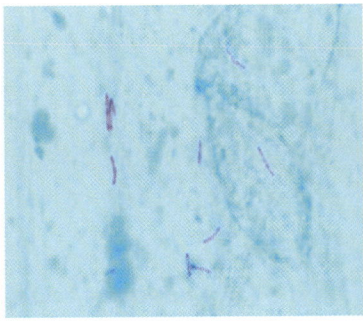　　56　*Mycobacterium avium* 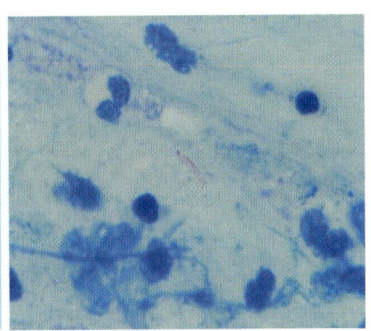　　57　*Mycobacterium kansasii*

⑦ 各種真菌の鏡検による形状
（ラクトフェノール・コットンブルー染色）（ラクトフェノール・コットンブルー染色）（ラクトフェノール・コットンブルー染色）

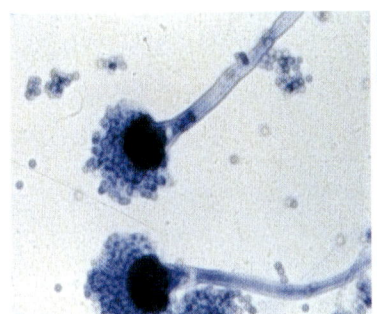

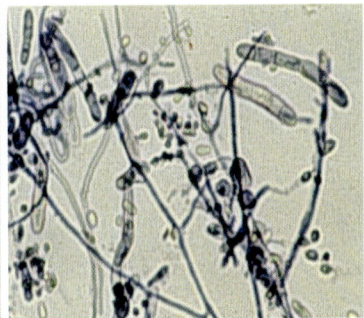

58　*Aspergillus* sp.　　59　*Microsporum* sp.　　60　*Trichophyton* sp.

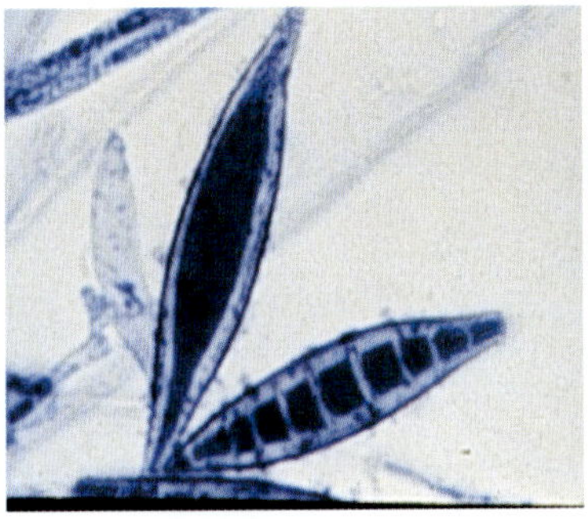

（ラクトフェノール・コットンブルー染色）（グラム染色）　　　　　　　　（墨汁染色）

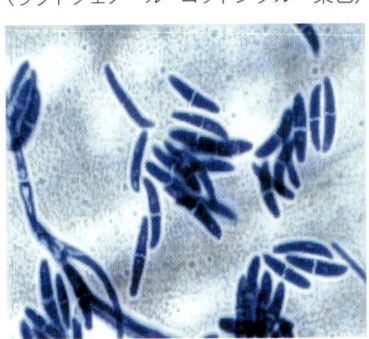

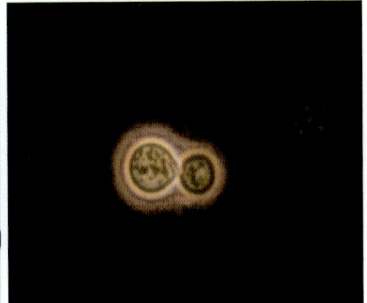

61　*Fusarium* sp.　　62　*Candida albicans*　　63　*Cryptococcus neoformans*

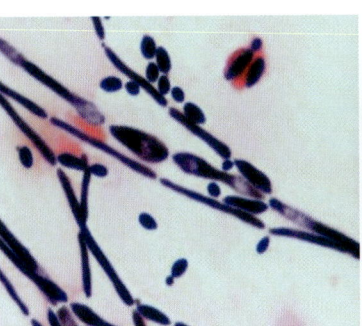

xxii　カラー図譜

64〜68　簡易同定キットの紹介(239ページ)

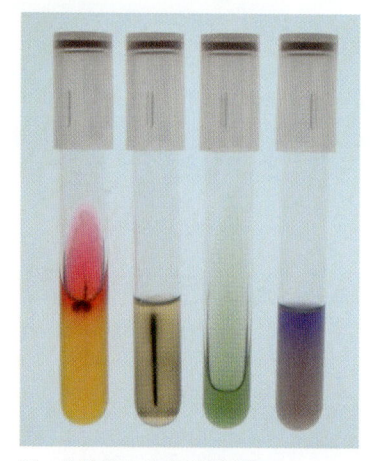

64　生培地による確認試験

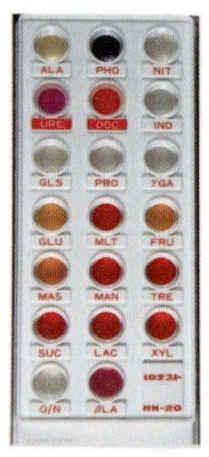

65　IDテスト

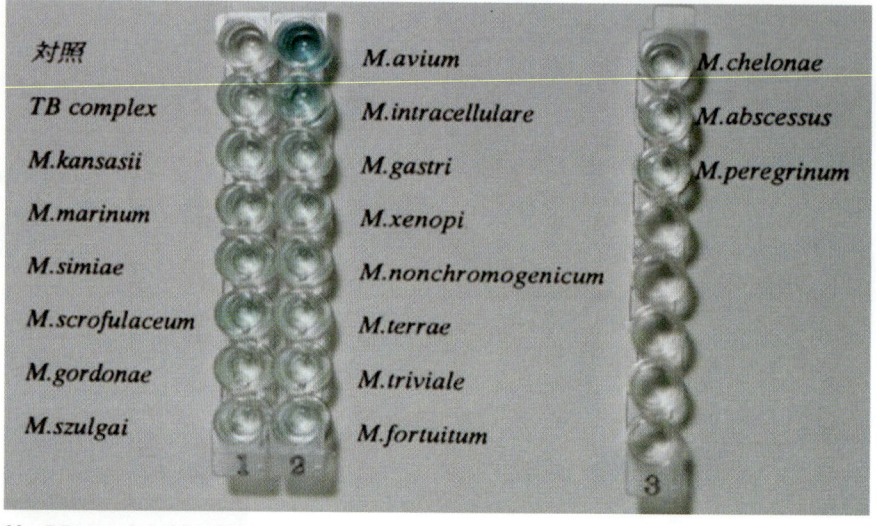

66　DDHマイコバクテリア

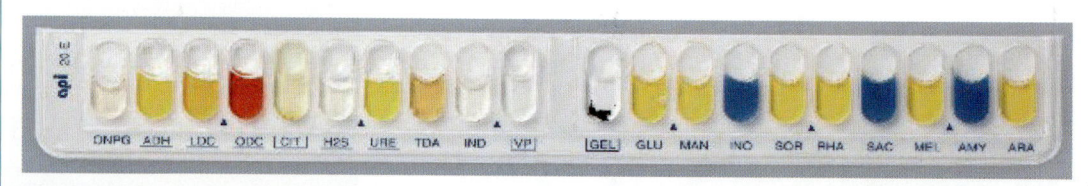

67　アピ20E

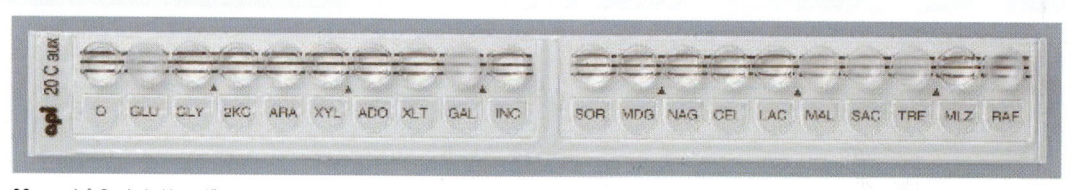

68　アピCオクサノグラム

カラー図譜　xxiii

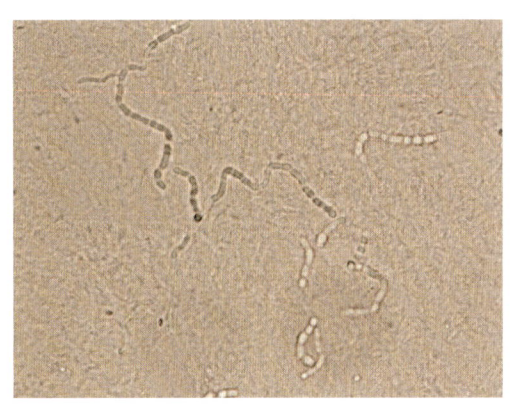

69　*Trichophyton mentagrophytes*
KOH 標本，×400．（276 ページ）

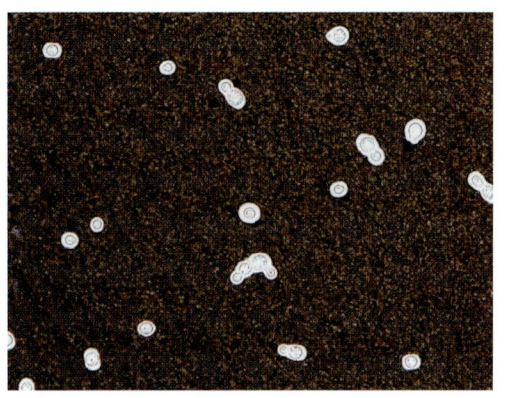

70　*Cryptococcus neoformans*
墨汁標本，×400．菌体の周りに莢膜が観察される．
（276 ページ）

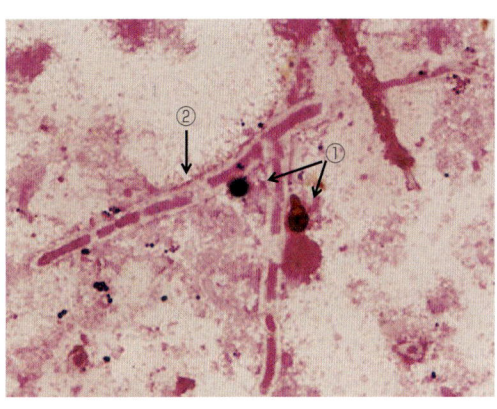

71　*Aspergillus niger*
グラム染色標本，×1,000．グラム染色では分生子は
グラム陽性に（①），菌糸はグラム陰性に染色される
（②）．（276 ページ）

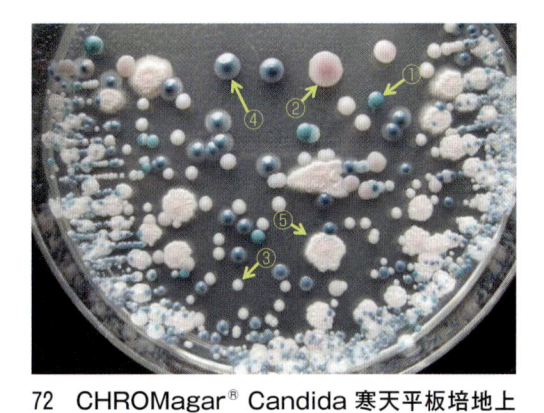

**72　CHROMagar® Candida 寒天平板培地上
の *Candida* 属主要 5 菌種**
① *C. albicans*　② *C. glabrata*　③ *C. parapsilosis*
④ *C. tropicalis*　⑤ *C. krusei*　（35℃ 48 時間培養）．
（276 ページ）

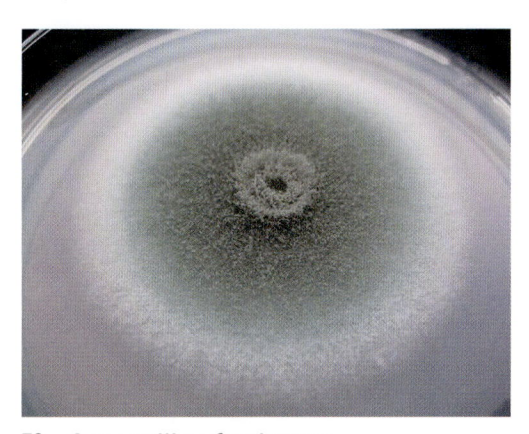

73　*Aspergillus fumigatus*
巨大培養（5 日間培養，ポテトデキストロース）．
（277 ページ）

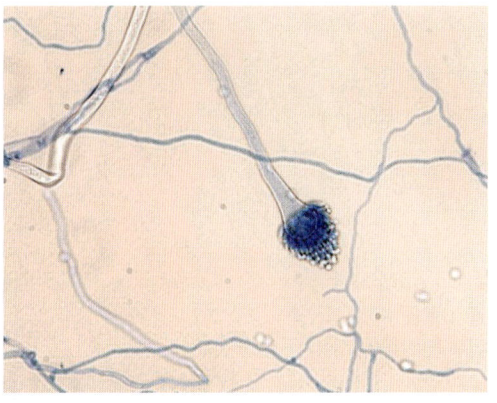

74　*Aspergillus fumigatus*
顕微鏡所見（スライドカルチャー，×400）．
（277 ページ）

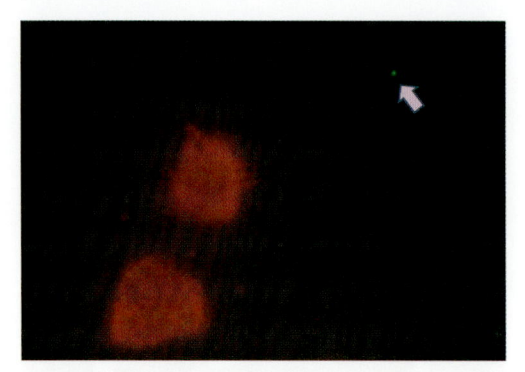

75 *Chlamydia trachomatis* の EB（elementary body）
蛍光抗体法．（283 ページ）

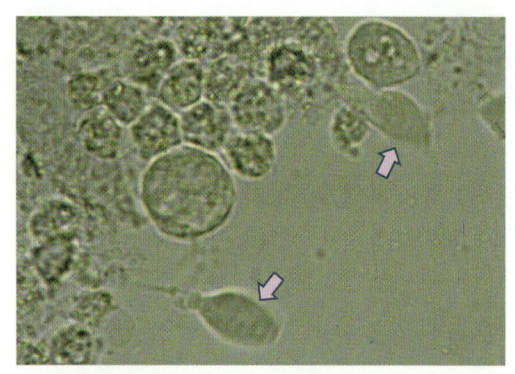

76 腟内容物中の腟トリコモナス
生標本の検鏡．（286 ページ）

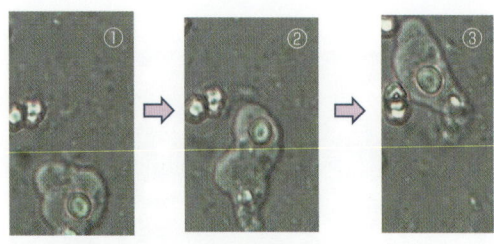

77 便中の赤痢アメーバ栄養体
生標本の検鏡．赤血球を取り込んだ赤痢アメーバが移動する．（286 ページ）

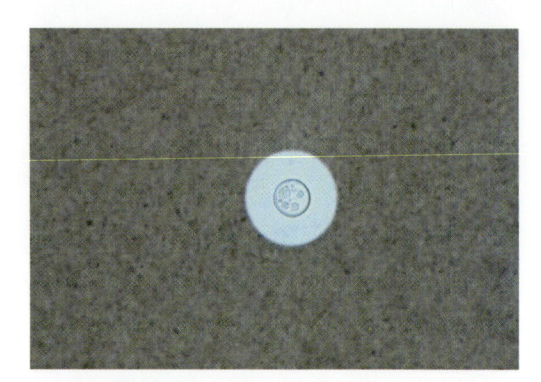

78 脳脊髄液中のクリプトコッカス
生標本の検鏡（墨汁生標本）．（286 ページ）

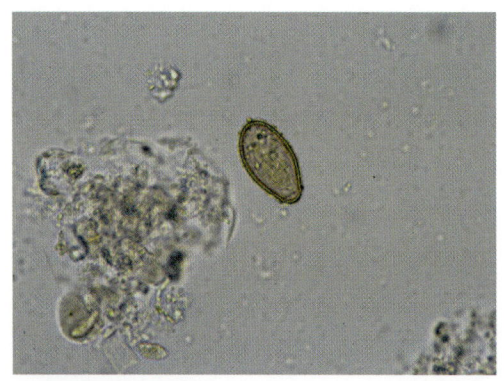

79 糞便中の肝吸虫
生標本の検鏡．（286 ページ）

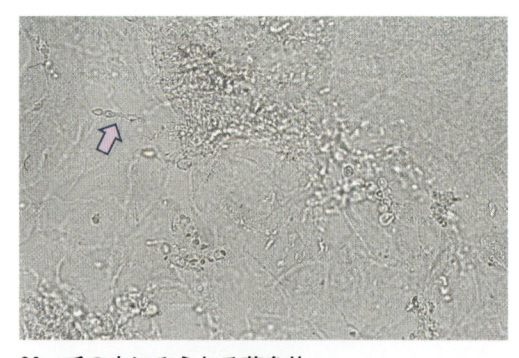

80 爪の中にみられる菌糸体
生標本の検鏡（アルカリ生標本）．（286 ページ）

カラー図譜 **xxv**

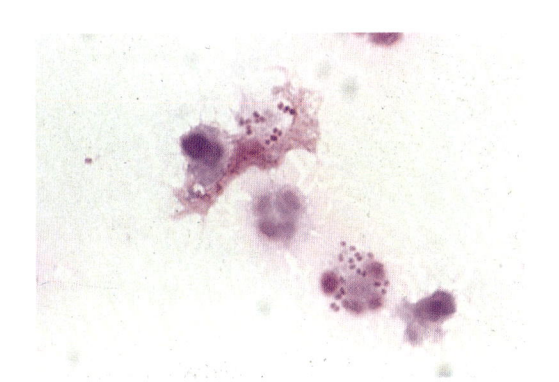

81 尿道分泌物中のリン菌
染色標本の検鏡（グラム染色）．（286 ページ）

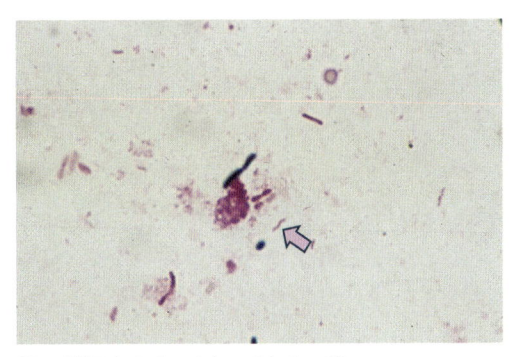

82 糞便中のカンピロバクター菌
染色標本の検鏡（グラム染色）．（287 ページ）

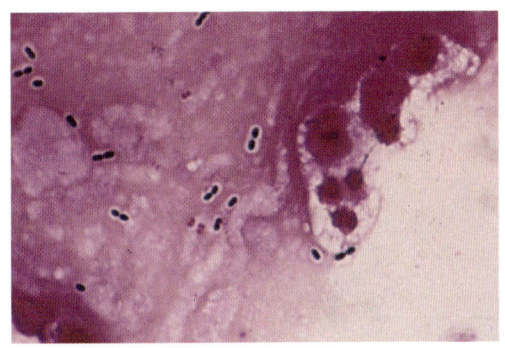

83 鼻膿汁中の肺炎球菌
染色標本の検鏡（グラム染色）．（287 ページ）

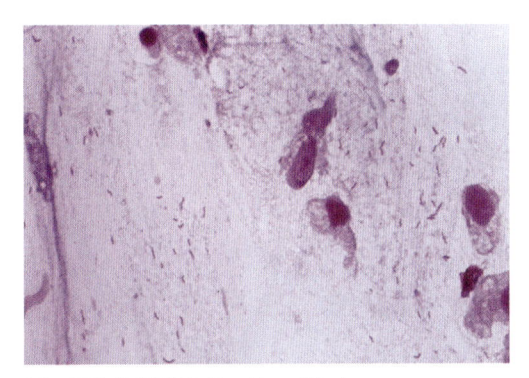

84 胃生検材料中のヘリコバクター
染色標本の検鏡（グラム染色）．（287 ページ）

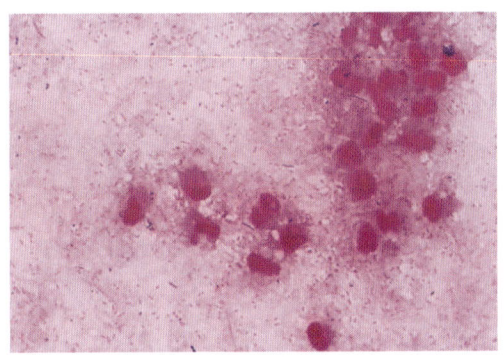

85 喀痰中のグラム陰性桿菌
染色標本の検鏡．（287 ページ）

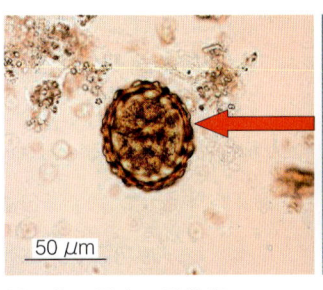

86 左：回虫　受精卵
　　右：不受精卵
受精卵は円形で黄褐色をしており，外側を蛋白膜で覆われている（矢印）．大きさは 50〜70 μm×40〜50 μm である．一方，不受精卵は縦に長く，左右不対称で中は顆粒状であり外界で発育できない．大きさは 63〜98 μm×40〜60 μm である．（300 ページ）

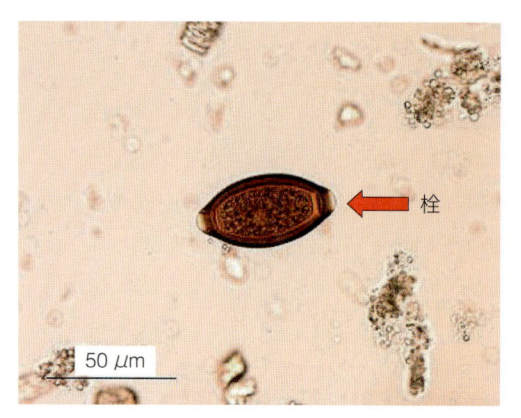

87 鞭虫卵
虫卵は岐阜提灯様で，濃褐色．両端には栓があり（矢印），虫卵内にできた幼虫は栓が取れると外界へ出られる．大きさは 40〜50 μm×22〜23 μm．（301 ページ）

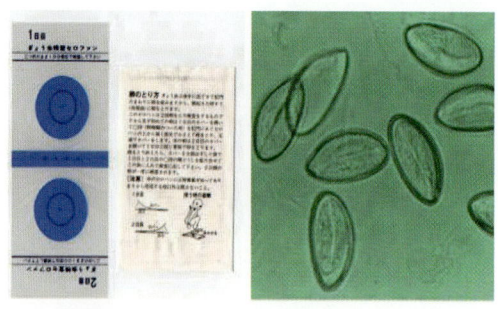

88 蟯虫卵
虫卵検査は左図に示すように，セロファン用紙の中心が肛門に当たるよう貼付する．夜間産卵のため盲腸から降りてきた雌成虫により，肛門に産出された虫卵が検出できる．右図の虫卵は柿の種状で，大きさは 45〜50 μm×25〜30 μm である．（302 ページ）

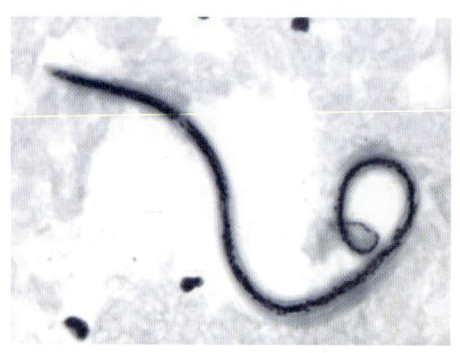

89 バンクロフト糸状虫ミクロフィラリア
成虫により産出された幼虫はミクロフィラリアとよばれ，血中を夜間流れている（夜間定期出現性という）．昼間は肺の毛細血管に潜んでいる．フィラリア症はカによって媒介される．バンクロフト糸状虫のミクロフィラリアは有鞘で，大きさは 244〜296 μm である（血液薄層塗抹ギムザ染色）．（306 ページ）

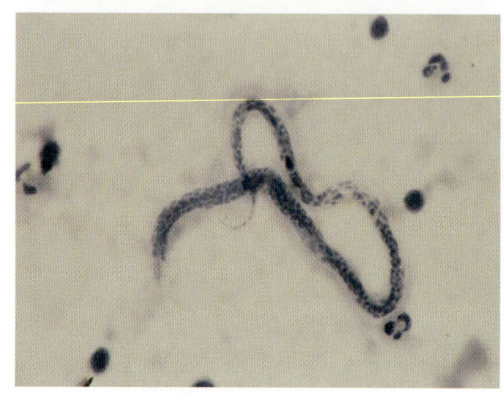

90 マレー糸状虫ミクロフィラリア
マレー糸状虫もバンクロフト糸状虫と同じであるが，大きさが小さく 177〜230 μm で，尾端に核を有する点で異なる（血液薄層塗抹ギムザ染色）．（306 ページ）

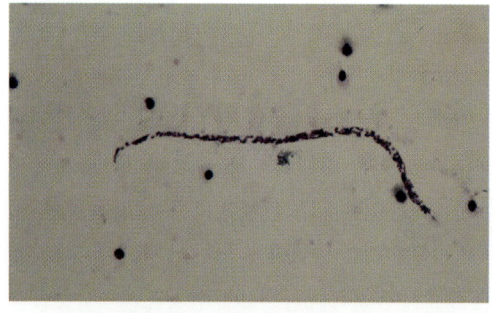

91 常在糸状虫ミクロフィラリア
バンクロフト糸状虫やマレー糸状虫のようにミクロフィラリアは夜間定期出現性はなく一日中血中にみられる．大きさは 190〜200 μm と小さい（血液薄層塗抹ギムザ染色）．（307 ページ）

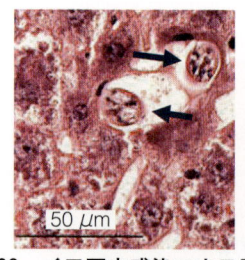

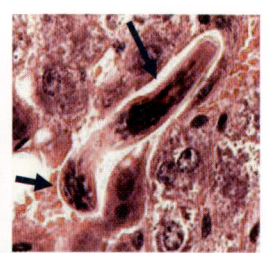

92 イヌ回虫感染マウス肝臓組織（低倍と高倍）
マウスにイヌ回虫の受精卵を経口感染させると肝臓に幼虫がみられ，ヒトの幼虫移行症のモデルとなる．左：幼虫の横断面（矢印）．右：幼虫の縦断面（矢印）．ともに HE 染色標本．（310 ページ）

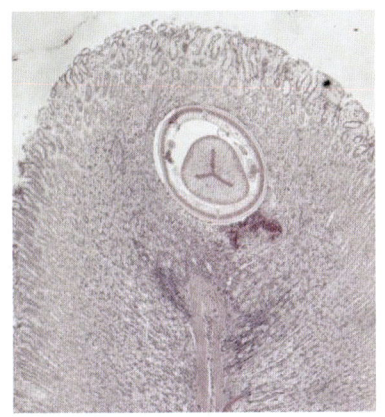

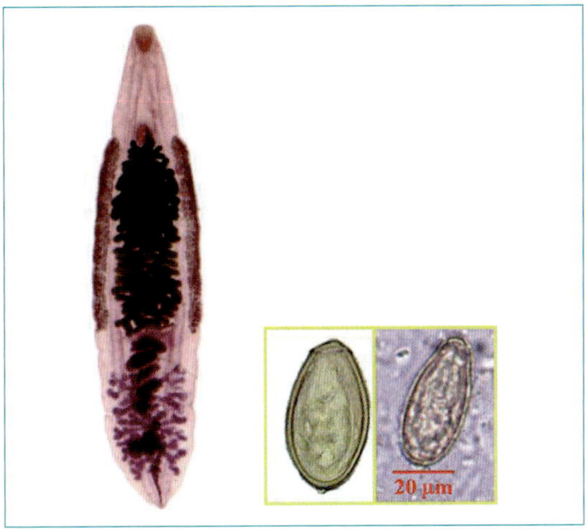

93 アニサキス感染ヒト胃
ヒトの胃に寄生しているアニサキス幼虫の横断面で，虫体の食道部分で切れており，その左右には小さいが，特徴的な双葉状の側索がみえる(HE染色標本)．(310ページ)

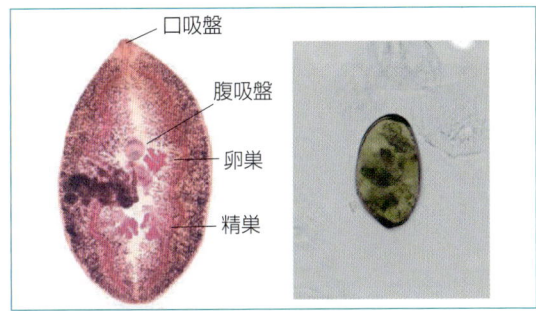

94 肝吸虫成虫と虫卵
吸虫一般の構造として，口吸盤と腹吸盤を有し，腹吸盤の下に濃く染まっている子宮と虫卵がある．その下には卵巣がみえ，さらに下には2つの精巣が樹枝状にみえる(左：カルミン染色標本)．成虫の大きさは1〜2cmくらいである．虫卵の大きさは27〜32μm×15〜17μmで淡黄ないし淡褐色を呈する．小蓋があり，無蓋端には小突起がある(右下)．(317ページ)

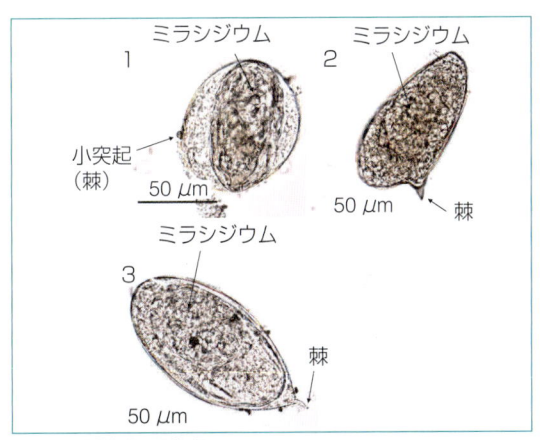

95 肺吸虫成虫と虫卵
成虫の本来の形はラグビーボール状であるが，圧平すると，扁平になり，口吸盤，腹吸盤，卵巣，精巣がよくわかる．卵巣の分岐の違いで種別が可能である(左：カルミン染色標本)．虫卵の大きさは80〜90μm×46〜52μmと大きく，濃褐色を呈する．小蓋があり，無蓋端は肥厚している(右)．(319ページ)

96 各種住血吸虫卵
1. 日本住血吸虫卵：大きさは70〜100μm×50〜70μmで淡黄ないし淡褐色．小蓋はなく，側面には小突起を有する．2. マンソン住血吸虫卵：大きさは114〜175μm×45〜68μmで黄褐色．側面には大きな突起を有する．3. ビルハルツ住血吸虫卵：大きさは112〜170μm×40〜73μmで黄褐色．突起が尾端の中央にある．それぞれの虫卵の中にはミラシジウムがすでにできている．(321ページ)

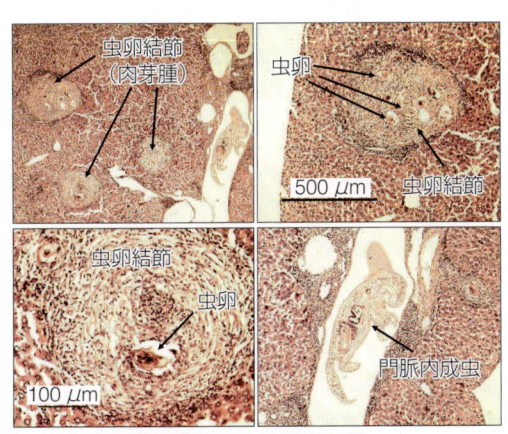

97 日本住血吸虫感染マウス肝臓組織
日本住血吸虫のセルカリアをマウスに経皮感染させるとシストソミュールというステージになり肺で成長し，最終的に肝臓の門脈や腸管膜静脈で雌雄の成虫となる．その後，雌成虫は腸管に下り，粘膜の毛細血管に産卵すると粘膜は壊死して剥がれ，粘血便を呈し糞便中に虫卵がみられるが，一方虫卵が肝臓の毛細血管に栓塞し，その周囲に組織反応が現れ，虫卵結節(肉芽腫)がみられるようになる．右下の写真には門脈内に成虫がみられる(HE染色標本)．(321ページ)

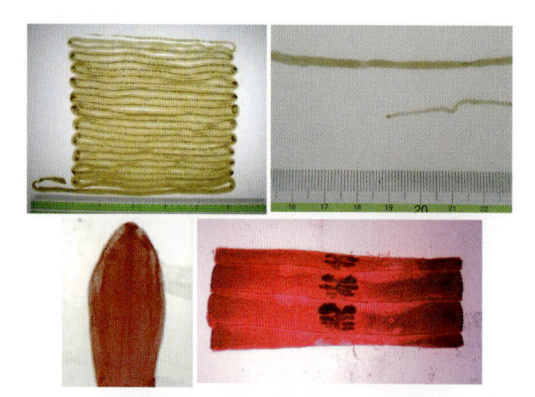

98　日本海裂頭条虫成虫と頭節，成熟体節
上左：駆虫された日本海裂頭条虫の成虫（生），上右：頭節の部分（真ん中，生）；下左：頭節（拡大，カルミン染色，吸溝を有する），下右：成熟体節（カルミン染色，真ん中には子宮がみえる）．（324 ページ）

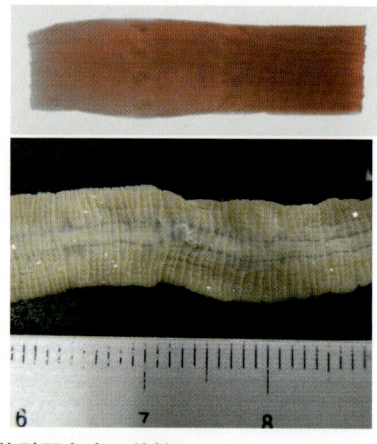

99　鯨複殖門条虫の体節
上：成熟体節（カルミン染色標本，2 個の雌雄生殖器がみえる），下：成熟体節（生，生殖器が黒く線状にみえている）．（325 ページ）

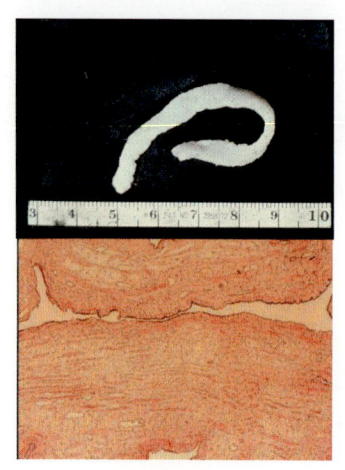

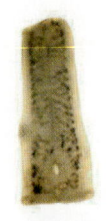

100　マンソン孤虫（上：虫体，下：組織）
上：摘出虫体（生），下：虫体切片（組織，HE 染色）．（325 ページ）

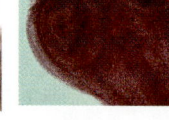

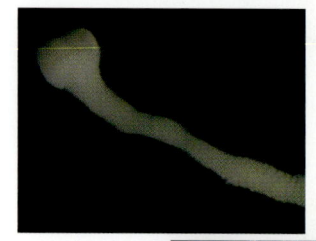

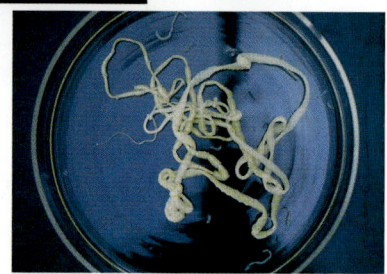

101　無鉤条虫成虫と頭節，受胎体節
上左：頭節（生，吸盤がみえる），上右：受胎体節（子宮の分岐がわかる，墨汁染色）；下：駆虫された無鉤条虫の成虫．（326 ページ）

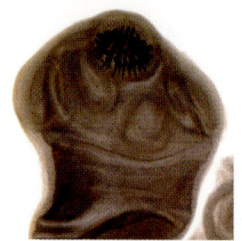

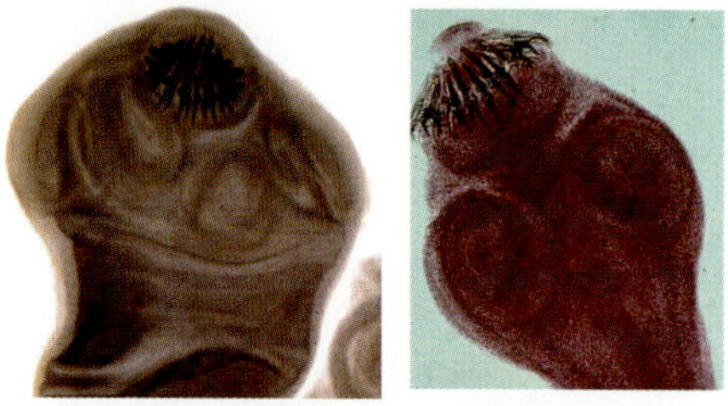

102　有鉤嚢虫と有鉤条虫の頭節
左：ブタから回収した有鉤嚢虫（ヘマトキシリン染色）；右：有鉤条虫成虫の頭節（カルミン染色）．（327 ページ）

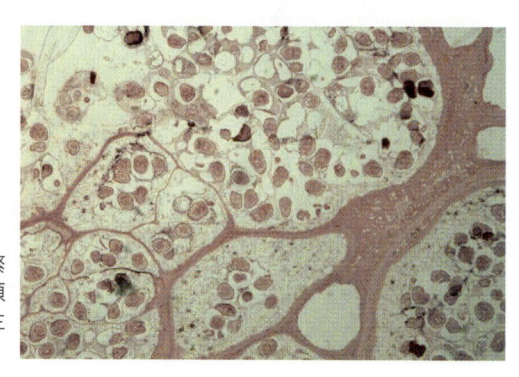

103　マウス肝臓感染の多包虫
マウスの肝臓における多包虫の寄生（HE 染色，多数の娘胞嚢，繁殖胞や原頭節がみえる，最外層はクチクラ層でその内側には原頭節を作る胚層 germinal layer がある）．マウスは好適な中間宿主である．（329 ページ）

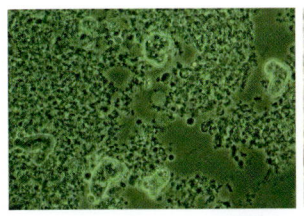

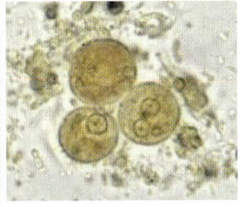

カラー図譜　xxix

104　赤痢アメーバの栄養型（肝膿瘍）と嚢子
上：赤痢アメーバ原虫の栄養型（位相差顕微鏡，肝膿瘍内），下：赤痢アメーバ原虫の嚢子（ヨード・ヨードカリ染色）．栄養型の大きさは 20〜50 μm と変化に富む．嚢子はほぼ球形で大きさは 12〜20 μm．（333 ページ）

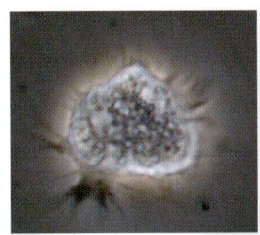

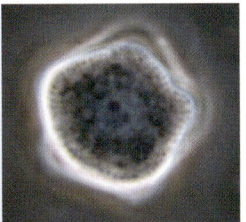

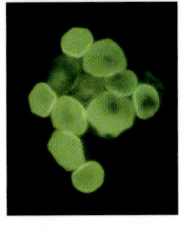

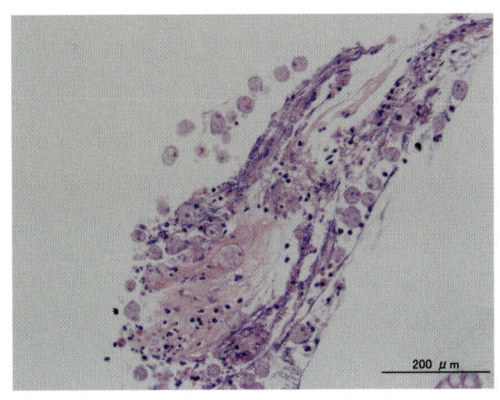

105　アメーバ赤痢の大腸組織
アメーバ赤痢の大腸組織の病変部で寄生粘膜組織が壊死し，剥離している．その中に円形の赤痢アメーバ原虫の栄養型が多数みられる（HE 染色）．（333 ページ）

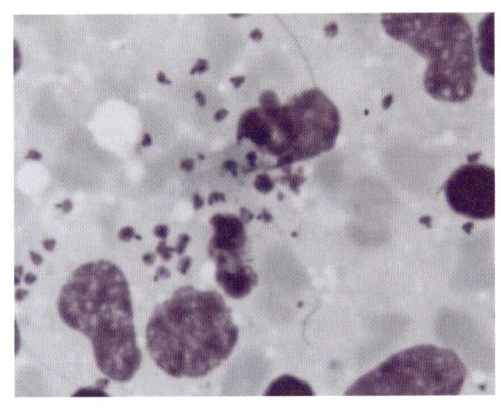

106　角膜寄生アカントアメーバの栄養型，嚢子と嚢子のファンギフローラ Y 染色像
上左：アカントアメーバの栄養型で虫体の外側には棘状の偽足がみられる（位相差顕微鏡）．上右：アカントアメーバの嚢子（2 重膜を有する．嚢子には一重や二重の嚢子壁をもつ時期がある．位相差顕微鏡），下：アカントアメーバ嚢子の集塊（ファンギフローラ Y 染色）．大きさは栄養型が約 20〜30 μm，嚢子は 12〜19 μm．（335 ページ）

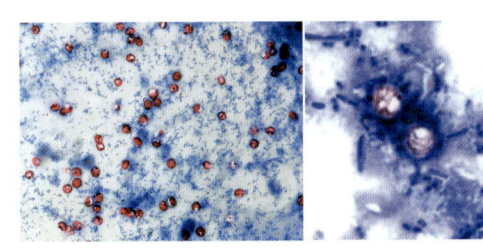

107　リーシュマニアの無鞭毛期（脾臓）
サシチョウバエの吸血によりリーシュマニアの前鞭毛期はヒトに感染すると細網内皮細胞内やマクロファージ内で無鞭毛期として寄生し分裂増殖する（脾臓，ギムザ染色）．（339 ページ）

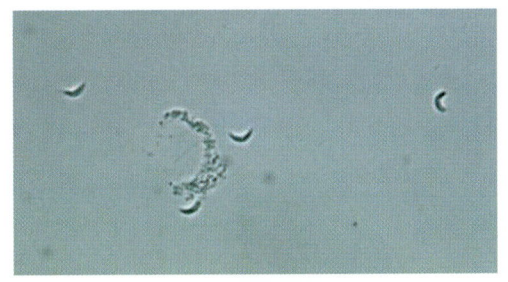

108　クリプトスポリジウムのオーシスト
抗酸染色，低倍と高倍．
左右とも糞便内の大きさ 4〜5 μm のオーシストを抗酸染色したものである．高倍にするとオーシストの中に 4 個のバナナ状のスポロゾイトと 1 個の残体がみえることもある．（342 ページ）

109　トキソプラズマ栄養型（髄液，生）
先天性トキソプラズマ症児の髄液中にみられたトキソプラズマ栄養型（タキゾイト，急増虫体）である．大きさは 4〜7 μm くらいである．（346 ページ）

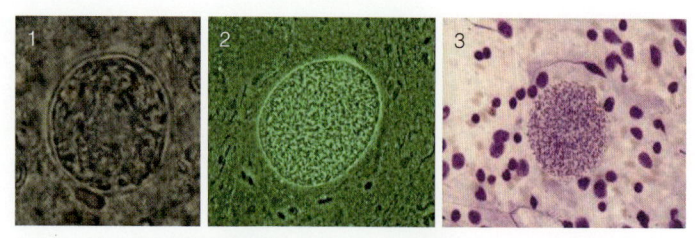

110 トキソプラズマ嚢子（1：生，2：位相差，3：ギムザ染色）
トキソプラズマの嚢子（シスト）である．1：無染色．生，2：位相差顕微鏡，3：ギムザ染色．嚢子の大きさは大体 50〜100 μm でそれ以上のこともある．この中に多数（1,000 匹以上のこともある）のブラディゾイト（緩慢虫体）を含む．（346 ページ）

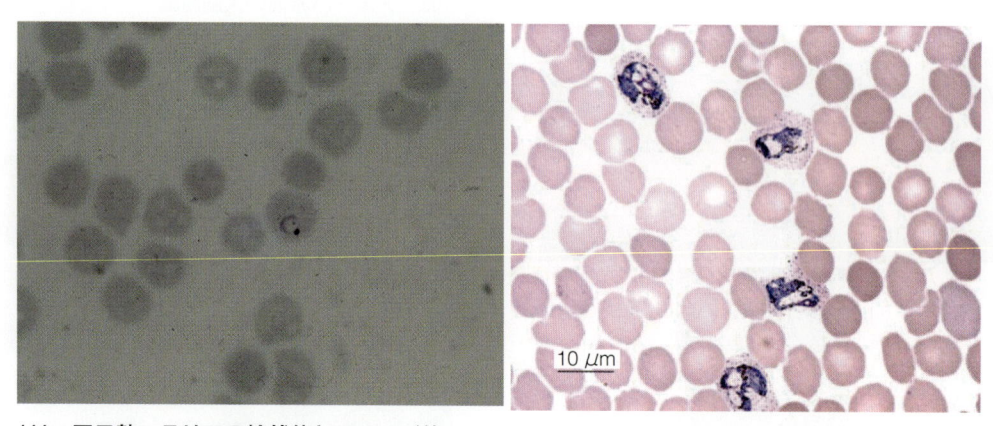

111 三日熱マラリアの輪状体とアメーバ体
左：中央に三日熱マラリア原虫の輪状体がみられる．指輪のようにみえることからその名がある．感染赤血球は大きくなる．右：中に 3 個のアメーバ体がみえる．アメーバのようにみえることからその名がある．アメーバ体感染赤血球内にシュフナー斑点がみられる．ともに早期栄養体である（血液薄層塗抹ギムザ染色）．（348 ページ）

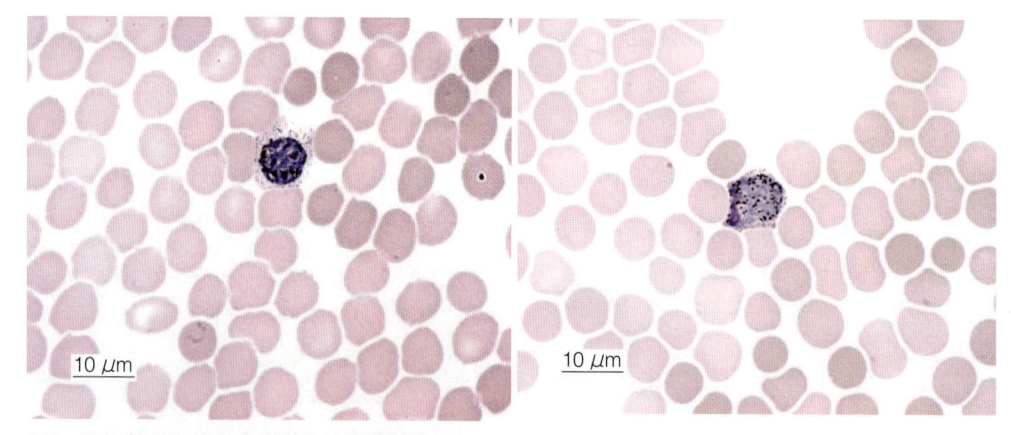

112 三日熱マラリアの分裂体と生殖母体
左：ほぼ中央に分裂体がみられる．多数のメロゾイトを含んでいる．右：中央に生殖母体がみられる．おそらく雌の生殖母体と思われる．感染赤血球内にはシュフナー斑点がみられる．このステージは血液中を流れており，カに吸われるのを待っている．カ体内で有性生殖が行われる．黒くみえるのはマラリア色素であり，マラリア原虫が赤血球内ヘモグロビンを消費した後の老廃物である．寿命がくれば血液から消えてなくなる（血液薄層塗抹ギムザ染色）．（348 ページ）

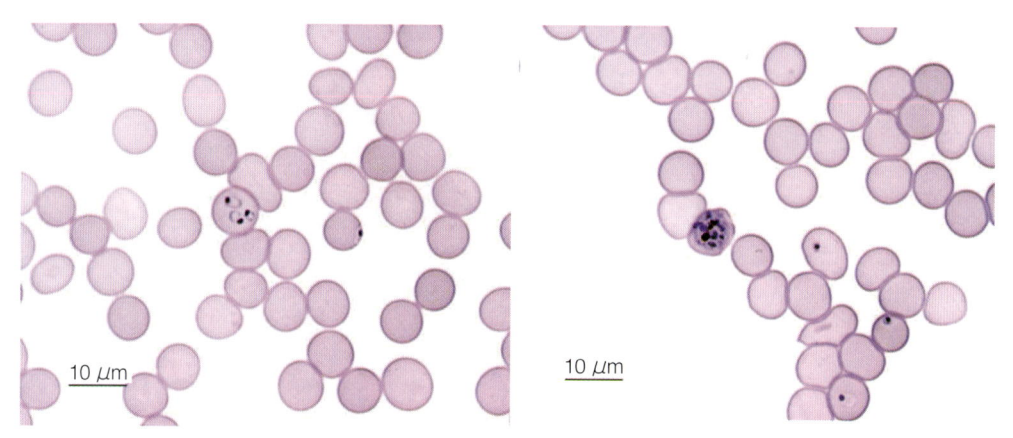

113　熱帯熱マラリアの輪状体と分裂体

左：中央に熱帯熱マラリア原虫の輪状体がみられる．1つの赤血球内に複数個の輪状体がみられるのが普通である．感染赤血球は大きくならない．右：中央に分裂体がみられる．多数のメロゾイトがみられるが，三日熱マラリアよりもメロゾイトの数は少ない．このステージは通常末梢血中にはみられない．みられたときは患者の様態が危険なことを示す．黒い顆粒はマラリア色素である（血液薄層塗抹ギムザ染色）．（348 ページ）

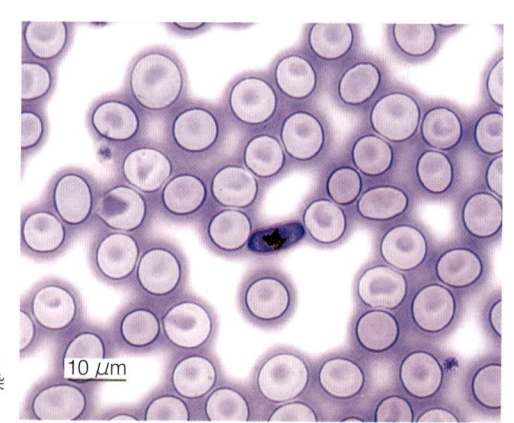

114　熱帯熱マラリアの生殖母体

中央に熱帯熱マラリア原虫の生殖母体がみられる．通常雄か雌かは区別が難しい（血液薄層塗抹ギムザ染色）．（348 ページ）

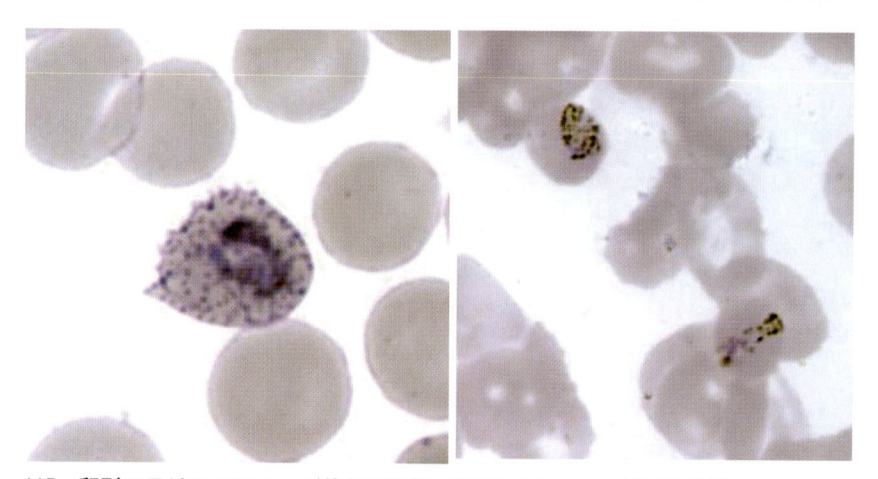

115　卵型マラリアのアメーバ体と四日熱マラリアのアメーバ体（帯状体）

左：卵型マラリア原虫のアメーバ体で感染赤血球は卵型をしており，その一端にほうきで掃いたような鋸歯状の fimbriation がすべてではないがみられることがある．感染赤血球内には三日熱マラリア原虫の場合と同様シュフナー斑点がみられる．右：四日熱マラリア原虫のアメーバ体で虫体が帯状にみえることから帯状体とよばれる（血液薄層塗抹ギムザ染色）．（349 ページ）

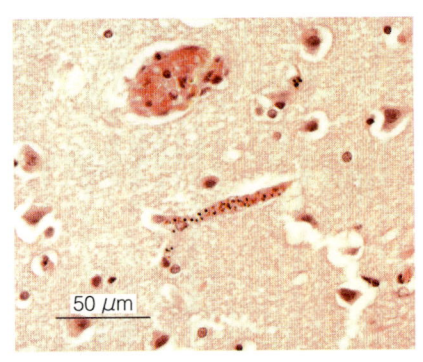

116 熱帯熱マラリアによる脳マラリア（脳組織）
脳の毛細血管にマラリア原虫が栓塞することがある．感染赤血球の表面には knob と称する突起ができ，感染赤血球がお互いにくっついて毛細血管に沈着する．しばしば熱帯熱マラリア原虫に感染すると脳や腎臓が冒される．HE 染色標本ではマラリア原虫は染色されず，マラリア色素が毛細血管内に黒く見いだされる．（349 ページ）

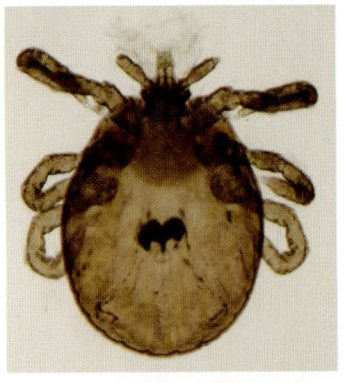

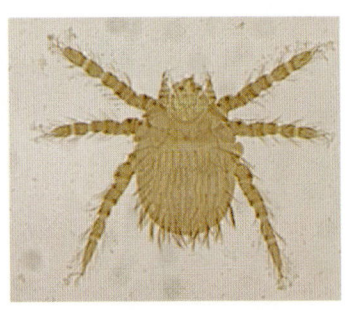

117 タカサゴキララマダニ幼虫
マダニ科のマダニはマダニ属，チマダニ属およびキララマダニ属に分かれる．タカサゴキララマダニなどキララマダニ属のマダニでは背板（顎体部の下の部分）が亜三角形で胴部の辺縁には花彩が存在する．顎体部である口器は一対の触肢，一対の鋏角，1 つの口下片からなる．このマダニは肢が三対なので幼虫である．（351 ページ）

118 ツツガムシの幼虫
ツツガムシ幼虫はコダニの仲間で全身を毛で覆われており，大きさは約 0.3 mm である．ヒト吸血するのは幼虫でリケッチアを媒介する．土中で若虫，成虫になる．ツツガムシ病患者は今なお増加傾向にある．（354 ページ）

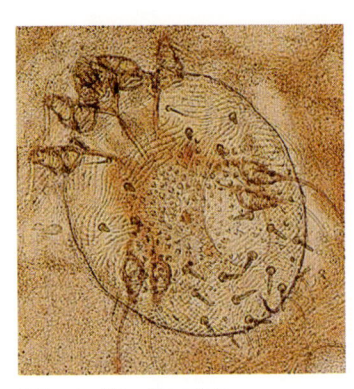

119 ヒゼンダニ成虫
ヒゼンダニの成虫の大きさは 0.3〜0.4 mm と小さく，疥癬を起こす．成虫はヒトの皮膚の真皮にトンネルを作って雌雄が寄生する．（354 ページ）

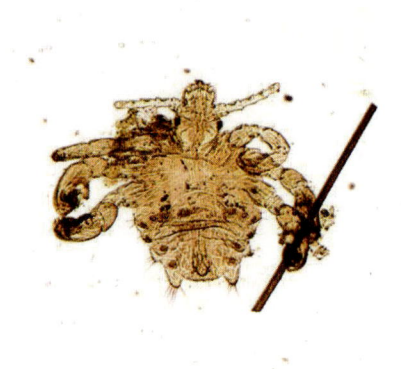

120 ケジラミ成虫
肢（中脚，後脚）の先には強力な爪があり，これで陰毛をしっかりとつかみ，虫体の頭部を皮膚に刺入して吸血する．頭部には触覚と眼がある．（361 ページ）

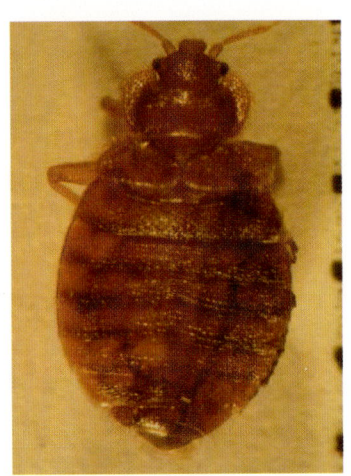

121 トコジラミ成虫
夜間就寝中にベッドや壁の隙間から出てきて，皮膚の露出部から吸血する．病院の当直室で医師が吸血されたことがあり，最近では老人ホームやホテルの客室で被害が多い．（361 ページ）

I 微生物学

第1章 分類

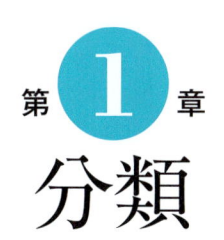

学習のポイント

❶ 形態による旧来の分類法に対して新しい細菌の分類法はどのような考え方で体系化されているか．
❷ カビはどのような考え方で体系化されているか．
❸ ウイルスの分類体系はどのような考え方でまとめられているか．

本章を理解するためのキーワード

❶ リボソームRNAを使った系統分類
細菌や酵母ではリボソームRNA配列を使った分子系統法により分類体系が整理されている．

❷ ウイルスの分類法
ウイルスの分類法の特徴を細菌と比較して学習する．RNA，DNAウイルスの数少ない基本構造情報をもとに分類体系がつくられているが，共通な遺伝子がないため上位分類は完成していない．

A 病原微生物の生物学的位置

生物は古細菌（Archaea），真正細菌（Eubacteria），真核生物（Eukarya）の3つの大きなドメイン（domain）とよばれる系統に分類されており，ヒト病原体は真正細菌と真核生物の2つのドメインに分布している．ヒトに病気を起こす病原体には蛋白質からなるプリオン，DNAあるいはRNAの一方を保有するウイルスがある．プリオンは蛋白であり，ウイルスは自己複製ができないので，両者は生物の範疇に入らないが，ヒトに病気を起こすので病原微生物学のなかで取り扱われる．

1. 真核生物

a. 真核生物の分類と構造

生物の3つのドメインのなかで，真核生物は従来は，動物，植物，原生動物，菌類（カビ，酵母，キノコ）とは独立したキングダムを形成すると考えられてきたが，分子系統解析の結果，原虫と菌類（医療分野では真菌とよばれてきた）は動物や植物と同じ細胞構造をもつ近縁の生物であることがわかり，真核生物ドメインに統合された．

真核生物の細胞質には核膜で覆われた核酸があり，原核生物の核酸が細胞質全体に分布しているのと大きく異なる．真核生物の動物の細胞には原核生物由来のミトコンドリアがあり，一方，植物の細胞は細菌と同じく細胞壁をもち，その中には光合成を行う細菌であるシアノバクテリアから由来したとされるプラスチッド（葉緑体）が存在する．真核生物と共生したこれらの細胞質内の器官は独自の遺伝子を保有し，寄生した宿主の重要な機能を分担して共存している（図1）．

真核生物のミトコンドリアのゲノムサイズは

I. 微生物学

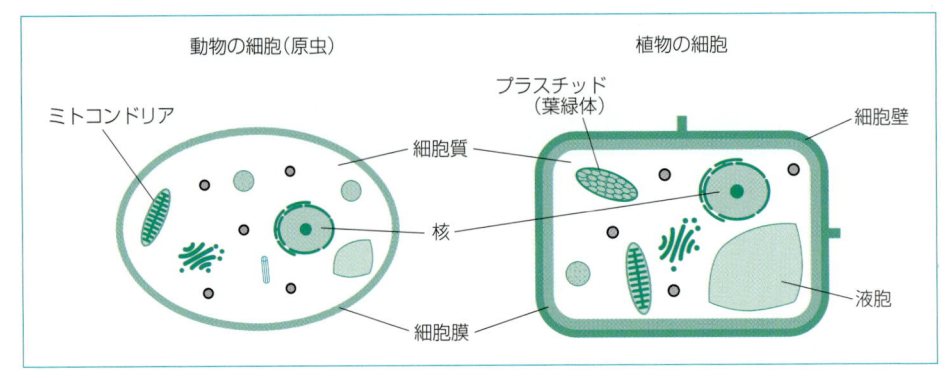

図1 動物の細胞（原虫）と植物の細胞の違い
植物の液胞は菌類の細胞内にはない

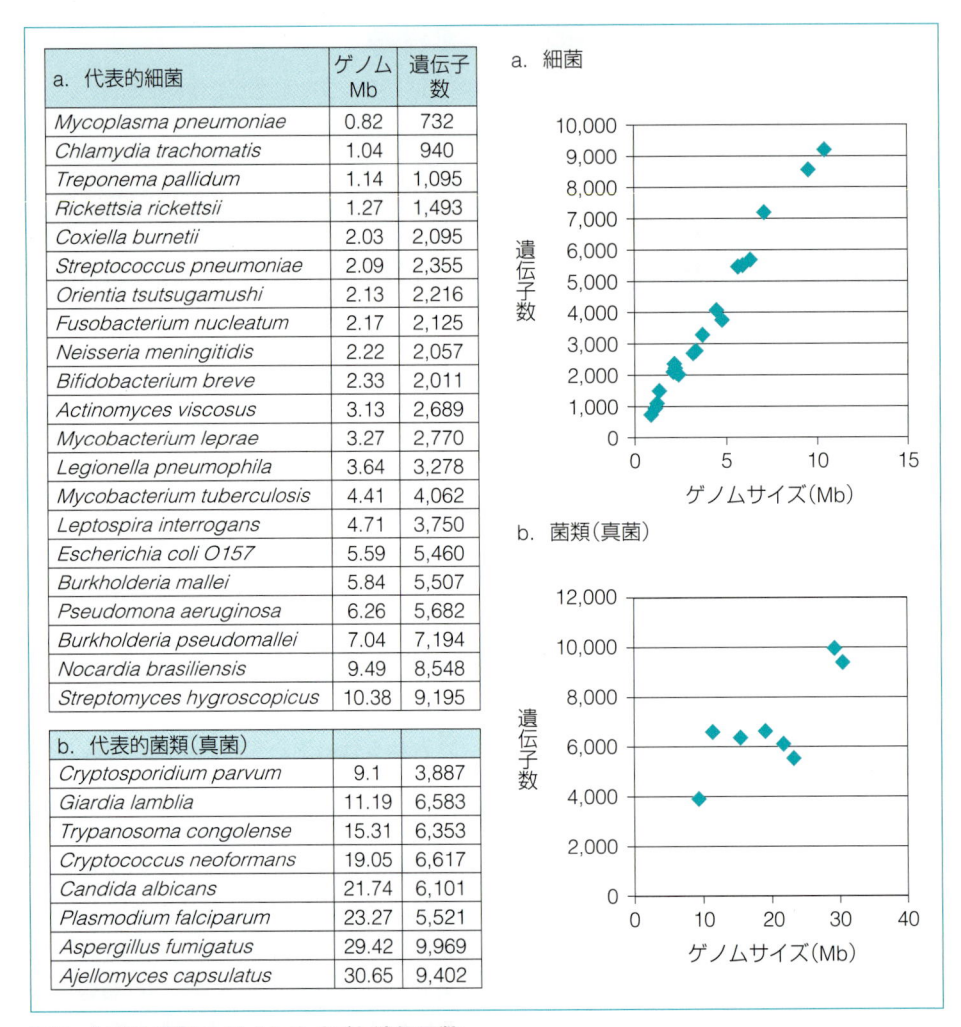

a. 代表的細菌	ゲノム Mb	遺伝子数
Mycoplasma pneumoniae	0.82	732
Chlamydia trachomatis	1.04	940
Treponema pallidum	1.14	1,095
Rickettsia rickettsii	1.27	1,493
Coxiella burnetii	2.03	2,095
Streptococcus pneumoniae	2.09	2,355
Orientia tsutsugamushi	2.13	2,216
Fusobacterium nucleatum	2.17	2,125
Neisseria meningitidis	2.22	2,057
Bifidobacterium breve	2.33	2,011
Actinomyces viscosus	3.13	2,689
Mycobacterium leprae	3.27	2,770
Legionella pneumophila	3.64	3,278
Mycobacterium tuberculosis	4.41	4,062
Leptospira interrogans	4.71	3,750
Escherichia coli O157	5.59	5,460
Burkholderia mallei	5.84	5,507
Pseudomona aeruginosa	6.26	5,682
Burkholderia pseudomallei	7.04	7,194
Nocardia brasiliensis	9.49	8,548
Streptomyces hygroscopicus	10.38	9,195

b. 代表的菌類（真菌）		
Cryptosporidium parvum	9.1	3,887
Giardia lamblia	11.19	6,583
Trypanosoma congolense	15.31	6,353
Cryptococcus neoformans	19.05	6,617
Candida albicans	21.74	6,101
Plasmodium falciparum	23.27	5,521
Aspergillus fumigatus	29.42	9,969
Ajellomyces capsulatus	30.65	9,402

図2 細菌と菌類のゲノムサイズと遺伝子数
真核生物である菌類のゲノムはイントロンが多数あり，ゲノムの大きさと遺伝子数に相関がない．

15～491 kb で遺伝子の数も 7～156 と大きく異なる．プラスチッドのゲノムも 70～192 kb と異なる．ミトコンドリアやプラスチッドの細胞内器官は細胞の周期，存在部位など細胞のおかれた状況により，遺伝子数が変動する．

b. 真核生物の特徴と種類

真核生物の菌類（真菌）のゲノムサイズは，酵母では非病原菌の Zygosaccharomyces の 9.7 Mb から病原菌の Candida albicans の 21.74 Mb と違いが大きく，染色体の数も多様である．糸状菌ではまだ全ゲノムが決定された菌種が少い．Aspergillus fumigatus ではゲノムサイズは 29.4 Mb で，8 本の染色体から構成されるゲノムを持つ（図2）．菌類（真菌）は真核生物であるので，ゲノムの中にはイントロンとエクソンが存在する．細菌のゲノムサイズと遺伝子の数には相関性があるが，菌類（真菌）や原虫のゲノムは多数のイントロンを含むため，ゲノムサイズに比して保有する遺伝子の数は少く，ゲノムサイズと遺伝子数に相関関係はない（図2）．

真核細胞の細胞質，あるいは核内のゲノム上にはさらにウイルス由来の遺伝子が存在する．また真核生物の中には，細胞壁や細胞質にいまだ寄生状態で共存している原核細菌を保有する生物も見つかっている．

ヒトに高頻度に病気を起こす代表的な真核生物のうち，病原微生物学領域は菌類（真菌）と原虫を対象としている．菌類（真菌）の代表例を表1に示した．菌類（真菌）は形態の違いから糸状菌（filamentous fungi），酵母（yeast），キノコと一般的には区分されてきた．現在は分子系統分類を反映し，6つの分類門，ツボカビ門，接合菌門，子嚢菌門，担子菌門，グロムス菌門，微胞子虫門に分類されており，ヒト病原体は接合菌門，子嚢菌門，担子菌門に分布する．

ヒトに病原性のある原虫は，マラリア，トキソプラズマ，ジアルジア，トリコモナス，アメーバ，コクシジウム，バランチウムなど系統が少ないので，本項では個々の原虫の記載にとどめる．

2. 原核生物

a. 古細菌と真正細菌

原核生物は古細菌（Archaea）と真正細菌（Eubacteria）に大別される（図3）．お互いにゲノム核酸が細胞質内に広範に分布している．原核生物の細胞質内のゲノムの多くは，大腸菌のゲノムのように 1 本の環状構造をとっている．しかし，Vibrio 属の菌種のように 2 個の環状構造をもつ菌種，Borrelia 属のように二本鎖 DNA の 5 末端，および 3 末端が結合せずに直線状のゲノムをもつ原核生物も存在する．細菌のゲノムの大きさは最も小さいマイコプラズマでは約 800 kb，大腸菌群では約 5,000 kb，最も大きい放線菌群では 8,000～10,000 bp とゲノムの大きさには 10 倍以上の違いがある．

b. 細胞壁

ゲノム以外で原核細胞と真核細胞とにおける構造上の重要な違いは，ゲノム以外には細胞壁の存在であげられる．すなわち原核生物では Mycoplasma のように細胞壁が欠損している例外もあるが，ほかの細菌は細胞壁を保有している．古細菌と真正細菌の基本的な違いは細胞壁の構造の違いであり，古細菌ではグリセロールにイソプレノイドアルコールがエーテル結合する脂質骨格を保有している．他の生物ではグリセロ脂質が脂肪酸エステルであることが根本的に異なっている．古細菌の発見当初，これらは噴火口や海底の熱水の噴出口，地上では沼地の底の汚泥などの特殊環境に生息していると考えられていた．またメタン産生古細菌，高度好塩古細菌，高熱性古細菌など特殊環境で生息する古細菌が記載されてきた．しかし次第に解析が進み，土壌やヒトの腸管内にも生息していることも明らかになっている．通常の病原細菌検査室での培地では発育しないこともあり，ヒトに病原性がある古細菌の報告はまだなされていない．

c. 分類

真正細菌は約 30 の門（phylum）に分類され，人

表1 代表的な菌類(真菌)

門 (phylum)	特徴	有性胞子：無性胞子	栄養型	有性世代 teleomorph 名	無性世代 anamorph 名	BSL (感染症法)
ツボカビ門 Phylum Chytridiomycota	菌界の分類群で，唯一，鞭毛を持つ遊走細胞を形成する．有機物表面に付着すると丸いふたが開き，その姿が壺のように見える．	卵胞子：遊走子	無隔菌糸	不明	水圏に生息し，人病原体はない．カエルの病原体として Batrachochytrium dendrobatidis がよく知られている．	BSL1
接合菌門 Phylum Zygomycota	栄養体は菌糸で原則として隔壁を欠く．有性型(雌雄の細胞の結合により有性胞子を形成する生活環)においては接合胞子を，無性型(無性的に無性胞子を形成する生活環)においては胞子嚢胞子を形成する．	接合胞子：内生胞子	無隔菌糸	Absidia corymbifera		BSL1*
				Mucor circinelloides		BSL1*
				Cokeromyces recurvatus		BSL1*
				Saksenaea vasiformis		BSL1*
				Rhizopus oryzae		BSL1*
				Conidiobolus coronatus		BSL1*
				Basidiobolus microsporus		BSL1*
子嚢菌門 Phylum Ascomycota	栄養体は隔壁を持つ菌糸(有隔菌糸)または単細胞である．有性型は袋状の子嚢を形成する．その内部に通常8個の子嚢胞子を形成．無性型には種々の形の分生子を形成する．	子嚢胞子：外生胞子	有隔菌糸(または単細胞)	Ajellomyces dermatitidis	Blastomyces dermatitidis	BSL3
				Capronia spp	Exophiala dermatitidis	BSL1*
				Ajellomyces capsulatus	Histoplasma capsulatum	BSL2
				Torulopsis glabrata	Candida glabrata	BSL1*
				Pichia guilliermondii	Candida guilliermondii	BSL1*
				不明*	Candida albicans	BSL2
				不明*	Coccidioides immitis	BSL3 (3種病原体)
				Arthroderma gypseum	Microsporum gypseum	BSL1*
				Arthroderma otae	Microsporum canis	BSL2
				Emericella nidulans	Aspergillus nidulans	BSL1*
				Neosartorya fumigata	Aspergillus fumigatus	BSL2
				不明*	Aspergillus flavus*	BSL2
				不明*	Aspergillus parasiticus*	BSL2
				不明*	Penicillium marneffei	BSL3
				Blastomyces brasiliensis	Paracoccidioides brasiliensis	BSL3
				Ophiostoma stenoceras	Sporothrix schenckii	BSL2
担子菌門 Phylum Basidiomycota	かすがい連結を持つ菌糸が栄養体．キノコと一部の酵母が本菌門に属する．	担子胞子：外生胞子	有隔菌糸(または単細胞)	Filobasidiella neoformans	Cryptococcus neoformans	BSL2
				不明*	Trichosporon cutaneum	BSL1*
				Arthroderma vanbreuseghemii	Trichophyton mentagrophytes	BSL1*
				不明*	Malassezia furfur	BSL2
				不明*	Fonsecaea pedrosoi	BSL1*
				Dipodascus capitatus	Blastoschizomyces capitatus	BSL1*
				Rhodosporidium toruloides	Rhodotorula glutinis	BSL1
不完全菌類 Deuteromycetes	歴史的には有性型が不明のものをこの分類群とした	不明：外生胞子	有隔菌糸(または単細胞)		旧来有性世代が不明の病原体はここに分類されていきた	

不明*，これらは有性世代が不明なので不完全菌類として分類されてきた．
菌種に有性世代と無性世代が明らかな場合は有性世代名で記載するのが分類学の原則であるが，医学真菌学では重要な病原体に無性世代の菌名が使われてきたので併記した．
BSL1* は BSL1 に区分されるが日和感染を起こす菌
Aspergillus parasiticus*，*Aspergillus* flavus* はアフラトキシン産生株．

病原体は図3のグラム陽性菌群である *Actinobacteria*, *Firmicutes*, *Spirochaetes*, および *Chlamydia* 門，グラム陰性菌群である *Proteobacteria*, 嫌気性菌に代表されるグラム陰性菌群の *Bacteroides*, *Fusobacteria* 門の系統に分布している．

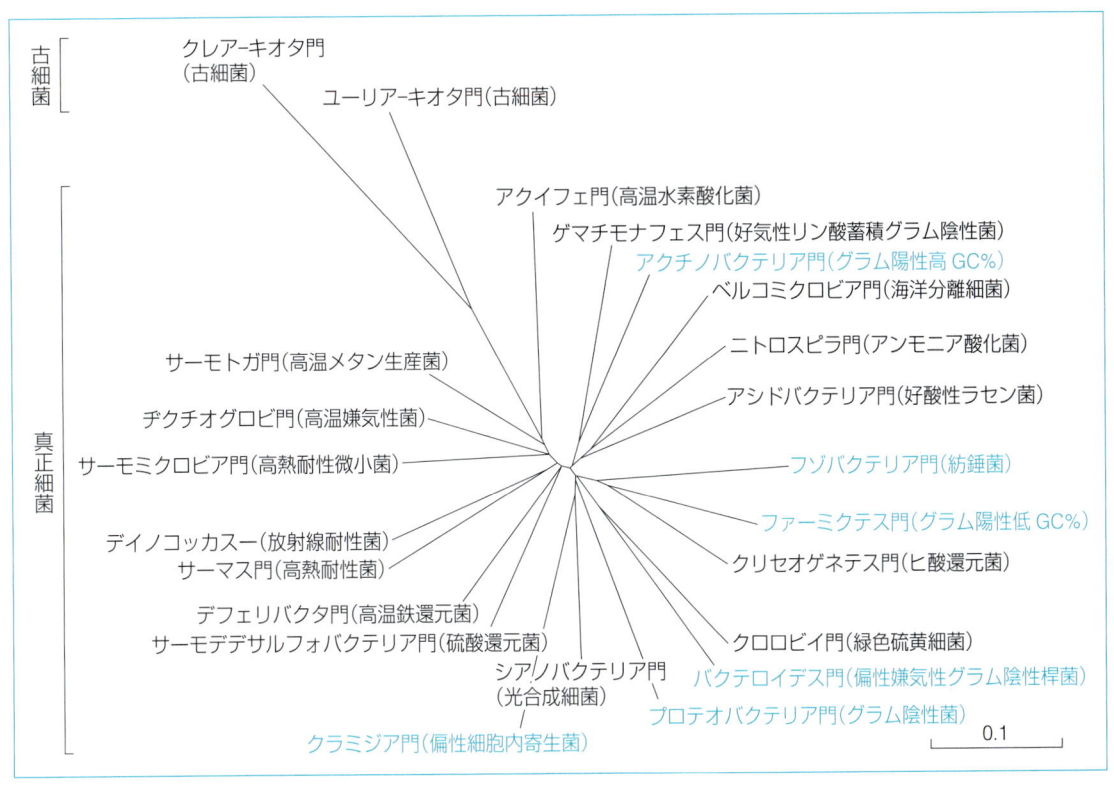

図3 主要な真正細菌と病原細菌（色文字で示した）の系統関係

　グラム陽性菌は *Mycobacterium* 属に代表されるDNAのグアニンとシトシンの含量（GC%）が高い *Actinobacteria* と，*Staphylococcus* 属や *Clostridium* 属に代表されるGC%が低い *Firmicutes* に大別される．

　グラム陰性菌では臨床的に最も重要な病原菌を含む *Proteobacteria*，らせん形の形状をとる *Spiral bacteria*，嫌気性菌である *Bacteroides*，紡錘状の菌である *Fusobacteria* などが独立した分類門を形成している．

　16S rRNAを使った分子系統分類では，球菌や桿菌といった形態的な特性は属以上の系統分類を反映していない．ときには球菌と桿菌が同じ属に分類されていることもある．また偏性嫌気性の *Bacteroides* 属や好気性の *Flavobacterium* 属が同じ門に分類されており，好気性発育，あるいは嫌気性発育する情報は属以上の系統分類には反映されていない．

　細菌と菌類（真菌）の分類は16S rRNAおよび18S rRNAによる分子系統分類による再構築が進んできたが，この情報だけでは類縁種を識別できないことも明らかになっている．ゲノム時代を反映し，新たに全ゲノム情報を使った分類方法が台頭しており，情報の蓄積も進んでいる．多様な方向に分散進化した微生物の分子進化を反映した新しい種（species）の分類，属（genus），科（family），および門（phylum）の分子分類概念が構築されれば，微生物の遺伝子を使った同定，検出に重要な貢献ができると期待されている．

　細菌の同定は，臨床現場では従来型の生化学性状を使った自動同定機器が汎用されてきたが，次々と記載される新しい菌種をより正確に同定する方法が求められている．分類学と同じく16S rRNAの配列から菌種を決定する方法や，細菌の多数のリボソーム蛋白の種類をTOF-MSで解析し，同定する機器の普及が進んでいる．

　TOF-MASによる質量分析は特定の蛋白質の配列を決定するのではなく，多種類の蛋白の分子

量を測定し比較する．蛋白のピークパターンから菌種を同定するため，最も重要なのは同定の根拠とするデータベースが多くの菌種のデータを正確に蓄積しているかどうかにかかっている．TOF-MSによる同定は数分で完了するため，分離株の同定結果を速やかに報告できる点で検査の迅速化に重要な貢献をしている．

3. 病原体の命名

a. 細菌の命名法

細菌は2命名法によりラテン語で記載される．例えば日本語の大腸菌は，分類とは関係のない"俗称"であり，正式な種名は *Escherichia coli* とイタリックで記載される．*Escherichia* は属名 Genus name であり "*coli*" は種形容語(species epithet)であり，小文字で記載され，*E. coli* と属名を一文字で略式に記載することが認められている．菌種の分類上の基準になる株は基準株(type strain)とよばれ，菌種が発見され，命名されたときに菌種に一株だけが指定される．

b. 菌類(真菌)の命名法

菌類(真菌)の命名も2命名法で属名と種形容語で記載される．しかし菌類(真菌)は優性世代と無性世代が明らかになった場合，2つの異なった菌種名がつけられてきた．例えば *Aspergillus fumigatus* は不完全世代菌しか観察されていなかったため不完全菌として分類されていたが，優性世代が発見され，*Neosartorya fumigata* と優性世代名がつけられた(表1)．さらに菌類の命名規約で有性世代名が優先される決まりになっている．しかし長年，医学真菌学では無性世代名で記載されてきたため，この規則があっても従来の記載法が踏襲されている．

c. ウイルスの命名法

ウイルス名は疾病名で呼ばれる名称が長く使われてきた．例えば帯状疱疹ウイルス "varicella zoster virus" のウイルスの学名は，Human herpesvirus 5 である．細菌や菌類(真菌)のようにウイルスの系統分類を表す二命名法も議論されているが，一般には疾病名の表記が好まれ，記載方法が混在している．例えば Simplesvirus は属名でありその下には Herpes simples virus 1(別名称 Human herpes simplex virus 1)，Herpes simplex virus 2(別名症 Human herpes simplex virus 2)という2つのヒト病原性ウイルス種がある．すなわち類縁のウイルス種が番号で識別されるため，ウイルス株名と種名の識別が混乱しやすい．また麻疹ウイルス *Measles virus* の属名は *Morbillivirus* であり，細菌や菌類のように種名からそのウイルスの属名が推測できない．

なおウイルスの株(strain)は細菌と異なって株の記載方法が一定のルールで記載されている．例えば Influenzavirus 属の Human influenza A virus と種名が同定された場合，分離株(strain)には A/Korea/1073/1999(H9N2)と型/分離場所/分離番号/分離年度(HNタイプ)が付与されて記載される．すなわち Human influenza A virus(A/Korea/1073/1999(H9N2))と記載方法が統一されているため，ウイルス株の由来が一目でわかる方法が採用されている．

参考文献

1) International journal of Systematic and Evolutional Microbiology(IJSEM)
   ※英国微生物学会から国際微生物連盟の公式雑誌として新しい菌種が定期的に正式に記載されている
2) List of Prokaryotic Names with standing in Nomenclature http://www.bacterio.net/
   ※IJSEMに1980年から正式に発表された菌種名をすべて記載してあるホームページで各属に分類されている菌種の最新情報を知ることができる
3) Boone DR, Castenholz RW, Garrity GM : The archaea and the deeply branching and Phototrophic Bacteria. Bergy's Manual of Systematic Microbiology, 2nd ed, Vol. 1. Springer, 2001
   ※古細菌とシアノバクテリア
4) Garrity G, Brenner DJ, Krieg NR, et al : The Proteobacteria. Bacteria. Bergy's Manual of Systematic Microbiology, 2nd ed, Vol. 2. Springer, 2005
   ※プロテオバクテリア
5) Vos P, Garrity GM, Jones D, et al : The Firmicutes. Bacteria. Bergy's Manual of Systematic Microbiology, 2nd ed, Vol. 3. Springer, 2009
   ※細菌のグラム陽性ファーミクテスについての記載
6) Index fungorum ; http://www.indexfungorum.org/

※カビの正式発表名が網羅的に記載されており，旧名，同義語，無性世代，有性世代名が検索できる

7) International committee on Taxonomy of Viruses：
http://ictvonline.org/
※国際ウイルス連盟の公式ホームページ．2012年で2618種のウイルス情報が記載されている

第2章 形態，構造および性状

> **学習のポイント**
>
> ❶ 細菌とカビの基本的な構造と同定方法を説明できる．
> ❷ ウイルスの基本構造と分類同定法について説明ができる．
> ❸ 感染症法の特定病原体と疾病を起こす病原体を正確に同定する方法を説明できる．

本章を理解するためのキーワード

❶ 細菌，カビ，ウイルスの基本的な同定方法
従来型の同定方法を理解し，その限界と有用性について学習する．

❷ 遺伝子を使った系統分類方法
細菌やカビの分類に利用されているリボソームRNA 配列がどのように同定に利用されるかを理解する．

❸ 質量分析（TOF-MAS）を使った同定方法
細菌の同定に利用されるようになってきた TOF-MAS の同定方法と利点と欠点を理解する．

❹ 陰性菌の細胞壁構造
病原性を関連づけて各菌種の病原性を理解する．

❺ グラム陽性菌の細胞壁の基本構造
グラム陽性菌の細胞壁の特徴と病原性について理解する．

❻ DNA ウイルスの増殖方法と基本構造
DNA ウイルスが細胞内に侵入し，増殖する方法を理解する．

❼ RNA ウイルスの増殖方法と基本構造
RNA ウイルスの複製機構を理解する．

❽ レトロウイルスの増殖方法
レトロウイルスの増殖に関与する逆転写酵素の役割．

A 細菌の構造と性状

原核生物である細菌〔Bacterium（複数名，bacteria）〕は形態的には球菌〔Coccus（複数名，cocci）〕，桿菌〔Bacillus（Rod）（複数名，bacilli, rods）〕，らせん菌〔Spiral bacterium（複数名，spiral bacteria）〕とよばれる3つの形状をとる．この形態的な特徴は細菌には細胞壁が存在することに起因する（図1）．しかし，細胞壁の合成遺伝子が部分的に欠損する *Mycoplasma* 属や合成遺伝子が部分欠損する細胞内寄生細菌である *Chlamydia* 属や *Rickettsia* 属では細胞の形態は不定である．

完全な細胞壁を保有する細菌でも培養時期や環境で形態は変貌する．らせん型を取る *Campylobacter* 属では培養が経過すると球状に変化する．抗生物質で治療された患者の脊髄液の肺炎球菌はしばしば梶棒状の桿菌の形態をとる．耐熱性構造である芽胞（Spore）を形成する能力を有する桿菌である *Bacillus* 属や *Clostridium* 属の菌種は，生育環境が悪くなると，耐熱性の球状から卵形の芽胞へと変化し休眠する．

典型的なグラム陽性菌と陰性菌では細胞壁の構造は大きく異なる．この構造の違いは細菌の染色性だけでなく，薬剤感受性パターンに影響を及ぼす．グラム陽性菌では細胞壁にはアミノ酸からペンタペプチドと糖鎖からなる厚いペプチドグリカン層がある．グラム陰性菌では細胞の外膜はリポポリサッカライド（LPS）とよばれる多糖体とリピッドから構成され，この構造の違いがグラム染色性の違いとなっている．LPS の糖鎖の違いはグラム陰性菌の O 抗原型を決定している．LPS

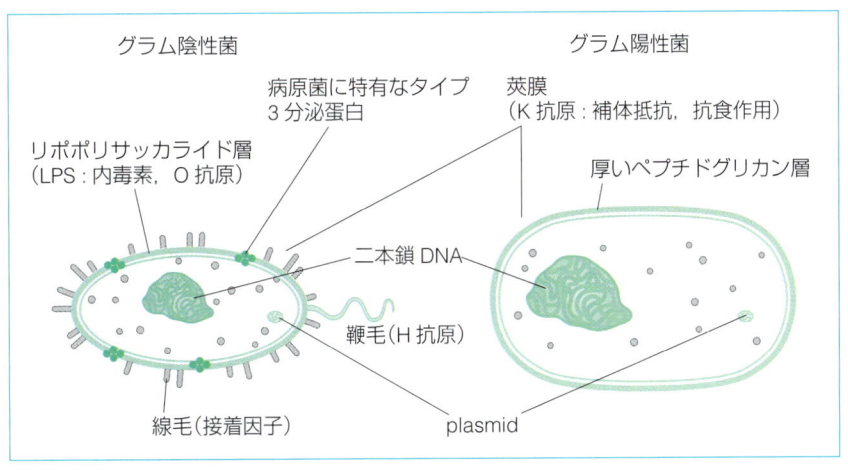

図1　グラム陰性菌と陽性菌の構造

は別名で内毒素（エンドトキシン）とよばれ，発熱，ショック，免疫活性など，さまざまな生理活性をもっている．

細菌の細胞壁の外には弱く結合した多糖体，あるいは炭疽菌のようにアミノ酸からなる莢膜（capsule）で覆われている場合がある．このような莢膜を保有する細菌はヒトの血中に入った場合，補体による細胞膜の障害作用に抵抗し，食細胞の捕食と殺菌作用に抵抗するため，病原性が高くなる．この莢膜抗原はK抗原とよばれ，*Klebsiella*，*Escherichia*，*Streptococcus*，*Haemophilus*など気道感染を起こす細菌の型別に利用されている．特定の血清型が高い病原性を発揮し，疾病の流行に型別情報は重要である．

細胞壁にはさらに線毛（pilli）を保有する菌種があり，腸管や尿道の粘膜表皮に接着し病原性の発揮に役割を担っている．

菌種によってはさらに鞭毛（flagella）を保有し運動することができる．鞭毛は*Vibrio*属菌種のように菌体の長径の末端に1本だけ保有するものや，*Campylobacter*属菌種のように両末端に保有するもの，*Salmonella*属のように菌体に周囲に複数の鞭毛を持つものがある．鞭毛を持つ細菌は腸管感染する際に，粘液に覆われた上皮細胞まで運動し，定着するのに優位である．鞭毛はH抗原と呼ばれ，蛋白のアミノ酸配列の違いにより，*Escherichia coli*，*Salmonella enterica*，*Vibrio cholerae*など，多くの菌種で株の血清型別法が確立している．特に*Salmonella enterica*ではH抗原とLPSのO抗原の違いにより，2,500種類以上の血清型が構築されており，血清型の違いにより，ヒト，ウシ，ブタ，トリなど宿主に特異的に強い病原性を発揮する．

細胞壁にはさらに薬剤やイオン，低分子蛋白，糖を細胞内に取り込む，あるいは排出の役割を担うポンプの役割を担う蛋白質が多数存在する．特に病原性を発揮する細菌には病原性蛋白質を細胞外に分泌する役割を担ったType 3分泌蛋白質分泌機構が存在する．この構造は鞭毛の分泌構造に類似しており，この構造を保有する病原性の*Escherichia coli Shigella*，および*Salmonella*属の菌種はヒトの粘膜に病原性因子を注入し，細胞接着や侵入に重要な役割を担っている．

B 菌類（真菌）の構造

真核細胞構造を保有する菌類（真菌）は形態の違いから糸状菌（filamentous fungi），酵母（yeast），キノコに区分されてきた．有性世代がわからない菌種は不完全菌として分類されてきたが，ゲノム構造から不完全菌に分類されていた菌の系統的な位置がわかり，6つの分類門，ツボカビ門，接合菌門，子嚢菌門，担子菌門，グロムス菌門，微胞

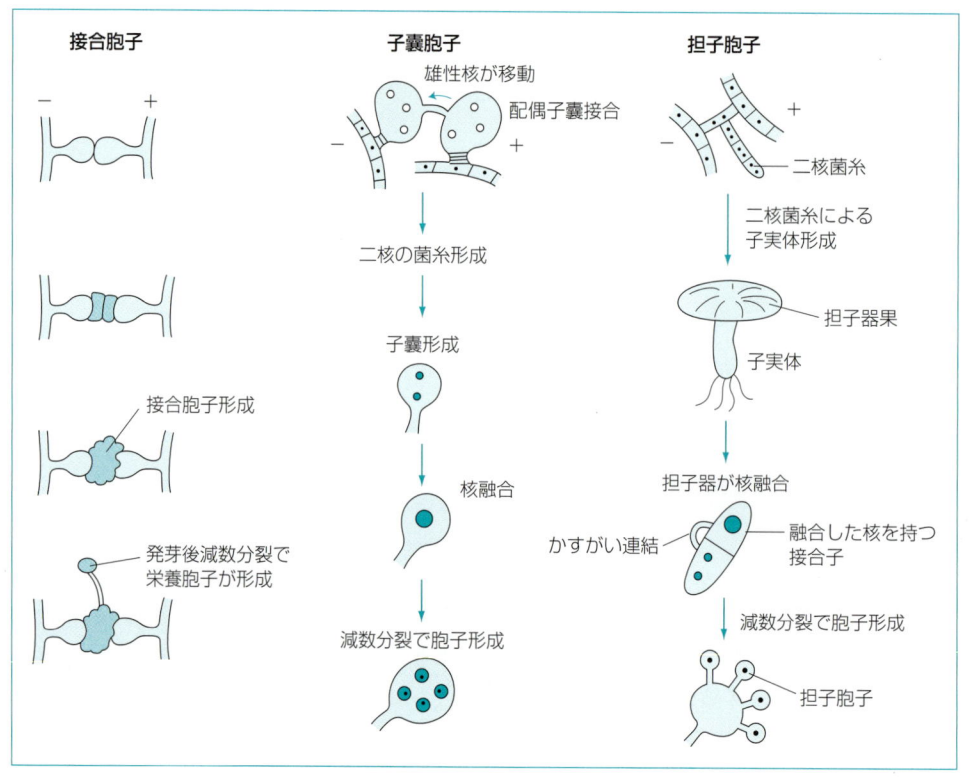

図2 カビの同定に重要な糸状菌の形態
〔安部茂：第27章 真菌学．平松啓一（監）：標準微生物学 11版, p342, 医学書院, 2012より転載〕

子虫門に分類されて，生活環に有性世代と無性世代と特徴的な形態を保有している．糸状菌の同定は形態的観察に基づいているので，形態の中で有性胞子，分生子における形成様式，形態が分類・同定の決め手となることが多い（**図2**）．一方，酵母においては，形態的には判別が不明瞭なため，さまざまな生理生化学的な性状によって同定されてきた．しかしゲノム情報が蓄積され，23S-28SのリボソームRNA遺伝子のD1/D2領域，リボソーム遺伝子間ITS領域の配列を使った分類・同定が行われるようになっている．

C ウイルスの構造

ウイルスの基本構造はRNAもしくはDNAの片方を遺伝情報として保有し，少数の蛋白と，ゲノムを覆う膜から構成されている．そのうち細菌に寄生するウイルスはバクテリオファージと呼ばれる．細菌あるいは真核細胞に侵入し，宿主の複製，蛋白合成機構を利用して増殖する．したがってrRNAやRNAなどのタンパク合成に必要なRNAを持つことはない．

DNAをゲノムとするウイルスの多くは1本の二本鎖DNAを保有し，多くは蛋白質と結合し，ヌクレオプロテインとして存在する．さらにウイルスゲノムは蛋白質の殻カプシドによって包まれる．この構造をヌクレオカプシドと呼び，ウイルスに特有の形態を維持している（**図3**，**図4**）．

RNAウイルスの多くは線状の一本鎖RNAを保有する．しかしインフルエンザウイルスでは8本の独立したRNAを保有する．

ウイルスによってはヌクレオカプシドはエンベロープによって覆われている．このエンベロープは細胞内で作られたウイルスが細胞から出芽する際に形成されるため脂質二重膜からなる．細胞から出芽した完全なウイルスはヴィリオンと呼ばれる．このようなエンベロープを持つウイルスは，

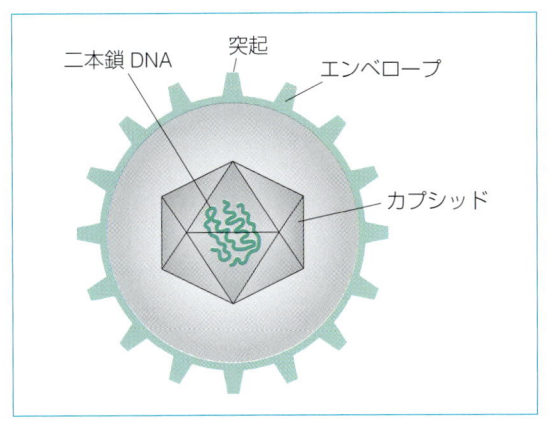

図3 DNAウイルス構造（Herpesウイルス）

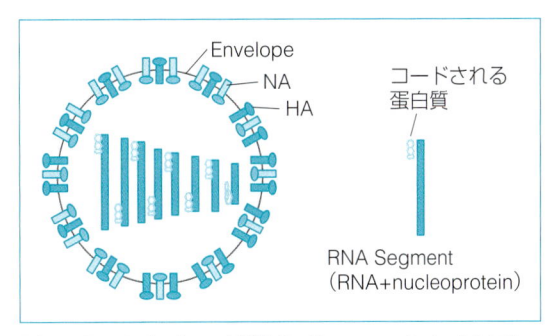

図4 RNAウイルス形態（influenza Aウイルス）
ゲノムRNAは8本に別れ，表面はEnvelopeに覆われ，その上にノイラミダーゼ（NA）ヘモアグルチニン（HA）の二種類のスパイクと呼ばれる蛋白で覆われている．

表1 ウイルスの大きさと形状

科（family）	RNA・DNA	ウイルスの大きさ	形状	エンベロープ	ゲノム長	遺伝子数	ゲノムの分節数	代表的ウイルス
Picornaviridae	ssRNA+	27-32 nm	正20面体	無	7.5-8.5 kb	3種類	線状	A型肝炎ウイルス
Caliciviridae	ssRNA+	27-30 nm	正20面体	無	7-8 kb	7種類	線状	ノロウイルス
Astroviridae	ssRNA+	28-30 nm	正20面体	有	6-7 kb	4種類	線状	アストロウイルス
Hepeviridae	ssRNA+	30-34 nm	球形	無	7.2 kb	3種類	線状	E型肝炎ウイルス
unknown	ssRNA+	36 nm	球形	有	1.7 kb	2種類	環状RNA	D型肝炎ウイルス
Togaviridae	ssRNA+	40-50 nm	正20面体	有	10-12 kb	5-8種類	線状	風疹ウイルス
Flaviviridae	ssRNA+	40-50 nm	球形	有	11 kb	7種類	線状	日本脳炎ウイルス
Reoviridae	dsRNA+	80-100 nm	正20面体	無	18-25 kb	11種類	10-12分節	ロタウイルス
Orthomyxoviridae	ssRNA−	80-120 nm	球形	有	13.4-14.5 bp	10種類	6-8分節	インフルエンザAウイルス
Paramyxoviridae	ssRNA−	100 nm	球形	有	13-16 kb	7-8種類	線状	麻疹ウイルス
Bunyaviridae	ssRNA−	80-120 nm	球形	有	11-20 kb	6種類	3分節	ハンターンウイルス（腎症候性出血熱ウイルス）
Retroviridae	ssRNA+	80-100 nm	球形	有	7-13 kb	4-9種類	線状	ヒト免疫不全ウイルス1
Arenaviridae	ssRNA+	50-300 nm	球形-多型	有	10.6-12.9 kb	4種類	2分節	ラッサ熱ウイルス
Coronaviridae	ssRNA+	80-160 nm	球形	有	30 kb	9-14種類	線状	ヒトコロナウイルス-229E
Rhabdoviridae	ssRNA−	短径75 nm, 長径100-300 nm	砲弾型	有	12 kb	5種類	線状	狂犬病ウイルス
Filoviridae	ssRNA−	14,000 nm	糸状	有	19 kb	7種類	線状	エボラ出血熱ウイルス
Parvoviridae	ssDNA	18-26 nm	正20面体	無	3-5.6 kb	9種類	環状DNA	パルボウイルスB19（伝染性紅はんウイルス）
Hepadnaviridae	ssDNA	42-47 nm	球形	有	3.2 kb	6種類	環状（不完全な1本鎖部分を保有）	B型肝炎ウイルス
Papillomaviridae	ssDNA	50-55 nm	正20面体	無	7.1-8 kb	8種類	線状	ヒトパピローマウイルス
Adenoviridae	dsDNA	70-100 nm	正20面体	無	26-45 kb	16種類	線状	（出血性膀胱炎ウイルス）
Herpesviridae	dsDNA	108-230 nm	球形, 正20面体	有	125-240 kb	73-192種類	1-2分節	ヒト単純ヘルペスウイルス1
Poxviridae	dsDNA	300 nm	レンガ状, 卵型	有	134-288 kb	131-294種類	線状	ヒトサル痘ウイルス

ゲノム情報は主に人病原性ウイルスのデータを基に作成．ss：single stranded（一本鎖），ds：double stranded（二本鎖）

表2 主なウイルスの分類表（ICTV 9th 2011）

目(order)	科(family)	属(genus)	種(species)	代表的疾病	BSL(感染症法)
第1群 二本鎖 DNA	カウドウイルス目 (Order Caudovirale)	ポドウイルス科 (Family Podoviridae)	T7様ウイルス	Enterobacteria phage T7	腸内細菌のファージ	BSL1
			P22様ウイルス	Enterobacteria phage T3	腸内細菌のファージ	BSL1
				Enterobacteria phage P22	腸内細菌のファージ	BSL1
			φ29様ウイルス	Bacillus phage φ29	枯草菌のファージ	BSL1
				Bacillus phage Nf	枯草菌のファージ	BSL1
				Bacillus phage M2	枯草菌のファージ	BSL1
		ヘルペスウイルス科 (Family Herpesviridae)	単純ウイルス属 (Genus Simplexvirus)	HHV-1：HSV-1(herpes simplex virus-1)	口唇ヘルペス	BSL2
				HHV-2：HSV-2(herpes simplex virus-2)	性器ヘルペス	BSL2
				Cercopithecine herpesvirus 1	Bウイルス病(サルヘルペスウイルス病)	BSL3(3種病原体)
			ワリセロウイルス属 (Genus Varicellovirus)	HHV-3：VZV(varicella zoster virus)	水痘・帯状疱疹	BSL2
			サイトメガロウイルス属 (Genus Cytomegalovirus)	HHV-5：CMV(cytomegalovirus)		BSL2
			ロゼオロウイルス属 (Genus Roseolovirus)	HHV-6(human herpes virus-6)	突発性発疹	BSL2
				HHV-7(human herpes virus-7)	突発性発疹	BSL2
			リンホクリプトウイルス属 (Genus Lymphocryptovirus)	HHV-4：EBV(Epstein-Barr virus)	伝染性単核球症、バーキットリンパ腫	BSL2
			ラディノウイルス属 (Genus Rhadinovirus)	HHV-8：KSHV(Kaposi's sarcoma-associated herpesvirus)	カポジ肉腫	BSL2
	目(Order) 不明	アデノウイルス科 (Family Adenoviridae) 呼吸器疾患、ある動物では腫瘍を引き起こすものがある。	マストアデノウイルス属 (Genus Mastadenovirus)	Human adenovirus A [type12 他]		BSL2
				Human adenovirus B [type3 他]		
				Human adenovirus C [type5 他]	上気道炎、流行性角結膜炎、咽頭結膜熱、出血性膀胱炎	
				Human adenovirus D [type8 他]		
				Human adenovirus E [type4 他]		
				Human adenovirus F [type40 他]		
				Human adenovirus G [type52 他]		
		パピローマウイルス科 (Family Papillomaviridae)	アルファパピローマウイルス属 (Alphapapillomavirus)	HPV-32(Human papillomavirus 32) [他：2、6、7、10、16、18、26、34]	疣贅(いぼ)、子宮頸癌	BSL2
			Beta papilloma virus 属	HPV-5(Human papillomavirus 5) [他：9、49]		
			Gamma papilloma virus 属	HPV-4(Human papillomavirus 4) [他：48、50、60、68]		
			Mu papillomavirus 属	HPV-1(Human papillomavirus 1) [他：63]		
			Nu papilloma virus 属	HPV-41(Human papillomavirus 41)		
		ポリオーマウイルス科 (Family Polyomaviridae)	ポリオーマウイルス属 (Genus Polyoma virus)	Polyomavirus JC	JC、BK、進行性多巣性白質脳症、メルケル細胞腫	BSL2
				Polyomavirus BK		
				Human polyomavirus		
				AGMPyV(African green monkey polyomavirus)		
				SV-12(Simian virus 12)		
				SV-40(Simian virus 40)		
		ポックスウイルス科 (Family Poxviridae)	オルソポックスウイルス属 (Genus Orthopox virus)	Variola virus	痘瘡(smallpox)	BSL4(1種病原体)
				Cowpox virus [Vaccinia virus]	牛痘	BSL2
				Monkeypox virus	サル痘	BSL2(3種病原体)
			モルシポックスウイルス属 (Genus Molluscipox virus)	Molluscum contagiosum virus	伝染性軟属腫	BSL2

(次頁につづく)

表2（つづき）

第2群 一本鎖 DNA	目 (Order) 不明	パルボウイルス科 (Family Parvoviridae)(ほとんどがアデノウイルスの増殖時の同時感染に依存する)	エリスロウイルス属 (Erythrovirus)	Parvovirus B19	アデノウイルスの増殖時の同時感染	BSL2
			ディペンドウイルス属 (Dependovirus)	アデノ随伴ウイルス1型 (Adeno-associated virus-1, 2, 3, 4, 5)		
			ボカウイルス属 (Genus Bocavirus)	HBoV(Human Bocavirus)	咽頭炎、肺炎	BSL2
第3群 DNA及び RNA逆転 写ウイルス	目 (Order) 不明	ヘパドナウイルス科 (Family Hepadnaviridae)dsDNA	オルソヘパドナウイルス属 (Genus Orthohepadnavirus)	Hepatitis B virus	B型ウイルス性肝炎	BSL2
		レトロウイルス科 (Family Retroviridae) +RNA	デルタレトロウイルス属 (Genus Deltaretrovirus)	Primate T-lymphotropic virus1	ヒトT細胞白血球(HTLV1)	BSL2
				Primate T-lymphotropic virus2	ヒトT細胞白血球(HTLV2)	BSL2
			レンチウイルス属 (Genus Lentivirus)	HIV-1(Human immunodeficiency virus1)	AIDS	BSL3
				HIV-2(Human immunodeficiency virus2)	AIDS	BSL3
第4群 二本鎖 RNA	目 (Order) 不明	レオウイルス科 (Family Reoviridae) ※Respiratory Enteric Orphan Virus	コルチウイルス属 (Genus Coltivirus)	Colorado tick fever virus	コロラドダニ熱	BSL3
			ロタウイルス属 (Genus Rotavirus)	rotavirus A	小児嘔吐下痢症	BSL2
				rotavirus B		
				rotavirus C		
				rotavirus D		
				rotavirus E		
			オルビウイルス属 (Genus Orbivirus)	African horse sickness virus	アフリカ馬疫	BSL3(家畜伝染病)
				Bluetongue virus	ブルータング	BSL2(家畜届出)
第4群 一本鎖 RNA+鎖 (mRNAとして作用)	ニドウイルス目 (Order Nidovirales)	コロナウイルス科 (Coronaviridae) ※エンベロープあり	アルファコロナウイルス属 (Genus Alphacoronavirus)	HCoV-229E(Human coronavirus-229E)	感冒、肺炎	BSL2
				HCoV-NL63(Human coronavirus-NL63)	感冒、肺炎	BSL2
			ベータコロナウイルス属 (Genus Betacoronavirus)	HCoV-OC43(Human coronavirus-OC43)	感冒、肺炎	BSL2
				HCoV-HKU1(Human coronavirus-HKU1)	感冒、肺炎	BSL2
				SARS-CoV(Severe acute respiratory syndrome-related coronavirus)	SARS	BSL3(2種病原体)
	ピコルナウイルス目 (Order Picornavirales)	ピコルナウイルス科 (Family Picornaviridae)	エンテロウイルス属 (Genus Enterovirus)	Poliovirus		BSL2(4種病原体)
				Coxsackievirus	胃腸炎、髄膜炎	BSL2
				Echovirus	胃腸炎、髄膜炎	BSL2
				Enterovirus	胃腸炎、髄膜炎	BSL2
			ライノウイルス属 (Genus Rhinovirus)	Common cold virus	感冒、肺炎	BSL2
			ヘパトウイルス属 (Genus Hepatovirus)	Hepatitis A virus	A型ウイルス性肝炎	BSL2
			パレコウイルス属 (Genus Parechovirus)	human parechovirus		BSL2
				Ljungan virus		BSL2
			コブウイルス属 (Genus Kobuvirus)	Aichi virus		BSL2
			アフトウイルス属 (Genus Aphthovirus)	Foot-and-mouth disease virus	口蹄疫	BSL1(家畜伝染病)
		トガウイルス科 (Family Togaviridae)	アルファウイルス属 (Genus Alphavirus)	EEEV(Eastern equine encephalitis virus)	東部ウマ脳炎	BSL3(3種病原体)
				WEEV(Western equine encephalitis virus)	西部ウマ脳炎	
				VEEV(Venezuelan equine encephalitis virus)	ベネズエラウマ脳炎	
				CHIKV(Chikungunya virus)	チクングニヤウイルス	
				SINV(Sindbis virus)	シンドビスウイルス	
				ONNV(O'nyong-nyong virus)	オニョンニョンウイルス	
				SFV(Semiliki forest virus)	セムリキ森林	

（次頁につづく）

表 2 主なウイルスの分類表（つづき）

目 (order)	科 (family)	属 (genus)	種 (species)	代表的疾病	BSL (感染症法)
	(つづき)トガウイルス科(Family Togaviridae)		Barmah forest Virus	バルマ森林ウイルス	
			Mayaro Virus		BSL2
			Ross River virus	ロスリバーウイルス	BSL2
		ルビウイルス属(Genus Rubivirus)	Rubella virus	風疹	BSL3
		アルテリウイルス属(Genus Arterivirus)	Equine arteritis virus	ウマ動脈炎	BSL2(4種病原体)
			Simian haemorrhagic fever virus	サル出血熱	BSL3(4種病原体)
	フラビウイルス科(Family Flaviviridae)	フラビウイルス属(Genus Flavivirus)	Japanese encephalitis virus	日本脳炎	BSL2(4種病原体)
			Yellow fever virus	黄熱	BSL3(4種病原体)
			Dengue fever virus	デング熱	BSL3(3種病原体)
			West Nile virus	西ナイル熱	BSL3
			Rift Valley fever virus	リフトバレー熱(地溝帯熱)	BSL3
			Kunjin virus	クンジンウイルス	BSL3
			St. Louis encephalitis virus	セントルイス脳炎	BSL3
			MVEV(Murray Valley encephalitis virus)	マレーバレー脳炎、オーストラリア脳炎	BSL3
			Russian spring summer encephalitis type virus	ロシア春夏脳炎	BSL3
			Central European tick-borne encephalitis virus	中央ヨーロッパダニ媒介性脳炎	BSL3
			Omsk hemorrhagic fever virus	オムスク出血熱	BSL3(3種病原体)
			Kyasanur forest fever virus	キャサヌル森林熱	BSL3(3種病原体)
			Tick born encephalitis virus	ダニ媒介性脳炎	BSL3(3種病原体)
		ヘパシウイルス属(Genus Hepacivirus)	HCV(Hepatitis C virus)	C型ウイルス性肝炎	BSL2
		未分類	GB virus C	G型ウイルス性肝炎	
(つづき)第4群一本鎖RNA+鎖(mRNAとして作用)	(つづき)ピコルナウイルス目(Order Picornavirales)	ペスチウイルス属(Genus Pestivirus)	BVDV-1(Bovine viral diarrhea virus 1)	豚ウイルス性下痢	
			Feline calicivirus	猫カリシウイルス下痢症	
			BDV(Border disease virus)	ボーダー病	
	カリシウイルス科(Family Caliciviridae)	ノロウイルス属(Genus Norovirus)	NV(Norwalk virus)	ウイルス性下痢	BSL2
		サポウイルス属(Genus Sapovirus)	SV(Sapporo virus)	ウイルス性下痢	BSL2
		ベシウイルス属(Genus Vesivirus)	Feline calicivirus	ネコカリシウイルス	
			Swine vesicular exanthema virus	ブタ水疱疹	
	アストロウイルス科(Family Astroviridae)	マスストロウイルス属(Genus : Mamastrovirus)	HAstV(Human astrovirus)	ヒトアストロウイルス下痢症	BSL2
	ヘペウイルス科(Family Hepeviridae)	ヘペウイルス属(Genus Hepevirus)	Hepatitis E virus	E型ウイルス性肝炎	BSL2
モノネガウイルス目	パラミクソウイルス科(Family Paramyxoviridae)	レスピロウイルス属(Genus Respirovirus)	human parainfluenza virus 1	インフルエンザ	BSL2
			human parainfluenza virus 3	インフルエンザ	BSL2
			Sendai virus	仙台ウイルス	BSL2
		ルブラウイルス属(Genus Rubulavirus)	human parainfluenza virus 2	インフルエンザ	BSL2
			human parainfluenza virus 4	インフルエンザ	BSL2
			Mumps virus	ムンプス	BSL2
		モルビリウイルス属(Genus Morbillivirus)	Measles virus	麻疹	BSL2
			Canine distemper virus	イヌジステンパー	BSL2
			Rinderpest virus	牛疫	BSL3(家畜伝染病)
		アビュラウイルス属(Genus Avulavirus)	Newcastle disease virus	ニューカッスル病	BSL2
		ヘニパウイルス属(Genus Henipavirus)	Hendra virus	ヘンドラウイルス感染症	BSL3(3種病原体)
			Nipah virus	ニパウイルス感染症	

(次頁につづく)

表2（つづき）

第5群 一本鎖 RNA-鎖	(Order Mononegavirales) (非分節型一本鎖RNAウイルス)		ニューモウイルス属 (Genus Pneumovirus.)	RS virus(Respiratory syncytial virus)	肺炎	BSL2
			メタニューモウイルス属 (Genus Metapneumovirus)	human metapneumovirus	肺炎	BSL2
		ラブドウイルス科 (Family Rhabdoviridae)	リッサウイルス属(Genus Lyssavirus, Rabies virus group)	Rabies virus	狂犬病	BSL3(3種病原体)
		フィロウイルス科 (Family Filoviridae)	ベシクロウイルス属 (Vesiculovirus, Vesicular stomatitis virus group)	Vesicular stomatitis Alagoas virus	水疱性口内炎	BSL2
				Vesicular stomatitis Indiana virus	水疱性口内炎	BSL2
				Vesicular stomatitis New Jersey virus	水疱性口内炎	BSL2
			マールブルグウイルス属 (Genus Marburg virus)	lake Victoria marburgvirus	ビクトリア湖マールブルグ病	BSL4(1種病原体)
		ボルナウイルス科 (Family Bornaviridae)	エボラウイルス属 (Genus Ebola virus)	SEBOV(Sudan Ebola virus)	エボラ出血熱(スーダン型)	BSL4(1種病原体)
				ZEBOV(Zaire Ebola virus)	エボラ出血熱(ザイール型)	
				Côte d'Ivoire Ebola virus	エボラ出血熱(象牙海岸型)	
				REBOV(Reston Ebola virus)	エボラ出血熱(レストン型)	
		オルソミキソウイルス科 (Family Orthomyxoviridae)	A型インフルエンザウイルス属 (Genus Influenzavirus A)	Influenza A virus	A型インフルエンザ	BSL2-3 (4種病原体)
			B型インフルエンザウイルス属 (Genus Influenzavirus B)	Influenza B virus	B型インフルエンザ	BSL2
			C型インフルエンザウイルス属 (Genus Influenzavirus C)	Influenza C virus	C型インフルエンザ	BSL2
	目 (Order) 不明	アレナウイルス科 (Family Arenaviridae)	アレナウイルス属 (Genus Arenavirus, LCM virus group)	LCMC (lymphocytic choriomeningitis virus)	リンパ球性脈絡髄膜炎	BSL3 (家畜届出伝染病)
				Lassa virus	ラッサ熱	
				Brazilian hemorrhagic fever virus=Sabia virus	ブラジル出血熱	BSL4(1種病原体)
				Argentine hemorrhagic fever virus=Junin virus	アルゼンチン出血熱	
				Venezuelan hemorrhagic fever virus=Guanarito virus	ベネズエラ出血熱	
				Bolivian hemorrhagic fever virus=Machupo virus	ボリビア出血ウ	
			デルタウイルス属(Genus Deltavirus)	hepatitis delta virus	D型ウイルス性肝炎	BSL2
		ブニヤウイルス科 (Family Bunyaviridae)	オルソブニヤウイルス属 (Genus Orthobunyavirus, Bunyamwera subgroup)	Oropouche virus	オロプーシェ	BSL2
				Bunyamwera virus	ブニヤムウェラ	
				Bwamba virus	ブワンバ	
				California encephalitis virus : CE	カリフォルニア脳炎	
			フレボウイルス属(Genus Phlebovirus)	Rift Valley fever virus	リフトバレー熱（地溝帯熱）	BSL3(3種病原体)
			ハンタウイルス属 (Genus Hantaviruses)	Hantaan virus	腎症候性出血熱	BSL3(3種病原体)
				Soul virus		
				Sin Nombre virus	ハンタウイルス肺症候群	BSL3(3種病原体)
				Andes virus		
				New York virus		
			ナイロウイルス属(Genus Nairovirus)	Crimean-Congo hemorrhagic fever virus	クリミア・コンゴ出血熱	BSL4(1種病原体)
第6群 二本鎖 RNA+ 鎖逆転写	目 (Order) 不明	レトロウイルス科 (Family Retroviridae)	レンチウイルス属(Genus Lentivirus)	HIV(Human immunodeficiency virus)	ヒト免疫不全	BSL 3
			C型オンコウイルス属 (Genus Oncovirus)	Human T-lymphotropic virus	成人T細胞白血病	BSL2

アルコールやせっけんのような脂質膜を破壊する消毒薬に対して感受性になる．逆にエンベロープに囲まれていないウイルスは，これらでは不活化できない．エンベロープにはウイルスが感染細胞に接着して侵入するためのレセプターになる蛋白が存在する(**図4**)．インフルエンザウイルスでは接着，侵入に不可欠なヘモアグルチニン蛋白質(HA)とノイラミダーゼ(NA)蛋白質がエンベロープの外に露出している．

細菌は約800から1万個近いゲノムを持つが，ウイルスのゲノム数は6から200個と少ない．アデノ随伴ウイルスでは遺伝子は6個でゲノムの長さは5,000塩基しかない．最も大きいサイトメガロウイルスでは200個のゲノムを保有し，そのゲノムサイズは230 kbに達する．ゲノムDNAを線上のものから細菌のように環状のもの，真核生物のように複数の分節に分断しているものと多様である(**表1**)．

ウイルスの保有する遺伝子情報は少なく，上位分類階級まで共通して保有する遺伝子が存在しないため，ウイルスの分類の上位階級は目(order)までの分類までである．一部のウイルス群では情報が少なく科(family)までしか分類されていない．

したがってウイルスは保有するゲノム情報のDNAとRNAの保有状況，一本鎖か，二本鎖，RNAがプラスか，マイナスかなどの指標で大きく6つに分類される(**表2**)．

保有している遺伝子が少ないため，肝炎ウイルスなど上位のfamily，orderの分類が不明な病原性ウイルスも残されている．

参考文献

1) 大楠清文：臨床微生物検査実践ガイド．医歯薬出版，2013
　※16S rRNA，およびTOF-MSを使った菌種の同定法を実例をあげて解説した手軽なガイドブック
2) Tidona CA, Darai G：The Springer index of viruses, Springer, Berlin, 2001
　※ウイルス名と基本構造が網羅的に記載してある

第3章 遺伝と変異

学習のポイント

❶ 生命に必要なすべての情報は，遺伝物質（DNA，一部のウイルスではRNA）に保存され，細胞分裂時には複製され伝達される．
❷ 遺伝情報はDNAからmRNAに転写され，さらにタンパク質へと翻訳される．
❸ 細胞分裂時の複製以外の細菌の遺伝情報の伝達・移行方法には，形質転換，形質導入，接合がある．
❹ 変異とはDNA中の塩基配列の変化（遺伝型の変化）であり，それに伴い微生物の持つ特異的な性状が変化（表現型の変化）する場合がある．

本章を理解するためのキーワード

❶ 遺伝子
DNAの4種類のヌクレオチド（アデニン，グアニン，シトシン，チミン）の配列であり，染色体やプラスミドの機能的単位を形成している．

❷ 転写
DNAを鋳型にして，遺伝情報がメッセンジャーRNAにうつされること．

❸ 翻訳
リボゾームにおいて，メッセンジャーRNAの情報に基づいてポリペプチドが合成されること．

❹ 形質転換
壊れた他の細菌由来のDNA断片を受容菌が取り込み，自身の染色体DNAと相同組み換えを起こして，遺伝子が置換されること．

❺ 形質導入
DNAがバクテリーファージを介して移動し，別の菌に形質が導入されること．

❻ 接合
F線毛を介したFプラスミド遺伝子およびその周辺の細菌の染色体遺伝子の伝達．

❼ 点変異
DNAの1塩基の変化．

❽ 欠失
DNAの1つまたはそれ以上の塩基の欠失．

❾ 挿入
DNAの1つまたはそれ以上の塩基の挿入．

❿ フレームシフト変異
DNA塩基の欠失や挿入により，3つのコドンからなるアミノ酸配列のフレームが変化するような遺伝子変異．

A 遺伝子

　生命に必要なすべての情報は，生物のもっている遺伝物質（DNA，または一部のウイルスではRNAのこともある）に保存されている．遺伝（heredity）とは，遺伝情報をある生物からその子孫（子）へ伝達する現象をいう．細菌の遺伝を支配するものは，細菌の核の中の染色体（chromosome）に存在するDNAすなわち遺伝子（gene）によるもので，遺伝子に支配されて発現する性状を形質という．細菌は染色体の他にプラスミド（plasmid）という環状のDNA分子をもっており，染色体はその生物の連続的な生存に不可欠な遺伝情報を含んでいるが，プラスミドにある遺伝情報は生物に有益なものを含んでいるが，なくても生物が生存できる遺伝情報しかないところが染色体とは異なっている．細菌の増殖は1個の細胞が2個に分

表1 遺伝子コード表

最初の位置	2番目の位置 U		2番目の位置 C		2番目の位置 A		2番目の位置 G		3番目の位置
U	UUU	Phe	UCU	Ser	UAU	Tyr	UGU	Cys	U
	UUC	Phe	UCC	Ser	UAC	Tyr	UGC	Cys	C
	UUA	Leu	UCA	Ser	UAA	Stop	UGA	Stop	A
	UUG	Leu	UCG	Ser	UAG	Stop	UGG	Trp	G
C	CUU	Leu	CCU	Pro	CAU	His	CGU	Arg	U
	CUC	Leu	CCC	Pro	CAC	His	CGC	Arg	C
	CUA	Leu	CCA	Pro	CAA	Gln	CGA	Arg	A
	CUG	Leu	CCG	Pro	CAG	Gln	CGG	Arg	G
A	AUU	Ile	ACU	Thr	AAU	Asn	AGU	Ser	U
	AUC	Ile	ACC	Thr	AAC	Asn	AGC	Ser	C
	AUA	Ile	ACA	Thr	AAA	Lys	AGA	Arg	A
	AUG	Met	ACG	Thr	AAG	Lys	AGG	Arg	G
G	GUU	Val	GCU	Ala	GAU	Asp	GGU	Gly	U
	GUC	Val	GCC	Ala	GAC	Asp	GGC	Gly	C
	GUA	Val	GCA	Ala	GAA	Glu	GGA	Gly	A
	GUG	Val	GCG	Ala	GAG	Glu	GGG	Gly	G

裂することによって行われるが，そのとき，染色体は細胞の分裂に先立って複製（replication）される．したがって分裂によって生じた娘細胞は親細胞と同じ染色体すなわち同じ遺伝子をもち，同じ形質が受け継がれることになる．

遺伝現象の基本的単位である遺伝子はDNAのヌクレオチドの連続的な配列であり，染色体またはプラスミドの機能的単位を形成している．ヌクレオチドには，4種類の塩基，アデニン（adenine；A），グアニン（guanine；G），シトシン（cytocin；C），チミン（thymine；T）があり，DNAはヌクレオチドのAとT，CとGの水素結合によるペアによってつながった二重らせん構造をしている．遺伝子はこれらA，G，C，Tの塩基の組み合わせによって，生物の構造や機能に関するすべての情報，すなわち蛋白質をコードしている．例えば大腸菌の染色体は約460万塩基対から構成され，少なくとも4,288個の蛋白質をコードしている．遺伝子の情報は蛋白質合成のために使われるときには，まずDNAを鋳型にしてRNAが合成される．これを転写（transcription）といい，合成されるのはメッセンジャーRNA（mRNA）である．このとき，Aに対応するRNAはTではなくウラシル（uracil；U）である．

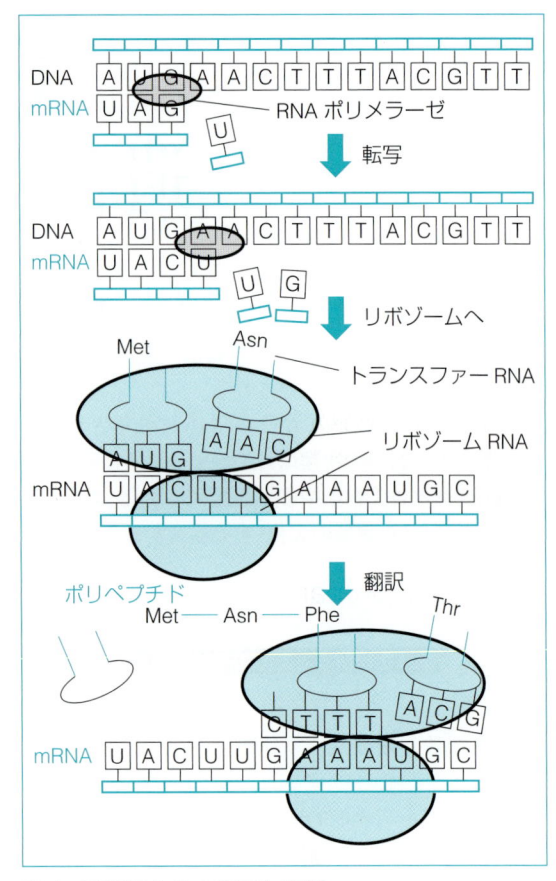

図1 遺伝子からの転写と翻訳

mRNAはリボソームに移動し，リボソームRNA（rRNA）とトランスファーRNA（tRNA）の働きにより蛋白質が合成される．このときmRNAの塩基の3つの並び（コドン）が1つのアミノ酸を規定しており（**表1**），トランスファーRNA（tRNA）によってアミノ酸が運ばれ，ポリペプチドが合成される．これを翻訳（translation）という（**図1**）．なおウイルスの中には，RNAに遺伝情報を保存し，逆転写酵素でDNAを逆転写してから自らに必要な蛋白質を合成するものもある（AIDSの原因となるhuman immunodeficiency virusなどのレトロウイルス）．

B 遺伝物質（核酸）の伝達

細菌の遺伝情報は遺伝子に保存されており，忠

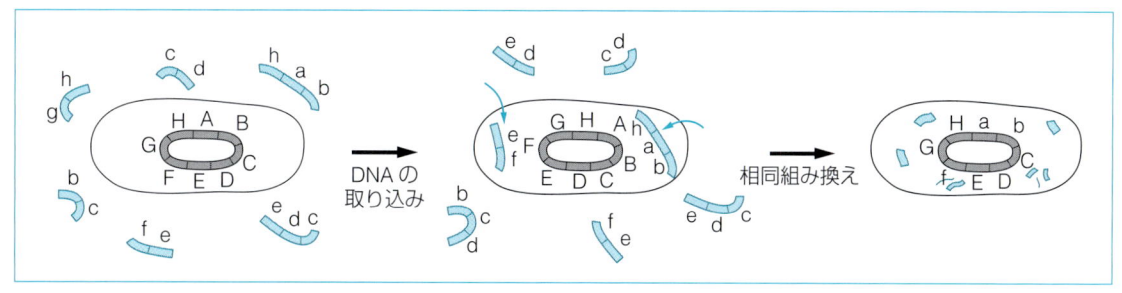

図2 細菌における形質転換のメカニズム
〔林 英生, 他(監訳): ブラック微生物学 第2版. 丸善. 2007 より改変して引用〕

実に複製されて細胞分裂時に伝達されるが，細菌の遺伝情報の他の細胞への伝達・移行方法には，1. 形質転換，2. 形質導入，3. 接合がある．

1. 形質転換(transformation)

壊れた細菌由来の裸のDNA断片が，DNAを受容できる状態になった菌に取り込まれ，受容菌の染色体DNAと相同組み換えを起こすことにより遺伝子が置換されることをいう．この結果できた組み換え細胞(受容菌)は，「遺伝的に形質転換された」という．この形質転換で移行しうるDNAの量は，全体の5%以下とされている．

この形質転換という現象はマウスを用いた肺炎球菌の動物実験から発見された現象であるが，他にもアシネトバクター(*Acinetobacter*)，バチラス(*Bacillus*)，ヘモフィルス(*Haemophilus*)，ナイセリア(*Neisseria*)，ブドウ球菌(*Staphylococcus*)，酵母(*Saccharomyces cerevisiae*)でもみられることが知られている．特にアシネトバクターでは，多剤耐性獲得機構の1つとして重要と考えられている．

形質転換の機構は，細菌細胞の増殖サイクルで細胞壁の合成が完成する前の段階でコンピテンス因子と呼ばれる蛋白質が周囲に分泌され，この蛋白質の働きにより細胞はDNA断片を取り込む能力を獲得するようになる．DNA断片は7,000～10,000ヌクレオシドの長さに切断され，一本鎖になったものが細胞の中に取り込まれる．細胞内に取り込まれたこのDNA断片は，相補的な塩基配列の部位で組換えが起こるか，さもなくば破壊されてしまう．この機構を図にすると図2のようになる．

2. 形質導入(transduction)

形質導入とは，形質転換とは異なり，DNAがバクテリオファージ(bacteriophage)により移動し，形質が導入されることをいう．バクテリオファージとは細菌に感染するウイルスであり，これには感染と同時に感染細胞を破壊するビルレントファージ(virulent phage)と，破壊的な感染は引き起こさずファージDNAが細菌のDNAの中に取り込まれ，それと共に複製する(溶原化する)テンペレートファージ(temperate phage)がある．

形質導入にはファージが特定の部位に挿入されることにより，その部位の周辺の特定の遺伝子による形質が導入される特殊形質導入(ラムダファージが有名)と，普通形質導入がある．後者では，ファージDNAを含んだ細菌細胞が溶菌サイクルに入るとき宿主DNAは数多くの小断片に分断され，ファージが新しい仔ファージを合成するときにこの宿主DNA断片がファージ粒子の頭部に格納され，溶菌・放出されたこのファージが次の細菌細胞に感染した際に，結果的に細菌遺伝子の形質が他の細胞に導入されることになる．

3. 接合(conjugation)

形質転換と形質導入と同様，接合は遺伝子情報がある細菌から他の細菌へ伝達されるものである

ない菌）とをつなぐ橋のようなものであり，この中をFプラスミド遺伝子が伝達されるのである．一方で，Fプラスミドが細菌染色体上に挿入され，その開始断片の移行に引き続き細菌DNAが移行する高頻度組み換え株による接合があり，接合時間が長いとより長いDNAが移行する．挿入されていたFプラスミドが外に出るとき，プラスミドに引き連れられた細菌遺伝子の一部がともに移行する場合もある．

薬剤耐性菌では，Rプラスミドという薬剤耐性遺伝子が組み込まれているプラスミドをもっており（薬剤耐性遺伝子は，プラスミドにあるトランスポゾンやインテグロンといった移動性遺伝子構造の中に入っていることも多い），接合により他の菌にRプラスミドが伝達されていくときに，薬剤耐性という形質が伝達されていくことになる（図3）．

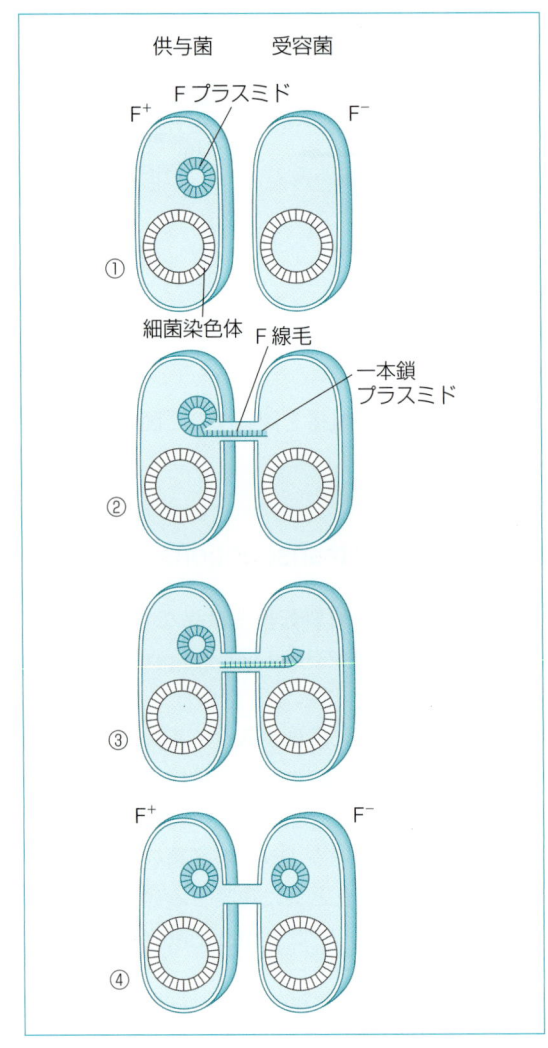

図3　F⁺型菌とF⁻型菌の間の接合
F⁺型菌はFプラスミドDNAの1本鎖をF線毛を介してF⁻型菌へ移行させる．この際，FプラスミドDNAの相補鎖が合成される．こうして受容菌（F⁻）はプラスミドの完全コピーを得て，供与菌側（F⁺）にも完全なコピーが残るのである．〔林　英生，他（監訳）：ブラック微生物学　第2版．丸善，2007より改変して引用〕

が，接合では，供与細胞と受容細胞の接触が必要であること，より大量の遺伝情報が受け渡される（時には全ゲノムに及ぶ）ことが特徴である．この接合に関与する媒体がF（fertility）プラスミドである．Fプラスミドによって運ばれる遺伝情報の中には，F線毛（もしくは性線毛）の合成に関する遺伝情報がある．F繊毛とは，F＋型菌（Fプラスミドを持つ菌）とF－型菌（Fプラスミドをもた

C 変異

変異とはDNA中の塩基配列の変化，つまり遺伝型（genotype）の変化である．変異には塩基の置換である点変異（point mutations）と，1つまたはそれ以上の塩基の欠失（deletion）あるいは挿入（insertion）によって起こるフレームシフト変異（frameshift mutations）がある．変異により必ず遺伝型の変化を生じるが，それによって微生物が表現している特異的な性状である表現型（phenotype）が変化する場合とそうでない場合がある．これは，遺伝情報が表現型の基となっている蛋白質に翻訳されるときに，リボソームでmRNAのコドンを3塩基のセットとして読むことによっている．つまりmRNAコドンに特定されるアミノ酸に変化を起こさないDNAの1塩基の変化は，サイレント変異と呼ばれ，表現型に変化を起こさない．しかし，mRNAに終止コドンを作るDNAの変化では，正常に機能しないタンパク質が作られることにより，またmRNAコドンに特定されるアミノ酸に変化を伴う1塩基の変化は，アミノ酸変異による蛋白の機能を変化させ，表現型を変

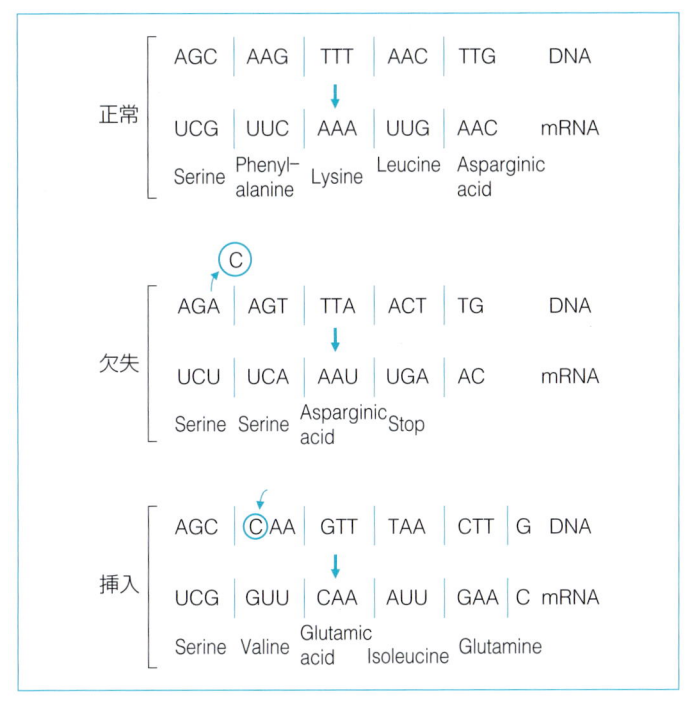

```
              正常  ┌ AGC  AAG  TTT  AAC  TTG      DNA
                   │              ↓
                   │ UCG  UUC  AAA  UUG  AAC      mRNA
                   └ Serine Phenyl- Lysine Leucine Asparginic
                            alanine                acid

                           Ⓒ
                           ↗
              欠失  ┌ AGA  AGT  TTA  ACT  TG       DNA
                   │              ↓
                   │ UCU  UCA  AAU  UGA  AC       mRNA
                   └ Serine Serine Asparginic Stop
                                   acid

                        Ⓒ
                         ↘
              挿入  ┌ AGC  ⒸAA  GTT  TAA  CTT G   DNA
                   │              ↓
                   │ UCG  GUU  CAA  AUU  GAA C    mRNA
                   └ Serine Valine Glutamic Isoleucine Glutamine
                                   acid
```

図4　フレームシフト変異による影響

化させることになる(もう一度最初の遺伝子の項を見直してみよう). 一般的にフレームシフト変異のほうが塩基配列全体の変化を伴うことになり, アミノ酸配列を著しく変え表現型の変化に繋がることになる(図4). 抗菌薬耐性についていえば, フルオロキノロン耐性(*gyrA* や *palC* 遺伝子変異), グラム陰性菌の染色体上の AmpC 型 β-ラクタマーゼ過剰産生, 結核菌の抗結核薬耐性獲得機序, 基質拡張型 β-ラクタマーゼの基質拡張機序がこうした遺伝子変異によっている.

〔参考文献〕
1) 林　英生, 他(監訳)：ブラック微生物学　第2版. 丸善, 2007
　　※分厚い教科書だが読み物としても面白い. 手元に置いて, 時間があればぜひ読んでみたい一冊
2) 吉田眞一, 他著：戸田新細菌学　改訂33版. 南山堂, 2007
　　※細菌学について詳細な記載がなされている

第4章 微生物の増殖と培養

学習のポイント

❶ 微生物が発育するためには栄養素と発育環境が整わなければならない．細菌，真菌およびウイルスによって発育条件が異なっており，目的とする微生物に応じた培地と培養条件を選択する必要がある．
❷ 栄養素は炭疽源，窒素源，無機塩類および発育因子から構成される．
❸ 発育環境は水分，湿度，水素イオン濃度，酸素および二酸化炭素の量を調整して発育至適条件を設定する．
❹ 分離培養法は多様な微生物が混在する検査材料から，目的の病原微生物を分離するために簡便で経済的な検査である．

本章を理解するためのキーワード

❶ 培養
人工的な環境で微生物を発育させる操作を培養という．

❷ 栄養素
微生物遺伝子の複製と細胞合成に必要な素材．菌体外から直接接種するか菌体内で分解・合成する．

❸ 好気性菌
発育に酸素を要求する細菌．酸素がないと発育できないことから，偏性好気性菌ともいう．

❹ 通性菌
酸素があってもなくても発育する．通性嫌気性菌とも呼ばれる．

❺ 嫌気性菌
酸素があると発育できないか死滅する細菌．偏性嫌気性菌ともいう．

❻ 分離培養
多様な微生物が混在する検査材料から，目的の病原微生物を検出するための検査法．

❼ 純培養
分離培養菌の1コロニーを再度分離培養することを純培養（pure culture）といい，同定や保存を行う場合は純培養菌を用いるのが原則である．

　自然界における微生物は増殖と死滅の均衡の中で生物種を維持している．微生物が発育・増殖する形式は多種多様であるが，病原微生物における代表的なものとして細菌の分裂，ウイルスの細胞内増殖，真菌の分生子形成があげられる．発育と増殖という用語の区別はあいまいであるが，人工培地で発育できる細菌や真菌は発育と増殖は同義的に用いられる．一方，ウイルスではもっぱら増殖が用いられる．

A 細菌の発育

　細菌は二分裂によって増殖する．1個の細菌が2個の細菌になるには，遺伝子の複製とともに，細菌細胞を構成する化学成分を2個分つくる必要がある．化学成分は菌体外から直接摂取するか，摂取後に菌体内で分解・合成して作られる．これらの摂取成分を栄養素（源）といい，細菌の発育に必須である．

1. 代謝と増殖

　細菌内で起こるすべての化学的変換を代謝と呼び，同化と異化の2つに分けられる．同化とはATPを用いて化合物を生体高分子に合成する代謝機構であり，異化とは有期化合物を分解してエネルギーをATPに変換する代謝機構である．

　菌体成分は蛋白質，核酸，糖質および脂質などから構成されており，細菌の発育には多種多様な栄養素が必要である．栄養素を使って同化によって菌体を構築し，異化によって同化に必要なエネルギーを供給している．

2. 栄養素

a. 炭疽源

　炭疽源は菌体成分を合成するために必須であるが，同時に細胞内物質合成に必要なエネルギー源として利用される．病原細菌は従属栄養であり，ブドウ糖などの糖類やクエン酸や酒石酸，あるいはアルコールなどを炭疽源として利用する．多くの細菌はCO_2を発育因子として要求し，淋菌や髄膜炎菌および嫌気性菌は5～10%のCO_2存在下で発育の促進がみられる．

b. 窒素源

　菌体成分の大部分は蛋白質であり，細菌の発育には蛋白合成に必要な大量の窒素源が必要である．病原細菌では各種アミノ酸，ペプトン，蛋白質などの有機窒素化合物を窒素源としている．腸内細菌科などの細菌は硝酸塩や亜硝酸塩といった無機窒素を利用することができる．

c. 無機塩類

　細菌の発育には炭疽源と窒素源以外に多種類の無機塩類が必要である．特にSO_4^{2-}は蛋白に，PO_4^{3-}は核酸やリン脂質に，K^+やMg^{2+}は酵素やリボソームに必要である．その他，微量のFeやCaなどの重金属類も発育に必要である．また，細胞の等張性を維持するためのNa^+やCl^-が必要である．

d. 発育因子

　大部分の細菌は上記の炭疽源，窒素源および無機塩類が発育に必要であるが，菌種により特定の有機化合物が微量あるいは高濃度に存在しなければ発育しないことがある．インフルエンザ菌のX因子(ヘミン)とV因子(NAD)が代表的なものであるがビタミン，チアミン，ニコチン酸，葉酸あるいは脂肪酸類などが発育因子とよばれる．発育因子は必要以上に存在すると発育に阻害的に働くことがある．

3. 発育環境

a. 温度

　細菌の発育・増殖に最も適した温度を発育至適温度という．発育至適温度によって細菌を下記のように分類できる．

　低温細菌：至適温度は10～20℃で，0～25℃で発育できる．水中菌や発光菌が属する．

　中温細菌：至適温度は30～40℃で，10～45℃で発育できる．病原細菌の大部分が属する．

　高温細菌：至適温度は50～60℃で，25～80℃で発育できる．土壌細菌の一部や温泉菌が属する．

　大部分の病原細菌は10℃未満では増殖できないが，食中毒の原因となる*Yersinia enterocolitica*のように冷蔵庫内で弱く増殖を続けるものがある．発育至適温度は最も増殖速度が速い温度域であり，培養温度は増殖速度に強い影響を与える．

b. 水素イオン濃度

　細菌の発育に最も適したpHを発育至適pHという．大部分の病原細菌は弱アルカリ性(pH 7.0～7.6)で良好に発育するが，乳酸桿菌や結核菌は酸性側(pH 5.0～6.0)，コレラ菌や腸炎ビブリオはアルカリ側(pH 7.6～8.2)で良好に発育する．

　一般的に細菌の発育に伴い培地pHが上昇してアルカリ性になる．一方，培地に発酵可能な糖を加えて培養すると，培地のpHが低下して酸性に

```
好気性菌 ─┬─ 偏性好気性菌
          └─ 微好気性菌
通性菌   ─┬─ 通性嫌気性菌
          └─ 酸素耐性嫌気性菌
嫌気性菌 ─── 偏性嫌気性菌
```

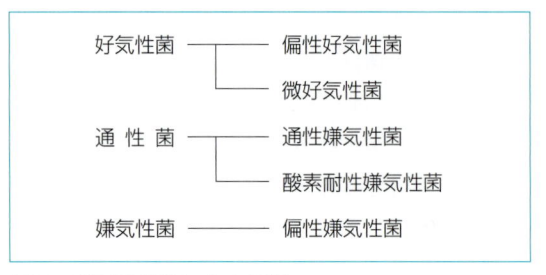

図1　酸素要求性による分類

なる．この性質を利用して糖発酵能を調べることができる．

c. 酸素

酸素は細菌の発育に影響を与えるが，発育の可否や酸素の利用の仕方によって細菌を3群に分類できる（図1）．

好気性菌：発育に酸素を要求する細菌．酸素がないと発育できないことから，偏性好気性菌ともいう．

通性菌：酸素があってもなくても発育するが，酸素があると発育が良好となる細菌．多くの病原細菌がこれに属する．通性嫌気性菌とも呼ばれる．

嫌気性菌：酸素がない状態で発育し，酸素があると発育できないか死滅する細菌．偏性嫌気性菌とも言う．

酸素分圧が少し低い状態で良好に発育する細菌を微好気性菌というが，これらの菌は好気性菌に分類する．酸素があってもなくても発育するが，酸素を利用できずに発酵のみ行う菌を酸素耐性嫌気性菌というが，これらの菌は通性菌に分類される．

d. 二酸化炭素

一般に二酸化炭素は菌の発育開始に必要であり，菌の収量ではなく増殖速度に影響する．淋菌，髄膜炎菌，ヘモフィルス，ブルセラおよびレンサ球菌などでは，二酸化炭素の存在により特に発育が促進され，嫌気性菌も二酸化炭素により発育促進がみられる．

e. 水分

細菌の構成成分の75〜85%は水であり，発育のために必要不可欠である．水分の保持は菌体の維持に必須であるが生存環境に依存して水分含量はかなり変動する．

f. 浸透圧

細菌の増殖には一定の浸透圧が必要であり，発育環境の至適浸透圧は10〜600 mOsmの範囲に発育域を有する．一般に発育は0.5〜0.8%の食塩濃度が必要であり，1.5%を超えると発育抑制がみられる．一方，ブドウ球菌などのように10%に達する食塩濃度でも発育できる細菌があり，これを耐塩菌という．また，腸炎ビブリオなどのように食塩がなければ発育できない菌を好塩菌という．

g. 酸化還元電位

好気下で使用する培地の酸化還元電位は+0.2〜+0.4 Vの範囲にあり，好気性菌や通性嫌気性菌の発育至適電位である．試験管培地に菌が発育すると高層部の酸化還元電位が低下して-0.2 V以下に達する．この電位は嫌気性菌の至適電位であることから，好気性菌の感染に続いて嫌気性菌が増殖する混合感染事例がしばしばみられる．

B　真菌の発育

真菌は真核生物であり，細菌と大きく異なる性質を有する．細菌感染症に用いる抗生物質は真菌感染症には無効であり，細胞膜成分の相違から真菌に有効だが細菌に無効な抗菌薬が存在する．

真菌は分類学的にきわめて広範囲な生物種を包含しており，光合成を行わず，有機酸化・従属栄養生物である．すなわち，炭疽源として有機栄養素を必要とする．

1. 栄養素

真菌の生合成能力は細菌より高く，広範囲に有機化合物を利用することができる．多数の必須栄養素を要求するような複雑な要求性を示す菌はほとんどない．エネルギー源としての炭疽源有機物は必要であるが，他は無機塩のみあるいは，数種類のビタミンを要求する程度のことが多い．

2. 発育に必要な条件（環境）

a. 温度

真菌の発育至適温度は病原真菌においても低く25～30℃のものが多い．深部感染症の病原真菌は37℃での増殖が不可欠だが，そのような真菌でも37℃の発育はあまりよくないのが一般的である．例外として *Coccidioides immitis* は27℃より37℃の発育がよく，本菌の病原性と関連していると考えられる．

b. 水素イオン濃度

一般に真菌は中性付近で発育できるが，低いpHでも生育可能なものが多く，そのため真菌用培地として最も使用されるサブロー・ブドウ糖寒天培地のpHは5.6である．このpHでは細菌の発育がかなり抑制されるために選択培地としての働きが期待できる．

c. 酸素

真菌は大多数が好気性で酸素呼吸の能力を有している．嫌気的に発育できる真菌は稀であり，偏性嫌気性真菌は存在しない．代表的な通性嫌気性真菌としてサッカロミセス属のパン酵母などが知られているが無酸素状態での増殖は数世代しか続かない．

C ウイルスの増殖

ウイルスは遺伝情報を担う核酸とそれを保護する蛋白の殻だけという非常に簡単な構造である．一部のウイルスは脂質膜や酵素が加わることがあるが，細胞ではない．ウイルス粒子の中にはDNAあるいはRNAのみが存在して両者が共存することはほとんどない．

1. 増殖に必要な条件

ウイルスは細胞の中でしか増殖できない偏性細胞内寄生体である．もっとも，これはウイルスだけではなく，リケッチアやクラミジアも同様である．

2. 細胞内での増殖

ウイルスが細胞の中に浸入すると，ウイルス核酸からmRNAが転写されて，細胞のリボゾームでウイルス蛋白が合成され，核酸自体も複製されてウイルス粒子が複製される．したがって増殖形式は一段階増殖であり細菌の2分裂と大きく異なっている．

ウイルスが細胞に浸入してから子孫ウイルスが最初につくられるまでを暗黒期といい，細菌など他の微生物にはみられないウイルスの特徴である．

D 培地（medium, media）

人工的な環境で細菌を発育させる操作を培養（culture）という．19世紀後半にパスツール（Luis Pasteur）によって液体培養法が，続いてコッホ（Robert Koch）によって固形培地を用いた分離培養法が発明され，培地を用いた培養技術が確立した．培地には細菌の発育に必要な栄養素が含まれるが，用途に応じて成分や形状などが異なったさまざまな培地が市販されている．

1. 培地の成分

培地中の主要成分は炭疽（C）源，窒素（N）源およびミネラルから構成され，これにpH，発育因

子(growth factor)および酸化還元電位などを調整して用いる．なお，菌種によっては特定の有機化合物が存在しないと発育できないことがある．インフルエンザ菌のX因子(ヘミン)，V因子(NADおよびNADP)などが知られており，こういった発育因子を添加する場合がある．

ペプトン：動物の筋肉，肝，牛乳蛋白(カゼイン casein)，ゼラチン(gelatin)および大豆蛋白などの培地素材を原料としてトリプシン(trypsin)，ペプシン(pepsin)およびパパイン papain などの酵素で加水分解したものをペプトン(peptone)という．主として窒素源になるが，アミノ酸や塩類なども含まれる．培地素材の種類と処理方法によって種々のペプトンが市販されている．

酵母エキス：酵母(yeast)には各種のビタミンが豊富に含まれており，ミネラルやアミノ酸も多く含まれている．パン酵母やビール酵母を加熱して自己融解させて，その上清を濃縮・乾燥したものを酵母エキス(yeast extract)という．培地に0.5%程度加えることにより菌の発育を促進する．

寒天：寒天(agar)は培地の固形剤として用いる．細菌は寒天成分を栄養素として利用しない．テングサなどの海藻から得られる多糖体であり，乾燥して粉末化したものを培地素材として用いる．冷水では溶けず，100℃近くで溶解して45℃付近で固化する．寒天培地では約1.5%の濃度として用い，半流動寒天培地では0.5%程度の濃度にして使用する．寒天は精製度や用途に応じて多くの種類が市販されており，寒天から硫酸エステルを有するアガロペクチン(agaropectin)を除去して精製したものをアガロース(agarose)といい，電気泳動用基剤として汎用される．

添加物：細菌の発育を促進したり，選択的にある種の菌を抑制したりする目的で添加する．

1) 体液

血液(ヒツジ，ウマ，ウサギ，ニワトリ，ヒトなど)，血清，血漿，腹水が用いられる．培養成分の有害物除去，発育促進，栄養および菌の鑑別などの目的で添加する．

2) 化学物質

pHの調整，浸透圧の維持，無機塩類，発育因子の補給，細菌性状の鑑別，特定菌種の選択的増殖などを目的とする．

2. 培地の分類

ペプトンや肉エキスといった天然の培地素材からできたものを天然培地(nature medium)という．一方，化学的に明らかな成分のみでつくられている培地を合成培地(synthetic medium)という．天然培地も合成培地も広く用いられており，培地の物理的性状と使用目的によって以下のように分類されている．

a. 物理性状による分類

1) 液体培地 liquid medium〔ブイヨン(bouillon)あるいはブロス(broth)〕

増菌培養に用いる培地．無菌試験，血液培養，糖分解などの生化学的性状検査あるいは増殖に伴う代謝産物の蓄積などに用いられる．

2) 固形培地(solid medium)

培地を寒天などで固めたもので，形状により以下のように分類される．

[固形培地の種類]

- 平板培地(plate medium)：シャーレ(Petri dish，ペトリ皿)に一定量の培地を入れて水平に固めたもの．分離培養用培地としてコロニーの観察に用いる．
- 高層培地(butt agar medium)：試験管に一定量の培地を入れて垂直に立てたまま固めたもの．糖利用能試験や菌株(strain)の保存用培地として用いる．
- 斜面培地(slant medium)：試験管に一定量の培地を入れて寝かせて斜面になるように固めたもの．好気的発育条件が得られ，有機酸利用能試験や菌株の一時保存用として用いる．
- 半斜面培地(semi-slant medium)：試験管に一定量の培地を入れて寝かせて上部の1/3程

度が斜面になるように固めたもの．好気的発育領域と嫌気的発育領域が得られ，糖の嫌気的利用と好気的利用の有無を調べることができる．代表的な市販培地として TSI 培地などがある．

- 半流動培地 (semi-solid medium)：寒天濃度を 0.03～0.75% 程度に減らして試験管に一定量の培地を入れたもの．運動性試験や検査材料の増菌用あるいは一時保存用培地として用いる．

b. 使用目的による分類

1) 増菌培地 (growth medium)

　増菌培地は菌を増殖させる培地であり，液体と固形培地がある．増菌培地は非選択性の液体培地を指す場合が多いが，下痢便から病原細菌を分離する場合などで選択培地も用いる．非選択培地として普通ブイヨン (nutrient broth)，ペプトン水，ブレインハートインフュージョン培地，トリプティケース・ソイ培地およびチオグリコレート培地などが用いられている．選択培地としてセレナイト培地，SGB スルファ培地およびデュボス培地などが知られている．非選択培地には固形培地もあり汎用の増菌培地として利用されている．

　なお，普通ブイヨンは特定の培地組成を指しており，培地 1 L あたりペプトン 10 g，肉エキス 5 g，食塩 5 g の培地素材を含み，普通寒天はこれに寒天を 1.5% に加えて固めたものである．

2) 分離培地 (isolation medium)

　複数の細菌が混在する検査材料から，病原細菌を分離するための培地である．検査材料に応じて非選択性の培地と選択性の培地を組み合わせて使用する．臨床的に使用される分離培地としては血液寒天培地，チョコレート寒天培地および BTB 乳糖寒天培地が代表的なものであり，さらに目的とする病原細菌に応じて選択性の高い培地や発育支持力の高い培地を追加する．これらの培地は温度，湿度および炭酸ガスを調整した培養環境で分離培養を行うことにより病原細菌の検出率をいっそう高めることができる．

3) 選択培地 (selective medium)

　喀痰や糞便などの検査材料には多種多様な常在菌が混在している．これら常在菌の中から病原細菌を検出するためには，常在菌の発育を抑制して病原細菌の発育を促す必要がある．グラム陰性菌の発育を抑制する PEA (phenyl-ethyl alcohol)，グラム陽性菌の発育を抑制する胆汁酸塩などにより常在菌を抑制するとともに，乳糖や白糖などの糖と pH 指示薬を加えて糖分解能を確認して病原細菌の検出を容易にしている．このような機能を持つ分離培地を選択分離培地という．一方，液体の増菌培地に亜セレン酸を加えてサルモネラ以外の腸管内細菌の発育を抑える作用を有する培地があり，これを選択増菌培地という．

4) 確認培地・鑑別培地 (differential medium)

　細菌の生化学的・生物学的性状を調べる培地である．糖分解能，運動性，ガス産生あるいは VP 反応など数多くの試験項目用確認培地がある．代表的なものとして TSI 培地，SIM 培地，VP 培地およびシモンズのクエン酸培地などがある．

5) 輸送培地 (transport medium)

　検査材料を採取後しばらくの間保存できるように工夫された培地である．輸送培地は検査材料に含まれる病原細菌と常在菌の菌量を増やさず減らさず保存することを目的としている．スチュアート (Stuart) 培地，キャリーブレア (Cary-Blair) 培地およびアミーズ (Amies) 培地が代表的な輸送培地として知られている．

E 培養法

　病原細菌を分離するためにはさまざまな工夫をして検出率を向上させなければならない．検査材料が届いたら図2のような過程で検査を進めてゆく．

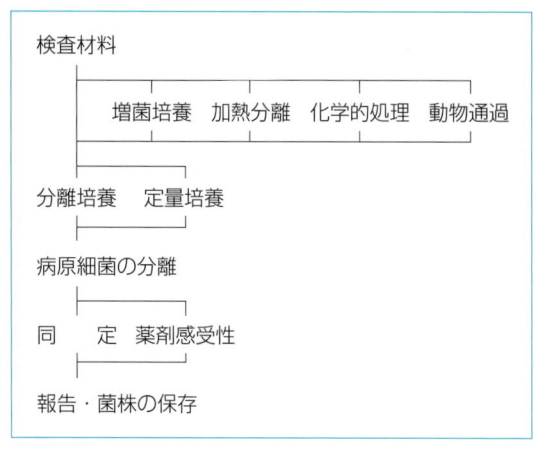

```
検査材料
  ├── 増菌培養  加熱分離  化学的処理  動物通過
  ├── 分離培養  定量培養
  ├── 病原細菌の分離
  ├── 同  定  薬剤感受性
  └── 報告・菌株の保存
```

図2　培養検査の流れ

1. 検査材料の前処理

a. 増菌培養法

血液培養など本来無菌の検査材料では増菌培養を行って無菌か否かを確認し増菌後に分離培養を行う．サルモネラ保菌者などの検索では糞便をセレナイト培地で選択増菌培養を行い，さらに増菌後の培地を選択分離培地に画線して分離する．増菌培養は培養感度向上と病原細菌の選択分離率向上を目的として検査材料に応じて実施される．

b. 加熱分離法

芽胞菌を分離する場合は検査材料を80℃10分間加熱してから分離培養を行う．多くの非芽胞菌が死滅するために芽胞菌の分離が容易になる．

c. 化学的処理

結核菌の分離培養では，喀出痰のアルカリ処理（水酸化ナトリウム）を行って大部分の口腔内常在菌を死滅させる．結核菌の検出率が向上するとともに，分離培養期間が長いために雑菌汚染による培地崩壊を防ぐことができる．化学的処理剤として塩酸や逆性石けんあるいはアクリノールなども用いられる．

d. 動物通過

検査材料を動物に接種して病変部からの材料を分離培養する．近年あまり行われないが，肺炎球菌のマウス感染，レプトスピラやレジオネラのモルモット腹腔内感染などがある．

2. 分離培養と純培養

コロニーは培地上の1個の細菌が同じ場所で繰り返して増殖して可視的な大きさに発育した菌の集団である．それゆえ同一コロニー内の細菌はすべて同じ菌種であり同じ性状であることから，混在する検査材料から目的の細菌コロニーを得ることを分離培養（differential culture，あるいは isolation）という．また，検査材料などを分離培地に塗り広げることを画線（streak）という．

常在菌が混入した検査材料を選択培地に培養した場合，多種類の細菌コロニー同士が重なり合ったり，発育抑制された細菌がコロニー下の培地面に生残している．それゆえ選択培地上の分離コロニーは同一の細菌群とは言いがたい．白金線（needle）を用いて分離コロニーの先端部から無菌的に菌を採取することを釣菌（fishing）という．釣菌した細菌を再度普通寒天培地などの非選択培地に画線して植え継いだ場合は，独立した発育コロニーは同一菌型の細菌群であるといえる．このコロニーを用いて同定検査や薬剤感受性検査を行うことにより正しい結果を得ることができる．二度目の分離培養を純培養（pure culture）といい，同定や保存を行う場合は純培養菌を用いるのが原則である．なお，純培養菌を分離歴などの記録とともに保存したものを菌株（strain）という．

3. 分離培養法（平板画線培養法）

最も一般的な検査材料培養法である．画線操作は希釈操作であることから培地面を広く塗り広げるようにする必要がある．糞便材料のように極めて多量の細菌を含む材料や脳脊髄液など遠心集菌が必要なほど菌量が少ない場合など検査材料中の菌量はさまざまである．これらの材料から独立した分離コロニーを得るためには材料接種量と画線の仕方が重要である．画線法については本書の実習

編を参照されたい.

4. 混釈培養法

　検査材料中の菌数計測が必要な場合に定量培養（quantitative culture）が行われる．液性の検査材料の一定量を50℃前後に保った溶解寒天培地に加えて混釈して平板に固めて培養する．培養後に発育コロニー数をカウントすることにより検査材料中の生菌数を知ることができる．主に尿培養で行われるが小児の血液や無菌採取した胆汁などでも行われる．簡易定量培養法としては定量白金耳を用いた方法や一定量の検体を直接平板培地に接種して綿棒などで塗り広げる方法もある．

F 培養環境

　検査材料画線後の培地は目的とする病原細菌の発育至適環境で培養を行う．孵卵器（incubator）を用いて培養温度，湿度，振盪ならびにガス環境を調節する．

1. 好気培養法
（aerobic culture method）

　通常の空気環境下での培養を好気培養（aerobic culture）という．培養温度は人体温度に近い35℃で行われるのが一般的である．これはヒトに対する感染症起因菌を培養することから設定された温度であるが，細菌にとっては必ずしも発育至適温度ではない場合もある．病院感染で問題となるグラム陰性非発酵性桿菌は30℃前後，真性真菌は25～30℃が至適温度であり，目的菌に応じて複数の培養温度で培養する必要がある．

2. 炭酸ガス培養法
（carbon dioxide culture method）

　5%程度の炭酸ガス環境下で培養する方法であり，好気培養の一種である．専用の炭酸ガス培養器を用いて35℃，加湿環境下で培養する．淋菌，髄膜炎菌，インフルエンザ菌あるいはレンサ球菌などの初代分離培養に有効な培養手段である．

3. 微好気培養法
（microaerophilic culture method）

　5%程度の減圧酸素分圧下で5%程度に炭酸ガスを加えて培養する方法でありカンピロバクターとヘリコバクターの培養に用いられる．専用の微好気培養用孵卵器を用いる場合とガス発生袋を用いてジャー内で培養する方法がある．いずれも加湿環境が維持されており高温好性カンピロバクターは43℃，その他のカンピロバクターとヘリコバクターは37℃で培養する．

4. 嫌気培養法
（anaerobic culture method）

　無酸素環境で培養する方法であり，35℃の加湿環境にて酸化還元電位を下げた嫌気性菌用培地を用いて培養する．嫌気的な増菌培養は還元剤を入れたチオグリコレート培地などの半流動高層培地でも実施出来るが，分離培養は嫌気環境下で行わなければならない．専用の嫌気培養装置を用いる場合とガス発生袋を用いてジャー内で培養する方法がある．

a. 嫌気チャンバー法

　外部から混合ガス（N_2 80%，CO_2 10%，H_2 10%）を供給し，装置内部で脱酸素触媒により酸素を除去して嫌気状態を保っている．外部から培地や検体を搬入・搬出できるエントリーボックスがあり，一対の手袋を介して嫌気培養装置内部で熱バーナーや滅菌白金耳を用いて分離培養などの作業ができる（図3）．

b. ガスパック法

　嫌気性ガス発生袋を用いてジャー内で培養する方法であり，嫌気チャンバーと同様に脱酸素触媒を用いて嫌気環境を実現している．ジャーはその

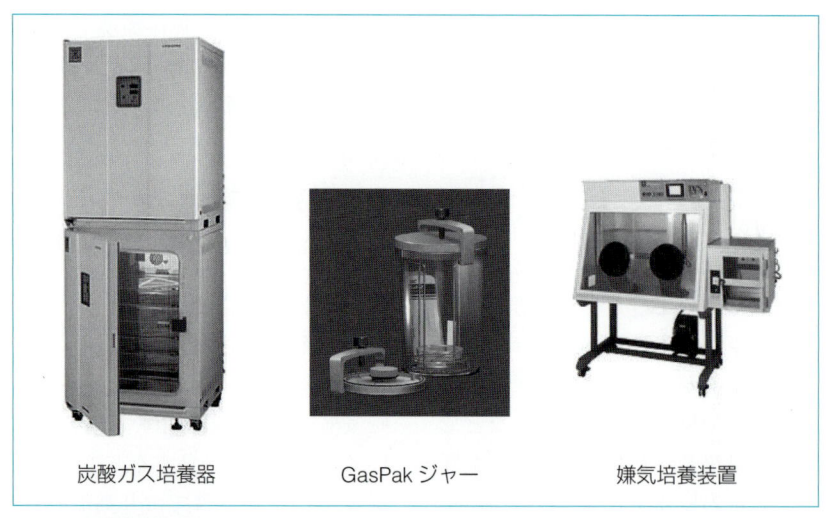

図3　各種培養装置
（炭酸ガス培養器／GasPak ジャー／嫌気培養装置）

まま孵卵器に入れて培養する．小型で簡便であり広く普及しているが，嫌気培養作業は通常の好気環境下で行わねばならず，嫌気チャンバー法に比べると嫌気性菌の検出率がやや低い．嫌気培養に際しては時として酸素が混入することがあり，残留酸素の有無を常にチェックする必要がある．嫌気インジケーターが市販されているので利用して嫌気環境の確認を行うが，指示薬は簡単な処方であり自製可能である．

Fildes-McIntosh の指示薬
① 10% ブドウ糖水溶液　10 mL
② 4%NaOH 水溶液　0.1 mL
③ 1% メチレンブルー水溶液　0.1 mL

①〜③を混和して煮沸し，脱色したものを嫌気ジャーに入れる．酸素があると青変する．

参考文献

1) 坂崎利一，三木寛二，吉崎悦郎：新細菌培地学講座　第2版，近代出版，1986
   ※培地の原理や調整法などについて本質的な記述がなされており，微生物を扱ううえで必須の書である．
2) 吉田眞一，柳雄介，吉開泰信：戸田新細菌学　第34版，南山堂，2013
   ※病原微生物学がこの一冊でより深く勉強できる．検査技術に関する記載も詳しい．

第 5 章
消毒と滅菌

学習のポイント

❶ 感染症の原因となる病原微生物の数を減少させる方法には，滅菌と消毒がある．
❷ 滅菌は，すべての微生物を殺滅または除去するもので，加熱滅菌，濾過滅菌，ガス滅菌，放射線滅菌などがある．
❸ 消毒は，対象となる微生物がヒトに感染症を起こさない程度にまで数を減らすもので，物理的消毒法と化学的消毒法がある．
❹ 消毒薬が十分な効果に影響する因子には，消毒薬の濃度，温度，接触時間，対象物に付着する有機物，対象物の構造的特徴などがある．
❺ 使用する消毒薬の特性や抗微生物スペクトラムを十分理解して使い分ける必要がある．

本章を理解するためのキーワード

❶ Spaulding の分類
患者に使用する医療器材をそれらが関与する感染リスクの程度によって，クリティカル，セミクリティカル，ノンクリティカルの3種類に分類した器具分類と，高水準，中水準，低水準の3段階に分類した消毒の分類がある．

❷ 滅菌
すべての微生物を殺滅・除去して，無菌性を達成する．手術器具などのクリティカル器具に適用される．

❸ 消毒
生存する微生物数を人に感染症を起こさないレベルにまで減らす処置法で，物理的消毒法と消毒薬を用いる化学的消毒法がある．

感染症が発生しないように，その原因となる病原微生物の数を減少させる手段が，消毒・滅菌法である．消毒と滅菌の違い，またその適応と限界を正しく理解することが，感染制御を行う上で重要である．CDCのガイドラインでは，Spauldingの分類に基づいて滅菌と消毒を表1のように分類している．実際には滅菌可能なものは，手術用器械など限られたものしかなく，生体や環境，手術器械を除く機器・器具やリネン類はいずれも消毒法の適応となる．患者に使用する医療器材は，それが使用される生体の部位の感染の危険度に応じて3つのカテゴリーに分類されている．無菌の組織内に侵襲するメスなどの手術器具や血管系に挿入するカテーテルのようなクリティカル器具には，滅菌か高水準消毒を長時間施行する．粘膜または傷のある皮膚と接触する内視鏡などのセミクリティカル器具には高水準消毒が必要である．粘膜に接触する体温計などの一部のセミクリティカル器具と健常皮膚に接触する聴診器などのノンクリティカル器具には，必要に応じて中または低水準消毒を適用する．

表1 滅菌と消毒の分類

滅菌	芽胞を含むすべての微生物を殺滅
高水準消毒	大量の芽胞の場合を除いて，すべての微生物を殺滅
中水準消毒	芽胞以外のすべての微生物を殺滅する中には殺芽胞性を示すものもあり
低水準消毒	結核菌など抵抗性を有する菌および消毒薬に耐性を有する一部の菌以外の微生物を殺滅

A 滅菌法

滅菌とは，すべての微生物を殺滅または除去して，無菌性を達成するものである．

1. 加熱滅菌

熱によって微生物を殺滅する方法で，熱に安定な器具に適用される．その効果は加熱を受ける温度と時間によって変化する．代表的なものに①高圧蒸気滅菌法，②乾熱法，③火炎法がある．
①高圧蒸気滅菌法：高圧蒸気滅菌装置（オートクレーブ）の中で，空気を飽和水蒸気と置換して適当な温度と圧力下で加熱し，飽和蒸気が飽和水に戻るときに放出する熱エネルギーによって微生物を死滅させる方法である．
②乾熱法：加熱乾燥気体で加熱することにより微生物を殺滅する方法である．湿熱により損傷する可能性のある物質，または湿熱を通さない物質に利用する．
③火炎法：ガスバーナーなどの火炎によって白金耳などを滅菌する方法である．

2. 濾過滅菌

適当な濾過装置を用いて濾過することで微生物を除去する方法である．主に気体，水に可溶性で熱に不安定な物質を含有する培地や試薬，液状の医薬品などに用いる．濾過膜の素材としては，最近ではセルロース誘導体やポリカーボネートなどのプラスチック，テフロン製のメンブランフィルターなどが使用される．フィルターの孔径は $0.22\,\mu m$ 以下（場合により $0.45\,\mu m$）のものが用いられる．また，逆浸透膜や分画分子量 6,000 以上の物質を除去できる限外濾過膜を用いて，注射用水や精製水を製造する方法を超濾過法という．

3. ガス滅菌

高圧蒸気など熱に不耐性の器具に対する滅菌法である．①酸化エチレンガス滅菌法，②過酸化水素低温ガスプラズマ滅菌法がある．
①酸化エチレンガス滅菌法：酸化エチレンガスにより，微生物の蛋白質をアルキル化することにより微生物を死滅させる方法である．酸化エチレンガスの残留毒性には注意が必要である．
②過酸化水素低温ガスプラズマ滅菌法：高真空の状態で過酸化水素を噴霧して，そこに高周波やマイクロ波などのエネルギーを付与すると，100% 電離した過酸化水素プラズマを生じる．このプラズマ化により反応性の高いラジカルが生成され，このラジカルの作用で微生物を死滅させる．

4. 放射線滅菌

放射性同位元素を含む線源（^{60}Co など）からのガンマ線を照射することによって微生物を殺滅する方法をいう．主としてガラス製，磁製，金属製，ゴム製，プラスチック製または繊維製の物品で，放射線照射に耐えるものに用いる．本法が適用されるものの材質，性状または汚染状況などによって照射総線量を調節して行うが，本法を適用した後の品質の変化には，特に注意が必要である．

B 消毒法

消毒とは，生存する微生物数を減らすために用いられる処置法で，必ずしも微生物をすべて殺滅除去するものではない．対象となる微生物が，ヒトに感染症を起こさないレベルにまで数が少なくなればよいのである．

1. 物理的消毒法

消毒薬を使用しないで微生物を殺滅する方法で，(1) 煮沸消毒法，(2) 熱水消毒法，(3) 蒸気消毒法，(4) 間欠消毒法，(5) 紫外線殺菌法がある．
(1) 煮沸消毒法：沸騰水の中に沈めて 15 分以上煮

表2 各種消毒薬の特徴

系統	種類	作用機序	長所と短所
アルデヒド類	グルタラール	菌体蛋白のアルキル化	長所：すべての微生物に有効，材質を傷めにくい 短所：毒性が強い（皮膚・粘膜障害）
	フタラール	菌体蛋白のアルキル化	長所：バチルス属の芽胞を除くすべての微生物に有効，材質を傷めにくい 短所：粘膜刺激性がある
酸化剤	過酢酸	強力な酸化作用	長所：芽胞を含むすべての微生物に有効 短所：金属腐食性，粘膜刺激性
	過酸化水素	水酸化ラジカル（OH·）の強力な酸化作用	長所：分解されなければウイルスや芽胞にも有効
ハロゲン系	塩素系消毒薬	酵素阻害，蛋白変性，核酸の不活化	長所：広範囲の抗微生物スペクトラム，低残留性 短所：金属腐食性，脱色作用，塩素ガスが粘膜を刺激，有機物で不活化されやすい
	ヨウ素系消毒薬	菌体内蛋白や核酸の破壊	長所：広範囲の抗微生物スペクトラム 短所：粘膜や損傷皮膚からの吸収
アルコール類	消毒用エタノール イソプロピルアルコール	蛋白変性による抗菌力	長所：芽胞を除くすべての微生物に有効，短時間で効力発揮，揮発性 短所：引火性がある
フェノール類	フェノール，クレゾール石鹸	酵素の不活化や細胞壁の破壊	長所：有機物の存在下でも効力が低下しにくい，有機物への浸透性が良い，糸状真菌や結核菌にも有効 短所：皮膚の化学損傷，排水規制有
第四級アンモニウム塩	逆性せっけん，陽イオン界面活性剤，塩化ベンザルコニウム，塩化ベンゼトニウム	陽電荷が細菌内に侵入し，菌体蛋白に影響	長所：臭いが少ない，材質を傷めにくい，安価 短所：抗微生物スペクトラムが狭い，取扱法を誤ると細菌汚染を生じる
両性界面活性剤	グリシン系両性界面活性剤テゴー51	陰イオンの洗浄作用と陽イオンの殺菌作用	長所：臭いが少ない，材質を傷めにくい，安価 短所：抗微生物スペクトラムが狭い，取扱法を誤ると細菌汚染を生じる
クロルヘキシジン	ビグアナイド系	細胞内成分の漏出，酵素阻害	長所：幅広いpHで効果発揮，臭いなどが少ない，材質を傷めにくい，安価 短所：抗微生物スペクトラムが狭い，取扱法を誤ると細菌汚染を生じる

沸する方法．芽胞は殺滅できない．
(2) 熱水消毒法：65〜100℃の熱水で処理する方法．ウォッシャーディスインフェクター，熱水洗濯機，食器洗浄機，フラッシャーディスインフェクターなどを用いる．例えば80℃，10分間の処理で，芽胞を除く栄養型細菌，結核菌，真菌，ウイルスを感染可能な水準以下に死滅または不活化することができる．この方法でリネン類や，吸引ビン，人工呼吸器関連器具などを消毒できる．
(3) 蒸気消毒法：蒸気は熱水より高い殺菌能を持っている．加熱した水蒸気を直接流通させることにより微生物を殺滅する方法で，100℃の蒸気の中に30〜60分間放置する方法である．芽胞は殺すことはできない．
(4) 間欠消毒法：80〜100℃の熱水または水蒸気中で1日に30〜60分間ずつ，3〜6回加熱を繰り返す方法．温度を一度下げて芽胞を発芽させることがポイントであるが，現在はあまり使用されていない．
(5) 紫外線殺菌法：254 nm付近の波長をもつ紫外線を照射することで微生物を殺滅する方法である．紫外線は浸透力は弱く，照射表面にしか効果はない．栄養型細菌には短時間で効果を発揮するが，真菌や芽胞には長時間の照射が必要である．

表3　使用目的別にみた消毒薬の選択

消毒薬の区分	消毒薬	環境	金属器具	非金属器具	手指皮膚	粘膜
高水準消毒	グルタラール	×	○	○	×	×
	フタラール	×	○	○	×	×
	過酢酸	×	○	○	×	×
中水準消毒	次亜塩素酸ナトリウム	○	×	○	×	×
	アルコール	○	○	○	○	×
	ポビドンヨード	×	×	×	○	○
	クレゾール石けん	△	×	×	×	×
低水準消毒	第四級アンモニウム塩	○	○	○	○	×
	両性界面活性剤	○	○	○	○	×
	クロルヘキシジン	○	○	○	○	○

○：使用可能，×：使用不可．
△：主に糞便消毒に用いられ，広く環境消毒には使用されることはない．
〔小林寬伊，他（監修）：新版 消毒と滅菌のガイドライン．ヘルス出版，2011 より引用して改変〕

表4　各種消毒薬の抗微生物スペクトル

		芽胞	抗酸菌	ウイルス エンベロープ 無	ウイルス エンベロープ 有	糸状真菌	酵母様真菌	一般細菌
高水準	グルタラール	○	○	○	○	○	○	○
	フタラール	▲[1]	○	○	○	○	○	○
	過酢酸	○	○	○	○	○	○	○
中水準	次亜塩素酸ナトリウム	○	○	○	○	○	○	○
	アルコール	×	○	▲[3]	○	○	○	○
	ポビドンヨード	▲[2]	○	○	○	○	○	○
	クレゾール石けん	×	○	○	○	○	○	○
低水準	第四級アンモニウム塩	×	×	×[4]	○	×	○	○
	両性界面活性剤	×	○	×[4]	○	×	○	○
	クロルヘキシジン	×	×	×[4]	○	×	○	○

[1] バチルスの芽胞やクリプトスポリジウムのオーシストが抵抗性．
[2] クロストリジウムの芽胞には有効．
[3] ノロウイルスなどエンベロープのないウイルスには効果が弱い．
[4] 一部のウイルスの抵抗性は低いが，一般的にはウイルスには効果が弱い．

2. 消毒薬の種類と特性

　熱などの物理的方法が使用できない場合には消毒薬を用いて消毒を行う．これを化学的消毒法という．対象となるものは，生体や環境，および非耐熱性の医療器具である．

　消毒薬全般においてその効果に影響する因子としては，消毒薬の濃度，温度，接触時間，消毒対象物に付着する有機物，対象物の物理学的・構造的な特徴，pHなどがある．すなわち消毒薬が効果を発揮するためには，適切な温度・濃度で，適切な接触時間が必要なのである．濃度に関しては，決められた希釈方法にしたがって希釈を行い，正しい濃度で使用することが重要である．

　消毒薬は化学的に不安定であり，保存が不適切で効果が低下することもある．また消毒薬は決して即効性というわけではなく，微生物の抵抗性と消毒薬の種類により適切な接触時間は異なる．また血液などの有機物が付着・混入すると消毒薬の殺菌効果が減弱するため，対象物の表面に付着した有機物の汚染を消毒薬を使用する前に除去しておく必要がある．さらに消毒薬の中には対象物に対して金属腐食作用や，素材の劣化を起こすものがある．器具や環境消毒に使用する消毒薬には生体毒性があり，特に皮膚・呼吸器・中枢神経系への障害には注意が必要である．

　消毒法としては，消毒対象物の形状や素材，大きさなどに応じて浸漬法，清拭法，散布法，灌流

法などの方法を選択する．

　主な消毒薬には，ハロゲン系薬剤，酸化剤，アルコール類，アルデヒド類，フェノール類，第四級アンモニウム塩，両性界面活性剤，クロルヘキシジンなどがある．それぞれの消毒薬の特徴を**表2**に示す．また，消毒薬の特性に基づいた消毒薬の使用適応を**表3**に示す．

3. 抗微生物スペクトル

　各消毒薬の抗微生物スペクトルを**表4**に示す．
　消毒薬は，すべての微生物を殺滅できるわけではないため，その抗微生物スペクトルを理解して使用することが重要である．

参考文献
1) 小林寛伊，他(監修)：新版消毒と滅菌のガイドライン．ヘルス出版，2011
2) 大久保憲(監修)：消毒薬テキスト　第3版．吉田製薬文献調査チーム，2008
　　※一般的に理解しづらい消毒と滅菌についてわかりやすくまとめて解説されている
3) Rutala WA, et al：Guideline for Disinfection and Sterilization in Healthcare Facilities. 2008
　　※日本のガイドラインの基になった，CDCのガイドライン

第6章 臨床細菌学

> **学習のポイント**
>
> ❶ 生化学的性状による同定キットが各種市販されている現在でも，同定が困難な事例は存在する．菌の形態やコロニーの性状，抗菌薬感受性なども重要な手がかりとなるため，各菌種の特徴を多角的に把握することが大切である．
> ❷ 感染症法1類から5類感染症を起こす病原体の従来型の同定方法について説明できる．
> ❸ 細菌のリボソーム配列の決定，質量分析による同定について説明できる．
> ❹ 感染症法対象の細菌の病原性因子について説明できる．
> ❺ 感染症を気道，消化器，泌尿器，全身感染，髄膜炎などに区分し，検査法について説明できる．
> ❻ 感染症診断で抗原検査，抗体検査，遺伝子検査の意義について説明できる．
> ❼ 薬剤耐性で問題となっている菌種について説明ができる．
> ❽ 日和見病原体の概念と同定方法について説明できる．
> ❾ 偏性嫌気性グラム陽性球菌の中で臨床材料から比較的よく分離される菌について集落の形態的特徴と常在部位，関連する感染症について理解する．
> ❿ 外因感染を起こしうる嫌気性菌であるクロストリジウムの主要菌種を把握する．
> ⓫ 代表的なクロストリジウムの感染ルート，特徴的な病態，予後を理解する．
> ⓬ 梅毒の病原体は *Treponema pallidum* である．
> ⓭ 回帰熱の原因菌は *Borrelia recurrentis*（シラミが媒介）や *Borrelia duttonii*（ダニが媒介）である．
> ⓮ ライム病は *Borrelia burgdorferi*（ダニが媒介）によって引き起こされる．
> ⓯ ワイル病や秋疫の病原菌は *Leptospira interrogans* である．
> ⓰ マイコプラズマは細胞壁がない特殊な細菌である．
> ⓱ マイコプラズマ肺炎は *Mycoplasma pneumoniae* が原因菌であり，非定型肺炎の中で最も多い．
> ⓲ リケッチアは偏性細胞内寄生菌であり，ダニ，シラミ，ノミなど節足動物を介してヒトに感染する．
> ⓳ リケッチア症には，発疹チフス，発疹熱，日本紅斑熱，ツツガムシ病などがある．
> ⓴ クラミジアは偏性細胞内性菌であり，性器クラミジアや呼吸器疾患の原因となる．
> ㉑ 性器クラミジアは *Chlamydia trachomatis* を病原体とする性感染症である．
> ㉒ 一方，呼吸器疾患には *Chlamydophila pneumoniae* が原因となる肺炎や気管支炎，*Chlamydophila psittaci* による肺炎（オウム病）がある．

本章を理解するためのキーワード

❶ 緑膿菌
好気性グラム陰性桿菌のうち，臨床的に分離される頻度が最も高い．種々の医療関連感染症の原因となる．

❷ オキシダーゼ試験
細菌の産生するチトクロームオキシダーゼを検出する．グラム陰性菌の同定に用いられる試験の1つ．

❸ 抗原検査
迅速検査として実用化されている抗原テストについて説明できる．

❹ 薬剤耐性
薬剤感受性テストの原理を説明できる．

❺ 16S rRNA による同定
細菌の分類に使用されている 16S rRNA の配列を使った同定方法について理解を深め説明できる.

❻ 質量分析による同定
質量分析による菌種の同定の原理について理解し, 欠点と利点を説明できる.

❼ 多剤耐性菌の確定
黄色ブドウ球菌, 大腸菌, 結核菌, 緑膿菌およびアシネトバクターなど多剤耐性菌の同定方法について.

❽ 抗菌薬関連下痢症
抗菌化学療法が誘因となって起こる下痢症.

❾ スピロヘータ
細長いらせん状の細菌の総称.

❿ 梅毒
垂直感染(経胎盤感染)による先天梅毒と生後の水平感染(性感染)による後天梅毒がある.

⓫ 非定型細菌
マイコプラズマ, クラミジア, リケッチアのように一般の細菌と違う性質を持つ細菌. マイコプラズマは細胞壁をもたないことが非定型.

⓬ 非定型肺炎
臨床経過や胸部 X 線所見が肺炎球菌肺炎(定型的な肺炎)と異なることから非定型肺炎とよばれるようになった. マイコプラズマに加えて, クラミジア, ウイルスなどが原因である.

⓭ 偏性細胞内寄生性
自己増殖能がなく, 生きた細胞内でのみ増殖可能な性質.

⓮ ベクター
病原体を媒介するダニ, シラミ, ノミなど節足動物.

⓯ 主要 3 徴候(三主徴)
発熱, 発疹(紅斑), 刺し口.

⓰ 偏性細胞内寄生菌
自己増殖能がなく, 生きた細胞内でのみ増殖可能な細菌. リケッチアやクラミジア.

⓱ 封入体
宿主細胞の細胞質や核内に認められるクラミジアやウイルスの集塊.

A 好気性・通性嫌気性グラム陽性菌

好気性・通性嫌気性グラム陽性菌は, 球菌と桿菌に大きく分類され, 医学細菌学上重要な球菌は**表1**, 桿菌は**表2**のように分類される.

1. ミクロコッカス科
(family *Micrococcaceae*)

ミクロコッカス科には, ミクロコッカス属とブドウ球菌属が含まれる. ヒトへの病原性を示すのはブドウ球菌属で, ミクロコッカス属の病原性は一般に低いと考えられている.

いずれもグラム陽性で, 正円形でブドウの房状, 塊状, 四連球状, 双球状などを示す. カタラーゼを産生し, 非運動性である.

a. ブドウ球菌属(genus *Staphylococcus*)

[分類]ブドウ球菌属は亜種も含めて 65 菌種以上に, 分類されている. ヒトから分離される主な菌種を**表3**に示す.

[分布]ブドウ球菌はヒトの鼻腔, 咽頭, 皮膚, 腸管, 外尿道などに常在しているほか, 自然界にも広く分布している.

[形態]直径 0.5〜1.5 μm のほぼ球形の菌で, ブドウの房状に不規則に配列する(**図1**). 新鮮塗抹標本では単個や双球状, 連鎖状の菌もみられる. グラム陽性で芽胞はなく鞭毛をもたないため, 運動性はない. 通常は莢膜をもたない. 新鮮な培養菌ではグラム陽性に染色されるが, 48 時間を超えるとグラム陰性に染色される場合もある.

[培養]通性嫌気性で好気条件下でよりよく発育する. 普通寒天培地によく発育し, 至適発育温度域は 35〜40℃ であるが, 20℃ 近くでも発育可能. 多くは耐塩性で, 10% 食塩含有培地上で発育可能である(食塩耐容性). 普通寒天培地上で 24 時間培養により直径 1〜2 mm 前後の円形でスムーズな光沢のある凸状のコロニーを作る. コロニーの色調は色素産生する菌種により, 白色, 黄色, 橙色などを呈する. これらの色素産生は 20〜

表1 医学細菌学上重要な好気性・通性嫌気性グラム陽性球菌

科 family	属 species	代表菌種 species
ミクロコッカス科	Micrococcus 属 Arthrobacter 属 Rothia 属 Stomatococcus 属 Kocuria 属	M. luteus A. creatinolyticus R. dentocariosa S. mucilaginosus K. kristinae
スタフィロコッカス科	Staphylococcus 属 Gemella 属	S. aureus G. haemolysans
ストレプトコッカス科	Streptococcus 属 Lactococcus 属	S. pyogenes L. lactis
エンテロコッカス科	Enterococcus 属 Vagococcus 属 Tetragenococcus 属	E. faecalis V. fluvialis T. solitarius
エロコッカス科	Aerococcus 属 Abiotrophia 属 Facklamia 属 Globicatella 属	A. viridans A. defectiva F. hominis G. sanguinis
カルノバクテリア科	Alloiococcus 属 Granulicatella 属	A. otitidis G. adiacens

表2 医学細菌学的に重要な代表的好気性，通性嫌気性グラム陽性桿菌

科 family	属 species	代表菌種 species
バチラス科	Bacillus 属	B. cereus, B. anthracis
リステリア科	Listeria 属	L. monocytogenes
アクチノマイセス科	Actinomyces 属	A. israeli
デルマトフィラス科	Dermatophilus 属	D. congolensis
コリネバクテリア科	Corynebacterium 属	C. diphtheriae
ゴルドナ科	Gordona 属	G. brachialis
マイコバクテリア科	Mycobacterium 属	M. tuberculosis
ノカルジア科	Nocardia 属	N. asteroides
ストレプトマイセス科	Streptomyces 属	S. somaliensis

24℃の低温培養で明瞭となる．血液寒天培地上では溶血が起こる．ブドウ球菌分離のための選択培地としてはマンニット食塩培地，卵黄加食塩培地などがある．マンニット食塩培地では，S. aureus は1mm前後の黄色集落でマンニットを分解し酸を産生するために，培地中の指示薬フェノールレッドが紅色から黄色に変化し，集落周囲の培地が黄色に変化する．また卵黄加マンニット食塩培地では集落周囲がレシチナーゼ産生により白濁する．

［生化学的性状］グルコース，マンニトール，乳糖などの多くの糖を発酵的に分解し酸を産生する．カタラーゼ陽性，リゾスタフィン感受性でガス産生性はない．ブドウ球菌属と決定されたら，生化学的性状を調べ，菌種の決定を行う．黄色ブドウ球菌はヒトやウサギの血漿を凝固させるコアグラーゼを産生し，マンニトールの発酵的分解，DNase 産生性などにより，他のブドウ球菌と鑑別される．コアグラーゼを産生しないブドウ球菌はコアグラーゼ陰性ブドウ球菌(coagulase-negative staphylococci；CNS)と一括して呼ばれている．またコアグラーゼ陽性ブドウ球菌属の中には

表3 ヒトから分離される代表的なブドウ球菌

菌種	BSL	備考
S. aureus subsp. anaerobius	BSL2	コアグラーゼ産生, 嫌気性発育
S. aureus subsp. aureus	BSL2	コアグラーゼ産生, MRSA株は感染症法の対象, 腸管毒B生産株は輸出制限の対象
S. chromogenes	BSL1*	コアグラーゼ産生
S. hyicus	BSL2	コアグラーゼ産生, 動物検疫
S. intermedius	BSL1*	コアグラーゼ産生, 動物検疫
S. capitis subsp. captis	BSL1*	
S. capitis subsp. urealyticus	BSL1*	
S. caprae	BSL1*	多剤耐性化傾向
S. capitis subsp. captis	BSL1*	
S. cohnii	BSL1*	
S. delphini	BSL1*	
S. epidermidis	BSL2	
S. haemolyticus	BSL1*	多剤耐性化傾向
S. hominis subsp. hominis	BSL1*	
S. hominis subsp. novobiosepticus	BSL1*	
S. kloosii	BSL1*	
S. lentus	BSL1*	
S. lugdunensis	BSL1*	
S. saccharolyticus	BSL1*	嫌気性発育
S. saprophyticus	BSL1*	
S. schleiferi subsp. coagulans	BSL1*	
S. schleiferi subsp. schleiferi	BSL1*	
S. sciuri	BSL1*	
S. simiae	BSL1*	
S. simulans	BSL1*	
S. warneri	BSL1*	
S. xylosus	BSL1*	

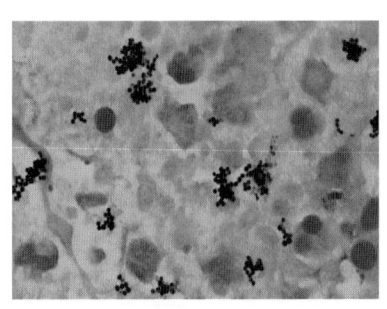

図1 ブドウ球菌
ブドウ状の不規則な配列(クラスター), グラム染色, ×1,000.(カラー図譜1参照)

その細胞壁性分に免疫グロブリンのFc部分と結合するタンパクであるプロテインAを産生するものがあるが、コアグラーゼ陰性株では産生しない.

1) 黄色ブドウ球菌
(*Staphylococcus aureus* subsp. *aureus*)

S. aureus には2つの亜種があり *S. aureus.* subsp. *aureus* は好気性, *S. aureus.* subsp. *anaerobius* は偏性嫌気性である.

[病原因子]黄色ブドウ球菌が産生する病原因子としては次のものがある.

①溶血毒:ヒト,ウサギなどの赤血球を溶血する. α, γ, β, δ 毒素などが知られている. 菌株により産生する毒素の種類が異なるが,ヒト由来では α, β 毒素を産生するものが多く,中でも α 毒素は病原性に強く関与しているとされている.

②エンテロトキシン(enterotoxin):毒素型食中毒の原因となる毒素で,100℃30分間の加熱に耐え(耐熱性),抗原性からA,B,C,D,Eなどに分けられている.

③トキシックショックシンドロームトキシン1（toxic shock syndrome toxin-1；TSST-1）：トキシックショックシンドローム（毒素性ショック症候群）の原因と考えられている．

④エクスフォリアチン（exfoliatin，表皮剥脱毒素）：表皮を剥脱させる毒素で，皮膚剥脱症候群（Staphylococcal scalded skin syndrome；SSSS）を起こす．

⑤コアグラーゼ：ヒトやウサギの血漿を凝固させる酵素で，8型に分けられる．かつては疫学的マーカーとして用いられたこともあった．

⑥ロイコシジン（leucocidin，白血球毒）：ヒトやウサギの白血球を破壊する毒素で，S，Fと呼ばれる2つの性分により作用する．

⑦ペニシリナーゼ（penicillinase）：ペニシリンのβラクタム環を切断し，ペニシリンを加水分解する酵素で，βラクタマーゼの一種である．

⑧その他：スタフィロキナーゼ（線維素融解酵素），ヒアルロニダーゼ（ヒアルロン酸分解酵素），DNase（DNA分解酵素），カタラーゼ，リパーゼなどがある．

［病原性］

①皮膚化膿性疾患：毛囊炎，フルンケル，カルブンケル，伝染性膿痂疹（とびひ）などがある．

②表皮剥脱性皮膚炎：表皮剥脱毒素（エキソフォリアチン）により，皮膚剥脱を起こす．特に乳幼児では重症化することがあり，リッター（Ritter）病といわれる．

③呼吸器感染症：肺炎，肺化膿症などを起こす．乳幼児の感染では二次性の気管支拡張症をきたすことが多い．

④骨関節炎：骨髄炎，化膿性関節炎の原因菌として頻度が高い．

⑤菌血症：カテーテル感染，肺炎などから菌血症を起こし，血行性に腎膿瘍，脳膿瘍などの転移感染巣をつくる．菌血症の1割程度に二次的に感染性心内膜炎を合併する．

⑥毒素性ショック症候群：黄色ブドウ球菌が産生するTSST-1による病態で，発熱，ショック，皮膚剥脱などを特徴とする．月経時に使用するタンポンが関連した症例より発見されたが，それ以外の原因による事例も多数報告されている．

⑦食中毒：食品内で増殖した黄色ブドウ球菌によって産生されたエンテロトキシンによる毒素型食中毒で，1～6時間の潜伏期を経て，悪心，嘔吐，腹痛，下痢などをきたす．

［抗菌薬感受性］

ペニシリナーゼを産生しないブドウ球菌は，ペニシリン系抗菌薬に対して感受性があるが，90%近い黄色ブドウ球菌がペニシリナーゼを産生するため，臨床的にはペニシリンを治療には使用しない．ペニシリナーゼ産生ブドウ球菌はペニシリンには耐性であるが，メチシリン感受性菌であれば，セフェム系には感受性がある．わが国では黄色ブドウ球菌の半数以上がメチシリン耐性（MRSA）である．MRSAはβラクタム系以外にもテトラサイクリン系やアミノグリコシド系など多系統の薬剤に耐性である．MRSAは，バンコマイシンやテイコプラニンといったグリコペプチド系抗菌薬には感受性がある．バンコマイシン耐性あるいはメチシリン耐性の場合は五類感染症である．

2）その他のブドウ球菌

近年，コアグラーゼ陰性ブドウ球菌による日和見感染症が増加しつつある．特に血管内留置カテーテルや人工関節など，人工物感染では表皮ブドウ球菌（*S. epidermidis*）などが産生するバイオフィルムが感染に寄与しているといわれている．尿路感染症からは，*S. haemolyticus*, *S. epidermidis*, *S. saprophyticus* などが分離される．コアグラーゼ陰性ブドウ球菌は8割以上がメチシリン耐性である．

b. ミクロコッカス属
（genus *Micrococcus*）

本菌属には，*M. luteus* と *M. lylae* の2種が含まれている．ヒトの皮膚に常在するほか，土壌や

水中などの自然環境にも広く分布する．好気性，37℃，18～24時間培養で集落は白色，淡黄色，黄色，オレンジ，赤色の直径1mm程度の大きさである．臨床材料からも分離されるため，ブドウ球菌との鑑別が重要となる．一般に病原性が低いと考えられているが，人工物感染や心内膜炎の原因菌ともなることが報告されており，注意が必要である．

2. ストレプトコッカス科
(family *Streptococcaceae*)

a. レンサ球菌属 (genus *Streptococcus*)

［分類］レンサ球菌属は *Bergey's Manual* では，pyogenic group, Mutans group, Anginosus group, Salivarius group, Mitis group, Bovis group に大別される（表4）．従来から用いられている分類法では，血清型による分類や溶血性による分類がある．

①血清型による分類：レンサ球菌はその菌体に抗原性を示す細胞壁多糖体（C物質：C substance）を持つことから，これを利用して血清型別にAからV（IとJは除く）の20種の群に分類される．この群抗原はランスフィールド抗原（Lancefield antigen）ともいわれることから，この血清型分類はランスフィールドの分類ともよばれている．このなかでヒトの感染症と関係が深いのはA，B，C，D，G群およびF群である．肺炎球菌はこの分類には含まれない．なおA群溶血性レンサ球菌はさらに菌体の表層に存在する蛋白質抗原（T抗原およびM抗原）によってさらに50種類以上の型別に分類される．M抗原はビルレンス（病原性）と関連があるとされ，抗食菌作用を有することが知られている．

②溶血性による分類：レンサ球菌は血液寒天培地上でみられるコロニー周囲の溶血状態により，α型，β型，γ型に分類される．① α-hemolytic streptococci：血液寒天培地上でのコロニー周囲が完全な溶血を示さず，緑色の変化をきたす菌群．緑色レンサ球菌（Viridans streptococci）とよばれる場合もある．② β溶血性レンサ球菌（β-hemolytic streptococci）：コロニー周囲が完全な溶血により透明で大き

表4　臨床的に重要なレンサ球菌の分類

抗原性	菌種	溶血性	バシトラシン感受性	オプトヒン感受性	胆汁・エスクリン培地	発育 6.5% NaCl	発育 pH9.6	胆汁酸溶解	分解 馬尿酸	分解 アルギニン	CAMPテスト	感染症
A	*S. pyogenes*	β	+	−	−	−	−	−	−	+	−	上気道炎，扁桃腺炎，リウマチ熱，急性腎炎，TSLS
B	*S. agalactiae*	β	−	−	d	−	−	−	+	+	+	髄膜炎，肺炎，敗血症
	S. pneumoniae	α	d	+	−	−	−	+	−	+	−	肺炎，中耳炎，髄膜炎
K/−	*S. salivarius*		−	−	−	−	−	−	−	−	−	亜急性心内膜炎
H	*S. sanguinis*	α	−	−	−	−	−	−	−	+	−	亜急性心内膜炎
K/O/−	*S. mitis*	α	−	−	−	−	−	−	−	−	−	亜急性心内膜炎
F/G/C/A/−	*S. anginosus* group	−/α/β	−	−	−	−	−	−	−	+	−	亜急性心内膜炎
D	Bovis group (*Enterococcus* 属および *S. bovis*)	−/α/β	−	−	+	+	+	−	d	d	−	尿路感染，亜急性心内膜炎

な溶血環をつくる菌群．③γ溶血性レンサ球菌（γ-hemolytic streptococci）：溶血を起こさない菌群．このほか，血液寒天培地に使用する血球の種類やブドウ糖添加の有無による溶血性の違いから，Ⅰ，Ⅱ，Ⅲ型に分類する小林の分類などがある．

[分布]レンサ球菌はヒトの鼻腔，咽頭，航空，長官，皮膚，外陰部などに常在している．自然界に広く分布している菌種もある．

[形態]直径 0.6〜1.0μm の球形ないし卵円形の菌で，連鎖状の配列を示す．菌によっては連鎖が短く，むしろ双球状などを呈するものもある．一般に固形培地に発育したものは，液体培地に発育したものに比べ，連鎖が短い．グラム陽性で芽胞はなく，鞭毛を持たないため，運動性はない．莢膜はつくるものとつくらないものがある．

[培養]通性嫌気性であり，好気・嫌気性いずれの環境でも発育するが，炭酸ガス・嫌気条件下でよりよく発育する．普通寒天培地には発育しにくく，血液や血清などを添加した培地によく発育する．発育温度域は 10〜40℃ であるが，発育至適温度は 37℃ で至摘 pH は 7.0〜7.8 である．血液寒天培地上でのコロニー形態はムコイド（mucoid）型（粘稠度の高いコロニー）をはじめ，光沢のあるもの〔グロッシー（glossy）型〕，あるいは光沢がなく粗で平坦なコロニー〔マット（matt）型〕などさまざまな形状がみられる．また，コロニー周囲が溶血するもの（α, β），溶血しないもの（γ）がある．

[生化学的性状]オキシダーゼ陰性，カタラーゼ陰性，ゼラチン液化能陰性である．グラム陽性の連鎖状球菌でカタラーゼ陰性菌はまず，レンサ球菌として同定を進めていく．ブドウ球菌やミクロコッカスはカタラーゼ陽性の点で鑑別可能であり，微好気性のレンサ球菌や偏性嫌気性菌はガスクロマトグラフィーにより代謝産物である乳酸の量などによって鑑別できる．好気性レンサ球菌では，微好気性レンサ球菌や偏性嫌気性レンサ球菌に比べて大量の乳酸が産生される．

A 群 β 溶血性レンサ球菌の同定にはバシトラシン感受性試験，肺炎球菌の同定にはオプトヒン感受性試験，胆汁酸溶解試験，B 群溶血性レンサ球菌の同定には馬尿酸水解試験などが用いられるほか，溶血性，コロニー形態，血清型別などからも鑑別を行う．抗血清による血清群別や型別は，凝集反応や沈降反応などが応用された試薬がすでに市販されており，広く一般の検査室で利用されている（表 4）．

1）化膿性レンサ球菌，A 群 β 溶血性レンサ球菌（*Streptococcus pyogenes*）

ランスフィールドの血清型で A 群に属する溶血性レンサ球菌で，各種の酵素や毒素を産生し，猩紅熱をはじめとする多くの感染症の原因菌として知られている．ヒトの口腔内や咽頭に常在しており，多くはバシトラシンに感受性がある．

[病原因子]化膿性レンサ球菌が産生する病原因子として次のものが挙げられる．

①溶血毒（hemolysin）：赤血球，白血球，血小板を溶血する溶血毒素で，ストレプトリジン streptolysin O，S の 2 種類ある．抗原性があり，本菌感染者は特異抗体である抗ストレプトリジン O（antistreptolysin O；ASO あるいは ASLO）抗体価の上昇がみられるので，診断に有用である．一部の C，G 群も産生する．

②ストレプトキナーゼ（streptokinase）：線維素融解作用を有する酵素で，抗原性がある．血中の抗ストレプトキナーゼ抗体（antistreptokinase；ASK）価の上昇は診断の一助となる．

③発赤毒，ディック毒素（Dick's toxin）：蛋白質性の外毒素で，皮膚の紅斑をきたす．ディック毒素に対する抗体（抗毒素）を皮内に注射して免疫があるかないかを確認するディックテストや，抗毒素を注射すると注射部位の発赤が招待するシュルツ・シャルトン（Schultz-Charton）消退現象などが知られている．

④M 蛋白（M protein）：抗食菌作用があり，病原性に関連するとともに，疫学マーカーとしても利用されている．このほか T 蛋白，R

蛋白などが知られている．
⑤莢膜(capsule)：多糖体を主成分とする粘性の高い物質で，菌体の最外層にあり，抗食菌作用を有する．
⑥リポタイコ酸(lipoteichoic acid)：菌体表層にある物質で咽頭粘膜などへの付着因子と考えられている．
⑦その他：ヒアルロニダーゼ(ヒアルロン酸分解酵素)，プロテアーゼ(蛋白分解酵素)などがある．

[病原性]化膿性レンサ球菌による疾患は多彩であるが，多くは化膿性炎症を起こす．
①化膿性疾患：急性化膿性扁桃炎，フルンケル，カルブンケル，膿痂疹(とびひ)などの化膿性疾患を起こす．
②呼吸器感染症：肺炎，胸膜炎などを起こす．
③猩紅熱：扁桃に感染した本菌が産生するディック毒素により，全身性に特有の皮膚の発赤を生じる．
④リウマチ熱：本菌に感染後，約1〜4週後に発症するもので，発熱，心筋炎，関節炎，心臓弁膜症などを起こす．免疫複合体によると考えられている．
⑤急性糸球体腎炎：本菌に感染後，約1〜3週後に発症するもので，腎臓の糸球体に免疫複合体が沈着するために起こると考えらえている．
⑥壊死性筋膜炎：血管炎，血管閉塞などにより筋膜炎や筋炎を来し，筋肉の壊死などが起こるもので，しばしば劇症化し死亡することも多い．劇症A群溶連菌感染症として注目されている．多臓器不全やショックなどが高頻度にみられるため，トキシックショック症候群(toxic shock like syndrome)ともよばれている．原因としては，本菌が産生する外毒素やM蛋白などの菌側因子と宿主側因子の両者の関与が考えられている．劇症型溶血性連鎖球菌感染症は五類感染症であり，全数把握疾患であるので，診断した場合には届け出が必要である．A群溶血性レンサ球菌咽頭炎は五類感染症である．

[抗菌薬感受性]本菌はβラクタム系抗菌薬に感受性が高く，特にペニシリン系抗菌薬に高感受性で，第一選択薬となっている．エリスロマイシンなどのマクロライド系，テトラサイクリン系などにも感受性があるが，耐性菌もある．アミノグリコシド系抗菌薬に対する感受性は低い．

2) B群レンサ球菌(*Streptococcus agalactiae*)

[分布]ヒトの腸管や腟などに分布する．
[生化学的性状]馬尿酸水解試験陽性，CAMP試験陽性，血清型別ではB群であることなどから同定される．
[病原性]産道感染により新生児の髄膜炎，敗血症，肺炎を起こす．しばしば急速に進行し，予後が悪い．成人でも心内膜炎，肺炎，尿路感染などが報告されている．元来，ウシの乳房炎の原因菌として報告された．
[抗菌薬感受性]ペニシリン系やセフェム系抗菌薬に感受性が高い．

3) 緑色レンサ球菌群
(*viridans* group *Streptococcus*)

α溶血を示し，血清型別が困難なレンサ球菌群をまとめたもので，口腔内の常在菌である．ストレプトコッカス・サンギス(*S. sanguis*)，サリバリウス(*S. salivarius*)，ミティス(*S. mitis*)，ミュータンス(*S. mutans*)，アンギノーサス(*S. anginosus*)，インターミディウス(*S. intermedius*)，コンステラータス(*S. constellatus*)などが含まれる．亜急性心内膜炎の重要な原因菌となるほか，*S. mutans*はう歯の原因菌，S. milleri groupは誤嚥性肺炎などの呼吸器感染症の原因菌となる．ペニシリン系に感受性が高い．

4) 肺炎球菌(*Streptococcus pneumoniae*)

[分布]ヒトの口腔内・上気道に常在していることが多く，健康成人の30〜70%が保菌しているとされている．
[形態と培養]グラム陽性の双球状，ランセット形の球菌で，莢膜をもつ(図2)．鞭毛はなく，芽胞は作らない．通性嫌気性で普通寒天培地には発育

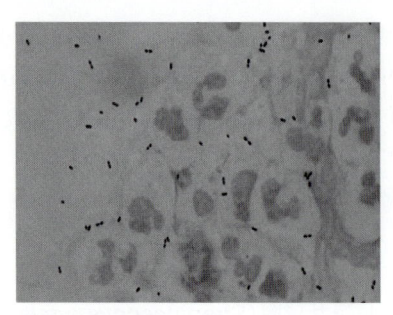

図2 肺炎球菌
双球状ランセット様形態，グラム染色，
×1,000．（カラー図譜2参照）

できず，血液寒天培地に発育する．発育温度は24〜42℃，至適発育温度は37℃，至適pHは7.8で，5〜10%のCO_2の存在で発育がよくなる．血液寒天培地では$α$溶血を示し，24時間培養で直径約1mmの透明で中央がやや凹んだコロニーをつくる．これは自己融解するためであり，肺炎球菌のコロニーの特徴となっている．培養が長くなるとグラム陰性となる．

[生化学的性状]カタラーゼ陰性，イヌリン分解陽性，胆汁酸溶解試験陽性，オプトヒン感受性試験陽性，莢膜膨化試験などで，ほかのストレプトコッカスと鑑別される．S. pneumoniaeがほかの$α$溶血を示す連鎖球菌と違いオプトヒンに感受性を示すことから，オプトヒン感受性試験は，S. pneumoniaeのスクリーニング方法として用いられる．

莢膜の多糖体抗原によって83種類の莢膜型（capsular type）に分けられる．莢膜型の1，2，3，4，7，8，12，19型は病原性が強いとされている．菌型の決定は型特異抗血清を用いて，菌体との凝集反応，莢膜多糖体の沈降反応，莢膜膨化試験などを用いて行う．莢膜膨化試験はスライドグラス上で肺炎球菌を抗血清と混合し，メチレンブルー液を一滴加えて鏡検する．菌と抗血清の型が一致する場合は莢膜の著しい膨化現象が観察される．

また，菌体には菌種に特異的なC多糖体（C-polysaccaride）があるが，感染などの際には，ヒトの血中にこのC多糖体と反応するC反応性蛋白（C reactive protein；CRP）が出現し，感染の指標として利用されている．CRPは感染症だけではなく，炎症性疾患や癌などでも陽性となる．

[病原因子]肺炎球菌が産生する病原因子としては次のようなものが挙げられる．

①莢膜（capsule）：多糖体を主成分とする粘性の高い物質で，菌体の最外層にあり，抗食菌作用を有する．
②ニューモリシン（pneumolysin）：溶血毒であり，ヒトの赤血球を溶血させるほか，肺の上皮細胞などの傷害作用を有する．
③ノイラミニダーゼ（neuraminidase）：細胞傷害作用を有する酵素である．
④その他：ヒアルロニダーゼ（ヒアルロン酸分解酵素），プロテアーゼ（蛋白分解酵素）などがある．

[病原性]肺炎球菌は病原性が強く，大葉性肺炎，菌血症，髄膜炎，中耳炎などを起こす．マウスにも毒性が高く，マウス腹腔内接種を利用して分離することもある．血液あるいは髄液より検出された場合は五類感染症として報告する．またいかなる検体からでもペニシリン耐性肺炎球菌が検出された場合には五類感染症である．

[抗菌薬感受性]元来ペニシリン系に感受性が高く第一選択薬となっていたが，ペニシリン系をはじめとする$β$ラクタム系抗菌薬に多剤耐性のペニシリン耐性肺炎球菌（penicillin resistant S. pneumonia；PRSP）の分離頻度が急増し問題となっている．PRSPの治療はカルバペネム系抗菌薬が優れている．また，マクロライド系抗菌薬に対する耐性株も増加しつつあるので注意が必要である．アミノグリコシド系には耐性である．

b. 腸球菌属（genus *Enterococcus*）

[分類]従来はレンサ球菌属にenterococciとして分類されていたが，S. bovis以外はその後，DNA塩基配列などの違いから，現在では*Enterococcus*属として独立して分類されている．ランスフィールドの群抗原ではD群に属する．人からは約40種が分離される．

[分布]ヒトの腸管に常在しており，糞便や尿などの臨床材料から分離されることが多い．エンテロ

表5 ナイセリアとモラクセラの性状と感染症

菌種	コロニー性状	チョコレート寒天培地（22℃）	普通寒天培地での発育	オキシダーゼ	硝酸塩還元	感染症
N. gonorrhoeae	灰白色 スムース	−	−	＋	−	淋病 菌血症
N. meningitidis	無色～灰白色 スムース	−	−	＋	−	流行性脳脊髄膜炎
M. catarrhalis	無色～灰白色 スムース平坦	＋	＋	＋	＋	上気道炎，中耳炎，肺炎

※Neisseriaの属には約30菌種が分類され，多くは人や動物から分離される．

コッカス・フェカーリス（E. faecalis），フェシウム（E. faecium），E. durans，E. casseliflavus，アビウム（E. avium）などが分離されるが，なかでもE. faecalisの分離頻度が最も高い．
［培養と生化学的性状］腸球菌は6.5%NaCl培地に発育するほかpH9.6や10℃でも発育可能な点でレンサ球菌と鑑別できる．また，胆汁・エスクリン（bile-esculin）培地を黒褐色にする．
［病原因子］溶血毒などを産生する．
［病原性］尿路感染症，心内膜炎，胆道系感染などを起こす．欧米ではバンコマイシン耐性腸球菌による院内感染が問題となっている．バンコマイシン耐性腸球菌感染症は五類感染症である．
［抗菌薬感受性］E. faecalisはペニシリン系に感受性が高いが，セフェム系やマクロライド系，アミノグリコシド系には耐性である．E. faeciumは多くが多剤耐性である．本邦で分離される腸球菌属は通常グリコペプチド感受性である．しかし近年になり，欧米に続いて本邦でもバンコマイシン耐性腸球菌（Vancomycin resistant Enterococci；VRE）の分離が増加していることが問題となっている．バンコマイシン，テイコプラニンの耐性を支配する遺伝子はVan A〜Gであり，Van A遺伝子はプラスミド上，Van B遺伝子は主に染色体，まれにプラスミドに存在する．したがって，Van A，Van B遺伝子は他の細菌へ伝達する可能性があるため，院内感染対策上重要である．

B 好気性・通性嫌気性グラム陰性球菌

好気性・通性嫌気性グラム陰性球菌にはナイセリア科（family Neisseriaceae）に属するナイセリア（Neisseria），モラクセラ（Moraxella）がある（表5）．Bergey's manualではナイセリア科にNeisseria以外にも，Kingella，Eikenella，Chromobacteriumなどが含まれる．ナイセリア属とモラクセラ属はカタラーゼ，チトクロームオキシダーゼ陽性であり，ヒトや動物の口腔・上気道，生殖器の粘膜に常在しているものが多い．臨床的に重要なものは，ナイセリア属の淋菌と髄膜炎菌，モラクセラ属のモラクセラ・カタラーリスである（表5）．

1. ナイセリア科
(family Neisseriaceae)

a. ナイセリア属（genus Neisseria）

1) 淋菌（Neisseria gonorrhoeae）
［形態と培養］ナイセリア・ゴノレエは直径0.6〜1.0μmのグラム陰性の腎臓形，あるいはソラマメ形の球菌で，2個の細胞が凹部で向かい合った形の双球菌である．鞭毛や芽胞はないが，莢膜や線毛がみられることがある．栄養要求が厳しく，普通寒天培地には発育せず，血液あるいは血清を加えた寒天培地にはよく発育する．よく用いられる培地としては，血液寒天培地，チョコレート寒天培地があり，選択培地としてはGC培地やサイヤーマーチン（Thayer-Martin）培地がある．発育

至適温度域が狭く35～37℃である．30℃以下の低温や40℃以上の高温では発育しない．好気性であるが，3～10%のCO_2の存在下での発育は良好で，ローソク培養法（CO_2 3～4%）などでも十分発育する．37℃で2～3日間培養する．
［生化学的性状］オキシダーゼ陽性で，炭水化物ではブドウ糖のみを酸化的に分解し，硝酸塩を還元しない．迅速診断法としては，直接蛍光抗体法やプロテインAを利用した凝集試験法などが利用されている．
［病原性］淋菌は莢膜により食細胞の貪食に抵抗し，線毛により尿道などに付着する．また，IgAなどを分解するプロテアーゼなどを産生することが知られている．本菌は尿道や生殖器（男性では前立腺，精巣上体，女性では腟，子宮内膜，卵管，卵巣）の化膿性疾患を起こす．性病の1つで性交によって感染する．尿道や生殖器の感染にとどまらず，菌血症や関節炎などを起こすことがあるほか，異常性行為による咽頭炎，直腸炎を起こすことがある．淋菌感染症は五類感染症である．
［抗菌薬感受性］ペニシリン系に高感受性であるが，近年ペニシリナーゼを産生するペニシリン耐性菌による感染例が増加してきている．スペクチノマイシン，セフェム系，マクロライド系，テトラサイクリン系，ニューキノロン系抗菌薬に対する感受性が高く，治療薬剤として用いられているが，ニューキノロン系に対する耐性化が問題となっている．

2）髄膜炎菌（Neisseria meningitidis）

五類感染症（全数把握）である髄膜炎菌性髄膜炎の原因菌である．
［分布］ヒトの鼻腔や咽喉頭に常在菌としてみられることがある（健常成人の約3～5%）．
［形態と培養］形態は淋菌と同様でグラム陰性双球菌である．また，培養なども淋菌と同様で，普通寒天培地に発育せず，血液や血清を加えた培地によく発育する．
［生化学的性状］オキシダーゼ陽性で，炭水化物ではブドウ糖とマルトースを酸化的に分解する．硝酸塩を還元しない．莢膜多糖体の抗原性の違いから血清学的にA，B，C，D，X，Y，Z，29E，W135の9群に分類されるが，このうち髄膜炎症例から多く分離されるのはA，B，C，Yである．
［病原性］淋菌と同様に莢膜や線毛，IgAを分解するプロテアーゼなどを産生することが知られており，飛沫感染によって上気道を介し，2～4日の潜伏期を経て髄膜炎を起こす．心内膜炎や結膜炎，関節炎を起こすこともある．菌血症で副腎の血管が傷害されると急性副腎不全症，ウォーターハウス・フリーデリクセン（Waterhouse-Friderichsen）症候群を起こす．本菌による感染症は5歳以下の小児が多く，冬から春にかけて流行する．感染を受けても髄膜炎を起こさず，菌血症で終わったり，保菌者となる場合もある．
［抗菌薬感受性］ペニシリン系に高感受性である．このほか，セフェム系第3世代薬にも感受性があり治療に用いられる．またマクロライド系やテトラサイクリン系も治療に用いられるが，サルファ剤は耐性株が多くなったため，あまり使用されない．

b. モラクセラ属（genus Moraxella）

*Moraxella*は*Moraxella Branhamella*の2つの属名が併用されている．
［形態と培養］グラム陰性の双球菌で鞭毛や芽胞はないが，一部の菌では莢膜を有している（図3）．普通寒天培地に発育するが，血液を加えたほうが発育がよい．特にモラクセラ・ラクナータ（*M. lacunata*）は血液寒天培地やチョコレート寒天培地を必要とする．

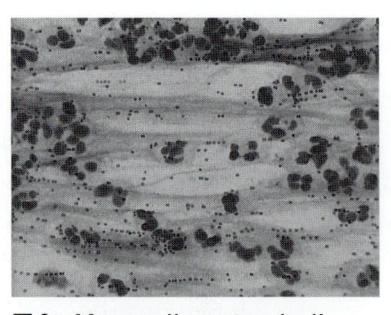

図3 *Moraxella catarrhalis*
グラム陰性球菌，グラム染色，×1,000．
（カラー図譜3参照）

[生化学的性状] カタラーゼ陽性，オキシダーゼ陽性で炭水化物から酸を生成しない．硝酸塩を還元する．

[病原性] ヒトに病原性を示すものとしてはモラクセラ・ラクナータ〔*M(M). lacunata*〕とモラクセラ・カタラーリス〔*M(B). catarrhalis*〕が知られている．前者は結膜炎など眼感染症の原因となり，後者はヒトの口腔，鼻咽頭の常在菌であるが，上気道炎や中耳炎，肺炎などを起こすことがある．

[抗菌薬感受性] βラクタマーゼを産生する株が多いため，ペニシリン系などは分解されることが多い．セフェム系第3世代薬への感受性は良好で治療に用いられる．

C 通性嫌気性グラム陰性桿菌

この菌群は各種の臨床材料から最も多く分離され，さまざまな種類の感染症，食中毒などの原因菌になることが多い．このグラム陰性桿菌群はブドウ糖の分解性の面から大きく，ブドウ糖発酵性グラム陰性桿菌群とブドウ糖非発酵性グラム陰性桿菌群に分けることができる（表6）．

ブドウ糖発酵性グラム陰性桿菌はさらに腸内細菌科 (family *Enterobacteriaceae*) やビブリオ科 (family *Vibrionaceae*) などに分けられ，ブドウ糖非発酵性グラム陰性桿菌群はシュードモナス属 (genus *Pseudomonas*) やアシネトバクター属 (genus *Acinetobacter*) などに分けられる．

1. 腸内細菌科
(family *Enterobacteriaceae*)

[分類] ヒトや動物（主に脊椎動物）の腸管内，自然界（河川水，土壌）などに広く分布する大きさ0.3～1.5×1.0～6.0μm程度のまっすぐな桿菌である．多くの菌種が周毛性に鞭毛をもつが，*Shigella*属菌（赤痢菌），*Klebsiella*属菌，*Yersinia pestis*（ペスト菌）は鞭毛を欠き，非運動性である．生物学的性状の違いとDNAおよびリボソームRNAの相同性によって60属，220菌種以上に分類される（表7）．

[性状] 腸内細菌科に属する細菌の基本的共通性状（腸内細菌の定義）は以下の5項目である．
①通性嫌気性のグラム陰性桿菌
②普通寒天培地に発育する．
③ブドウ糖を嫌気的に分解（発酵）して酸を産生
④硝酸塩を亜硝酸塩に還元（硝酸塩還元テスト陽性）
⑤オキシダーゼ陰性

ブドウ糖の発酵性はブドウ糖非発酵グラム陰性桿菌との鑑別に重要な性状である．またオキシダーゼテイストはビブリオ属菌やシュードモナス属菌との鑑別に利用されている．2005年のBergey's manualでは従来ビブリオ属菌，エロモナス属菌の類縁菌として認識されてきた*Plesiomonas sp.*が腸内細菌科に分類されることになった．本菌は例外的にオキシダーゼ陽性で，鞭毛を持つ．

腸内細菌科の菌種同定では分離培地における発育所見が重要で，SS寒天培地，マッコンキー寒天培地，BTB乳糖加寒天培地での乳糖の分解性が基本的な鑑別指標になる．乳糖分解の有無によって主な菌属は次の2群に大別される．

乳糖分解菌群：*Escherichia, Citrobacter, Klebsiella, Enterobacter, Pantoea*

乳糖非分解菌群：*Shigella, Salmonella, Hafnia, Serratia, Yersinia, Proteus, Morganella, Providencia, Plesiomonas*

a. 大腸菌属 (genus *Escherichia*)

[分類] 大腸菌属はエシェリキア・コリ (*Escherichia coli*)，ファーグソニイ (*E. fergusonii*)，*E. albertii*，ハーマニイ (*E. hermanii*)，バリネリス (*E. vulneris*) などの菌種に分類されている．このうち大腸菌 (*E. coli*) が最も重要である．

1) 大腸菌 (*Escherichia coli*)

[形態と培養] 0.4～0.7×1.0μmの中等大のグラム陰性桿菌で，通性嫌気性．周毛生の鞭毛を有し，運動性がある（一部は非運動性）．普通寒天培地によく発育し，乳糖分解性で，マッコンキー寒天培

表6 グラム陰性桿菌

綱(class)	目(order)	科(family)	属(genus)
Alfa proteobacteria	Sphingomonadales	Sphingomonadaceae	Sphingomonas
	Rhizobiales	Bartonellaceae	Bartonella
		Brucellaceae	Brucella
Beta proteobacteria	Burkholderiales	Burkholderiaceae	Burkholderia
		Alcaligenaceae	Alcaligenes
	Neisseriales	Neisseriaceae	Neisseria
			Chromobacterium
			Eikenella
			Kingella
Gamma proteobacteria	Xanthomonadales	Xanthomonadaceae	Stenotrophomonas
	Cardiobacteriales	Cardiobacteriaceae	Cardiobacterium
	Legionellales	Legionellaceae	Legionella
		Coxiellaceae	Coxiella
	Pseudomonadales	Pseudomonadaceae	Pseudomonas
			Chryseomonas
		Moraxellaceae	Moraxella
			Acinetobacter
	Vibrionales	Vibrionaceae	Vibrio
			Photobacterium
	Aeromonadales	Aeromonadaceae	Aeromonas
	Enterobacteriales	Enterobacteriaceae	Escherichia
			Cedeceae
			Citrobacter
			Enterobacter
			Edwardsiella
			Hafnia
			Klebsiella
			Leclercia
			Morganella
			Plesiomonas
			Proteus
			Providentia
			Salmonella
			Yersinia
	Pasteurellales	Pasteurellaceae	Pasteurella
			Actinobacillus
			Aggregatibacter
			Haemophilus
Epsilon proteobacteria	Campylobacteriales	Campylobacteriaceae	Campylobacter
			Arcobacter
			Helicobacter
			Wolinella

表7 主な腸内細菌科の属と代表的な菌種

属(genus)	主な種(species)と疾病	BSL	備考
Escherichia	E. coli(下痢, 肺炎, 髄膜炎)	BSL2	
	腸管出血性 E. coli(下痢)	BSL2	四種病原体
	E. albertii(下痢)	BSL1*	
Citrobacter	C. freundii/C. koseri(肺炎, 膀胱炎, 日和見感染)	BSL1*	
Cedecea	C. davisae/C. lapagei(日和見感染)	BSL1*	
Cronobacter	C. sakazakii/C. dubliensis(粉ミルク感染, 髄膜炎)	BSL1*	
Enterobacter	E. aerogenes/E. cloacae(肺炎, 膀胱炎, 日和見感染)	BSL1*	
Edwardsiella	E. tarda/E. ictaluri(日和見感染)	BSL1*	
Hafnia	H. alvei(日和見感染)	BSL1*	
Klebsiella	K. pneumoniae/K. oxytoca(肺炎, 日和見感染)	BSL2	
Leclercia	L. adecarboxylata(膀胱炎, 日和見感染)	BSL1*	
Morganella	M. morganii(肺炎, 膀胱炎, 日和見感染)	BSL1*	
Plesiomonas	P. shigelloides(下痢)	BSL2	
Proteus	P. mirabilis/P. vulgatus(肺炎, 膀胱炎, 日和見感染)	BSL1*	
Providentia	P. alkaligenes/P. rettgeri(下痢, 日和見感染)	BSL1*	
Serratia	S. marcescens/S. liquefaciens(肺炎, 膀胱炎, 日和見感染)		
Salmonella	S. enterica serovar Typhi(チフス)	BSL3	四種病原体
	S. enterica serovar Paratyphi A(パラチフス)	BSL3	四種病原体
	S. enterica serovar Enteritidis(下痢, 敗血症)	BSL2	
Yersinia	Y. pestis(ペスト)	BSL3	二種病原体
	Y. enterocolitica(下痢症)	BSL2	
	Y. pseudotuberculosis(下痢, 敗血症)	BSL2	

地で赤色, ドリガルスキー(BTB)寒天培地で黄色コロニーを作る. 普通寒天培地でのコロニーは灰白色, 円形, 隆起性不透明で光沢をもつ. 血液寒天培地でβ溶血する株がある.
[生化学的性状]ブドウ糖を発酵により分解し, 酸とガスを作る. 大多数の株は乳糖および白糖(スクロース)を発酵により分解する. MR 反応陽性. VP 反応陰性. インドール陽性, C 源としてのクエン酸塩, マロン酸塩利用能陰性, リジン脱炭酸陽性, ONPG 陽性, KCN 培地での発育陰性, ウレアーゼ陰性で, 赤痢菌とはリジン脱炭酸および ONPG が陽性である点が主たる鑑別点となる.
[抗原構造]大腸菌の血清型は O 抗原, K 抗原, H 抗原によって分類されている. 現在, O 抗原は 1~173 の抗原型と数種類の亜型が, K 抗原は 100 種以上, H 抗原は 56 種以上知られており, これらの組み合わせを記載する. 感染症の起因菌として分離される大腸菌には特定の O 抗原型のものが多い.
[病原性]大腸菌は元来, ヒトや動物の腸管の常在菌であるが, 菌株により下痢や胃腸炎, 食中毒などの腸管感染症を起こしたり, 腸管以外の臓器に侵入して尿路感染症(膀胱炎, 腎盂腎炎), 胆道感染症(胆嚢炎, 胆管炎), 腹膜炎, 創部感染などの多くの感染症の原因菌となる.

下痢や胃腸炎などの腸管感染症を起こす特定の大腸菌は病原性大腸菌あるいは下痢原性大腸菌, 腸管病原性大腸菌と呼ばれている. この腸管病原性大腸菌は現在, 病原性大腸菌(enteropathogenic E. coli ; EPEC), 毒素原性大腸菌(enterotoxigenic E. coli ; ETEC), 腸管侵入性大腸菌(enteroinvasive E. coli ; EIEC), 腸管出血性大腸菌(enterohemorrhagic E. coli ; EHEC)などが知られている.

病原性大腸菌はサルモネラ症に似た急性胃腸炎を起こし, 毒素原性大腸菌はコレラ毒素類似のエンテロトキシン(易熱性毒素:LT, 耐熱性毒素:ST)を産生し, コレラ様の激しい下痢を起こす. このエンテロトキシンはプラスミド支配で, 接合により他の菌に伝播することができる. 東南アジア, 中南米などへの旅行者にしばしばみられ, 旅行者下痢症の主な原因菌の1つとなっている. 腸管侵入性大腸菌は大腸の粘膜に侵入し, 赤痢と区別できない症状を起こす. 腸管出血性大腸菌はベ

ロ毒素(verotoxin；VT)を産生し，出血性腸炎および溶血性尿毒症症候群(hemolytic uremic syndrome；HUS)を起こす．腹痛や血便が特徴で，HUSを発症すると重症化する．血清型はO157であることが多い．わが国でも全国的に集団発生がみられている．牛肉や飲料水などが汚染されていることが多い．腸管付着性大腸菌は新しい型の病原性大腸菌で小児の下痢との関連があるとされている．腸管出血性大腸菌感染症は三類感染症である．

[抗菌薬感受性]大腸菌はペニシリンを分解するペニシリナーゼを産生する株が多く，ペニシリン系には耐性であることが多い．アミノグリコシド系やセフェム系，ニューキノロン系に感受性があることが多いが，近年，キノロン耐性菌や基質拡張型βラクタマーゼ産生菌の増加が問題となっている．

2) その他の大腸菌

E. albertii, *E. blattae*, *E. fergusonii*, *E. hermannii*, *E. vulneris* などがあり，膿や喀痰，便などの臨床材料から分離される．自然界での分布は不明で，病原性についてもはっきりしていない．大腸菌との鑑別が問題となる．*E. albertii* は下痢を起こす病原体である．

b. 赤痢菌属(genus *Shigella*)

[分類]本菌属に含まれる4菌種は血清学的性状により，4つの亜群(subgroup)に分けられる(**表8**)．すなわち，シゲラ・ディセンテリエ(*Shigella dysenteriae*, 志賀菌)：A亜群(O抗原によって1〜12型に分類される)，*S. flexneri*(フレキシネル菌)：B亜群(1〜6型，X，Yの変異株)，*S. boydii*(ボイド菌)：C亜群(1〜18型)，*S. sonnei*(ソンネ菌)：D亜群(I相：スムース型，II相：ラフ型)などに分けられる．*S. sonnei* はバクテリオシンを産生することが多く，このバクテリオシンによって型別することができる．

[形態と培養]0.4〜0.6×1.0μmの中等大のグラム陰性桿菌で，通性嫌気性．鞭毛をもたず，運動性はない．莢膜はない．普通寒天培地によく発育

表8 赤痢菌の分類と血清型

菌種と亜群	血清型(O抗原)
A亜群：*S. dysenteriae*	1〜12型
B亜群：*S. flexneri*	1〜6型，X，Yの変異株
C亜群：*S. boydii*	1〜18型
D亜群：*S. sonnei*	I相：スムース型 II相：ラフ型 コリシン型別

表9 赤痢菌の生化学的性状

	A亜群 *S. dysenteriae*	B亜群 *S. flexneri*	C亜群 *S. boydii*	D亜群 *S. sonnei*
カタラーゼ	d*	+	+	+
運動性	−	−	−	−
インドール	d	d	d	−
ブドウ糖 (ガス産生)	−	d	−	−
乳糖	−	−	−	(+)
マンニトール	−	+	+	+
白糖	−	−	−	(+)
リジン	−	−	−	−
オルニチン	−	−	−	+
アルギニン	−	−	−	d

d：菌株により異なる．*S. dysenteriae* I型のみ陽性．
( )：遅れて陽性．

し，コロニーは大腸菌よりやや小さく円形，湿潤，やや透明度がある．非選択培地としてはBTB寒天培地があり，選択培地はSS寒天培地がある．

[生化学的性状]一般に乳糖非分解(ソンネ菌は遅分解)でブドウ糖を分解するもガスは産生しない(TSI：−/A−)．クエン酸塩を利用せず，H₂S産生陰性．VP反応陰性．ウレアーゼ陰性，リジン脱炭酸陰性，KCN培地に発育しない．インドールは陽性のものと陰性のものがある．*S. dysenteriae* はマンニトールを分解しない．*S. sonnei* はオルニチン脱炭酸陽性，乳糖，白糖を遅れて発酵分解する(表9)．

[細菌学的検査]赤痢菌の検査材料は便，汚染食品・水で，前述の選択培地および非選択培地で分離培養を行う．大腸菌とは生化学的性状で鑑別し，生化学的性状が赤痢菌に一致したら，血清学的に多価血清による亜群の決定や群因子血清によ

り菌型を決定する．

[病原性]細菌性赤痢の原因となる．細菌性赤痢は三類感染症である．哺乳動物の腸管に生息し，ヒトとサルに対し感染性腸炎を起こす．経口感染によって消化管に入った菌は大腸に達し，大腸粘膜に侵入して壊死，潰瘍を生じさせる．潜伏期は1～4日で，症状としては発熱，下痢（粘血便），しぶり腹（テネスムス tenesmus）などが特徴である．小児に急激に発症し，神経障害，循環障害，消化器障害など多臓器に障害をもたらし，予後が悪い場合を疫痢とよぶが，現在ではほとんどみられない．

S. dysenteriae は外毒素である赤痢菌毒素（志賀毒素 Shiga toxin）を産生する．この毒素は蛋白合成の阻害作用を有し，神経毒性や血管毒性があることで知られている．このため S. dysenteriae による場合が最も重症で，S. flexneri，S. boydii がこれに次ぎ，S. sonnei による場合は比較的軽症である場合が多い．S. dysenteriae，S. flexneri，S. boydii，S. sonnei は四種病原体等である．

わが国での細菌性赤痢の発生は，以前は S. sonnei が最も多かったものの，最近では東南アジア，中南米，アフリカなどの海外からの輸入例が増加し，S. flexneri による感染例が最も多くなっている．輸入サルからの二次感染もみられている．S. dysenteriae，S. boydii による感染例はほとんどみられない．

[抗菌薬感受性]わが国で分離される赤痢菌の大部分はサルファ剤，ストレプトマイシン，テトラサイクリンの3剤に対して耐性であり，この耐性はRプラスミドにより伝播される．ニューキノロン系抗菌薬に対しては感受性が高い．このほか，ホスホマイシンなどに対しても感受性がある．

c. サルモネラ属（genus *Salmonella*）

[分布]サルモネラ属の分類の基礎にはO抗原とH抗原の組み合わせによって分類するカウフマン・ホワイト（Kauffmann-White）の抗原表があり，2,000種を超す血清型があげられている．しかし，現在ではDNA相同性などの新しい分類学の見地から見直された．現在 *Salmonella* 属で独立した菌種は，*S. enterica*，*S. bongori*，*S. subserria* の3菌種で *S. enterica* には下記の6つの亜種が分類されている．*S. enterica* subspecies *enterica*，*salamae*，*houtenae*，*diarizonae*，*arizonae*，*indica* の6亜種．ヒトに病原性の高いチフス菌，パラチフス菌，ネズミチフス菌などは *S. enterica* subsp. *enterica* の血清型として位置づけられ，正式にはチフス菌は *Salmonella enterica* subsp. *enterica* serovar Typhi と記載されるべきであるが，亜種は省略して *Salmonella enterica* serovar Typhi と記載する．血清型別はO抗原により群別し，さらにH抗原の種類について細分する．H抗原は2つの異なった相（抗原構造）の間を可逆的に変異する．2つの異なった相をもつH抗原を複相性，1つしかないものを単相性と呼ぶ．

わが国で臨床材料から分離されるサルモネラ属の98～99%はO2群～O1，3，19群（A群～E群）までに含まれ，ヒトから高頻度に検出される血清型は S. Enteritidis，S. Typhimurium，S. Litchfield，S. infantis などである．

[形態と培養]中等大のグラム陰性桿菌で通性嫌気性．周毛性鞭毛を有し，運動性がある．普通寒天培地によく発育する．亜セレン酸塩，胆汁および胆汁酸塩，ブリリアントグリーンやニュートラルレッドなどのある種の色素に抵抗性があり，これらのものを含む選択培地がサルモネラの分離の際に利用されている（セレナイト・ブロス，ブリリアントグリーン寒天，SS寒天培地など）．

[生化学的性状]ブドウ糖を分解して酸とガスを産生するが，乳糖，白糖は分解しない（例外的に乳糖分解性のサルモネラもあるので注意が必要）．H_2S 産生陽性，リジン脱炭酸反応陽性．クエン酸塩を炭素源として利用し（*Salmonella* Typhi は陰性），KCN培地に発育しない．インドール反応陰性，ウレアーゼ陰性．生化学的性状がサルモネラの性状であれば，抗血清を用いて血清型を決定し同定する（**表10**）．

[病原性]サルモネラの宿主域は極めて広く，ヒトや各種の哺乳動物，鳥類などにわたっている．菌種によって宿主が限定されるもの（例えばヒトに

表10 サルモネラの抗原構造の例

O抗原群	血清型	O抗原	H抗原 I相	H抗原 II相
2群(A)	Paratyphi A	1, 2, 12	a	[1, 5]
4群(B)	Typhimurium	1, 4, [5], 12	i	1, 2
7群(C1)	Choleraesuis	6, 7	[c]	1, 5
9群(D1)	Sendai	1, 9, 12	a	1, 5
9群(D1)	Typhi	9, 12, [iv]	d	1, 5
9群(D1)	Enteritidis	1, 9, 12	g, m	[1, 7]

[ ]：かけている場合がある

対する Salmonella Typhi や Salmonella Paratyphi など）とヒトと共に多くの動物に感染するものがある．ヒトに対し病原性を示すものは，経口感染により急性胃腸炎や菌血症を起こす．臨床的には菌血症と食中毒の2つの病型があるが，この両型が混合した病型をとることも少なくない．

1）腸チフス，パラチフス（三類感染症）

腸チフスは腸チフス菌（サルモネラ・タイフィ Salmonella enterica serovar Typhi），パラチフスはパラチフスA菌（サルモネラ・パラタイフィ Salmonella enterica serovar Paratyphi A）によって起こる菌血症である．腸チフス，パラチフスは三類感染症である．

2）感染性腸炎（食中毒）

経口感染後8～48時間で急性胃腸炎を起こす．感染型食中毒で，ネズミチフス菌（Salmonella enterica serovar Typhimurium）や腸炎菌（エンテリディティス Salmonella enterica serovar Enteritidis）などが原因となることが多い．感染源としては感染動物（ブタ，ウシ，ニワトリ，シチメンチョウ）の肉や乳，卵や汚染された食物が多い．このほか，イヌやミドリガメなどのペットが感染源となることもあるので注意が必要である．症状としては発熱，腹痛，下痢，嘔吐，頭痛などである．多くは予後は良好で，一週間の経過で回復する．ただし，新生児や乳児などでは菌血症や敗血症，髄膜炎などを起こすこともあるので注意が必要である．

①腸チフス菌

（Salmonella enterica serovar Typhi）
[生化学的性状]ブドウ糖を分解するがガスを産生せず，乳糖，白糖は分解しない（TSA：-/-A）．H_2S産生陽性であるも産生量は少なく，クエン酸塩利用陰性，リジン脱炭酸反応陽性，オルニチン脱炭酸反応陰性であれば本菌を疑い，血清反応を行う．疫学マーカーとしてファージ型別が用いられる．

[病原性]経口感染により小腸に達した腸チフス菌は粘膜に侵入し，7～14日の潜伏期間の間，リンパ組織で増殖し，リンパ管を経て血流中に入り菌血症を起こす．症状としては40℃の高熱，脾腫，バラ疹など全身症状を呈し発症後3～4週目に極期から回復期に向かう．小腸のパイエル板などの壊死により腸出血，穿孔などにより重篤化し，死の転帰をたどることもある．治療後，特に胆石症などの患者では胆嚢内に菌が残る場合が多く，慢性保菌者となる．この場合はさらなる感染源として注意が必要である．S. Typhi は四種病原体等である．

[細菌学的検査]腸チフス菌の検査材料は，発病初期は血液あるいは骨髄液，第2週目ごろからは便，胆汁，尿を用いる．保菌者は胆汁を検査する．ヴィダール（Widal）反応（腸チフス抗原に対する血中抗体検査）は第3週目ごろより上昇するが，抗体価が十分に上昇しない場合もあるため，この検査だけで診断することは避ける必要がある．

[抗菌薬感受性]クロラムフェニコール，アンピシリン，ST合剤などに感受性が高く，これらの抗菌薬が治療に用いられている．このほか，ニューキノロン系抗菌薬に対する感受性も高く，有効である．

②パラチフスA菌

（Salmonella enterica serovar Paratyphi A）
ヒトにのみ病原性を示し，菌血症を起こす．症状は腸チフスと同様であるが軽症である．大部分の株は H_2S 産生陰性，リジン脱炭酸反応陰性，キシロース分解陰性である．S. Paratyphi は四種病原体等である．

③腸炎菌

（*Salmonella enterica* serovar Enteritidis）

食中毒の原因菌として頻度が高い．ゲルトネル菌とも呼ばれ，食中毒菌の中では病原性が高い．

④ネズミチフス菌

（*Salmonella enterica* serovar Typhimurium）

食中毒の原因菌としての頻度が高い．

⑤アリゾナ菌

（*Salmonella enterica* subsp. *Arizonae*）

ヘビやトカゲなどの爬虫類の常在菌でヒトに急性胃腸炎を起こす．ONPG陽性，マロン酸を利用し，リジン，オルニチン脱炭酸反応陽性である点でほかのサルモネラと鑑別される．

d. シトロバクター属（genus *Citrobacter*）

[分類]シトロバクター・フロインディイ（*Citrobacter freundii*），コセリ（*C. koseri*），*C. amalonaticus*, *C. barakii*, *C. diversus*, *C. farmeri*, *C. gillenii*, *C. murliniae*, *C. rodentium*, *C. sedlakii*, *C. werkmanii*, *C. youngae*, などの菌種がある．

[形態と培養]中等大のグラム陰性桿菌で，鞭毛を有する．普通寒天培地によく発育する．

[分布]ヒト，動物の腸管の常在細菌叢を構成する菌種で，自然界にも分布している．

[生化学的性状]ブドウ糖を分解し酸とガスをつくる．乳糖は菌株により分解，遅分解，非分解などさまざまである．H_2Sを産生し，インドール陰性である．他の菌と同様，O，K，H抗原の組み合わせで血清型別が行われる．

[病原性]他の腸内細菌と同様に尿路感染症や胆道系感染の原因菌となるとともに，髄膜炎，心内膜炎などを起こした例が報告されている．

[抗菌薬感受性]βラクタム薬をはじめ多くの抗菌薬に比較的耐性であることが多い．βラクタム薬の中では第三世代セフェム系あるいはカルバペネム系抗菌薬に対する感受性が良好である．

e. クレブシエラ属（genus *Klebsiella*）

[分類]肺炎桿菌クレブシエラ・ニューモニエ（*Klebsiella pneumoniae*）が代表菌種である．その他，*K. oxytoca*, *K. ozaenae* などが含まれる．

表11 クレブシエラ属の生化学的性状

	Klebsiella pneumoniae			*K. oxytoca*	*K. terrigena*
	K. pneumoniae	*K. ozaenae*	*K. rhinoscleromatis*		
インドール	−	−	−	＋	−
VP反応	＋	−	−	＋	＋
クエン酸	＋	d	−	＋	＋
マロン酸	＋	−	＋	d	d
ゼラチン液化	−	−	−	＋	−
ウレアーゼ	＋	d	＋	＋	＋
ブドウ糖（ガス）	＋	d	＋	＋	＋
乳糖（44.5℃でガス）	＋	−	−	−	−
乳糖（酸産生）	＋	＋	d	＋	＋
10℃発育	−	−	−	−	＋

[分布]自然界に広く分布するとともに，ヒトの常在細菌叢を形成している．上気道，口腔，腸管に生息する．臨床材料からも大腸菌と同様に分離される．その90％以上は*K. pneumoniae*であり，次いでオキシトカ（*K. oxytoca*），オゼネ（*K. ozaenae*）などが分離される．

[形態と培養]大腸菌に比べやや大きいグラム陰性桿菌（$0.3〜1.5 × 0.6〜6.0 \mu m$）で，厚い莢膜をもち，鞭毛はなく，非運動性である．通性嫌気性で普通寒天培地によく発育し，粘調性が高い灰白色で光沢のあるムコイド状のコロニーを作る．乳糖を分解し，BTB寒天培地では黄色，マッコンキー寒天培地ではピンクのコロニーを作る．

[生化学的性状]生化学的性状を**表11**に示す．一般にVP反応陰性，ブドウ糖を発酵分解し，酸とガスを産生する．非運動性で，H_2S産生陰性，KCN培地での発育陽性，クエン酸塩を利用し，オルニチン脱炭酸反応陰性，リジン脱炭酸反応陽性，アルギニン加水分解陰性である．一般的にウレアーゼを産生し，尿素を分解するが，フェニルアラニンは分解しない．

[病原性]臨床材料から多く分離され，呼吸器感染症，尿路感染症，肝・胆道感染症，敗血症，髄膜炎，創部感染症などの原因菌として分離される．

[抗菌薬感受性]ペニシリナーゼを産生するため，

ペニシリン系抗菌薬には耐性であることが多い．第三世代セフェム系やカルバペネム系抗菌薬に対する感受性が高い．

1) 肺炎桿菌(*Klebsiella pneumoniae*)

ヒトの臨床材料から最も高頻度に分離される．Friedlanderが1882年に最初に分離したので，フリードレンデル桿菌とも呼ばれている．肺炎などの呼吸器感染症，尿路感染症，肝・胆道系感染症，敗血症，髄膜炎，腹膜炎などの感染症の原因菌として頻度が高い．大酒家，アルコール依存症患者，老人ではしばしば劇症型の大葉性肺炎を起こしたり，膿胸などを起こす．

最近では第三世代セフェム薬に耐性の菌も出現しており，注意が必要である．この第三世代セフェム薬耐性菌はESBL (extended spectrum β lactamases：基質拡張型βラクタマーゼ)産生菌とよばれ，わが国でも分離頻度が上昇してきている．

2) クレブシエラ・オキシトカ
(*Klebsiella oxytoca*)

インドール陽性の点などで鑑別される．ペニシリン内服の際の菌交代症として出血性腸炎を起こすことがある．

f. エンテロバクター属
genus *Enterobacter*

[分類]エンテロバクター・クロアカ(*Enterobacter cloacae*)が代表菌種である．このほかアグロメランス(*E. agglomerans*)，エロゲネス(*E. aerogenes*)などが含まれる．
[分布]水，土壌などの自然界や動物，ヒトの腸管などに広く分布する．ペニシリンやセフェム系抗菌薬に耐性であることが多く，これらの抗菌薬が多く使用されるにつれ，各種臨床材料からの分離頻度も増加してきている．
[形態と培養]中等大のグラム陰性桿菌で，周毛性鞭毛を有し，運動性がある．普通寒天培地によく発育する．乳糖を分解し，BTB寒天培地を黄変させる．

[生化学的性状]一般にブドウ糖を分解し，酸とガスをつくる(TSA：A/AG)．運動性陽性，インドール産生陰性．クエン酸，酢酸を炭素源として利用する．VP反応陽性，H$_2$S産生陰性，オルニチン脱炭酸反応陽性である．クレブシエラとの鑑別点は運動性陽性，オルニチン脱炭酸反応陽性である．
[病原性]日和見感染症の原因菌の1つで，尿路感染症，創部感染症，カテーテル感染症などを起こす．
[抗菌薬感受性]ほとんどの菌種がクラスC (AmpC)βラクタマーゼを産生し，βラクタム薬をはじめ多くの抗菌薬に耐性であることが多い．βラクタム薬の中では第三世代セフェム系あるいはカルバペネム系抗菌薬に対する感受性が比較的高いが，他の腸内細菌属と同じくESBLを産生する株もあり，注意が必要である．

g. クロノバクター属(genus *Cronobacter*)

腸内細菌科のグラム陰性桿菌．サカザキ菌(*Cronobacter sakazakii*，旧名 *Enterobacter sakazakii*)はかつては *E. cloacae* のうち黄色コロニーを形成する株とされていたが，1980年に *E. cloacae* とは異なる細菌であるとされた．2008年にはIversenらによって *Cronobacter* 属が新設され，*E. sakazakii* は *Cronobacter* 属の複数の種に分割された．現在は次の7種が記載されている．*Cronobacter condimenti*, *Cronobacter dublinensis*, *Cronobacter malonaticus*, *Cronobacter muytjensii*, *Cronobacter sakazakii*, *Cronobacter turicensis*, *Cronobacter universalis*. 新生児の髄膜炎，敗血症の原因菌として重要である．

h. セラチア属(genus *Serratia*)

[分類]Bizio(1823)が赤色色素を産生する菌として最初に記載したもので，セラチア・マルセッセンス(*Serratia marcescens*)が代表菌種である．このほか，リカファシエンス(*S. liquefaciens*)，プリムシカ(*S. plymuthica*)などが含まれるが，色素非産生のものも多い．
[分布]空気中，水中などに広く分布し，病院環境

中からも分離されるが、ヒト腸管への定着性は比較的弱い。ヒトの臨床材料から最も高頻度に分離されるのは S. marcescens で、尿や各種膿分泌物、喀痰などから分離されることが多い。

[形態と培養]グラム陰性桿菌で、周毛性鞭毛を有し、運動性がある。通性嫌気性である。莢膜をもつものもある。普通寒天培地によく発育する。S. marcescens や S. plymuthica はプロジギオシン prodigiosin と呼ばれる水に不溶性の赤色色素を産生する。

[生化学的性状]運動性陽性、インドール産生陰性。クエン酸を炭素源として利用する。一般にVP反応陽性、H_2S 産生陰性、フェニルアラニン脱アミノ反応陰性。ゼラチン液化陽性。DNase産生陽性で、リジン、オルニチン脱炭酸反応は菌種によるが一般に陽性である。

[病原性]日和見感染症の原因菌のひとつで、尿路感染症、呼吸器感染症、創部感染、カテーテル感染などの多くの感染症を起こすことが知られている。カテーテルやネブライザーなど医療器具からの感染も多く院内感染の原因菌としても注意する必要がある。特に癌や白血病など重篤な基礎疾患を有する患者、カテーテル留置患者などの免疫不全患者には感染を起こしやすい。

[抗菌薬感受性]βラクタマーゼ（セファロスポリナーゼ）を産生し、シトロバクター属と同様でペニシリン、セフェム系抗菌薬などのβラクタム薬をはじめ多くの抗菌薬に耐性であることが多い。βラクタム薬の中では第三世代セフェム系あるいはカルバペネム系抗菌薬に対する感受性が比較的高いが、カルバペネム系抗菌薬を分解するclass B型βラクタマーゼを産生する株も報告されている。

1) セラチア・マルセッセンス（霊菌・レイ菌）
   （Serratia marcescens）

セラチア属の中で、ヒトの臨床材料から最も高頻度に分類される。臨床材料から分離されるものは色素（プロジギオシン）を産生しないものも多い。日和見感染症として尿路感染症、腹膜炎、肺炎などの原因菌となる。院内感染の原因菌として

も重要である。血清型別や生物型、バクテリオシン型別などが疫学マーカーとして利用されている。

2) その他のセラチア

S. liquefaciens や S. rubidaea などが臨床材料から分離され、通常は病原性は低いが、日和見感染症の原因菌となる。

i. エルシニア属（genus Yersinia）

[分類]ペスト菌：エルシニア・ペスティス（Yersinia pestis）が代表菌種である。このほか、シュードツベルクローシス（Y. pseudotuberculosis）、エンテロコリティカ（Y. enterocolitica）やインターミディア（Y. intermedia）などが含まれる。

[形態と培養]グラム陰性の小桿菌で、通性嫌気性。莢膜はない。低温域でよく発育し、至適発育温度は27〜30℃。普通寒天培地に発育するが、ペスト菌はマッコンキー寒天培地やSS寒天培地には発育せず、血液寒天培地やヘミン添加培地での発育が良好である。

[生化学的性状]25℃培養と37℃培養で運動性やVP反応、一部の炭水化物の発酵性に相違がある。腸内細菌の一般性状のほか、ブドウ糖を発酵するが、ガス非産生。乳糖非分解（TSI：-/A-）。H_2S 産生陰性。クエン酸塩、KCN培地での発育陰性。リジン脱炭酸反応陰性、フェニルアラニン脱アミノ酸反応陰性。VP反応陰性。ゼラチン液化陰性。運動はあるものとないものがある。

1) エルシニア・ペスチス（ペスト菌）
   （Yersinia pestis）

14〜15世紀にかけてヨーロッパ全域で流行し、黒死病と恐れられた、ペスト（plague）の病原体である。1893年の香港での流行の際に北里柴三郎、Yersinによってそれぞれ独立して分離発見された。わが国では明治時代に小流行があったが、現在は全く存在せず、検疫伝染病として監視が続けられている。世界的には中国、東南アジア（ベトナム、ビルマ）、米国、アフリカ、南米などでペストの発生がみられている。

[形態と培養]0.5〜0.8×1.5〜2.0 μm の卵円形のグラム陰性桿菌．通性嫌気性．鞭毛はない．両極染色性(bipolar staining)を示す．芽胞は有さないが，37℃で培養すると，菌体の周囲に膜様のエンベロープ(envelope)が認められ，墨汁染色や蛍光抗体法で観察できる．至適発育温度は 28〜29℃で，4℃でも 42℃でも発育する．普通寒天培地にも発育するが，血液寒天培地やヘミン添加培地によく発育する．24〜48 時間培養で，灰白色，露滴状の光沢のあるコロニーを作る．
[生化学的性状]ブドウ糖を発酵し，ガス非産生．白糖非分解，エスクリン加水分解陽性．オルニチン脱炭酸反応陰性，ウレアーゼ陰性，クエン酸塩利用陰性．インドール非産生．
[毒素と抗原]易熱性の蛋白毒素が知られており，抗原としてはエンベロープと菌体抗原がある．エンベロープ抗原はペスト菌特有の易熱性蛋白多糖体抗原で毒性と関連があるとされており，これに対する抗血清は診断に用いられる．O 抗原は耐熱性，*Y. pseudotuberculosis* と共通の抗原性をもつ．病原株はチフス菌の Vi 抗原に相当する VW 抗原複合体を有する．V 抗原は菌体結合性の分子量 90,000 の蛋白であり，W 抗原は菌体外に分泌される分子量 90,000 の蛋白で協働で貪食に抵抗する．
[抵抗性]本菌の抵抗性は比較的弱く，直射日光で 1〜4 時間，55℃の加熱処理，0.5％石炭酸(フェノール)で 10〜15 分間で死滅する．
[病原性]ペストはもともと流行地に生息するげっ歯類，特にネズミ類に流行する伝染病であり，これがノミによって媒介されヒトに伝染する．ヒトにおける病型としては，腺ペストと肺ペストがある．腺ペストはノミの刺し口からペスト菌が体内に入り込み，近接のリンパ節の腫脹，出血性炎症を起こす．全身症状として突発性高熱，頭痛，意識混濁などが起こり，酩酊様顔貌(ペスト顔貌)を呈する．ペスト菌の内毒素により，皮下出血や臓器出血が起こり，これらの出血斑が黒点となることから黒死病と呼ばれる．この場合は敗血症を伴い死亡率は高い．肺ペストは腺ペストの流行に散発的に起こったペスト性肺炎により飛沫感染で伝染することで生じる．出血性肺炎を起こし死亡率は 100％に近い．ペストは一類感染症でありペスト菌は二種病原体等である．
[抗菌薬感受性]ペニシリン系は無効で，テトラサイクリン系抗菌薬，ストレプトマイシン，サルファ剤が有効であるとされる．
[予防]死菌ワクチンおよび弱毒生ワクチンが使用される．
[検査]腺ペストでは腫脹部の組織液や膿汁，リンパ節組織，肺ペストでは喀痰，血液などが検査材料となる．抗エンベロープ血清による血清診断も行われる．染色での特徴的な形態に注意する．ペストの診断は 96 時間以内に決定することが望ましい．

2) エルシニア・エンテロコリティカ
  (*Yersinia enterocolitica*)

[分布]ブタなどの家畜や，イヌ，サルなどの哺乳動物に分布する．感染源には汚染食肉，飲料水，食品，ペットなどがなる．
[形態と培養]グラム陰性桿菌で通性嫌気性．芽胞はない．30℃以下では鞭毛を有するが，37℃培養では鞭毛を形成しない．普通寒天，SS 寒天培地，胆汁酸塩加培地によく発育する．48 時間培養で半透明，灰白色の S 型コロニーを作る．至適温度は 28〜30℃．
[生化学的性状]腸内細菌の一般性状を示しオルニチン脱炭酸反応陽性，ウレアーゼ陽性，クエン酸塩利用陰性．白糖を発酵し，乳糖，サリシン，ラムノース，ラフィノース，メリビオースは発酵しない．エスクリン加水分解陰性．
[血清型]57 種の O 抗原と 19 種の H 抗原，6 種の K 抗原があり，その組み合わせで多数の血清型を示す．ヒトから多く分離される血清型は，O3，O5，O8，O9 型などで，わが国では O3 型が多い．
[病原性]経口感染で①腸間膜リンパ節炎，回腸炎，虫垂炎，②胃腸炎，③菌血症などを起こす．潜伏期は 1〜7 日．リンパ節に親和性があり，回腸末端のリンパ節に病変を起こし，回腸炎の病像を起こす．3 歳以下の乳・幼児では②の胃腸炎型

が多いのに対し，成人では①，③の病型が主となる．結節性紅斑や関節炎を起こすほか，食中毒の原因菌となる．
[抗菌薬感受性]βラクタマーゼを産生するので，ペニシリン系やセフェム系第一世代，第二世代は耐性であることが多い．第三世代セフェム系やカルバペネム系，アミノグリコシド系，テトラサイクリン系が抗菌力を持つ．
[検査]ヒトの便や腸間膜リンパ節，血液などが検査材料となる．SS寒天培地で48時間分離培養する．

3）エルシニア・シュードツベルクローシス（*Yersinia pseudotuberculosis*）

本菌はモルモットやウサギなどの偽結核症の原因菌で，肝臓や脾臓に小結節を作る．ヒトへの感染は比較的少ないが，ほとんどが腸間膜リンパ節炎の病型で時に下痢症を起こしたり，結節性コウハンや関節炎，眼症状を伴うことがある．形態的にはペスト菌に類似するが，30℃以下の培養では鞭毛を形成し，運動性となることなどで鑑別される．普通寒天培地，マッコンキー寒天培地に発育するも，SS寒天培地には発育しない．通性嫌気性で極染色性がある．

オルニチン脱炭酸反応陰性，ウレアーゼ陽性，クエン酸塩利用陰性．インドール産生陰性．ブドウ糖発酵ガス非産生．白糖非分解．サリシン，ラムノースを発酵し，エスクリン加水分解陽性．

j．プロテウス属（genus *Proteus*）

[分類]プロテウス・ブルガリス（*Proteus vulgaris*），ミラビリス（*P. mirabilis*），ミクソファシエンス（*P. myxofaciens*）の3菌種が含まれる．
[分布]水，土壌などの自然界に広く分布するとともに，動物やヒトの腸管などに存在する．
[形態と培養]中等大のグラム陰性桿菌で，通性嫌気性．周毛性鞭毛を有し，運動性がある．莢膜はない．普通寒天培地によく発育し，遊走する性質をもっている．この遊走現象のことをスウォーミング（swarming）といい，特に寒天培地表面の湿潤度が高い場合に著明で，寒天培地上で限局したコロニーをつくらず，薄く培地一面に広がる．このスウォーミングにより同時に分離された菌が覆われ，分離が不可能な場合もあるため，注意が必要である．寒天濃度が高い場合や，胆汁あるいは胆汁酸塩などを含んだ培地（マッコンキー寒天培地，SS寒天培地）などではこの現象は抑制される．
[生化学的性状]腸内細菌の性状を示し，ブドウ糖を分解し少量のガスを産生し，乳糖を発酵しないなどの性状を有する．ウレアーゼ陽性，フェニルアラニン脱アミノ酸反応陽性．リジン脱炭酸反応陽性，アルギニン加水分解陰性，マロン酸利用陰性，運動性陽性，インドール産生陰性．H_2S産生陽性．*P. vulgaris*，*P. mirabilis*，*P. myxofaciens*の3種はインドール産生性，オルニチン脱炭酸試験，マルトース分解性の点で鑑別される．
[病原性]尿路感染症，特に慢性尿路感染症や尿道留置カテーテル患者での尿路感染症の原因菌となる．その理由としては，ウレアーゼ産生性や運動性，さらには線毛による粘膜付着作用などが考えられている．このほか創部感染や，肝・胆道系感染，呼吸器感染症などを起こすことが知られている．
[抗菌薬感受性]インドール陽性の*P. vulgaris*はβラクタマーゼ（セファロスポリナーゼ）を産生し，多くのβラクタム薬に耐性であることが多い．βラクタム薬の中では第三世代セフェム系あるいはカルバペネム系抗菌薬に対する感受性が比較的高い．これに対し，インドール陰性の*P. mirabilis*は多くのβラクタム薬に感受性である．

k．プレジオモナス属（genus *Plesiomonas*）

[性状]プレジオモナス・シゲロイデス（*Plesiomonas shigelloides*）1菌種のみ含まれる．河川水，淡水魚，イヌ，ネコなどの動物に分布している．グラム陰性桿菌で通性嫌気性．一端に数本の鞭毛をもつ（極多毛）．白糖，マニトール非分解で，イノシット分解，リジン脱炭酸反応陽性，アルギニン加水分解などの性状からビブリオ，エロモナスと区別される．
[病原性]下痢症を起こす食中毒の原因菌である．東南アジアなどの海外旅行者よりしばしば分離さ

れる.

2. ビブリオ科(family *Vibrionaceae*)

ビブリオとは「振動する」意味であり，共通的な特徴としてグラム陰性の無芽胞性桿菌で，原則として単毛の鞭毛を有し運動性がある．通性嫌気性でブドウ糖を発酵し，カタラーゼ陽性，チトクロムオキシダーゼ陽性．腸内細菌とはオキシダーゼ陽性で鑑別される(表12).

ビブリオは淡水や海水，冷血動物，魚介類などから分離され，ヒトに胃腸炎，下痢症，菌血症などを起こす．

a. ビブリオ属(genus *Vibrio*)

グラム陰性桿菌の中等大の桿菌で，彎曲していることが多い．菌体の一端に単毛性の鞭毛をもち活発な運動をする．多数の細菌が含まれるが臨床微生物学的には次の菌種が重要である．コレラ菌；ビブリオ・コレラ(*Vibrio cholerae*)，非O1型コレラ菌(*V. cholera* non O1)，腸炎ビブリオ；パラヘモリティカス(*V. parahaemolyticus*)，バルニフィカス(*V. vulnificus*)，ミミカス(*V. mimicus*)，フルビアリス(*V. fluvialis*)，アルジノリチカス(*V. alginolyticus*)などが重要である．コレラ菌と *V. mimicus* は淡水に生息し，その他のビブリオは海水に生息する(halophilic Vibrio).

カタラーゼおよびオキシダーゼともに陽性で，ブドウ糖を発酵し，酸を産生するがガスは産生しない．リジンおよびオルニチン脱炭酸反応陽性．アルギニン加水分解陰性．

1) コレラ菌(*Vibrio cholerae*)

ロベルト・コッホ(Robert Koch)が1983年エジプトで初めて分離に成功した菌で，ビブリオ属の代表的な菌である．

[分布]インドのガンジス河デルタ地域が起源とされ，インド亜大陸や東南アジア，アフリカ各地で分離される．しばしば世界的流行を起こし，流行地以外のところにも患者が発生している．わが国でも流行地からの輸入感染症として発生がみられ

表12 ビブリオ科と腸内細菌の鑑別

	ビブリオ属	エロモナス属	腸内細菌
鞭毛	単毛性	単毛性	周毛性またはなし
OFテスト	F	F	F
オキシダーゼ	+	+	−
DNase	−	+	d
オルニチン脱炭酸	+	−	d
アルギニン加水分解	−	+	d
リジン脱炭酸	+	−	d
ブドウ糖(ガス)	−	−or+	+
マニトール(酸)	+	+	d
イノシット(酸)	−	−	d

ている．

[形態と培養]0.5×1.0～5.0 μm のコンマ状に彎曲したグラム陰性桿菌．通性嫌気性で芽胞，莢膜はない．菌体の一端に単毛性の鞭毛を持ち活発に運動する．生標本での運動性は特徴的で，飛蚊状などと形容される．鞭毛には腸内細菌と異なり被膜(sheath)がある．

普通培地によく発育する．発育至適 pH は 7.6～8.2 でアルカリ側でよく発育する．高温では死滅しやすく，発育温度域は 30～40℃ で至適発育温度は 37℃ である．選択培地としては TCBS 寒天培地，ビブリオ寒天培地，アルカリ性寒天培地などが用いられる．TCBS 寒天培地では白糖を分解するために，黄色で円形の盛り上がった透明のコロニーを作る．

[生化学的性状]ビブリオ属の一般共通性状を示す．白糖，ブドウ糖，マニトール，マルトースを分解し，酸を作るがガスは産生しない．乳糖は遅分解．イノシット，アラビノース，サリシン非分解．インドール陽性．リジンおよびオルニチン脱炭酸反応陽性．アルギニン加水分解陰性．H_2S 産生陰性．ゼラチン液化陽性．コレラ赤反応陽性．コレラ赤反応(cholera red reaction)はトリプトファンを多量に含むペプトン水でコレラ菌を培養するとインドールを産生し，同時に培地中の硝酸塩を亜硝酸塩に還元する．これに濃硫酸を加えるとニトロゾ・インドールが生じ赤変する．ただし

表13 コレラ菌の血清型

血清型	抗原因子	凝集反応 小川型特異血清(抗B)	凝集反応 稲葉型特異血清(抗C)
小川型(異型)	AB	+	−
稲葉型(原型)	AC	−	+
彦島型(中間型)	ABC	+	+

表14 コレラ菌の生物型と鑑別

	アジア型	エルトール型
溶血性(ヤギまたはヒツジ赤血球)	−	＋*
ポリミキシンB感受性	＋	−
ニワトリ赤血球凝集反応	−	＋
VP反応	−	＋
ファージⅣ感受性	＋	−

*1963年以降の株は陰性.

これはコレラ菌に特有のものではない.

[菌型]血清型,生物型,ファージ型などがあり疫学調査に利用されている.

(1) 血清型〔serovar(serotype)〕:V. cholerae はO抗原によって80以上の血清型に分けられ,そのO抗原型でO1型はコレラ菌,O1型以外のO2以下のビブリオはコレラ菌の抗血清(O1血清)で凝集しないため,NAGビブリオ(非凝集性ビブリオ non-agglutinable Vibrio)または非O1型コレラ菌とよばれてきた.1992年にO139によるコレラが流行し,感染症法ではO1とO139血清型をコレラの原因細菌として認めている.

O1型ビブリオすなわちコレラ菌は抗原因子A,B,Cの組み合わせにより,小川型(AB),稲葉型(AC),彦島型(ABC)の3種の血清に分けられる(表13).

(2) 生物型〔biovar(biotype)〕:アジア型(アジアコレラ菌)およびエルトール型(エルトールコレラ菌)に分けられる.この生物型の鑑別点を表14に示す.エルトールコレラ菌は1905年,エジプトのシナイ半島のトール(El Tor)検疫所で分離されたもので,古くから知られていたアジア型コレラ菌とは,ヤギまたはヒツジ赤血球を溶血することや,ポリミキシンB感受性の違いなどから別の生物型として区別することとなった.なお,生物型と血清型には関連はない.

(3) ファージ型:Ⅰ~Ⅳ種のファージに対する感受性から5種のファージ型に区別される.すべてのアジア型はファージⅣに感受性であるが,エルトール型はファージⅣに耐性であることから鑑別が可能となる.このほかプロファージ型などもある.

[毒素]コレラ毒素〔コレラゲン(choleragen)あるいはコレラエンテロトキシン(cholera enterotoxin)〕を産生し,下痢症を起こす.コレラの下痢症の発現機構はエンテロトキシンによる腸管粘膜の水分吸収障害による.すなわち,コレラ菌が小腸内で増殖し,この増殖したコレラ菌が産生するエンテロトキシンによって腸管粘膜の水分の吸収障害が起こり,体液が腸管内へ大量に流出して下痢が起こる.

コレラ菌の毒力を知る方法としては,Dutta test(乳飲みウサギに経口的に投与し,コレラ症状を起こす方法),De test(ウサギの腸管を結紮し,その中に菌液を接種し,管腔内に大量の液体貯留を起こす方法)などがある.

[抵抗性]酸に比較的弱く健康人の胃液によって殺菌される.淡水,海水では数日から3週間,汚染食品では室温で1~2日,冷蔵庫で3~7日間生存する.消毒薬にも感受性である.

[病原性]コレラは飲食物などを開始,経口感染により激しい下痢症を起こす.経口的に感染し,胃液で殺菌されなかったコレラ菌は小腸で急激に増殖し,通常1日以内の潜伏期(短い場合は3~4時間,長い場合は4~5日)の後,いわゆるコレラ症状をもって発症する.コレラ症状とは不安感に引き続いて起こる多量の水様性,白色の下痢(米のとぎ汁様便)や嘔吐などで,下痢の量は全経過を通じて数回から数十回に及び,その結果著しい脱水症状と電解質異常をきたし,ショック状態に陥る.発熱や腹痛はあまりない.

エルトール型によるものはアジア型に比べて症状が軽く,健康保菌者もみられる.最近のコレラ菌はほとんどがエルトール型であったが,一部アジア型も再びみられるようになってきている.

コレラ菌は酸に抵抗性が弱い．このため，健康なヒトに比べ，胃切除などを受けたヒトは胃酸分泌などがないため，コレラ菌に感染しやすく重篤になりやすいので注意が必要である．

コレラは三類感染症でありコレラ菌は四種病原体等である．

[抗菌薬感受性]ほとんどの抗菌薬に感受性を示す．テトラサイクリン，クロラムフェニコール，アミノグリコシド系，ニューキノロン系抗菌薬に感受性が高い．

[予防・ワクチン]加熱死菌ワクチンが予防として用いられ，コレラ汚染地域に行く際にはワクチン接種を行う．ワクチン接種により約6カ月間感染防御効果があるといわれている．

[検査]コレラ菌の証明が必須である．患者は大量の菌を排泄するため，迅速な対応が必要である．検査材料は便，嘔吐物，飲食品などで，直接検査としてグラム染色，蛍光抗体法，暗視野法などでコレラ菌の特徴的な形態，運動性などを確認する．

増菌培養ではアルカリ性ペプトン水(pH 8.2〜8.6)を用い，分離培地はTCBS寒天培地，ビブリオ寒天培地などを用いる．このほか，アルカリ性普通寒天培地(pH 8.2〜8.6)も併用できる．疑わしいコロニーについては凝集反応を行い，生物学的性状や血清反応などによって菌を同定していく．また，最近ではモノクローナル抗体を利用したラテックス凝集反応などによって迅速にコレラ毒素の検出も可能であり，診断に利用されている．

2) NAGビブリオコレラ (non-agglutinable *Vibrio cholera*; non-O1 *V. cholerae*)

O抗原型でO1型コレラ菌以外のO2以下のビブリオはコレラ菌の抗血清で凝集せず，NAGビブリオまたは非O1型コレラ菌とよばれる．H抗原は共通である．

感染症法第四種ではO1とO139が含まれ，これらはCT毒素を出す．一方でほとんどのnon-O1型は毒素を産生しない．

しばしば水や下痢患者から分離され，旅行者下痢症の原因菌として重要である．コレラ様の流行を起こすとも報告されており，そのほか創部感染，胆道感染，菌血症など多彩な病像を示す．下痢の場合の治療はコレラに順次，その他の場合は抗菌薬による治療が行われる．

3) 腸炎ビブリオ (*Vibrio parahaemolyticus*)

病原性のあるビブリオとしてコレラ菌と並んで重要な菌である．1950年，大阪府下で起こった食中毒の原因菌として藤野によって初めて分離された菌である．好塩性(halophilic)で，食中毒の原因菌として極めて頻度が高い．

[分布]沿岸の海水に生息し，夏季に増殖し，魚介類から広く検出され，直接または間接に汚染された食品を介してヒトに感染する．わが国だけではなく，東南アジア各地，インド，アメリカ，ヨーロッパなどにも分布し，食中毒や旅行者下痢症など報告されている．

[形態と培養]グラム陰性桿菌で，一端に1本あるいは周毛性に鞭毛を有し活発に運動する．発育至適温度は30〜37℃，発育pH 5.3〜10.0，至適pH 7.4〜8.2．好塩性で食塩を含まない培地には発育しない．ただし，血液寒天培地には発育する．寒天培地上では円形でやや隆起したS型のコロニーを作る．しばしばM型やR型のコロニーも混在する．

[生化学的性状]ビブリオとしての一般性状を示す．ブドウ糖を発酵するもガス産生はない．乳糖，白糖は分解しない．インドール陽性．ゼラチン液化陽性．2〜3%NaCl濃度の培地にはよく発育するが，0.5%NaCl濃度の通常の培地には発育しない．8%NaCl濃度の培地までは発育するが，10%NaCl濃度の培地では発育しない．白糖非分解性と10%NaCl濃度の培地では発育しない点はビブリオ・アルギノリチカスとの鑑別点となる．

[血清型]特異抗原としてOおよびK抗原があり，その組み合わせにより血清型が決められる．

[神奈川現象]ヒト由来菌の多くは特定の条件下でヒトまたはウサギの血球を溶血する．この現象を"神奈川現象"という．海水由来菌にはこの現象はみられない．神奈川現象陽性株は耐熱性溶血毒を産生し，細胞毒性がある．

[病原性]ヒトに感染型の食中毒を起こす．潜伏期は10～24時間で腹痛，下痢，発熱が主症状で悪心，嘔吐を伴うことも多い．通常，2～3日で回復する．特に7～9月に多発し，わが国の食中毒の原因菌として頻度が高く重要である．

[抗菌薬感受性]クロラムフェニコールやテトラサイクリン系，マクロライド系，ニューキノロン系抗菌薬に感受性が高い．アンピシリンには耐性の場合が多い．

[検査]検査は原則としてすべての培地の食塩濃度を3％にして行う．検査材料は便，嘔吐物，食品などであり，雑巾培養は4％食塩加ペプトン水，分離培地としてはTCBS寒天培地，ビブリオ寒天培地などを用いる．白糖非分解なので，いずれの培地でも中性色を呈する．疑わしいコロニーについて，耐塩性やその他の生化学的性状を調べるとともに，K抗原血清による凝集反応や神奈川現象などを検討する．

臨床検体(ヒトの下痢便など)から検出される株は耐熱性溶血毒(thermostable direct hemolysin；TDH)や易熱性の耐熱性溶血毒類似毒(TDH-related hemolysin；TRH)が陽性であるが，環境由来株は陰性である．

4) ビブリオ・バルニフィカス (*Vibrio vulnificus*)

乳糖分解性の腸炎ビブリオ類似の好塩性ビブリオである．肝疾患などの基礎疾患を有するヒトに創部感染や菌血症などの全身感染を起こし，しばしば重篤な転帰をたどる．沿岸海水，魚介類に分布する．一般のビブリオの生化学的性状を有するが，乳糖を分解し，白糖非分解，VP反応陰性，8％食塩加ペプトン水で発育しない性状などが主な鑑別点となる．

病原性に関連する毒素を産生することが知られている．クロラムフェニコールやテトラサイクリン系，第三世代セフェム薬などに感受性が高い．激烈な経過をたどるため死亡率は高く，迅速な診断および治療が必要である．

5) ビブリオ・ミミカス (*Vibrio mimicus*)

食中毒の原因菌で，コレラ菌と極めて類似し，生化学的性状，血清学的に鑑別しがたいことが多い．白糖非分解，VP反応陰性の点でコレラ菌と区別される．魚介類の生食により感染して下痢を起こす．エンテロトキシンを産生する株も報告されている．

淡水，海水，魚介類から分離される．TCBS寒天培地上では腸炎ビブリオより小さいコロニーを作り黄色を呈さない．

6) ビブリオ・フルビアリス (*Vibrio fluvialis*) およびビブリオ・ファーニシー (*Vibrio furnissii*)

食中毒の原因菌で，以前 group F ビブリオとよばれていたもので，近年では，わが国をはじめ各国でその存在が認められるようになってきた．河川，沿岸海水中に広く分布し，魚介類からも分離される．好塩性ビブリオで，易熱性のエンテロトキシンを産生し，下痢症を起こす．以前はブドウ糖からガス産生のないものを生物型1，ガス産生のあるものを生物型2としていたが，現在は生物型2を *V. furnissii* として別種の菌としている．

白糖を分解するのでTCBS寒天培地上のコロニーはコレラ菌と似ている．リジンおよびオルニチン脱炭酸反応陰性．アルギニン加水分解陽性．食塩耐容性の点でそのほかのビブリオ，エロモナス属と区別される．

7) ビブリオ・アルジノリチカス (*Vibrio alginolyticus*)

海水に常在する．腸炎ビブリオと異なり，腸管病原性はない．海水との接触でヒトに目や耳の創感染や中耳炎，菌血症を起こす．下痢便から分離された場合には腸炎ビブリオやコレラ菌との鑑別をする必要がある．白糖を分解し，VP反応陽性，血液寒天培地を溶血し，10％食塩加ペプトン水に発育する点などで鑑別する．

8) その他のビブリオ

ビブリオ・ホリセ (*V. hollisae*) はヒトに下痢を起こすことがある．TCBS寒天培地，マッコンキー寒天培地に発育しないが，ヒツジ血液寒天培地に発育する．ビブリオ・メチニコフィイ (*V.*

metschnikovii)は河川，海水に分布し，ヒトや動物の腸管からも分離され，菌血症を起こすことがある．ビブリオ・ダムセラ(*V. damsela*)もヒトに創部感染を起こすことがある．

3. エロモナス科
(family *Aeromonadaceae*)

[分類]エロモナス・ヒドロフィラ(*Aeromonas hydrophila*)が代表的な菌種でそのほかキャビエ(*A. caviae*)，ソブリア(*A. sobria*)などが含まれる．

　グラム陰性桿菌で一端に一本ないし数本の鞭毛をもち運動性がある．通性嫌気性でオキシダーゼ陽性．ブドウ糖を発酵するなどの特徴をもつ．

[分布]淡水，河川，汚水，淡水魚などに生息する．飲料水や淡水魚などを介してヒトに感染する．

[形態と培養]グラム陰性桿菌で鞭毛をもち運動性がある．芽胞はもたない．通性嫌気性で発育至適温度は30℃，生物学的活性は22℃で強い．普通寒天培地によく発育し，TCBS培地にはほとんど発育しない．DHL寒天培地で大腸菌によく似たコロニーを作る．*A. hydrophila*は血液寒天培地上でβ溶血を示す株が多い．

[生化学的性状]オキシダーゼ陽性．硝酸塩を亜硝酸塩へ還元する．ブドウ糖を発酵し酸を作る．ガスは産生するものと産生しないものがある．白糖，乳糖を分解する．運動性があるが，弱い場合は25℃培養で確認する．しばしばエンテロバクター，シトロバクター，大腸菌と区別しにくいことがあり，オキシダーゼ陽性が重要な鑑別点となる．

[病原性]もともと淡水魚やカエル，ヘビなどの冷血動物の病原菌である．*A. hydrophila*と*A. sobria*はヒトに胃腸炎を起こし，食中毒の原因菌となる．前者はまた白血病や担癌患者など免疫機能が低下したヒトに菌血症，尿路感染，創部感染などを起こすことが報告されている．

[抗菌薬感受性]*A. hydrophila*はβラクタマーゼを産生するため，ペニシリン系や第一世代セフェム系は耐性であることが多い．第三世代セフェム系やカルバペネム系，ニューキノロン系，テトラサイクリン系などに感受性がある．

4. パスツレラ科
(family *Pasteurellaceae*)

a. パスツレラ属(genus *Pasteurella*)

[分類]パスツレラ・マルトシダ(*Pasteurella multocida*)が臨床的に重要な菌種である．このほか，ヘモリチカ(*P. haemolytica*)，ニューモトロピカ(*P. pneumotropica*)，エロゲネス(*P. aerogenes*)などがヒトの臨床材料から分離されることがあるが，病的意義は不明である．

1) パスツレラ・マルトシダ
　　(*Pasteurella multocida*)

[分布]元来，動物の病原菌であり，ヒトの臨床材料としては喀痰，膿，血液などから分離される．

[形態と培養]通性嫌気性のグラム陰性の小球桿菌．運動性はなく，芽胞はない．しばしば極染色性がみられる．至適発育温度は35～37℃で，血液寒天培地やチョコレート寒天培地によく発育する．非溶血性．普通寒天培地にも発育するが，SS寒天培地など胆汁を含む培地には発育しない．病原性の強いコロニーはS型の蛍光を帯びたコ

表15　パスツレラ・マルトシダの性状

テスト	反応
オキシダーゼ	＋
カタラーゼ	＋
硝酸塩還元	＋
H_2S	＋
インドール	＋
溶血性	－
VP反応	－
ウレアーゼ	－
ブドウ糖発酵	＋
乳糖	－
白糖	＋
マルトース	－
ラムノース	－
サリシン	－

ロニーを作る.
[生化学的性状]表15に生化学的性状を示す. オキシダーゼ陽性. ブドウ糖分解するもガス非産生. 少量のインドール, H_2S を産生する.
[病原性]イヌやネコからの咬傷, ひっかき傷から感染することが多い. ヒトの感染症は気管支炎, 気管支拡張症などの呼吸器感染症と創傷感染が主であるが, 脳膿瘍, 菌血症などを起こすこともある.
[抗菌薬感受性]ペニシリンに極めて感受性が高いほか, テトラサイクリン, クロラムフェニコールにも感受性を示す.

b. ヘモフィルス属(genus *Haemophilus*)

[分類]ヘモフィルス属は主にヒトの上気道に常在しており, インフルエンザ菌(*Haemophilus influenzae*), パラインフルエンザ(*H. parainfluenzae*), アフロフィルス(*H. aphrophilus*), ヘモリティカス(*H. haemolyticus*)などが含まれる.
[形態と培養]グラム陰性短桿菌で通性嫌気性. 芽胞, 鞭毛を持たない. 莢膜をもつものがあり, 病原因子の1つと考えられている. 普通寒天培地には発育せず, 分離培養にはチョコレート寒天培地, レビンタル(Levinthal)培地などが用いられる. 至適発育温度は37℃で, CO_2 培養で発育が促進される.
[発育因子]発育因子として血液に含まれる耐熱性のX因子(ヘミン), 易熱性のV因子(NAD)の両方あるいはいずれかを必要とする. ヘモフィルス属とブドウ球菌が混在している場合, 血液寒天培地上のブドウ球菌コロニーの周囲にはV因子が増加しているので, コロニーの周囲にインフルエンザ菌などのV因子要求性のヘモフィルスが発育する. この現象を衛星現象(satellitism)という. この現象は肺炎球菌やナイセリアなどのコロニー周囲でもみられることがある.

1) ヘモフィルス・インフルエンザ (*Haemophilus influenzae*)

1892年のインフルエンザ大流行の際にPfeifferが発見し, インフルエンザの原因菌としてインフルエンザ菌と命名した(その後インフルエンザの真の病原体はインフルエンザウイルスであることが判明した).
[分布]ヒト, 哺乳動物の口腔や上気道に常在する.
[形態と培養]グラム陰性の小短桿菌で多形性を示すことがある. 鞭毛はなく, 芽胞も形成しない. 莢膜を持つものがある. 通性嫌気性でX因子, V因子を要求する. 非溶血性. 至適発育温度は37℃で, チョコレート寒天培地上では一夜培養で直径 $0.5〜1.0\,\mu m$ の露滴上のコロニーを作る. レビンタル培地ではやや大きいコロニーを作る. 5〜10% CO_2 培養で発育が促進される.
[生化学的性状]表16に主なヘモフィルス属の性状を示す. 乾燥に弱く, 死滅しやすい.
[血清型と生物型]莢膜多糖体の抗原性からa〜fの6種の血清型に分けられる. 血清型の決定は凝集反応, 沈降反応, 莢膜膨化試験などでなされる. 臨床的にはb型が最も重要で, 病的意義が高い. 小児の化膿性髄膜炎はまずb型が原因菌であることが多い. 成人の慢性下気道感染症では

表16 主なヘモフィルス属の性状

菌種	発育因子 X	発育因子 V	溶血性	ポルフィリン	カタラーゼ	オキシダーゼ	CO_2要求性
H. influenza	+	+	−	−	+	+	−
H. parainfluenzae	−	+	−	+	−	+	−
H. aphrophilus	+	−	−	+	−	−	+
H. haemolyticus	+	+	+	−	+	+	−
H. parainfluenzae	−	+	+	+	−	+	−
H. ducreyi	+	−	−	−	−	−	+
H. aegyptius	+	+	−	−	+	+	−

型別不能菌が多い.

生物型はインドール反応やウレアーゼ産生性,オルニチン脱炭酸試験によってⅠ〜Ⅶの7型に分けられる. 生物型Ⅰ型が重要である.

[病原性] 生後6か月から4歳ぐらいの小児の化膿性髄膜炎の原因菌として重要である. そのほか菌血症や気管支炎, 中耳炎, 喉頭蓋炎などさまざまな化膿性疾患を起こす. 成人では抗体があるため小児のような化膿性疾患は起こりにくいが, 慢性気道感染症の急性増悪の原因菌となる. 血液あるいは髄液より検出された場合は五類感染症として報告する.

[抗菌薬感受性] アンピシリン, 第三世代セフェム系, ニューキノロン系抗菌薬に対する感受性が高い. ただし, 10%程度の株でβラクタマーゼ(ペニシリナーゼ)を産生するとされ, このようなβラクタマーゼ産生株はアンピシリンに耐性である. またβラクタマーゼ非産生であるにもかかわらず, アンピシリンに耐性を示す株(BLNAR: β-lactamase negative ampicillin resistant)が増加し, 注目されている.

2) ヘモフィルス・パラインフルエンザ
(*Haemophilus parainfluenzae*)

ヒトの上気道, 口腔内に常在する. 心内膜炎, 菌血症, 髄膜炎などを起こすことがある. ただしインフルエンザ菌に比べ頻度は低い. 発育因子としてV因子のみを必要とする. ポルフィリンテスト陽性.

3) ヘモフィルス・デュクレイ
(*Haemophilus ducreyi*)

性病のひとつである軟性下疳の病原菌である. 培養は困難で, X因子を要求し, ウサギ血液が培養に適している. βラクタマーゼ産生株が多い.

4) ヘモフィルス・アフロフィルス
(*Haemophilus aphrophilus*)

上気道に常在するが, 心内膜炎, 脳膿瘍, 菌血症など重要な感染症の原因菌となることがある.

5〜10%CO_2培養が必要である.

5) ヘモフィルス・ヘモリチカス
(*Haemophilus haemolyticus*)

上気道に常在しているが, 臨床材料からの分離頻度は低い. 発育因子としてX, Vの両因子を必要とする. 血液寒天培地でβ溶血を示す.

6) ヘモフィルス・エジプチウス
(*Haemophilus aegyptius*)

Kochs-Weeks菌ともよばれ, X, V因子陽急性である. 流行性結膜炎の原因菌とされている.

c. アグリゲイティバクター属
(genus *Aggregatibacter*)

グラム陰性通性嫌気性菌でありヒトの口腔内に常在する.

侵襲性歯周炎や肺化膿症, 膿胸の原因菌といわれているアグリゲイティバクター・アクチノミセテムコミタンス(*Aggregatibacter actinomycetemcomitans*, 旧学名はアクチノバチルス・アクチノミセテムコミタンス)が臨床的には重要である.

ブドウ糖を発酵するが, ガス非産生. 血液寒天培地によく発育するが, マッコンキー寒天培地には発育しにくい. 発育にCO_2が必要な株がある. テトラサイクリンやクロラムフェニコールに感受性でありペニシリンやクリンダマイシン, アミノグリコシドに耐性である.

5. フランシセラ科
(family *Francisella*)

[分類] 本菌属にはフランシセラ・ツラレンシス(*Francisella tularensis*), ノビシダ(*F. novicida*)などが含まれる. 臨床的には*F. tularensis*が重要である.

1) フランシセラ・ツラレンシス(野兎病菌)
(*Francisella tularensis*)

[分布] 人畜共通感染症である野兎病ツラレミアの原因菌である(四類感染症). 1912年にMcCoyと

Chapinがカルフォルニアのリスのペスト様疾患から保菌を発見した．わが国でも1925年に大原が発見し，大原-芳賀病と命名したが，その後いずれも同一菌種であることが判明した．北アメリカ，アジア，ヨーロッパなどに分布し，我が国では東北地方，房総半島に存在する．

[形態と培養]偏性好気性のグラム陰性小短桿菌．極染色性．鞭毛，芽胞はない．莢膜を有する株もある．発育にシスチン，またはシステインを必要とする．シスチン加ブドウ糖血液寒天培地やチョコレート寒天培地が用いられる．発育至適温度は35～37℃で，発育は遅く2～5日間培養で露滴状の透明な非溶血性のコロニーを作る．

[生化学的性状]カタラーゼ陰性．ブドウ糖を好気的に分解するが，ガスは産生しない．

[診断]分離培養は難しく，潜伏期間は10日間程度であり，少なくとも3週間は観察が必要である．菌の同定は特異抗血清による凝集反応，蛍光抗体法などによる免疫学的方法などによって行われる．本症の診断は皮内反応や血清凝集反応によって行われる．

[病原性]感染野兎に接触したり，生肉を食することで，皮膚や粘膜から感染する．またダニやアブに咬まれて感染することもある．発熱，頭痛などの感冒様症状が初発症状となり，侵入部位の皮膚，粘膜の潰瘍，リンパ節腫脹，菌血症などを起こす．健康な皮膚からも感染するといわれている（バイオセーフティーレベル3）．

[抗菌薬感受性]ストレプトマイシン，テトラサイクリン，クロラムフェニコールが治療抗菌薬として用いられる．βラクタム薬は無効である．

6. バルトネラ科
（family *Bartonellaceae*）

a. バルトネラ属（genus *Bartonella*）

[分類]バルトネラ属には塹壕熱（trench fever）の原因菌である *Bartonella quintana* のほか *B. henselae*，*B. bacilliformis* が含まれる．

[分布]*B. henselae* は飼い猫が主な保菌者であり，ネコノミ，シラミなどが媒介者になることがある．*B. bacilliformis* と *B. quintana* はヒトが主なリザーバーであり，前者はサシチョウバエが，後者はシラミやノミが媒介昆虫である．

[形態と生化学的性状]好気性のグラム陰性小短桿菌である．遅発育菌であり，従来の生化学的性状による同定は困難な場合がある．オキシダーゼ陰性，カタラーゼ陰性．ヘミン要求性が高く，血液寒天培地を用いて5-15日間（時に45日間）5%CO_2下で培養することでコロニーが形成される．至適発育温度は *B. bacilliformis* は25℃-30℃，他のバルトネラ属は35-37℃である．*B. henselae* はラフ型の隆起した白いコロニー，*B. quintana* は灰色～透明でややムコイド様のコロニーを作る．

[病原性]*B. quintana* は塹壕熱の原因菌であり，遷延性あるいは再発熱性の疾患を起こす．*B. henselae* はネコ引っかき病の原因菌であり，リンパ節腫脹，発熱を起こす．また，*B. bacilliformis* は急性溶血性貧血やペルーいぼと呼ばれる多発性皮膚病変を呈する．

[抗菌薬感受性]治療にはテトラサイクリン，マクロライド系，クロラムフェニコールなどが用いられる．

D 好気性グラム陰性桿菌

好気性非芽胞形成性グラム陰性桿菌は16Sリボゾーム遺伝子（16S rDNA）の塩基配列の相同性の研究から主にプロテオバクテリア門内の各綱に分散して分類されているが，フラボバクテリウム属やスフィンゴバクテリウム属のようにバクテロイデス門の分類されるものもある．このうち，臨床上の意義が高いものを中心に取り上げる．

a. シュードモナス属
（genus *Pseudomonas*）

水や土壌中に広く分布し，人に病原性をもつ菌種も存在する．現在シュードモナス属には160菌種が含まれているが，このうちヒトに病原性があるのは12種である．短径0.5～1.0μm，長径1.5～5.0μmの桿菌である．おのおのの菌種のう

表17 主なブドウ糖非発酵菌の性状

	鞭毛	運動性	オキシダーゼ	糖分解能		
				ブドウ糖	マルトース	乳糖
P. aeruginosa	1	+	+	+	−	−
P. fluorescens	1<	+	+	+	−	−
P. putida	1<	+	+	+	−	−
P. stutzeri	1	+	+	+	+	−
B. cepacia*	1<	+	+	+	+	+
B. pseudomallei	1<	+	+	+	+	+
B. mallei	0	−	−	+	+	+
S. maltophilia	1<	+	−	+	+	+
A. baumannii**	0	−	−	+	d	d
A. lwoffii	0	−	−	−	−	−

*：正式にはバークホルデリア・セパシア群(B. cepacia complex)という.
**：正式にはアシネトバクター・カルカセティカス–バウマニ群(Acinetobacter calcoaceticus–Acinetobacter baumannii complex)という.
d：株により結果が一定しないもの.

ちでも遺伝的に多様性があり，生物型 biovar や遺伝型 genomovar に分類されている．

1）緑膿菌　シュードモナス・エルジノーサ　(Pseudomonas aeruginosa)

[分布]土壌や水系など，自然界に広く分布している．気管支拡張症などの基礎疾患をもつ患者の気道，気管チューブ，尿路カテーテル，ドレナージチューブなどの異物に高頻度に定着する．院内の環境では，流し台などの湿潤状態にある場所から検出されることが多い．

[形態と培養]偏性好気性グラム陰性桿菌で，菌体の一端に1本の鞭毛をもち，運動性を有する．芽胞はない．各種寒天培地に発育し，灰白色コロニーを形成する．コロニーの辺縁は鋸歯状を呈することが多いが，菌体外に多量の多糖類を分泌するムコイド型株や発育が遅くコロニーが非常に小さいものも存在する．色素を産生する株では培地が種々の色を呈する(下記参照)．42℃でも発育する点で他のシュードモナス属とは異なる．

[生化学的性状]一般的な生化学的性状は**表17**のとおりである．乳糖非分解でぶどう糖は酸化的に分解する．H_2S 産生陰性，インドール陰性，オルニチンおよびリジン脱炭酸反応陰性であり，ゼラチン液化陽性，アルギニン加水分解陽性である．通常はオキシダーゼ試験陽性であるが，陰性の株も稀に存在する．

[産生物質]
①色素：ピオシアニン(pyocianin，水溶性，クロロフォルム溶解性の青色色素)とピオベルジン pyoverdin〔フルオレセイン(fluorescein)ともいう．水溶性の黄緑色～黄褐色色素であり，短波長紫外線で励起され蛍光を発する〕が代表的である．両者を合わせると，緑膿菌に特徴的な鮮やかな緑色となる．ピオルブリン(pyorubrin，赤色)やピオメラニン(pyomelanin，褐色～黒色)の色素を産生する株もある．

②酵素・毒素：プロテアーゼ(protease)，エラスターゼ(elastase)，レシチナーゼ(lecithinase)，リパーゼ(lipase)，コラゲナーゼ(collagenase)，溶血素(hemolysin)，エクソトキシン A (exotoxin A)などを産生する．

[病原性]各種臨床材料から分離されるが，本菌は免疫能の正常な患者に感染症を起こすことは少ない．好中球減少患者における血流感染，熱傷患者や外科手術後の創傷感染，気管支拡張症患者の肺炎などの原因となるほか，尿路，胆道，血管内のカテーテル類に関連した感染の原因となる．環境から医療従事者や器具を介して患者に集団感染を起こすこともある．

[抗菌薬感受性]染色体上に誘導性の AmpC β-ラクタマーゼを持つため，アンピシリン，アモキシシリン，第1～3世代セファロスポリンに対し内

因性に耐性である．緑膿菌に対する感受性が期待できる薬剤としては抗緑膿菌性β-ラクタム系抗菌薬（ピペラシリン，セフロキシム，セフォペラゾン，セフタジジム，イミペネム，メロペネムなど），アミノグリコシド系抗菌薬（ゲンタマイシン，トブラマイシン，アミカシン），キノロン系抗菌薬（シプロフロキサシン，レボフロキサシンなど）があげられるが，これらの抗菌薬にも耐性を獲得しうる．多剤耐性緑膿菌に対し，欧米ではコリスチンが使われる機会が増えている．薬剤耐性緑膿菌感染症は，感染症法における五類感染症（定点把握疾患）である．

ムコイド型菌株は感受性試験の結果と臨床的有効性が一致しないことが多く，注意を要する．

2) シュードモナス・フルオレッセンス（*Pseudomonas fluorescens*）とプチダ（*P. putida*）

[分布]臨床検体では，尿，喀痰，膿などから分離される．時に感染症の原因となる．
[形態と培養]コロニーの形態はさまざまである．菌体の一端に複数の鞭毛を有する（極多毛性）．
[生化学的性状]キシロースを酸化的に分解する．硝酸塩を還元する能力はもたない点で他の蛍光性シュードモナス属とは異なる．

P. fluorescens は4℃で発育し，ゼラチンを加水分解する点で *P. putida* と異なる．
[抗菌薬感受性]抗緑膿菌性βラクタム系，アミノグリコシド系，テトラサイクリン系（ミノサイクリン，ドキシサイクリン）抗菌薬に感受性を示す．

3) シュードモナス・スタッツェリ（*Pseudomonas stutzeri*）

[形態と培養]極単毛性で運動性がある．コロニーは淡黄色〜褐色で，類鼻疽菌（*Burkholderia pseudomallei*）に類似した形態（乾いた皺のある表面）をとることが多い．
[生化学的性状]類鼻疽菌と異なり，アルギニン加水分解陰性であり，乳糖を酸化的に分解しない．ゼラチンを加水分解しない．オキシダーゼ陽性，リジンおよびオルニチン脱炭酸陰性．

デンプンを加水分解する点がこの菌種に特徴的である．
[病原性]臨床材料から時に分離されるが病原性は高くない．
[抗菌薬感受性]カルバペネム系，キノロン系，テトラサイクリン系（ミノサイクリン，ドキシサイクリン），アミノグリコシド系抗菌薬に感受性を示す．

4) その他のシュードモナス

シュードモナス・アルカリゲネス（*P. alcaligenes*）やシュードアルカリゲネス（*P. pseudoalcaligenes*），ヴェロニー（*P. veronii*），ルテオラ（*P. luteola*）などが臨床材料から分離されることがあるが，病原性は高くない．また，市販の同定キットでは正確な菌種が同定できないことが多く，必要時は16S rDNAのシークエンスなどの方法で同定を行う．

b. スフィンゴバクテリウム属（genus *Sphingobacterium*）

スフィンゴバクテリウム属はかつて16S rDNA塩基配列の相同性からフラボバクテリウム（*Flavobacterium*）属に包含されていたが，塩基配列が異なる一群として認められ，スフィンゴバクテリウム科（*Sphingobacteriaceae*）として独立した．現在スフィンゴバクテリウム属には7菌種が含まれている．ヘパリヌム（*S. heparinum*）とピシウム（*S. piscium*）はペドバクター（*Pedobacter*）属として独立し，ミズタイ（*S. mizutaii*）はフラボバクテリウム（*Flavobacterium*）属に再分類された．
[形態と培養]鞭毛は有さない．培地上のコロニーは色素により黄色を呈する．
[生化学的性状]オキシダーゼ陽性，インドール産生陰性である．
[産生物質]黄色色素を産生する．
[病原性]臨床検体からはマルチボラム（*S. multivorum*）とスピリボラム（*S. spirivorum*）が分離されることが多い．これらはスフィンゴモナス・ポーシモビリス（*Sphingomonas paucimobilis*）に類似するが，運動性がないこと，ウレアーゼを産生すること，ポリミキシンB耐性であることが

鑑別点となる．マルチボラムの病原性は高くないが，稀に腹膜炎や菌血症の起因菌になる．スピリボラムは血液や尿から分離されることがある．
[抗菌薬感受性]キノロン系抗菌薬，スルファメトキサゾール・トリメトプリムに感受性，アミノグリコシド系抗菌薬とポリミキシンBに耐性である．β-ラクタム系抗菌薬への感受性は菌株によって異なる．

c. バークホルデリア属
(genus *Burkholderia*)

かつてはシュードモナス属に分類されていたが16S rDNA塩基配列の相同性分析に関する研究の結果，約30種がバークホルデリア属として独立した．臨床材料や病院環境からしばしば分離されるが，動物やヒトに病原性があるのはバークホルデリア・セパシア(*Burkholderia cepacia*)，セノセパシア(*B. cenocepacia*)，鼻疽菌(*B. mallei*)，類鼻疽菌(*B. pseudomallei*)，グラディオリ(*B. gladioli*)である．

[分布]環境中に広く分布する．水系，土壌，農産物から分離される．院内の日和見感染症の原因菌であり，多数の集団感染事例が報告されている．

[形態と培養]短径 0.5～1.0 μm，長径 1.0～5.0 μm の桿菌である．鼻疽菌以外は菌体の一端に1本または複数の鞭毛を有する．培養の至適温度は30～37℃であるが，42℃で発育する菌種(*B. cepacia* complex の大半，*B. pseudomallei*)もあり，鑑別に用いられる．

[生化学的性状]マッコンキー(MacConkey)寒天培地に発育し，非発酵菌に合致する肉眼所見を呈する．カタラーゼ陽性，*B. gladioli* 以外はオキシダーゼ陽性である．近縁にラルストニア属(*Ralstonia*)，カプリアビダス属(*Cupriavidus*)，パンドレア属(*Pandoraea*)があるが，市販の同定キットによる生化学的性状での鑑別は困難なことが多い．

1) バークホルデリア・セパシア群
(*Burkholderia cepacia* complex)

セパシア(*B. cepacia*)，セノセパシア(*B. cenocepacia*)，マルチボランス(*B. multivorans*)など17種が含まれる．生化学的性状での鑑別は非常に困難であり誤同定も多いため，16Sまたは23SrDNAのシークエンスや同遺伝子の種特異的PCRが開発されている．

[分布]環境中に広く分布する．塩化ベンザルコニウム，クロルヘキシジンなど各種の消毒薬に耐性をもつため，人工呼吸器やネブライザーなどの医療機器を介して院内感染の集団発生の原因となることがある．また，微生物検査室の血液培養システムや資材を汚染し，培養検体の偽陽性の原因となった事例も報告されている．院内の流し台やシャワーなどからの分離頻度は緑膿菌より低い．食品や土壌からも分離される．

[産生物質]*B. cepacia* は黄色色素を産生する．各種抗真菌性物質，抗寄生虫性物質，植物の成長促進物質を産生するため，農学分野で応用研究が行われている．

[病原性]免疫能低下患者において，カテーテル関連血流感染症，肺炎，尿路感染，化膿性関節炎など種々の感染症の原因となる．嚢胞性線維症の患者や肺移植を受けた患者において，*B. cenocepacia* による肺炎は肺機能の急速な低下を来し予後不良である．

[抗菌薬感受性]スルファメトキサゾール・トリメトプリム，ミノサイクリン，メロペネムに感受性を示す．

2) 類鼻疽菌　バークホルデリア・シュードマレイ
(*Burkholderia pseudomallei*)

[分布]東南アジア，オーストラリア北部，インド，中央アメリカ，南アメリカの熱帯・亜熱帯地域に分布する．げっ歯類，水系，土壌，農作物からも分離される．

[形態と培養]極多鞭毛性である．42℃で発育する．咽頭スワブや，便などからの分離にはアッシュダウン(Ashdown)培地が用いられる．分離感度を上げるため，アッシュダウン液体培地による増菌培養を行ってから寒天培地に接種する．発育したコロニーには特有の臭気があるが，検査室における感染防止の観点からにおいをかいではならない．コロニーは *P. stutzeri*(前述)とよく似た

形態をとるため鑑別が必要であるが，同菌は極単鞭毛である点が異なる．

[生化学的性状]オキシダーゼ陽性である．アルギニンジヒドロラーゼ活性，ゼラチナーゼ活性があり，硝酸を分解しガスを産生する．グルコースを好気的に代謝する．

[病原性]類鼻疽(melioidosis)の原因菌である．米国ではカテゴリーBのバイオテロリズム物質に指定されている．感染症法では本菌を三種病原体，類鼻疽を四類感染症(全類把握疾患)と定めている．汚染水や土壌との接触時に皮膚の損傷部位から侵入，あるいは土壌粉塵の吸入で感染する．検査室内での感染も報告されている．多くは不顕性感染であるが，肺炎，菌血症，臓器膿瘍(前立腺，脾臓，肝臓，腎臓など)，化膿性関節炎などを生じる．発症した場合の致死率は15～50%と高い．

[抗菌薬感受性]スルファメトキサゾール・トリメトプリム，メロペネム，セフタジジム，テトラサイクリンに感受性を示すが，タイではST合剤への耐性率上昇が報告されている．

3) 鼻疽菌　バークホルデリア・マレイ
　　　　（*Burkholderia mallei*）

[分布]人獣共通感染症でありウマ，ロバなどの家畜に感染する．多くの地域では根絶されたが，中東，アジア，アフリカ，南アメリカには家畜の流行地が残る．類鼻疽菌と異なり，土壌などの環境から分離されることは少ない．

[形態と培養]類鼻疽菌に似るが，鞭毛を有さず，運動性がない．42℃で発育しない．

[生化学的性状]オキシダーゼ陽性，アルギニンジヒドロラーゼ活性陽性，ゼラチナーゼ活性がある．硝酸からガスを産生しない点が類鼻疽菌と異なる．

[病原性]鼻疽(glanders)の原因菌である．感染経路，菌量などにより急性または慢性の経過をとる．肺炎や皮膚の化膿性病変，局所のリンパ節炎などの病態を呈する．類鼻疽と同様，本菌は感染症法における三種病原体であり，鼻疽は四類感染症(全類把握疾患)である．

[抗菌薬感受性]類鼻疽菌に似るが，アミノグリコシド系抗菌薬，クラリスロマイシン，アジスロマイシンに感受性を示す点が異なる．

d. ステノトロフォモナス属
　　（genus *Stenotrophomonas*）

かつてはシュードモナス属のV群であった．一時ザントモナス（*Xanthomonas*）属とされたこともあったが，独立した．臨床的に分離される頻度が高い菌種はS. maltophiliaである．

1) ステノトロフォモナス・マルトフィリア
　　（*Stenotrophomonas maltophilia*）

[分布]喀痰，膿などの臨床材料から多く分離される．水周りの環境を好み，流し台，シャワーなどから高頻度に分離される．

[形態と培養]極多鞭毛性で運動性を有する．短径$0.4～0.7\mu m$，長径$0.7～1.8\mu m$の直桿菌である．血液寒天培地上では表面が粗な，淡紫色～淡緑色のコロニーを形成し，アンモニア様の臭気を有する．

[生化学的性状]オキシダーゼ陰性，DNase陽性であり，マルトースを速やかに分解する．グルコースの分解は遅く弱い．

[病原性]健常者に感染を起こすことは稀であるが，院内の日和見感染の原因菌として分離頻度が上昇している．肺炎，創部感染，カテーテル関連血流感染，尿路感染，髄膜炎，皮膚軟部組織感染などの原因となる．

[抗菌薬感受性]スルファメトキサゾール・トリメトプリム，キノロン，ミノサイクリン，セフタジジムに感受性を示す．カルバペネム系抗菌薬を分解するclass B型β-ラクタマーゼを産生し，メロペネムやイミペネムには耐性である．

e. アシネトバクター属
　　（genus *Acinetobacter*）

かつてはナイセリア科に分類されていたが，モラクセラ科に移された．アシネトバクター属には25の遺伝種(genomospecies)が含まれ，このうち16種に菌名がつけられている．これらのgenomospecies は市販の菌種同定キットでは鑑別ができないため，*rpoB* 遺伝子のシークエンスなどが必要である．

アシネトバクター属の生化学的性状は，オキシダーゼ陰性，カタラーゼ陽性．グルコース分解性や溶血性の有無で大別される．代表的なグルコース分解性・非溶血性菌種として(広義の)バウマニ(*A. baumannii*)，グルコース非分解性・非溶血性菌種としてルウォフィ(*A. lwoffii*)，グルコース非分解性・溶血性菌種としてヘモリティカス(*A. haemolyticus*)があげられる．

[分布]自然界や院内の環境中に広く分布する．臨床材料では喀痰，尿，膿などから比較的多く検出される．環境中でも長く生存するため，ネブライザーなどの医療機器を介した集団感染が報告されている．

[形態と培養]偏性好気性．非選択性の培地や発育の定常期，臨床検体中では短径1～1.5 μm，長径1.5～2.5 μm の球桿菌の形態をとるが，抗菌薬の存在下や培養早期には桿菌の形態をとることが多い．コロニーは表面平滑であり，腸内細菌科のものよりも小型である．マッコンキー(MacConkey)培地上では無色～淡ピンク色のコロニーを形成することが多い．無鞭毛性で運動性はない．

1) アシネトバクター・カルカセティカス-バウマニ群(*Acinetobacter calcoaceticus-Acinetobacter baumannii* complex)

遺伝種 Genomospecies 1，2，3，13 の総称である．生化学的性状での鑑別が困難であることからこの名称がつけられた．これらのうち，Genomospecies 2 を狭義の *Acinetobacter baumannii* という．

[生化学的性状]グルコースを好気的に分解する．非溶血性である．

[病原性]免疫能低下患者において，肺炎，尿路感染，創傷感染，菌血症などの原因となる．

[抗菌薬感受性]カルバペネム系，キノロン系，ペニシリンと β-ラクタマーゼ阻害薬の合剤，スルファメトキサゾール・トリメトプリムが有効なことが多いが，抗菌薬耐性を獲得する能力が高く，多剤耐性株の増加が世界的に問題となっている．ミノサイクリン，スルバクタム，コリスチンも有効である．薬剤耐性アシネトバクター感染症は，感染症法における五類感染症(定点把握疾患)である．

2) アシネトバクター・ルウォフィ (*Acinetobacter lwoffii*)

グルコースを分解しない代表的な菌種である．アシネトバクター属の他菌種よりも髄膜炎を起こす頻度が高い．

f. レジオネラ属(genus *Legionella*)

1976年に米国フィラデルフィアのホテルで開催された在郷軍人大会にて集団発生した肺炎の起因菌として1977年に発見された．在郷軍人病(Legionnaires' disease)の原因菌としてレジオネラ・ニューモフィラ(*L. pneumophila*)と命名された．

レジオネラ属には39菌種が含まれている．臨床的に頻度が高く重要な菌種はニューモフィラであるが，ボゼマニー(*L. bozemanii*)，ダモフィ(*L. dumoffii*)，ミクダディ(*L. micdadei*)，ゴルマニー(*L. gormanii*)，ロングビーチ(*L. longbeacheae*)などが知られている．

[分布]土壌や河川などの自然界に広く分布する．空調関連(クーリングタワー)水，給水・給湯系，加湿器，噴水，温泉などの水環境にもアカントアメーバなどを宿主として生息し，これらの汚染水から発生したエアロゾルを吸入したヒトに感染を起こす．温泉や循環式渦流浴からの肺炎発症例も報告されている．

[形態と培養]グラム陰性の短桿菌で，しばしば多形態性を示す．偏性好気性．芽胞や莢膜はない．単極毛性．マクロファージなどの細胞内に寄生する．グラム染色では難染性であり，ヒメネス(Gimenez)染色が有用である．組織中の菌は Dieterle 鍍銀染色で検出できる．

検査材料は喀痰，胸水，血液，肺組織などを用いる．喀痰や環境材料(クーリングタワーの水)など，常在菌の混入が考えられる材料の場合は，熱

表18 主なレジオネラ属菌の性状

	運動性	オキシダーゼ	カタラーゼ	糖分解	馬尿酸分解	ゼラチン液化	β-lactamase	自発蛍光
L. pneumophila	+	d	+	−	+	+	+	暗黄色
L. bozemanii	+	d	+	−	−	+	+	青白色
L. dumoffii	+	−	+	−	−	+	+	青白色
L. micdadei	+	+	+	−	+	−	−	−
L. gormanii	+	−	+	−	−	+	+	青白色
L. longbeachae	+	+	+	−	−	+	+	−

処理(50℃, 20分間)や低pH処理(pH2.2以下のHCl-KCl使用)などの前処理を行う.

各種細菌用の培地には発育しないため, B-CYEα(buffered charcoal yeast extract)培地やWYO寒天培地などを用いる. 至適pHは6.90±0.05と狭い. 湿度を保った好気環境下で35℃, 3～7日間培養する. コロニーは表面平滑で灰白色, 大小不同である. 紫外線照射により蛍光を発するものもある.

培養や塗抹鏡検による検出が困難であることから, 尿中のレジオネラ抗原を検出するキットやPCR法などが開発されている.

[生化学的性状]糖を発酵せず, カタラーゼ弱陽性. オキシダーゼは菌種・株により異なる. βラクタマーゼを産生する菌種が多い. 主なレジオネラ属菌の性状を表18に示す.

[血清型]L. pneumophilaは14の血清型に分けられ, 血清型1が最も頻度が高い. L. bozemaniiは2, L. longbeachaeは2の血清群に分けられる.

[病原性]レジオネラ症(legionellosis)の原因菌である. 感染症法における四類感染症(全類把握疾患)である.

市中感染は夏季に多い. また, 旅行歴(ホテル宿泊や温泉利用)のあることも多い. L. longbeachae感染は園芸用腐葉土との関連が報告されている. レジオネラ感染症はポンティアック熱とレジオネラ肺炎とに大別される. 前者は発熱, 頭痛, 筋肉痛などの症状を呈し, 多くは数日で回復する. 後者は2～10日の潜伏期を経て乾性咳嗽, 発熱, 頭痛, 筋肉痛などの症状を呈し, 呼吸不全, 意識障害などを伴う. 死亡率は15～30%である.

[抗菌薬感受性]治療にはマクロライド系, ニューキノロン系抗菌薬が第一選択である. テトラサイクリン系, リファンピシンも有効である. β-ラクタム系, アミノグリコシド系は臨床的には無効である.

[予防]温水からのエアロゾル発生(シャワー, 浴室, 温泉)に十分注意することが必要である. クーリングタワーなどの冷却用水, 給水・給湯設備は塩素消毒, 水の交換などを行いレジオネラの増殖を防ぐ. 給水・給湯系に濾過器を設置したり, 器具(シャワーヘッド, 給水口)の清掃作業をこまめに行うことも重要である.

g. ボルデテラ属(genus Bordetella)

アルカリゲネス科 Alcaligenaceae に属する. ボルデテラ属には8菌種が含まれる. 臨床的に重要な菌種は百日咳菌(B. pertussis), パラ百日咳菌(B. parapertussis), ブロンキセプティカ(B. bronchiseptica)の3種であるが, 16S rDNA遺伝子の相同性解析の結果, これらは互いに近縁種であることが判明した.

[形態と培養]小型のグラム陰性球桿菌であるが, 培養期間が長くなると多形性を示す. グラム染色では後染色で染まりにくいため, 通常よりも時間を延長して染色を行う. 鞭毛や芽胞はない. ボルデテラ・ペトリー(B. petrii)を除き偏性好気性である. 培養至適温度は35～37℃である.

1) 百日咳菌 ボルデテラ・パータシス (Bordetella pertussis)

[分布]ヒトのみに感染する. 環境中には生育しない.

[培養]ボルデテラ属の中でも最も培養が困難であり, 各種培地に含まれる脂肪酸, 金属イオンなど

表19 主なボルデテラ属菌の性状

	鞭毛	運動性	オキシダーゼ	ウレアーゼ	硝酸塩還元	BG培地[*1]			血液寒天培地[*2] 発育	マッコンキー寒天培地 発育
						発育	溶血	褐色色素産生		
B. pertussis	0	−	+	−	−	+	+	−	−	−
B. parapertussis	0	−	−	+	−	+	+	+	+	+
				(24時間後)						
B. bronchiseptica	1<	+	+	+	+	+	+	−	+	+
				(4時間以内)						

[*1] Bordet-Gengou培地
[*2] チョコレート寒天培地を含む

で発育が阻害されるため，培養にはボルデー−ジャングー(Bordet-Gengou；BG)培地などの選択培地が用いられる．7日間の培養が推奨されているが，3〜4日程度の培養で水銀様の光沢を持ち溶血性のあるドーム型コロニーが認められることが多い．

[生化学的性状]オキシダーゼ陽性．アミノ酸を好気的に代謝する．H2S産生陰性，ウレアーゼ陰性．糖を発酵しない(表19)．

[産生物質]百日咳毒素(Pertussis toxin；PT)，気管細胞毒素，線維状赤血球凝集素(Filamentous hemagglutinin；FHA)，気道上皮への接着因子(パータクチン，線毛)など各種毒素を産生する．

[病原性]百日咳(whooping cough)の原因菌であり，世界的には年間数千万人が罹患し，ワクチン接種の行われていない国を中心に数十万人が死亡している．咳やくしゃみの粒子により飛沫感染する．ワクチン接種を行われない場合，2歳までの乳幼児が罹患しやすい．潜伏期は4〜21日と報告されているが，通常は7〜10日である．古典的にはカタル期(1〜2週間，症状は鼻水・くしゃみ・微熱)を経て痙咳期(1〜6週間)に至る．咳嗽発作は連続した咳き込みに続いて吸気時にヒューという笛のような音が出る(whoop)ことが特徴である．しばしば嘔吐を伴う．合併症としては肺炎球菌，ブドウ球菌，インフルエンザ菌などによる細菌性肺炎のほか，脳症が重要である．回復期は2〜4週間であり，時に咳発作を認める．

本疾患は三種混合(DPT)ワクチンとして定期予防接種に組み込まれている．ただし，接種後5〜12年で抗体価が低下するため，近年は特に年長児や成人の罹患が問題となっている．成人においては前述の古典的症状と異なり，軽度の慢性咳嗽などの非典型的な症状を呈することも多く，気管支炎やクラミドフィラ感染症，マイコプラズマ感染症などと鑑別を要する．

[診断]カタル期後半は上気道から菌を分離しやすいが，痙咳期には困難になる．血清診断には東浜株および山口株を用い，百日咳菌凝集素価の測定を行う．2週間以上の間隔で採取したペア血清で4倍以上の抗体価上昇を認めるか，シングル血清の抗体価が40倍以上を有意とすることが多い．ELISA法による抗PT抗体，抗FHA抗体の測定も行われることがある．末梢血リンパ球増多が特徴的である．

百日咳は感染症法における五類感染症(定点把握疾患)である．

[抗菌薬感受性]マクロライド系抗菌薬が治療の第一選択である．テトラサイクリン系抗菌薬にも感受性を示す．

2) パラ百日咳菌　ボルデテラ・パラパータシス (Bordetella parapertussis)

[分布]ヒト，ヒツジに感染する．環境中には生育しない．

[形態と培養]ボルデー・ジャング培地上のコロニーは百日咳菌のコロニーよりも大きく，褐色を呈する．百日咳菌に比して培養条件が厳しくなく，血液寒天，チョコレート寒天培地に発育する．X，V因子は必要としない．

表20　主なカンピロバクター属・アルコバクター属菌の性状

	カタラーゼ	ウレアーゼ	馬尿酸分解	酢酸インドキシル分解	発育		
					好気培養	25℃	42℃
C. jejuni	+	-	+	+	-	-	+
C. coli	-	-	-	+	-	-	+
C. fetus	-	-	-	-	-	+	-
A. butzleri	d	-	-	+	+	+	d

[生化学的性状]ブドウ糖非発酵性．運動性はない．
[病原性]病型は百日咳と似るがやや軽症であり，気管支炎様の症状を呈する．

3) 気管支敗血症菌　ボルデテラ・ブロンキセプティカ（Bordetella bronchiseptica）

[分布]モルモットやウサギなど各種哺乳動物に呼吸器感染症を起こす．ヒトには百日咳様の呼吸器感染症や創傷感染を起こす．
[形態と培養]血液寒天培地に発育する．
[生化学的性状]周毛性の鞭毛をもち，運動性がある．尿素分解能あり．オキシダーゼ陽性の非発酵グラム陰性桿菌（ラルストニア・ポーキュラ，Ralstonia paucula など）が本菌と誤同定されることがあり，注意を要する．本菌には硝酸塩還元能があることが鑑別点となる．
[病原性]免疫能の低下している者や感染動物と接触歴のある者での感染例が大半である．後天性免疫不全症候群 AIDS 患者での胸膜炎や肺移植患者での肺炎なども報告されている．

E 微好気性グラム陰性らせん菌

a. カンピロバクター属
（genus Campylobacter）

アルコバクター属，スルフロスピリルム属とともに，カンピロバクター科に属する．現在カンピロバクター属には17菌種が含まれている．短径0.2～0.9 μm，長径0.5～5.0 μm の彎曲した桿菌である．カンピロバクター・ホミニス（C. hominis）のように彎曲しない菌種もある．時にS状や，らせん状の形態をとるが，培養開始から長時間経過すると球菌様の形態に変化することもある．

代表的な菌種としてはカンピロバクター・ジェジュニ（C. jejuni），コリ（C. coli），フィタス（C. fetus）などがあげられる．
[分布]各種動物（トリ，ウシ，ブタ）の消化管内に常在し，加熱不十分な汚染食物を介してヒトに感染症を起こす．保菌動物はニワトリ，ウシ，ブタなどの家畜・家禽のほか，げっ歯類やイヌ，野鳥などが知られている．
[形態と培養]らせん状に彎曲したグラム陰性桿菌．菌体の一端（時に両極）に単毛性鞭毛を持ち，コルクスクリュー状に運動する．芽胞は形成しない．微好気性で，発育に3～10%の酸素を必要とする．普通寒天培地や血液寒天培地に発育する．溶血性はない．

糞便培養の場合，カンピロバクターやアルコバクター（後述）は死滅しやすいため，検体採取から2時間以内に検査をするように努める．選択培地としてはスキロー（Skirrow）培地またはバツラー（Butzler）培地などが利用されている．37℃または42℃で微好気培養（理想的には5%O_2, 10%CO_2, 85%N_2）培養すると非溶血性で半透明のコロニーが観察されるが，培地の種類によって異なった性状を呈する．検査ができないときにはキャリー・ブレア（Cary-Blair）培地などの輸送培地で4℃保存する．血液培養から分離の報告がある菌種はC. fetus, C. jejuni, C. upsaliensis などである．
[生化学的性状]主なカンピロバクター属の生化学的性状を表20に示す．
[病原性]カンピロバクターは人獣共通感染症の原因菌であり，イヌ，ウシ，ニワトリなどの流産の原因となる．ヒトの感染症で頻度が高いのはC. jejuni や C. coli による感染性胃腸炎である．食品を摂取してから発病までの潜伏期は2～5日で，

下痢，腹痛，発熱，嘔吐などの典型的な症状を示す．自然に軽快する例も多いが，0.1%程度の頻度で菌血症を起こす．感染性胃腸炎は感染症法における五類感染症（定点把握疾患）である．

C. jejuni はギラン・バレー症候群（Guillain-Barré syndrome：急性の弛緩性麻痺を呈する末梢神経疾患）に先行する感染症として最も頻度が高く，発症機序としては菌体のリポオリゴサッカライドと神経細胞のガングリオシドの抗原性が類似しており，自己免疫応答が惹起されるためとされている．

C. fetus は腸管外感染症の原因となる点が特徴的である．免疫能低下状態にある患者の菌血症，化膿性関節炎，髄膜炎，腹膜炎などが報告されている．42℃での発育は不良である．

[抗菌薬感受性]エリスロマイシン，キノロン系，テトラサイクリン系抗菌薬に感受性を示すが，近年キノロン系抗菌薬への耐性率が上昇している．

b. アルコバクター属（genus *Arcobacter*）

カンピロバクター科に属し，カンピロバクター属と同様にウシやブタに流産，腸炎を起こす．アルコバクター属には5菌種が含まれ，ヒトの臨床検体からはアルコバクター・バツレリ（*A. butzleri*）とクリエロフィルス（*A. cryaerophilus*）が分離されることがある．両者とも菌血症，腸炎などの起因菌であるが，前者はこれに加えて心内膜炎や腹膜炎を起こしうる．

臨床検体からのアルコバクターの培養方法は確立されていない．カンピロバクター用の選択培地を用い，37℃の微好気性条件での培養が報告されている．

c. ヘリコバクター属
（genus *Helicobacter*）

グラム陰性，非芽胞形成性桿菌であるが長期に培養すると球菌様の形態をとることがある．．現在ヘリコバクター属としては約30菌種が含まれているが，今後さらに追加される可能性がある．

[分布]哺乳類や鳥類の消化管から分離される．生息部位により胃在位菌と腸肝在位菌に分けられる．このうちヒトの消化管に生息するのは9種である．

[形態と培養]いずれも短径 0.3〜1.0μm，長径 1.5〜10.0μm の桿菌で，彎曲あるいはらせん状である．菌体の一端または両端に鞭毛を持つ．

1）ヘリコバクター・ピロリ（*Helicobacter pylori*）

[分布]代表的な胃在位菌である．ヒトの胃のほか，時に飼育されているネコや霊長類にも感染する．

[形態と培養]*H. pylori* 感染は病理組織診断，血清学的検査，ウレアーゼ試験などで診断されることが多いが，抗菌薬への耐性率が上昇しており培養検査の重要性は高まっている．

胃の生検組織は破砕後すぐに培地に接種する．ブレインハートインフュージョン（Brain heart infusion）培地，コロンビア寒天（Columbia agar）培地など各種の培地に発育するが，選択培地としてはスキロー（Skirrow）変法培地ほか各種が市販されている．培養は 37℃ の微好気性（5%O_2, 10%CO_2, 85%N_2）で行う．水素の添加により発育が促進される．約3日でコロニーが認められることが多いが，10日間は培養を継続する．

[生化学的性状]ウレアーゼ活性をもち，主に粘液層中に生息する．菌血症を呈することは非常に稀である．カタラーゼ陽性．

[病原性]感染後約2週間で急性胃炎を起こす．以後，多くの患者は慢性感染状態となり，十二指腸潰瘍（慢性感染者の約16%），慢性胃炎などの病型を呈する．胃の慢性炎症が長期化すると，萎縮性胃炎，胃粘膜の腸上皮化生を起こす．疫学的には，胃癌，胃粘膜関連リンパ組織（mucosa-associated lymphoid tissue；MALT）リンパ腫などのリスク因子であることが示されている．

H. pylori 感染の非侵襲的検査法としては，尿素呼気試験，抗 H. pylori 抗体価測定（血液，尿，唾液）があげられる．

[抗菌薬感受性]ペニシリン系，マクロライド系，キノロン系，テトラサイクリン系，ニトロイミダゾール系などの各種抗菌薬に感受性である．除菌時にアモキシシリンとクラリスロマイシンの2剤

併用が一般的であったが，近年マクロライド耐性率が上昇し除菌の成功率が20％以下に低下している．このためクラリスロマイシンのかわりにメトロニダゾールを用いる方法が本邦でも広まりつつある．

2) ヘリコバクター・シネディ（*Helicobacter cinaedi*）とフェネリエ（*H. fennelliae*）

[分布] 腸や肝胆道系に生息する代表的な菌種である．

[形態と培養] 検査材料が便である場合はCVA培地（Columbia agarに5％ヒツジ赤血球，cefoperazone, vancomycin, amphotericin Bを添加）などの選択培地が必須である．新鮮な便を選択培地に直接接種し，37℃の条件微好気性条件（水素は必須）で5～7日間培養する．血液培養からの検出には最低6日を要する．検体中のヘリコバクターはグラム染色では難染性であり，後染色に0.5％カルボールフクシンを用いたり，ギムザ（Giemsa）染色，アクリジンオレンジ（acridine orange）染色，暗視野法が有用である．

[生化学的性状] ウレアーゼ陰性のため，カンピロバクター属と間違われることが多い．正確な菌種同定には種特異的PCRやDNAシークエンスなどが必要である．

[病原性] 特に免疫能低下患者において胃腸炎，菌血症，蜂巣炎，化膿性関節炎の原因となる．

[抗菌薬感受性] ペニシリン系，キノロン系，アミノグリコシド系，マクロライド系，テトラサイクリン系にが菌血症治療に用いられる．感受性試験結果は治療の成功率と相関しており，マクロライド系，キノロン系抗菌薬の感受性試験結果は重要である．

F 好気性グラム陽性有芽胞桿菌

a. バシラス属（genus *Bacillus*）

好気性グラム陽性有芽胞桿菌の分類に関する研究の進展により，近年，バシラス属および近縁の属〔ブレビバシラス（*Brevibacillus*）属，ペニバシラス（*Paenibacillus*）属など〕の種類は急速に増加している．このうちバシラス属には100種以上が含まれる．

ヒトに病原性を示すものとしてセレウス群 *B. cereus* groupが重要である．同群にはセレウス菌（*B. cereus*），炭疽菌（*B. anthracis*），チューリンジエンシス（*B. thuringiensis*）などが含まれているが，これらは独立した菌種ではなく同種の病原型（pathovar）であると考えられている．

1) 炭疽菌　バシラス・アンソラシス（*B. anthracis*）

[分布] 自然界では土壌などの環境中で芽胞として長期間生残し，動物（ウシ，ヒツジ，ウマ，ヤギなど）に感染する．

[形態と培養] 短径1～1.3μm，長径3～10.0μmと病原菌中では最大のグラム陽性桿菌．鞭毛は有さない．通常はグラム陽性であるが，培養時間の経過などにより多染性，グラム陰性を呈することもある．通性嫌気性．普通培地によく発育する．至的発育温度は37℃，pHは7.0～7.4．発育条件が悪い場合は菌体の中央に卵円形の芽胞を形成する．コロニーは表面が粗で波状を呈し，メドゥサの頭状などと表現される．液体培地では液面に薄膜をつくり，管底に沈殿性に発育する．

[生化学的性状] カタラーゼ陽性，硝酸塩還元能陽性，インドール反応陽性．H_2S非産生性．炭水化物分解能はあるがガス非産生．運動能なし．非溶血性．ガンマファージテスト陽性．

[診断] 迅速な診断と早期の有効抗菌薬投与が必要である．血液，病巣部材料の直接塗抹標本（グラム染色），蛍光抗体法，マウス接種試験などを行う．インディアインク（India ink）などで特徴的な莢膜を可視化する方法や，抗原検出法，PCR法なども有用である．罹患動物の脾臓などの加熱抽出液を抗原として沈降反応を行い炭疽菌の存在を証明する方法をアスコリテスト（Ascoli's test）という．

[病原性] ヒトへの感染は，感染動物（家畜処理過程を含む）や汚染土壌との接触によるほか，生物兵器としてバイオテロリズムに用いられる．本菌

はBSL(バイオセーフティーレベル)3に分類されている．感染症法では本菌を二種病原体，炭疽を四類全数把握疾患と定めている．

病型は主に皮膚炭疽，腸炭疽，吸入炭疽(肺炭疽)に分けられる．皮膚炭疽は創傷部位からの経皮的感染であり，2～3日の潜伏期間の後に水疱を生じ，これが黒色の痂皮を伴った潰瘍となる．病変部周囲には強い浮腫を伴う．腸炭疽は感染動物の肉を十分加熱せずに摂取した場合に起こる．病変は主に盲腸と回腸末端部に生じ，下血を生じる．吸入炭疽は芽胞の吸入により起こる．自然発症例は稀であり，近年はバイオテロリズムに関連したアウトブレイク報告で知られるようになった．吸入された芽胞は肺胞マクロファージに取り込まれてリンパ節に運ばれ増殖を開始し出血性壊死を起こす．初発症状は発熱，倦怠感，筋肉痛など非特異的である．急速に重篤化し呼吸不全，ショックなどに至る．
[抗菌薬感受性]大半の株はペニシリン系抗菌薬に感受性である．キノロン系抗菌薬，テトラサイクリン系抗菌薬に感受性であり，曝露後の発症予防にも用いられる．

2) セレウス菌　バシラス・セレウス
　　　(*Bacillus cereus*)

[分布]土中，水中，植物表面など自然界に広く分布する．
[形態と培養]連鎖状の通性嫌気性グラム陽性桿菌．至適発育温度は30～37℃．普通培地によく発育し，血液寒天培地ではβ溶血を示す．コロニー径は2～7 mm．周毛性の鞭毛により運動性を有する．
[生化学的性状]カタラーゼ陽性．硝酸塩還元能陽性．レシチナーゼを産生し，卵黄を含む寒天培地で培養するとコロニー周辺が乳白色(卵黄反応陽性)となる．Voges-Proskauer(VP)反応陽性．
[産生物質]溶血毒(β溶血)，嘔吐毒(耐熱性，耐酸性，耐アルカリ性のペプチド)，下痢毒(易熱性，酸により変性し，消化酵素で分解される)を産生する．
[診断]検査材料は吐物，便，食品など．他菌の増殖を抑制し，卵黄反応の有無を確認するため，卵黄ポリミキシン寒天培地を用いる．
[病原性]食中毒は嘔吐型と下痢型に大別される．嘔吐型は食品中で産生された嘔吐毒が原因で，食品(米飯やパスタが多い)摂取後1～5時間で発症する．下痢は汚染食(肉類，野菜，ケーキなど多岐にわたる)の摂取後，菌が腸管内で増殖して下痢毒を産生し発症する．潜伏時間は8～16時間．嘔吐型，下痢型とも予後は良好である．

本菌はカテーテル関連血流感染症，化膿性疾患(肝膿瘍，肺膿瘍など)，感染性心内膜炎などの起因菌でもある．血液培養から本菌が分離された場合は汚染菌(コンタミネーション)であるか真の菌血症であるかを慎重に判断するべきである．眼内炎の起因菌となることもある．
[抗菌薬感受性]ベータラクタマーゼを産生し，ペニシリン系とセファロスポリン系抗菌薬に耐性である．カルバペネム系，グリコペプチド系，フルオロキノロン系抗菌薬に感受性である．

3) 枯草菌　バシラス・サブティリス
　　　(*Bacillus subtilis*)

[分布]土中，植物表面など自然界に広く分布する．
[形態と培養]偏性好気性．短径は約0.8 μmとセレウス群よりやや細い．至適発育温度は28～40℃．莢膜はない．
[生化学的性状]周毛性の鞭毛による運動性あり．卵黄反応陰性．
[病原性]通常は病原性をもたないが，免疫能低下患者には肺炎，菌血症を起こしうる．手術部位感染，胆管炎，心内膜炎なども報告されている．

G 好気性・通性嫌気性グラム陽性無芽胞桿菌

a. リステリア属(genus *Listeria*)

リステリア属にはリステリア・モノサイトゲネス(*L. monocytogenes*)，グレイ(*L. grayi*)，イヴァノヴィ(*L. ivanovii*)など6菌種が含まれる．このうちヒトに病原性があると考えられているの

は *L. monocytogenes* のみで，*L. ivanovii* はマウスに病原性が確認されている．

近縁に人獣共通感染症の起因菌であるエリジペロスリックス属（genus *Erysipelothrix*）がある．

1）リステリア・モノサイトゲネス
（*Listeria monocytogenes*）

[分布]土中，水中など自然界に広く分布し，腐敗した植物，生乳，チーズ，肉類（生，加工品）など各種食品を汚染する．

[形態と培養]非分枝状のグラム陽性直桿菌で，短径 0.4～0.5 μm，長径 0.5～2 μm．培養が長時間になるとグラム陰性となったり，長さ 6～20 μm のフィラメント状となる．芽胞を形成しない．鞭毛（1～5 本）を有し，活発に運動する．

ハートインフュージョン培地，トリプティケースソイ培地，血液寒天培地に発育する．β 溶血性．至適発育温度は 30～37℃ であるが，4℃ でも増殖する点が特徴的である．24～48 時間培養でコロニー径は 1～2 mm．

[生化学的性状]運動性あり．カタラーゼ陽性，オキシダーゼ陰性，インドール産生陰性，H_2S 産生陰性．キシロースを分解しない．6％ 以上の食塩に対し耐性．

[血清型]H（鞭毛）抗原や O（菌体）抗原により血清型別される．ヒトのリステリア症はほとんどが 1/2a，1/2b，4b による．

[診断]検査材料は髄液，血液，臍帯血など．血液は市販の血液培養ボトルを使用可能．無菌検体は各種寒天培地（上記）や，チオグリコレート培地に接種する．

[病原性]リステリア症（listeriosis）は人獣共通感染症であり，ヒツジ，ブタ，ウシなど多くの動物に感染症を起こす．ヒトでは髄膜炎，脳炎，菌血症を起こし，特に新生児，高齢者，細胞性免疫不全（血液悪性腫瘍，免疫抑制療法中，HIV 感染）患者で頻度が高い．妊婦ではインフルエンザ様の症状を呈する．*L. monocytogenes* は胎盤を通過して胎児の子宮内感染を起こし，流産，早産などの原因となる．

病原性を確認するための試験として，アントンテスト〔Anton test（ウサギの結膜嚢に注入し角結膜炎発症の有無を確認する）〕，マウス腹腔内に注射し単球の増加を確認する方法，培養細胞を用いる方法などがある．

[抗菌薬感受性]ペニシリン系，アミノグリコシド系，マクロライド系，テトラサイクリン系の各種抗菌薬やリファンピシンに感受性を示す．治療の第一選択となるのはアンピシリンとゲンタマイシンの併用である．

b. コリネバクテリウム属
（genus *Corynebacterium*）

短径 0.3～0.8 μm，長径 1.0～8.0 μm の多形態性グラム陽性桿菌．コリネバクテリウム属には 67 菌種が含まれ，うち約 40 種でヒトに病原性が確認されている．芽胞を形成せず，運動性はない．ヒトの皮膚や粘膜の常在菌であり，分布は菌種により異なる．菌体が相互に一定の角度をとって配列することが特徴的であり，N，T，V などのアルファベット状となる．集合して車輪状，柵状などを示すこともある．菌体内に 1～数個の異染小体（ナイセル小体）がある．鞭毛や芽胞は有さない．

1）ジフテリア菌コリネバクテリウム・ジフテリエ（*Corynebacterium diphtheriae*）

[分布]鼻咽頭および皮膚から分離される．

[形態と培養]好気性ないし微好気性で，至適発育温度は 30～35℃，至適 pH は 7.0～7.6 である．CO_2 の添加で発育が促進される．普通培地での発育は不良であり，分離培地としては血液寒天培地やレフレル（Löffler）培地が用いられる．選択培地としては荒川培地，チンスダール（Tinsdale）培地などがあり，いずれも亜テルル酸カリウムを含有している．ジフテリア菌は亜テルル酸カリウムを還元して灰白色～黒色のコロニーを形成する．

[生化学的性状]ブドウ糖とマルトースを分解し酸を産生する．ガスを産生しない．硝酸塩還元能無し．カタラーゼ陽性，インドール非産生．ゼラチン液化能，ウレアーゼは陰性．

[診断]患者咽頭の偽膜の直接塗抹標本で，特徴的なグラム染色所見（上記）を呈する菌が観察されれ

ば，本菌を強く疑う．毒素産生の確認にはエレク(Elec)法，ELISA法などが用いられる．
[産生物質]ジフテリア毒素は分子量58 kDaの外毒素である．ペプチド伸長因子(EF2)をADPリボシル化する酵素活性を持ち，細胞の蛋白合成を阻害する．
[病原性]ジフテリア(diphtheria)の起因菌である．ヒトの咽頭，喉頭，扁桃，気管の粘膜に飛沫感染する．症状としては嗄声や犬吠様咳嗽が特徴的であり，真性クループと称される．咽頭には灰白色の偽膜が形成される．菌が血中に移行することはない．発症後の治療にはウマ由来の血清療法を行う．合併症の1つである心筋炎は突然死の原因ともなるため注意を要する．ジフテリアは感染症法における二類感染症(全数把握疾患)である．
[抗菌薬感受性]ペニシリン系，マクロライド系など多くの抗菌薬に感受性である．
[予防]ジフテリアトキソイドによる予防接種は三種混合ワクチン，二種混合ワクチンとして接種されている．標準的な接種スケジュールは1期初回接種が，生後3か月から1歳まで3～8週あけて3回接種．1期追加接種は初回接種後1年から1年6か月後に1回接種する．2期はDT(ジフテリア，破傷風)のみを11歳ごろに接種する．

2) コリネバクテリウム・ウルセランス (*Corynebacterium ulcerans*)

[分布]ネコ，イヌ，ウシ，ブタ，ヒツジ，サル，イノシシ，リスなど幅広い種において検出の報告がある．本菌は人獣共通感染症の原因菌の1つであり，動物には上気道炎症状や，乳腺炎，皮膚炎，リンパ節膿瘍などを起こす．また，鼻咽頭や皮膚に保菌している個体からヒトに感染することもある．
[形態と培養]培地上のコロニーは乳白色でジフテリア菌に似る．
[生化学的性状]ウレアーゼ試験陽性，硝酸塩還元試験陰性である点がジフテリア菌と異なる．
[診断]ジフテリア菌と同様，患者咽頭の直接塗抹標本で菌を確認すること，毒素産生の確認を行うことが重要である．
[病原性]本菌にはジフテリア毒素様の毒素を産生する株が存在し，ヒトにジフテリア様の偽膜形成を伴った咽頭炎を起こす．感染動物からの接触，飛沫感染の報告が多いが，海外では本菌に汚染された未殺菌生乳の摂取による感染も報告されている．
[抗菌薬感受性]ペニシリン系，マクロライド系などに感受性である．
[予防]ジフテリアトキソイドによる予防接種の効果が及ぶとされている．他の人獣共通感染症と同様，動物との接触後は確実に手洗いを行うよう習慣づけることが重要である．

3) その他のコリネバクテリウム属

一般的に病原性は低いが，免疫能低下状態の患者には種々の感染症を起こす．

a) コリネバクテリウム・ジェイケイアム (*Corynebacterium jeikeium*)

かつては *Corynebacterium* group JK と呼ばれていた．
[分布]皮膚の常在菌である．
[形態と培養]好気性に発育する．小型で灰白色のコロニーを形成する．
[生化学的性状]グルコースを分解するが，フルクトースを分解しない．
[病原性]手術部位感染症(切開部の感染や人工弁関連の感染性心内膜炎)，免疫能低下患者の髄膜炎などの原因となる．
[抗菌薬感受性]ペニシリン系，アミノグリコシド系など種々の抗菌薬に耐性である．グリコペプチド系，テトラサイクリン系抗菌薬に感受性である．

b) コリネバクテリウム・シュードジフテリティカム (*Corynebacterium pseudodiphtheriticum*)

[分布]口腔や咽頭の常在菌である．
[形態と培養]白っぽい乾燥したコロニーを形成する．
[生化学的性状]硝酸塩を還元し，ウレアーゼ陽性．炭水化物からの酸産生はない．
[病原性]免疫能低下状態の患者に肺炎を起こすことで知られている．人工弁関連感染性心内膜炎の

起因菌にもなる.
[抗菌薬感受性]各種βラクタム系抗菌薬に感受性.

c）コリネバクテリウム・ストリアタム
　　（*Corynebacterium striatum*）

[分布]皮膚の常在菌である.
[形態と培養]コアグラーゼ陰性ブドウ球菌に似た，白色で湿潤なコロニーを形成する．24時間培養後の大きさは1〜1.5 mmである．
[生化学的性状]グルコースを分解し酸を産生する．チロシン加水分解陽性．
[病原性]手術部位感染症などの原因となる．
[抗菌薬感受性]多くはβラクタム系，グリコペプチド系，アミノグリコシド系抗菌薬に感受性．マクロライド系，リンコサミド系，キノロン系，テトラサイクリン系抗菌薬耐性のことがある．

H グラム陽性抗酸性菌

1. マイコバクテリウム属
（genus *Mycobacterium*）

a. 分類

マイコバクテリウム属の菌種は偏性好気性のグラム陽性桿菌で，系統的には核酸のGC%が60〜70%と高い菌種で構成され，*Actinobacteriales*門に分類される．細胞壁に高分子の脂肪酸であるミコール酸を保有し，抗酸性染色の塩酸メタノールの強力な脱色に抵抗し赤く染まる．同じ特徴を持つ菌群である *Nocardia*, *Corynebacterium*, *Rhodococcus*, *Actinomyces*, *Streptomyces*, *Propionibacterium*，および *Dermatophilus* などが類縁のFamilyで放線菌群の一部として分類されてきた．

抗酸菌は人工培地上での発育が1週間以内の迅速発育菌（rapid growers）と，培養に1週間以上と時間がかかる，遅発育菌（slow grower）の2つに大別されて記載されてきた．slow growerの代表的な結核菌（*Mycobacterium tuberculosis*）は分離培養に1〜2か月を要し，遅発育菌の代表的な菌種である．これらの2つのパターンを示す菌群は，分子系統でもほぼ2つの大きな系統に2分される．

抗酸菌群のゲノムサイズは3.3 Mb〜7.0 kbで，遅発育菌の代表である結核菌は大腸菌に近い4.4 Mbのゲノムサイズをもつが，リボソームRNAの遺伝子は染色体上に1つしか保有しない．大腸菌が7〜8個を保有するのに対して，結核菌の発育が遅い理由の1つと考えられている．人に寄生するらい菌（*M. leprae*）ではゲノムの多くが破壊，欠損し3.27 Mbと通常の抗酸菌の半分のゲノムサイズになっている．迅速発育菌でゲノムが解析された菌種では通常1〜3個のリボソームRNAの遺伝子を染色体上に保有し，ゲノムは5.0〜7.0 Mbと大きい．

マイコバクテリウム属に分類されている菌種は160菌種に及ぶ．そのうち約100菌種が人から分離される（表21）．

伝統的には抗酸菌は発育速度，黄色色素の生産性から5群に分けるRunyonの分類法が利用されてきた．光を遮断した環境で培養すると集落が黄色に発色する特性（scotochromogenic），光を当てると初めて集落が黄色に発色する特性（photochromogenic），光を当てても集落は発色しない特性（nonchromogenic），発色に関係がない遅発育性の結核菌群，および発色には関係なく1週間以内に集落を作る迅速発育菌の5群と培養できないらい菌に分けられてきた．この特性は長く *Mycobacteria* 属の菌種の同定に利用されてきたが，集落の黄色色素の生産の有無は分子系統とは直接は関係がない（表21）．抗酸菌の発育速度も系統的には，集落の形成に1週間以上かかる遅発育菌と1週間以内で集落を形成する迅速発育菌に分けて記載されてきた．

現在では両者の中間に位置する菌群の報告もあり，発育速度は生化学的性状で菌種を同定する際の参考情報の1つに過ぎない．同定には16S rRNA遺伝子の全配列情報，シャペロン蛋白であるDnaJ遺伝子配列が菌種の識別に用いられている．主要な菌種を少数の生化学的性状で識別する試みもなされてきたが，約160菌種に分類される

表21 ヒトから分離されるマイコバクテリウム属の菌種とBSL

菌種	分離頻度	BSL	16S rDNA group	Runyon分類	菌種	分離頻度	BSL	16S rDNA group	Runyon分類
M. tuberculosis	高	BSL3	bovis-marinum group	結核菌群	M. avium subsp. silvaticum	低	BSL2	MAC subgroup	非光発色菌
M. africanum	低	BSL3			M. bouchedurhonense	低	BSL2		
M. bovis	低	BSL3			M. chimaera	低	BSL2		
M. bovis BCG 株	低	BSL2			M. colombiense	低	BSL2		
M. microti	低	BSL2			M. intracellulare	高	BSL2		
M. caprae	低	BSL2			M. marseillense	低	BSL2		
M. leprae	低	BSL2		培養不能	M. vulneris	低	BSL2		
M. pseudoshottsii	低	*		光発色菌群	M. massiliense	低	*		迅速発育菌
M. marinum	低	BSL2			M. conspicuum	低	BSL1*	kansasii subgroup	非光発色菌
M. ulcerans	低	BSL2		非光発色菌	M. gastri	低	BSL2		
M. lacus	低	*			M. haemophilum	低	BSL2		
M. shinjukuense	低	*			M. malmoense	低	BSL2		
M. koreense	低	*	triviale group	非光発色菌	M. kansasii	高	BSL2		光発色菌群
M. triviale	低	BSL2			M. bohemicum	低	*		
M. agri	低	*	smegmatis group	非光発色菌	M. mantenii	低	*		暗発色菌群
M. flavescens	低	BSL2		暗発色菌群	M. nebraskense	低	*		
M. goodii	低	BSL1*		迅速発育菌	M. paraseoulense	低	*		
M. novocastrense	低	BSL1*			M. seoulense	低	*		
M. smegmatis	低	BSL1*			M. szulgai	低	BSL2		
M. genavense	低	BSL2	simiae group	非光発色菌	M. scrofulaceum	低	BSL2	asiaticum group	
M. heidelbergense	低	BSL1*			M. asiaticum	低	BSL2		光発色菌群
M. interjectum	低	BSL1*			M. gordonae	低	BSL2		暗発色菌群
M. intermedium	低	BSL1*			M. aubagnense	低	*	fortuitum group	非光発色菌
M. palustre	低	BSL1*			M. llatzerense	低	BSL2		
M. sherrisii	低	*			M. neoaurum	低	*		光発色菌群
M. triplex	低	BSL1*			M. aichiense	低	*		暗発色菌群
M. lentiflavum	低	BSL1*		光発色菌群	M. boenickei	低	BSL1*		迅速発育菌
M. simiae	低	BSL2			M. brisbanense	低	BSL1*		
M. europaeum	低	*		暗発色菌群	M. conceptionense	低	*		
M. kubicae	低	BSL1*			M. cosmeticum	低	*		
M. parascrofulaceum	低	BSL1*			M. farcinogenes	低	*		
M. saskatchewanense	低	BSL1*			M. fortuitum subsp. acetamidolyticum	低	BSL2		
M. florentinum	低	*		迅速発育菌	M. fortuitum subsp. fortuitum	高	BSL2		
M. branderi	低	BSL2	shimoidei group	非光発色菌	M. houstonense	低	BSL1*		
M. celatum	低	BSL2			M. mucogenicum	低	BSL2		
M. heckeshornense	低	BSL1*			M. neworleansense	低	BSL1*		
M. kyorinense	低	*			M. peregrinum	低	*		
M. shimoidei	低	BSL2			M. senegalense	低	BSL2		
M. xenopi	低	BSL2			M. septicum	低	BSL1*		
M. arupense	低	*	nonchromogenicum group	非光発色菌	M. setense	低	*		
M. hiberniae	低	*			M. sphagni	低	BSL2		
M. kumamotonense	低	*			M. wolinskyi	低	*		
M. nonchromogenicum	低	BSL2			M. abscessus subsp. abscessus	高	BSL2	abscessus group	迅速発育菌
M. terrae	低	BSL2			M. abscessus subsp. bolletii	低	BSL2		
M. senuense	低	BSL2			M. canariasense	低	BSL1*		
M. brumae	低	*		迅速発育菌	M. chelonae	高	BSL2		
M. arosiense	低	*		暗発色菌群	M. immunogenum	低	BSL1*		
M. avium subsp. avium	高	BSL2			M. phocaicum	低	*		
M. avium subsp. paratuberculosis	低	BSL2			M. salmoniphilum	低	*		

BSL(バイオセーフティレベル)は日本細菌学会(2012), *のみの菌種はヒトからの分離報告があるがBSLは不明

抗酸菌を生化学テストだけでは識別できない．16S rRNA 遺伝子配列だけでも抗酸菌の菌種は識別できない．結核菌群と呼ばれる *M. tuberculosis*, *M. bovis*, *M. africanum*, *M. microti* は 16S rRNA 配列が同じで識別はできない．多型が多い DnaJ 遺伝子配列を使ってもこれらの菌種は同一配列を保有しており，識別できない．伝統的な少数の生化学的特性で識別されてきたが，わが国でのヒトからは *M. tuberculosis*, と *M. bovis* の両菌種が最も重要な結核菌群であり，ナイアシンテストで識別されてきた．結核菌が陽性で，その他の抗酸菌が陰性である．ただし *M. bovis* の BCG 株では陽性になる株が多い．ゲノム全体の情報が蓄積した現在では，*M. tuberculosis*, *M. bovis*, *M. africanum*, *M. microti* の 4 菌種は分子系統では同じであるが，分類学とは別の社会的理由で従来型の分類方法が踏襲されている．

したがって通常は *M. tuberculosis*, *M. bovis*, *M. africanum*，および *M. microti* は *M. tuberculosis* complex と呼ばれている．

M. tuberculosis に次いで重要な菌種は，*M. avium*, *M. intracellulare* で MA complex (MAC) と呼ばれ，免疫が低下した HIV などの患者の感染症では，致死的な感染症に至ることがある．

現在では MAC グループとして同定されていた菌株は，系統分類により *M. bouchedurhonense*, *M. chimaera*, *M. colombiense*, *M. marseillense* など独立した菌種となった．しかし *M. intracellulare* と同定される菌種にはいまだ多くの未分類株が存在する．

遅発育菌では *M. kansasii* が MAC に続いて分離される重要な菌種であるが，この菌は Runyon の分類では光発色する 1 群に入るが，3 群の発色しない *M. gastri* と分類学的は同じ 16S rRNA 遺伝子配列情報を保有し，識別できない．

魚の病原体でヒトにも皮膚感染を起こす *M. marinum* も Runyon 分類では 1 群であるが，3 群の *M. ulcerans* と 16S rRNA の分子系統では同じで，両者は同様の皮膚感染，皮膚潰瘍を形成する．

らい菌は人工培養ができないが系統的には遅発育菌の結核菌群に近い．らい菌のゲノムは他の抗酸菌と比べて 3.27 Mb と小さく，解析された株では蛋白も 1,605 種類と結核菌の半分以下の蛋白遺伝子しか作れない．ヒトに寄生して増殖する進化の中で多くの遺伝子が不活化され，脱落したと考えられている．

1 週間以内に発育する迅速発育菌では *M. abscessus*, *M. chelonae*, *M. fortuitum* のグループが高頻度にヒトの感染症から分離され，Runyon の分類が適応された頃は迅速菌として独自の系統を形成する菌種から構成されていた．新たに記載されてきた菌群に Runyon の分類法を適用すると遅発育菌と迅速発育菌の境界は不鮮明になっている．

遅発育菌と迅速発育菌の境界に位置するとされ記載された *M. intermedius*, *M. interjectum* は系統的には遅発育菌に近く，ヒトの感染症から分離される．

b．分離培養と同定

抗酸菌は 30〜37℃の好気環境で発育する．皮膚に感染する *M. marinum* や *M. ulcerans* は低温の 30〜33℃で発育するため，培養温度の選択は材料ごとに変える必要がある．培地には卵が入った栄養価の高い固形培地が使用され，試験管に入った小川培地，ミドルブルック培地，およびレーベンシュタイン培地がある．これらの培地を入れる容器は長時間培養による培地の乾燥を防ぐ工夫がされている．この培地では複数の菌が発育した場合，単離が難しいので，7H11 寒天培地などで集落を分離するが，寒天平板も乾燥を防ぐ工夫が必要になる．分離菌を生化学的性状により識別する方法としてテストが開発され，長年，利用されてきた．

しかし新たに記載された菌種では，表現型では識別ができないので 16S rRNA 配列や *DnaJ* 配列を測定しなければ正確な菌種の同定はできない．最も重要な結核菌とその他の菌種を識別するのにナイアシンテストが開発され，永く使用されている．結核菌が陽性で，その他の抗酸菌が陰性である．ただし *M. bovis* の BCG 株では陽性になる株

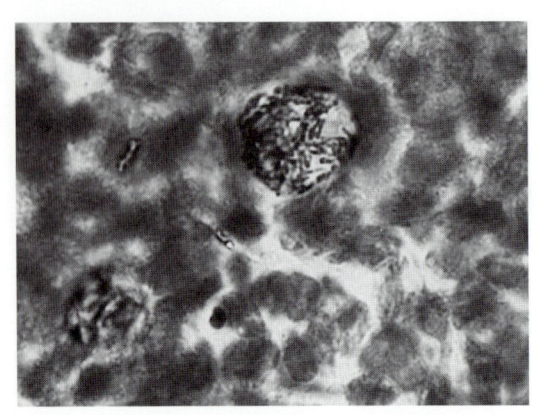

図4 マクロファージ内で増殖している抗酸菌
抗酸性染色．（カラー図譜4参照）

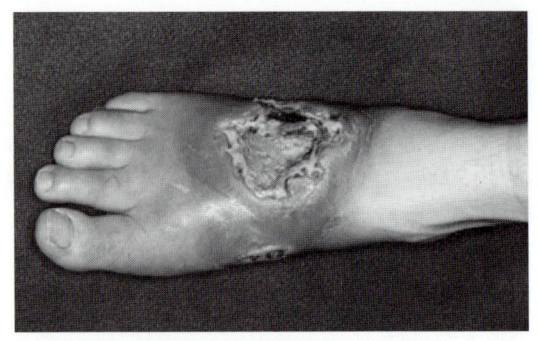

図5 *M. ulcerans* によるブルーリ潰瘍
（カラー図譜5参照）

が多い．

臨床的にはPCR法で16S rRNA遺伝子を特異的に検出する方法が実用化されている．

c. 病原性

結核菌に代表される病原性の抗酸菌は食細胞であるマクロファージに貪食されても，その細胞内で増殖する（図4）．

特に結核菌では貪食した肺胞マクロファージは細胞を融合させ，1つの細胞質に複数の核を保有した，巨細胞へ変化する．最終的には巨細胞を含んだ細胞は肉芽組織に覆われ，中心部が乾酪壊死を起こす．際立った外毒素を生産しないで病原性を発揮する抗酸菌のこのような食細胞内の反応と肉芽の形成には，糖鎖と結合した細胞壁のミコール酸が貢献している．結核菌では病原性が強いH37Rv株のゲノム解析が行われ，情報が蓄積している．

一方，抗酸菌群では例外的に *Mycobacterium ulcerans* は病原性因子の遺伝子をプラスミド上に保有し，組織に壊死，潰瘍を形成させる（図5）．

毒素はマイコラクトン（mycolactone）と呼ばれる．この潰瘍はブルーリ潰瘍と呼ばれる．アフリカに患者が多いとされてきた．わが国では抗酸菌の培養を37℃だけで実施されてきたのでほとんど分離できなかった．この菌による感染で難治性潰瘍を起こした感染者が増えており，分離する場合は菌の培養を30℃で行わなければならない．

通常は菌の発育に1〜2か月かかり，診断が遅れることが多いので，遺伝子検査を併用すべき疾患である．

d. 病態と診断

結核菌による感染症の8割は肺結核であり，残り2割が皮膚結核，腸結核，腎臓結核など肺以外の部位の感染症を占める．結核の診断の第一歩は肺のX線所見で，疑いがあれば喀痰の培養を行うと同時に，喀痰の抗酸性染色が必要になる．

培養は喀痰をアルカリ処理し雑菌をできるだけ減らしてから，小川培地に塗布する．この際，結核菌はアルカリ処理に抵抗し雑菌の生育を阻害する．その他の抗酸菌群はアルカリ処理に対する抵抗性は弱く，生菌数が減少する．結核以外の抗酸菌感染症が疑われる場合は，アルカリ処理時間を短くするか，固形平板での分離培養を試みる必要が出てくる．

喀痰の抗酸性染色染色では石炭酸フクシンで加温染色し，塩酸アルコールで脱色する．その後，メチレンブルーで後染色を行うと，脱色された一般細菌や喀痰中の上皮細胞が青く染まり，結核菌が赤く染色されるので判定しやすい．この染色で陽性になる非結核性抗酸菌もあるので，染色結果は確定診断にはならない．

結核菌の培養には1〜2か月と長期間かかるので，迅速なPCR法による遺伝子検査を行う．

結核に感染し，免疫が成立しているかどうかの判定にツベルクリン反応が行われてきた．結核菌の抗原に対する反応をみるこの方法では，BCG

を接種した者も陽性になる．しかし結核に感染した者でも陰性の反応がでる場合もあり，培養，遺伝子検査など確認のテストが必要である．

新たなスクリーニング法として，結核菌に特異的な蛋白質抗原（EST-6，CFP-10）を用いた免疫学的な方法が使用されるようになっている．

患者の末梢血にこれらの特異的蛋白質抗原を加え，培養し，生産されてくるインターフェロン-γを定量して，潜在性結核や，活動性結核の補助診断として使用されている．

抗酸菌の薬剤感受性は従来，固形培地を入れた試験管内で実施されてきたが，液体培地に抗菌剤を入れて検査する方法が導入され，より迅速に感受性検査ができる環境が整備され，利用されている．

e. 診断と治療

結核の治療の原則は多薬剤併用療法である．この併用方法で薬剤耐性株の出現を抑制することができる．標準的な治療では2〜6か月である．イソニアジド（INH），リファンピシン（RIF），エタンブトール（EMB），ストレプトマイシン（SM），およびピラジナミド（PZA）を組み合わせた併用療法が行われる．

結核菌の薬剤耐性で，INHとRIFに同時耐性の菌は多剤耐性結核菌（MDR-TB；multiple-drug-resistant TB）とよばれ，治療に抵抗するので感染症法では3種病原体として位置付けられ，国の監視下にある．一方，両方に感受性，あるいはいずれか1つだけに耐性の株は通常の結核菌として4種病原体として指定されている．MDR-TBの2剤耐性に加え，カナマイシンとアミカシンのいずれかに耐性の結核菌は超多剤耐性結核菌（XDR-TB；extremely drug-resistant tuberculosis）とよばれ，結核抑制対策の大きな課題になっている．

結核の予防にはワクチン株である*Mycobacterium bovis*のBCG株が使用される．この株は長年，実験室で保存され，病原性を低下したものであるが，免疫が低下した患者には感染を起こすことがある．

結核症は2類感染症に区分され，診断した医師はただちに届け出る対象になっている．また患者からMDR-TB（multiple-drug-resistant TB）が分離された場合，菌株を保存するには感染症法の3種病原体としての取り扱いになるため，1週間以内に届け出る必要がある．現実には，分離されてから初めて保有申請するには，多くの条件を満たした申請書の提出が必要であり，時間が少なく対応ができなくなる．3種に分類される菌株を使った研究を行う場合は，あらかじめ保有届け出を行って許可を得ておく必要がある．

結核以外の抗酸菌は土壌や環境水に広く分布している．非結核性肺感染症では*M. avium* complex（MAC）が感染症の7〜8割を占める．MACは*M. avium*，*M. intracellulare*の2つの菌種が中心であるが，従来MACと同定されていた菌群から多数の独立菌種が記載されている（**表21**）．MACは多くの抗結核剤に耐性を示すので，エイズ患者のようにCD4陽性T細胞が低下した免疫低下状態の患者の治療は困難である．マクロライド系のクラロスロマイシンやアジスロマイシンが治療に用いられるが，根治は難しい．MACに次いで*M. kansasii*が2割を占める．*M. kansasii*は通常の抗結核薬に感受性を示す．

リンパ節炎ではMACや*M. scrofulaceum*，皮膚感染症で観賞魚から皮膚感染する*M. marinum*，やブルーリ潰瘍（**図5**）を形成する*M. ulcerans*は30℃で分離培養しなければ発育しないのでしばしば培養に失敗する．そのほか迅速発育菌である*M. fortuitum*，*M. chelonae*，および*M. abscessus*による皮膚感染が多い．

*M. leprae*によるハンセン病は慢性経過を取る感染症である．分離培養には成功していないが，この菌の指摘発育温度は30〜33℃であるので体表部の感染が起こる．皮膚の病型にはらい腫型と類結核型の病型がある．らい腫型の病型ではらい菌に対する細胞性免疫反応が欠如し，多数のらい菌が病変部に観察され，末梢神経障害や発汗障害が観察される．一方，類結核型では細胞性免疫応答が強く，感染局所にはらい菌はほとんど観察されない．末梢神経の肥厚がみられ，尺骨，腓腹神

経および大耳介に好発する．神経支配部の知覚障害，運動障害を生じる．診断には組織の抗酸性染色，蛍光染色，および特異的PCR法がある．らい菌には特異的抗原フェノール抽出性糖脂質（phenolic glycolipid；PGL）に対する血清抗体を検出する．しかしこの抗体はらい腫型には陽性であるが類結核型では陰性であることが多い．らい菌に対する細胞性免疫応答を調べる方法としてレプロミン反応（Mitsuda反応）があり，ハンセン病の診断には使用されないが，病型の分類には有用である．らい腫型ハンセン病では陰性で，類結核型では陽性であることが多い．

結核と同じく耐性菌の出現を抑えるために多薬剤の併用療法を行う．

リファンピシン（RIF），ジアフェニルスルフォン，クロファジミンの併用療法が行われる．

2. ノカルディア属
（genus *Nocardia*）

Nocardia の菌種は偏性好気性のグラム陽性桿菌で系統的には核酸のGC%が菌種で構成される．細胞壁に高分子の脂肪酸であるミコール酸を保有し，抗酸性染色で赤く染まる．抗酸性はマイコバクテリウム属の菌より弱く，薄く染まる．抗酸菌と同じグラム陽性桿菌であるが，形態は*Actinomyces*属の菌と同じく，細長い菌糸状の形態である典型的な放線菌の形状をとるため，菌類（真菌）として分類された時期があったが，原核生物である．ノカルディア属には100菌種が分類されているが，そのうち N. asteroides，N. farcinica，N. nova，N. brasiliensis，N. otitidiscaviarum，N. transvalensis など従来からBSL2の病原体として分離頻度が高い．そのほかに表22に示す菌種が分類され，ヒトからの報告がなされているが，病原性に関する詳細な研究がなく，BSLレベルは不明である．

菌類（真菌）用のサブロー培地や血液平板に発育し，集落は不定形で白色の集落が次第に黄色，橙色に変化し，培地に強く固着する特徴がある（図6）．

表22 臨床材料から分離されるノカルディア属の菌種とBSLレベル

菌種	BSL	菌種	BSL
N. abscessus	BSL2	N. mexicana	BSL1*
N. aobensis	BSL2	N. mikamii	BSL1*
N. arthritidis	BSL2	N. pneumoniae	BSL1*
N. asteroides	BSL2	N. pseudobrasiliensis	BSL1*
N. brasiliensis	BSL2	N. salmonicida	BSL1*
N. concava	BSL2	N. seriolae	BSL1*
N. elegans	BSL2	N. sienata	BSL1*
N. exalbida	BSL2	N. testacea	BSL1*
N. farcinica	BSL2	N. transvalensis	BSL1*
N. niigatensis	BSL2	N. veterana	BSL1*
N. nova	BSL2	N. yamanashiensis	BSL1*
N. otitidiscaviarum	BSL2	N. anaemiae	*
N. paucivorans	BSL2	N. araoensis	*
N. puris	BSL2	N. blacklockiae	*
N. vinacea	BSL2	N. cyriacigeorgica	*
N. beijingensis	BSL2	N. ninae	*
N. africana	BSL1*	N. niwae	*
N. asiatica	BSL1*	N. terpenica	*
N. higoensis	BSL1*	N. thailandica	*
N. ignorata	BSL1*	N. vermiculata	*
N. inohanensis	BSL1*	N. wallacei	*
N. kruczakiae	BSL1*		

BSLレベルは日本細菌学会（2012年度）
* のみの菌種は，ヒトからの分離報告があるがBSLレベルは不明

喀痰や肺胞洗浄液の染色で*nocardia*を推測させるような菌糸，特徴的な染色像がみられた場合，ブロー培地や血液平板にアニリマイシン，ポリミキシン，バンコマイシンなどの選択剤を添加し，選択性を持たせて37℃で1〜2週間好気離培養を行う．

a. 病原性・感染症

ノカルジア症としては表22のBSL2に区分された菌種の感染症が多いが，レベル未定の菌種の報告も増加している．ノカルディア属菌種の大半は土壌，環境水に生息し，ひとは経口，あるいは皮膚の傷口から感染を受ける．原発性の感染では肺ノカルジア症がある．免疫不全があれば肺から血行性に全身に広がり，脳膿瘍や腎臓膿瘍，慢性の骨髄炎へと感染が全身に拡大する．その他，皮

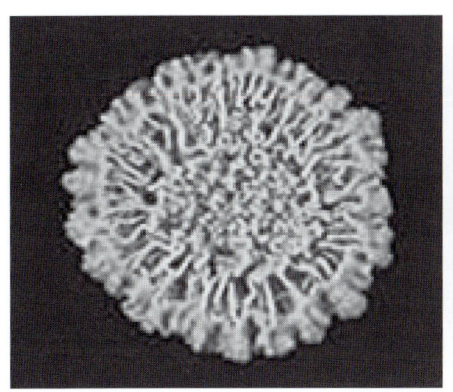

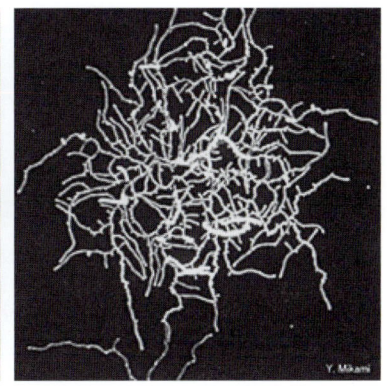

図6 *Nocardia asteroides* の集落(左:巨大集落,右:顕微鏡写真)
(千葉大学医真菌センターの三上博士の許可を得て転載)

膚,皮下,および歯根膿瘍などを形成する.

b. 治療

アミノグリコシド,テトラサイクリン,アンピシリン,エリスロマイシンなど伝統的な抗菌剤が有効であるが,大きな膿瘍や周辺に肉芽ができた場合,病巣を外科的に切除する.

I 嫌気性グラム陽性球菌

1. ペプトストレプトコッカス属
(genus *Peptostreptococcus*)

a. 分類と分離頻度

グラム陽性の偏性嫌気性球菌で,分類学的にはGC%が低いFirmicutes門に入り,Family *Clostridiaceae* に近い系統的な位置を占める(表23).

口腔,糞便,腟に常在し,皮膚膿瘍,内臓膿瘍から分離される日和見病原体である.

形態的にはブドウ状,レンサ状球菌の形態をとり,組織挫滅や好気性菌感染症による酸化還元電位低下により発育しやすくなるため,壊死・挫滅のある部分に好気性菌との混合感染菌の1つとして分離されることが多い.

ペプトストレプトコッカス属には現在 *P. anaerobius*, *P. russellii*, *P. stomatis* の3菌種が分類されており,臨床材料からの分離頻度は *P. anaerobius* が最も多い. *P. stomatis* は口腔内の常在菌,*P. russellii* は豚から分離され,ヒトからの分離報告はない.

P. anaerobius と *P. stomatis* はいずれもBSL1レベルで日和見病原体である.

嫌気性球菌の中でかつてペプトストレプトコッカス属に分類されていた多くの菌種は,分子系統解析の結果,*Anaerococcus*, *Peptoniphilus*, *Finegoldia*, *Parvimonas* に再分類された.したがって,嫌気性球菌全体からみれば,移籍されたこれらの菌種のほうが高頻度に分離され,*Peptostreptococcus* 属の菌種の分離頻度は嫌気性球菌全体からみれば少数になった(表23).

b. 感染と分離培養

P. anaerobius は組織挫滅や好気性菌感染症による酸化還元電位が低下した組織で発育しやすくなる.そのため壊死・挫滅のある部分に好気性菌との混合菌として分離される.*P. anaerobius* は腸内や腟に生息するため,腹膜膿瘍,卵巣膿瘍,肝臓膿瘍など膿瘍を形成する組織,外傷による挫傷組織からの分離が高い.

これらの臨床材料から,分離を試みる場合,少なくとも一晩嫌気状態に保った血液平板(Pre-reduced anaerobically sterilized blood agar; PRAS)を使って分離培養する.あるいは半流動培地に穿刺培養し,増幅してから,平板を使って分離すると分離頻度が向上する.

表23 グラム陽性の代表的嫌気性菌

門(phylum)	科(family)	属(genus)	種(species)(代表的疾病)	BSL(安全レベル)	感染症法
Firmicutes (Low GC%)	Clostridiaceae	Clostridium 属	C. botulinum(ボツリヌス中毒)	BSL2	二種病原体
			C. perfringens(ガス壊疽, 食中毒)	BSL2	
			C. tetani(破傷風)	BSL2	
	Eubacteriaceae	Eubacterium 属	E. limosum(日和見感染)	BSL1*	
	Peptococcaceae	Peptococcus 属	P. niger(日和見感染)	BSL1*	
	Peptostreptococcaceae	Peptostreptococcus 属	P. anaerobius(日和見感染)	BSL1*	
	Veillonellaceae a)	Veillonella 属	V. parvula(日和見感染)	BSL1*	
		Acidaminococcus 属	A. fermentans(日和見感染)	BSL1*	
		Dialister 属	D. pneumosintes(日和見感染)	BSL1*	
		Selenomonas 属	S. sputigena(日和見感染)	BSL1*	
	Family の帰属不明	Anaerococcus 属	A. prevotii(腹膜膿瘍)	BSL1*	
		Finegoldia 属	F. magna(膿瘍)	BSL1*	
		Peptinophilus 属	P. asaccharolyticus(膿瘍)	BSL1*	
		Tissierella 属	T. preacuta(日和見感染)	BSL1*	
		Parvimonas 属	P. micros(日和見感染)	BSL1*	
Actinobacteria (High GC%)	Actinomycetaceae	Actinomyces 属	A. israeli(口腔内膿瘍)	BSL2	
		Mobiluncus 属	M. curtisii(膣内)	BSL1*	
	Propionibacteriaceae	Propionibacterium 属	P. acnes(リンパ節炎, 膿瘍)	BSL1*	

a) グラム陰性に染まるが系統的にはグラム陽性に近い.
* 日和見病原体

c. 治療

　嫌気性菌はアミノグリコシドは基本的に無効で, キノロン系, モノバクタム系にも無効. カルバペネム, メトロニダゾールが有効な治療薬である.

2. その他の嫌気性球菌
(Anaerococcus, Peptoniphilus, Finegoldia, Parvimonas, Peptococcus など)

　Anaerococcus, Peptoniphilus, Finegoldia, Parvimonas, Atopobium, Blautia はかって Peptostreptococcus に分類されていた GC% が低い Firmicutes 門の, Family Clostoridiaceae に近い. これらの菌種は偏性グラム陽性の嫌気性球菌で口腔, 糞便, 膣に常在し, 皮膚膿瘍, 卵巣膿瘍を作る日和見病原体である(表23). 卵巣, 肝臓, 肺, および脳などの臓器の膿瘍からは, しばしば単独で分離される場合がある.

　これらの中で最も分離頻度が高い嫌気性球菌は Anaerococcus prevotii, Anaerococcus hydrogenalis, Peptoniphilus asaccharolyticus, Peptoniphilus tetradius, Finegoldia magna, および Parvimonas micros である.

　組織挫滅や好気性菌感染症による酸化還元電位低下により発育しやすくなるため, 壊死・挫滅のある部分に好気性菌との混合感染菌の一つとして分離されることが多い.

　しかし比較的酸素に抵抗性の高い Finegoldia は皮膚膿瘍など酸素に曝露される環境や, 嫌気性の内蔵内膿瘍, 膿膜膿瘍など幅広い臨床材料から分

離される．時には膿瘍から純培養上にこれらの球菌が分離されることがある．外傷などで皮膚膿瘍を形成すると特に *Anaerococcus*, *Peptoniphilus*, および *Peptostreptococcus* では感染組織でガスを大量に生産し，*Clostridium* 属のガス壊疽菌による感染症と間違われることがあるので，的確な分離培養でガス壊疽菌との違いを検証する必要がある．

分離培養にはフェニルエチルアルコールが入った PRAS 血液平板を使用して分離すれば通性嫌気性菌，特にグラム陰性菌の発育を抑制し，混合感染部位から嫌気性球菌を分離培養することができる．分離培養は少なくとも一晩嫌気状態に保った血液平板 (PRAS) を使って分離培養する．あるいは半流動培地に穿刺培養し，増幅してから，平板を使って分離すると分離頻度が向上する．集落は通常は 0.5 mm 程度の微小集落を 1~2 日で形成する．形態はブドウ状，双球菌，レンサ状をとるものが混在する．

治療

嫌気性菌はアミノ配糖体は基本的に無効で，キノロン系，モノバクタム系にも無効である．

クリンダマイシン，カルバペネム，メトロニダゾールが有効な治療薬である．

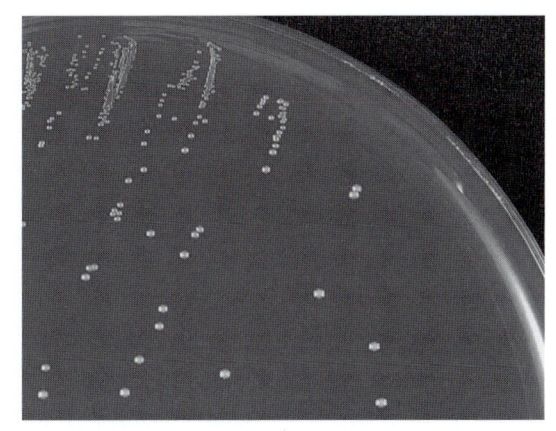

図7 *Veillonella parvula* (colony)
(カラー図譜 6 参照)

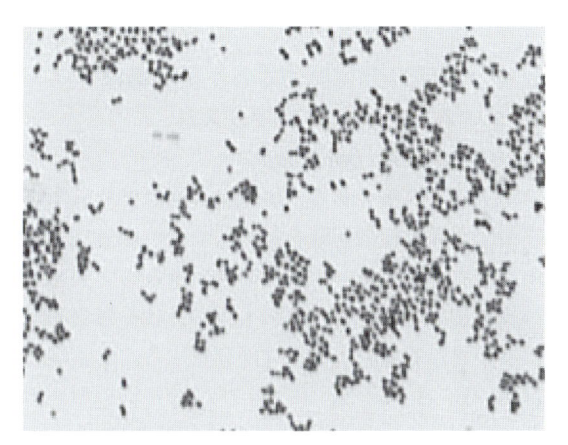

図8 *Veillonella parvula* (gram)
(カラー図譜 7 参照)

J 嫌気性グラム陰性球菌

1. ベイヨネラ属 (Genus *Veillonella*)

偏性嫌気性のグラム陰性小球菌 (0.3~0.5 μm)．集落も微小 (≤1 mm) である．ヒトや動物の口腔，呼吸器，腸管，泌尿生殖器の常在菌である．菌性感染症，肺感染症，心内膜炎，骨髄炎，人工心臓弁や人工関節にかかわる感染，菌血症などからも分離される．ヒトの感染症から分離される主な菌種は *Veillonella parvula* (図7, 8)，*Veillonella dispar*, *Veillonella atypica* で *V. parvula* が最もよく分離される．この他，近年新菌種として登録された *Veillonella denticariosi* (2004)，*Veillonella montpellierensis* (2007) が臨床材料から分離されている．βラクタム系，クリンダマイシン，メトロニダゾール全般に良好な感受性を示すが，ペニシリン G，アンピシリンに耐性を示す株も存在する．病原因子としては LPS が *Salmonella enteritidis* の LPS に匹敵する内毒素活性を示すと報告されている．

K 嫌気性グラム陽性有芽胞桿菌

1. クロストリジウム属 (Genus *Clostridium*)

Clostridium 属には，2012 年現在，約 200 の多

様な菌種が存在している．グラム陽性の有芽胞桿菌であるが，培養の若い段階（継代培養後の培養日数が短い）でのみグラム陽性に染まり，あとはグラム陰性に染まる菌種も少なくない．通常グラム陰性にしか染色されないうえ，芽胞が滅多に観察できない臨床上重要な菌種もある（*Clostridium ramosum*, *Clostridium symbiosum* など）．また，偏性嫌気性の菌群であるが，酸素に対する耐性度には幅があり，*Clostridium tertium* など，好気性でも発育する菌種もごく一部ある．土壌，海底・湖底の堆積物をはじめ環境に広く存在する．ヒト，動物に常在する菌種は腸管内に分布している．

a. ヒトの感染症に関連する主要な菌種

1）クロストリジウム・ボツリヌム
（*Clostridium botulinum*）

ボツリヌス菌である．偏性嫌気性のグラム陽性桿菌で亜端在性の芽胞を持つ．土壌中や海底の泥中に分布している．弛緩性の麻痺を起こす強力な神経毒素を産生する．菌の生化学性状や毒素の抗原型が異なる複数のタイプが存在する．毒素型ではA，B，C，D，E，FおよびGの7つの型があり，いずれも宿主に同様の症状を引き起こすが，感受性のある宿主域が異なる．G型菌は生化学性状の点でそれ以外のボツリヌス菌ときわだって異なるため，別菌種（*Clostridium argentinense*）として独立した．ヒトの中毒でみられるのはA，B，E，F型菌である．C，D型菌は，トリ，ウシなどの動物でみられる．

ボツリヌス菌による主な中毒は①食中毒（食餌性ボツリヌス症），②乳児ボツリヌス症，③創傷ボツリヌス症である．

ボツリヌス菌およびボツリヌス毒素は感染症法に基づく特定病原体等の二種病原体等に該当している．

a）食中毒（食餌性ボツリヌス症）

典型的な毒素型食中毒である．土壌，泥などに由来する芽胞で汚染された食品が，芽胞の殺滅に十分な熱処理を経ないまま嫌気的な環境で保持されることで，芽胞が発芽して本菌が増殖する．この際に産生され食品中に放出されたボツリヌス毒素を食品とともに接種することで食中毒に至る．国内では魚の発酵食品である「いずし」が原因食として有名であるが，近年は激減している．瓶詰，缶詰，真空パックの食品による事例もみられる．

通常，潜伏期は18～96時間で最も早いものでは2～3時間の例がある．下行性の弛緩麻痺が特徴である．複視，眼瞼下垂，唾液減少による口腔内や咽頭の乾燥，尿閉，便秘，上・下肢の麻痺，呼吸困難などがみられる．毒素によるこれらの症状に先行して嘔吐，下痢などの胃腸症状が見られることが多い．呼吸不全に対する呼吸管理が適切であれば，死亡率を低く抑えられる．

b）乳児ボツリヌス症

経口摂取されたボツリヌス菌の芽胞が正常腸内細菌叢の確立していない乳児の腸内で発芽・増殖して毒素を産生し，この毒素が吸収されて中毒に至る．離乳食として用いられた蜂蜜に含まれる芽胞が主要な原因と考えられたため，現在では乳児にハチミツを与えないよう指導されている．ハチミツを接種していない乳児での発症例もあるため，これ以外の感染ルートもあると考えられる．便秘，筋力低下，倦怠感をきたし，哺乳力や泣き声の低下がみられる．致死率は低い．ごく稀に化学療法などで腸内細菌叢が攪乱した成人に，乳児ボツリヌス症と類似の症状（腸管感染型）がみられることがある．

c）創傷ボツリヌス症

まれに創傷から芽胞が侵入し，創部組織内で発芽・増殖・毒素産生が起こり中毒に至る．食中毒と同様の症状を呈すが胃腸症状はない．

2）クロストリジウム・パーフリンジェンス／ウエルシュ菌（*Clostridium perfringens*）（図9，10）

グラム染色では車両型の大きめのグラム陽性桿菌で，通常芽胞は観察できない．芽胞形成がみられる場合は，大きめの卵形の芽胞が菌体中央，あるいは亜先端にみられる．多様な毒性を示す多数の外毒素を産生するが，この菌種が産生する主要な致死毒素（α，β，ε，ι）の産生パターンに基づきA，B，C，D，E型菌の5タイプに分けられる．

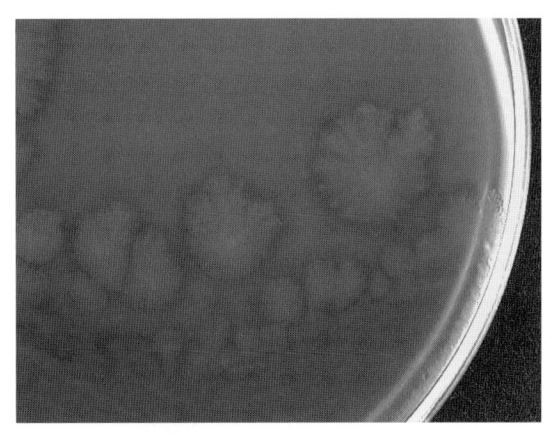

図9 *Clostridium perfringens*（colony）
（カラー図譜8参照）

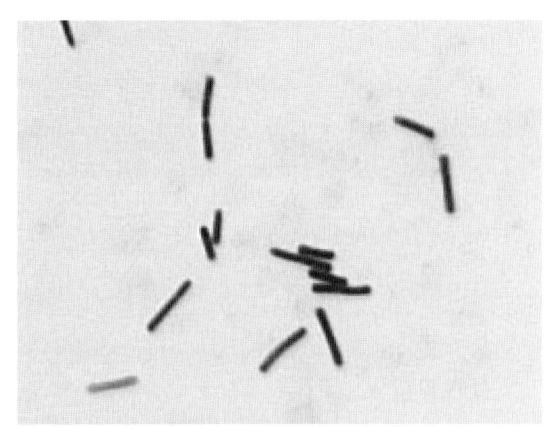

図10 *Clostridium perfringens*
グラム染色．（カラー図譜9参照）

A型菌は土壌，ヒトの腸管，動物（含むトリ）の腸管などから分離される．その他の型の菌はもっぱら動物の腸管から分離され，稀にヒトでもみられる．ヒトの感染症（食中毒，ガス壊疽など）から分離されるのはA型菌が主である．A型菌は，主要な致死毒素のうちのα毒素のほか，食中毒の原因となるエンテロトキシンを産生する．α毒素は，ガス壊疽における筋壊死の要因となる．

食中毒は感染型である．加熱調理後に食品中に生き残った芽胞が，増殖可能な温かい食品中（20～50℃）で発芽し，増殖する．大量に増えた本菌を食品とともに摂取した場合に発生する．腸管内で本菌が芽胞を形成するのに伴い，エンテロトキシンを産生・放出する．

ガス壊疽は *C. perfringens*, *Clostridium novyi* type A, *Clostridium septicum*, *Clostridium histolyticum*, *Clostridium sordellii* といったいわゆるガス壊疽菌群の感染によって起こる．*C. perfringens* によるガス壊疽が最も多い（約80％）．外傷などにより，これらのガス壊疽菌群が酸素分圧の低い筋肉組織に入り込んで増殖し，組織侵襲性の高い菌体外毒素により組織を壊死させるとともに病巣を拡大する．菌の増殖に伴いガスが発生する．しばしば血管内溶血を伴う．

3) クロストリジウム・テタニ/破傷風菌（*Clostridium tetani*）（図11, 12）

細い菌体に端在性の芽胞をもつ（太鼓のばち状）偏性嫌気性グラム陽性桿菌である．おおむね1日以上の培養菌ではグラム陰性に染まることが多い．ほとんどの株は運動性があり，通常の寒天培地では激しく遊走しフィルム状に発育するため集落がみられない．土壌中に広く分布し，刺傷，裂傷，擦過傷などの外傷創部や潰瘍などの慢性皮膚病変の部位に土壌由来の破傷風菌の芽胞が入り込み感染のきっかけとなる．侵入口となる傷口が微小で確認が難しい場合もある．嫌気的環境で芽胞が発芽し，増殖するとともに痙直性麻痺を起こす神経毒素（テタノスパスミン）と溶血毒（テタノリシン）を産生する．感染局所で組織中に放出された神経毒素は神経線維内を上行して中枢神経に達する．潜伏期は平均7日程度（3～14日以上）で，侵入口が中枢神経から遠いほど潜伏期が長くなる傾向がある．潜伏期が短いほど致死率が高い．通常多くみられる全身型は，頸部硬直，開口障害，嚥下困難などで発症し，やがて筋肉の硬直，麻痺が全身に広がっていく．顔面の筋硬直によるしかめ面や痙笑，背筋の収縮による後弓反張を起こす．喉頭の筋肉や呼吸筋の痙攣が起こると呼吸困難となる．新生児破傷風は臍帯部からの感染による全身型で致死率が高い．局所型は感染部位付近の筋肉のみに持続性の麻痺が出現するがやがて回復し，一般に予後はよい．一方，局所型でも頭部破傷風は顔面や頭部の創に起因し，致死率が高い．

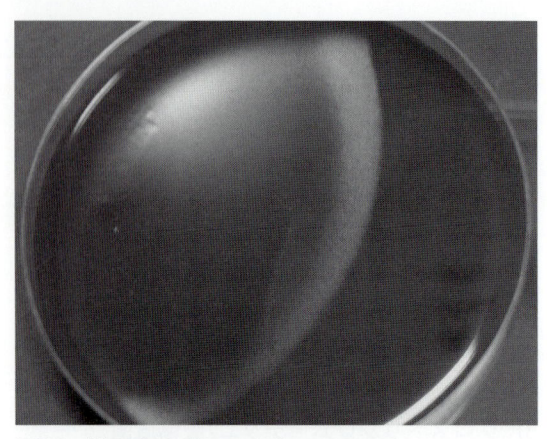

図 11 遊走する Clostridium tetani
(カラー図譜 10 参照)

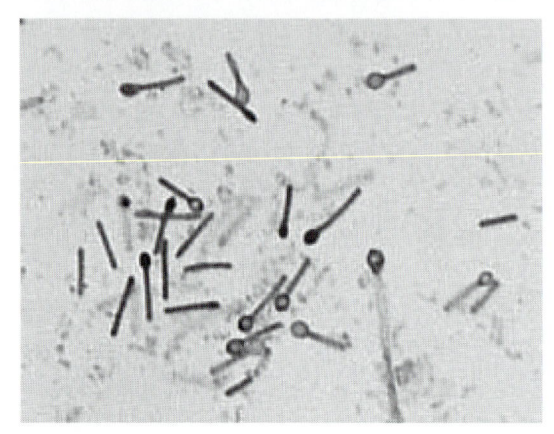

図 12 Clostridium tetani
グラム染色.(カラー図譜 11 参照)

4) クロストリジウム・ディフィシール
 (*Clostridium difficile*)

　土壌や海底の堆積物，ヒトその他の動物の腸管，便から分離される．健康成人での保菌率は低いとされている．酸素感受性は高い菌種であるが，芽胞を形成するため病院環境からも分離され，主要な院内感染の原因菌の1つとなっている．*C. difficile* 関連疾患（抗菌薬関連下痢症・大腸炎，偽膜性大腸炎など）は，化学療法による腸内細菌叢の乱れに乗じて宿主に定着した毒素産生株が異常増殖することで引き起こされる．*C. difficile* 関連疾患の発症には，宿主側の要因（重度の基礎疾患や免疫状態の不良などで取り込んだ本菌を定着させやすい状態にある，また，毒素に対する感受性が高いなど）も大きく影響する．院内環境が *C. difficile* の芽胞で汚染されている場合には，長期の入院も本菌を獲得する機会を増す要因になり，危険因子のある患者においては注意が必要である．

　C. difficile には無毒株と毒素産生株がある．毒素産生株の産生する主要な毒素はトキシン A とトキシン B である．トキシン A と B の両方を産生する株とトキシン B のみを産生する株が知られているが，いずれも *C. difficile* 関連疾患の原因となる．近年欧米で急速に拡大した強毒株は，健康成人にも発症しやすい上に重症例が多く，致死率も高いため問題になっている．強毒株ではトキシン A，B の産生が亢進していると報告されている．

L 嫌気性グラム陽性無芽胞桿菌

1. プロピオニバクテリウム属
(genus *Propionibacterium*)

　通常，嫌気性菌として扱われている無芽胞のグラム陽性桿菌で，菌体はジフテロイド，カニ爪状，球桿菌状，枝分かれ状といった多型性を示す．主要な終末代謝産物としてプロピオン酸を産生する．主にチーズほかの発酵食品などから分離される菌群と，もっぱらヒトから分離される菌群がある．ヒトから分離される菌種としては *Propionibacterium acnes*（図 13），*Propionibacterium granulosum*, *Propionibacterium avidum*, *Propionibacterium propionicum* がある．酸素に対する耐性が強く，炭酸ガス培養でも発育する株が多い．発育は嫌気環境のほうが良好である．検体からの分離には嫌気培養が適している．

a. *Propionibacterium acnes, Propionibacterium granulosum, Propionibacterium avidum*

　円形，凸状で不透明，白色〜ピンクがかったクリーミーな集落を形成し，カタラーゼ陽性である．いずれもヒトの皮膚・粘膜を中心にみられる

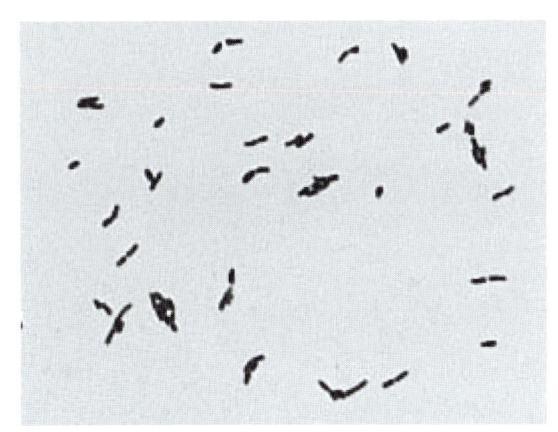

図13 *Propionibacterium acnes*
グラム染色.（カラー図譜12参照）

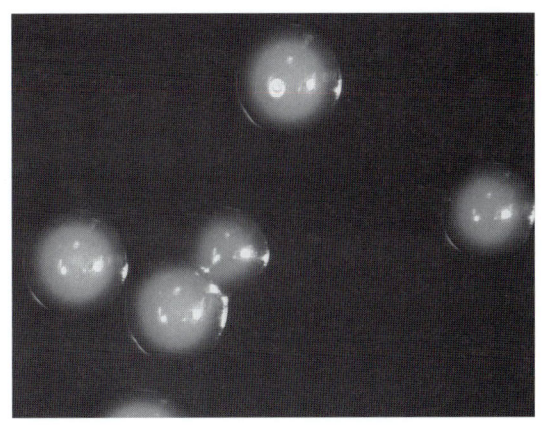

図14 *Actinomyces meyeri*（集落）
（カラー図譜13参照）

常在菌である．臨床材料から最もよく分離される *P. acnes* は尋常性挫瘡の原因となる．また，結膜嚢にも多く存在し，眼内レンズ挿入術後の遅発性眼内炎の原因ともなる．近年，サルコイドーシスとの関連も示されつつある．汚染菌として，しばしば血液培養からも分離されるが，*P. granulosum*，*P. avidum* も含めて有意菌である場合もあるので，判断には注意が必要である．これらの菌種は術後の感染，人工物挿入に関連する心内膜炎，骨髄炎，関節炎，中枢神経系の感染症などから分離される．

b. *Propionibacterium propionicum*

ヒト口腔の常在菌で，*Actinomyces israelii* とよく似た固い臼歯状の白色集落を形成することが多い．*P. acnes* に似た集落を形成することもあるが，カタラーゼ陰性である．発育も他の *Propionibacterium* より遅く，1晩培養では *A. israelii* と同じくクモ状のマイクロコロニーが観察される．涙小管炎の原因となるほか *A. israelii* と同じく放線菌症を起こす．

2. アクチノマイセス属
（genus *Actinomyces*）

集落形態，菌体とも多種多様な外観を示す菌群である．集落形態は円形で凸状，表面滑のものから，不整な塊状のもの，白色，ベージュ，赤茶色

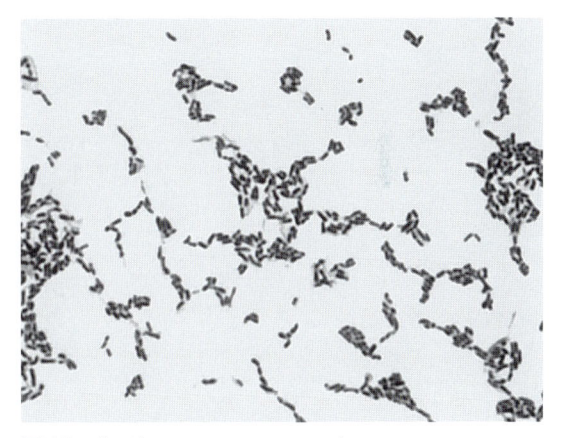

図15 *Actinomyces meyeri*
グラム染色.（カラー図譜14参照）

などさまざまである．菌体も短桿菌，曲がったフィラメント状，ジフテロイド，カニ爪状から枝分かれ状とさまざまである．この様な多型性の外観は *Actinomyces* 様と形容されている．*Actinomyces meyeri*（図14，15）以外の菌種は炭酸ガス培養でも発育するが，嫌気培養のほうが発育は良好である．臨床材料から分離される主な菌種は *Actinomyces israelii*（図16，17），*Actinomyces naeslundii*，*Actinomyces viscosus*，*Actinomyces odontolyticus*，*Actinomyces meyeri*，*Actinomyces turicensis*，*Actinomyces radingae*，*Actinomyces neuii* などである．

口腔，消化管，腟の常在菌が多く，内因性感染症の原因となる．主要な疾患は放線菌症（Actinomycosis）である．Actinomycosis は慢性の肉芽腫

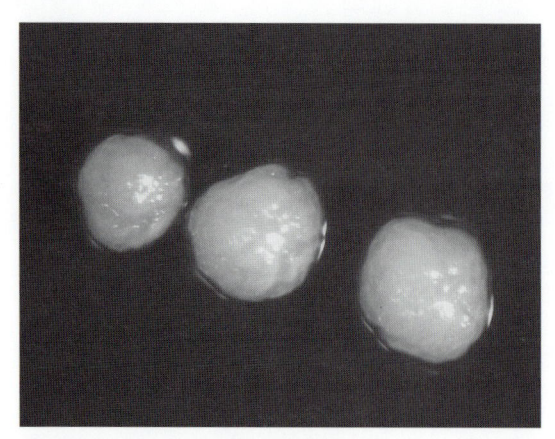

図16 *Actinomyces israelii*
集落.（カラー図譜15参照）

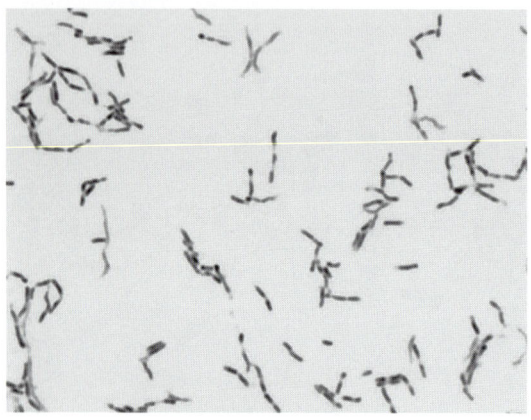

図17 *Actinomyces israelii*
グラム染色.（カラー図譜16参照）

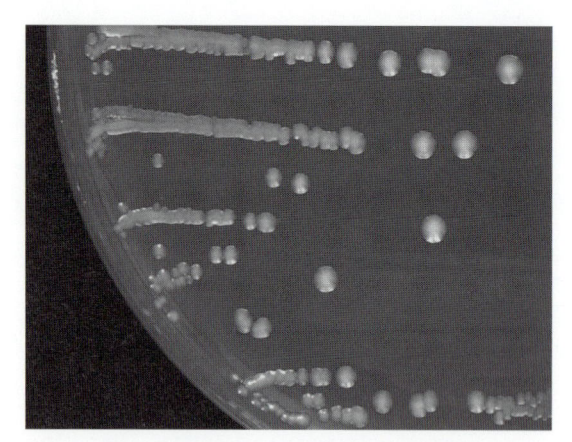

図18 *Bacteroides thetaiotaomicron*
集落.（カラー図譜17参照）

性病変であり化膿巣の膿には固いイオウ顆粒がみられる．*A. israelii* による場合が最も多いが *A. naeslundii*, *A. meyeri* などその他の菌種も分離される．このほか，菌性感染症を含む頭頸部の膿瘍，肺化膿症，骨盤腔内感染症，骨感染症などからも分離される．

M 嫌気性グラム陰性桿菌

1. バクテロイデス属
（genus *Bacteroides*）

ヒト，動物の腸内細菌叢を構成する主要な菌群で，腟にも一部存在する．20%胆汁に耐性で，BBE（Bacteroides bile esculin）培地に発育する．クリスタルバイオレットに感受性で変法FM培地には発育しない．臨床材料から最もよく分離される嫌気性グラム陰性桿菌群であるが，もっぱら下部消化管の常在菌として存在する菌種も多い．臨床材料から分離される菌種は *Bacteroides fragilis*, *Bacteroides thetaiotaomicron*（**図18**），*Bacteroides nordii*, *Bacteroides salyersae*, *Bacteroides ovatus*, *Bacteroides uniformis*, *Bacteroides vulgatus*, *Bacteroides eggerthii*, *Bacteroides caccae*, *Bacteroides stercoris* などのいわゆる *Bacteroides fragilis* group の菌種である．これらの菌は，一般に好気性菌との混合感染で化膿性の病巣を形成する．腹腔内感染症，骨盤腔内感染症，消化器外科の術後の感染症や肛門周囲膿瘍，褥瘡などの皮膚軟部組織感染症，菌血症などから分離される．*B. fragilis* は菌血症も含め最も多く分離され，次いで *B. thetaiotaomicron* が多く分離される．*B. fragilis*, *B. thetaiotaomicron* に次いで多く分離される *Bacteroides distasonis* は現在 *Bacteroides* 属から離れて *Parabacteroides distasonis* という菌種名になっている．

各種抗菌薬に耐性傾向が強く，安定した抗菌力を示す薬剤はカルバペネム，βラクタマーゼ阻害薬とβラクタム薬の合剤，クロラムフェニコール，抗嫌気性菌活性をもつ一部の新規キノロン系薬，メトロニダゾールに限られている．*B. fragilis* group，特に *B. fragilis* ではβラクタマーゼの

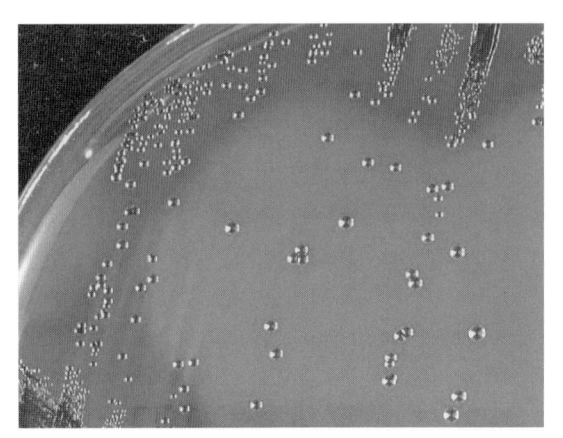

図19 *Prevotella intermedia*
コロニー．（カラー図譜18参照）

産生率が高い．*Bacteroides* の産生する β ラクタマーゼの主流は拡張型（ESBL）である．散発的で分離頻度は低いがメタロ β ラクタマーゼを産生する株も存在する．

2. プレボテラ属
(genus *Prevotella*)

ヒトでは口腔に多く，腸管，腟内にも生息している糖発酵能をもつ嫌気性グラム陰性桿菌で，BBE 培地と変法 FM 培地に発育しない（胆汁感受性・クリスタルバイオレット感受性）菌群である．*Bacteroides* 同様，腹腔内感染症や婦人科領域の感染症からも分離されるが，軟部組織感染症を含む頭頸部の感染症，上気道・呼吸器感染症などからよく分離される．嫌気性菌用の血液寒天培地上で黒色（〜茶色）の集落を形成する菌群（*Prevotella intermedia* (図 19)，*Prevotella melaninogenica*，*Prevotella denticola* など）と形成しない菌群（*Prevotella bivia*，*Prevotella disiens*，*Prevotella buccae*，*Prevotella oris* など）に分かれる．β ラクタマーゼ産生株ではペニシリン系，第 2・第 3 世代セファロスポリンへの感受性低下がみられる．黒色色素非産生菌群で β ラクタマーゼ産生株が多いが，近年，黒色集落産生菌でも β ラクタマーゼ産生株が増加する傾向にある．

3. ポルフィロモナス属
(genus *Porphyromonas*)

Prevotella と同じく，腸管，腟内にも存在するが口腔内に多く分布している．BBE 培地と変法 FM 培地に発育せず（胆汁感受性・クリスタルバイオレット感受性），糖を発酵しない菌で主に構成されている菌群である．*Porphyromonas bennnonis* などごく一部の例外を除いて嫌気性菌用の血液寒天培地上で黒色集落を形成する．感染症材料から分離される主要な菌種は，*Porphyromonas asaccharolytica*，*Porphyromonas gingivalis*，*Porphyromonas endodontalis* などである．*P. asaccharolytica* は頭頸部，呼吸器，消化器外科領域，婦人科領域，軟部組織の感染症など幅広い領域からよく分離される．他の 2 菌種も同様であるが，歯科感染症を含むもっぱら上部の感染症から分離される．*Porphyromonas bennnonis* は軟部組織感染症からよく分離される．

4. フゾバクテリウム属
(genus *Fusobacterium*)

変法 FM 培地に発育する嫌気性のグラム陰性桿菌で，*Bacteroides*，*Prevotella*，*Porphyromonas* と並んで内因性の嫌気性菌感染症から分離される主要な菌群である．ヒト，動物の粘膜面の常在菌である．最も分離頻度の高い *Fusobacterium nucleatum* は，松葉型の特徴的な菌体をもつ．口腔，歯肉溝に多く存在し，歯周病との関連が示唆されているほか，頭頸部の感染症，肺感染症，腹腔内感染症などから分離される．*Fusobacterium necrophorum* の菌体は多型性でフィラメント状や球桿菌状の菌体がみられる．耳鼻科領域の感染症，肺胸膜感染症，肝膿瘍などから分離される．これら 2 菌種は 20% 胆汁感受性で BBE 培地に発育しない．20% 胆汁耐性で BBE 寒天に発育する *Fusobacterium varium*，*Fusobacterium mortiferum* は主に腸管に生息し，*Bacteroides* と同じく腹腔内感染症から分離される．

表24 スピロヘータの主要な病原体

科	属	種	疾患名	感染経路	分布
トレポネーマ	トレポネーマ	T. pallidum subsp. Pallidum	梅毒	性交	世界各地
		T. pallidum subsp. Pertenue	フランベジア（熱帯イチゴ腫）	接触感染	アフリカ
		T. pallidum subsp. Endemicum	ベジェル	接触感染	アフリカ
		T. carateum	接触性伝染性皮膚病（ピンタ）	接触感染	中南米
		T. vincentii	ワンサン口峡炎	他菌との共生	世界各地
	ボレリア	B. recurrentis	回帰熱	シラミ	日本,東南アジア
		B. duttonii	回帰熱	ダニ	アメリカ
		B. burgdorferi	ライム病	ダニ	日本,東南アジア
レプトスピラ	レプトスピラ	L. interrogans serovar icterohaemorrhagia	ワイル病	経皮感染 経口感染	世界各地
		serovar autumnalis	秋季レプトスピラA		
		serovar hebdomadis	秋季レプトスピラB		
		serovar australis	秋季レプトスピラC		

N スピロヘータ

1. はじめに

　スピロヘータ (spirochaeta) は細長いらせん状の形態で，菌体内部にある軸糸 (axial filament) と呼ばれる繊維状の鞭毛によって運動する細菌の総称である．スピロヘータ目は，スピロヘータ科，レプトスピラ科に分けられる．トレポネーマ属，ボレリア属，レプトスピラ属にはヒトに病原性を示す細菌が存在する (表24)．

2. トレポネーマ属
(genus *Treponema*)

　Treponema pallidum は3亜種に分類されている．*T. pallidum* subsp. *pallidum* は梅毒 syphilis (五類感染症) の病原体である．*T. pallidum* subsp. *pertenue* はフランベジア病 (熱帯イチゴ腫) と呼ばれる熱帯地方で流行する伝染性皮膚病の原因菌である．*T. pallidum* subsp. *endemicum* は病原性は弱いが，皮膚疾患を起こすことがある．

a. 梅毒トレポネーマ
(*T. pallidum* subsp. *pallidum*)

1) 形態と染色性

　幅 0.1～0.2 μm，長さ 6～20 μm の規則正しい屈曲 (8～14) をもつ細長いらせん状菌である．グラム染色では染まりにくいため，ギムザ染色や鍍銀染色が用いられる．運動性は暗視野法で観察する．

2) 培養

　培地での培養はできない．ウサギの精巣 (睾丸) に接種することで継代培養を行う．

3) 病原性

　梅毒は病状の経過 (病期) は次の3期に分けられている．

　ⅰ) 第1期：感染後，約3～6週間の潜伏期を経て，感染局所に硬性下疳および所属リンパ節の腫大 (無痛性横痃) が現れる．この状態が約9週間続く．

　ⅱ) 第2期：トレポネーマが血液に入り，全身に感染が広がる．この時期は皮膚症状 (バラ疹，丘疹，膿疱) が特徴的であり，多くの患者に認められる．なお梅毒の感染力は第1期，第2期のような活動性病変が認め

られる時期が高いとされている．

iii) 第3期：感染後約3年以降に皮膚の潰瘍やゴム腫などが現れる．さらに進行すると，中枢神経が障害され，進行麻痺などの神経梅毒となる．また，母親の胎盤を通じて胎児に梅毒トレポネーマが感染した場合は，先天梅毒と呼ばれ，流産や死産することが多い．

4) 検査・診断

本菌は人工培地で培養ができないため，診断には血清中の抗体検査を行う．非特異的反応である serologic tests for syphilis(STS法)のほかに，トレポネーマ抗原を用いる特異的反応の Treponema pallidum hemagglutination test(THPA法)や fluorescent treponemal antibody absorption test (FTA-ABS法)がある．

i) STS法：カルジオリピンとレシチンを混合した脂質抗原を用いる．補体結合反応（ワッセルマン反応，緒方法），沈降反応（ガラス板法，VDRL法），凝集反応（RPRカードテスト，ラテックス凝集法）が代表的な方法である．STS法は感染の早期に陽性となることや治療効果の判定も行えるので有用であるが，梅毒以外の感染症，自己免疫疾患，妊娠などにおいて生物学的偽陽性(biological false positive；BFP)反応を示すことがあるので判定には注意を要する．

ii) トレポネーマ抗原を用いる特異的反応：梅毒トレポネーマそのものを抗原として用いる方法である．間接血球凝集反応であるTPHA法や非病原性トレポネーマに対する抗体をあらかじめ吸収したあとに蛍光抗体を作用させて判定するFTA-ABS法がある．本法は感度や特異性が高い．しかし，STS法と比べて陽性となる時期が遅れることや治療後も陽性が持続するため，治療効果の判定に使えないといった欠点もある．

5) 治療と予防

ペニシリン系抗菌薬は本菌に対する感受性がきわめて高いので第一選択薬剤である．そのほか，エリスロマイシンやテトラサイクリンも用いられる．ワクチンはない．

b. その他のトレポネーマ

T. carateum は中南米に流行するピンタ(pinta)と呼ばれる，接触感染性皮膚病の原因菌である．*T. vincentii* は歯肉口内炎（ワンサン口峡炎とも呼ばれる）でフソバクテリウム属の細菌とともに検出される．正常の口腔内にも存在する．

3. ボレリア属(genus *Borrelia*)

a. 回帰熱ボレリア (*Borrelia recurrentis*, *Borrelia duttonii*)

熱発作が反復して起こる回帰熱 relapsing fever (四類感染症)の原因菌である．シラミが媒介する回帰熱ボレリア(*Borrelia recurrentis*)，ダニが媒介するダットンボレリア(*B. duttonii*)などがある．ヒトに感染すると，約1週間の潜伏期の後，発熱，頭痛，筋肉痛，肝臓や脾臓の脾腫の腫大がみられる．高熱が3～4日間続いたあといったん解熱し，1～2週間後に再び発熱する．高熱と解熱が通常2～10回繰り返されるが，この症状が回帰熱の由来である．回数が進むにつれ症状は軽くなる．発熱期に血液中ギムザ染色や蛍光抗体法で菌体を証明する．マクロライド系薬，テトラサイクリン，ペニシリン系薬などの投与が有効である．

b. ライム病ボレリア (*Borrelia burgdorferi*)

ライム病(四類感染症)は1975年，米国コネチカット州のライムで若年者の関節炎が流行した際，ダニによって媒介される感染症として認知された．世界各地で発症しており，日本ではシュルツェマダニが主に媒介し，北海道や長野県で患者の報告がある．発熱，頭痛，筋肉痛，関節痛などのインフルエンザ様症状とダニが刺した部分の発

赤が環状に広がる遊走性紅斑が特徴である。髄膜炎や脳炎，心筋炎に進展することもある。培地を用いた培養が可能である。マクロライド系薬，テトラサイクリン，ペニシリンなどの投与が有効である。

4. レプトスピラ科
(family Leptospiraceae)

ヒトに病原性を示すレプトスピラで重要な細菌は Leptospira interrogans である。菌体は細長いらせん状（幅 0.1 μm，長さ 6〜20 μm）で両端がフック状に彎曲している。暗視野法やギムザ染色法，鍍銀法，蛍光抗体法などで観察する。発熱期の血液，髄液，尿を検体として，ウサギ血清を加えたコルトフ培地やフレッチャー培地を用いて 28〜30℃で 1〜2 週間培養を行う。発育しても培地の混濁はみられない。あるいは，PCR 法によりレプトスピラの DNA の検出を行う。

ネズミやイヌなどの保菌動物の尿やそれらで汚染された水や土壌との接触により，経皮的または経口的に感染してレプトスピラ症（四類感染症）を引き起こす。黄疸出血性レプトスピラはドブネズミ，秋季レプトスピラ（秋疫）は野ネズミ，イヌ・レプトスピラはイヌが保菌動物である。そのほかブタ，ウシ，ネコなどが保菌している場合もある。ヒトからヒトへは感染しない。海外においては，洪水の後にレプトスピラ症の大発生が起きたという報告もある。

治療にはストレプトマイシンが有効で，そのほかペニシリン系薬，テトラサイクリン系抗菌薬なども使用される。

a. 黄疸出血性レプトスピラ（Leptospira interrogans serovar icterohaemorrhagiae）

ワイル病の病原体で，1910 年代に稲田と井戸により発見された。5〜14 日の潜伏期の後に，発熱，全身倦怠感，頭痛，筋肉痛，結膜充血，出血傾向，黄疸，腎不全などが起こり，重症化することもある。

b. 秋季レプトスピラ（A, B, C Leptospira interrogans serovar autumnalis, serovar hebdomadis, serovar australis）

保菌動物は野ネズミで，夏から秋にかけて発生する。発熱，リンパ節腫脹，蛋白尿などが現れるが黄疸はなく，予後は良好である。東南アジアに多く，わが国では沖縄，鹿児島，宮崎などで感染報告がある。

c. イヌ・レプトスピラ（Leptospira interrogans serovar canicola）

保菌動物はイヌでワイル病に似た症状を起こす。脳膜炎症状を起こすことが多い。わが国では九州，四国などで感染の報告がある。

① マイコプラズマ

1. はじめに

ヒトから分離されるマイコプラズマ科の細菌は，マイコプラズマ属（Mycoplasma）とウレアプラズマ属（Ureaplasma）に分類される（表25）。

2. マイコプラズマ属
(genus Mycoplasma)

マイコプラズマは自然界に広く分布し，ヒトや動物，植物に寄生している。細胞壁とペプチドグリカンを欠く非定型な細菌である。ヒトでは，口腔内や泌尿生殖器から分離されることが多い。Mycoplasma pneumoniae はマイコプラズマ肺炎（五類感染症）の原因菌である。M. hominis, M. genitalium などは主として泌尿生殖器の粘膜などに常在している。

a. 肺炎マイコプラズマ
(Mycoplasma pneumoniae)

1) 形態と染色性

直径 125〜300 nm で大型のウイルスとほぼ同

表25 ヒトから分離されるマイコプラズマ，ウレアプラズマの性状と病原性

	寄生部位		代謝			血球溶血・吸着		疾患
	気道	泌尿・生殖器	ブドウ糖発酵	アルギニン分解	尿素分解	ヒツジ血球溶血能	ニワトリ血球吸着能	
M. pneumoniae	＋	－	＋	－	－	＋	＋	肺炎，気管支炎
M. salivarium	＋	－	－	＋	－	－	－	
M. orale	＋	－	－	＋	－	－	－	
M. buccale	＋	－	－	＋	－	－	－	
M. faucium	＋	－	－	＋	－	－	－	
M. hominis	＋	＋	－	＋	－	－	－	尿道炎，髄膜炎，関節炎
M. fermentans	＋	＋	＋	＋	－	－	－	
M. genitalium	＋	＋	＋	－	－	＋	＋	尿道炎，卵管炎
U. urealyticum	＋	＋	－	－	＋	－	－	尿道炎，卵管炎

じ大きさであり，濾過器を通過するので，かつては「濾過性病原体」と呼ばれていた．細胞壁がないので，グラム染色には染まりにくい．ギムザ染色でよく染まる．細胞膜しかないため，球状，環状，フィラメント状など形が不定形である．

2) 培養と同定

発育にはコレステロールが必要である．PPLO寒天培地やPPLO液体培地を用いる．この培地にはウマ血清，酵母エキス，高濃度のペニシリンが含まれる．寒天培地でコロニー形成までに約1～2週間を要する．液体培地では3～7日で発育が認められるが，培地は混濁しない．平板培地の集落は大きさ1mmくらいでDienes染色をすると青紫色に染まる．初代分離の集落は乳首状（ニップルnipple状）の形態が多く，継代すると目玉焼き状の特徴的な形状を呈する（図20）．

ブドウ糖を発酵し，アルギニン加水分解陰性，ウレアーゼ陰性，モルモットやニワトリなどの赤血球吸着試験が陽性で，ヒツジ赤血球を溶血する．これらの性状は，他のマイコプラズマと鑑別するうえで重要である．

3) 病原性

飛沫感染によって気管支炎や肺炎を起こす．非定型肺炎の中で最も多い．小児，若年成人に多く，学校や職場，家族内などで感染する．発熱のほか，激しい頑固な咳が長期間にわたって続くのが特徴である．

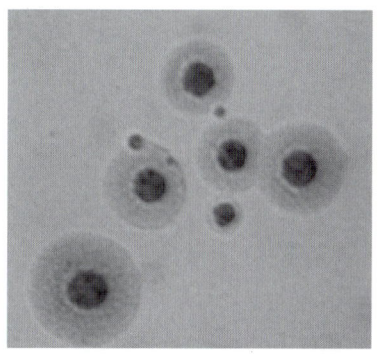

図20 PPLO培地上のマイコプラズマ集落のDienes染色像
（カラー図譜19参照）

4) 治療と予防

細胞壁がないため，ペニシリン系やセフェム系などのβ-ラクタム系抗菌薬は無効である．マクロライド系，テトラサイクリン系，ニューキノロン系抗菌薬などに感受性が高い．近年では，マクロライド系抗菌薬に耐性の菌株が増加している．

b. その他のマイコプラズマ

M. genitalium は尿道炎や前立腺炎，卵管炎，腟炎などの原因となる．M. hominis は帝王切開，子宮頸癌や卵巣癌など婦人科領域の手術後に創部感染症を起こすことがある．血液寒天培地で2～5日間培養後に微小集落を形成する．M. hominis はエリスロマイシンに耐性である．

表26 リケッチア症の主要な病原体

科	属	疾患群	種	疾患名	媒介昆虫（ベクター）	保菌宿主（リザーバー）	分布
リケッチア	リケッチア	発疹チフス群	R. prowazekii	発疹チフス	コロモジラミ, アタマジラミ	ヒト	世界各地
			R. typhi	発疹熱	ネズミノミ	ネズミ	世界各地
		紅斑熱群	R. rickettsii	ロッキー山紅斑熱	マダニ	ネズミ, リス	北米, 中南米
			R. japonica	日本紅斑熱	マダニ	ネズミ, リス	日本
	オリエンチア	ツツガムシ病群	O. tsutsugamushi	ツツガムシ病	ツツガムシ	ツツガムシ	日本, 東南アジア
アナプラズマ	エールリキア	エールリキア症	E. chaffeensis	ヒト単球性エールリキア症	マダニ	不明	アメリカ
	ネオリケッチア	流行性腺熱群	N. sennetsu	腺熱	不明	不明	日本, 東南アジア

3. ウレアプラズマ属
(genus *Ureaplasma*)

Ureaplasma urealyticum は性行為感染による非淋菌性尿道炎の原因菌の1つと考えられている．PPLO 培地においてマイコプラズマよりも小さい集落（直径 15〜35 μm）を形成する．尿素分解とブドウ糖非分解が特徴的な性状である．嫌気培養での発育が良好である．マクロライド系抗菌薬やテトラサイクリン系，ニューキノロン系抗菌薬などに感受性が高い．

P リケッチア

1. はじめに

リケッチア目（*Rickettsiales*）は 2005 年に分類の改訂がなされ，リケッチア科とアナプラズマ科の2科に大きく分けられた（表26）．リケッチア科にはリケッチア属とオリエンチア属の細菌が含まれ，粘膜上皮細胞や血管内皮細胞の細胞質内で増殖する．一方，アナプラズマ科にはエールリキア属，ネオリケッチア属，アナプラズマ属の細菌が属するが，単球や顆粒球の食胞内で増殖する．なお，従来リケッチアとして分類されていたバルトネラ属，コクシエラ属は遺伝学的な検討によってリケッチアの構成からはずされた．

リケッチアは次のような特徴を有している．
(1) 0.3〜0.6 μm×0.3〜2.0 μm のグラム陰性の球桿菌で多形性を示す．グラム染色では染まりにくく，ギムザ染色，マキャベロ染色によって観察される．
(2) 生きた細胞の中だけでしか増殖できない偏性細胞内寄生性であり，人工培地には発育できない．したがって，発育鶏卵卵黄嚢，培養細胞，動物（マウス，モルモット）が用いられる．
(3) 二分裂増殖を行う．
(4) DNA と RNA の両方の核酸を有する．
(5) 節足動物の腸管に寄生しており，ダニ，シラミ，ノミなどのベクターを介してヒトに感染する．

2. リケッチア属（genus *Rickettsia*）

リケッチアによる感染症は**表26**に示すように，発疹チフス（四類感染症），紅斑熱，ツツガムシ病（四類感染症）など菌種によってそれぞれ特徴的な病態を呈する．わが国ではツツガムシ病や日本紅斑熱（四類感染症），発疹熱がみられるが，ツツガムシ病が最も多く，年間に数百人が発症している．

診断はリケッチアに対する抗体を血清学的に測定する．補体結合反応，ワイル-フェリックス（Weil-Felix）反応に加え，現在では間接蛍光抗体

法や ELISA 法も多く用いられている．ワイル－フェリックス反応は，*Proteus vulgaris*(OX19 株，OX2 株，OXK 株)がリケッチア症患者の血清と強く凝集することを原理としている．発疹チフス，発疹熱の患者血清は OX19 株と，ロッキー山紅斑熱と日本紅斑熱の患者血清は OX19 株および OX2 株と，ツツガムシ病の患者血清は OXK 株とそれぞれ凝集する．しかし，リケッチアの菌体そのものを使用した検査ではないため，凝集反応陰性という理由のみでは，リケッチア症の否定はできないので注意を要する．抗体価の検査においては，血清中の抗体価の上昇が一般的に感染後 10～14 日後まで認められないため，急性期は低値を示すことが多い．したがって，確定診断には急性期の採血後 1～2 週間で再び採血をし，抗体価(IgM, IgG)の 4 倍またはそれ以上の上昇を確認する必要がある．また，単一血清での検査においては，ELISA 法による IgM の証明が有効であるとされる．

a．発疹チフスリケッチア
（*Rickettsia prowazekii*）(三種病原体等)

発疹チフスの病原体である．コロモジラミ，アタマジラミ，ケジラミによって媒介される．潜伏期は約 1～2 週間で，悪寒と高熱をもって発病し，頭痛を伴う．発熱後 1～5 日後に発疹が体幹から四肢にかけて現れる．チフスのようなバラ疹(紅斑状発疹)であるが，重症例では発疹が点状出血斑となることがある．わが国では四類感染症に指定されているが，1950 年代以降に感染者はでていない．

b．発疹熱リケッチア(*Rickettsia typhi*)

発疹熱の病原体である．ネズミノミが媒介する．発疹チフスに似た症状を呈するが，比較的軽症で予後も良好である．世界各地に分布し，散発的に流行する．わが国でも九州や四国，中国地方にみられることがある．

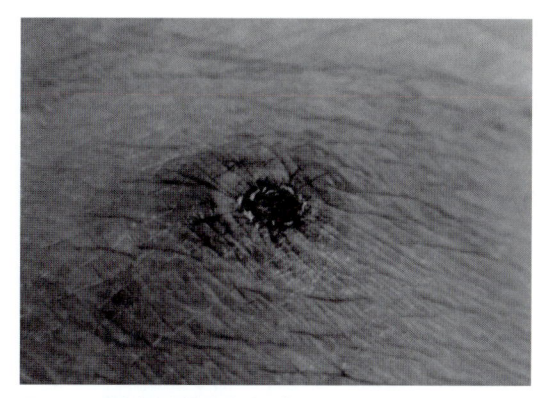

図 21　日本紅斑熱患者のダニによる刺し口
(カラー図譜 20 参照)

c．ロッキー山紅斑熱リケッチア
（*Rickettsia rickettsii*）

ロッキー山紅斑熱の病原体である．リスやネズミからダニが媒介しヒトに感染する．米国のロッキー山脈地方でみられるが，近年では米国東海岸でも患者が多発している．症状は発疹熱に似ているが四肢，手のひら，足の裏から発疹が現れ，その後，体幹に広がっていくのが特徴である．

d．日本紅斑熱リケッチア
（*Rickettsia japonica*）(三種病原体等)

1984 年に四国でツツガムシ病様症状の 3 名の患者を精査したところ，紅斑熱であることが判明し，日本紅斑熱と呼ばれたことが始まりである．マダニに刺された後，潜伏期 2～8 日を経て，頭痛，発熱，倦怠感を伴って発症する．夏期(5～10月)に見られ，ツツガムシ病と同様に，発熱や発疹，ダニによる刺し口(図 21)が特徴である．近年，わが国で患者が増加しており，ツツガムシ病より死亡率が高いので注意を要する．

3．オリエンチア属(genus *Orientia*)

ツツガムシ病リケッチア(*Orientia tsutsugamushi*)．

ツツガムシは，幼虫期に哺乳動物に吸着・吸血し，その後は土壌中で生活する．*O. tsutsugamushi* のベクターは，アカツツガムシ，タテツツガムシ，およびフトゲツツガムシの 3 種類であ

り，菌の保有率は0.1～3%とされる．ヒトは，ツツガムシ生息地域の草むらなどで，ツツガムシ幼虫に刺咬され感染する．古典的なアカツツガムシの媒介による感染は夏に発生し，タテツツガムシやフトゲツツガムシの媒介による感染は，秋から春にかけて発生する．わが国では，秋田県，山形県，新潟県に多くみられ，静岡県や九州，四国などでも散見される．

潜伏期は10日前後であり，発熱，発疹，刺し口の主要3徴候（3主徴）に加え，倦怠感，や頭痛，リンパ節の腫脹などがみられる．CRPやASTおよびALTなどの肝機能マーカーの上昇も特徴的である．また，治療が遅れると播種性血管内凝固症候群（DIC）を起こすことがあり，致死率が高い．テトラサイクリン系の抗菌薬が第一選択薬であり，クロラムフェニコールも有効である．β-ラクタム系抗菌薬は無効である．現時点で，予防に有効なワクチンはなく，ダニの吸着を防ぐことが最も重要である．汚染地域の山林や草地に立ち入る場合は，素肌の露出を避ける必要がある．

4. エールリキア属（genus Ehrlichia）

ヒト単球性エーリキア症を発症する *Ehrlichia chaffeensis* が属している．*E. chaffeensis* はヒトの単核球に感染する病原体であり，米国での感染報告がある．マダニ刺咬により感染し，5～10日の潜伏期を経て発症する．症状は，発熱．頭痛．筋肉痛などである．治療にはテトラサイクリン系抗菌薬が有効である．

5. ネオリケッチア属（genus Neorickettsia）

腺熱リケッチア（*Neorickettsia sennetsu*）が属している．以前は，エールリキア属に分類されていたが，16S rRNA遺伝子の類似度から*Neorickettsia*属に移籍された．腺熱は，熊本県で鏡熱，宮崎県では日向熱と呼ばれており，西日本，特に九州の地方病である．症状は，伝染性単核球症と類似しており，発熱，リンパ節腫脹，単核球増多を主徴とする．

Q クラミジア

1. はじめに

クラミジア科（family *Chlamydiaceae*）は，クラミジア属（*Chlamydia*）とクラミドフィラ属（genus *Chlamydophila*）に分類される．ヒトに病原性を示すのはクラミジア属の *C. trachomatis*，クラミドフィラ属の *C. pneumoniae* と *C. psittaci* の3菌種である（表27）．

クラミジアは人工培地では発育せず，生きた細胞内でしか増殖できない偏性細胞内寄生菌である．リケッチアとは異なり，生存や媒介にベクター（節足動物）を必要としない．宿主細胞内に封入体（inclusion body）を作ることはウイルスに似ているが，DNAとRNAの両核酸をもつこと，リボソームを持ち蛋白合成能を有すること，細胞壁があり，二分裂で増殖を行うこと，抗菌薬が有

表27 クラミジアの分類と病原性

属	種	生物型	血清型	疾患名	感染経路	宿主
クラミジア	C. trachomatis	トラコーマ	A, B, Ba, C	トラコーマ	性行為 接触 産道感染	ヒト
			D, Da, E, F, G, H, I, Ia, J, K	尿道炎 封入体結膜炎		
		LGV	L1, L2, L2a, L3	鼠径リンパ肉芽腫		
クラミドフィラ	C. pneumoniae	3種類		シラミ	吸入	ヒト
	C. psittaci		7種類	ダニ	吸入	ヒト，トリ

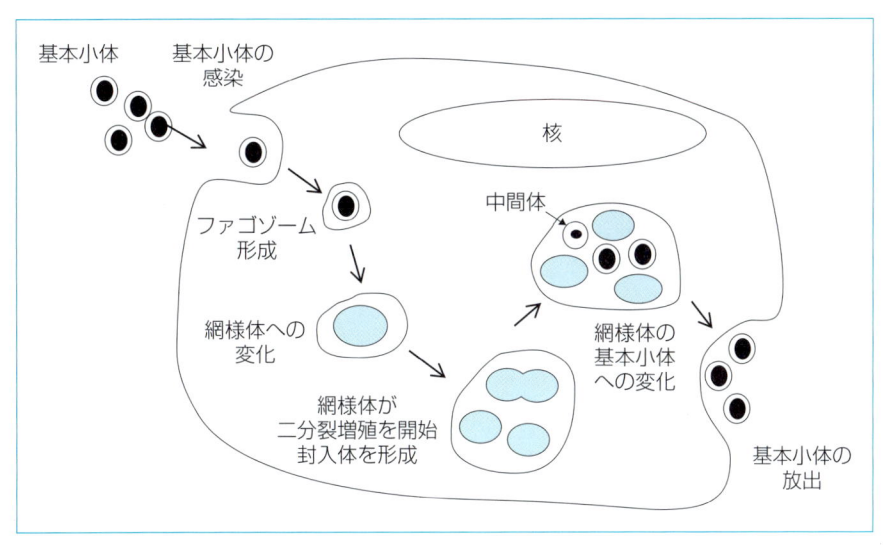

図22 クラミジアの増殖サイクル

効であることなど，細菌としての特性を備えている．

特異な増殖サイクルを示し，基本小体(elementary body)，網様体(reticulate body)，中間体の3つの形態をとる(図22)．基本小体で細胞に感染し，ファゴゾームに入って網様体へ変化して二分裂増殖を始める．その後，中間体を経て，再び基本小体となって細胞を破壊して外へ出て，新たな細胞に感染する．

2. クラミジア属(genus *Chlamydia*)

a. トラコーマクラミジア (*Chlamydia trachomatis*)

1) 形態と染色性

基本小体は直径約 0.3 μm の球状の細胞で，ギムザ染色で赤紫色，マキャベロ染色で赤色に染まる．一方，網様体は直径約 0.5〜2 μm の大型細胞でギムザ染色，マキャベロ染色でともに青色に染まる．

2) 培養と診断

患者の血液，膿・分泌物，痰，咽頭拭い液などを用いて次のような方法で診断する．

(1) 塗抹標本によるクラミジアの証明

直接蛍光抗体法が日常検査の中でよく用いられている．ギムザ染色では基本小体は紫色，網様体は青色に染まる．また，トラコーマクラミジアは，封入体内にグリコーゲンを蓄積するため，ヨード染色より封入体が褐色に染まる．

(2) 特異的抗原・遺伝子の証明

抗原の検出においては，直接蛍光抗体法や酵素抗体法により封入体およびクラミジア菌体の存在を確認できる．遺伝子の検出においては，PCR法による本菌に特異的な DNA の検出により菌の存在を確認できる．

(3) クラミジアの分離培養

HeLa229 細胞，McCoy 細胞，HL 細胞などの培養細胞を用いた細胞培養法が一般的である．培養細胞に検体を接種し，48 時間培養後にギムザ染色や蛍光抗体法などにより封入体を確認する．

(4) 血清学的診断

血清中の IgM，IgG および IgA を酵素抗体法や蛍光抗体法により検出する．IgA の検出は活動性感染の指標になる．

3) 病原性

ヒトからヒトへ水平伝播あるいは垂直伝播され，主に眼や生殖器の粘膜に感染して，以下のよ

うな疾患を引き起こす．

(1) 結膜炎

感染性の慢性角結膜炎でありトラコーマとも呼ばれる．未治療の場合，角膜潰瘍を合併し失明するが，現在わが国ではほとんどみられなくなった．一方で，封入体結膜炎は，生殖器からの感染や産道感染により発症するが，重症化することは少なく，一般に予後は良好である．

(2) 尿道炎

性感染症の原因として最も頻度が高い．性器クラミジアは五類感染症である．非淋菌性尿道炎の原因の多くを占め，男女ともに症状が軽度なこともあり，気づかずに性交相手を感染させてしまうことがある．男性では尿道炎に続いて前立腺炎や精巣上体炎を起こす．女性では子宮頸管炎，卵管炎などを引き起こすことがあり，未治療の場合には不妊や異所性妊娠の原因となる．出産時の新生児への感染（新生児肺炎）を起こす恐れがあるため注意が必要である．

(3) 新生児封入体結膜炎，トラコーマクラミジア肺炎

クラミジアに感染した妊婦から生まれる新生児が出産時に産道感染して結膜炎や肺炎を起こす．

4) 治療と予防

マクロライド系，テトラサイクリン系，抗菌薬が用いられる．また，ニューキノロン系抗菌薬にも感受性が高い．細胞内寄生性のため，細胞内移行性が不良であるβ-ラクタム系抗菌薬は無効である．

3. クラミドフィラ属
(genus *Chlamydophila*)

a. 肺炎クラミドフィラ
(*Chlamydophila pneumoniae*)

クラミジア肺炎（五類感染症）を引き起こす．ヒト・ヒト感染を起こし，長期にわたる頑固な咳などを生ずることが多い．市中肺炎の約10％は本菌が原因であるとされる．抗体保有率は，成人で60〜70％にも達する．また，最近の研究では，動脈硬化のアテローム形成に関与するとの報告があり，虚血性心疾患との関連性が示唆されている．

b. オウム病クラミドフィラ
(*Chlamydophila psittaci*)（四種病原体等）

オウムやインコ，ハト，ニワトリなどの鳥類との接触や感染鳥の排泄物の吸入によって感染する．オウム病psittacosis（四類感染症）とも呼ばれ，人畜共通感染症である．1〜2週間の潜伏期の後，感冒様の症状で始まり，高熱，頭痛，筋肉痛などで発症する．しばしば重篤化する．診断は血液，喀痰，咽頭拭い液などからの*C. psittaci*の直接染色や分離培養を実施する．また，血清学的な抗体価の上昇によっても行われる．

参考文献

1) Versalovic J, Carroll KC, Funke G et al : Manual of Clinical Microbiology, 10th ed. ASM press 2011
   ※世界で広く使われている臨床微生物学の標準書である
2) Mandell GL, Bennett JE, Dolin R : Mandell, Douglas and Benett's Principles and Practice of Infectious Diseases, 7th ed. Churchill Livingstone, 2009
3) Garrity G, Brenner DJ, Krieg NR, et al : Bergey's Manual of Systematic Bacteriology, The Firmicutes. vol. 2. 2nd ed. Springer, 2009
   ※嫌気性球菌の分類
4) 松本慶蔵（編）：病原菌の今日的意味 改訂4版．医薬ジャーナル社，2011
   ※主要な菌種についての分布に関するより詳細な情報と一部菌種について臨床像も含めて解説されている
5) 門脇孝，永井良三（総編集）：内科学．西村書店，2012
   ※クロストリジウム感染症について，臨床的な視点から解説されている
6) 日本化学療法学会・日本嫌気性菌感染症研究会（編）：嫌気性菌感染症 診断・治療ガイドライン2007．協和企画，2007
   ※嫌気性菌感染症全般について，主に臨床的側面から学習できる
7) 平松啓一（監修）：標準微生物学 第11版．医学書院，2012
   ※医学部生向けの教科書であるが理解を深めるための良書である
8) 感染症事典編集委員会（編）：感染症事典．オーム社，2012
   ※各感染症の特徴，感染経路，潜伏期間，症状，治療法，予防などがコンパクトにまとまっている
9) 感染症情報センター：感染症の話．国立感染症研究所
   ※ウェブサイト（http://idsc.nih.go.jp/idwr/kansen/index.html）で閲覧できる

第7章 真菌

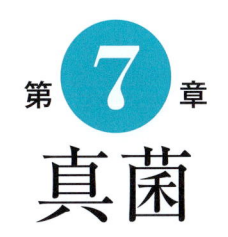

学習のポイント

❶ 真菌は自然界に広く存在し，さまざまな真菌種が多種多様な機序で感染症を起こす．
❷ 病原真菌は臨床的な観点からは，糸状真菌，皮膚糸状真菌，二形性真菌，酵母様真菌，ニューモシスチスに分類される．
❸ 真菌の検出・同定には，1)病態によって原因となる真菌種を推定し，適した検体の採取部位および培養条件で培養すること，2)検体の直接鏡検または培養コロニーの鏡検による形態学的特徴を認識すること，の両者が重要である．
❹ 酵母様真菌の一部を除き，抗真菌薬感受性試験や感受性・耐性の判定基準は確立されていない．しかし，真菌種によって抗真菌薬への感受性が大きく異なるため，各真菌種ごとの治療薬を理解しておく必要がある．

本章を理解するためのキーワード

❶ 侵襲性(深在性)真菌症
病原真菌が生体の防御機構の破綻によって組織や血中に侵入して引き起こされる全身性感染症であり，日和見感染症の1つの典型である．皮膚や粘膜表層に限局している病態(浅在性真菌症)と異なり，致命率が高い．

❷ 播種性感染症・血行性播種
侵襲性(深在性)真菌症において原因真菌は血管内に侵入して散布され，全身のさまざまな臓器に血行性に病巣を形成する．たとえば脳アスペルギルス症，カンジダ性眼内炎(眼底の網脈絡膜への播種)など．

❸ 真菌抗原検査
病原真菌の中には培養検査で検出が困難であったり日数を要するものが多いため，血清学的検査が診断に有用である．真菌種に特異的な細胞壁の多糖体を検出するガラクトマンナン(アスペルギルス)抗原，グルクロノキシマンナン(クリプトコッカス)抗原，1,3-β-D-グルカン(カンジダ，ニューモシスチス，アスペルギルスなどに共通)が臨床上よく使用される．

A 糸状真菌

　糸状真菌(*filamentous fungi*)は菌糸(hypha)と胞子(spore)の形態で増殖する真菌である．自然界に広く分布し，免疫不全ないし白血球減少患者において重篤な侵襲性感染症を引き起こす．糸状真菌の検査にあたっては，患者の背景と病状，検体の採取方法・部位の把握が不可欠である．また，培養が困難であったり，日数を要することがあるため，血清学的検査についても理解しておく必要がある．診断は病巣からの検体(喀痰，気管支洗浄液，生検組織)からの真菌検出による．病理学的検査(細胞診，組織診)，培養したコロニー(コロニー形状，菌の形態)が菌種によって特徴的であるため，その理解が診断に不可欠となる．

　菌糸の幅は通常1～10μmで，各菌種によりほぼ一定の幅をもって伸びる．菌糸中に隔壁(septum)をもつ有隔菌糸(*Aspergillus*属など)の形態をとる群と，それをもたない無隔菌糸(接合菌など)の形態をとる群とに分けられる(図1)．有隔菌糸の各隔壁には小孔があり，これを介して隣接

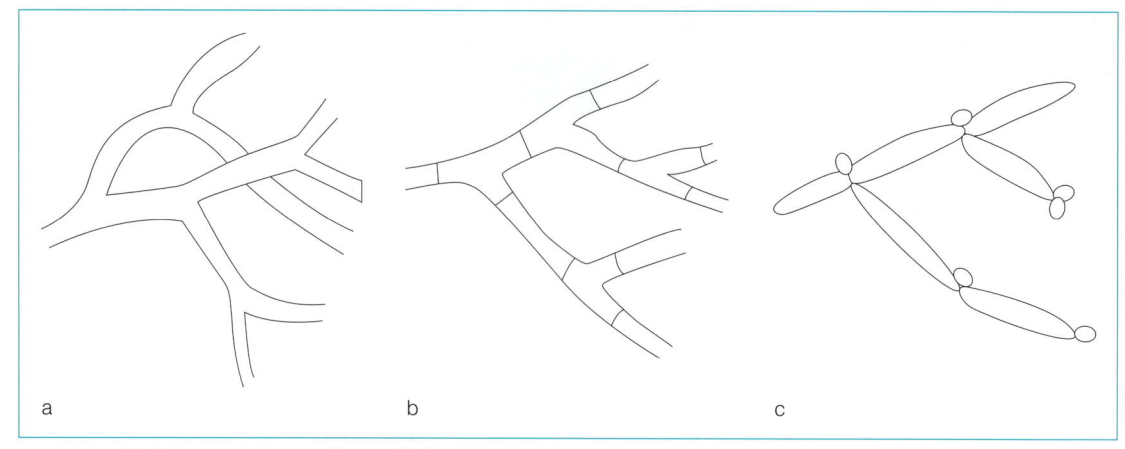

図1 糸状真菌にみられる真の菌糸と偽菌糸
a：無隔菌糸．主として接合菌で認める，隔壁のない菌糸．
b：有隔菌糸．アスペルギルス属など，不完全菌，子囊菌，担子菌で認める．
c：偽菌糸（仮性菌糸）．*Candida albicans* などの酵母様真菌の一部で認める．細長く伸張し，両端がくびれた菌糸様形態．

する細胞質の間で物質の交通がみられる．無隔菌糸は，隔壁で区切られないため菌糸全細胞を通じて原形質流動が見られ多核である．なお，酵母様真菌の一部でも鏡検上，菌糸様の形態をとるものがあるが，糸状真菌の菌糸（真の菌糸）とは細胞学的に異なるため，偽菌糸ないし仮性菌糸（pseudohyphae）とよばれる．

1. ムーコル属 (genus *Mucor*)

a. 概要・臨床

接合菌門（Phylum Zygomycota）に属する真菌で，腐木，土壌など自然界に広く存在し，空中に胞子を発散させる．*Rhizopus*, *Mucor*, *Rhizomucor*, *Absidia*, *Cunninghamella* 属など多くの属が含まれるが，接合菌またはムーコルと総称されることが多い．健常者は生体防御機構によって効率よく排除されるが，高度の免疫抑制，白血球減少，糖尿病性ケトアシドーシス，鉄過剰患者では，吸入あるいは経口で体内に取り込まれた胞子が組織内へ侵入し重篤な侵襲性感染症（接合菌症，またはムーコル症）をきたす．吸入による肺感染症が最も多いが，その他にも，鼻および口蓋の侵襲性壊死性病変より，脳へ浸潤する鼻脳型（眼窩蜂巣炎，眼球突出，膿性鼻汁，中枢神経系症状），皮膚から侵入する皮膚型，消化管のびらん・潰瘍から全身に播種する腸管型接合菌症などの病型をとる．アスペルギルス属の次に多い糸状真菌症である．

b. 検査・診断

・直接鏡検または病理学的診断：同定には菌糸の特徴的な形態を確認すること．幅広く，太さが不均一な菌糸．分岐が不規則，隔壁は稀（図2，表1）．

・培養：白色～灰白色，肉眼的に確認された後，3～5日内にシャーレ内を埋め尽くすほど急速に巨大化する綿状のコロニーを形成する．無隔菌糸であることと関連し，すりつぶすと菌体を破壊してしまい培養されにくくなる．標本組織は磨り潰さずに細かく切って培養する．コロニーの鏡検では，無隔菌糸で原則として隔壁を欠き，胞子囊胞子を形成する（図3）．

・主な対象検体は喀痰，気管支洗浄液，肺生検組織，鼻汁，脳脊髄液などで，血清学的検査はなく，β-D-グルカンは陰性である．直接鏡検，病理学的検査が早期診断のカギである．

・*Cunninghamella* 属は他の属と系統学的にやや離れており，形態学上もバチ状の突起様で大きな胞子囊胞子の形状が特徴的である．*Cun-*

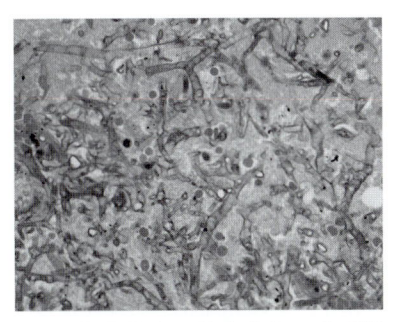

図2 接合菌症の肺病変部の病理学的所見
HE染色．幅は大小不同で，隔壁を欠く菌糸を認める．菌糸の分岐は鋭角より直角に近い．

表1 接合菌症とアスペルギルス症の病理組織所見上の鑑別点

	接合菌症	アスペルギルス症など
染色	PAS，グロコット染色で弱く染まる	PAS，グロコット染色によく染まる
菌糸の幅（太さ）	10〜20 μm，不均一（菌糸壁が非平行）	3〜10 μm，均一（菌糸壁が平行）
菌糸の分岐の方向	ランダム	放射状，一定の方向
菌糸の分岐	ほぼ直角	鋭角
菌糸の隔壁	なし	あり

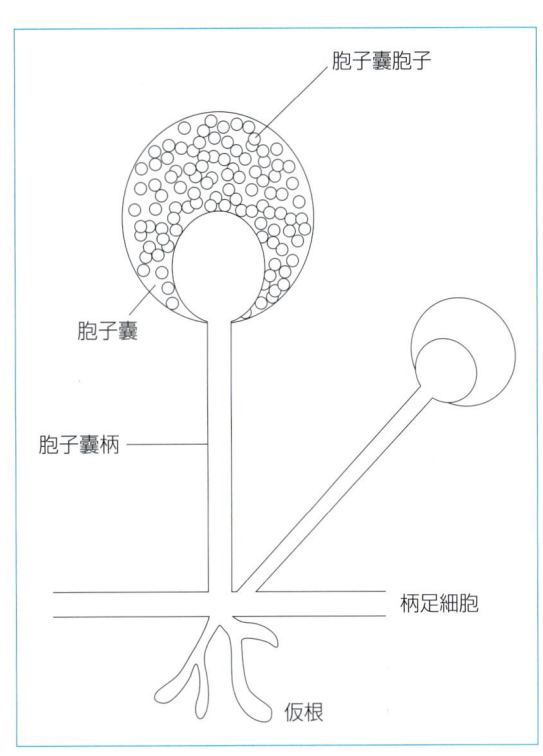

図3 接合菌の形態

ninghamella による感染症は接合菌症の中でも予後が極めて不良であることが知られている．

c．治療

抗真菌薬感受性がアスペルギルスより不良で，キャンディン系薬やボリコナゾールには耐性である．リポソーム化アムホテリシンBまたは，ポサコナゾールを治療に用いるが，予後不良である．

2．アスペルギルス属
（genus *Aspergillus*）

a．概要・臨床

アスペルギルス属は環境中で最もよくみられる糸状真菌で，子嚢菌門（Phylum Ascomycota）あるいは，不完全菌類（有性世代が見いだされていない真菌）に属する．腐敗植物，断熱材，エアコンなど，病院内外の粉塵より高頻度に検出される．臨床検体からの分離も糸状真菌の中では最も多い．

アスペルギルス属による感染症は，通常，胞子の吸入に引き続いて起こる．侵襲性アスペルギルス症は，好中球減少，長期の高用量ステロイド投与，臓器移植（特に骨髄移植），慢性肉芽腫症のような好中球機能の遺伝的障害，AIDSなどの危険因子のある患者に起こる日和見感染症で，呼吸器感染から全身播種する重篤なものである．既存の肺の器質的疾患（気管支拡張症，腫瘍，陳旧性結核）の病変部，副鼻腔または外耳道などの開放腔に腐生性に感染したり，そこから慢性に経過する局所的な侵襲性感染症を生じることもある．また，アレルギー性気管支肺アスペルギルス症のように組織侵入を伴わない菌体に対するアレルギー性の病態もある．

侵襲性アスペルギルス症では，経気道的に吸入された胞子が肺内で定着・増殖し血管侵襲性の病

変(出血性壊死や梗塞)を引き起こし，さらに血流に乗って全身(脳，肝，腎など)に播種性病変を形成する．

b. 検査・診断

診断は主として患者の背景，臨床徴候と，検査所見(画像検査，組織病理，および微生物検査)を組み合わせて行う．主な対象検体は，喀痰，気管支洗浄液，肺生検組織，鼻汁，脳脊髄液など．

直接鏡検または病理学的診断では，幅・太さが均一な菌糸．分岐が鋭角で規則的，隔壁は稀である(図4，表1)．接合菌症の病理所見ほど特異的ではなく，例えばフサリウム症との鑑別は困難である．

培養では，菌種によって色調や性状に特徴のあるコロニーを形成する．検鏡での分生子頭(conidial head)の形態より，アスペルギルス属および菌種を同定する．分生子頭は，頂囊(vesicle)，フィアライド(phialide)，メツラ(metula)，分生子(conidia)からなり(図5)，菌種による特徴を有する(表2)．頂囊は球状から円柱状，棍棒状などの形態をとり，その先端部へのフィアライドまたはメツラの接着・伸張が放射状のもの，部分的なものとがある．分生子の色が菌種ごとに異なるため，コロニーの色調の差となって現れる(図6)．

血清診断検査：アスペルギルス属の細胞壁を構

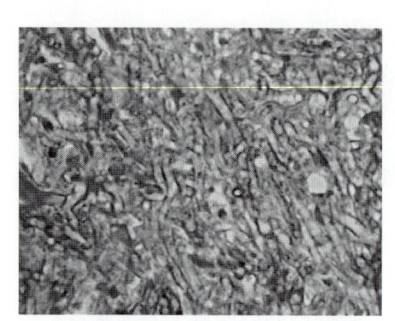

図4 侵襲性アスペルギルス症の肺病変部の病理学的所見

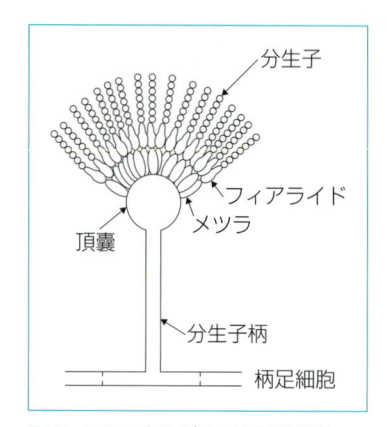

図5 アスペルギルス属の形態

表2 アスペルギルス属真菌の性状と鑑別

種	コロニーの色調，肉眼的性状	頂囊	メツラ	分生子	その他
Aspergillus fumigatus	暗緑色～緑灰色，辺縁は白色	円柱状	なし	短い連鎖	45℃でも発育
	裏面：白～小麦色				
Aspergillus flavus	顆粒状～ベルベット状，黄色～黄緑色，黄褐色	球状，放射状	あり(ないこともある)	長い連鎖	
	裏面：黄白～赤茶色				
Aspergillus niger	黒色化(初期は淡黄色)	球状，放射状	あり	黒色の分生子で頂囊は観察しにくい	
	裏面：黄灰色～黄褐色				
Aspergillus terreus	シナモン色～茶色，ベルベット状	円柱状	あり	楕円形，短い連鎖	
	裏面：白色～淡茶色				
Aspergillus nidulans	緑～黄褐色	球状	あり	短い連鎖	
	裏面：赤紫～オリーブ色				
Aspergillus versicolor	黄褐色～ピンク色(初期は白色)	球状，疎な放射状	あり	長い連鎖	
	裏面：白色～黄色				
Aspergillus clavatus	青緑色	棍棒状，大型	なし	長い連鎖	
	裏面：白色～淡緑色				

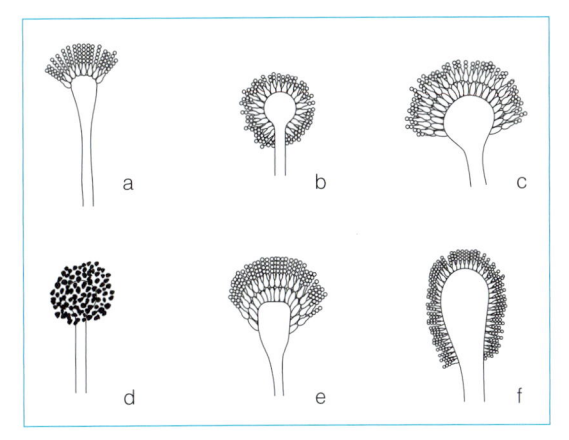

図6 アスペルギルス属の菌種と形態
a: *Aspergillus fumigatus*, b: *Aspergillus flavus*,
c: *Aspergillus nidulans*, d: *Aspergillus niger*,
e: *Aspergillus terreus*, f: *Aspergillus clavatus*

成し，菌糸の伸張に伴って遊離される多糖体を，ELISA 法で血清より検出するガラクトマンナン抗原検査法がある．カットオフ値は 0.5 unit が採用されているが，感度は比較的良好で，造血幹細胞移植後などではスクリーニングに用いられる．ただし，感度・特異度はそれぞれ 60〜70％，80〜90％ 程度である．気管支洗浄液 β-D-グルカンはアスペルギルス症でも上昇するが，早期は陰性のことが多く，進行期になって急上昇し陽性化するにすぎないため，スクリーニングには不向きである．

c. 治療

ボリコナゾール，リポソーム化アムホテリシン B，キャンディン系薬が治療に用いられる．感受性が菌種によって異なる可能性(たとえば，*A. terreus* はアムホテリシン B 抵抗性である，など)が示唆されているが，臨床的な検討はいまだ不十分である．

3. 黒色真菌(色素性真菌)

黒色真菌(色素性真菌)とよばれるグループは，真菌腫，クロモミセス症，フェオヒフォミコーシス(phaeohyphomycosis)の原因真菌である．その名のとおり，さまざまな種類の暗色のメラニン色素を産生する真菌であり，フォンスケア(*Fonsecaea*)属をはじめとし，*Bipolaris*, *Cladophialophora*, *Cladosporium*, *Drechslera*, *Exophiala*, *Phialophora*, *Ochroconis*, *Wangiella* などさまざまな種がある．

クロモミセス症は，主に熱帯または亜熱帯地域において免疫能正常な健常者を侵す皮膚感染であり，潰瘍化傾向のある乳頭腫性小結節の形成を特徴とし，病理組織所見では，褐色菌糸と硬壁細胞を認める．免疫抑制患者を侵す日和見真菌としての侵襲性感染症をフェオヒフォミコーシスとよぶ．

黒色コロニーから鏡検で観察し，分生子形成法の型(アネロ型，シンポジオ型，フィアロフォラ型，出芽胞子型)，分生子や分生子頭の形態や密度により，菌種を同定する．

B 皮膚糸状菌

皮膚糸状菌(*Trichophyton* 属，*Microsporum* 属，*Epidermophyton* 属の総称)による感染症を皮膚糸状菌症という．皮膚糸状菌(dermatophytes)は生存のためにケラチンを必要とすることから，角層，毛，爪に棲息し同部が冒される．感染はヒト，動物，稀に土壌からヒトへ起こる．大半の人は臨床的に感染の症状を示さない．基本的な病態は生菌あるいはその代謝産物に対する接触アレルギーである．罹患部位により，頭部白癬，体部白癬，股部白癬，足白癬，爪白癬などに分類される．ただし，皮膚糸状菌が毛包を破壊して真皮や皮下を侵し，その場で増殖を示す場合もあり，さらに全身性ないし局所性免疫不全を背景として原因菌に対して化膿性・肉芽腫性反応を起こすこともある．

感染の症状を示す人は，局所の防御機能が変化したか(例，血管が障害される外傷による)，一次性(遺伝性)または二次性(例，糖尿病，HIV)に免疫が抑制されているために，T 細胞の反応が障害されている可能性がある．

診断は病巣内に増殖している皮膚糸状菌の菌要

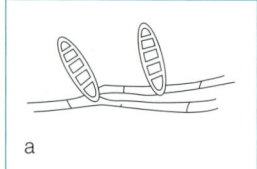

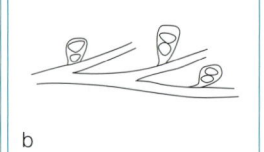

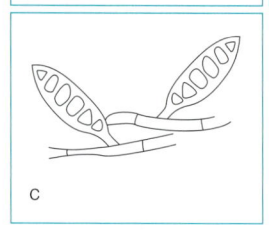

図7 皮膚糸状菌の形態学
a: *Trichophyton* 属,
b: *Epidermophyton* 属,
c: *Microsporum* 属の菌糸と大分生子.

表3 皮膚糸状菌の主な菌種

属	主な菌種
表皮菌 *Epidermophyton* 属	E. floccosum
小胞子菌 *Microsporum* 属	M. canis ほか M. gypseum, M. audouinii, M. equinum, M. ferrugineum など
白癬菌 *Trichophyton* 属	T. rubrum T. mentagrophytes T. tonsurans T. verrucosum ほか T. violaceum, T. schoenleinii, T. concentricum, T. equinum など

素(菌糸または分節胞子)を検出するか，病巣から皮膚糸状菌を分離培養することによる．採取部位および材料としては，水疱，膿疱，痂皮，丘疹の辺縁部，または鱗屑などが検体として適している．爪白癬でも病変部と健常部の境界近くの爪を採取するのがよい．毛の白癬では抜去した毛根を観察する．パーカーインク・KOH 法にて観察することで形態的に診断する(図7)．コロニーは平滑から顆粒状，綿毛状，ビロード状など菌種によりさまざまである．スライドカルチャーの鏡検が分生子の観察に最も適しており，大分生子を確認することで菌種が同定できる(表3)．

1. 白癬菌(genus *Trichophyton*)

最も遭遇することの多い皮膚糸状菌である．足白癬(趾間や土踏まず部に紅斑，水疱，鱗屑)の主要原因真菌である．*Trichophyton rubrum* が最多，次いで *T. mentagrophytes* などが含まれる(表3)．*T. tonsurans* は頭部白癬(黒点状白癬)，体部白癬の原因として多い．

小分生子，大分生子とも認められるが，大分生子は棍棒状，腸詰形，あるいはペンシル形で，表面は平滑であり，外壁は薄い(図7-a)．

2. 表皮菌(genus *Epidermophyton*)

Trichophyton 属とほぼ同様の臨床像を示す．かつては股部白癬では，*Epidermophyton floccosum* によるものが多いとされていた．

平滑，薄壁の大分生子を認めるが，小分生子はみられない(図7-b)．

3. 小胞子菌(genus *Microsporum*)

Microsporum canis はペットなどから感染，特に小児で頭部白癬を起こす．頭皮の感染巣から毛根を侵し頭皮の腫脹，膨隆をきたし瘢痕性に脱毛に至ったものはケルスス禿瘡とよばれる．*M. audouinii* が感染すると毛幹が頭皮の表面より上で折れる(灰色斑状白癬)．湿疹や接触性皮膚炎としてステロイド軟膏を使用した場合に増悪しやすいのが特徴である．

コロニー表面は粗(粉状〜綿毛状)を呈する．大分生子は 4〜6 細胞性の紡錘形である(図7-c)．

C 二形性真菌(dimorphic fungi)

25〜30℃では糸状真菌，35〜37℃では酵母様真菌の形態をとる真菌群である．自然界での分布に偏りがあり，スポロトリコーシスは熱帯から亜熱帯，ヒストプラズマ症は米国ミシシッピ川流域やアジアではメコン川流域，コクシジオイデス症は米国からメキシコ西部の一部など特徴的な感染症をきたす．他にも，マルネッフィ型ペニシリウム症，パラコクシジオイデス症，ブラストミセス症

などもこの群に属する．

1. スポロトリクス属
（genus *Sporothrix*）

a. 概要・臨床

　二形性真菌（*Sporothrix schenckii*）は，腐生菌として主として熱帯から温帯にかけて自然界に広く分布し，土壌やミズゴケ，腐敗した植物から検出される．高温・多湿，河川流域からの報告が多く，日本にも広く存在している．造園・ガーデニング，土壌と皮膚の接触．傷を負った皮膚から侵入し，皮膚・皮下組織の感染症を起こす．感染したペットなどの動物を介して掻き傷から感染することもある．鑑別診断には，非結核性抗酸菌症，ノカルジア症，リーシュマニア症が含まれる．COPD，アルコール依存者においては結核に似た病態として肺スポロトリクス症を起こすこともある．

b. 検査・診断

　皮膚・皮下の感染症では穿刺，生検した組織を，肺感染症では喀痰，播種性感染症では血液，関節液を培養する．サブロー培地，27℃にて，4〜5日で白色ないし灰白色の湿性，やや絨毛上のコロニーを形成する．さらに培養を続けるとビロード状の外観を呈し，中心部に皺襞を生じ，色調は黒褐色調となる．37℃で培養すると酵母様の形態となる．

　鏡検では特徴的な形態として，咲いた花のような分生子の集属を伴う，明瞭な分岐と隔壁のある菌糸を確認できる（図8）．

c. 治療

　イトラコナゾールまたはテルビナフィンを投与する．免疫抑制者での播種性感染症では静注アムホテリシンB（またはそのリポソーム化製剤）を用いる．

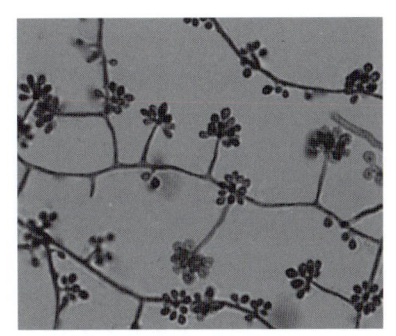

図8　スポロトリクス属のコロニーの鏡検所見
分岐・隔壁の明瞭な菌糸に花のように集属した分生子（"flowerette conidial form"）を認める．

2. ヒストプラズマ属
（genus *Histoplasma*）

a. 概要・臨床

　ヒストプラズマ症は *Histoplasma capsulatum* による呼吸器および播種性感染症である．世界中で発生するが，米国ではオハイオ州からミシシッピ川流域が特に発生が多い．極少数ながら国内発症とされる例もある．感染は鳥またはコウモリの糞で汚染された土壌，あるいは塵埃中の糸状菌胞子の吸入に続いて起こる．インフルエンザ様症状のみで自然治癒する急性肺ヒストプラズマ症の他，結核に類似した慢性肺ヒストプラズマ症，免疫抑制患者にみられる全身播種性ヒストプラズマ症などの病型がある．播種性ヒストプラズマ症では肝脾腫，リンパ節，骨髄病変など細網内皮系組織の全身性病変が特徴である．

b. 検査・診断

　診断は胸部X線やCTなどの画像所見と，痰，組織中の菌の確認により行う．

1) 分離同定

　H. capsulatum は室温での培養では糸状菌として発育し緩い綿状の白色〜茶色コロニーを形成する．37℃培養あるいは組織内では酵母に転換する（図9-a）．隔離された安全キャビネット内で行

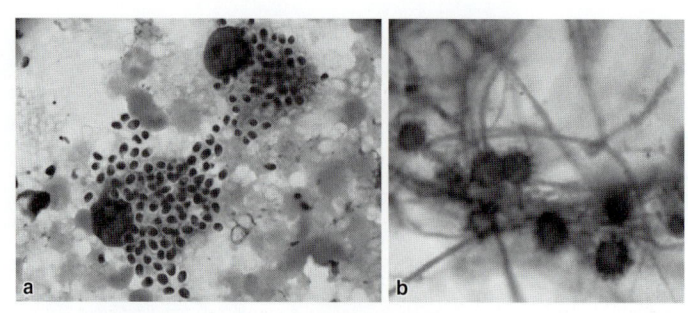

図9 ヒストプラズマ症の微生物学検査所見
a：播種性ヒストプラズマ症でみられた副腎病変(ギムザ染色).
b：*Histoplasma capsulatum* の結節状大分生子(ラクトフェノールコットンブルー染色).

う. 27℃で, サブロー培地やブレイン・ハート・インフュージョン寒天培地にて4週間まで観察する. 同定は特徴的な大分生子の確認で, ラクト・フェノール・コットンブルーで結節状(車輪状)大分生子を認める(図9-b).

2) 血清診断

抗原検出法には血清, 尿, 髄液などから多糖体抗原を RIA で測定する方法がある. ただし, 急性肺ヒストプラズマ症では検出できないことが多い. β-D-グルカンは陽性を示す.

3) 遺伝子の PCR 検出

培養と同定が危険なため, 血液, 組織からの *H. capsulatum* 遺伝子の PCR 検出が検査で行われつつある.

c. 治療

アムホテリシンB(またはそのリポソーム化製剤)あるいはイトラコナゾールで行う.

3. コクシジオイデス属
(genus *Coccidioides*)

a. 概要・臨床

コクシジオイデス症は *Coccidioides immitis* による肺疾患または血行性疾患であり, 米国西南部乾燥地帯(アリゾナ州, カリフォルニア州中部渓谷, テキサス州, ネバダ州), メキシコ西部, アルゼンチンのパンパ地方などの風土病である. 風や工事, 発掘などで発生した胞子を含む粉塵の吸入により感染する. 吸入してもほとんどは無症状か, 急性の自然寛解する呼吸器感染症(原発性肺コクシジオイデス症)のみだが, 約0.5%で広範な肺病変または皮膚, 骨, 髄膜, リンパ組織などに播種性病変を形成する致死的な感染症(播種性コクシジオイデス症)を起こす. バイオセーフティーレベル(BSL)3に指定されており, 肺に限局例においても過敏症によって関節炎, 結膜炎, 結節性紅斑, または多形性紅斑が現れることがある.

また, 感染症法における三種病原体等であり, 全数報告対象の四類感染症である. 診断した医師は直ちに保健所に届け出る必要がある.

b. 検査・診断
1) 分離同定

C. immitis の分離同定は① 37℃における旺盛な発育, ②培地上での分節型分生子(arthroconidia)の形成, ③特殊培養あるいは動物実験による球状体の確認, であるが, 必ず隔離された安全キャビネット内で行われなければならない. サブロー培地に接種後, シャーレの蓋をビニールテープなどで密封し, 透明な容器に入れて培養・観察する.

2) 病理組織学的診断

組織内では, 肉芽腫性炎症と化膿性炎症の混在

を示し，PAS染色またはメテナミン鍍銀染色にて，内生胞子を内蔵した球状体，および球状体から放出された内生胞子が観察される．

3）免疫学的診断

免疫反応用抗原であるコクシジオイジン（coccidioidin）およびスフェルリン（Spherulin）に対する遅延型皮膚反応が急性感染後に陽性を示すが，播種性コクシジオイデス症の進行期には陰性となる．抗コクシジオイデス抗体は有用な検査である．4倍以上が陽性で，32倍以上では肺外性播種の可能性が高い．髄膜炎においても脳脊髄液から培養が陽性になることは稀なため，脳脊髄液中の抗体測定はコクシジオイデス性髄膜炎に診断的である．また，播種性コクシジオイデス症では，β-D-グルカンも陽性となる．

4）*C. immitis* 遺伝子のPCR

培養と同定が危険なため，血液，髄液，組織からの *C. immitis* の遺伝子のPCR検出が検査で行われつつある．

c．治療

フルコナゾールまたはイトラコナゾールを用いる．アゾールに不耐性の患者に対してはアムホテリシンBまたはそのリポソーム化製剤を使用する．

D 酵母様真菌（yeast-like fungi）

1．カンジダ属（genus *Candida*）

a．概要・臨床

カンジダは主に消化管粘膜，皮膚に生息する常在菌叢の一微生物である．カンジダは全身性真菌感染症の約80％を占める．口腔・食道カンジダ症は，AIDSや免疫抑制患者で最もよくみられる真菌感染症の1つである．それ以外にも好中球減少患者，消化管病変を有する患者，広域抗菌薬投与患者は，生命を脅かす播種性カンジダ症を発現するリスクが高く，留置された静脈ラインおよび胃腸管より侵入する．さらに，カンジダ性敗血症は，心内膜炎または髄膜炎の他，皮膚・皮下組織，骨・関節，肝臓，脾臓，腎臓，眼，その他組織の巣状病変をきたしうる．

かつては，ほとんどの感染症は *Candida albicans* に起因するとされていたが，易感染性患者の増加，広域抗菌薬の使用増加に伴う菌交代，抗真菌薬使用の増加などが影響し，非albicansカンジダ属の検出割合が増加している．血液培養検出株（すなわちカンジダ血症の原因菌株）のうち約半数のみであり，*C. glabrata*，*C. tropicalis*，*C. parapsilosis* などが各々10〜20％を占めている．特に *C. glabrata* のは抗真菌薬低感受性〜耐性と関係することが多く，その動向に注意が必要である．

b．培養・同定

24〜48時間以内に一般細菌用培地を含めた多くの培地に良好に発育する．

カンジダは常在菌叢をなす真菌のため，痰，口腔，腟，尿，便または皮膚から培養されても感染症を意味しない．侵襲性感染症の確定診断には血液や穿刺液など本来無菌的な検体からの検出，組織病理学的な組織侵入の証拠（例：組織検体中の酵母，仮性菌糸および/または菌糸）を立証して他の病因を除外しなければならない．ただし，カンジダ血症の患者の多くでは，複数の非無菌的検体からのカンジダ検出（コロニゼーション）を認めることも知られている．血液，脳脊髄液，心膜または心嚢液，あるいは組織生検検体の培養陽性は，全身的治療の必要性を示す明確な証拠となる．血清学的な検査は十分な特異度および感度をもたない．

検体の直接鏡検では，グラム陽性の卵円形の酵母または，仮性菌糸を認める（図10-a）．ただし，*Candida glabrata* では仮性菌糸は認めない．コーンミール培地での厚膜胞子や血清添加による発芽管形成（図10-b）は *Candida albicans* の特徴である．サブロー培地や血液寒天培地ではクリーム色のコロニーを形成し，独特の発酵臭を伴う．その

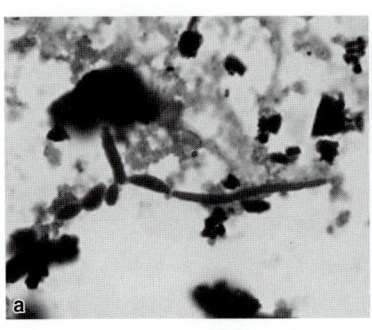

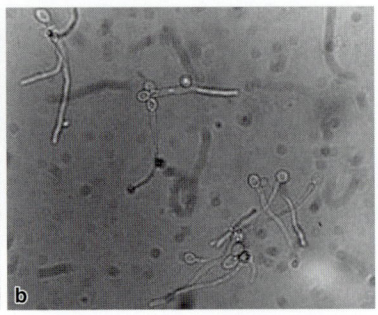

図10 カンジダ症の微生物学検査所見
a：血液培養ボトルから検出した Candida 属酵母様真菌（グラム染色）．仮性菌糸を認める．
b：Germ tube test（発芽管試験）：血清に Candida albicans を接種し37℃で1時間程度処理すると発芽管の形成が観察できる．

他の形態学的な特徴は乏しいため，糖利用能・酵素活性などの生化学的性状によって菌種を判別する同定キットを利用して菌種を決定する．

Trichosporon, Rhodotorula, Geotrichum などは環境生息真菌だが，コロニーの肉眼所見だけではカンジダ属と鑑別困難なことがある．

c. 抗真菌薬感受性試験

カンジダ属の抗真菌薬感受性は微量液体希釈法が標準化されている．抗真菌薬感受性は菌種によってほぼ決まるため，菌種の同定ができれば必ずしも必須ではない．判定は24～48時間後に行う．カンジダ属は，一般的にアムホテリシンB，アゾール系薬（フルコナゾール，イトラコナゾールなど），キャンディン系薬に感受性であるが，C. glabrata や C. krusei はフルコナゾール低感受性～耐性，C. parapsilosis や C. guilliermondii はキャンディン系低感受性といった菌種による特徴がある．また，Trichosporon, Rhodotorula, Geotrichum でもカンジダ属とは感受性が大幅に異なるため，特に無菌的検体からの検出時には正確な菌種同定が求められる．

d. 血清学的検査

血清カンジダ抗原検査はいくつか開発されているが，臨床的に十分評価されたものはない．β-D-グルカンは侵襲性カンジダ症では陽性となる．ただし，粘膜カンジダ症では上昇せず，カンジダ血症でも感度は90％以下であるため，β-D-グルカン陰性によってカンジダ症を否定してはならない．

2. クリプトコッカス属
（genus *Cryptococcus*）

a. 概要・臨床

クリプトコッカス症は，莢膜を有する酵母の *Cryptococcus neoformans*（クリプトコッカス・ネオフォルマンス）で汚染された土壌の吸入により発症する肺感染症または播種性感染症（髄膜炎，皮膚，骨，その他内臓臓器）で，全世界に分布している．旧来指摘されていたハトやハトの糞との関連性は明らかではないが，鳥類の多い地域で発症例が多い．主として肺または髄膜を侵す．リンパ腫など造血器悪性腫瘍，ステロイド・免疫抑制治療を長期に受けている患者，HIV感染者は発症リスクが高いが，免疫抑制のない成人にも稀に認められる．肺の結節病変，慢性の経過をとる髄膜炎においてクリプトコッカス症を疑う．

b. 菌種

C. neoformans 以外のクリプトコッカス属は病原性は低く，臨床的に分離されることはほとんどない．*C. neoformans* は莢膜の凝集反応によって，血清型A～Dに分類されていた．現在では遺伝子学的検討から，血清型AとA/D（AとDのハイブリッド）は *C. neoformans* var *grubii*，血

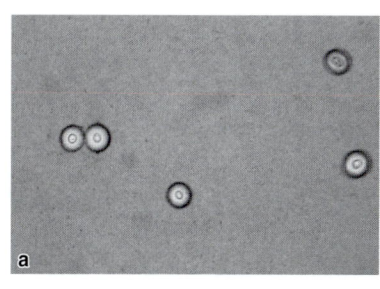

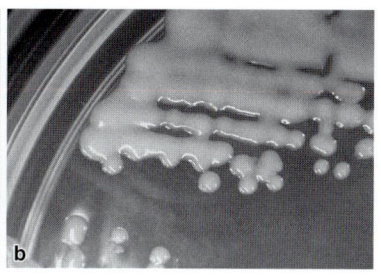

図11　クリプトコッカス症の微生物学的検査所見
a：クリプトコッカス髄膜炎の髄液墨汁染色
b：サブロー培地上に発育した *Cryptococcus neoformans*

表4　クリプトコッカス属の菌種と血清型

血清型	菌種名
A, A/D	*Cryptococcus neoformans* var *grubii*
B, C	*Cryptococcus gattii*
D	*Cryptococcus neoformans* var *neoformans*

清型 D は *C. neoformans* var *neoformans*，血清型 B と C は *C. gattii* とされた．また，*C. neoformans* var. *neoformans*，*C. gattii* は各々さらに遺伝子型でⅠ～Ⅳ型に分類される（**表4**）．

C. gattii（クリプトコッカス・ガッティ）は免疫抑制のない健常者に発症し，主に中枢神経系の腫瘤性播種性病変を形成するクリプトコッカス症の原因真菌である．*C. neoformans* と異なり，鳥の糞を含む土壌からは培養されず，オーストラリアの特定のユーカリの木から培養される．そのユーカリの輸出により世界の数カ所で発症例がみられる．国内発症例の報告もあり，今後の動向に注意を要する．

c. 同定試験

主な対象検体：喀痰，気管支洗浄液，肺生検組織，脳脊髄液など

クリプトコッカス属莢膜の厚さは病変により異なるが，髄膜炎の髄液（墨汁染色で観察しやすい）では厚い莢膜を認める（**図11-a**）．クリプトコッカス属は各種真菌培地において，ムコイド型のコロニーを48時間以内に呈する（**図11-b**）．ウレアーゼ陽性の莢膜を有する酵母はほぼクリプトコッカス属である．通常は糖利用能を判定する市販の同定キットで同定可能である．フェノールオキシダーゼ検出，またはメラニン産生能（caffeic acid disk tests）陽性ならば，*C. neoformans* または *C. gattii* である．

病理組織学検査では，メテナミン銀染色，ムチカルミン染色などで莢膜を有する円形酵母を認める．

d. 抗真菌薬感受性試験

カンジダ属同様の微量液体希釈法にて検査する．判定は72時間後に行う．アムホテリシンB，アゾール系薬（フルコナゾール，イトラコナゾールなど）に感受性で，通常は抗真菌薬感受性試験が必要になることはないが，フルコナゾール長期投与歴のある患者での発症例などでフルコナゾール耐性の報告はある．したがって，治療経過中に確認できるよう，そのために診断時の菌株は保存はしておくべきである．

e. クリプトコッカス抗原検査

血清中のクリプトコッカスの莢膜多糖体抗原を検出するラテックス凝集試験のキットがある．特異性は高く，髄膜炎患者では感度も90%を超える．髄液を検体として行うと髄膜炎はほぼ全例陽性となる．β-D-グルカンは陰性である．

E その他の真菌

1. ニューモシスチス属
(genus *Pneumocystis*)

a. ニューモシスチスおよびニューモシスチス肺炎の疫学

1909年 Chagas が *Trypanosoma cruzi* 感染モルモット肺から，1912年 Delanoe and Delanoe がラット肺から発見し，新種記載する．1952年 Vanek はヒトで病気を起こす病原体として認識．栄養の悪い乳幼児で肺炎が流行．肺の間質の増生と形質細胞 plasma cell の浸潤→間質性形質細胞性肺炎と命名．その後，臓器移植後の発症，AIDS 患者における多発から，免疫不全に伴って発病する肺炎として認識されるようになった．

ニューモシスチス属が検出された動物はイヌ，ネコ，ブタ，ヤギ，ウシ，ウマ，ネズミ，ウサギなど多種類あるが，ヒト由来ニューモシスチスはラットや他の動物に感染しない．空気感染(あるいは飛沫感染)によりヒトからヒトへ伝播するとされるが，厳密には未解明の部分が多い．肺炎患者由来の排出物質は現在伝播の可能性が未定だが院内の病室での感染の広がりが指摘されている(hospital outbreaks)．

b. 病原体

従来 *Pneumocystis carinii* と呼ばれていたが，人と齧歯類で感染する菌が異なることが判明し，人に感染する菌種は *Pneumocystis jirovecii* と命名された．分類学上，形態，生活史，培養条件，薬剤の効果(抗原虫薬が有効)などから原虫であるとする説が長く受け入れられていたが，近年，分子遺伝学(rRNAのフラグメントの塩基配列)による真菌とのホモロジーの一致性，ミトコンドリアの蛋白，主要な酵素が真菌と類似嚢子壁の構成多糖が β-1,3-グルカン，動物実験でグルカン合成阻害薬が有効ということが確認され，現在は真菌に分類されている．

c. 臨床的特徴

肺炎発症の原因となる基礎疾患には① AIDS (HIV 感染者)，②癌：血液癌；各種白血病，悪性リンパ腫，骨髄腫などに対する抗癌療法，③腎移植，肝移植など臓器移植後の免疫抑制　④関節リウマチ，自己免疫疾患，炎症性腸疾患の治療，⑤先天性免疫不全児　⑥発達不十分(未発達)の子供などがあげられる．

臨床症状：ガス交換が阻害され，空咳(乾性咳嗽)，急な発熱，多呼吸，頻脈，呼吸困難，チアノーゼ，動脈血酸素分圧 PaO_2 の低下をきたす．胸部 X 線像や CT 像を見ると両肺野に両側性びまん性陰影が現れる→ひどくなるとスリガラス状陰影(両肺門部より肺野に広がる淡い濃度上昇)を認める．

d. 診断・検査

1) 臨床診断

発症リスクのある免疫抑制患者，悪性腫瘍治療中の患者において，ニューモシスチス肺炎の特徴的所見(びまん性スリガラス陰影)，低酸素血症，LDH 高値を伴う場合には，暫定的に診断し治療開始を検討する．AIDS 患者では，進行が緩徐で胸部画像所見も非特異的(局在性の浸潤影や囊胞陰影などさまざま)であるため発熱，乾性咳嗽，呼吸困難などの非特異的な症状によって疑い，喀痰や気管支肺胞洗浄などの検査を行う．

2) 検査

ニューモシスチス菌体の証明により診断が確定する．気管支肺洗浄(BAL)や経気管支肺生検の細胞診または病理組織診で診断する．GMS 染色(Grocott 染色)，ギムザ染色，Diff-Quick 染色，Cellufluor 染色，モノクローナル抗体を用いた蛍光抗体法などがある(図12)．β-D-グルカン，血清中の LDH，KL-6(間質性肺炎のマーカー)は特異的ではないが，補助診断法として用いられる．

肺割面または BAL 沈渣の塗抹：ギムザ染色(図12-a)では囊子壁は染まらず，最高8個の囊子内小体が見える．GMS 染色(図12-b)では囊子壁は黒褐色に染まっている．囊子壁にはカリニに

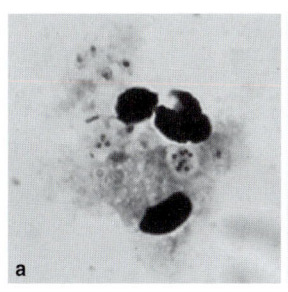

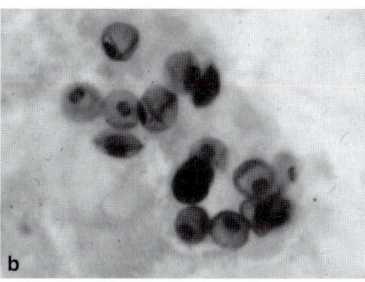

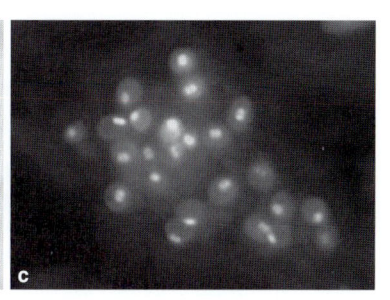

図12 ニューモシスチス肺炎の気管支肺胞洗浄液の細胞診所見
a：Giemsa 染色, b：GMS 染色, c：Cellufluor 染色.

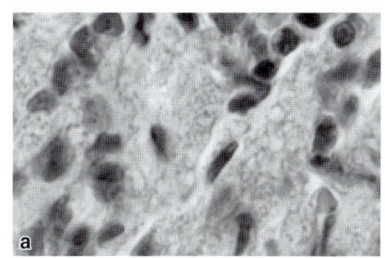

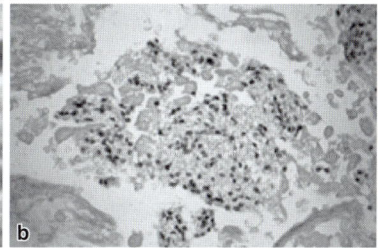

図13 ニューモシスチス肺炎の病理組織学的所見
a：HE 染色, b：GMS 染色.

特有の括弧状構造物が見える．これは囊子壁の肥厚部である Cellufluor 染色（図12-c）では囊子壁は青白く光り，括弧状構造物が見える．この構造は他の真菌にはみられない．

3）肺炎の組織学的所見

肺炎の切除組織の肉眼所見の特徴として，腫大しており肝臓と同等の堅さと重さである．メスで切ると抵抗がある．肺胞内に粘稠な物質が充満し，圧迫しても割面からあまり滲出液が出てこない．ホルマリン液に沈む，があげられる．

HE 染色（図13-a）では肺胞腔内に蜂窩状泡沫物質が充満している．GMS 染色（図13-b）では囊子壁は黒褐色に染まり，囊子壁にはニューモシスチスに特有の括弧状構造物（囊子壁の肥厚部）を認める．肺胞腔内に蜂窩状泡沫物質（緑色）と囊子（黒褐色）が充満し，バックはライトグリーンで緑色に染まる．

e. 治療と予防

トリメトプリムとスルファメトキサゾールの合剤（ST 合剤）が第一選択薬である．呼吸不全のある場合は，副腎皮質ステロイドを併用することで肺胞構造の破壊と線維化を抑え，予後改善が認められる．ST 合剤に不耐用の場合は，ペンタミジンやアトバコン＋クリンダマイシンが用いられる．ニューモシスチスでは他の真菌と異なりエルゴステロールを欠くため，エルゴステロール合成阻害薬（アゾール系薬，アムホテリシン B など）は無効である．薬剤耐性（ST 合剤，ペンタミジン耐性）については，示唆する遺伝子変異の報告はあるが，臨床的意義は確立していない．

HIV 感染患者や臓器移植後，免疫抑制治療を長期に行う場合，ニューモシスチス肺炎の予防目的で，ST 合剤の少量経口投与（治療量の約 1/5，連日または週 3 日の間歇投与），あるいは，ペンタミジンのエアロゾル吸入，アトバコン投与を行う．

参考文献
1) Larone DH：Medically Important Fungi, 5th ed. ASM Press, 2013

※病原真菌の形態学的診断のバイブル．イラストや写真が豊富で，手元に置いておきたい好書
2) 深在性真菌症のガイドライン作成委員会編：深在性真菌症の診断・治療ガイドライン 2007. 協和企画, 2007
　※全国の真菌感染症の専門家による深在性真菌症全般(主としてカンジダ症，アスペルギルス症，クリプトコッカス症，ニューモシスチス肺炎)にわたる診療ガイドライン．検査診断の部分の頁は少ないが真菌感染症の入門書として適している．2014年改訂予定
3) Spellberg B, Edwards J Jr, Ibrahim A : Novel perspectives on mucormycosis : pathophysiology, presentation, and management. Clin Microbiol Rev 18 : 556-569, 2005
4) Ribes JA, Vanover-Sams CL, Baker DJ : Zygomycetes in human disease. Clin Microbiol Rev 13 : 236-301, 2000
5) Walsh TJ, et al : Infectious Diseases Society of America. Treatment of aspergillosis : clinical practice guidelines of the Infectious Diseases Society of America. Clin Infect Dis 46 : 327-360, 2008
　※米国感染症学会のアスペルギルス症の診療ガイドライン．病態，治療についてまとまっている
6) Revankar SG, Sutton DA : Melanized Fungi in Human Disease. Clin Microbiol Rev 23 : 884-928, 2010
　※黒色真菌症のレビュー．分類・同定・臨床像について詳細に記載されている
7) 渡辺晋一，望月隆，五十棲健，他：皮膚真菌症診断・治療ガイドライン．日皮会誌 119 : 851-862, 2009
　※日本皮膚科学会によるガイドライン
8) 山口英世：輸入真菌症の微生物学検査：いかに安全に，どう検査をすすめてゆくか．モダンメディア 56 (9) : 199-212, 2010
　※二形性真菌の代表であるヒストプラズマやコクシジオイデスについて詳しい
9) Pappas PG, Kauffman CA, Andes D, et al : Clinical Practice Guidelines for the Management of Candidiasis : 2009 Update by the Infectious Diseases Society of America. Clin Infect Dis 48 : 503-535, 2009
10) Perfect JR, Dismukes WE, Dromer F, et al : Clinical Practice Guidelines for the Management of Cryptococcal Disease : 2010 Update by the Infectious Diseases Society of America. Clin Infect Dis 50 : 291-322, 2010

第8章 ウイルス

学習のポイント

❶ 近年，新型インフルエンザ，SARS，AIDS，エボラ出血熱などの新興感染症の出現により感染症の脅威がクローズアップされている．これら近年出現した新興感染症のほとんどがウイルスによる感染症である．また，わが国では風疹，麻疹などの再興ウイルス感染症の流行が問題となっている．これらのことから，ウイルス感染症についての理解を深めることは必要である．

❷ ヒトに病気を起こす主な病原ウイルスについて，その性状から的確に分類することができ，その感染経路や宿主体内での増殖方法を知り，引き起こす感染症の発症機序について理解する．

❸ 各ウイルス感染症に対する検査法および診断法について理解する．

❹ 各ウイルス感染症に対する治療法および予防法について，抗ウイルス薬とワクチンを中心に理解を深める．

本章を理解するためのキーワード

❶ DNAウイルスとRNAウイルス
ウイルスは細菌や真菌などの他の微生物と異なり，ゲノムにDNAあるいはRNAのどちらか一方しか保持していない．ゲノムにDNAをもつウイルスをDNAウイルス，RNAをもつウイルスをRNAウイルスとよび，ウイルス分類法の1つとして用いている．

❷ 潜伏感染
ウイルス感染後，宿主に臨床症状を示すことなく，宿主体内に持続してウイルスが存在している状態．持続感染の一種．ヘルペスウイルス科の単純ヘルペスウイルスやサイトメガロウイルス，水痘・帯状疱疹ウイルスなどの感染でみられる．

❸ 腫瘍ウイルス
感染した宿主に癌化を誘因するウイルスのことをいう．DNAウイルス5科（ヘルペスウイルス科，アデノウイルス科，パピローマウイルス科，ポリオーマウイルス科，ヘパドナウイルス科），RNAウイルス2科（レトロウイルス科とフラビウイルス科）で見つかっている．

❹ 不連続抗原変異と連続抗原変異
A型インフルエンザの流行には数年〜数十年ごとに世界規模で起こる流行と，毎年繰り返される流行の2種類ある．前者は別の亜型のインフルエンザが新たに出現する場合で，不連続抗原変異とよぶ．後者は元々流行している亜型ウイルスのゲノムの点突然変異により少しずつ抗原性が変異することで，宿主がすでにもつ免疫を回避し流行する場合で，連続抗原変異とよぶ．

❺ 逆転写酵素
RNA依存性DNAポリメラーゼのこと．RNAを鋳型としてそれに相補的なDNAを合成する酵素で，レトロウイルスの増殖に必須の因子として同定された．AIDSの治療薬の多くが本酵素の作用阻害薬である．

❻ 多剤併用療法
HIV-1感染症の治療法として効果をあげている方法で，作用機序あるいは作用部位の異なる治療薬3剤を組み合わせて患者に投与することで，体内ウイルス量を検出限界以下にする治療法．治療薬の併用により薬剤耐性ウイルスの出現を抑制し，治療効果を持続させる．

❼ 増幅動物と終末宿主
節足動物媒介性ウイルス（フラビウイルス科やト

ガウイルス科のウイルス）は，感染すると血液中にウイルスが高値で検出（ウイルス血症）される宿主がおり，その宿主を別の節足動物が吸血することで新たな感染源となる感染環をつくっている．この宿主を増幅動物とよぶ．一方で，感染しても低濃度のウイルス血症となるだけで，吸血した節足動物がウイルスに感染せず感染源とならないため感染環を形成しない場合がある．この宿主を終末宿主とよぶ．

本章で述べるウイルス科についての理解が深まるように，図1に各ウイルス科の大きさの比較をイラストとともに表記した．本章では図1の番号順にDNAウイルスから紹介していく．またウイルス感染症で感染症法における対象疾患に含まれるものについて表1に一覧表としてまとめた．

A DNAウイルス

1. ヘルペスウイルス科(図1-①)
（family *Herpesviridae*）

アルファヘルペスウイルス亜科（*Alphaherpesvirinae*），ベータヘルペスウイルス亜科（*Betaherpesvirinae*），ガンマヘルペスウイルス亜科（*Gammaherpesvirinae*）の3亜科に分類される．哺乳類，鳥類，魚類など多くの脊椎動物と一部の無脊椎動物が，種固有のヘルペスウイルスに感染して

> **サイドメモ：ウイルスの命名法**
>
> ヒトヘルペスウイルスの種名については，従来，病名や病理像，あるいは発見者の名前から命名された慣用名が使われているが，the International Committee for the Toxonomy of Viruses(ICTV)により，HSV-1を *Human herpesvirus* 1, HSV-2を *Human herpesvirus* 2, VZVを *Human herpesvirus* 3, EBVを *Human herpesvirus* 4, HCMVを *Human herpesvirus* 5との呼名が提唱されている．HHV6, HHV7, HHV8について慣用名は名付けられていない．

おり，200種を超えるウイルスが同定されている．ヒトに感染性のあるヒトヘルペスウイルスを，表2に示す．

a. 性状

直径約120〜260 nmの球形でエンベロープを有する比較的大型のDNAウイルスで，162個のカプソメアからなる正20面体構造のカプシドを内包し，カプシド内には長さ124〜230 kbpの線状二本鎖DNAとコア蛋白からなるDNAコアが存在する．また，エンベロープとカプシドの間にはテグメント（tegment）とよばれる蛋白質が入り込み，不定形の構造をとる．

ヘルペスウイルス科の共通性状として，一度宿主に感染すると一生涯その宿主体内に持続感染あるいは潜伏感染し，宿主の免疫低下に伴い再活性化し，回帰発症を引き起こすことがあげられる．

b. 病原性

1) アルファヘルペスウイルス亜科
   （*Alphaherpesvirinae*）

共通する特徴として，神経向性で神経節に潜伏すること，宿主域が広いこと，増殖が早いことがあげられる．ヒトを自然宿主とするウイルスには，単純ヘルペスウイルス1型〔*Human herpesvirus-1*（HSV-1）〕，単純ヘルペスウイルス2型（HSV-2）および水痘・帯状疱疹ウイルス〔*Varicella-zoster virus*（VZV）〕の3種がある．

a) 単純ヘルペスウイルス（herpes simplex virus；HSV），（*Human herpesvirus-1, -2*；HHV-1, -2）

概念

単純疱疹の原因ウイルスでシンプレックスウイルス属（*Simplexvirus*）に分類される．増殖サイクルが速く，神経節に潜伏感染する特徴を有する．生物学的特徴や抗原性の相違から1型（HSV-1）と2型（HSV-2）に分類される（遺伝子相同性は約50％）．HSV-1は主に乳幼児期に既感染者の唾液などを介して口唇や眼の粘膜に感染し（初感染），不顕性感染もしくは感染部位に水疱性，潰瘍性病変を起こす．その後，三叉神経節の神経細胞核内

第8章 ウイルス／A. DNA ウイルス

DNA ウイルス

① ヘルペスウイルス
（120〜260 nm）

② アデノウイルス
（80 nm）

③ パピローマウイルス
（52〜55 nm）

④ ポリオーマウイルス
（40〜45 nm）

⑤ パルボウイルス
（18〜26 nm）

⑥ ヘパドナウイルス
（42 nm）
（Dane 粒子）
（小型球形粒子）
（管状粒子）

RNA ウイルス

⑦ オルトミキソウイルス
（80〜120 nm）

⑧ パラミクソウイルス
（150〜300 nm）

⑨ レトロウイルス
（100 nm）

⑩ フラビウイルス
（40〜60 nm）

⑪ トガウイルス
（60〜70 nm）

⑫ レオウイルス
（60〜100 nm）

⑬ カリシウイルス
（30 nm）

⑭ ピコルナウイルス
（25〜30 nm）

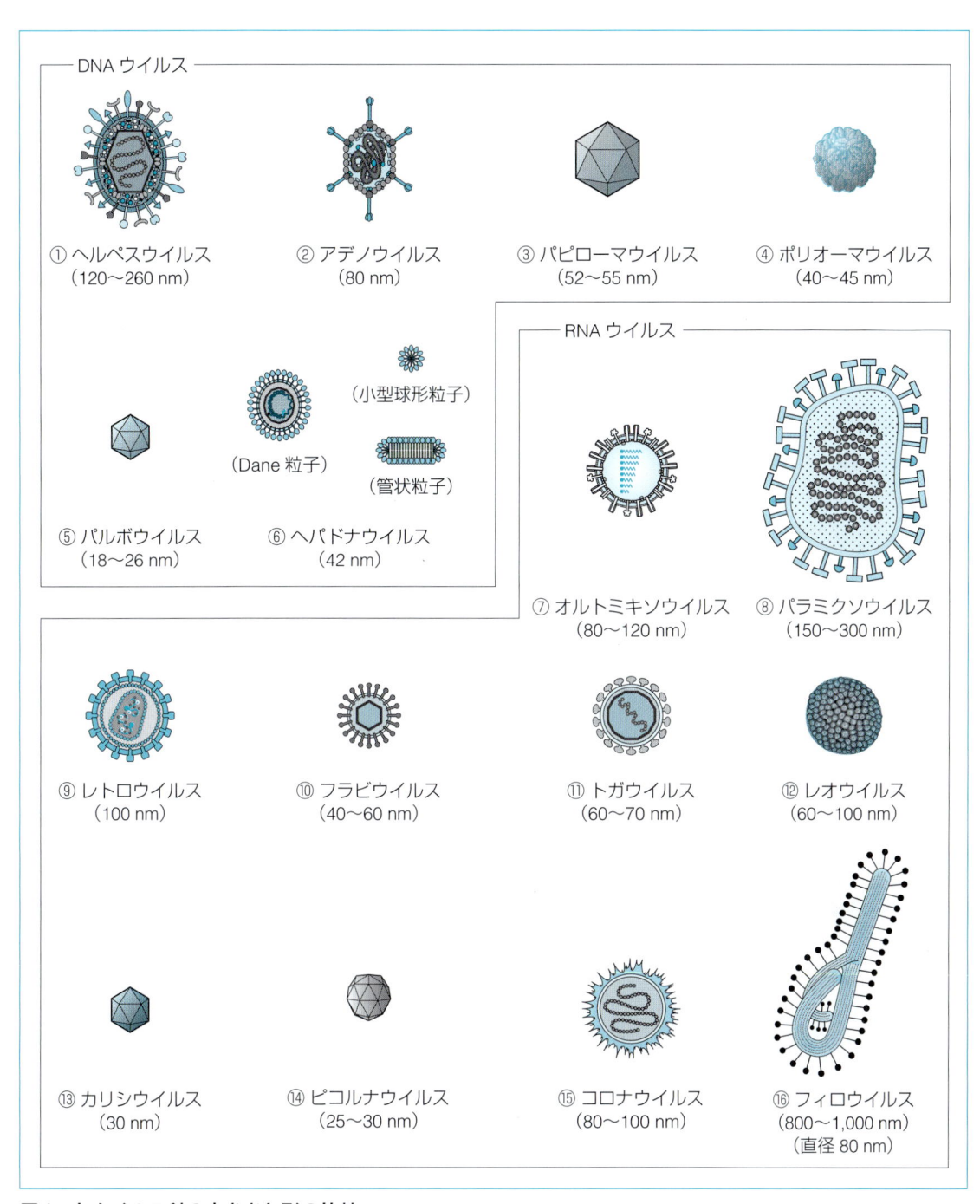

⑮ コロナウイルス
（80〜100 nm）

⑯ フィロウイルス
（800〜1,000 nm）
（直径 80 nm）

図1 各ウイルス科の大きさと形の比較

に潜伏感染する．一方，HSV-2 は思春期以降の性的接触により主として外陰部に感染し，激痛を伴う小水疱，潰瘍性病変を起こした後，腰仙髄神経節の神経細胞核内に潜伏感染する．発熱，外傷，ストレス，紫外線曝露，疲労，月経などの刺激や免疫能の低下により潜伏ウイルスが再活性化（reactivation）すると，HSV-1 は顔面を中心に上半身に，HSV-2 は性器を中心に下半身に回帰発症

表1 感染症法における対象疾患に含まれているウイルス感染症一覧

類型	ウイルス感染症	病原体		主な症状	届出方法（定点種別, 時期）	備考
一類感染症	エボラ出血熱	フィロウイルス科エボラウイルス属	Sudan Ebola virus, Zaire Ebola virus, Tai Forest Ebola virus, Reston Ebola virus, Bundi bugyo Ebola virus	熱性疾患	全数, 直ちに	
	クリミア・コンゴ出血熱	ブニヤウイルス科ナイロウイルス属	Crimean-Congo hemorrhagic fever virus	熱性疾患	全数, 直ちに	
	南米出血熱	アレナウイルス科アレナウイルス属	Sabia virus, Junin virus, Guanarito virus, Machupo virus	出血熱	全数, 直ちに	
	痘瘡	ポックスウイルス科オルソポックスウイルス属	Variola virus	急性の発疹性疾患	全数, 直ちに	地球上では根絶
	マールブルグ病	フィロウイルス科マールブルグウイルス属	Marburg marburgvirus	熱性疾患	全数, 直ちに	
	ラッサ熱	アレナウイルス科アレナウイルス属	Lassa virus	熱性疾患	全数, 直ちに	
二類感染症	急性灰白髄炎	ピコルナウイルス科エンテロウイルス属	Human enterovirus C(Poliovirus)	急性運動中枢神経感染症（急性弛緩性麻痺）	全数, 直ちに	ワクチン株を含む
	重症急性呼吸器症候群	コロナウイルス科ベータコロナウイルス属	SARS-CoV : Severe acute respiratory syndrome-related corona virus	重症急性呼吸器症候群	全数, 直ちに	
	鳥インフルエンザ(H5N1)	オルトミクソウイルス科インフルエンザA属	Influenza A virus(H5N1)	急性気道感染症	全数, 直ちに	
三類感染症	該当するウイルス感染症は無い					
四類感染症	E型肝炎	ヘペウイルス科ヘペウイルス属	Hepatitis E virus	急性ウイルス性肝炎	全数, 直ちに	
	ウエストナイル熱（ウエストナイル脳炎含む）	フラビウイルス科フラビウイルス属	West Nile virus	熱性疾患	全数, 直ちに	
	A型肝炎	ピコルナウイルス科ヘパトウイルス属	Hepatitis A virus	急性ウイルス性肝炎	全数, 直ちに	
	黄熱	フラビウイルス科フラビウイルス属	Yellow fever virus	出血熱	全数, 直ちに	
	オムスク出血熱	フラビウイルス科フラビウイルス属	Omsk hemorrhagic fever virus	出血熱	全数, 直ちに	
	キャサヌル森林病	フラビウイルス科フラビウイルス属	Kyasanur forest fever virus	神経疾患	全数, 直ちに	
	狂犬病	ラブドウイルス科リッサウイルス属	Rabies virus	神経疾患	全数, 直ちに	
	サル痘	ポックスウイルス科オルソポックスウイルス属	Monkeypox virus	急性発疹性疾患	全数, 直ちに	
	重症熱性血小板減少症候群（病原体がフレボウイルス属SFTSウイルスであるものに限る。）	ブニヤウイルス科フレボウイルス属	SFTS virus : Severe Fever with Thrombocytopenia Syndrome virus	消化器症状, 血小板減少	全数, 直ちに	平成25年3月4日からの届出対象重症熱性血小板減少症候群
	腎症候性出血熱	ブニヤウイルス科ハンタウイルス属	Hantaan virus	熱性・腎性疾患, 脳炎	全数, 直ちに	
	西部ウマ脳炎	トガウイルス科アルファウイルス属	Western equine encephalitis virus	急性呼吸器感染, 脳炎	全数, 直ちに	
	ダニ媒介脳炎	フラビウイルス科フラビウイルス属	Tick born encephalitis virus	インフルエンザ様症状, 髄膜脳炎	全数, 直ちに	
	チクングニア熱	トガウイルス科アルファウイルス属	Chikungunya virus	急性熱性疾患	全数, 直ちに	
	デング熱	フラビウイルス科フラビウイルス属	Dengue virus	急性熱性疾患, 出血熱	全数, 直ちに	
	東部ウマ脳炎	トガウイルス科アルファウイルス属	Eastern equine encephalitis virus	熱性疾患, 脳炎	全数, 直ちに	
	鳥インフルエンザ(鳥インフルエンザH5N1除く)	オルトミクソウイルス科インフルエンザA属	Influenza A virus	急性呼吸性疾患, 呼吸器症状, 肺炎	全数, 直ちに	
	ニパウイルス感染症	パラミクソウイルス科ヘニパウイルス属	Nipah virus	インフルエンザ様症状, 脳炎	全数, 直ちに	
	日本脳炎	フラビウイルス科フラビウイルス属	Japanese encephalitis virus	急性呼吸器感染症	全数, 直ちに	
	ハンタウイルス肺症候群	ブニヤウイルス科ハンタウイルス属	Sin Nombre virus など	急性呼吸性疾患	全数, 直ちに	
	Bウイルス病	ヘルペスウイルス科単純ヘルペスウイルス属	Macacine herpesvirus 1	熱性疾患・神経疾患	全数, 直ちに	マカカ属サルに常在
	ベネズエラウマ脳炎	トガウイルス科アルファウイルス属	Venezuelan equine encephalitis virus	熱性疾患, 脳炎	全数, 直ちに	
	ヘンドラウイルス感染症	パラミクソウイルス科ヘニパウイルス属	Hendra virus	インフルエンザ様症状, 肺炎, 脳炎	全数, 直ちに	
	リッサウイルス感染症(狂犬病除く)	ラブドウイルス科リッサウイルス属	Lagos bat virus など	神経疾患	全数, 直ちに	
	リフトバレー熱	ブニヤウイルス科フレボウイルス属	Rift Valley fever virus	インフルエンザ様症状	全数, 直ちに	

(次頁へつづく)

表1（つづき）

類型	ウイルス感染症	病原体		主な症状	届出方法（定点種別，時期）	備考
五類感染症	ウイルス性肝炎（E型，A型肝炎を除く）	ヘパドナウイルス科オルソヘパドナウイルス属	Hepatitis B virus	急性肝炎	全数，7日以内	
		フラビウイルス科ヘパシウイルス属 など	Hepatitis C virus など		全数，7日以内	
	急性脳炎（ウエストナイル脳炎，西部ウマ脳炎，ダニ媒介性脳炎，東部ウマ脳炎，日本脳炎，ベネズエラウマ脳炎及びリフトバレー熱を除く）		ウイルスなど種々の病原体の感染	急性脳症		
	後天性免疫不全症候群	レトロウイルス科レンチウイルス属	Human immunodeficiency virus 1, 2	日和見感染症，悪性腫瘍	全数，7日以内	
	先天性風しん症候群	トガウイルス科ルビウイルス属	Rubella virus	先天異常	全数，7日以内	
	風疹	トガウイルス科ルビウイルス属	Rubella virus	急性熱性発疹性疾患	全数，7日以内	
	麻疹	パラミクソウイルス科モルビリウイルス属	Measles virus	急性熱性発疹性疾患	全数，7日以内	
	インフルエンザ（鳥インフルエンザ及び新型インフルエンザ等感染症を除く）	オルトミクソウイルス科インフルエンザA属	Influenza A virus	インフルエンザ	基幹，次の月曜	
	RSウイルス感染症	パラミクソウイルス科ニューモウイルス属	Respiratory syncytial virus (RS virus)	急性呼吸器感染症（細気管支炎，肺炎）	小児科，次の月曜	
	咽頭結膜熱	アデノウイルス科マストアデノウイルス属	Human adenovirus A-G	発熱，咽頭炎（咽頭発赤，咽頭痛），結膜炎	小児科，次の月曜	アデノウイルス 3, 4, 7, 11型
	感染性胃腸炎	レオウイルス科ロタウイルス属	Rotavirus A-E	嘔吐，下痢	小児科，次の月曜	細菌性のものも含まれる
		カリシウイルス科ノロウイルス属	Norwalk virus			
		ピコルナウイルス科エンテロウイルス属	Human enterovirus A-D			
		アデノウイルス科マストアデノウイルス属 など	Human adenovirus A-G			
	水痘	ヘルペスウイルス科バリセロウイルス属	HHV-3: varicella zoster virus (VZV)	発熱，発疹	小児科，次の月曜	
	手足口病	ピコルナウイルス科エンテロウイルス属	Human enterovirus A	手，足，下肢，口腔内，口唇に小水疱	小児科，次の月曜	コクサッキーA16型，エンテロウイルス71型など
	伝染性紅斑	パルボウイルス科エリスロウイルス属	Parvovirus B19	発疹性疾患	小児科，次の月曜	
	突発性発疹	ヘルペスウイルス科ロゼオロウイルス属	HHV-6: Human herpes virus-6	発熱，発疹性疾患	小児科，次の月曜	
			HHV-7: Human herpes virus-7			
	ヘルパンギーナ	ピコルナウイルス科エンテロウイルス属	Human enterovirus A-C	発熱，小水疱	小児科，次の月曜	コクサッキーA群
	流行性耳下腺炎	パラミクソウイルス科ルブラウイルス属	Mumps virus	耳下腺の腫脹	小児科，次の月曜	
	急性出血性結膜炎	ピコルナウイルス科エンテロウイルス属	Human enterovirus C, D	急性結膜炎	眼科，次の月曜	エンテロウイルス70型及びコクサッキーウイルスA24変異型
	流行性角結膜炎	アデノウイルス科マストアデノウイルス属	Human adenovirus D	結膜炎	眼科，次の月曜	アデノウイルス 8, 19, 37型など
	無菌性髄膜炎	種々のウイルスを中心とした病原体		髄膜炎	基幹，次の月曜	
	性器ヘルペスウイルス感染症	ヘルペスウイルス科単純ウイルス属	HHV-1: herpes simplex virus-1 (HSV-1)	性器又はその付近に小水疱又は潰瘍	性感染症，翌月初日	
			HHV-2: herpes simplex virus-2 (HSV-2)			
	尖圭コンジローマ	パピローマウイルス科アルファパピローマウイルス属	Human papillomavirus-6, -11, -16	性器周辺部の良性腫瘍	性感染症，翌月初日	HPV-6, HPV-11, HPV-16
	新型インフルエンザ	オルトミクソウイルス科インフルエンザA属	Influenza A virus (H7N9)	高熱，急性呼吸器症状	全数，直ちに	
	再興型インフルエンザ[*2]				全数，直ちに	
	鳥インフルエンザ(H7N9)				全数，直ちに	

[*1]：新たに人から人に伝染する能力を有するインフルエンザであってそのことごとく長期間が経過しているものとして厚生労働大臣が定めるものであって，一般に国民が当該感染症に対する免疫を獲得していないことから，当該感染症の全国的かつ急速なまん延により国民の生命及び健康に重大な影響を与える恐れがあると認められるものをいう．

[*2]：かつて世界的規模で流行したインフルエンザであってその後流行することなく長期間が経過しているものが再興したものとして厚生労働大臣が定めるものであって，一般に現在の国民の大部分が当該感染症に対する免疫を獲得していないことから，当該感染症の全国的かつ急速なまん延により国民の生命及び健康に重大な影響を与える恐れがあると認められるものをいう．

（厚生労働省：HP 感染症法に基づく医師の届出のお願い，より）

表2 ヒトに感染するヘルペスウイルス科 Herpesviridae ウイルスの分類

亜科(subfamily)	属(genus)	種(species, 慣用名)
アルファヘルペスウイルス亜科 Alphaherpesvirinae	シンプレックスウイルス属 Simplexvirus バリセロウイルス属 Varicellovirus	Human herpesvirus 1（単純ヘルペスウイルス1型） Human herpesvirus 2（単純ヘルペスウイルス2型） Human herpesvirus 3（水痘・帯状疱疹ウイルス）
ベータヘルペスウイルス亜科 Betaherpesvirinae	サイトメガロウイルス属 Cytomegalovirus ロゼオロウイルス属 Roseolovirus	Human herpesvirus 5（ヒトサイトメガロウイルス） Human herpesvirus 6（ヒトヘルペスウイルス6） Human herpesvirus 7（ヒトヘルペスウイルス7）
ガンマヘルペスウイルス亜科 Gammaherpesvirinae	リンフォクリプトウイルス属 Lymphocryptovirus ラディノウイルス属 Lymphocryptovirus	Human herpesvirus 4（Epstein-Barr ウイルス：エプスタイン・バーウイルス） Human herpesvirus 8（ヒトヘルペスウイルス8）

recurrent infection を起こす．しかしながら，HSV-1 による性器ヘルペスや HSV-2 による口唇ヘルペスも起こりえる．HSV は，初感染では大部分が不顕性感染となるが，発症すると重症になることが多い．一方，回帰発症の多くは軽症に終わる．

● 急性歯肉口内炎

主には HSV-1 の初感染により，乳幼児〜小児の口腔内および歯肉に小水疱を形成し，口内炎を起こす．発熱を伴うことが多く，通常1週間以内に治癒する．口腔-性器接触を介して HSV-2 が原因となる場合もある．［口唇ヘルペス］HSV-1 再活性化による回帰発症で，口唇や口の周辺に痛みを伴う小水疱の集団を形成する．1週間前後で治癒するが，再発を繰り返すことがある．

● ヘルペス性瘭疽

水疱が手指末節骨の掌側または背側に強い痛みを伴い発現する皮膚感染症で，自然治癒する．再発を認める．

● 角膜ヘルペス

HSV-1 再活性化により，痛みを伴う角膜上皮炎（樹枝状角膜炎）を起こし，角膜混濁，角膜知覚低下や知覚消失，潰瘍，瘢痕化を生じる．再発を繰り返すことがあり，失明に至ることもある．

● ヘルペス脳炎

急性ウイルス性脳炎の 10〜20% を占める．HSV-1，HSV-2 の初感染または再活性化により発症し，発症年齢により病態は異なる．年長児〜成人ではそのほとんどが HSV-1 の再活性化によるもので，神経行性に中枢神経に達し，好発部位である側頭葉，大脳辺縁系に病変を起こす．発熱，頭痛，嘔吐，痙攣，髄膜刺激症状などの他，記憶障害，言語障害，人格変化，片麻痺などを呈する．一方，新生児では母親の性器ヘルペスの産道感染あるいは家族や医療従事者の口唇ヘルペスやヘルペス性瘭疽により HSV が血行性に全身に回り，血液脳関門より中枢神経系に達する．全身型，中枢神経型，表在型の3種類があり，全身型と中枢神経型で脳炎症状を呈する．新規では HSV-1 だけでなく HSV-2 による場合がある．適切に治療なされないと死亡したり，さまざまな後遺症を残す．感染症法五類感染症「急性脳炎（ウエストナイル脳炎および日本脳炎を除く）」に指定されている．

● 性器ヘルペス

性感染症 sexually transmitted diseases（STD）の1つで，欧米諸国と異なりわが国では HSV-1 が HSV-2 よりも多く，女性の性器ヘルペスの約 40% は HSV-1 による．初感染では，腟や外陰部，亀頭などの皮膚，粘膜に痒みや痛みがみられた後，激痛を伴う水疱を形成し，やがて潰瘍化し，痂皮を形成して治癒に至る．通常，2〜3週間で治癒する．疲労，月経，性交，妊娠，その他の刺激により腰仙髄神経節に潜伏していたウイルスが回帰発症することがある．回帰発症の多くは HSV-2 による．口を介する性的接触により口唇

周囲にも感染することがあるほか，妊婦の性器ヘルペスは新生児ヘルペスの主要な感染源となる．感染症法五類感染症に指定されている．

新生児ヘルペス

母親の性器ヘルペスの産道感染あるいは経胎盤感染，家族や医療従事者の口唇ヘルペスやヘルペス性瘭疽によりHSVが新生児に伝播される．新生児ヘルペスはその症状により全身型，中枢神経型，表在型の3種類に分けられる．全身型はHSVが血流を介して全身に広がり，肝臓，肺，副腎など多臓器に病変を起こす．新生児ヘルペス全体の約60％を占める．中枢神経型は脳に限局し病変を起こす．表在型は皮膚，眼，口などに病変が限局する．全身型と中枢神経型は致死的な経過をとることが多く，生存しても多くは後遺症を残す．

検査・診断

皮疹（水疱）内容物，皮膚，粘膜剥離標本や脳脊髄液などの検体からのウイルス分離培養，fluorescent antibody test（FA法）を用いたHSV抗原検出，シェル・バイアル法を行う．また，迅速診断が可能な in situ ハイブリダイゼーションやPCR法によるウイルス遺伝子検出法は，新生児ヘルペスやヘルペス脳炎など早期診断が必要な場合に有効である．血清学的診断には，IgG，IgM抗体の分別測定が可能な酵素結合免疫吸着法（enzyme-linked immunosorbent assay；ELISA法），HSV-1とHSV-2を鑑別できる抗エンベロープ糖蛋白gG抗体測定ELISA法，補体結合反応（complement fixation test；CF法），中和反応などを用いる．中枢神経疾患の場合ELISA法のIgG補促法が有用である．

治療・予防

治療には主に抗ヘルペスウイルス薬を用いた化学療法を行う．抗ヘルペスウイルス薬にはアシクロビル（ACV），ACVのプロドラッグであるバラシクロビル（VACV），ビダラビン（Ara-A），イドクスウリジン（IDU）などがあり，いずれもヌクレオシド類似化合物でウイルス遺伝子に作用してウイルス増殖を特異的に抑制し，症状を改善する．

HSV感染を未然に予防することは難しい．発症予防にはACVやVACVの短期間の内服などを行う．現在，有効なワクチンは存在しない．

b) 水痘-帯状疱疹ウイルス（varicella-zoster virus；VZV），*Human herpesvirus 3*（HHV-3）

バリセロウイルス属 *Varicellovirus* に属し，ゲノムサイズは約125 kbpでヒトヘルペスウイルスの中では最小である．その名の通り，水痘（水疱瘡）varicella および帯状疱疹 zoster を起こす．自然界ではヒトのみが宿主となる．世界中に分布しており，その伝染力は強い．罹患年齢は2～8歳で，乳幼児や児童間で集団感染が起こりやすい．ヒトヘルペスウイルスでは例外的に初感染での顕性感染率が高く，多くが水痘を発症する．水痘患者は通年発生するが，12～7月に多く，9～10月は少ない．

感染者の気道分泌液や水疱内のウイルスの，空気，飛沫，あるいは接触感染により伝播する．潜伏期は2～3週間である．通常，上気道粘膜に感染後，局所リンパ節で増殖し，感染4～6日で一次ウイルス血症を起こす．肝臓や脾臓などで増殖後，全身に広がり二次ウイルス血症を起こし，皮膚に発疹や水疱を形成する．小児では発熱および全身両側性の発疹の出現で発症する．発疹はかゆみを伴い，短時間で紅斑，丘疹，水疱となり，膿疱形成後に痂皮化する．急性期にさまざまなステージの発疹が混在することが特徴である．すべてが痂皮化するまでウイルスは感染性を保持する．通常，予後は良好であるが，免疫能の低下している小児では重症となり，致死的経過をとるこ

サイドメモ：シェル・バイアル法

ウイルス迅速同定法の1つで，シェル・バイアル（円筒形の容器）内のスライドグラスに培養したウイルス感受性細胞に，血液，肺胞洗浄液，尿などの臨床検体を接種し，低速遠心操作により接種効率を高め迅速培養を行う手法である．培養1～3日後に培養細胞を固定し，ウイルス特異的抗体を用いてEIA法やFA法により発現したウイルス特異抗原を同定する．通常のウイルス分離培養法に比べ検査時間が短縮できるうえ，高い感度が得られる．

とがある．また，成人や免疫不全者の水痘発症は重症化しやすく，肺炎，中枢神経合併症や細菌感染症などの合併症の頻度も高い．

水痘回復後，宿主は終生免疫を獲得するが，VZV は後根神経節の神経細胞や周囲のサテライト細胞などに潜伏感染する．老齢，疲労，ストレスなどによる免疫低下により再活性化が起こると，帯状疱疹を回帰発症する．帯状疱疹は，発疹の出現の 2～3 日前に局所の疼痛により始まり，知覚神経支配領域に沿って片側性に紅斑や小水疱性発疹が激しい痛みを伴い出現し発症する．病変形成は通常 3～5 日間程度続き，水疱はやがて痂皮化し治癒する．通常，疼痛は皮膚病変が治った頃に消えるが，高齢者を中心に多くの患者では数か月～数年にわたり病変部位に疼痛が残ることがある（帯状疱疹後神経痛）．帯状疱疹の発症は通常一生涯に一度である．帯状疱疹は，高齢者および悪性腫瘍や自己免疫疾患などの基礎疾患をもつ免疫不全患者，HIV 患者において多く認められる．

なお，水痘は感染症法五類感染症に指定されており，また，学校保健安全法の第二種感染症に分類され，「すべての発疹が痂皮化するまで出席停止」とされている．

検査・診断

臨床症状から診断が可能である．確定診断は，水疱内容物から直接特異抗原を検出する FA 法やウイルス分離培養，PCR によるウイルス遺伝子の検出，水疱擦過物の塗抹（Tzanck smear）標本上での多核巨細胞の検出，血清中のウイルス特異的 IgM 抗体の検出や急性期と回復期の血清のウイルス特異的 IgG 抗体価の陽転（初感染）あるいは 4 倍以上の有意な上昇（回帰感染）の確認などにより行う．

治療・予防

水痘は予後良好であり，対症療法が主体となる．しかしながら，重症水痘患者や免疫不全患者での発症などでは ACV による治療が有効である．帯状疱疹では，ACV や Ara-A を用いた化学療法を発症早期に開始する．

予防は，感染患者との接触を避けることが重要である．また，水痘弱毒生ワクチンの予防接種は感染防御に有効であり，乳幼児や小児と接触の多い医療従事者で水痘未罹患者への接種により初感染を予防できる．

高齢者の帯状疱疹予防にもワクチン接種が奨められる．

2）ベータヘルペスウイルス亜科
（*Betaherpesvirinae*）

唾液腺，腎臓リンパ球への潜伏感染，狭い宿主域，増殖が遅いことなどが亜科に共通の特徴としてあげられる．健常者には不顕性感染が主であり，日和見感染症として重要なウイルスが含まれる．ヒトを自然宿主とするウイルスには，ヒトサイトメガロウイルス（*Human cytomegalovirus*；HCMV），ヒトヘルペスウイルス 6 型，7 型（*Human herpesvirus 6, 7*；HHV-6, 7）がある．

a）ヒトサイトメガロウイルス（*Human cytomegalovirus*；HCMV），（*Human herpesvirus 5*；HHV-5）

HCMV はサイトメガロウイルス属（*Cytomegalovirus*）に属し，ウイルス感染細胞が核内に封入体を持つ巨細胞となることから名付けられた．ゲノムサイズは 230 kbp でヘルペスウイルス科で最大で，複雑な遺伝子構造をとる．ヒト以外の動物には感染せず，世界中に広く浸淫している．既感染者の尿，唾液，鼻汁，子宮頸管粘液，腟分泌液，精液，母乳，涙，血液などが感染源となり，経胎盤，産道，母乳感染（垂直感染）や，輸血，性

> **サイドメモ：B ウイルス（B virus：*Cercopithecine herpesvirus 1*）**
>
> HSV（HHV-1, -2）と同じアルファヘルペスウイルス属に属するウイルスで，自然宿主は旧世界ザルのマカク属である．マカク属サルでの感染では単純ヘルペス類似の疾患を引き起こすが致死的でない．しかし，新世界ザルやヒトに感染すると脊髄炎や脳炎などの致死的疾患を引き起こす．感染経路は唾液などに感染性ウイルスを排出しているサルによる咬傷あるいは擦過傷，サルに使用した注射針による針刺しなどである．ヒトからヒトへの感染も起こりうる．潜伏期間は咬傷後早い場合は 2 日で，2～5 週で外傷部周囲の水疱や潰瘍，発熱，臨床症状が出現する．人獣共通感染症である．

行為による感染（水平感染）などの経路により感染する．通常，幼少児期に不顕性感染し，生涯にわたり唾液腺や腎臓に潜伏感染する．

HCMVは感染しても健常者では発症することはないが，宿主免疫能の低下により潜伏ウイルスは再活性化し，回帰感染を起こす．特に，免疫能が未熟な新生児，免疫不全状態のAIDS患者や先天性免疫不全患者，臓器移植患者などへの感染では，重篤なHCMV感染症を起こす．また，成人での初感染は，基礎疾患のない場合でも伝染性単核症（infectious mononucleosis；IM）様症状や肝炎を発症することがある．

妊娠中の初感染や再感染あるいは再活性化した場合，経胎盤感染により胎児に先天性CMV感染症を起こす．低体重出生，出血斑，黄疸，肝脾腫，肝炎，小頭症，脳内石灰化，血小板減少，難聴，脈絡網膜炎など多彩かつ重篤な症状を示す．典型例は巨細胞封入体症とよばれる．また，出生時には無症状であっても後に難聴や神経学的後遺症を発症する場合がある．

臓器移植を行う場合，提供者（ドナー）と受給者（レシピエント）の感染状態の確認が必要である．ドナー陽性，レシピエント陰性の場合，初感染のリスクが高く，双方陽性の場合には免疫抑制剤による潜伏ウイルスの再活性化が懸念される．また，骨髄移植では，レシピエント陽性の場合にドナーが陰性ならばHCMVは再活性化し，回帰発症する．

HIV感染者では日和見感染症としてHCMVによる網膜炎，腸炎，脳炎があげられる．

診断・検査

尿，咽頭ぬぐい液，血液，気管支肺胞洗浄液，髄液などの検体を用いてのウイルス分離，HCMV抗原陽性多核白血球の検出（HCMV抗原血症），PCRあるいはRT-PCR法を用いたウイルスDNAまたはRNAの検出，細胞・組織病理学的HCMV感染細胞の検出などを行う．

ウイルスmRNAの検出はウイルスの活発な増殖状態を指すことから，感染症発症の予測および，抗ウイルス剤投与の指標となる．

なお，先天性CMV感染症の診断には，出生後2〜3週間以内の尿からのウイルス分離を行い確定する．

血清学的診断は造血幹細胞移植前のリスク評価に有効であり，ELISA法やCF法を用いる．

治療・予防

軽度の場合は自然治癒する．治療には抗ウイルス薬のガンシクロビル（DHPG），ホスカルネット（PFA），あるいはHCMV高力価ガンマグロブリン製剤が用いられる．HSVやVZVの治療薬であるACVは，HCMVがウイルス特異的酵素であるチミジンキナーゼ（thymidine kinase；TK）をもっていないので効果はない．先天性HCMV感染症の予防は，未罹感妊婦と乳幼児との密接な接触を避けることがあげられる．早産児はHCMV感染母親からの母乳を避けることや抗体陽性者からの輸血を避けることが重要である．臓器移植では，ハイリスク群に対し，予防的に抗ウイルス薬投与が試みられている．有効なワクチンはまだない．

b）ヒトヘルペスウイルス6型と7型
　　　（*Human herpesvirus 6, 7*；HHV-6, HHV-7）

ロゼオロウイルス属（*Roseolovirus*）に属し，乳児期の突発性発疹 exanthem subitum の原因ウイルスとなる．HHV-6は塩基配列や抗原性などからvariant Aとvariant Bの2種に分類され，突発性発疹はvariant Bにより起きる．variant Aの病態は不明である．

ほとんどの乳児が2〜3歳ごろまでにHHV-6，HHV-7に対する抗体を有しており，不顕性感染は20〜40％と報告されている．

初感染以降は潜伏感染状態となり断続的に唾液中から排泄される．HHV-6はマクロファージとグリア細胞，HHV-7は末梢血単核球に潜伏感染する．感染経路は既感染者の唾液中に排泄されたウイルスが経口あるいは経気道感染により乳児に感染すると考えられている．

突発性発疹は乳幼児の良性の熱性発疹性疾患である．潜伏期は約10日で，38℃以上の発熱が3〜4日間程度続き解熱した後，全身に鮮紅色の丘疹状の発疹が出現する．発疹は数日間で消退し，一般に予後は良好である．HHV-6よりも

HHV-7は遅れて感染する傾向があるため，突発性発疹を二度経験することが稀にある．

突発性発疹は感染症法五類感染症に指定されている．

検査・診断

患者末梢血単核球からのウイルス分離培養，PCR法によるウイルス遺伝子の検出，間接FA法によるウイルス特異的IgM，IgG抗体価の測定などを行う．

治療・予防

突発性発疹は予後良好であり，治療は対症療法が主体となる．有効なワクチンはない．

3) ガンマヘルペスウイルス亜科（Gammaherpesvirinae）

リンパ組織への潜伏感染，狭い宿主域，リンパ球での増殖が亜科に共通する特徴としてあげられる．ヒトを自然宿主とするウイルスとしては，エプスタイン・バーウイルス（Epstein-Barr virus；EBV），ヒトヘルペスウイルス8型（Human herpesvirus 8；HHV-8）がある．

a) エプスタイン・バー（EB）ウイルス〔（Epstein-Barr virus；EBV），Human herpesvirus 4〕

1964年，M.A. EpsteinとY.M. Barrによりアフリカのバーキットリンパ腫（Burkitt's lymphoma）の小児患者より発見された最初のヒトがんウイルスで，リンフォクリプトウイルス属（Lymphocryptovirus）に分類される．ヒトに感染するヘルペスウイルスの中で唯一の腫瘍ウイルスである．世界中に広く浸淫し，わが国でも95%以上の成人が感染しているとされる．通常，小児期までにEBV既感染者（EBVキャリア）の唾液を介して咽頭粘膜のBリンパ球や上皮細胞に感染する．小児期の初感染では，ほとんどが不顕性感染でBリンパ球や唾液腺に潜伏し，宿主は終生EBVキャリアとなる．EBVキャリアの15〜20%は唾液中に持続的あるいは間欠的に感染性ウイルスを排泄しており感染源となる．成人の初感染では伝染性単核症（infectious mononucleosis；IM）を発症することが多い．IMは4〜6週間の潜伏期を経て，全身倦怠感，発熱，咽頭扁桃炎，（頸部）リンパ節腫脹，異型リンパ球の増加，肝脾腫などで発症する．健常者では1〜4週間で回復する良性の疾患であるが，AIDS患者や免疫能の低下した患者では，異型リンパ球が排除されず日和見リンパ腫を起こすことがある．主としてキスによって伝播されることから「kissing disease」ともよばれる．

IMのほか，以下の疾患がEBV感染に関連する．慢性活動性EBV感染症（chronic active EBV infection；CAEBV）は，長期間持続あるいは再発を繰り返すIM様症状と抗EBV抗体の異常な反応を特徴とする疾患で，10歳までの小児での発症が多い．EBV感染T細胞あるいはNK細胞の異常な増殖あるいは活性化が認められる．症状は多彩で，重症例ではEBV-HPS（後述），間質性肺炎，悪性リンパ腫，冠動脈瘤や中枢神経系疾患などの合併症が認められ，予後は不良である．

X連鎖リンパ増殖症候群（X-linked lymphoproliferative syndrome；XLP）は先天的にEBV特異的な免疫能に欠陥がある免疫不全症で，男児にのみ発症し，致死性IM，B細胞性腫瘍，異常グロブリン血症などを起こす．

バーキットリンパ腫（Burkitt's lymphoma；BL）は小児の下顎部位に好発するBリンパ球由来の悪性リンパ腫で，アフリカの一部の地域やパプアニューギニアに患者が多い．これらの地域に好発する理由として，その地域特有の発癌に関与する補助因子（マラリア感染あるいはミドリサンゴが産生するホルボールエステルなど）が考えられている．

上咽頭癌（nasopharygeal carcinoma；NPC）は台湾，中国南部，東南アジアなど特定の地域の成人男性の上咽頭部に好発する上皮性の悪性腫瘍である．その地域特異性は，遺伝的背景や食生活の特徴が関与していると考えられている．

EBV関連血球貪食症候群（EBV-associated hemophagocytic syndrome；EBV-HPS）はBリンパ球だけでなくCD8陽性T細胞がEBV感染により異常増殖・活性化することで，炎症性サイトカインの過剰産生を起こし，マクロファージの活性化による血球貪食の亢進さらには全身炎症性反応

を亢進させる．発熱，肝脾腫，リンパ節腫脹，発疹など多彩な症状を示し，致死的な経過をとることもある．

検査・診断

EBV 関連疾患は，3 種類の EBV 抗原〔ウイルスカプシド抗原(viral capsid antigen；VCA)，早期抗原(early antigen；EA)，EBV 核内抗原(EB virus-associated nuclear antigen；EBNA)〕に対する抗体検出の組み合わせにより診断される．VCA IgM は通常，初感染急性期に検出される（乳幼児で検出されない場合があることと，CAEBV で陽性となることがある）．VCA IgG は回復期に上昇するが，IM では急性期から陽性であることが多い．EBV 既感染者は陽性となる．一方，VCA IgA は NPC や CAEBV などの場合に検出されることが多い．EA IgM は急性期のほとんどの症例で検出されるが，回復期にも陽性であることがある．EA IgG は IM 急性期の終わりから回復期に EBNA 抗体よりも早く検出され，数か月で陰性化する．再活性化に伴い再び検出される．EBNA 抗体は IM の急性期では陰性であるが，その後，持続的に検出されるようになる．EBNA 抗体の上昇は遅く EA IgM が陰性化してもなお EBNA 抗体陰性の時期があることがある．EBV 感染症の病態把握には，急性期と 4〜6 週後の回復期のペア血清，必要ならばさらに数か月後の血清を用いて判断する．IM の検査には，Paul-Bunnell(ポール・バンネル)反応(IM 患者の血清中にヒツジ赤血球に対する凝集素(異好抗体)が増加することを利用した非特異的血清反応)による異好抗体の検出や異型リンパ球検査がある．また，RT-PCR 法を用いた血漿中ウイルス量の定量が IM，CAEBV，EBV-HPS の診断に用いられる．BL や NPC の診断には腫瘍組織中のウイルス抗原の検出あるいは PCR 法によるウイルス遺伝子の検出も用いられる．

治療・予防

治療は対症療法を行う．ワクチンはない．

b) ヒトヘルペスウイルス 8 型
Human herpesvirus 8(HHV-8)

ラディノウイルス属(*Rhadinovirus*)に分類される．1994 年，エイズ患者のカポジ肉腫(Kaposi's sarcoma)からウイルス断片が検出され，Kaposi's sarcoma-associated herpesvirus(KSHV)と命名された．ヒトヘルペスウイルスとして 8 番目に発見されたことから HHV-8 とよばれる．B リンパ球に感染し，カポジ肉腫，原発性体液性リンパ腫(primary effusion lymphoma；PEL)，多巣性キャッスルマン病(multicentric Castleman's disease；MCD)などの悪性腫瘍と関連する．感染経路は唾液，粘膜分泌液を介した経口，性的接触，母子間での感染と考えられている．通常，健常者では無症候感染であるが，何らかの理由で免疫不全状態となるとカポジ肉腫を発症することがある．診断は，ELISA 法や IFA 法による血清中の抗 HHV-8 抗体の検出，PCR 法あるいはリアルタイム PCR 法を用いた病理組織中のウイルス遺伝子の検出などが行われる．治療は対症療法が主体である．

2. アデノウイルス科(図 1-②)
(family *Adenoviridae*)

アデノウイルスは小児のアデノイド組織から分離されたことにちなんで命名された．アデノウイルス科には 5 つの属があるが，そのうちヒトに感染性を示すウイルスはマストアデノウイルス属(*Mastadenovirus*)に含まれるヒトアデノウイルス(*Human adenovirus*) A〜G で遺伝子の相同性や赤血球凝集能により A〜G の 7 つのウイルス群に分類される．さらにそれらの中には 55 以上の血清型が分類される．ウイルス群および血清型によって引き起こす疾患やその重篤度が異なり，呼吸器疾患(咽頭結膜炎，咽頭炎，扁桃炎，肺炎など)，眼疾患(流行性角結膜炎など)，消化器疾患(胃腸炎など)や泌尿器疾患(出血性膀胱炎など)など，多彩な臨床症状を示す．

a. 性状

直径約 80 nm，252 個のカプソメアからなる正 20 面体カプシドによりウイルス粒子を形成し，エンベロープはもたない．26〜45 kbp の線状二

本鎖DNAをウイルスゲノムとして内包する．正20面体カプシドは特徴的な形態で，面と稜線は240個のヘキソン(hexon)，頂点は12個のペントン(penton)からなり，ペントンはペントン基粒(penton base)と長さ9～30 nmの特有の突起物であるファイバー(fiber)で構成される．

エーテルに耐性で，フェノール類，逆性石けんなどに抵抗性である．56℃，30分間の加熱で不活化される．胃酸，胆汁酸，膵液のプロテアーゼなどに抵抗性を示し，腸管で増殖することができる．

b. 病原性

飛沫あるいは接触感染により上気道や眼の粘膜に感染し，増殖する．一部は小腸に達し，そこで増殖して糞便に排出される．また，扁桃，腸管のリンパ組織や腎臓に潜伏感染しており，健常者のアデノイドや扁桃組織からもしばしば検出される．通常は粘膜局所の感染にとどまり，全身感染は稀である．

1) 呼吸器感染症

軽症の気道炎から肺炎に至るまで種々の呼吸器感染症を起こす．主にアデノウイルスB群（以下，B群）の3, 7型，アデノウイルスC群（C群）の1, 2, 5, 6型，アデノウイルスE群（E群）の4型が病因ウイルスとなる．乳幼児での発生が多いが，米国では新兵の間で冬季を中心に4型，7型の流行がみられることがある(acute respiratory disease；ARD, 急性呼吸器疾患)．7型は乳幼児に重い肺炎を起こし，致命的になることもある．

2) 眼感染症

アデノウイルス性結膜炎として，咽頭結膜熱(pharyngoconjunctival fever；PCF)と流行性角結膜炎(epidemic kerato-conjunctivitis；EKC)があげられる．どちらも感染症法五類感染症定点把握疾患に指定されている．

PCFは主にB群3型の感染により起こるが，他にもB群の7, 11型，E群の4型なども病因ウイルスとなる．俗に「プール熱」と呼ばれ，夏季に幼児・児童がプールで感染し，集団発生をみることがある．発熱，倦怠感，咽頭痛，眼脂(目ヤニ)，結膜充血，結膜炎などの症状が現れる．結膜の病巣だけでなく，尿や便も感染源となる．

EKCは「はやり目」と呼ばれる疾患で，D群の8, 19, 37型などの感染により起こる．伝染性が強く，家族内感染や，医療従事者の手指や器具を介した医原性感染が起こる．急性濾胞性結膜炎で発病し，結膜の浮腫や充血，眼瞼の浮腫，眼脂や流涙を伴う．耳前リンパ節の腫脹を伴うこともある．時に，偽膜性結膜炎やびまん性表層角膜症を起こすことがある．発病後2～3週間で治癒することが多い．

3) 腸管感染症

腸管アデノウイルスとよばれ，ロタウイルスとともに小児のウイルス性下痢症の病原ウイルスとして重要である．主にF群の40, 41型の感染による．糞口あるいは飛沫により感染する．潜伏期間は3～10日で，腹痛，嘔吐，嘔気，激しい下痢，軽度の発熱などの症状を示す．乳幼児では重症になることがある．

4) 泌尿生殖器感染症

小児に出血性膀胱炎を起こす．B群の11型や21型の感染により，かぜ様症状に続き，血尿，排尿障害(頻尿)，尿意頻発などの症状を示す．D群の19, 37型は性行為により感染し，成人に尿道炎や子宮頸炎を起こす．

検査・診断

臨床症状により，咽頭ぬぐい液，うがい液，結膜分泌液，糞便，尿，陰部の分泌液などを採取し，ウイルスの分離培養やELISA法を用いた抗原検出，PCR法を用いたウイルス遺伝子の検出を行う．

アデノウイルスは院内感染や家族内感染を引き起こしやすく，時に致死的であるため，現在では，ELISA法やイムノクロマト法による迅速同定キットが開発されている．

治療・予防

治療は対症療法が主となる．ヒトアデノウイルスは乾燥や消毒薬に対する抵抗性が強く，汚染した器物や手指を介した感染が容易であるため，患者の隔離や接触感染予防対策が大切である．集団感染を起こしやすい PCF や EKC については，学校保健法の第三種学校伝染病に指定されており，医師が周囲への感染力がなくなったと判断するまで出席停止となる．ワクチンはない．

3. パピローマウイルス科(図1-③)
(family *Papillomaviridae*)

パピローマは，ラテン語の papillo-(乳頭)と -oma (腫瘍)に由来する．パピローマウイルス科は 30 属に分類され，そのうちの 5 属にヒトに感染するヒトパピローマウイルス(*Human papillomavirus*;HPV)が含まれる．

HPV は皮膚や粘膜の上皮系細胞に感染し，手指などに生じる尋常性疣贅，顔面などに生じる扁平疣贅，性器粘膜に生じる尖圭コンジローマ(condyloma acuminatum)など良性の腫瘍を作る．一部は悪性化(癌化)し，子宮頸がんや陰茎がんの原因となる．尖圭コンジローマは感染症法五類感染症(性感染症定点)に指定されている．

a. 性状

直径 52〜55 nm，72 個のカプソメアからなる正二十面体カプシドによりウイルス粒子を形成し，エンベロープはもたない．ウイルスゲノムは約 8 kbp の環状二本鎖 DNA からなり，カプシド蛋白質(L1，L2)と非構造蛋白質(E1，E2，E4，E5，E6，E7)がコードされている．カプシド蛋白質である L1 をコードする DNA の塩基配列により遺伝子型が分類されており，150 種類以上の遺伝子型が発見されている．遺伝子型毎に感染部位の指向性や病変の悪性度に違いがあり，感染部位により粘膜型と皮膚型に分けられ，発癌リスクにより高・中・低リスク型に分類される．

b. 病原性

HPV は性行為などで生じた皮膚や粘膜の微小な損傷部位から侵入し，細胞分裂の盛んな上皮最下層の基底細胞に感染する．基底細胞の分化に伴いウイルス粒子が核内で形成される．分化したウイルス感染扁平上皮細胞が粘膜表層から剥がれることで核内のウイルス粒子が周囲に拡散し新たな感染源となる．細胞の癌化には，E6 蛋白質(癌抑制遺伝子産物である p53 蛋白質の分解を誘導)と E7 蛋白質(RB 蛋白質の機能を阻害する)が関連している．

粘膜型

約 40 種類の遺伝子型が含まれ，良性病変にのみ検出される遺伝子型と良性と悪性の両病変に検出される遺伝子型がある．尖圭コンジローマは肛門，亀頭，陰唇部などの疣贅で，悪性化は稀であり，低リスク型 HPV である HPV-6，11 型が検出される．

一方，子宮頸がんは高リスク型 HPV である 15 種類(HPV-16，18，31，33，35，39，45，51，52，56，58，59，68，73，82)の遺伝子型が検出されている．高リスク型 HPV のうち HPV-16，18 型が最も子宮頸がんになりやすい遺伝子型であり，子宮頸がんの約 45% から HPV-16 型，15% から HPV-18 型が検出されている．さらに HPV-52，58，31，32 型がこれに続く．その他に肛門がん，腟がん，外陰がんなどからも粘膜型の高リスク型 HPV の遺伝子型が検出されている．

皮膚型

良性病変にのみ検出される遺伝子型で，型により形成される病変が異なる．尋常性疣贅からは HPV-2，27，57 型が多く検出される．足底の蟻塚様の疣贅であるミルメシア(myrmecia)からは HPV-1 型が，扁平疣贅からは HPV-3，10，28 型がそれぞれ検出される．

その他

非常に稀な表皮の遺伝性疾患である疣贅状表皮発育異常症(epidermodysplasia verruciformis;EV 症)では主に HPV-5 と 8 型が検出される．小児の喉頭乳頭腫からは HPV-6，11 型が検出される．また，皮膚の上皮内癌の一型であるボーエン

> **サイドメモ：HPV**
>
> 1983年，H. zur Hausen博士らにより子宮頸がんからHPV-16, 18型のウイルス遺伝子が発見された．その後，疫学的，病理形態学的，分子生物学的，臨床医学的研究が精力的に行われ，子宮頸がんがHPV感染により発症することが明確となり，HPVが子宮頸がんの原因ウイルスであることが証明された．この功績により，2008年にH. zur Hausen博士らのグループがノーベル生理学・医学賞を受賞した．

病（Bowen's disease）からはHPV-16型が検出されている．

> 検査・診断

HPV感染による疣贅状病変は肉眼あるいはコルポスコープなどの実体顕微鏡を用いて臨床的観察により診断される．臨床検体からのウイルス分離法や血清学的診断法は無く，細胞診検体でのパパニコロー染色による表皮顆粒層の核周囲に空胞をもつ細胞（コイロサイト，koilocyte）の検出や生検組織からのPCR法を用いたウイルス遺伝子の検出などが行われる．

> 治療・予防

治療法としては外科療法，放射線療法，化学療法があるが，既に感染したHPVを排除する治療薬はない．尖圭コンジローマに対してはイミキモドが治療薬として開発・使用されている．予防には，HPV感染予防ワクチンが実用化されている．子宮頸がんの発生予防効果を期待してのHPV-16, 18型に対する2価HPVワクチンと子宮頸がんおよび尖圭コンジローマの発生予防を期待してのHPV-6, 11, 16, 18型に対する4価HPVワクチンがある．

4. ポリオーマウイルス科（図1-④）
（family *Polyomaviridae*）

ポリオーマウイルス属（*Polyomavirus*）1属のみで構成される．ポリオーマウイルスであるサル腎臓細胞から発見されたSimian virus 40（SV40）が，新生仔ハムスターに多発性腫瘍を起こしたことから，ポリオーマ〔ギリシャ語でpoly-（多くの），-oma（腫瘍）という意〕と命名された．

ヒトに病原性を示すウイルスは，JCポリオーマウイルス，BKポリオーマウイルスとメルケル細胞ポリオーマウイルスがある．

a. 性状

直径約40〜45 nmで72個のカプソメアが正二十面体カプシドを構成しており，約5 kbpの環状二本鎖DNAを内包している．エンベロープはもたない．酸，アルコールに耐性を示す．

b. 病原性

1）JCポリオーマウイルス
（*JC polyomavirus*；JCV）

1971年，ヒト中枢神経系の脱髄疾患である進行性多巣性白質脳症（progressive multifocal leukoencephalopathy；PML）を患っていたホジキンリンパ腫患者の脳から分離されたウイルスで，PMLの原因と考えられている．

感染経路は感染者の尿や唾液による飛沫感染とされ，多くのヒトが3〜14歳の間に感染し，成人では約80%が特異抗体を保有する．輸血，胎盤感染，臓器移植などによる感染もあげられている．

JCVの大部分は，リンパ組織や腎臓に持続感染あるいは潜伏感染し，通常，健康な状態では発症することはない．しかし，HIV感染者での病態進行，臓器移植患者での免疫抑制療法，あるいは悪性リンパ腫や白血病の患者での抗がん剤投与などによる宿主の免疫状態の悪化に伴い，JCVの再活性化が起こる．

再活性化ウイルスが脳の希突起膠細胞（oligodendrocyte）に感染すると，直接細胞を破壊し二次的に脱髄を起こし，PMLを発症する．最近では，AIDSの流行に伴い世界各地にPML患者の増加が認められている（PML患者の約80%がAIDS患者とされる）．

> 検査・診断

PMLが疑われる患者からの髄液あるいは脳組織を検査材料として，ウイルス分離培養およびPCR法によるウイルス遺伝子の検出を行う．ウイルスの同定にはウイルス特異抗体を用いた間接

FA 法と hemagglutination inhibition test（HI 試験）を行う．血清抗体検査は，健常人のほとんどが抗 JCV 抗体陽性であるため診断的価値は少ない．

治療・予防

有効な治療法はない．しかし，AIDS 関連 PML ついては，多剤併用療法（highly active anti-retroviral therapy；HAART）により髄液中の JCV 遺伝子が陰性化し症状が改善した症例がある．

2）BK ウイルス（*BK polyomavirus*；BKV）

1971 年，腎移植患者の尿より分離された．BKV は乳幼児期に家族内での飛沫感染により感染し，腎臓の上皮細胞などの尿路系やリンパ球に潜伏感染すると考えられている．成人では 80％以上が抗体を有し，無症候性に感染している．免疫抑制療法を受けている腎移植あるいは骨髄移植患者や AIDS 患者など，免疫機能の低下した宿主で再活性化し，出血性膀胱炎（hemorrhagic cystitis）や腎症を発症する．

検査

出血性の尿路感染症患者の尿からのウイルス分離培養と PCR 法によるウイルス遺伝子の検出を行う．また，尿中上皮細胞におけるウイルス抗原の検出も行われる．ウイルスの同定には特異抗体を用いた間接 FA 法と HI 試験を用いる．血清抗体検査は多くの成人が BKV に対する抗体を有するため診断的価値は低い．

3）メルケル細胞ポリオーマウイルス
（*Merkel cell polyomavirus*）

2008 年，メルケル細胞癌からメルケル細胞ポリオーマウイルスが発見された．メルケル細胞癌とは皮膚の神経内分泌系細胞であるメルケル細胞を由来とし，65 歳以上の高齢者の顔面などに発生する皮膚癌で非常に稀な疾患である．進行が早く予後も悪い．発症は白人に多く，高齢者に加え，臓器移植患者や AIDS 患者などの免疫能の低下した患者にもみられる．なお，ヒトポリオーマウイルスで初めての腫瘍ウイルスと考えられている．

4）その他

2007 年，気道感染症患者から KI ポリオーマウイルス（*KI polyomavirus*）と WU ポリオーマウイルス（*WU polyomavirus*）の 2 種類が相次いで発見された．いずれのウイルスについても，その後世界各地で検出の報告がなされていることから，各地に常在していると考えられている．しかしながら，特定の関連する疾患は見つかっていない．

5．パルボウイルス科（図1-⑤）
（family *Parvoviridae*）

パルボウイルスはその名前がラテン語で「小さい」を意味する "parvus" に由来し，自然界に存在するウイルスの中で最も小型で単純である．パルボウイルス科 *Parvoviridae* はデンソウイルス亜科（*Densovirinae*）とパルボウイルス亜科（*Parvovirinae*）の 2 つの亜科に分類され，その中で 9 属に分けられる．ヒトに感染性を示すウイルスは後者に含まれ，エリスロウイルス属（*Erythrovirus*）のヒトパルボウイルス B19，ボカウイルス属（*Bocavirus*）のヒトボカウイルスとデペンドウイルス属（*Dependovirus*）のヒトアデノ随伴ウイルスがある．

a．性状

直径 18～26 nm，60 個のカプソメアからなる正二十面体構造のカプシドを外殻にもち，約 4～6 kbp の線状一本鎖 DNA をウイルスゲノムとして内包する．エンベロープは有しない．ウイルス粒子内のゲノム DNA はウイルス種によりプラス鎖またはマイナス鎖のいずれかの DNA ゲノムが含まれる．

b．病原性

1）ヒトパルボウイルス B19
（*Human parvovirus B19*）

伝染性紅斑や胎児水腫などの病因ウイルスである．骨髄中のヒト赤血球前駆細胞（BFU-E，

CFU-E)から赤芽球までの CD36 陽性細胞に感染し増殖する．ウイルスレセプターはこれらの細胞膜表面に発現する P 抗原（血液型抗原）であり，P 抗原陰性者は B19 に感染しない．

伝染性紅斑（erythema infection）は「リンゴ病」とよばれ両頬がリンゴのように赤くなるびまん性の発疹を特徴とする．幼少児（2〜12 歳）の流行性発疹性疾患の 1 つである．乳児や成人での罹患もみられるが，成人では不顕性感染が多い．感染症法五類感染症定点把握疾患に指定されている．

わが国では，夏季に症例数が増加し，7 月にピークを迎え，9 月には最も少なくなるという季節性を示すとともに，ほぼ 5 年の周期で患者発生数の増加がみられる．飛沫あるいは接触感染の後，4〜15 日の潜伏期間を経て，顔面，特に両頬部に境界明瞭な蝶翼状の紅斑が出現する．続いて腕，脚部にも両側性に網目様やレース様の紅斑がみられ，時に胸や背腹部にまで出現する．発疹は 1 週間前後で消失するが，温度変化，日光照射，外傷などにより増悪することがある．発疹のほかに発熱，関節痛，咽頭痛，粘膜疹，リンパ節腫脹，関節炎などを合併することがある．通常，予後は良好である．なお，頬に発疹が出現する 7〜10 日前に微熱やかぜ様症状を示すことが多い．この時期に患者はウイルス血症を起こし，ウイルス排泄量が最も多く感染源となる．発疹の出現時にはすでにウイルス血症は終息し感染力もほぼ消失する．

ヒトパルボウイルス B19 は伝染性紅斑以外に，関節炎・関節リウマチ，血小板減少症，顆粒球減少症，血球貪食症候群（viral-associated hemophagocytic syndrome/hemophagocytic syndrome；VAHS/HPS），先天性溶血性貧血患者での重症の貧血発作（aplastic crisis），妊婦への感染による胎児水腫および流産，免疫低下患者における慢性骨髄不全の原因となる．

▶検査・診断

伝染性紅斑は臨床的観察による診断が行われる．ウイルス分離培養は，通常の組織培養ではウイルスの増殖が認められないため困難であり，患者ペア血清を用いた ELISA 法による特異的 IgG 抗体の上昇の確認，あるいは急性期血清での特異的 IgM 抗体の検出による血清学的診断が行われる．PCR 法によるウイルス遺伝子の検出も可能である．

▶治療・予防

対症療法が主体となる．予防は，患者がウイルスを排泄している時期には特徴的な症状を示さないため，二次感染予防策をとることはできない．ワクチンはない．

2）ヒトボカウイルス（*Human bocavirus*）

2005 年，スウェーデンにおいて小児の呼吸器感染症患者の鼻咽頭ぬぐい液から抽出された DNA よりクローニングされたウイルスで，そのゲノム解析によりパルボウイルス亜科ボカウイルス属に分類され，ヒトボカウイルスと名付けられた．その後，わが国を含む世界各地の呼吸器感染症患者からの検出が相次いで報告されたが，主に乳幼児の呼吸器感染症患者からの検出であり 5 歳頃までに大半の小児が初感染していると考えられている．患者は，39℃前後の発熱と咳嗽，鼻汁，多呼吸，喘鳴，呼吸困難，低酸素血症などの多彩な気道症状を示す．重症化する患者は少ないが，基礎疾患をもつ患者や免疫不全状態の患者などでは，重篤な細気管支炎や肺炎を起こしたという報告がある．なお，最近になり，ヒトの胃腸炎患者の 1〜9％の便からも検出され，胃腸炎ウイルスとしても考えられている．

▶検査・診断

ウイルス分離法は確立されておらず，診断は鼻咽頭ぬぐい液や鼻腔吸引液などの検査材料からのウイルス遺伝子の増幅・検出を行う．

▶治療・予防

治療は対症療法が主体となる．

3）ヒトアデノ随伴ウイルス　（*Adeno-associated virus*；AAV）

アデノウイルスの培養系に混入してくる小型のウイルスとして発見された．ウイルス複製時にヘルパーウイルス（アデノウイルス，ヘルペスウイルス）の助けを必要とするウイルスである．パル

ボウイルス亜科デペンドウイルス属に分類され，ヒトアデノ随伴ウイルス1型～5型に分けられる．ヒトへの病原性は認められておらず，近年，遺伝子治療用ベクターとしての応用が進められている．

6. ヘパドナウイルス科 (図1-⑥)
(family *Hepadnaviridae*)

アビヘパドナウイルス属（*Avihepadnavirus*）とオルソヘパドナウイルス属（*Orthohepadnavirus*）の2属が含まれる．ヒトに病原性を示すウイルスは，肝炎，肝硬変や肝細胞癌を起こすB型肝炎ウイルス（*Hepatitis B virus*；HBV）がオルソヘパドナウイルス属に属している．ここではHBVについて概述する．

a. 性状

直径約42 nmの球形ウイルスでエンベロープを有し，正二十面体対称性のヌクレオカプシドを内包する．このウイルス粒子は感染性を有しておりDane粒子とよばれる．エンベロープはリポ蛋白で，B型肝炎表面抗原（HBs抗原）を有する．ヌクレオカプシドはB型肝炎コア抗原（HBc抗原）により構成され，その内部にはウイルスゲノムとともに逆転写酵素活性をもつHBV関連DNAポリメラーゼが存在する．ウイルスゲノムは全長約3.2 kbpの不完全な環状二本鎖DNA（一部分が一本鎖状態で存在）で，プラス鎖が短く未完成な状態でウイルス粒子内に存在する．マイナス鎖には4つのオープンリーディングフレーム（Open Reading Flame；ORF）が存在し，それぞれS，C，P，X遺伝子とよばれる．S遺伝子からはHBs抗原ほかウイルス外皮の構成蛋白質が産生され，C遺伝子からはHBc抗原と分泌型のHBe抗原が産生される．また，P遺伝子からは逆転写酵素活性を持つDNAポリメラーゼが産生され，X遺伝子からは癌化に関与すると考えられているX蛋白質が産生される．HBVはRNAを複製中間体とする増殖サイクルをとる点で他のDNAウイルスと大きく異なる特徴をもつ．

HBV感染細胞中には，Dane粒子とは別にHBs抗原のみからなる小型球形粒子と管状粒子の2種類の粒子が存在している．これらはHBV感染者血清中にDane粒子の500～1,000倍，50～100倍の濃度で含まれる．

HBVは遺伝子配列の相違から遺伝子型（genotype）としてA～H型に分類される．この遺伝子型には地域特異性があり，日本での分布は，genotype Cが約85％，genotype Bが約12％でそのほとんどを占めている．しかしながら，最近，欧米に多いgenotype Aが増加している．

b. 病原性

HBVの持続感染者はアジアやアフリカを中心に世界で約2.4億人存在し，わが国でも100～130万人の存在が推定されている．主に輸血などの医療行為，性行為，分娩時の経粘膜感染により，血液や体液を介して感染し，感染時期や宿主の免疫能との関係により無症候キャリア，急性B型肝炎，慢性B型肝炎，肝硬変，肝細胞癌などさまざまな病態を引き起こす．わが国では現在，検査精度の向上により輸血・血液製剤による感染はほとんどなくなり，母子感染防止対策もとられていることから，感染の多くは性行為によると考えられている．

HBV感染は一過性感染に終わる場合と持続感染する場合に大別される．

一過性感染は，免疫能が十分に確立された成人が感染した場合で，HBVに対する宿主防御免疫が誘導されウイルスは体内から排除される．主な感染経路はHBV慢性感染者からの性感染と考えられる．多くは不顕性感染であるが，急性B型肝炎を発症することがある．急性B型肝炎は，1～6か月の潜伏期の後，軽度の発熱，全身倦怠感，食欲不振，悪心・嘔吐，右季肋部痛，褐色尿，黄疸などの肝炎症状を呈する．一般に1か月程度で回復するが，時に激しい感染防御免疫で多くのHBV感染肝細胞が破壊されることにより，致死率の高い劇症肝炎を起こす．

持続感染は多くが免疫機能の未熟な新生児や乳児のHBV陽性母親からの感染，あるいは乳幼児

表3 HBV感染状態の診断指標

診断	抗原	抗体	備考
HBV感染状態	HBs抗原陽性		
HBV増殖が活発な状態	HBs抗原陽性, HBe抗原陽性	HBe抗体陰性, HBc抗体陽性	感染源となる可能性がある
急性（劇症型）B型肝炎	HBs抗原陽性, HBe抗原陽性	HBc(IgM)抗体（高力価）陽性	
無症候性キャリア（持続感染）	HBs抗原陽性	HBs抗体陰性, HBc抗体（高力価）陽性	
慢性B型肝炎の発症	HBs抗原陽性, HBe抗原陽性	HBs抗体陰性	
HBV増殖の低下，肝炎の鎮静化状態	HBe抗原陰性	HBe抗体陽性	ウイルス量が多く，肝炎症状が続く症例もある
HBV既往感染（現在は治癒）あるいは一過性の感染	HBs抗原, HBe抗原共に陰性	HBs抗体陽性, HBc抗体（低力価）陽性	低力価のHBs抗体はHBV持続感染者でもみられることがある
ワクチン接種による獲得免疫の誘導状態	HBs抗原, HBe抗原共に陰性	HBs抗体陽性, HBc抗体陰性	

期の医療行為や家族内感染などでHBV持続感染者の血液・体液を通じて感染が成立し，HBVキャリアとなる．また，免疫抑制剤や抗癌剤の投与を受けている患者やAIDS患者などは，免疫能の低下によりHBVを排除できずHBVキャリアとなる．

新生児期や乳幼児期に感染した持続感染者は，多くは肝機能正常な無症候性キャリアとなるが，その後，自己免疫能の発達に伴い，リンパ球によるHBV感染肝細胞の認識および排除が起こり，顕性あるいは不顕性の肝炎を発症する．このとき，HBVはHBe抗原陽性の増殖性の高いウイルスからHBe抗体陽性の増殖性の低いウイルスに変化する．この状態をセロコンバージョンとよぶ．HBe抗体陽性となると，約80〜90%の持続感染者は肝機能正常な無症候性キャリアへ再度移行し，残りの持続感染者は慢性B型肝炎を発症する．慢性B型肝炎は自覚症状に乏しいが，肝機能異常を持続した状態が続く．HBV活動期に一過性の強い肝障害をみることがあり（急性増悪），急性B型肝炎と同様の症状を呈する場合がある．一部は肝硬変，肝細胞癌へと進行する．

診断・検査

血清中のウイルス抗原とそれらの抗原に対する抗体を検出する．化学発光免疫測定法（chemiluminescent immunoassay；CLIA），ELISA法，ラテックス凝集法，イムノクロマト法（ICA），赤血球凝集反応などの検査法の組み合わせにより，HBV感染の有無だけでなく，肝炎の状態と予後について診断を行う（表3）．

血漿中のHBs抗原が陽性であれば，それだけでHBV感染の証明になる．HBs抗原は肝炎の回復期には消失し，対応する中和抗体であるHBs抗体が出現する．HBs抗体陽性の場合は過去にHBV感染があり，すでに血中から排除されている状態，もしくはワクチン接種により防御免疫が誘導されている状態である．HBs抗原陽性が持続しHBs抗体が産生されない場合，無症候性キャリアであるか慢性B型肝炎を発症している状態と考えられる．

サイドメモ：急性B型肝炎の慢性化

健常者における急性B型肝炎の罹患後の慢性化はこれまで10%以下とされてきたが，近年，慢性化する症例が増加している．これは，欧米に多いgenotype AのHBV感染による急性B型肝炎患者が急増しているためで，genotype Aの感染で起こる急性B型肝炎のうち，20〜30%が慢性B型肝炎に移行すると推定されている．

HBe 抗原は HBs 抗原陽性のみに検出される．HBe 抗原陽性で HBe 抗体陰性の場合は HBV の活発な複製あるいは高い感染性を示し，肝炎を発症すると強い肝障害が認められる．一方，HBe 抗原陰性で HBe 抗体陽性の場合はウイルス量が減少し，多くの場合，肝炎が鎮静化している状態を示す．しかしながら，HBe 抗体陽性であっても HBV ウイルス量は多く，活動性の強い肝炎が続く症例もみられる．HBc 抗体が高力価陽性の場合は HBV の持続感染を示し，低力価陽性の場合は過去の一過性の感染を示す．ちなみに IgM 型 HBc 抗体が高力価陽性の場合は急性 B 型肝炎であることを示す．

また，リアルタイム PCR 法による血漿中の HBV DNA の定量検査や DNA ポリメラーゼ活性の測定は血中のウイルス量を定量的に検出することができ，B 型肝炎の病態把握や治療効果の判定には用いられる．

B 型肝炎は感染症法で五類感染症「ウイルス性肝炎（E 型肝炎および A 型肝炎を除く）」に指定されている．

治療・予防

急性 B 型肝炎の場合，一般に抗ウイルス療法は必要なく，自然に HBV が排除されるのを待つ．ただし，劇症化が予測される場合には核酸アナログ製剤の投与や免疫抑制剤の使用，血漿交換，血液透析，さらには生体肝移植などが必要になることがある．慢性 B 型肝炎では，HBV の排除はほぼ不可能なため，治療は HBV 増殖の抑制と，肝炎の沈静化を行う．治療法にはインターフェロン（IFN）や逆転写反応および HBV DNA 合成反応を阻害する核酸アナログ製剤であるラミブジン，アデホビル，エンテカビルを用いた抗ウイルス療法や肝庇護療法があげられる．

予防には，HBV 持続感染母親からの母子感染の防止，汚染血液や体液を介した感染の防止があげられる．わが国では B 型肝炎母子感染防止事業により，HBe 抗原陽性および HBe 抗体陽性の母親から生まれた子供には HBs 抗原を主成分とした不活化ワクチンと HBV 免疫グロブリンの投与が行われている．汚染血液や体液を介した感染に対しては献血血液や血液製剤の HBV スクリーニング検査の実施で輸血後 B 型肝炎はほぼ認められなくなった．性行為による感染については，性感染症の予防に準ずる対策をとることが必要である．また，感染リスクの高い医療従事者には，感染予防策の徹底および B 型肝炎ワクチン任意接種が有効である．

B RNA ウイルス

1. オルトミキソウイルス科（図1-⑦）
（family *Orthomyxoviridae*）

オルトミキソウイルス科（*Orthomyxoviridae*）はインフルエンザウイルス A〜C 属（*Influenzavirus A〜C*），トゴトウイルス属（*Thogotovirus*），イサウイルス属（*Isavirus*）の 5 属からなる．このうちヒトへの病原性が明らかなのはインフルエンザウイルス属の 3 属である．それぞれに 1 種類ずつのウイルス種（インフルエンザ A ウイルス，インフルエンザ B ウイルス，インフルエンザ C ウイルス）が分類されている．ここではこれらのイ

サイドメモ：D 型肝炎ウイルス
（*Hepatitis D virus*；HDV）

1977 年，Rizzetto M らは慢性肝疾患を患う HBs 抗原陽性者の肝細胞内に HBc 抗原とは異なる抗原を発見し，デルタ抗原（HD 抗原）として報告した．その後，HD 抗原陽性者の血液中から，肝炎を起こすが HBV とは異なる感染性ウイルス粒子が同定された．これが HDV である．HDV はそのエンベロープに HBV 由来の HBs 抗原を用いるため，HBV の存在下でしか複製することができない欠損 RNA ウイルスである．直径 36 nm の球状粒子で，内部には HD 抗原と約 1.7 kbp のマイナス鎖一本鎖環状 RNA が含まれる．デルタウイルス（*Deltavirus*）属に分類されている（ウイルス科については未分類）．HBV と同時感染または HBV キャリアへの重感染でのみ感染が成立し，いずれの場合も肝炎は重症化する．HDV に対する治療法は確立されていないが，HBV に対する抗ウイルス療法での HBs 抗原量の低下による間接的な効果が期待されている．

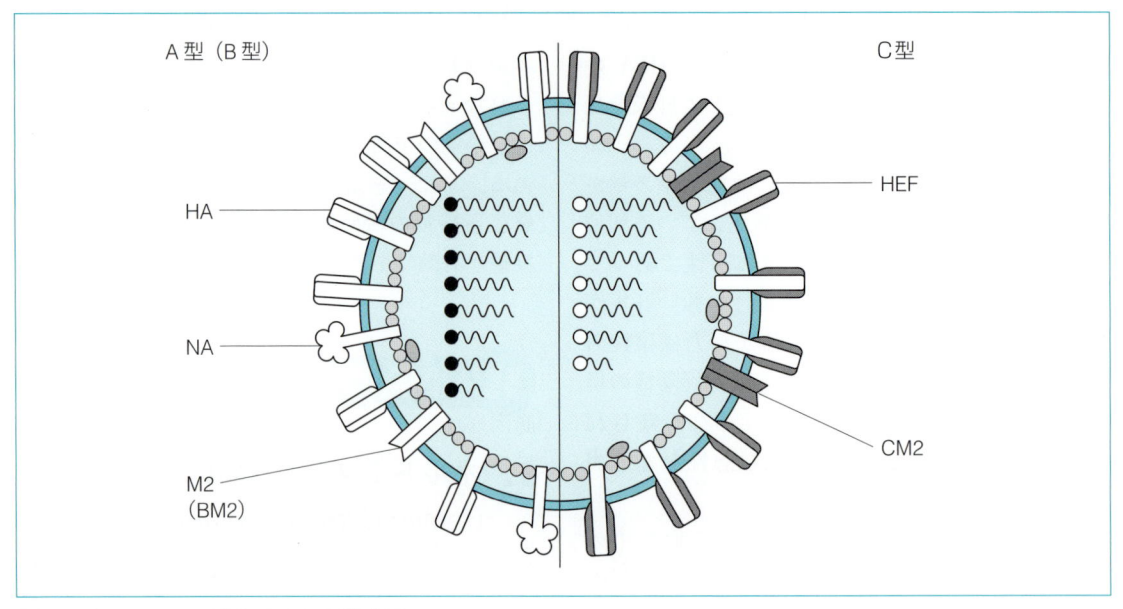

図2 インフルエンザウイルスの模式図

表4 インフルエンザウイルスの型別による違い

	A型	B型	C型
スパイク [亜型]	赤血球凝集素(HA) [H1〜H16] ノイラミニダーゼ(NA) [N1〜N9]	赤血球凝集素(HA) [なし] ノイラミニダーゼ(NA) [なし]	HA-エステラーゼ膜融合蛋白質(HEF) [なし]
RNA 分節数	8本	8本	7本
宿主	ヒト，鳥，ブタ，ウマなど	ヒト	ヒト
抗原変異	連続 不連続	連続	ほとんどない

ンフルエンザウイルス属について概述する．

a. 性状

直径80〜120 nmの球形あるいは多形性のエンベロープに包まれたウイルスで，ウイルス内部の核蛋白質(nucleoprotein; NP)，マトリックス蛋白質(matrix protein 1; M1)の抗原性の違いによりインフルエンザAウイルス(以下，A型インフルエンザウイルス)，インフルエンザBウイルス(以下，B型インフルエンザウイルス)，インフルエンザCウイルス(以下，C型インフルエンザウイルス)に分類される．ウイルス遺伝子は長さ10〜15 kbp，一本鎖の分節状マイナス鎖RNAであり，A型，B型インフルエンザウイルスは8本，C型インフルエンザウイルスでは7本の分節に分かれている．エンベロープ表面糖蛋白質として，A型，B型インフルエンザウイルスには赤血球凝集素(hemagglutinin; HA)とノイラミニダーゼ(neuraminidase; NA)，C型インフルエンザウイルスではHA・エステラーゼ膜融合蛋白質(hemagglutinin-esterase-fusion; HEF)がスパイク状に突き出ている(**図2, 表4**)．A型インフルエンザウイルスにおいてはHAとNAの抗原性の違いから，HAは16種(H1〜H16)に，NAは9種(N1〜N9)に分類される．ウイルスの抗原性はこのHAとNAの組み合わせで決定し，これまでにヒトからはH1N1，H2N2，H3N2の3亜型が分離されている．A型インフルエンザウイルスは元来カモ

ど水トリが保有していたが，変異によりヒト，ブタ，ウマなどに感染する株が出現した．一方，B型インフルエンザウイルスの HA や NA，C 型インフルエンザウイルスの HEF には亜型は存在せず，どちらのウイルスについても自然宿主はヒトのみに限られる．

インフルエンザウイルスの分離株の命名は国際的に統一されており，型，動物種(ヒトは省略)，分離地，分離番号，分離年，(A 型の場合は HA と NA の抗原型)の順に記載される．例えば，2004 年に京都で 3 番目にニワトリから分離された A 型 H5N1 株は A/Chicken/Kyoto/3/2004 (H5N1)と表記される．

b. 病原性

インフルエンザウイルスが引き起こす気道感染症をインフルエンザ(influenza)とよぶ．北半球では 1～2 月頃，南半球では 7～8 月頃をピークとして，毎年世界各地でインフルエンザの流行がみられる．A 型，B 型インフルエンザが主に流行し，C 型インフルエンザは A 型，B 型インフルエンザに比較して軽症で目立った流行はみられない．

A 型インフルエンザの流行には数年～数十年ごとの世界規模の流行と毎年繰り返される流行があげられる．前者は元々流行していた亜型のウイルスに代わり，突如，別の亜型の新型ウイルスが出現することによるもので，不連続抗原変異(antigen shift)とよぶ．ヒトは新型ウイルスに対する免疫をもたないため大流行することとなる．1918 年のスペインかぜ(A/H1N1)，1957 年のアジアかぜ(A/H2N2)，1968 年の香港かぜ(A/H3N2)，1977 年のソ連かぜ(A/H1N1)，2009 年の 2009 年インフルエンザ(A/H1N1)があげられる．

後者は元々流行している亜型内でウイルス遺伝子の点突然変異により HA と NA の抗原性が年々少しずつ変化することによるもので，連続抗原変異(antigenic drift)とよぶ．ウイルスはこの抗原性の変化でヒトの免疫機構から逃れ，流行を毎年繰り返す．B 型，C 型インフルエンザウイルスは，上述のように亜型は存在しないことから不連続抗原変異はみられず世界的な流行を起こすことはないが，連続抗原変異により散発的な流行はみられる．

A 型，B 型インフルエンザウイルスは，患者の気道粘膜上皮で増殖したウイルスの飛沫・空気感染あるいは汚染された手指や器物などを介した接触感染により伝播する．臨床症状から両者を区別することはできない．1～3 日間の潜伏期間を経て，突然の 38℃ 以上の高熱，頭痛，全身倦怠感，筋肉痛や関節痛などで発症し，遅れて咳，鼻汁，痰などの呼吸器症状が現れる．健常者では，約 1 週間で軽快，治癒するが，高齢者や乳幼児，呼吸器や循環器に慢性疾患をもつ患者，糖尿病患者，免疫機能が低下している患者などでは，細菌性肺炎(肺炎球菌，黄色ブドウ球菌，インフルエンザ菌など)やインフルエンザ脳症などの合併症により重症化することがある．インフルエンザ脳症の合併は，乳幼児や小児に多く，発熱から 1 日以内に痙攣や意識障害，呼吸器障害を主症状として発症し，致死率が高く(約 10～30%)予後も悪い．

インフルエンザは感染症法五類感染症に指定されている．また，学校保健安全法では第 2 種感染症であり，発症した後 5 日間を経過し，解熱した後 2 日を経過するまで出席停止とされている．

高病原性トリインフルエンザ

トリインフルエンザウイルスには感染トリを死に至らしめる高病原性のものと，そうでない低病原性のものがある．トリインフルエンザウイルスは本来，HA(トリ型 HA)がトリの腸管粘膜上皮の表面に発現するレセプター(α2-3 結合シアル酸)に特異的に結合し感染を成立させる．ヒト気道粘膜上皮にはヒト A 型インフルエンザウイルスの HA(ヒト型 HA)が特異的に結合できるレセプター(α2-6 結合シアル酸)は発現しているが，α2-3 結合シアル酸の発現はなく，トリインフルエンザウイルスはヒトには感染しないと考えられてきた．

1997 年，香港で A/5HN1 高病原性トリインフルエンザウイルスのヒト感染例および死亡例が初めて報告された．A/5HN1 高病原性トリインフ

ルエンザウイルスは基本的にトリ型 HA を有していたことから，トリインフルエンザウイルスがヒトに感染しないという常識は覆された．WHO による報告（2012 年 3 月 26 日付け）では 2003 年以降，これまでに 598 件の高病原性 H5N1 トリインフルエンザウイルス感染例が確認され，352 名もの死者が報告されている．トリインフルエンザウイルスのヒトへの感染例は上記の A/H5N1 以外に，H7，H9 亜型ウイルスによる感染が報告されている．感染症法で A/5HN1 高病原性トリインフルエンザウイルス感染症は二類感染症に指定されており，A/5HN1 高病原性トリインフルエンザウイルス以外のトリインフルエンザ感染症は 4 類感染症に指定されている．

検査・診断

診断にはウイルス分離，ウイルス抗原の検出あるいは RT-PCR 法を用いたウイルス遺伝子の検出が行われる．ウイルス分離は，急性期の患者の咽頭ぬぐい液やうがい液などの試料を発育鶏卵羊膜腔や MDCK 細胞などの培養細胞に接種し CPE 形成の確認や，ニワトリやモルモットの赤血球を用いた赤血球吸着反応により確認する．抗原検出には呼吸器の脱落細胞中のウイルス抗原を抗ウイルス抗体を用いた FA 法や ELISA 法で検出する．最近では，約 20 分間で A 型，B 型インフルエンザの診断が可能な迅速診断キットが開発されている．

血清学的診断は，CF 法や HI 試験などを用い，ペア血清において，4 倍以上の抗体価の上昇を検出する．

治療・予防

治療には抗ウイルス薬が用いられる．現在，抗インフルエンザ薬として使用可能なものにはアマンタジン（amantadine，商品名シンメトレル）内服薬，ザナミビル（zanamivir，商品名リレンザ）吸入薬，オセルタミビル（oseltamivir，商品名タミフル）内服薬，ペラミビル（peramivir，商品名ラピアクタ）点滴静注薬，ラニナミビル laninamivir がある．アマンタジンは A 型インフルエンザウイルスの M2 蛋白に作用し増殖を阻止する．神経系の副作用を生じやすく，B 型や C 型インフルエンザウイルスには無効である．現在では，アマンタジン耐性ウイルスが高頻度に出現している．ザナミビル，オセルタミビル，ペラミビル，ラニナミビルはいずれも NA 阻害薬で A 型，B 型インフルエンザウイルスに有効である．耐性ウイルスは比較的できにくく副作用も少ないとされる．十分な治療効果を得るためにはいずれの抗ウイルス薬も，発症後 2 日以内に服用を始めることが重要である．

予防は，流行期に人混みを避けることやマスクの着用，外出後のうがいや手洗いの励行などが重要である．さらに，国内では，流行が予測される A 型，B 型ウイルス株の HA を部分精製してつくられるインフルエンザワクチン（多価ワクチン）を用いた予防接種が行われている．

サイドメモ：インフルエンザ（H1N1）2009

2009 年 4 月にメキシコで発生したブタ由来の A/H1N1 インフルエンザウイルス（インフルエンザ A（H1N1）pdm（以下，AH1pdm））によるインフルエンザ様疾患（パンデミック（H1N1）2009）は米国に波及し，その後，瞬く間に世界中に広がった．WHO は国際的に重要な公衆衛生上の事例であると宣言し，同年 6 月 11 日にはパンデミック警戒レベルを「パンデミック宣言」に相当するフェーズ 6 とした〔2010 年 8 月 10 日にパンデミック（H1N1）2009 の流行状況がポストパンデミック期の段階に移行したことを宣言している〕．

AH1pdm は古典的ブタ H1N1 ウイルスとヒトの A/H3N2 ウイルスとの間で遺伝子交雑し，さらにトリインフルエンザウイルスとの間で遺伝子交雑したものが，ユーラシア大陸のブタインフルエンザウイルスと遺伝子交雑したものとされる．AH1pdm はそれまでヒトから分離されたことがなく，ほとんどの人が免疫をもっていなかったため，容易に感染が拡大したと考えられている．

その後，パンデミック（H1N1）2009 は，感染力は強いものの症状は季節性インフルエンザと類似しており，さらにほとんどの患者は軽症で回復することなどがわかったことから，わが国では 2011 年 3 月 31 日をもって感染症法における「新型インフルエンザ等感染症」と認められなくなったとして，同年 4 月 1 日以降，インフルエンザ（H1N1）2009 とよび，通常の季節性インフルエンザとして取り扱うこととしている．

表5　パラミクソウイルス科(*Paramyxoviridae*)

亜科 Subfamily	属 Genus	種 Species
パラミクソウイルス亜科 *Paramyxovirinae*	モリビリウイルス属 *Morbillivirus*	麻疹ウイルス Measles virus
	ルブラウイルス属 *Rubulavirus*	ムンプスウイルス Mumps virus
		ヒトパラインフルエンザウイルス2型 Human parainfluenza virus 2
		ヒトパラインフルエンザウイルス4型 Human parainfluenza virus 4
	レスピロウイルス属 *Respirovirus*	ヒトパラインフルエンザウイルス1型 Human parainfluenza virus 1
		ヒトパラインフルエンザウイルス3型 Human parainfluenza virus 3
	ヘニパウイルス属 *Henipavirus*	ヘンドラウイルス属 Hendra virus
		ニパウイルス属 Nipah virus
ニューモウイルス亜科 *Pneumovirinae*	ニューモウイルス属 *Pneumovirus*	ヒトRSウイルス Human respiratory syncytial virus
	メタニューモウイルス属 *Metapneumovirus*	ヒトメタニューモウイルス Human metapneumovirus

2. パラミクソウイルス科(図1-⑧)
(family *Paramyxoviridae*)

非分節の一本鎖マイナス鎖RNAをウイルスゲノムにもつ特徴から，モノネガウイルス目(*Mononegavirales*)に分類される．

パラミクソウイルス科にはパラミクソウイルス亜科(*Paramyxovirinae*)とニューモウイルス亜科(*Pneumovirinae*)の2つの亜科があり，ヒトに感染性を有するウイルスは，パラミクソウイルス亜科ではモルビリウイルス属(*Morbillivirus*)，ルブラウイルス属(*Rubulavirus*)，レスピロウイルス属(*Respirovirus*)，ヘニパウイルス属(*Henipavirus*)の4属に含まれ，ニューモウイルス亜科ではニューモウイルス属(*Pneumovirus*)とメタニューモウイルス属(*Metapneumovirus*)に含まれている(表5)．

a. 性状

直径150～300 nmの球形～多形性でエンベロープを有し，らせん対称構造のヌクレオカプシドを内包する．ウイルスゲノムは長さ約15～19 kbpの非分節の一本鎖マイナス鎖RNAである．エンベロープ表面には2種類のウイルス糖蛋白質がスパイク状に突き出ている．1つは宿主細胞への吸着に関与する糖蛋白質で，ウイルス種により，赤血球凝集活性とノイラミニダーゼ活性を持つHN(hemagglutinin-neuraminidase，赤血球凝集素-ノイラミニダーゼ)，ノイラミニダーゼ活性を欠くH，両方の活性を欠くG蛋白質のどれかを用いる．もう一方は，侵入に関与するウイルス糖蛋白質であるF(fusion 融合)蛋白質で，エンベロープと細胞膜との膜融合を担う．

b. 病原性

パラミクソウイルス亜科には小児感染症の重要な病原ウイルスであるパラインフルエンザウイルス，ムンプスウイルス，麻疹ウイルスなどが含まれるほか，新興感染症であるヘンドラウイルスやニパウイルスが含まれる．ニューモウイルス亜科には主に小児の呼吸器疾患に関連するヒトRSウイルスとヒトメタニューモウイルスなどが含まれる(表5)．

なお，ムンプスウイルスによる流行性耳下腺炎(おたふくかぜ)，麻疹，RSウイルス感染症は感染症法五類感染症に，ヘンドラウイルス感染症とニパウイルス感染症は感染症法四類感染症に指定されている．

1) パラミクソウイルス亜科(*Paramyxovirinae*)
a) ヒトパラインフルエンザウイルス
(Human parainfluenza virus)

1～4型に分類され，1型と3型はレスピロウイルス属 *Respirovirus* に，2型と4型はルブラウイルス属 *Rubulavirus* に含まれる．宿主細胞への吸着にはHN蛋白質を用いる．

主として1〜3型が小児の呼吸器感染症の病原ウイルスであり，飛沫あるいは接触感染により気道粘膜上皮に感染し，1〜6日の潜伏期の後，種々の呼吸器疾患を引き起こす．乳幼児では細気管支炎，肺炎，クループ症候群など重症になることがあり，年長になるほど軽症化する．成人では不顕性もしくは軽度の上気道炎にとどまる．4型はほとんどが不顕性感染である．1年を通して発生がみられるが，冬期に多発する傾向がある．

検査・診断

ウイルス分離やRT-PCR法によるウイルス遺伝子の検出を行う．ウイルス分離は，急性期の咽頭ぬぐい液をVero細胞やヒト胎児肺細胞に接種し，CPE形成や赤血球吸着（hemadsorption；Had）反応により確認する．血清学的診断にはHI試験を用い，ペア血清において4倍以上の抗体価の上昇を検出する．4つの型間の抗原性には交差があり，それぞれの区別は難しい．

予防・治療

治療は対症療法が主体となる．有効なワクチンはない．

b）ムンプスウイルス（Mumps virus）

流行性耳下腺炎（おたふくかぜ）の病原ウイルスで，ルブラウイルス属に属する．宿主細胞への吸着にはHN蛋白質を用いる．

ウイルスを含む唾液または気道分泌液の飛沫あるいは接触感染により，鼻腔・上気道粘膜に感染し増殖する．その後，所属リンパ節で増殖してウイルス血症を起こし，全身の腺組織，神経組織に感染が広がる．潜伏期は16〜18日で，発熱と両側または片側の耳下腺（唾液腺）の腫脹と疼痛により発症する．感染者の85%は15歳以下で1〜4歳が多い．無菌性髄膜炎，脳炎，膵炎，男性では精巣（睾丸）炎，精巣上体（副睾丸）炎，女性では卵巣炎を合併することがある．また，難聴（ムンプス難聴）を起こすと高度感音難聴で予後は極めて悪く，多くが一側聾となる．感染者の約30%が不顕性感染となるが，ウイルスは排出するため感染源となる．

検査・診断

ウイルス分離やRT-PCR法を用いたウイルス遺伝子の検出を行う．ウイルス分離は，急性期の咽頭ぬぐい液，髄液，尿，血液などをVero細胞やHeLa細胞に接種し，CPEの形成や赤血球吸着反応により確認する．

血清学的診断はELISA法が市販されており，急性期のIgM抗体を検出するかペア血清でIgG抗体価の有意な上昇をもって診断する．

予防・治療

治療は対症療法が主体となる．学校保健法では「耳下腺の腫脹が消失するまで」出席停止となる．予防には弱毒生ワクチン（おたふくかぜワクチン）があり，任意接種であるが，1歳以上であれば接種可能で，有効率は94%以上とされる．

c）麻疹（はしか）ウイルス（Measles virus）

麻疹（はしか）の病原ウイルスでモリビリウイルス属に分類される．宿主細胞への吸着には，H蛋白質を用いる．世界全体では麻疹により年間数十万人の死者が出ていると推察されている．特に発展途上国では，麻疹罹患後の一過性の免疫抑制による細菌性肺炎やウイルス下痢症などの二次感染が死亡原因の大半を占めている．わが国では生ワクチンによる予防接種の導入により患者数は激減したが，現在でも年間数千〜1万人の患者が発生し，死者も出ている．

麻疹ウイルスは伝染力が極めて強く，患者の鼻咽腔分泌物の飛沫，空気感染あるいは接触感染により伝播する．不顕性感染はほとんどない．患者の多くは乳幼児であるが，稀に成人が罹患し重症化する．臨床症状はカタル期（3〜5日），発疹期（4〜5日），回復期（7〜9日）に分けられる．10〜12日の潜伏期の後カタル期では38℃前後の発熱，咳嗽，鼻汁，くしゃみ，眼結膜充血，眼脂，羞明がみられる．解熱した頃に口腔粘膜にコプリック（Koplik）斑といわれる特徴的な口内疹が出現する．発疹期には再び39〜40℃の高熱となり，全身に発疹が出現する．回復期には解熱し，発疹は消退し色素沈着を残す．肺炎，中耳炎，クループ，脳炎，失明などを合併することがある．さらに，麻疹ウイルスに感染後，数年〜十数年以上経

過した後に亜急性硬化性全脳炎(subacute sclerosing panencephalitis;SSPE)を発症する場合がある．SSPE は致死的遅発性ウイルス感染症で，麻疹に罹患した小児(約 80% は 2 歳未満)において，中枢神経系に潜伏感染していた麻疹ウイルス変異株が数年〜十数年を経て再活性化し，学力低下や性格変化などで発症し，やがて発作，ミオクローヌスや運動障害が出現し，進行性に病状が悪化する．予後不良の中枢神経疾患である．

検査・診断

特徴的な臨床症状と流行の様子から診断できる．確定診断は，発疹出現後 7 日以内の咽頭ぬぐい液，血液，髄液，尿などからのウイルス分離培養や RT-PCR 法によるウイルス遺伝子の検出，EIA 法による麻疹特異的 IgM 抗体の検出やペア血清中の麻疹特異的 IgG 抗体価の陽転あるいは有意な上昇の確認により行う．

治療・予防

治療は安静と対症療法が主体となる．予防は弱毒生ワクチンである MR ワクチン〔麻疹(M)ワクチンと風疹(R)ワクチンの混合ワクチン〕を用いた予防接種が有効で 1〜2 歳未満(第 1 期)と 5〜7 未満(第 2 期)の 2 回接種する．また，麻疹に感染した場合，学校保健法により「解熱後 3 日を経過するまで」出席は停止となる．

d) ヘンドラウイルス(*Hendra virus*) とニパウイルス(*Nipah virus*)

ヘンドラウイルスとニパウイルスはわが国には存在しない輸入感染症の病原ウイルスで，新興動物由来感染症ウイルスとして分離同定された．ウイルスゲノム構造の類似性からヘニパウイルス属に分類される．宿主細胞への吸着には G 蛋白質を用いる．

ヘンドラウイルスは 1994 年オーストラリア，ブリスベン郊外のヘンドラで，原因不明の出血性肺炎で死亡した競走馬と，その世話をした後に肺炎で死亡したヒトから初めて分離された．自然宿主は熱帯〜亜熱帯地域に広く生息するオオコウモリで，ヒトへの感染はコウモリから感染した動物(主にはウマ)の体液や組織との接触感染によると考えられている．臨床症状は，発熱や筋肉痛などのインフルエンザ様症状から，重篤な肺炎，髄膜炎や脳炎による意識障害，痙攣などがあげられる．

一方，ニパウイルスは 1998〜1999 年にかけてマレーシアの養豚業者の間で流行した急性脳炎により死亡した患者の骨髄から初めて分離された．同時期に，呼吸器症状を呈するブタからも，このウイルスに対する抗体が高率に検出され，ヒトへの感染は感染ブタ，または感染した組織との直接の接触によるとされている．この間，死者 105 名，感染者 265 名が報告されている(致死率約 40%)．

自然宿主はヘンドラウイルスと同様オオコウモリで，マレーシアでの養豚地域の拡大による，オオコウモリ生息域へのヒトの侵入が本感染症発生の主要な原因であると考えられている．その後，バングラデシュやインドなど南アジアでの流行が報告された．こちらでの感染源はオオコウモリの尿や唾液で汚染された果物や果実，感染者の分泌物や排泄物などとの接触と考えられている．

不顕性感染から致死的な脳炎まで症状は多様で重症例では 24〜48 時間以内に昏睡状態になることもある．

検査・診断

臨床症状では他の類似疾患と区別はできず，患者の渡航歴などの問診は診断に重要となる．血清学的診断は，ELISA 法による血清中の特異的 IgM 抗体の検出やペア血清中の特異的 IgG 抗体価の陽転あるいは有意な上昇の確認により行う．確定診断には中和試験が行われる．また，RT-PCR 法やリアルタイム RT-PCR 法によるウイルス遺伝子の検出も行われている．

治療・予防

治療は対症療法が主体となる．ワクチンはない．現在，わが国では本ウイルスの自然宿主であるコウモリ類を輸入禁止動物に指定している．

2) ニューモウイルス亜科(*Pneumovirinae*)

a) RS ウイルス(*Respiratory syncytial virus*)

ニューモウイルス属(*Pneumovirus*)に属し，乳幼児に細気管支炎や肺炎など重症の下気道感染症

を引き起こす．血清型にはA型とB型があり，さらに各血清型に多くの遺伝子型が分類される．宿主細胞への吸着には，赤血球凝集素活性やノイラミニダーゼ活性をもたないG蛋白質を用いる．

RSウイルス感染症は世界中に存在し，日本では主に冬季に流行のピークがあり初春まで続く．1歳までに約70％の新生児が罹患し，3歳までにすべての小児が抗体を獲得する．感染源は患者の咽頭分泌液中に排泄されるウイルスで，飛沫あるいは接触感染により伝播される．2～7日間の潜伏期の後，発熱，鼻汁や咳などで発症し，その後，下気道炎症状を起こす．25～40％の乳幼児で気管支炎や肺炎の徴候があり，特に細気管支炎では喘鳴，陥没呼吸や呼吸困難をみる．通常7～12日で回復がみられる．幼児の再感染では，下気道炎症状は減り上気道炎が増える．中耳炎を合併することがある．健康な成人および年長の小児の場合，多くは不顕性感染となる．しかしながら，基礎疾患に心肺障害を有する患者，高齢患者，免疫不全状態の患者などでは重症化する恐れがある．

●検査・診断

鼻汁や咽頭ぬぐい液などを採取しウイルス分離培養あるいは酵素抗体法やイムノクロマト法を用いた迅速診断キットによるウイルス抗原の検出を行う．RT-PCR法によるウイルス遺伝子の検出も行われている．血清学的診断は，臨床上問題となる乳幼児での抗体上昇がみられないことがあり，診断的価値は高くない．

●治療・予防

治療は対症療法が主体となる．予防には，ヒト血清由来抗RSウイルス免疫グロブリンやRSウイルス表面蛋白質であるF蛋白質に対するモノクローナル抗体製剤であるパリビズマブの受動免疫療法が行われる．ワクチンはない．

b）ヒトメタニューモウイルス
　　　（Human Metapneumovirus）

2001年に呼吸器感染症の小児の鼻咽頭から発見されたウイルスで，メタニューモウイルス属（Metapneumovirus）に属する．宿主細胞への吸着には，RSウイルスと同様にG蛋白質を用いる．

小児のウイルス性呼吸器感染症の5～10％，成人では2～4％が本ウイルスによるものとされる．1～2歳での初感染が多く，10歳まで抗体を獲得していない者が存在する．

わが国では主に3～6月に流行時期となる．飛沫あるいは接触感染により鼻粘膜に感染すると考えられている．4～6日の潜伏期の後発熱，咳嗽，鼻汁，呼吸困難，嘔吐，下痢，頭痛などで発症し，喘息様気管支炎や上気道炎，気管支炎などを起こす．通常，1週間程度で回復するが，肺炎や呼吸機能の悪化など重症化する場合もある．また，中耳炎や脳炎など合併症の報告がある．

●検査・診断

鼻腔吸引液や咽頭ぬぐい液からのウイルス分離培養あるいは蛍光抗体法を用いた抗原検出を行う．RT-PCR法によるウイルス遺伝子の検出も行われている．血清学的診断は感染細胞を用いた蛍光抗体間接法や中和反応などが報告されている．

●治療・予防

治療は対症療法が主体となる．ワクチンはない．

3. レトロウイルス科(図1-⑨)
　　　（family Retroviridae）

粒子内のRNA依存性DNAポリメラーゼ〔逆転写酵素（reverse transcriptase；RT）〕を使って，自身のRNAをDNAに"逆転写"する過程を複製サイクルにもつことを特徴とする．ゲノムの構造や遺伝子配列により，オルソレトロウイルス亜科（Orthoretrovirinae，6属）とスプーマレトロウイルス亜科（Spumaretrovirinae，1属）の2亜科に分類される（表6）．

ヒトに病原性のあるウイルスは，すべてオルソレトロウイルス亜科に含まれる．まずデルタレトロウイルス属に属する霊長類Tリンパ球向性ウイルス1型（primate T-lymphotropic virus 1；PTLV-1）に含まれるヒトTリンパ球向性ウイルス1型（human T-lymphotropic virus 1；HTLV-1）と霊長類Tリンパ球向性ウイルス2型（PTLV-

表6 レトロウイルス科 Retroviridae ウイルスの分類

亜科(subfamily)	属(genus)	代表的な種(species, ヒトに病原性のあるウイルスは太字で表記)
オルソレトロウイルス亜科 Orthoretrovirinae	アルファレトロウイルス属 Alpharetrovirus	Avian leukosis virus（鶏白血病ウイルス） Rous sarcoma virus（ラウス肉腫ウイルス） Fujinami sarcoma virus（藤波肉腫ウイルス）
	ベータレトロウイルス属 Betaretrovirus	Mouse mammary tumor virus（マウス乳がんウイルス）
	ガンマレトロウイルス属 Gammaretrovirus	Murine leukemia virus（マウス白血病ウイルス） Feline leukemia virus（猫白血病ウイルス） Gibbon ape leukemia virus（テナガザル白血病ウイルス）
	デルタレトロウイルス属 Deltaretrovirus	Primate T-lymphotropic virus 1（**Human T-lymphotropic virus 1：HTLV-1**） Primate T-lymphotropic virus 2（**Human T-lymphotropic virus 1：HTLV-2**） Primate T-lymphotropic virus 3 Bovine leukemia virus（ウシ白血病ウイルス）
	イプシロンレトロウイルス属 Epsilonretrovirus	Walleye dermal sarcoma virus（ウォールアイ皮膚肉腫ウイルス）
	レンチウイルス属 Lentivirus	**Human immunodeficiency virus 1** **Human immunodeficiency virus 2** Visna/maedi virus（ビスナ/マエディウイルス） Simian immunodeficiency virus（サル免疫不全ウイルス） Bovine immunodeficiency virus（ウシ免疫不全ウイルス）
スプーマレトロウイルス亜科 Spumaretrovirinae	スプーマウイルス属 Spumavirus	Simian foamy virus（サルフォーミーウイルス）

2)に含まれるヒトTリンパ球向性ウイルス2型（HTLV-2）がある．さらにレンチウイルス属に属するヒト免疫不全ウイルス1型（human immunodeficiency virus 1；HIV-1）とヒト免疫不全ウイルス2型（human immunodeficiency virus 2；HIV-2）がある．

a. 性状

直径約80〜100 nmの球形でエンベロープを有するRNAウイルスで，ヌクレオカプシドを内包する．カプシド内には長さ7〜13 kbpの一本鎖のプラス鎖RNAが2分子あり，それが二量体（dimer）の形で存在する．ほぼ同じ遺伝子配列をもつ一本鎖RNAゲノムを2本有していることは，レトロウイルス科だけの特徴であるが，その理由は明らかでない．カプシド内には，その他にウイルス酵素であるRT，インテグラーゼ（integrase）が存在する．ウイルス粒子出芽後の成熟に関与するプロテアーゼ蛋白（protease protein）もウイルス粒子内に含まれる．

エンベロープ表面には，細胞の受容体（receptor，レセプター）と結合する粒子表面糖蛋白質（surface glycoprotein）や，膜融合活性を持つ膜貫通糖蛋白質（transmembrane glycoprotein）があり，標的細胞へのウイルスの吸着・進入時に重要な働きをする．ウイルスが細胞内に侵入すると，逆転写酵素によりウイルスの一本鎖RNAに相補的な二本鎖ウイルスDNAが作られる．その後，この二本鎖ウイルスDNAが核内に移行し，INが働き，宿主細胞の染色体DNAに組み込まれる．組み込まれたウイルスDNAのことをプロウイルス（provirus）とよぶ．

プロウイルスは宿主の遺伝子とともに，細胞の分裂時に娘細胞に伝えられる．いったん，プロウイルスがウイルス粒子の産生に動き出すと，このプロウイルスを鋳型として細胞のRNAポリメラーゼⅡによりプラス鎖RNAが合成され，一部は次世代のウイルス粒子に取り込まれる一本鎖ウイルスRNAとなり，他はスプライシング（splicing）を受けてウイルス蛋白をコードするmRNAとなり，細胞質に移行して翻訳されてウイルス蛋白が作られる．細胞膜下でウイルス一本鎖RNA

とウイルス蛋白が集合し，未熟なウイルス粒子となる．細胞から出芽（budding）すると成熟し，感染をもつウイルス粒子となる．HIV 感染では感染細胞が壊されることで免疫能が低下し，免疫不全症を引き起こし，HTLV 感染ではプロウイルスの状態から細胞を腫瘍化する．

b. 病原性

1) ヒト T リンパ球向性ウイルス 1 型（human T-lymphotropic virus 1；HTLV-1）〔ヒト T 細胞白血病ウイルス 1 型 human T-cell leukemia virus type 1 ともいう〕

概念・分類

HTLV-1 はヒトで最初に発見されたレトロウイルスであり，成人 T 細胞白血病（adult T-cell leukemia；ATL）〔成人 T 細胞白血病・リンパ腫（adult T-cell leukemia・lymphoma；ATLL）ともいう〕，HTLV-1 関連脊髄症（HTLV-1 associated myelopathy；HAM），HTLV-1 関連ぶどう膜炎（HTLV-1 associated uveitis；HU）などの疾患を引き起こす．

HTLV-2 は 1982 年に hairy cell leukemia 由来の細胞株から分離されたレトロウイルスであるが，その後，白血病患者以外からも分離されており，特定の病態との関係は明らかでない．

2005 年以降，HTLV-1 や HTLV-2 と遺伝的に近縁なウイルスとして，HTLV-3，HTLV-4 がアフリカ中央部のカメルーンで分離されている．

HTLV-1 は CD4 陽性 T リンパ球を標的細胞とし，HTLV-1 感染細胞が生体に侵入することで感染が成立する．HTLV-1 感染者体内では持続感染が起こる（HTLV-1 キャリア）が，ATL 発症の確率は約 4〜5％，HAM は約 0.3％ で，残りの約 95％ は一生無症状で経過する．HTLV-1 キャリアは主に日本南西部沿岸，中央アフリカ，カリブ海諸島，中央およびラテンアメリカ，西アジア，メラネシアなどの地域に偏在し，家族内集積性を示す．国内の感染者数は約 108 万人（厚生労働省平成 20 年調査）で，南九州や沖縄，南西四国などの地域に多かったが，最近では関東や関西の大都市圏でも増加傾向にある．

HTLV-1 の主な感染経路には母子感染，性的接触による感染，血液（輸血や汚染医療器具など）による感染などがある．わが国では 1986 年以降，献血用血液は抗 HTLV-1 抗体スクリーニング検査を行っており，輸血による新たな感染はない．

a) 成人 T 細胞白血病（ATL）

ATL は母子感染した HTLV-1 キャリアが，40〜60 年の潜伏期を経て発症する白血病・リンパ腫の一種で，血液中に花弁状の分葉核を有する異常リンパ球（ATL 細胞）の増加が特徴的で，全身のリンパ節腫脹や肝脾腫大，皮膚の発疹，高カルシウム血症，全身倦怠感，意識障害など症状は多岐にわたる．このように ATL は多様な病態を示すことから，急性型，リンパ腫型，慢性型，くすぶり型という 4 つの病型に分けられる．急性型やリンパ腫型は急速に症状が進行する例が多く，予後不良の造血器悪性腫瘍である．一方，慢性型やくすぶり型はゆっくりと症状が進行するが，急性型やリンパ腫型へと急性転化することがあり（急性転化型），その場合もやはり長期予後は不良である．HTLV-1 キャリアが成人 T 細胞白血病を発症する割合は約 1500 人に 1 人といわれている．

b) HTLV-1 関連脊髄症（HAM）

1986 年に納光弘博士，井形昭弘博士らにより HTLV-1 キャリアに緩徐進行性で対称性の脊髄症で歩行障害や排尿障害などの症状を起こす疾患として報告された．一方，カリブ海沿岸の熱帯地域に HTLV-1 抗体を有する熱帯性痙性対麻痺（tropical spastic paraparesis；TSP）患者がいるとの報告があり，HAM とほぼ同一の疾患であったことから，現在では HAM/TSP と併記されている．HAM/TSP は HTLV-1 感染 T 細胞が脊髄に入り慢性炎症を起こすことで神経細胞が損傷し，歩行障害，排尿障害，便秘などの症状を起こすと考えられている．なお，平成 21 年度より厚生労働省難病対策疾患に指定されている．

c) HTLV-1 関連ぶどう膜炎（HU）

1992 年に望月学博士らにより HTLV-1 感染により眼のぶどう膜に炎症が起こる疾病として報告された．HTLV-1 キャリアの約 0.1％ に認められる．主な症状には，飛蚊症，霧視，眼の充血，視

力の低下などがあげられる．

検査・診断

血清中に HTLV-1 に対する抗体が検出されればHTLV-1 キャリアとみなす．スクリーニング検査として粒子凝集法(particle agglutination assay；PA)や化学発光酵素免疫側定法(chemiluminescent enzyme immunoassay；CLEIA)を用いた抗 HTLV-1 抗体の検査を行い，陽性が疑われた場合，さらに確認検査としてウエスタンブロット法(WB)による抗体検出を行う．必要ならば PCR 法によるウイルス遺伝子の検出を行う．

妊婦検診には抗 HTLV-1 抗体の検査が含まれている．

治療・予防

治療は病態に応じて行う．ATL 急性型やリンパ腫型，急性転化型では抗がん剤による化学療法が行われる．また，抗がん剤を利用しての同種造血肝細胞移植や ATLL 細胞表面に発現するケモカイン受容体を標的とした分子標的治療などの治験が進められている．HAM の治療には脊髄炎症を抑えるステロイド療法とインターフェロン注射療法などの対症療法が行われる．HU の治療には副腎皮質ホルモン薬(ステロイド薬)の点眼あるいは内服が行われる．予防は，感染経路を断つことであり，母子感染では母乳からの感染を防ぐために育児用ミルクを与え，断乳することが有効である．性的接触による感染を防ぐにはコンドームを使用する．ワクチンはない．

2) ヒト免疫不全ウイルス
(human immunodeficiency virus；HIV)

概念・分類

HIV は後天性免疫不全症候群(acquired immunodeficiency syndrome；AIDS)の病原ウイルスである．1981 年，米国男性同性愛者の間でカリニ肺炎やカポジ肉腫などの通常ではみられない日和見感染や腫瘍を伴う原因不明の免疫不全症が報告され AIDS と名付けられた．フランス　パスツール研究所の F. Barré-Sinoussi 博士や L. Montagnier 博士らにより，1983 年，AIDS の病原体として HIV が発見された．HIV は 1 型(HIV-1)と 2 型(HIV-2)に分けられ，いずれも AIDS を起こす．HIV-1 は世界中に広く流行し，感染者は約 3,420 万人(3,180〜3,590 万人)おり，その約 7 割がサハラ砂漠以南のアフリカ地域に集中している(UNAIDS 2012 年 FACTSHEET 報告)．近年，新規感染者数は減少傾向にあるが，わが国は先進国のなかで，HIV 感染者が増加傾向にある数少ない国となっている．

HIV-1 は遺伝子配列により，グループ M(Major あるいは Main)，グループ O(Outlier)，グループ N(non-M, non-O)，グループ P(pending)の 4 群に大別され，グループ M はさらに A〜K の 11 種のサブタイプと，それらのサブタイプ間の組換え型流行株(circulating recombinant form；CRF)に分類される．わが国ではサブタイプ B(約 88%)と CRF01_AE(約 9%)の検出が多い．

HIV-2 は西アフリカを中心に欧州やアジアの関係する地域でみられていたが，徐々に他の地域にも広がっている．HIV-1 に比べ病原性は弱く，感染から AIDS 発症までの期間は長い．サブタイプには A〜E がある．

HIV-1 複製サイクル

HIV-1 のエンベロープ糖蛋白 gp 120 が細胞表面上の CD4 分子と結合すると，続いて，細胞膜上のヒトケモカイン受容体(CCR5 または CXCR4)と選択的に結合し，それによって HIV-1 エンベロープ蛋白 gp 41 の反応を引き起こす．その結果，HIV-1 エンベロープと細胞膜が融合し，HIV-1 が脱殻し細胞質内に侵入する．細胞質内ではウイルス自身の，逆転写酵素により，ウイルス RNA から相補的な DNA が合成され，核内に入り，宿主細胞染色体 DNA に組み込まれる．組み込まれたウイルス DNA が基となり，ウイルス RNA やウイルス構造蛋白質が産生され，細胞膜付近で集合し未熟なウイルス粒子がつくられ，宿主細胞を破壊して放出される．放出されたウイルス粒子はやがて感染性を持つ成熟粒子となり新たな CD4 陽性細胞へと感染を続ける．

HIV-1 臨床症状

主として CD4 陽性 T 細胞とマクロファージ系の細胞(単球，マクロファージ，樹状細胞など)に

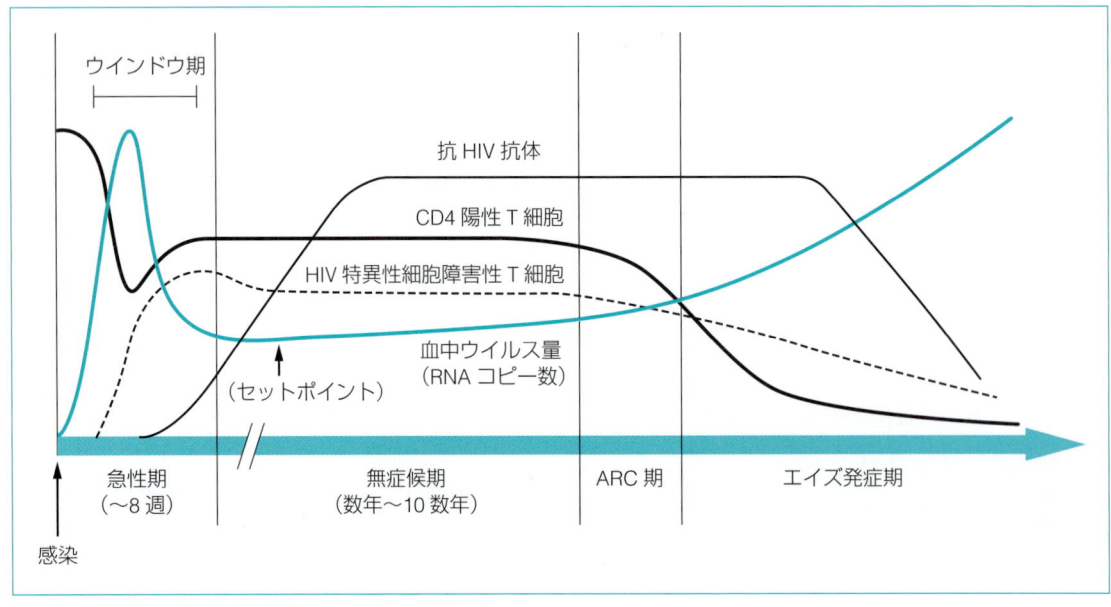

図3　HIV感染の経過（自然経過の場合の模式図）

感染する．感染後，局所リンパ節，胸腺，脾臓，腸管などのリンパ組織中で急速に増殖し，1～2週間でウイルス血症を起こす．感染者の多くはこの時期に発熱，発疹，リンパ節腫脹などの急性感染症状を呈する．HIV特異的細胞傷害性T細胞の出現とそれに続く液性免疫反応が誘導されると血中ウイルス量は減少するが，ウイルスはリンパ組織や中枢神経系に潜み，増殖を続ける．HIVの増殖によりCD4陽性T細胞は破壊され減少するが，骨髄幹細胞からの供給により代償されるため，見た目の血中CD4陽性T細胞数の減少は認められない．増殖するウイルス量と抗HIV免疫応答の拮抗状態は，約10年とされ，ほとんどの感染者は症状なく経過する（無症候期）．この間の血中HIV-RNA量はウイルス学的「セットポイント」とよばれる安定した値を保つ（図3）．

免疫系に破綻が生じ血中CD4陽性T細胞が徐々に減少をはじめると，発熱，下痢，体重減少，倦怠感，リンパ節腫脹などの症状が出現し，さらに血中のCD4陽性T細胞数が200個/μL以下になると細胞性免疫不全の状態となり，種々の真菌，細菌，原虫，ウイルスによる日和見感染，日和見腫瘍などAIDS指標疾患を合併するようになる（表7）．AIDS指標疾患の1つ以上が明らかに認められる場合にAIDSと診断する．AIDSは感染症法五類感染症全数把握疾患に指定されている．

検査・診断

スクリーニング検査と確認検査の2段階の検査を行い診断する．スクリーニング検査は，血漿中の抗HIV抗体をイムノクロマト法（IC）や粒子凝集法（PA），酵素抗体法（EIA）を用い迅速に検出する．HIV感染初期のウィンドウ期では抗体は陰性であるため，最近では，ウイルス抗原を抗体と同時に検出可能な化学発光免疫測定法（CLIA），蛍光免疫測定法（FLIA）あるいはEIAなどのスクリーニング検査法が開発され，ウィンドウ期の短縮が試みられている．

確認検査にはウエスタンブロット法や蛍光抗体法（IFA）などの抗体確認検査，ウイルス分離およびPCR法によるウイルス核酸増幅検査などを行い，いずれかが陽性の場合にHIV感染症と診断する．HIV感染初期のウィンドウ期にはリアルタイムPCR法を用いたHIV RNA定量検査が有効である．

HIV感染症の経過観察や抗HIV薬による治療

表7　AIDS 指標疾患（indicator disease）

A. 真菌症	1.	カンジダ症（食道，気管，気管支，肺）
	2.	クリプトコッカス症（肺以外）
	3.	コクシジオイデス症[*1]
	4.	ヒストプラズマ症[*1]
	5.	ニューモシスチス肺炎
B. 原虫症	6.	トキソプラズマ脳症（生後1か月以後）
	7.	クリプトスポリジウム症（1か月以上続く下痢を伴ったもの）
	8.	イソスポーラ症（1か月以上続く下痢を伴ったもの）
C. 細菌感染症	9.	化膿性細菌感染症[*2]
	10.	サルモネラ菌血症（再発を繰り返すものでチフス菌によるものを除く）
	11.	活動性結核（肺結核又は肺外結核）[*1, *3]
	12.	非結核性抗酸菌症[*1]
D. ウイルス感染症	13.	サイトメガロウイルス感染症（生後1か月以後で，肝，脾，リンパ節以外）
	14.	単純ヘルペスウイルス感染症[*4]
	15.	進行性多巣性白質脳症
E. 腫瘍	16.	カポジ肉腫
	17.	原発性脳リンパ腫
	18.	非ホジキンリンパ腫〔(1) 大細胞型（免疫芽球型），(2) Burkitt 型〕
	19.	浸潤性子宮頸癌[*3]
F. その他	20.	反復性肺炎
	21.	リンパ性間質性肺炎/肺リンパ過形成：LIP/PLH complex（13歳未満）
	22.	HIV 脳症（認知症又は亜急性脳炎）
	23.	HIV 消耗性症候群（全身衰弱又はスリム病）

[*1] (1) 全身に播種したもの，(2) 肺，頸部，肺門リンパ節以外の部位に起こったもの
[*2] 13歳未満で，ヘモフィルス，連鎖球菌等の化膿性細菌により以下のいずれかが2年以内に，2つ以上多発あるいは繰り返して起こったもの
　(1) 敗血症 (2) 肺炎 (3) 髄膜炎 (4) 骨関節炎 (5) 中耳・皮膚粘膜以外の部位や深在臓器の膿瘍
[*3] C11 活動性結核のうち肺結核，および E19 浸潤性子宮頸癌については，HIV による免疫不全を示唆する症状又は所見が見られる者に限る
[*4] (1) 1 か月以上持続する粘膜，皮膚の潰瘍を呈するもの，(2) 生後1か月以後で気管支炎，肺炎，食道炎を併発するもの
（厚生労働省：「感染症法に基づく医師及び獣医師の届出について」より）

効果の評価には，血中 CD4 陽性 T 細胞数と血中 HIV RNA 量を用いる．

治療・予防

治療は，抗 HIV 薬を用いた抗レトロウイルス療法（anti retrovirus therapy；ART）が行われる．ART により HIV 増殖が効果的に抑制されると，CD4 陽性 T 細胞数が増え，宿主免疫能が維持される．ただし ART は根治的療法ではなく，血中ウイルス量が検出限界以下となっても，HIV は駆逐されずにリンパ節などに潜伏し，残存し続けることから，患者は一生服用を続けなければならない．また，薬剤耐性ウイルスの出現や，抗 HIV 薬による副作用などの問題も残されている．

抗 HIV 薬の種類には，①逆転写酵素阻害剤（ヌクレオシド系逆転写酵素阻害剤（NRTI）と，非ヌクレオシド系逆転写阻害剤（NNRTI）の2種類），②プロテアーゼ阻害剤（PI），③インテグラーゼ阻害剤（INSTI），④侵入阻害剤がある（2012年現在，表8）．これらの抗 HIV 薬を3〜4剤を組み合わせて用いる多剤併用療法（HAART 療法：Highly Active Anti-Retroviral Therapy）が現在の HIV 治療の標準となっている．このほかに AIDS 発症時には結核などの合併症，日和見感染や腫瘍に対する治療も行われる．

予防には，感染経路の遮断が第一である．血液感染には，輸血や血液製剤の投与，汚染注射器の使用などがあるが，輸血，血液製剤については現在では抗体検査や血液製剤の加熱処理が行われるようになり，危険性はなくなっている．一方，薬物乱用者間での汚染注射器の使用による感染は問題であり，注射器の回し打ちを行わないことが重要である．性的接触による感染は，当初，男性同性愛者が注目されたが，現在では異性間交渉による女性の感染も増加している．不特定多数との性行為を避けることやコンドームを使用することなどの予防対策が重要となる．母子感染については，感染母体および出生児への抗 HIV 薬の投与により感染を防ぐことが可能となっている．

ワクチンは多くの開発研究がなされているものの，HIV が遺伝子変異を起こしやすい性質であること，宿主免疫の要である CD4 陽性 T 細胞を標的細胞としていること，さらにワクチン開発研究に必須の優れた動物モデルがないことなどから，有効なものは開発されていない．

4. フラビウイルス科（図1-⑩）
（family *Flaviviridae*）

最初に発見されたフラビウイルスが黄熱ウイル

表8　抗HIV薬の種類

抗HIV薬	作用	代表薬（一般名）
逆転写酵素阻害剤	ウイルスゲノムRNAがDNAに逆転写される過程を阻害する	
ヌクレオシド系	逆転写酵素により伸長するDNAに組み込まれ伸長反応を停止させる	ジドブジン，ラミブジン，アバガビル，テノホビル
非ヌクレオシド系	逆転写酵素そのものに作用し酵素の働きを阻害する	ネビラピン，エファビレンツ，エトラビン
プロテアーゼ阻害剤	出芽する粒子中のプロテアーゼ蛋白質の酵素活性部位に結合しその活性を消失させ非感染性粒子を形成させる	インジナビル，サキナビル，リトナビル
インテグラーゼ阻害剤	インテグラーゼ蛋白質の触媒活性を阻害しmプロウイルスDNAの宿主遺伝子への組み込みを阻害する	ラルテグラビア
侵入阻害剤	宿主細胞表面のHIVコレセプターに選択的に結合しその立体構造を変化させることでウイルスの宿主細胞への侵入を阻害する	マラビロク

スであったことから，ラテン語で黄色を意味するflaviが科名として用いられた．フラビウイルス属（*Flavivirus*），ヘパシウイルス属（*Hepacivirus*），ペスチウイルス属（*Pestivirus*）の3つの属からなり，ヒトに病原性を示すウイルス種は先の2属に含まれる．フラビウイルス属には蚊媒介性の日本脳炎ウイルス（*Japanese encephalitis virus*；JEV），デングウイルス（*Dengue virus*；DENV），ウエストナイルウイルス（*West Nile virus*；WNV），黄熱ウイルス（*Yellow fever virus*；YFV）やダニ媒介性のダニ媒介性脳炎ウイルス（*Tick-borne encephalitis virus*；TBEV）などが含まれる．いずれも世界各地で熱性疾患を引き起こす重要なウイルス種であり，感染症法4類感染症に指定されている．

　ヘパシウイルス属にはヒトに肝炎，肝硬変や肝癌を引き起こすC型肝炎ウイルス（*Hepatitis C virus*；HCV）が含まれる．HCVは感染症法5類感染症に指定されている．

a. 性状

　直径約40～60 nmの球状ウイルスで，エンベロープを有している．内部に直径約30 nmのヌクレオカプシドを有し，ゲノムは約10～12 kbpの線状一本鎖プラス鎖RNAを内包している．フラビウイルス属はエンベロープ表面にはE蛋白質（糖蛋白質）とM蛋白質（膜蛋白質）が存在し，前者は宿主防御免疫に重要な中和抗体や赤血球凝集阻止抗体により認識される．ヘパシウイルス属にはM蛋白質はなく，E1およびE2蛋白質が存在する．E2蛋白質には超可変領域（hypervariable region；HVR）が存在し，宿主の防御免疫を回避している．

b. 病原性

1）日本脳炎ウイルス
　　（*Japanese encephalitis virus*；JEV）

　日本脳炎（Japanese encephalitis）の病原ウイルスで，東アジア，東南アジア，南アジアに広く分布している．わが国では1966年の大流行をピークに患者数は減少し，近年では年間患者数は数名程度であるが，全世界での患者数は年間約5万人と推定されている．JEVは温帯地域では水田で発生するコガタアカイエカが，熱帯地域ではその他数種類の蚊が媒介し，ブタとの間で感染環が成立する．ブタはウイルス血症を起こすためJEVの増幅動物となり，他の動物への感染源となるが，ヒトではウイルス血症は起こりにくく感染源とはならない．流行時期は温帯地域では6～9月，熱帯地域では雨期である．

　感染者の大部分は不顕性感染で，発症はおおよそ100～1,000人に1人程度である．感染後1～2週間の潜伏期を経て，急激な発熱と頭痛にはじまり，全身倦怠感，食欲不振，吐き気，嘔吐，腹痛などを伴い発症する．症状の悪化に伴い，項部硬直，ケルニッヒ徴候などの髄膜刺激症状，意識障害，痙攣，四肢麻痺，不随意運動，運動失調などが出現する．発熱は発症4～5日に最も高くなり，

次第に低下する．発病すると致死率は約25％で，幼児と高齢者で危険が大きい．完全に治癒するのは全患者の1/3程度で，治癒しても約50％が神経に後遺症を残す．

検査・診断

血液，脊髄液からのウイルス分離培養，RT-PCR法によるウイルス遺伝子の検出，血清や脊髄液中のウイルス特異的IgM抗体の検出を行う．ペア血清を用いた赤血球凝集抑制試験(HI)，補体結合反応(CF)，ELISA法，中和試験による抗体陽転または抗体価の有意な上昇により確定診断を行う．

治療・予防

治療は対症療法が主体である．媒介蚊対策や感染源となるブタへの対策，ヒトへの予防接種などが予防には重要である．わが国では毎年，行政機関がブタでの感染状況を調査し，流行予測と監視を行っている．ヒトへのワクチンは不活化ワクチンが実用化されており，幼児期に3回，学童期に1回接種で十分な免疫が得られている．

2) デングウイルス (dengue virus；DENV)

デング熱(dengue fever)やデング出血熱(dengue hemorrhagic fever；DHF)・デングショック症候群(DSS)の病原ウイルスで，熱帯・亜熱帯地域に広く分布している．1〜4型の4種類の血清型に分けられ，さらにウイルスのE領域の遺伝子解析から，1型には3つ，2型には6つ，3型には4つ，4型には1つの遺伝子型が存在する．

1つの血清型のDENVに感染する(初感染)と同じ血清型には防御免疫が成立し，終生免疫を獲得する．しかし，他の血清型に対する交叉防御免疫は短期間で消失するため，他の血清型ウイルスに曝露されると，再感染が成立する(二次感染)．この再感染時にDHFになる確率が高くなると考えられている．2つの血清型に感染すると，すべての血清型に交叉する中和抗体が誘導され，三度目以降の感染での発症はないとされる．

DENVは全世界では年間に約1億人の感染者が発生し，そのうち25〜50万人がデング出血熱

表9 デング出血熱の重症度の分類（WHOによる）

Grade 1	発熱と非特異的症状，出血傾向としてトニケットテスト陽性*
Grade 2	Grade 1の所見に加えて，自発的出血が存在する
Grade 3	頻脈，脈拍微弱，低脈圧(20 mmHg以下)等循環不全を示唆する諸症状の出現
Grade 4	ショック状態(血圧，脈圧測定不能)

*トニケットテスト：患者の腕に駆血帯で3分間圧迫することにより，点状出血の増加を観察するテストである．2.5 cm² あたり10以上の溢血点(点状出血)を観察した場合を陽性とする

を発症し，約2万人が死亡すると推定されている．都市部では主にネッタイシマカ，森林部ではヒトスジシマカの媒介により，蚊とヒト(森林部ではサル)の間で感染環が成立する．通常ヒトからヒトへの感染はない．

a) デング熱 Dengue fever

4〜7日の潜伏期の後に突然の高熱で発症し，頭痛，眼窩痛，顔面紅潮，結膜充血，筋肉痛，関節痛などを呈する．発熱は4〜8日間持続する．発症3〜4日後に胸部，体幹に痒みを伴った発疹が出現し，顔面，四肢に広がるが，通常，症状は1週間程度で回復する．血液検査所見では発症初期から白血球と血小板の減少がみられる．

b) デング出血熱
　（dengue hemorrhagic fever；DHF）

小児に多いとされる．デング熱と同様の発症，経過するが，解熱時に突然全身の出血傾向(点状出血，鼻血，吐血，血尿，血便)がみられ，血漿漏出による胸水，腹水が高率に出現する．この症状をデング出血熱といい，血漿漏出が進むと，循環血液量の不足からショックに陥る．デング出血熱の臨床的重症度について国際保健機関(WHO)はGrade 1〜4に分類しており(表9)，Grade 3，4をデングショック症候群とする．致死率は10％以下だが，適切な治療がなければ40〜50％が死亡する．

検査・診断

血液検査材料からのウイルス分離培養，RT-PCR法によるウイルス遺伝子の検出を行う．型特異的プライマーを用いれば型別診断も可能である．血清学的診断は，IgM捕捉ELISAによるウ

イルス特異的IgM抗体の検出，ペア血清を用いた中和試験あるいはHI試験による抗体陽転または抗体価の有意の上昇の確認により行う．各血清型に対するプラーク減少法を用いた中和抗体価の測定により型別診断も可能である．

> 治療・予防

治療は，対症療法が主体となる．

現在，わが国にデングウイルスは常在していないが，毎年100例程度の輸入感染例が報告されている．このことから，予防には，海外の流行地域での媒介蚊との接触を防ぐことが重要である．ヒトに対する有効なワクチンはまだない．

3）ウエストナイルウイルス
（West Nile virus；WNV）

ウエストナイル熱（West Nile fever）やウエストナイル脳炎（West Nile encephalitis）の病原ウイルスである．1937年，ウガンダのウエストナイル地方の発熱患者から分離されたことに由来して，命名された．WNVはアフリカ，ヨーロッパ，中東，中央アジア，西アジアなどに分布しており近年では北アメリカ，中央アメリカ，カリブ海諸国でも流行が認められる．WNVは主にアカイエカなどイエカ類の蚊が媒介し，自然界ではトリと蚊の間で感染環が成立している．感染蚊に刺されたトリは高値のウイルス血症を示し増幅動物となる．一方，ヒトやウマでは，感染蚊の吸血により感染が成立するが，ウイルス血症は低く抑えられ，増幅動物とはならない．そのためヒトやウマは終末宿主と呼ばれる．

ヒトが感染蚊に刺されると多くは不顕性感染となるが，約20％に症状が現れる．2〜14日の潜伏期の後，高熱，頭痛，背部痛，筋肉痛，吐き気，食欲不振などで発症する．発熱は通常3〜6日間持続する．皮膚発疹が約半数でみられ，リンパ節腫脹を合併する．これらの症状は通常1週間以内に回復する（ウエストナイル熱）．しかし，感染者の約1％は，激しい頭痛，嘔吐，方向感覚の欠如，意識障害，麻痺，痙攣などの症状が出現し，髄膜脳炎，脳炎を発症することがある．主に高齢者に認められ，死亡率は重症患者の3〜15％

とされる．

> 検査・診断

血液や脳脊髄液からのウイルス分離，RT-PCR法を用いたウイルス遺伝子の検出が行われる．血清学的検査としては，血清や髄液中のウイルス特異的IgM抗体の検出や，HI法，CF法，IgG-ELISA法，ペア血清を用いた中和試験による中和抗体陽転または中和抗体価の有意の上昇を確認する．ただし，WNVとJEVは極めて近い抗原性を示しウイルス間で交差反応があるため診断には注意を要する．

> 治療・予防

治療は対症療法が主体である．予防は，流行地域において媒介蚊との接触を防ぐことで，媒介蚊の駆除や昆虫忌避薬の利用などがあげられる．有効なワクチンはまだない．

4）黄熱ウイルス（yellow fever virus；YFV）

ウイルス性出血熱の1つである黄熱（yellow fever）の病原ウイルスである．アフリカおよび中南米の熱帯・亜熱帯地域に分布し，蚊により媒介される．感染環はヒトと蚊の間のみでウイルスが維持される都市型サイクルと，ヒトおよび他の脊椎動物と蚊の間で維持される森林型サイクルに分けられる．都市型サイクルでは，黄熱に罹患したヒトを吸血したネッタイシマカに非感染者が刺されることで媒介される．一方，森林型サイクルでは，ジャングルに住む霊長類と蚊との間で感染環が成立しており，ジャングル内にヒトが入り感染した蚊に刺されることで媒介される．アフリカではヤブカ属，中南米ではヘマゴーガス属の蚊が媒介蚊となる．いずれのサイクルにおいてもヒトは増幅動物で終末宿主とはならない．

潜伏期は3〜6日で，突然発熱，頭痛，悪心・嘔吐，背部痛，腰痛，筋肉痛，倦怠感などで発症する．3〜4日後，いったん症状が消失するが再び発熱し，黄疸，嘔吐，腹痛，出血傾向（鼻出血，歯齦出血，黒色嘔吐，下血，子宮出血），蛋白尿，比較的徐脈をきたす．通常7〜8病日から治癒に向かい，回復すれば免疫は一生涯続くが，重篤な例では，乏尿，心不全，肝性昏睡などで5〜10病

日に約10％が死亡する．

検査・診断

血液検査材料からのウイルス分離培養，PCR法によるウイルス遺伝子の検出，血清検体からのウイルス特異的IgM抗体の検出やペア血清を用いた中和抗体の陽転あるいは中和抗体価の有意な上昇により確定診断を行う．

治療・予防

治療は対症療法のみである．予防は，流行地域での媒介蚊との接触を防ぐことや，ワクチンの接種が重要である．ワクチンには，接種後10年間は免疫が有効であるとされる弱毒生ワクチン（17D株）があり，黄熱汚染地域を有する国への入国には，ワクチン接種が義務付けられている．

5）ダニ媒介性脳炎ウイルス
（tick-borne encephalitis virus；TBEV）

主なものとして，中央ヨーロッパダニ媒介性脳炎ウイルス，ロシア春夏脳炎ウイルスがある．中央ヨーロッパダニ媒介性脳炎は中央・東・北ヨーロッパおよびロシア，バルト海沿岸諸国で流行し，ロシア春夏脳炎はロシア極東地域を中心に流行している．いずれも重篤な症状を示し，致死率は高い．ウイルスの感染環はマダニと小型の野生哺乳類や鳥類との間で成立している．ヒトは終末宿主で，感染ダニの刺咬により感染し，その一部が発症する．ヤギも感受性を有しており，ウイルス感染ヤギの生乳を介した感染の報告もある．

サイドメモ：病原体の発見

1928年，ガーナのアクラで黄熱の原因を明らかにすべく研究を行っていた野口英世が自ら罹患してしまい，死亡したことは有名な話である．1900年にアメリカ陸軍のウォルター・リードはボランティア兵士を用いた人体実験により黄熱が蚊媒介性の濾過性病原体により起こることを明らかにした．この実験では実にボランティア兵士の約3割が黄熱により死亡している．これらの研究から，黄熱ウイルスがヒトの病原性ウイルスとして最初に発見されるウイルスとなった．病原体の発見とは，時としてこのような人々の命をかけた研究の上に成り立っていることを忘れてはならない．

7～14日の潜伏期の後，インフルエンザ様症状が2～4日程度続く．解熱後，2～3日は症状が消失するが，約30％の患者はその後数日を経て，髄膜脳炎を生じ，痙攣，眩暈，知覚異常などをきたす．5～10％の患者では脊髄神経麻痺や延髄障害を認める．このような二相性の症状は中央ヨーロッパダニ媒介性脳炎患者の約70％でみられる．一方，ロシア春夏脳炎患者では二相性の症状は認められない．

致死率は中央ヨーロッパダニ媒介性脳炎で0.5％，ロシア春夏脳炎で5～20％と報告されている．有効な治療法はないが，予防には不活化ワクチンの接種が有効である．

ダニにより媒介されるフラビウイルスにはこのほかに，インドに分布するキャサヌール森林病ウイルスやロシアでみられるオムスク出血熱ウイルスなど，ヒトのウイルス性出血熱の原因となるウイルスが含まれ，いずれも感染症法四類感染症に指定されている．

6）ヘパシウイルス属（genus Hepacivirus）

C型肝炎ウイルス（Hepatitis C virus；HCV）のみが含まれる．HCVは輸血後非A非B肝炎の主要な病原ウイルスとして，1989年に米国カイロン社により報告された．HCVキャリアは世界人口の約3％とされ，南米，アフリカ，アジア地域の国々には感染率が10％を超える国も多い．最も高いエジプトでは人口の約20％がHCV抗体陽性であるとされる．わが国でのHCVキャリア数は150～200万人で，HCV抗体陽性率は1.4～1.7％と報告されている．加齢とともに増加する傾向にあり，40代以上の高齢者に多い．慢性肝炎，肝硬変，肝癌患者の約75％がHCV感染患者で，肝癌死亡者（年間約3万人）の約80％がC型肝炎を患っているとされる．

HCVは輸血，血液製剤の投与，針刺し事故や性交渉など，主に血液や体液を介して感染する．稀に急性肝炎を起こすことがあるが，感染時の年齢に関係なく多くは不顕性感染で，60～80％の患者で慢性化する．

慢性肝炎は患者の自覚症状がない状態で経過するため，検診などで初めて肝機能異常を指摘される場合が多い．HCV 感染後，約 20 年で約 10〜15% の患者が肝硬変に進行する．肝硬変の患者では，全身倦怠感のほかにクモ状血管腫，手掌紅斑，女性化乳房などの所見が認められ，さらに進行すると黄疸，腹水，浮腫，肝性脳症，意識障害などの肝不全症状が出現する．肝硬変に進展すれば，肝細胞癌を発生する危険性がきわめて高く，年間約 7% で肝細胞癌がみられる．

HCV はゲノムの塩基配列の多様性から 6 つの遺伝子型(1〜6 型)に分類され，さらに多くの亜型に細分化されている．日本国内では HCV-1b 型が約 70%，HCV-2a 型が約 20%，HCV-2b 型が約 10% を占めている．

▎検査・診断

血液中の HCV 抗体検査を行う．迅速簡便検査法として抗 HCV 抗体を検出する PA 法が用いられる．抗体検査で陽性の場合は現在 HCV に感染しているキャリア状態，あるいは過去の感染既往であり，ウイルスが排除されてしまった状態の 2 通りが考えられる．HCV キャリアと感染既往者とを適切に区別するには，ELISA 法による HCV 抗体価の測定と，リアルタイム RT-PCR 法による HCV RNA の検出検査を実施する．感染既往者は HCV 抗体が陽性でも通常抗体価は低く，HCV RNA は陰性となる．また，急性 C 型肝炎患者では HCV 抗体の陽性化には感染後通常 1〜3 か月を要するため，HCV RNA の検出検査を行い早期の確定診断を行う．

▎治療・予防

治療はインターフェロン(IFN)単独療法のほか，リバビリンとの併用方法，さらには，IFN にポリエチレングリコールを共有結合したペグインターフェロン(PEG-IFN)とリバビリンの併用療法が行われている．治療効果はウイルス遺伝子型と血漿中ウイルス量である程度予測でき，わが国に多い HCV-1b 型は治療効果は低く難治性であり，一方，HCV-2a 型は治療効果が高い．HCV-2b 型は中間程度の効果であるとされている．また，グルチルリチン製剤やウルソデオキシコール酸の内服治療による肝庇護療法も用いられる．ワクチンや免疫グロブリン製剤はない．

5. トガウイルス科(図1-⑪)
(family Togaviridae)

アルファウイルス属 *Alphavirus* とルビウイルス属 *Rubivirus* の 2 属からなる．アルファウイルス属には多くのウイルス種(29 種)が属しており，いずれも節足動物(主には蚊)により媒介されるため，感染は一定の地域や季節に限局する場合が多い．

一方，ルビウイルス属は風疹ウイルス(*Rubella virus*)のみでありヒトへの感染に節足動物の媒介はない．

a. 性状

直径 60〜70 nm，球形あるいは多形性のウイルス粒子で，線状一本鎖プラス鎖 RNA をウイルスゲノムとして内包する正 20 面体対称性ヌクレオカプシドをコアとして持ち，エンベロープを有する．エンベロープ表面には 2 種類の糖蛋白質(E1，E2)からなるスパイク蛋白があり，そのうちの E1 蛋白質は赤血球凝集能を有している．ウイルスゲノムの大きさは，アルファウイルス属のウイルスで約 12 kbp，ルビウイルス属は約 10 kbp である．

b. 病原性

1) アルファウイルス属(genus *Alphavirus*)

アルファウイルス属ウイルス(以下，アルファウイルスとよぶ)は脳炎症状を起こすものと，発熱，関節炎，発疹を起こすものに大別でき，それぞれの地理的分布域に違いがあるという特徴がある．脳炎症状を起こすウイルスには，南・北アメリカ大陸でみられる東部ウマ脳炎ウイルス(*eastern equine encephalitis virus*)や西部ウマ脳炎ウイルス(*western equine encephalitis virus*)，中南米でみられるベネズエラウマ脳炎ウイルス(*Venezuelan equine encephalitis virus*)などがある．一方，発熱，関節炎，発疹を起こすウイルスにはア

フリカ大陸や東南アジアにみられるチクングニアウイルス(*Chikungunya virus*)，アフリカ，アジア，ヨーロッパ，オセアニアにみられるシンドビスウイルス(*Sindbis virus*)などが含まれる．

アルファウイルスは宿主動物(鳥類や齧歯類)と蚊の間で感染環が形成される．感染蚊の唾液腺では多量のウイルス粒子が産生され，この蚊の吸血の際にウイルスが宿主に注入され感染が成立する．東部ウマ脳炎ウイルスや西部ウマ脳炎ウイルスでは，トリと蚊の間で感染環が形成されており，ヒトやウマは多くの場合，終宿主となる．しかしながら，チクングニアウイルスに感染した場合，血中ウイルス量が多いためヒトは増幅動物となり蚊との間で感染環が成立する．

ここでは，東部ウマ脳炎ウイルスとチクングニアウイルスについて概述する．

a) 東部ウマ脳炎ウイルス

1933年に米国の罹患ウマの脳から初めて分離された．ヒトでの感染は1938年，ウマ脳炎の流行地域で初めて確認されている．米国では現在も年間数名～数10名の散発的な感染が起こっている．トリへの媒介蚊は通常ハボシカ属の蚊であるが，ウイルス感染がヤブカなど他の蚊にまで及ぶと，ヒトやウマに感染が広がる．潜伏期間は3～10日で，高熱，悪寒，倦怠感，筋肉痛などで発症する．1～2週間で回復することが多いが，ときに脳炎を発症して昏睡，死亡に至る．脳炎は高齢者や小児に起こりやすいとされる．致死率は約30%で，生存した場合でも神経学的後遺症を残す．

b) チクングニアウイルス

チクングニア熱の病原ウイルスで，1953年にタンザニアの発熱患者から初めて分離された．その後，アフリカ，インド，東南アジアなどでチクングニア熱の流行が報告されており，これらの地域にウイルスは広く分布していると考えられている．チクングニアウイルスを保有するヤブカ属のネッタイシマカ，ヒトスジシマカなどの刺咬により感染し，3～12日の潜伏期の後，突然の頭痛，発熱，関節痛など急性熱性疾患症状で発症する．数日後，四肢，体幹部に発疹が出現する．発熱と関節痛は必発であり，発疹は8割程度に認められる．関節痛は急性症状が軽快後も数か月続く場合がある．

検査・診断

血液や脊髄液からのウイルス分離培養あるいはRT-PCR法によるウイルス遺伝子の増幅を行う．血清学的診断には血清中のウイルス特異的抗体価の上昇の確認，あるいは特異的IgM抗体の検出をELISA法，中和試験あるいはHI法により行う．東部ウマ脳炎ウイルス，西部ウマ脳炎ウイルス，ベネズエラウマ脳炎ウイルス，チクングニアウイルスはいずれも感染症法四類感染症に指定されている．

治療・予防

治療は対症療法を主に行う．ワクチンはない．

2) ルビウイルス属(genus *Rubivirus*)

ヒトを唯一の宿主とする風疹ウイルス(*Rubella virus*)の1種のみで構成される．風疹は，麻疹(はしか)に類似した症状を示す急性熱性発疹症であるが，一般に麻疹より軽症で，2～3日で回復するため，俗に「三日ばしか」ともよばれる．幼少児に多いが，成人も罹患することがある．感染者の気道飛沫により経気道感染し，上気道粘膜上皮で増殖した後，所属リンパ節にて増殖し，ウイルス血症を起こし，全身臓器に運ばれる．妊婦が感染すると胎児に経胎盤感染し，先天性風疹症候群(congenital rubella syndrome；CRS)を起こす．風疹およびCRSは感染症法五類感染症に指定されている．

a) 風疹

14～20日の潜伏期の後，発熱，紅斑状の発疹，リンパ節腫脹(特に頸部，後頭部，耳介後部)を3主徴とする．発疹出現1～2日前から38～39℃の発熱が認められ，3日程度続く．発疹は顔面から出始め24時間以内に全身に広がり，通常，3日程度で消退する．脳炎，血小板減少性紫斑病，関節炎，溶血性貧血を合併することがある．

検査・診断

特徴的な臨床症状と流行状況で診断する．病原体診断は，咽頭ぬぐい液，血液，髄液，尿からの

ウイルス分離培養や RT-PCR 法によるウイルス遺伝子の検出血清学的診断は ELISA によるウイルス特異的 IgM 抗体の検出，ペア血清を用いた HI 試験または ELISA による抗体陽転あるいは抗体価の 4 倍以上の有意な上昇をもって診断する．

> 治療・予防

治療は対症療法を主に行う．予防には弱毒生ワクチンが実用化され，広く使われている．わが国では予防接種法の定期一類疾病予防接種に麻疹と風疹の混合ワクチン（MR ワクチン）が含まれており，生後 12〜24 か月未満（I 期）と 5〜7 歳未満（小学校入学前の 1 年間，II 期）の 2 回の接種を行うことになっている．

b）先天性風疹症候群

妊婦が妊娠初期，特に 12 週以内に風疹に罹患すると，経胎盤感染により胎児に感染し，多くが死産や流産となる．出生しても種々の障害をもつ．白内障，先天性心疾患，難聴が三大症状であるが，ほかに，先天性緑内障，網膜症小眼球，血小板減少性紫斑症，肝脾腫，小頭症，精神発達遅滞など多岐にわたる．先天異常の発生は妊娠 20 週以降の感染ではほとんどみられなくなる．

> 検査・診断

妊娠中の風疹様発疹の罹患や風疹患者との接触の有無，新生児の先天性奇形などの障害により臨床的に診断する．病原体診断は新生児の咽頭ぬぐい液，唾液，尿からのウイルス分離や RT-PCR 法によるウイルス遺伝子の検出，ELISA 法による血清や臍帯血からのウイルス特異的 IgM 抗体の検出を行う．出生前診断として羊水からの RT-PCR 法によるウイルス遺伝子の検出も行われる．

> 治療・予防

特異的な治療薬はない．予防にはワクチンが有効である．成人女性は妊娠前に抗体の有無を確認し，抗体陰性であればワクチンを受ける．ワクチン接種前 1 か月間とワクチン接種後最低 2 か月間は避妊することが望ましい．妊婦へのワクチン接種は禁忌である．CRS 児は生後 6〜12 か月は咽頭や尿中にウイルスを排出するため，隔離する必要がある．

6. レオウイルス科（図 1-⑫）
（family *Reoviridae*）

レオウイルス科の名称は，Respiratory Enteric Orphan virus（呼吸器および腸管から分離されたが，疾患との関連が明らかでない孤児ウイルス）の頭文字に由来する．哺乳類に感染するウイルスで唯一，二本鎖 RNA をゲノムにもつウイルスである．レオウイルス科は 2 亜科 15 属からなり，ヒトを自然宿主とするウイルスはオルトレオウイルス属（*Orthoreovirus*），ロタウイルス属（*Rotavirus*），オルビウイルス属（*Orbivirus*），コルチウイルス属（*Coltivirus*）の 4 属に分類される．ここでは，ヒトに病原性を示す重要なウイルスとしてロタウイルスを概説する．

a. 性状

ロタウイルスはその形態が車輪（ラテン語で rota）状を呈することから命名された．直径 60〜100 nm，11 本に分節した線状二本鎖 RNA（個々の鎖長は 0.3〜4.5 kbp）をゲノムとして内包し，カプシドはコア，内殻，外殻の 3 層からなる正 20 面体構造で二重殻粒子である．エンベロープは有しない．そのため熱，エーテル，クロロホルムなどに抵抗性である．

11 本のゲノム RNA は容易に入れ替わりが可能であり，多数のリアソータントを生じる．

6 種類の構造蛋白質（VP1〜4, 6, 7）と 6 種類の非構造蛋白質（NSP1〜6）がウイルス粒子に含まれる．内殻を構成する主要な蛋白質は VP6 で，その抗原性の違いから A〜E 群に分類される．このうち A〜C 群がヒトに感染し，主に A 群が急性胃腸炎の原因となる．外殻は VP4 と VP7 の 2 種類の蛋白質が存在する．それぞれ中和抗原となり，VP4 は P（proteolytic cleavage）血清型，VP7 は G（glycoprotein）血清型を規定する．現在は遺伝子配列による分類（遺伝子型）が用いられており，G 血清型は G 遺伝子型と一致するため同じ型番号を用いるが，P 遺伝子型は P 血清型とは異なるため［ ］で表記する．G 遺伝子型が 23 種類，P 遺伝子型は 32 種類あり，この組み合わせ

> **サイドメモ：リアソータント**
>
> 　分節したRNAをウイルスゲノムとしてもつウイルスでは，1つの細胞に2種以上の異なるウイルスが同時に感染すると，細胞内で分節RNAの交換（リアソートメント）が起こり，さまざまな遺伝子組換え体（リアソータント）が生じる．自然界でも頻度は低いがリアソートメントが起きていることがわかっている．

で種々のロタウイルスが報告されている．ヒトロタウイルスは G1P[8]，G2P[4]，G3P[8]，G4P[8]，G9P[8] がほとんどで，なかでも G1P[8] が半数以上を占めている．

b. 病原性

　1973年，乳幼児嘔吐下痢症の病原ウイルスとして発見された．乳幼児重症下痢症の最大病因で，発展途上国を中心に，年間約60万人ロタウイルス下痢症で死亡している．生後4か月～2歳までの罹患率が高く重症化するが，年齢が上がるとともに減少し年長児～成人は不顕性感染となる．わが国では，1～4月の冬期に流行する．感染者の気道および腸管（糞便）のウイルスが，経口あるいは経気道感染により伝播する．感染性は非常に強く1～10個の感染性ウイルス粒子で感染が起こるとされる．2～3日の潜伏期の後，突然の嘔吐で発症し，水様性下痢と発熱が2～6日間継続する．便中1gあたり10^{10}個以上の粒子を排泄し，回復後も長期間に渡り排泄され続ける．痙攣，肝炎，腎炎，脳炎，腸重積および心筋炎などが合併症としてあげられる．下痢の原因は小腸絨毛でのウイルス感染上皮細胞の脱落による病変であるが，感染初期の下痢は NSP4 の腸管毒素（エンテロトキシン）活性によるとされる．

検査・診断

　患者下痢便を検体とし，イムノクロマト法，ラテックス凝集反応，酵素抗体法などの迅速・簡便検査法によるウイルス抗原の検出や RT-PCR 法によるウイルス遺伝子の検出を行う．ウイルス分離培養や免疫電子顕微鏡法による検出も行われる．リアルタイム PCR 法や LAMP 法などの遺伝子検査法も開発されている．

治療・予防

　対症療法として脱水治療（経口補液，静脈輸液）を主に行う．予防には，2種類の経口弱毒生ワクチンが開発されている．

7. カリシウイルス科 (図1-⑬)
(family *Caliciviridae*)

　カリシはラテン語の盃（calix）に由来し，ウイルス粒子の電子顕微鏡観察で表面に32個の盃状の凹みが観察されたことから命名された．
　5属が分類されているがヒトに病原性を示すウイルスは，ノロウイルス属（*Norovirus*）とサポウイルス属（*Sapovirus*）の2属に分類される．いずれもヒトに急性胃腸炎を起こす．

a. 性状

　直径約30nmの小型球形ウイルスで，正二十面体対称性ヌクレオカプシドによりウイルス粒子を形成し，エンベロープは持たない．ゲノムは，全長は約5～8kbの線状一本鎖プラス鎖RNAである．
　エンベロープをもたないため，消毒薬などに抵抗性を示し，強酸性条件下（pH3）で3時間の曝露や強アルカリ条件下（pH12）で30分曝露でも感染性を保持する．感染力は強く，ウイルス粒子10～100個で感染が成立する．

b. 病原性

1) ノロウイルス属 (genus *Norovirus*)

　ノロウイルスとは本来属名であり，ノロウイルス属にはノーウォークウイルス（Norwalk virus）が含まれる．ゲノムの塩基配列の相同性から5遺伝子群〔Genogroup Ⅰ（GⅠ）～Ⅴ（GⅤ）〕に分類され，ヒトにはGⅠ，GⅡ，GⅣが感染するが，主にはGⅠとGⅡである．個々の遺伝子群は15を超える遺伝子型（genotype）に分類される．
　ノロウイルスは，冬の感染性胃腸炎の主な原因の1つで，ウイルス性食中毒の大半を占める．10月下旬～3月ごろまで多発し，多くが飲食店，宿泊施設，医療・社会福祉施設，学校などでの集団

感染あるいは食中毒である．2010年の病因物質別食中毒件数ではノロウイルスは399件で1位（2位はカンピロバクターで361件）であり，患者数は13,904名で全体の53.5%を占める．潜伏期は1〜2日で下痢，嘔吐，吐気，腹痛を主症状とし，発熱，頭痛，筋肉痛，咽頭痛，倦怠感などを伴うこともある．通常1〜3日で回復するが，症状が消失した後も2〜4週間（あるいはそれ以上）はウイルスが便中に排泄される．ノロウイルスは，ごく少量でも感染し，しかも環境中で比較的安定して存在するため，患者の糞便や嘔吐物による二次感染に注意が必要である．感染経路は，①経口感染〔ノロウイルス汚染食材（生あるいは加熱不十分なカキなどの二枚貝など）や汚染飲料水摂取による食中毒，ウイルス保有調理従事者を介して汚染した食材の飲食など〕，②接触，飛沫感染（家族内，院内や社会福祉施設などでの感染者との濃厚接触による看護師や介護者への感染，感染者の吐物や用便処理による介護者への感染，感染者の吐物や下痢便の乾燥によるウイルスを含んだエアロゾルや塵埃などを介した感染）であるため，施設内での集団感染の原因となりやすい．

検査・診断

ウイルスの感染力・伝播力の強さから，感染拡大を防ぐために迅速に検査を行う必要がある．実験室診断では患者の嘔吐物や糞便などの検体から，イムノクロマト法やELISA法などの迅速・簡便検査を用いて特異抗原の検出を行う．ウイルスの同定はウイルス分離培養法が確立されておらずRT-PCR法などの遺伝子検出法が用いられる．ウイルスの定量にはリアルタイムPCR法が用いられる．

治療・予防

輸液や経口補水液など水分補給による対症療法が治療の主体となる．予防は，①汚染リスクがある食品は中心温度85℃以上で1分間以上加熱する，②手洗いなどの基本的な衛生管理の徹底，③患者の嘔吐物・糞便などの適切な処理・消毒，を行う．また，流行時には院内感染対策が重要となる．ワクチンはない．消毒薬としては次亜塩素酸ナトリウムが効果的である．

2）サポウイルス属 (genus *Sapovirus*)

サッポロウイルス (*Sapporo virus*) の1種のみが含まれる．1977年，札幌の幼児施設で発生した胃腸炎患者から分離され，サッポロウイルスと命名された．電子顕微鏡像ではノロウイルスと異なり，「ダビデの星」と呼ばれる明瞭な表面構造が認められる．5つの遺伝子群〔genogroup Ⅰ（GⅠ）〜Ⅴ（GⅤ）〕に分類され，そのうちヒトへの感染が確認されているのはGⅠ，GⅡ，GⅣ，GⅤである．

乳幼児，小児に多くみられる嘔吐，下痢，発熱などを主症状とする急性胃腸炎の病原ウイルスで，年間を通じて発生する．患者の下痢便や嘔吐物による糞口感染で，1〜2日の潜伏期の後，発熱，下痢，悪心・嘔吐，腹痛，筋肉痛，咽頭痛などの症状が現れる．

検査・診断

迅速簡便検査法はまだ開発されていない．したがって患者の糞便あるいは嘔吐物を検査材料とし，ウイルスの遺伝子検出をリアルタイムPCR法により行う．

治療・予防

輸液や経口補水液など水分補給による対症療法が治療の主体となる．予防は，塩素系消毒薬による患者の嘔吐物・糞便などの適切な処理・消毒の実施である．ワクチンはない．

8. ピコルナウイルス科（図1-⑭）(family *Picornaviridae*)

ピコルナウイルス（*Picornavirus*）は，その名の通り，非常に小型（pico-）のRNA（-rna）ウイルスである．ピコルナウイルス科（*Picornaviridae*）は200種類を超えるウイルスが含まれる大きな科で，12属に分類される．ヒトに感染性を示すのはエンテロウイルス属（*Enterovirus*），パレコウイルス属（*Parechovirus*），コブウイルス属（*Kobuvirus*），ヘパトウイルス属（*Hepatovirus*）の4属に含まれる．

表10　エンテロウイルス属の分類（ヒトに感染するウイルスのみ記載）

ウイルス種	血清型		
ヒトエンテロウイルスA	22	コクサッキーウイルス	CV-A2〜A8, A10, A12, A14, A16
		エンテロウイルス	EV-A71, A76, A89〜A91
ヒトエンテロウイルスB	60	コクサッキーウイルス	CV-B1〜B6, A9
		エコーウイルス	E-1〜9, 11〜21, 24〜27, 29〜33
		エンテロウイルス	EV-B69, B73〜B75, B77〜B88, B93, B97, B98, B100, B101, B106, B107
ヒトエンテロウイルスC	22	ポリオウイルス	PV1〜3
		コクサッキーウイルス	CV-A1, A11A13, A17, A19〜A22, A24
		エンテロウイルス	EV-C95, C96, C99, C102, C104, C105, C109, C113, C116, C117
ヒトエンテロウイルスD	4	エンテロウイルス	EV-D68, D70, D94, D111
ヒトライノウイルスA	77	ヒトライノウイルスA	HRV-A1, A2, A7〜A13, A15, A16, A18〜A25, A28〜A34, A36, A38〜A41, A43〜A47, A49〜A51, A53〜A68, A71, A73〜A78, A80〜A82, A85, A88〜A90, A94〜A96, A98, A100〜A103
ヒトライノウイルスB	25	ヒトライノウイルスB	HRV-B3〜B6, B14, B17, B26, B27, B35, B37, B42, B48, B52, B69, B70, B72, B79, B83, B84, B86, B91〜93, B97, B99
ヒトライノウイルスC	49	ヒトライノウイルスC	HRV-C1〜C49

a. 性状

直径25〜30 nm，球状のウイルスで，32個のカプソメアが正20面体構造のカプシドを構成する．エンベロープは有しない．ウイルスゲノムは約7〜9 kbpの線状一本鎖プラス鎖RNAで，それ自身感染性をもつ．

エンベロープをもたないため，エーテルなどの有機溶媒に耐性を示す．

b. 病原性

1) エンテロウイルス属（genus *Enterovirus*）

エンテロウイルスの分類は**表10**に示した．コクサッキーウイルス（Coxsackie virus）は1948年にニューヨーク州（Coxsackie）で分離されたことから命名された．エコーウイルス（Echovirus）はヒトの腸管から分離され，細胞には病原性を示すが，疾患との関係が不明であったことから，enteric cytopathogenic human orphan virus（ヒト腸管細胞病原性孤児ウイルス）の頭文字をとり命名された．上記エンテロウイルスの血清型分類は乳のみマウスへの病原性の有無でなされたが〔病原性あり：コクサッキーウイルス（弛緩性麻痺を起こすものをA群，強直性麻痺を起こすものをB群と分類），病原性なし：エコーウイルス〕，その基準は明確でなく，1969年以降にみつかったエンテロウイルス68以降は通し番号で命名されることとなった．

ヒトに感染性のあるウイルスはヒトエンテロウイルスA〜D，ヒトライノウイルスA〜Cの7種に分類され，それぞれに多くの血清型がある．

ここでは，エンテロウイルス属のウイルスが引き起こす代表的な疾患について概述する．

a) 急性灰白髄炎（acute poliomyelitis）
（小児麻痺，ポリオ）

病因ウイルスはヒトエンテロウイルスCに分類されるポリオウイルス（*Poliovirus*）で1〜3型の血清型がある．感染者の90〜95%は不顕性感染あるいは発熱，咽頭痛，倦怠感など比較的軽症に終わる．ごく少数で無菌性髄膜炎を起こすが，予後はよい．稀な例として急性弛緩性麻痺（acute flaccid paralysis；AFP）を起こし，終生四肢麻痺を残したり，呼吸筋や心筋麻痺により死亡することがある．ポリオはポリオウイルスの糞口感染で伝播し，咽頭部や腸管の粘膜上皮細胞で増殖する．咽頭部でもウイルスが増殖することから飛沫感染を起こり得る．その後，局所リンパ組織で増殖後ウイルス血症を起こし全身に広がり，中枢神経系にまで到達すると，脊髄前角細胞に感染・種々の麻痺症状を起こす．

診断は，糞便，直腸ぬぐい液，咽頭ぬぐい液，

髄液材料からのウイルス分離・同定を行う．PCR法によるウイルス遺伝子の検出も行われる．血清型は中和試験により同定する．予防には経口ポリオワクチン(血清型1~3型混合多価ワクチン，弱毒生ワクチン)が用いられており，1981年以降わが国では野生型ウイルスによるポリオ患者は認められていない．しかしながら，発展途上国では重要な疾患の一つであり，WHO指導下でワクチン接種が行われている．急性灰白髄炎は感染症法二類感染症に指定されている．

b) 無菌性髄膜炎(aseptic meningitis)

細菌性髄膜炎以外の髄膜炎の総称であるが多くはエンテロウイルスを起因とする．毎年のように血清型を変えて夏期を中心に流行がみられるが，わが国の無菌性髄膜炎患者から分離されるエンテロウイルスの多くは，エコーウイルス6, 7, 9, 11, 16, 18, 24, 25, 30，コクサッキーウイルスA9, B1~5，エンテロウイルス71である．多くは幼児や学童に見られる．主要な感染経路は糞口感染で，4~6日の潜伏期の後，発熱，項部硬直(髄膜刺激症状)，頭痛などで発症する．予後は良好であるが，ときに軽度の神経症状や麻痺がみられる．感染症法五類感染症に指定されている．

c) ヘルパンギーナ(herpangina)

発熱と口腔，咽頭の小水疱・潰瘍を主症状とする夏かぜの一種．乳幼児に多くみられる．潜伏期は2~4日で，発熱が1~3日続き，全身倦怠感，食欲不振，咽頭痛，嘔吐，四肢痛などがみられる場合がある．主にコクサッキーA群による．感染症法五類感染症に指定されている．

d) 手足口病(hand, foot and mouth disease)

主に小児や乳幼児を中心に夏季に流行がみられる疾患で，発熱とともに手掌や足底の皮膚，口腔粘膜に丘疹あるいは小水疱が現れる．予後は良好であるが，時に髄膜炎もみられる．コクサッキーウイルスA16およびエンテロウイルス71が原因となるが，コクサッキーウイルスA5, A10なども報告されている．感染症法五類感染症に指定されている．

e) 急性出血性結膜炎
 (acute hemorrhagic conjunctivitis ; AHC)

成人にも多くみられる出血性結膜炎で，エンテロウイルス70，コクサッキーウイルスA24変異型による．潜伏期は1日で，強い眼痛や異物感で発症し，結膜充血，特に結膜下出血を生じる結膜炎を起こす．エンテロウイルス70は，糞便や咽頭ではなく眼分泌物から分離され，接触感染により広がる．増殖の至適温度は33℃である．感染症法五類感染症に指定されている．

f) 流行性筋痛症(epidemic myalgia)

発熱，咽頭痛に加え，突然の胸痛および上腹部の筋肉痛が間欠的にみられる．コクサッキーウイルスB1~5のいずれかによる起こる疾患で，小児に多い．

g) ライノウイルス(*Rhinovirus*)

ヒトライノウイルス(Human Rhinovirus ; HRV)は，1957年にかぜ症候群の患者から分離された．100種類以上の血清型があり，HRV-A，HRV-B，HRV-Cに分類される．他のピコルナウイルス科のウイルスと異なり酸に不安定でpH3では感染性を失う．飛沫あるいは接触感染により，子供から家庭への伝播が多い．潜伏期は1~4日で，鼻漏，鼻閉，くしゃみなどの鼻かぜ，頭痛，悪寒，咳などを起こすが，数日で軽快する．また，感染者の3分の1は不顕性感染と考えられている．感染率は乳幼児や子供に高く，年齢が高くなるにつれ低下する．診断は鼻腔吸引液，咽頭ぬぐい液材料からのウイルス分離培養，RT-PCR法によるウイルス遺伝子の検出等が行われる．

2) パレコウイルス属(genus *Parechovirus*)

ヒトに感染性を有するのはヒトパレコウイルス(human parechovirus ; HPeV)のみである．HPeVは主に小児の胃腸炎や呼吸器疾患患者から分離されるウイルスで，かつてはエコーウイルス22型，23型と呼ばれていたが，ウイルス学的特徴から1999年にパレコウイルス属として独立し，ヒトパレコウイルス1型，2型に改名された．現在，HPeVは16血清型/遺伝子型が報告されてい

る．わが国では HPeV-1 と HPeV-3 の感染患者が多くみられている．HPeV は糞口あるいは経気道感染すると考えられており，患者の多くは 1 歳以下に集中している．不顕性感染が多いと推察されているが，小児の感染性胃腸炎，呼吸器疾患だけでなく，無菌性髄膜炎，脳炎，心筋炎，新生児敗血症症候群，ヘルパンギーナ，ウイルス性発疹，Reye 症候群流行性筋痛症など多彩な臨床症状との関連が報告されている．

検査・診断

診断は糞便，咽頭ぬぐい液，鼻咽頭吸引液，気管内分泌液，髄液検体からのウイルス分離培養，特異的プライマーによる RT-PCR 法によるウイルス遺伝子の検出が行われる．

治療・予防

治療は対症療法が主体となる．予防は手洗いの励行が重要である．ワクチンはない．

3）コブウイルス属（genus *Kobuvirus*）

属名は日本語のコブ（瘤）に由来し，ウイルス粒子表面にコブ様構造が観察されたことによる．ヒトに感染性を有するのはアイチウイルス（*Aichi virus*）のみである．アイチウイルスは 1989 年，愛知県で発生したカキ（牡蠣）が原因と考えられる胃腸炎集団発生の患者の糞便から分離された．その後，東南アジア，南アメリカ，ヨーロッパ，アフリカなど世界各地の胃腸炎患者からの検出が報告されている．牡蠣や他の海産物が感染源とされるが，下水からの検出の報告があることから，糞口感染も考えられている．わが国やヨーロッパ諸国での調査から成人の少なくとも 80％ がアイチウイルスに対する抗体を有しており，多くのヒトが不顕性感染していると推測されている．

アイチウイルスの血清型は 1 種類で，遺伝子の相同性から A，B 遺伝子型に分けられている．わが国で分離されたウイルスのほとんどは A 型であるが，東南アジア各国では B 型が多く分離されている．

診断は，糞便検体からのウイルス分離培養と RT-PCR によるウイルス遺伝子の検出により行う．また，血清学的診断として，中和抗体価の測定，ELISA によるウイルス抗原検出などを行う．

4）ヘパトウイルス属（genus *Hepatovirus*）

急性ウイルス性肝炎の 1 つである A 型肝炎をヒトに引き起こす A 型肝炎ウイルス（*Hepatitis A virus*；HAV）のみが属している．HAV には血清型が 1 種類あり，遺伝子型は 6 種類に分類される．ヒトからは Ⅰ型（ⅠA，ⅠB），Ⅱ型（ⅡA，ⅡB），Ⅲ型（ⅢA，ⅢB）の遺伝子型が分離されている．

HAV は世界中に分布している．感染経路は，感染者の糞便やそれらに汚染された食物（汚染地域での牡蠣などの二枚貝を含む海産物の生食など），飲料水を介した経口感染（糞口感染）であるため，公衆衛生環境の整っていない発展途上国などでは，小児期に曝される機会が多い．そのような地域では，大部分が小児期に不顕性感染し，終生免疫を獲得するため，肝炎発生率は低く，流行も少ない．一方，わが国を含む先進国では上下水道の整備など生活環境の改善により，小児期に曝露されることなく多くのヒトが成人に達する．そのため，成人での A 型肝炎発症者が比較的多い．小児では不顕性感染や発症しても軽症が多いが，成人では 75〜90％ が顕性感染となり，特に高齢者では重症化しやすく，劇症肝炎となることがある．

感染後，2〜6 週間の潜伏期を経て，発熱，全身倦怠感，食欲不振，嘔吐などで発症する．その後，黄疸，肝腫大，黒色尿，灰白色便などが認められ，血清トランスアミナーゼ値（ALT，AST）が上昇する．稀に劇症化するが，通常は発症後 1〜2 か月で回復する．一般には慢性化せず予後は良好である．

検査・診断

血液あるいは便検体からの RT-PCR 法によるウイルス遺伝子の検出，ELISA あるいは RIA による血清中のウイルス特異的 IgM 抗体の検出により確定診断を行う．なお，ウイルス特異的 IgG 抗体が陽性の場合は既感染であることを意味する．A 型肝炎の診断には，AST，ALT などの血清トランスアミナーゼ値の測定も重要となる．

A型肝炎は感染症法四類感染症に指定されている．

治療・予防

治療は対症療法が中心となる．予防は，感染の危険のある生水や生の食物の摂取を避けることが重要である．免疫グロブリンの接種（予防効果は数か月）や不活化ワクチンの予防接種は感染予防に有効である．

9. コロナウイルス科 (図1-⑮)
(family *Coronaviridae*)

ウイルス粒子が太陽のコロナ（corona，ラテン語で"王冠"の意）に似た外観を呈していることからコロナウイルスと命名された．ヒトに病原性を示すウイルスはコロナウイルス亜科に含まれる．

アルファコロナウイルス属のヒトコロナウイルス229E *Human coronavirus 229E* とヒトコロナウイルスNL63 *Human coronavirus NL63*，ベータコロナウイルス属のベータコロナウイルス1 *Betacoronavirus1*（旧名称，ヒトコロナウイルスOC43）とヒトコロナウイルスHKU1 *Human coronavirus HKU1* の4種で，いずれもかぜ症候群の原因ウイルスとなり冬～春にかけて流行する．さらに，ベータコロナウイルス属には新興感染症として重要な重症急性呼吸器症候群（severe acute respiratory syndrome；SARS）の病原ウイルスであるSARS関連コロナウイルス *SARS-related coronavirus* が含まれる．

a. 性状

直径80～100 nm，球形のウイルス粒子で，直径9～13 nmのらせん状構造のヌクレオカプシドを内包する．花弁状の特徴的なスパイクをもつエンベロープを有している．ウイルスゲノムは長さ27～31 kbpの線状一本鎖のプラス鎖RNAで，それ自体が感染性を有しておりmRNAとして機能する．

b. 病原性

1） ヒトコロナウイルス
　　（*Human coronaviruses*；HCoV）

かぜ症候群の原因となるHCoV-229E，ベータコロナウイルス1と，細気管支炎や肺炎を起こした小児から分離されたHCoV-NL63とHCoV-HKU1がある．

HCoV-229Eとベータコロナウイルス1によるかぜは主に冬～春にみられ，かぜ症候群の10～15％を占める．患者気道分泌液の飛沫あるいは接触感染後，2～4日の潜伏期を経て，鼻汁，咽頭痛，軽度の発熱，咳，頭痛などの上気道炎症状で発症する．1週間程度続いた後治癒する．幼児から成人に至るまで罹患し，かぜ様症状を示すが，乳幼児では下気道にも広がり，重症化することがある．多くの血清型があるため，特異的治療法はない．

HCoV-NL63とHCoV-HKU1の感染も冬～春にかけて認められる．これらは発熱，咳，咽頭痛に加えて，細気管支炎や肺炎を発症した小児や成人から分離されており，HCoV-229Eやベータコロナウイルス1に比べ病原性が強い．

検査・診断

患者の咽頭ぬぐい液などからのウイルス分離培養，患者ペア血清を用いた特異的IgG抗体価の上昇の確認による血清学的診断，RT-PCR法によるウイルス遺伝子の検出などを行う．

治療・予防

治療は対症療法が主体となる．ワクチンはない．

2） SARS関連コロナウイルス
　　（*SARS-related coronavirus*）

2002年11月ごろに中国広東省で死亡率の高い原因不明の肺炎が発生し，その後，香港を経由してベトナムやカナダを含む多くの国・地域に広がった．各国の渡航禁止措置や空港での発熱者の調査などの対応により，2003年7月にWHOが「終息」を宣言したが，その間，約8,400人が罹患し，900人あまりが死亡する惨事となった．

原因ウイルスは既知のコロナウイルスと遺伝的

に異なり，抗原性も異なる SARS 関連コロナウイルスである．このウイルスの自然宿主はある種のコウモリとされ，ハクビシン（ジャコウネコ科ハクビシン属）やタヌキなどの野生動物を介してヒトに感染が拡大したと考えられている．

患者の喀痰，気道分泌液を介した飛沫感染，あるいは患者の排泄物（水様性下痢など）を介した接触感染による感染後 2〜7 日の潜伏期を経て，38℃以上の発熱，悪寒，咳，倦怠感などのかぜ様症状で発症し，呼吸困難，息切れなどの症状が現れる．胸部 X 線写真では肺炎または急性呼吸窮迫症候群（acute respiratory distress syndrome；ARDS）の所見がみられる．10〜20% が重症化し，10% 前後が死亡する．SARS 発症者は成人に多く，重症化するのは高齢者に多い（WHO の報告では，年齢とともに致死率は高くなり，65 歳以上での致死率は 50% となる）．

検査・診断

咽頭ぬぐい液中のウイルス遺伝子の RT-PCR 法や LAMP 法による迅速診断法が行われている．気道分泌物や便，尿からのウイルス分離も病原診断に有用である．ウイルス分離はバイオセーフティーレベル（BSL）3 の実験室で行う．血清中の特異抗体の検出と抗体価の上昇の確認も確定診断に用いられる．

なお，SARS は感染症法二類感染症に指定されている．

治療・予防

治療は呼吸困難，発熱，下痢などに対する対症療法と，細菌感染症との鑑別診断や細菌の二次感染予防を目的とした抗菌化学療法を行う．

ワクチンはない．SARS の流行防御には患者の早期検出と隔離を行う．SARS 感染者には多くの医療従事者が含まれており，厳重な二次感染対策が重要である．

10. フィロウイルス科（図1-⑯）
（family *Filoviridae*）

フィロ（"filum"，糸状組織という意）ウイルスはウイルス粒子が紐状で長いことに由来して命名された．フィロウイルス科（*Filoviridae*）はゲノムに非分節一本鎖マイナス鎖 RNA をもつ特徴からモノネガウイルス目（*Mononegavirales*）に分類されている．エボラウイルス属（*Ebolavirus*）とマールブルグウイルス属（*Marburgvirus*）が属しており，それぞれ劇症型ウイルス性出血熱の代表的な病原体であるエボラウイルスとマールブルグウイルス〔マールブルグマールブルグウイルス（*Marburg marburgvirus*）〕が含まれる．両ウイルスともに感染症法一類感染症に指定されている．

a. 性状

直径 80 nm，長さ 800〜1,000 nm で紐状，環状，U 字状など多形性を示し，表面に等間隔（約 10 nm）で規則正しく並ぶ，長さ約 7 nm のスパイクをもつエンベロープを有する．らせん対称型ヌクレオカプシドを有し，約 19 kbp の非分節一本鎖マイナス鎖 RNA をウイルスゲノムとして内包する．

60℃・30 分の加熱，pH5 や pH8 での処理，フェノール，ホルマリンに感受性がある．

b. 病原性

1) エボラウイルス（*Ebola virus*）

1976 年，コンゴ民主共和国（旧ザイール）北部とスーダン南部で集団発生した出血熱患者から分離され，最初の患者が出た地域を流れる川の名にちなんでエボラウイルスと命名された．その後も，サハラ砂漠以南の中央アフリカ地域を中心にエボラ出血熱の流行がしばしば発生している．エボラウイルスの自然宿主はオオコウモリ（*Hypsignathus monstrosus* など）であると考えられている．

ヒトへの感染経路は感染動物や患者の血液，体液や排泄物との直接接触である．潜伏期間は平均約 1 週間で，発熱，全身倦怠感，頭痛，筋肉痛，胸痛などで発症し，腹痛，下痢，嘔吐をきたし 2〜3 日で急速に悪化する．やがて消化管，皮膚をはじめ種々の臓器内に出血し，多臓器不全を起こす．

現在，ザイールエボラウイルス（*Zaire ebolavi-*

rus, コンゴ民主共和国やガボン), スーダンエボラウイルス(*Sudan ebolavirus*, スーダンやウガンダ), タイ・フォレストエボラウイルス(*Tai Forest ebolavirus*, コートジボアール), ブンディブギョエボラウイルス(*Bundibugyo ebolavirus*, ウガンダ), レストンエボラウイルス(*Reston ebolavirus*, フィリピン)の5種が分離同定されている. それぞれヒトへの病原性は異なり, 致死率はザイールエボラウイルスが約90%と最も高く, 次いでスーダンエボラウイルスの約50%, ブンディブギョエボラウイルスでは約34%となる. レストンエボラウイルスは1989年, フィリピンから米国に輸出され検疫施設内で死亡したカニクイザルから分離されたウイルスで, アフリカ大陸以外の地域(フィリピン)に分布する唯一のエボラウイルスである. 当時, 飼育担当者4名が抗体陽性となったが, いずれも不顕性感染であり, ヒトでの病原性は低いと考えられている.

2) マールブルグウイルス

1967年, ドイツとセルビア・モンテネグロ(旧ユーゴスラビア)でポリオワクチン製造のためにウガンダから輸入されたアフリカミドリザルの初代腎細胞培養作業に携わった人々の間で重篤な出血熱が発生し, 患者31名中7名が死亡した. その原因ウイルスとして分離されたのがマールブルグウイルスである. 最初に患者が出た地域の名にちなんでマールブルグウイルスと命名された. 以後, 1999年コンゴ民主共和国(旧ザイール)(患者154名中128名死亡)と2004年アンゴラ(患者374名中329名死亡)で集団発生例が報告されている. マールブルグウイルスの自然宿主もエボラウイルスと同様にオオコウモリであると考えられている. マールブルグウイルス属はマールブルグマールブルグウイルス(*Marburg marburgvirus*)の1種のみである.

ヒトへの感染は感染動物や患者の血液, 体液や排泄物との直接接触および患者との性的接触による. 潜伏期は3~10日で, 発熱, 頭痛, 全身倦怠感, 筋肉痛, 皮膚粘膜発疹, 咽頭結膜炎に続き, 全身諸臓器に出血をきたし, 多臓器不全を起こす.

c. 検査・診断

臨床症状や一般臨床検査所見からはウイルス性出血熱の確定診断はできず, 確定診断には実験室診断が必要となる. わが国では国立感染症研究所でのみ行われている. 実験室診断は, 血液, 組織からの特異抗原の検出やRT-PCR法によるウイルスゲノムの検出, 急性期血清中のIgM抗体の検出やペア血清(急性期と回復期の血清)によるIgG抗体価の上昇の確認を行う. また, わが国ではウイルス性出血熱は輸入感染症であるため, 流行地への渡航歴や職歴などの問診も重要な情報となる.

d. 治療・予防

治療は対症療法が中心となり隔離病室で行う. 患者の血液, 体液や排泄物は感染源となるので, 医療従事者や患者家族は防護用具(マスク, ガウン, グローブ, ゴーグルなど)を使用し, 二次感染防止を講じる. 有効なワクチンはない.

参考文献

1) 高田賢蔵:医科ウイルス学 改訂第3版. 南江堂, 2009
   ※医学に関するウイルスについて基礎から臨床まで幅広く記載されており, 本格的にウイルス学を学ぶ学生の教科書として最適
2) 金井正光(監修):臨床検査法提要 改訂第33版. 金原出版, 2010
   ※臨床検査法全般の良書であり, その一部にウイルス感染症の検査法について, さらにはその病態評価に関わる生化学的, 病理学的検査手技についても具体的に記載されている
3) 田代眞人, 午島廣治(編集):ウイルス感染症の検査・診断スタンダード. 羊土社, 2011
   ※臨床症状別にウイルスを分類し, 臨床・実験室検査まで詳細に記述されており, さらに実験室検査手技について具体的に記載されている
4) 国立感染症研究所ホームページ http://www.nih.go.jp/niid/ja/
   ※全国の地方衛生研究所や検疫所から集められた情報を元に, 国内で流行する病原微生物検出情報や感染症法に規定された疾患患者の発生調査など, ウイルス疾患だけでなく種々の感染症のわが国での発生について詳しく記載されている

第9章 プリオン

学習のポイント

1. プリオンの本体は細菌やウイルスと異なり核酸をもたない単一の蛋白質であり，正常型と異常型が存在する．
2. プリオン病とは異常型プリオン蛋白の中枢神経への異常蓄積が原因で起こる進行性致死性の感染性神経変性疾患である．
3. ヒトのプリオン病はその発生原因から，孤発性，感染性，遺伝性プリオン病に分類され，それぞれに特有の疾患が見られる．

本章を理解するためのキーワード

❶ 異常型プリオン蛋白 prion protein scrapie isoform（PrP^{sc}）
脳の神経細胞やグリア細胞に存在する正常型プリオン蛋白質 PrP^c が，立体構造の変化により蛋白分解酵素により壊されず，熱や化学薬品による変性処理にも抵抗性の性質を得たもの．これが脳内に蓄積することによりプリオン病が発病すると考えられている．

❷ βシート状構造
蛋白質の二次構造の一種で，PrP^{sc} でみられる構造．PrP^{sc} のポリペプチド鎖が平行あるいは逆平行に水素結合で結合し，折りたたまれた状態で平面構造をとっているもの．

❸ ミオクローヌス
意志とは無関係に運動を起こす不随意運動の一種で，プリオン病ではミオクローヌスを起こすものと起こさないものがある．

❹ 周期的同期性放電（periodic synchronous discharges；PSD）
異常脳波の一種で，左右同期性の発作性放電が一定の周期をもって出現すること．

❺ 14-3-3 蛋白質
神経細胞死のマーカーでありプリオン病患者の脳脊髄液で著明に増加することがわかっている．

❻ クールー斑
クールー患者の小脳皮質顆粒層にみられる放射状に配列するアミロイド線維塊による斑点．

A 異常プリオン蛋白

プリオン prion は proteinaceous infectious particle（蛋白性感染粒子）の略で，1982年にカリフォルニア大学の Stanley B. Prusiner 博士により命名された．細菌やウイルスと異なり核酸ゲノムをもたず，蛋白質自体が感染性を示すという特徴を有する．S.B. Prusiner 博士はこの研究により，1997年にノーベル生理学・医学賞を受賞している．

プリオンの本体は異常型プリオン蛋白（prion protein scrapie isoform；PrP^{sc}）で，正常細胞に発現する正常型プリオン蛋白（prion protein cellular isoform；PrP^c）の異常な立体構造をとる構造異性体である．

プリオン病とは，進行性で致死性の感染性神経変性疾患のことで，PrP^{sc} の中枢神経への異常蓄積が原因となる伝達性海綿状脳症（transmissible spongiform encephalopathy；TSE）の総称である．ヒトのプリオン病は発症要因から，孤発性，遺伝性，感染性プリオン病の3つに分類される．

1. 性状

　プリオン蛋白質（PrP）は，ヒト染色体20番目のPrP遺伝子にコードされており，正常細胞ではPrP^{C}として存在する．PrP^{C}の機能は明らかではないが，種々のほ乳類間でアミノ酸や遺伝子配列は保存されており，中枢神経系に多く発現している．

　プリオン病は，このPrP^{C}が立体構造を変えてPrP^{Sc}となり脳内に蓄積することで，神経細胞死が起こり，脳組織に空胞が生じて海綿状（スポンジ状）となることにより発病すると考えられている．

　PrP^{C}とPrP^{Sc}はアミノ酸残基数や配列は同じであるが，構造的に異なり，PrP^{C}のもつαヘリックス構造からPrP^{Sc}のβシート状構造を形成する．

　PrP^{Sc}はPrP^{C}と異なり，蛋白質分解酵素（proteinase K）処理に抵抗性を示し，熱や酸による変性処理にもきわめて抵抗性が高い．

2. 病原性

a. 孤発性プリオン病

　発病原因が不明であるプリオン病で，孤発性クロイツフェルト・ヤコブ病（sporadic Creutzfeldt-Jakob disease；sCJD）が該当する．孤発性プリオン病は①PrP遺伝子のコドン129がメチオニンMetあるいはバリンValという正常多型による遺伝子型と，②脳PrP^{Sc}のproteinase K処理後に検出される糖鎖付加を受けていない最小のフラグメントが，21 KD（タイプ1）と19 KD（タイプ2）に分かれることを利用したタイピングの組み合わせで分類される．例えば，コドン129がMet/Metでタイプ1型のPrP^{Sc}を有する場合MM1と分類される．

　MM1とMV1は古典型CJDとよばれ，有病率は100万人に1人前後で地域差はない．多くは初老期に精神症状と高次機能障害（記憶力・計算力の低下，行動異常，性格変化，無関心，失認，幻覚，妄想など），運動失調，歩行障害，視覚異常などで発症（平均64.0±10.0歳（25〜85歳））し，急速進行性認知症，ミオクローヌス，特徴的な脳波所見（周期性同調性放電 periodic synchronous discharge；PSD）を呈し，数か月で無動性無言に陥る．1〜2年（平均15.8か月）で全身衰弱，呼吸麻痺，肺炎などで死亡する．

　VV2は欧州では古典型についで多く，失調症状で発症し，後期ではミオクローヌスを認めるが，PSDを呈するのは10％以下である．MV2も失調や進行性認知症を特徴とする．MM2は皮質型と視床型に分類され，皮質型は60歳以降に認知症で発症し，進行は緩徐でミオクローヌスや失調症状を示す．PSDは認めない．頭部MRI拡散強調画像（diffusion weighted image；DWI）で皮質に高信号域を認める．視床型は孤発性致死性不眠症ともよばれ，進行は緩徐で失調，視野異常，認知機能障害を特徴とし，不眠症や自律神経症状，運動障害を呈する．ミオクローヌスは認めないことが多く，DWIで高信号域を呈さない．髄液中の14-3-3蛋白質はほぼ陰性である．VV1は欧米でわずかに認められるが日本では報告はない．

b. 感染性プリオン病

　パプアニューギニアの高地に住むフォア族のみにみられたクールー（Kuru），医療行為を介して伝播した医原性CJDおよび変異型CJD〔variant CJD（vCJD）〕があげられる．

1）クールー

　儀礼的な食人風習により，汚染組織に曝露されることで感染した．女性と子どもが脳と内臓を食べる役割であったため，クールーの死者のほとんどは女性や子どもである．1959年に食人風習の廃止に伴い本疾患も減少した．手足の震えや歩行障害などの小脳症状で発症し，約1年で死に至る．クールー斑 kuru plaque がみられるのが特徴である．なお，クールーを発見したDaniel Carleton Gajdusek 博士に 1976 年度のノーベル生理学・医学賞が授与されている．

2) 医原性 CJD

脳外科手術器具や定位脳深部電極などの器具類，あるいは角膜や脳硬膜の移植，ヒト下垂体ホルモン製剤注射などの医療行為を介して，大脳や小脳実質に感染組織が直接接触する二次感染が原因としてあげられる．わが国では脳硬膜移植での感染が多い．脳硬膜移植から発症までの潜伏期間は 1～25 年（平均 11 年 7 か月）で，孤発性 CJD に比べて若齢での発症傾向（平均 54.7±14.0 歳）が認められる．小脳失調，高次機能障害，精神症状，眼振などで発症し，その後，痙攣やミオクローヌスがみられ，やがて無動性無言状態になる．脳波では PSD が出現する．

3) 変異型 CJD

1996 年に英国で初めて報告された新型 CJD で，ウシ海綿状脳症（bovine spongiform encephalopathy；BSE）由来の食品の経口摂取によってヒトに伝播したと考えられている．若齢での発症（平均 29 歳）と，経過が長い（罹病期間平均 18 か月）ことが特徴である．精神症状，感覚障害で発症し，緩徐に進行する．記憶障害や顔面・四肢の感覚障害も高頻度に認められる．認知症が徐々に顕著となり，舞踏運動やミオクローヌスなどの不随意運動などが出現し，末期には約半数が無動性無言に陥る．PSD は認めない．MRI で視床枕の変性が認められ，大脳および小脳に florid plaque が多数出現する．また，他のヒトプリオン病と異なり，口蓋扁桃，腸管，脾臓などのリンパ組織中に PrP^{sc} の沈着が検出される．

c. 遺伝性プリオン病

PrP のアミノ酸配列を変える遺伝子変異によって発症するプリオン病で，プリオン病全体の 10～15% を占める．常染色体優性遺伝を示し，遺伝性 CJD，ゲルストマン・シュトロイスラー・シャインカー症候群（Gerstmann-Sträussler-Scheinker disease；GSS），致死性家族性不眠症（fatal familial insomnia；FFI）などに分類される．

遺伝性 CJD はこれまでに 28 種類以上の遺伝子変異が原因として報告されている．わが国特有の変異としてはコドン 180 やコドン 232 の置換変異の報告が多い．臨床症状は古典的 CJD と類似する．GSS はコドン 102 やコドン 105 の置換変異が認められる．進行性小脳性運動失調，認知症を主症状とし，40～60 歳代で発症する．進行は緩徐で数年～10 年で無動無言状態となる．ミオクローヌス，脳波異常は認められない．クールー斑類似のアミロイド斑が小脳，大脳，大脳基底核などに沈着する．FFI はコドン 178 の置換変異とコドン 129 の Met/Met が認められる．発症年齢は平均 50 歳で難治性不眠と多汗症，頻脈などの自律神経症状で発症し，進行とともに認知症，錐体路徴候，小脳症状，ミオクローヌスなどを生じる．PSD は認められず，MRI 上の所見も乏しい．亜急性に進行し約 1 年で無動無言状態となる．

3. 検査・診断

臨床症状や病歴，髄液中の 14-3-3 蛋白質や総 tau 蛋白質の増加の検出，脳波検査での PSD の検出，脳 MRI 検査による大脳皮質や基底核での高信号の検出，血液のプリオン遺伝子解析などから総合的に診断される．抗 PrP^{sc} 抗体は産生されないため，血清抗体検査は診断的価値は低い．確定診断には病理解剖が不可欠で，脳組織，扁桃，髄膜，脾臓や角膜などの PrP^{sc} を免疫組織化学またはウエスタンブロット法により同定する．

4. 治療・予防

治療は対症療法が主体となる．

予防は感染経路の遮断が第一であり，PrP^{sc} の大量経口摂取や感染組織の移植などを行わないことである．通常の患者との接触では感染はないとされる．患者検体の取り扱いは，特に脳，脊髄，眼球，脊髄液などプリオンを含む可能性のある臓器や組織には注意を要する．ホルマリン固定後も感染性を保つため，90% 以上の濃度の蟻酸で 1

時間室温処理により感染性をなくした後，解析に用いる．また，検体を3% sodium dodecyl sulfate (SDS)中で5分間以上煮沸することでも感染性がなくなる．その他，5% 次亜塩素酸ナトリウム中に室温で2時間以上の浸漬，高圧蒸気滅菌では132℃，1時間で滅菌できるとされる．

参考文献
1) プリオン病および遅発性ウイルス感染症に関する調査研究班(編)：プリオン病と遅発性ウイルス感染症，金原出版，2010
 ※プリオン病について基礎から臨床まで非常によくまとめられた一冊
2) 厚生労働省遅発性ウイルス感染調査研究班編：クロイツフェルト・ヤコブ病診療マニュアル 改訂版
 ※プリオン病の基本的な概念や分類から臨床検査，治療，感染因子の滅菌法，感染防御，患者のケアに至るまで，プリオン病に関わる様々な情報が医療従事者向けに記載されている
3) 日本神経病理学会 プリオン病剖検・病理検査推進委員会(編)：プリオン病剖検・病理検査ガイドライン2008
 ※プリオン病の剖検ならびに病理検査法について詳細に記載されている
4) 国立感染症研究所(編)：病理原体検出マニュアル〔クロイツフェルト・ヤコブ(CJD)〕
 ※プリオン病を疑う検体の取り扱い方，不活化するための消毒法や滅菌法など実際の対処法および検査の進め方など詳しく記載されている

II 臨床微生物学

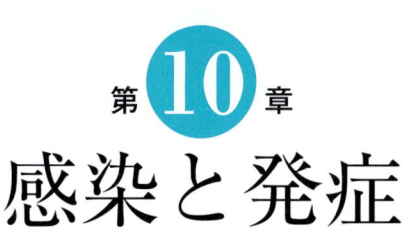

第10章 感染と発症

学習のポイント

❶ ヒトは多種多量の常在微生物叢を有している．細菌検査の結果の解釈には，体の部位ごとに特徴的な常在微生物叢が有用である．
❷ 感染症の成立に関わる病原因子について理解し，病原微生物側の因子である病原性，毒力についても理解を深める．
❸ 感染の成立，進展，治癒において，生理的防御，常在細菌叢，体液性免疫の抵抗因子，細胞性免疫の抵抗因子といった生体防御機構が働く．
❹ 医療技術の進歩に伴い，日和見感染症のリスク患者が増えてきている．日和見感染症の基礎となる病態，原因となる病原体を理解する．
❺ 抗菌薬治療などの治療に伴い，常在細菌叢のバランスが変化する状態があることを理解する．
❻ 以前は院内で発症した感染症を病院感染症とよんでいたが，近年の医療状態を反映し，医療機関，医療行為で起こった感染症に注意を向けるべく医療関連感染症という言葉が用いられるようになってきている．起こりうる感染症，病原微生物について理解する必要がある．
❼ 現代の感染症の特徴として，病院内感染症だけでなく，輸入感染症，人獣通感染症，新興・再興感染症が問題となっている．

本章を理解するためのキーワード

❶ **常在細菌叢（microbiome）**
健常なヒトの皮膚・口腔内・消化管など外界と接する部位には多種多量の微生物が存在する．通常，病原菌の侵入に対して防御的に働いており臨床症状を起こすことはないが，時に感染症の原因となることがある．

❷ **病原因子**
感染の成立に関わる微生物側の因子とヒト側の因子．

❸ **病原性**
微生物がある動物に病気を起こさせる力．

❹ **毒力**
病原性の強さ．

❺ **生体防御機構**
宿主の病原微生物に対する防御機構に，生理的防御，常在細菌叢，体液性免疫の抵抗因子，細胞性免疫の抵抗因子がある．

❻ **免疫応答**
感染成立後の免疫応答に細胞性免疫，体液性免疫が関与する．

❼ **易感染宿主**
好中球減少，体液性免疫不全，細胞性免疫不全など，何らかの免疫不全状態にある宿主．

❽ 日和見感染症
通常病原性の低い弱毒微生物が原因となり，易感染宿主に起こる感染症．

❾ 菌交代現象
抗菌薬投与などの影響により，正常細菌叢のバランスが著しく変化する状態．

❿ 菌交代症
菌交代現象に伴い増殖した病原微生物により引き起こされる感染症．

⓫ 病院感染症
病院内で発症した感染症．

⓬ 医療関連感染症
医療処置を受けている間に起こる，幅広い細菌（一般的な細菌，稀な細菌を含む），真菌，ウイルス感染症．

⓭ 不顕性感染
感染は成立しているが，臨床的症状を示さない状態．

⓮ キャリア
不顕性感染を示す宿主．

⓯ 輸入感染症
日本国外で感染し国内の医療機関で診断された感染症．

⓰ 人獣（畜）共通感染症
元来動物に感染する病原体が，ヒトに感染したもの．

A 常在細菌叢

　ヒトの皮膚・口腔内・消化管など外部と接する部位には，多種多様な微生物が存在しており，これを常在微生物叢（human microbiome）という．常在微生物叢は，細菌，真菌，古細菌などから形成されるが，慣用的に常在細菌叢とよばれることも多い．以前は健常者に通常存在する細菌群，という意味で正常細菌叢（normal flora）ともよばれていた．常在細菌叢は，消化管だけで1,000種類以上，ヒトの全細胞数の10倍にあたる1,000億個，1 kgにも達するとされている．常在細菌叢は相利共生の状態にあるようにみえるが，栄養吸収，免疫系の発達，病原菌からの防御など，ヒトにとって大変有益な役割を果たしていると同時に，内因性感染の原因菌となる場合もある．

　近年の遺伝子解析手法の発達に伴い，試料中に存在するすべての微生物の遺伝子配列を解読するメタゲノム解析が可能になった．これにより，より正確な菌量の推定や，培地や菌量の問題で培養が困難であった菌種の同定，さらには病原体やヒトとの相互作用など，常在細菌叢に関する研究が急速に進んでいる．

1. 常在細菌叢の分布

　ヒトは，新生児として母体外に出て以来，さまざまな微生物や環境に曝露されることで常在細菌叢が形作られていく．しかしその種類は，体の部位，個人のおかれる環境，慢性疾患の有無，成長や時間経過によって大きく異なる．ただし，消化管におけるバクテロイデス，口腔内のα溶血性レンサ球菌のように共通して存在しているものも多い．表1に，遺伝子解析の結果優位であった細菌門と，培養法などで通常同定されることの多い細菌属名を示す．これを理解することにより，その部位での外界とのバリアが破綻した際に起こる感染症の起炎菌を予測することが可能になる．

a. 皮膚
　表皮ブドウ球菌，ミクロコッカス属，レンサ球菌属がみられる．毛根部には，嫌気性のプロピオニバクテリウム属が多く存在する．

b. 口腔
　レンサ球菌属（*S. mitis*, *S. sanguinis*, *S salivarius*, *S. anginosus*など）とアクチノミセス属が大部分を占め，ベイヨネラ，ヘモフィルス，ナイセリア，プレボテラ，フソバクテリウム，コリネバクテリウム，ロチア，ペプトストレプトコッカス，トレポネーマ属も認められる．歯垢には，アクチノミセス属が多いとされている．宿主の状態によっては，腸内細菌科，ブドウ糖非発酵菌，ブドウ球菌，真菌が検出される場合もある．

表1 ヒトの常在細菌叢

部位	優位な細菌門	代表的な菌種
口腔	フィルミクテス，アクチノバクテリア	α-レンサ球菌，ナイセリア，ベイヨネラ，ペプトコッカス，ペプトストレプトコッカス，アクチノミセス，フソバクテリウム，バクテロイデス，腸内細菌科，スピロヘータ，真菌
上気道	フィルミクテス，プロテオバクテリア	レンサ球菌，ナイセリア，ブドウ球菌，ペプトコッカス，ペプトストレプトコッカス，アクチノミセス，バクテロイデス，コリネバクテリウム
大腸	フィルミクテス，アクチノバクテリア，バクテロイデス	バクテロイデス，ビフィドバクテリウム，ユーバクテリウム，ペプトストレプトコッカス，腸内細菌科，腸球菌，クロストリジウム，ラクトバシラス，ベイヨネラ
泌尿生殖器	フィルミクテス，アクチノバクテリア，プロテオバクテリア	ラクトバシラス，腸内細菌科，ブドウ球菌，レンサ球菌，ユーバクテリウム，コリネバクテリウム
皮膚	アクチノバクテリア，フィルミクテス，プロテオバクテリア	プロピオニバクテリウム，コアグラーゼ陰性ブドウ球菌，黄色ブドウ球菌，レンサ球菌，ミクロコッカス

グラム陽性菌は，フィルミクテス門 Firmicutes とアクチノバクテリア（放線菌）門 Actinobacteria に分けられる．プロテオバクテリア門はグラム陰性で，腸内細菌科，緑膿菌などが含まれる．

c. 上気道

鼻前庭部・鼻粘膜には表皮ブドウ球菌やコリネバクテリウム属が存在する．しばしば黄色ブドウ球菌も認められる．また，鼻は呼吸器の入口にあたるため，肺炎球菌，インフルエンザ桿菌などの病原微生物が定着し，場合によっては副鼻腔炎や肺炎などの感染症を起こすことがある．咽頭には，レンサ球菌，ナイセリア属などが存在し，口腔の細菌叢に近い．

d. 消化管

胃は酸性が強く，微生物はほとんど検出されないが，成人，特に高齢者ではピロリ菌を保菌している場合がある．小腸から回腸と肛門側に近くなるに従って菌量が多くなり，大腸では，バクテロイデス，クロストリジウム，ビフィドバクテリウム，ユーバクテリウム，ペプトストレプトコッカス属などの偏性嫌気性菌が多くを占める．腸内細菌科も認められるが，その数はバクテロイデス属に比べると数百倍程度少ない．

e. 泌尿生殖器

尿道から膀胱までは無菌であるが，下部尿道から外陰部には，レンサ球菌属，腸球菌属，腸内細菌科が認められる．腟内はラクトバシラス属（デーデルライン桿菌ともよばれる）の増殖により酸性に保たれている．これにより他の病原微生物が抑制されており，腟の自浄作用という．恥垢や包皮には *Mycobacterium smegmatis* が存在する．

2. 常在細菌叢と感染

常在細菌叢は，基本的には定着（colonization）の状態にあり，感染を起こすことはない．それどころか，病原体が侵入してもその増殖が抑制されるため防御的に働いている．しかし，粘膜など表面のバリアの破壊，尿の逆流など無菌部位との交通が生じると，常在細菌叢そのものが感染症の原因となりうる．例えば，口腔内のα溶血性レンサ球菌は，感染性心内膜炎，肺炎，肺化膿症，咽後膿瘍の重要な起炎菌である．アクチノミセスは顎口腔領域で骨髄炎や膿瘍を形成する．膀胱尿管逆流があれば，糞便で汚染された外陰部から侵入した大腸菌が腎盂腎炎を起こす．虫垂炎が穿孔すれば，バクテロイデス属や腸内細菌が腹膜炎を起こす．

抗菌薬の投与，全身状態の悪化，デバイスの挿入などで常在細菌叢が破壊されると，病原体・非病原体を問わず，通常優位でない菌が定着・増殖する．抗菌薬の投与により，感受性菌が死滅すると，緑膿菌，カンジダ属などの比較的抗菌薬耐性の高いものが増殖し，感染症を起こす．また，常在細菌でなかったMRSA（methicillin-resistant *Staphylococcus aureus*）などの多剤耐性菌が定着しやすくなり，その結果定着した耐性菌により感染症を起こす．

表2 細胞毒素の性状

	外毒素	内毒素
1. 産生の仕方	菌体外に産出される	菌が破壊され，遊離する
2. 成分	高分子蛋白質 （分子量1万～90万）	リポ多糖-蛋白複合体 （リピドAが活性を示す）
3. 熱に対する抵抗力	比較的不安定．60℃で破壊される（易熱性）．エンテロトキシンは耐熱性が多い．	比較的安定．60℃以上数時間加熱でも毒性は保たれている（耐熱性）
4. 毒性	きわめて強い	比較的弱い
5. 抗原性（抗毒素産生性）	抗原性あり．抗毒素を産生し，抗毒素は抗原（毒素）を中和する	比較的弱い．多糖部分に対する抗体は産生する
6. トキソイド化	無毒化され，トキソイドとなる	無毒化されにくい．トキソイドになりにくい

B 微生物の病原因子

1. 病原因子

微生物がヒトの体内に入りこみ，定着し増殖することを感染(infection)という．感染の結果，体内に変化が起こり，症状が現れる場合を発症という．微生物の感染を契機に発症した病気を感染症(infectious disease)とよぶ．

微生物とヒトの抵抗力との間の複雑な相互作用の結果，感染・発症が成立することがある．感染症成立の最初の段階として，微生物が局所の細胞と接触し，定着，増殖するところから始まる．これに関与する微生物側の因子を定着因子(adhesin)とよび，細菌における線毛などが知られている．その一方で，ヒト側の因子として，定着因子と特異的に結合するレセプターの存在が想定されている．これら，感染の成立にかかわる微生物側の因子，ヒト側の因子を併せて病原因子(pathogenesis)とよぶ．

ヒトの体内に寄生し，病気の原因となる細菌を病原菌(pathogen)とよんでいる．これに対し，ヒトへの寄生性がない，あるいは，あったとしても病気の原因とはならない細菌非病原菌(non-pathogen)とよぶ．病原菌，非病原菌という言葉は微生物とヒトとの間の相対的な概念であり，微生物の病原性とヒトの抵抗力の関係に左右される．

2. 病原性と毒力

微生物がある動物に病気を起こさせる力を有する場合，その微生物はその動物に病原性(pathogenicity)をもつといい，病原性の強さをビルレンス(virulence, 毒力または菌力)という．ビルレンスは病原性の量的表現であり，通常 LD_{50}〔50%致死量(lethal dosis)：感染動物の50%を殺すのに要する菌数または毒素量〕で表される．細菌のビルレンスは組織侵襲性，毒素産生性の2つに分けられる．

a. 侵襲性

微生物がヒト細胞内に侵入，増殖し，病巣を広げていく力を侵襲性(invasiveness)という．

b. 毒素

微生物によって産生される物質で，動物に与えると何らかの障害を起こす物質を毒素といい，①菌体外毒素〔外毒素，エキソトキシン(exotoxin)〕と，②菌体内毒素〔内毒素，エンドトキシン(endotoxin)〕に大別される．近年細菌毒素に関する研究が進み，毒素を化学的に，①蛋白毒素(菌体外毒素，菌体内にも外にもみられる毒素を含む)，②リポ多糖毒素(菌体内毒素)に分けている(表2)．

1) 蛋白毒素

ジフテリア菌毒素，破傷風菌毒素，ボツリヌス菌毒素が代表的である．いずれも熱に弱い蛋白質性の毒素で，微量で生体に激しい毒性を表す．

溶血毒素(hemolysin)としてレンサ球菌(A, C, G群)産生のストレプトリジン(streptolysin) O, S, ブドウ球菌, ガス壊疽菌, コレラ菌, 破傷風菌産生の溶血毒素がある. エンテロトキシン enterotoxin(腸管毒素)としてコレラ菌, 志賀赤痢菌, 黄色ブドウ球菌, 大腸菌, 腸炎ビブリオ, ガス壊疽菌, セレウス菌産生のエンテロトキシンが知られている.

このほかA群レンサ球菌産生性の発赤毒素(ディック毒素, Dick's toxin), レンサ球菌, ブドウ球菌, 肺炎球菌, 緑膿菌などが産生する白血球の破壊を促すロイコシジン(leukocidin)がある.

また, 抗菌薬投与後に発症する偽膜性腸炎の原因として, *Clostridium difficile* が産生する毒素が知られる.

表2に示すように外毒素は一般に易熱性であるが, エンテロトキシンは100℃ 20分の加熱でも破壊されない耐熱性であるものが多い. 抗原性(免疫能力)は十分に保ちながら, ホルマリンなどで無毒化したものをトキソイド(toxoid)という. 外毒素はトキソイド化されやすく, 予防接種に用いられている.

主な菌体外毒素として次のものがある. ①コアグラーゼ(黄色ブドウ球菌), ②ストレプトキナーゼ(レンサ球菌), ③ストレプトドルナーゼ(レンサ球菌), ④ヒアルロニダーゼ(ブドウ球菌, レンサ球菌, 肺炎球菌, ガス壊疽菌などグラム陽性菌), ⑤コラゲナーゼ(ガス壊疽菌).

2) リポ多糖毒素

リポ多糖毒素(内毒素)は, グラム陰性桿菌の細胞壁を構成しているリポ多糖蛋白複合体(LPS)である. グラム陰性桿菌が死滅し自己融解することにより血中に遊離してくる. 生物活性を示す主なものはリピド lipid A と呼ばれる.

毒性は外毒素よりも弱く, グラム陰性桿菌菌血症ではしばしば播種性血管内凝固異常症候群(DIC)やショック症状(endotoxin shock)を引き起こす. 内毒素の活性検出法として, カブトガニの血球の抽出物と反応させて検出するリムルステスト(Limulus lysate test)がある.

C 宿主の抵抗力

1. 生体防御機構

抗原(微生物)が生体内に入り感染が成立すると, 免疫応答の結果, 生体内に特異的な抗体が作られる. これには, 体液性免疫と細胞性免疫があり感染防御因子として働く. 感染症の進展と治癒は, 微生物の宿主の自然免疫および, 特異性を持った抗体(獲得免疫)との一連の免疫反応に基づいている(本シリーズ『免疫検査学』参照).

微生物が病原性を表す場合, 宿主のさまざまな条件により発症するかしないかが決まる. これを左右する因子には, 次の事項があげられる.

a. 宿主の感受性

先天的素因, 性, 年齢の差, 栄養, ホルモン, ビタミン, 代謝の異常, 疲労などによりその発症に差異を生じる.

b. 生理的防御

皮膚, 粘膜面は菌の侵入を防いでいる. 呼吸器では, 鼻腔内における異物の濾過, 気道における咳反射, 気管支上皮の線毛運動による異物の排除. 消化管では胃酸による菌の抑制, 尿路では排尿による洗浄作用などがある. 皮膚での皮脂腺, 汗腺からの分泌物による異物の排除, 粘液面からのリゾチームなどの抗菌作用物質やIgA抗体の分泌が知られている.

c. 常在細菌叢, 体液性免疫の抵抗因子

ヒトの常在細菌叢は外来菌の侵入, 定着, 増殖を防ぐ.

1) リゾチーム(lysozyme)

涙, 唾液, 血清, 白血球などに広く分布し, グラム陽性菌を溶菌させる.

2) プロパージン(properdin)

血清中の蛋白成分である. Mg^{2+} イオンおよび

補体のもとでグラム陽性菌，ウイルスに殺菌作用を示す．

3) インターフェロン(interferon)

ある種のウイルスまたは誘発物質が細胞に作用することによって細胞から産出される蛋白物質である．ウイルスの増殖を抑制する(第8章　ウイルス参照)．

4) 血液中の抗菌物質

血小板から遊離するβ-リジン(β-lysin)，プラキン(plakin)，白血球由来のロイキン(leukin)，ファゴサイチン(phagocytin)が知られている．

5) 免疫グロブリン，補体

免疫グロブリン(IgM，IgG，IgA，分泌型IgA)と補体がある．

d. 細胞性免疫の抵抗因子

微生物が生体に入ると食細胞により捕捉される．これを食菌作用(phagocytosis)という．これにあずかる食細胞は，多核白血球，網内系のマクロファージ，血液，炎症局所に遊離しているマクロファージである．食細胞が微生物を貪食するとき食菌しやすいように微生物に作用する血清中の物質をオプソニン(opsonin)という．これは自然抗体と考えられている．補体の存在下で貪食されやすいように働くことをオプソニン作用という．炎症局所では，病原体へ向かって食細胞(マクロファージ，好中球)が出現し(走化性，chemotaxis)，病原体を取り込み(食菌，ingestion)，殺菌(killing)する．細胞内増殖菌は好中球が主に処理する．

2. 免疫応答

感染後の免疫応答は，リンパ球のT細胞，B細胞が関与する．生体内に入り込んだ抗原(微生物)はマクロファージに食菌され，修飾を受けた抗原物質はT細胞へ伝達され，感作T細胞を介してサイトカインの産生，マクロファージの活性化などが起こり，食菌，殺菌が増強され，細胞性免疫が成立する．細胞性免疫は，細胞内寄生性の高い微生物(結核菌，リステリア，サルモネラ，ブルセラ，真菌，ウイルスなど)に対して成立する．

体液性免疫は，T細胞の関与のもとにB細胞の増殖と形質細胞から抗原に応じた特異抗体を含む免疫グロブリン(Ig)が産生され成立する．この抗体産生は，T細胞のヘルパーT細胞(helper T cell)，サプレッサーT細胞(suppressor T cell)が関与し，前者は増強的，後者は抑制的に働いて調節されている．感染初期は，IgM，次いでIgGが主役をなし，局所免疫は分泌型IgAが関与する．毒素産生菌，細胞外増殖菌に対して成立し，毒素の中和，オプソニン作用，補体のもとでの溶菌作用，ウイルス中和などが行われる．

D 感染の発現

病原体による感染が成立，すなわち生体内で安定な増殖を起こしても，必ずしも発病するとは限らない．病原性のある微生物が，宿主と微生物の両方の作用によって宿主に何らかの臨床的症状をもたらした場合，発病したという．これを顕性感染ともいう．一方，感染は成立しているが，臨床的症状を示さない状態は不顕性感染とよばれる．不顕性感染を示す宿主は，感染源として気づかれず，病原体を他に広げてしまうおそれがある．このような宿主をキャリアと呼ぶ．多くの微生物は宿主が寿命を迎えるまで不顕性感染のままであることが多い．HBe抗原陽性のB型肝炎キャリアの血液により針刺しをすると，約30%で感染が成立する．急性肝炎を起こす(顕性感染)場合，キャリアとなってそのまま生涯を終える(不顕性感染)場合，数年以上してから慢性肝炎・肝硬変へと至る(時間がたって顕性感染へ移行する)場合がある．このように，同じ病原体でも，病原体と宿主の関係によって顕性感染と不顕性感染のどちらもありうる場合や，不顕性感染でも時間的経過とともに，顕性感染となる場合がある．

E 感染経路

1. 水平感染

　水平感染とは病原体が不衛生な接触や，汚染した飲食物や空気，またはベクターを介して個体から個体へ感染する様式のことをいう．また不衛生な行為によって同じ個体のある部位から別の部位に感染が広がる場合もある．ベクターとは，それ自身は病原体ではないが，病原体を保有しある宿主から別の宿主に病原体を運び，感染症を媒介するものである．代表的なベクターとして，マラリアや，日本脳炎，ラッサ熱などを媒介する蚊，ライム病などを媒介するダニ類，発疹チフスなどを媒介するシラミなどの節足動物（表3）がある．また，感染している動物との直接接触やその糞などを介して水平感染する人獣共通感染症も重要である（表4）．

2. 垂直感染

　垂直感染とは病原体が直接母親から子供に伝播する感染様式のことをいう．狭義には経胎盤感染など子供が出生する以前に伝播することをいうが，産道感染や母乳を介する感染のように，生後間もない時期に伝播することも含める場合もある．こうした垂直感染をきたす病原体としては，B型肝炎ウイルス，C型肝炎ウイルス，ヒト免疫不全ウイルス（HIV），B群溶血性レンサ球菌などがある．また，成人T細胞性白血病ウイルスは母乳を介して垂直感染することが知られている．

3. 経口感染

　経口感染とは，感染動物由来の肉や，感染性微生物に汚染された食物・水などの経口摂取により成立する感染症である．各種病原性大腸菌，サルモネラ，カンピロバクターやノロウイルスなどによる食中毒や旅行者下痢症，腸チフス，赤痢，コレラやA型肝炎，ポリオなどがこの感染経路を

表3　節足動物をベクターとして媒介される感染症

ベクター	感染症	原因微生物
蚊	マラリア*	*Plasmodium* 属の原虫
	デング熱*，黄熱*	*Flavivirus*
	ウイルス性脳炎（日本脳炎* など）	*Flavivirus, Arbovirus*
ダニ	ライム病*	*Borrelia burgdorferi*
	回帰熱*	*Borrelia* 属
	ツツガムシ病*	*Orientia tsutsugamushi*
	野兎病*	*Francisella turalensis*
	紅斑熱（ロッキー山紅斑熱*，エールリキア症など）	*Rickettsia rickettsii, Ehrlichia* 属
シラミ	発疹チフス*	*Rickettsia prowazekii*
	塹壕熱	*Bartonella quintana*
ノミ	ペスト○	*Yersinia pestis*
	発疹熱	*Rickettsia typhi*
ツェツェバエ	アフリカ睡眠病	*Trypanosoma*
サシガメ	シャガス病	*Trypanosoma cruzi*
スナバエ	カラ・アザールと他のリーシュマニア症	*Leishmania*

○ 感染症法第一類感染症．
* 感染症法第四類感染症．

表4　人獣共通感染症（節足動物が媒介するものを除く）

感染症と病原体		媒介する動物
細菌性		
パスツレラ症	*Pasteurella multocida*	イヌ，ネコなど
野兎病*	*Francisella turalensis*	ウサギ，ジャコウネズミなど
ブルセラ症*	*Brucella melitensis* など	ヒツジ，ヤギ，ウシ，ブタ，イヌなど
リステリア症など	*Listeria monocytogenes*	ウシ，ヒツジなど（ヒトへは汚染された乳製品で感染）
ウイルス性		
インフルエンザ△	Influenza virus	トリ，ブタなど
狂犬病*など	Rabies virus	イヌ，アライグマ，コウモリなど
コクシエラ，バルトネラ性		
Q熱*	*Coxiella burnetii*	ウシ，ヒツジなど
ネコ引っかき病など	*Bartonella henselae*	ネコ
クラミジア性		
オウム病*など	*Chlamydophila psitaci*	鳥類
寄生虫性		
アニサキス症など	*Anisakis*	魚介類
真菌性		
クリプトコッカス症など	*Cryptococcus neoformans*	ハトなど

* 感染症法第四類感染症．
△ 感染症法第五類感染症（定点報告）．

とる．

4. 空気感染

咳やくしゃみで周囲に飛散する病原微生物を含んだ飛沫のうち，それに含まれている水分が蒸発して，大きさが5μm以下の小さく軽い飛沫核となっても感染性を保つ病原微生物がある．この場合，飛沫核が長時間，長距離にわたって空気中を浮遊することになるため，呼吸によりこの飛沫核を吸い込むことで感染が成立する．このような感染様式を空気感染という．空気感染をきたす代表的な病原体は，結核菌，麻疹ウイルス，水痘ウイルスがあげられる．

5. 飛沫感染

気道感染症を発症した患者の咳やくしゃみ，あるいは吸痰などの処置によって生じるしぶき（飛沫）には，感染性のある病原微生物が含まれている．この飛沫が他の人の気道粘膜に到達して感染が成立することを，飛沫感染という．ここでいう飛沫は，水分を多く含んでおり大きさが5μm以上と大きく，その飛散距離はせいぜい1.5〜2mである．こうした感染経路をとるのは，インフルエンザや風疹など上気道炎症状を伴うウイルス感染症や，百日咳，マイコプラズマ感染症，ジフテリアなどがあげられる．

6. 接触感染

接触感染とは，皮膚や粘膜の直接接触あるいは，体温計や聴診器などの医療器具や患者周囲の環境（ベッド柵や手すりなど）を介した間接接触によって病原微生物が伝播し，感染が成立する場合をいう．こうした接触感染を主な感染経路とするのは，MRSAなどの薬剤耐性菌やノロウイルス，RSウイルスによる感染症，伝染性膿痂疹（黄色ブドウ球菌）や，流行性角結膜炎（アデノウイルス），各種の性感染症（梅毒，性器クラミジア，淋菌感染症，B型肝炎，HIV感染症など）がある．

上記のベクターを介した水平感染や人獣共通感染症，母親から児に感染する垂直感染，食中毒などの経口感染は公衆衛生学的に重要であり，空気・飛沫・接触感染は病院感染対策上の感染経路別対策を理解するうえで重要な感染経路である．

F 現代の感染症の特徴

1. 日和見感染症

感染症の成立には，微生物と宿主（ヒト）の抵抗力との間の複雑な相互作用が関わるが，何らかの免疫不全状態にある宿主を**易感染宿主**（compromised host）という．通常の免疫状態では感染が成立しないような，病原性の低い弱毒微生物であっても，易感染宿主に対しては，感染症を発症することがあり，このような感染症を**日和見感染症**（opportunistic infection）とよぶ．

主な免疫不全状態として，好中球減少，細胞性免疫不全，体液性免疫不全がある．

a. 好中球減少

悪性疾患に対する抗がん剤治療，放射線治療に伴う骨髄抑制は，好中球を減少するとともに，好中球の走化性の低下，貪食能の低下，細胞内殺菌作用の低下をきたす．

b. 細胞性免疫不全

抗がん剤治療などの細胞傷害性のある治療，広範囲の放射線治療，膠原病や臓器移植に対する免疫抑制剤の使用（副腎皮質ステロイドなど）は細胞性免疫不全の原因となる．抗腫瘍効果や免疫抑制効果を目的として使用するモノクローナル抗体（リツキシマブなど）も，長期にわたる深刻な細胞性免疫不全状態となる可能性がある．また，細胞性免疫不全をきたす疾患として，human immunodeficiency virus（HIV）感染，悪性リンパ腫（特にホジキンリンパ腫）などが知られている．さらに近年，関節リウマチやクローン病などの治療薬として用いられている抗 tumor necrosis factor-α

表5 日和見感染症の原因微生物と主な病態

原因微生物		主な病態
1. 細菌	表皮ブドウ球菌	カテーテル関連血流感染症
	ブドウ糖非発酵菌	院内肺炎，尿路感染，菌血症など
	緑膿菌	
	アシネトバクター	
	抗酸菌	
	結核菌	肺結核症，粟粒結核
	非結核性抗酸菌 (Mycobacterium avium complex など)	播種性抗酸菌症
2. ウイルス	サイトメガロウイルス	網膜炎，肺炎，腸炎など
	ヘルペスウイルス	播種性帯状疱疹
3. 真菌	カンジダ	食道炎，肝膿瘍，カテーテル関連血流感染，眼内炎
	アスペルギルス	侵襲性肺アスペルギルス症
	クリプトコッカス	肺クリプトコッカス症，髄膜炎
	ムーコル	肺ムーコル症
	ニューモシスチス	肺炎
4. 原虫	トキソプラズマ	脳症

(TNF-α)抗体などの生物学的製剤も細胞性免疫不全の原因となる．

c. 体液性免疫不全

慢性リンパ性白血病といったリンパ増殖性疾患や，多発性骨髄腫では体液性免疫を担う免疫グロブリンの産生が減少する．強力な抗がん剤治療，放射線治療では，好中球減少のみならず，低γグロブリン血症を引き起こす．

日和見感染症の代表的な原因微生物とその引き起こす疾患として，次のものがある(表5)．①細菌：表皮ブドウ球菌などの皮膚常在菌(カテーテル関連血流感染)，緑膿菌，アシネトバクターなどブドウ糖非発酵菌(院内肺炎，尿路感染，菌血症など)，抗酸菌(肺結核，粟粒結核，播種性抗酸菌症)，②ウイルス：サイトメガロウイルス(網膜炎，肺炎，腸炎など)，ヘルペスウイルス(播種性帯状疱疹)，③真菌：カンジダ(食道炎，肝膿瘍，カテーテル関連血流感染，眼内炎)，アスペルギルス(侵襲性肺アスペルギルス症)，クリプトコッカス(肺クリプトコッカス症，髄膜炎)，ムーコル(肺ムーコル症)，ニューモシスチス(肺炎)，④原虫：トキソプラズマ(脳症).

2. 菌交代症

正常細菌叢の存在は，生体において外来の病原微生物の侵入を防ぐ役割を担っている(→ p.168：常在細菌叢の項参照)．感染症治療などに伴う抗菌薬(特に広域抗菌薬)の投与は，起炎菌に対する効果とともに，この抗菌薬に感受性のある正常細菌叢も減少・消失させることになる．その結果，投与した抗菌薬に耐性の細菌や真菌が異常に増殖することがある．正常細菌叢のバランスが抗菌薬投与などにより著しく変化することを**菌交代現象**という．また，正常細菌叢により増殖が抑制されていた病原微生物が菌交代現象を起こし，その病原微生物により引き起こされた感染症を**菌交代症**という．

主な菌交代症として，*Candida albicans* による口腔カンジダ症，*Clostridium difficile* による偽膜性大腸炎が有名である．

3. 病院感染症(院内感染症)

米国失病予防管理センター(Centers for Disease Control and Prevention；CDC)は，**病院感染症(院内感染症，nosocomial infection)**を次のように定義してきた「①感染性微生物もしくはそれらの産生する毒素に対する局所もしくは全身の反応であり，②入院時にはそれらの反応がみられず，潜伏期間でもない．」個々の感染症により潜伏期間が異なるため，それぞれの疾患ごとに院内感染かどうかを検討する必要があるが，院内発症の細菌感染の大部分はその潜伏期間が48時間以内であることから，通常，入院後48時間以降に起こる感染症を指すことが多い．多様な医療施設，在宅ケアなどにおける感染にも反映させる必要性から，2004年以降，**医療関連感染症(healthcare-associated infection；HAI)**という言葉を提唱し，「医療処置を受けている間に起こる，幅広い細菌

表6 医療関連感染症の起炎菌

起炎菌	全体	カテーテル関連血流感染症	カテーテル関連尿路感染症	人工呼吸器関連肺炎	術後創部感染
コアグラーゼ陰性ブドウ球菌	15.3%	34.1%	2.5%	1.3%	13.7%
黄色ブドウ球菌	14.5%	9.9%	2.2%	24.4%	30.0%
腸球菌	12.1%	16.0%	14.9%	1.3%	11.2%
カンジダ属	10.7%	11.8%	21.0%	2.7%	2.0%
大腸菌	9.6%	2.7%	21.4%	4.6%	9.6%
緑膿菌	7.9%	3.1%	10.0%	16.3%	5.6%
肺炎桿菌	5.8%	4.9%	7.7%	7.5%	3.0%
Enterobacter 属	4.8%	3.9%	4.1%	8.4%	4.2%
Acinetobacter baumannii	2.7%	2.2%	1.2%	8.4%	0.6%
Klebsiella oxytoca	1.1%	0.9%	0.9%	2.2%	0.7%

(Infection Control And Hospital Epidemiology 2008；29：996-1011 より)

(一般的な細菌, 稀な細菌を含む), 真菌, ウイルス感染症」と定義づけている.

カテーテルや人工呼吸器といった医療器具に関連した感染症, すなわち, カテーテル関連血流感染症, カテーテル関連尿路感染症, 人工呼吸器関連肺炎や, 術後創部感染, クロストリジウム・ディフィシル関連腸炎(偽膜性腸炎)などが医療関連感染症に含まれる.

米国でのデータでは, 主な細菌感染の原因として頻度の高いものから, コアグラーゼ陰性ブドウ球菌, 黄色ブドウ球菌, 腸球菌, カンジダ, 大腸菌, 緑膿菌, 肺炎桿菌, エンテロバクター, アシネトバクター・バウマニ, クレブシエラ・オキシトカとなる(表6). 結核やマイコバクテリウム・アブセッサスなどの抗酸菌やノロウイルスやロタウイルスなどのウイルスも原因となり, 通常市中発症のウイルス感染を起こすインフルエンザウイルスも, 病院内で集団感染を起こすことがある. また, 医療従事者への感染では, 血液曝露にともなう肝炎ウイルス, human immunodeficiency virus(HIV)ウイルスも重要な原因病原体となる.

4. 輸入感染症

海外渡航者や外国人旅行者の増加に伴い, 日本国外で感染し国内の医療機関を受診する患者が増加している. このような感染症を輸入感染症という. 日本国内と同様の病原体による場合もあるが, 国内ではほとんどない, あるいは存在しない

表7 渡航地域と輸入感染症

地域	頻度の高い感染症
東南アジア	デング熱, 皮膚幼虫移行症, マラリア, STD
南中央アジア	デング熱, 腸チフス, マラリア, ウイルス性肝炎
サブサハラアフリカ	マラリア, 住血吸虫症, フィラリア, リケッチャ症
南アメリカ	リーシュマニア, 皮膚幼虫移行症, ハエ蛆症, デング熱
中央アメリカ	皮膚幼虫移行症, デング熱, リーシュマニア
カリブ	デング熱, 皮膚真菌症, 伝染性単核球症

細菌および寄生虫による下痢症, インフルエンザを含む呼吸器感染症は全地域に共通して頻度が高い.
頻度は高くないが重症化する感染症として, 上記のほかに狂犬病, ウイルス性出血熱, 日本脳炎, 髄膜炎菌感染症, 破傷風があげられる.

感染症の頻度が高い地域もある(表7). 輸入感染症で最も頻度が高い(30～80%)のは, 発展途上国における旅行者下痢症である. 病原性大腸菌, サルモネラ, カンピロバクターなどが多いものの, 赤痢, コレラ, アメーバ赤痢, 寄生虫症などを見逃してはならない. マラリア, 腸チフス, ウイルス性肝炎は重症化しやすいため, 常に疑う必要がある. また, デング熱の頻度が東南アジアを中心に全世界で増加している. 旅行先での性行為によるHIV, B型肝炎などの性感染症も輸入感染症に含まれる. 頻度は低いものの, 狂犬病, ウイルス性出血熱, 真菌症(ヒストプラズマ, コクシジオイデス, ブラストミセス)などにも注意が必要

である．渡航地域に応じた飲食物の選択，虫刺症予防，予防投薬，ワクチン接種などが輸入感染症の予防に重要であるが，不十分な旅行者が多いため今後も増加が予想される．

5. 人獣(畜)共通感染症

人獣共通感染症(zoonosis)とは，元来動物に感染する病原体で，ヒトへの感染，ヒト-ヒト間感染が起こらないと通常考えられている病原体が，ヒトに感染する場合をいう．感染している動物との直接接触(野兎病，炭疽症)，咬傷(狂犬病，*Capnocytophaga* 感染症)，摂食(ジアルジア，サルモネラ症，リステリア症)，吸入(野兎病，オウム病)，節足動物媒介(黄熱，チクングニヤ熱)などにより伝播する．変異型クロイツフェルトヤコブ病(variant Creutzfeldt-Jakob disease；vCJD)は，ウシ海綿状脳症(bovine spongiform encephalopathy；BSE)と共通のプリオンにより起こされると考えており，米国からの牛の輸入禁止など大きな社会問題となった．これらの病原体は，輸血，臓器移植などによってヒト-ヒト感染を起こすことがある．ヒトの病原体が動物に感染する場合は reversed zoonoses といい，ウイルス性肝炎，結核，*Staphylococcus aureus* 感染症などがある．

6. STD(性感染症)

性感染症〔sexually transmitted diseases(STDs)あるいは sexually transmitted infections(STIs)〕とは，性的接触によって感染する病気である(**表8**)．性的接触には，異性間の性交だけでなく，同性間，あるいはオーラルセックス，アナルセックスなどが含まれる．全世界的には，HIV(human immunodeficiency virus)感染症は，感染症による死亡原因として呼吸器感染症について2番目に多く年間約300万人が死亡している．HIVの主要な感染様式は性行為である．一般的には，職業上性行為を行う女性での感染率が高いが，アフリカや東南アジアでは，市民へ感染が拡大してい

表8 性感染症

微生物	感染症
Neisseria gonorrhoea	尿道炎，子宮頸管炎，骨盤内炎症性疾患，咽頭炎
Chlamydia trachomatis	尿道炎，子宮頸管炎，骨盤内炎症性疾患，咽頭炎
Treponema pallidum	梅毒
herpes simplex virus (HSV)-1, -2	性器ヘルペス
human papillomavirus	尖圭コンジローマ，子宮頸癌，性器ボーエン病
Molluscipoxvirus	伝染性軟属腫
Trichomonas vaginalis	腟トリコモナス
Phthirus pubis	ケジラミ症
Candida 属	性器カンジダ症
Haemophilus ducreyi	軟性下疳
human immunodeficiency virus(HIV)	後天性免疫不全症候群(AIDS)
A, B, C型肝炎ウイルス	ウイルス性肝炎
Entamoeba histolytica	大腸炎，肝膿瘍

る．日本では，男性同性愛者(men who have sex with men；MSM)間での感染が多いことが特徴である．日本において，現在特に問題となっているのは，クラミジア・淋菌感染症である．もはや，職業上性行為を行う女性だけではなく，若年層を中心に感染が拡大している．これらは，骨盤内炎症性疾患(pelvic inflammatory diseases；PID)の原因菌として知られ，不妊，異所性妊娠，慢性骨盤痛などを10～20%に引き起こす．1つのSTDに感染すると，局所の炎症や免疫の低下により他のSTDに感染しやすくなるため，STDを疑った場合は他のSTDもスクリーニングする必要がある．

7. 新興・再興感染症

新興感染症とは，1970年以降に新しく認識された感染症で，局地的・国際的に問題となりうる感染症である(**表9**)．最近では2009年の新型インフルエンザによるパンデミックが発生した．再興感染症とは，かつて問題となっていた感染症で抗菌薬や公衆衛生の発達によりいったん減少に転

表9　新興感染症

発見年	微生物	感染症
1973	ロタウイルス	腸炎
1976	クリプトスポリジウム	腸炎
1977	エボラウイルス	出血熱
1977	Legionella pneumophila	レジオネラ肺炎
1977	ハンタウイルス	腎症候性出血熱
1977	Campylobacter jejuni	腸炎
1980	ヒトT細胞白血病ウイルス（HTLV-1）	白血病，リンパ腫
1981	毒素産生型 Staphylococcus aureus	毒素性ショック症候群（TSS）
1982	Escherichia coli, O157：H7	腸炎，溶血性毒素症候群（HUS）
1982	Borrelia burgdorferi	ライム病
1983	ヒト免疫不全ウイルス（HIV）	後天性免疫不全症候群（AIDS）
1983	Helicobacter pylori	消化性潰瘍
1988	E型肝炎ウイルス	肝炎
1989	Ehrlichia chaffeensis	ヒト顆粒球・単球エーリキア症
1989	C型肝炎ウイルス	肝炎
1992	Bartonella henselae	猫ひっかき病
1995	ヒトヘルペスウイルス8型（HHV-8）	カポジ肉腫
1996	変異型ヤコブ病プリオン	クロイツフェルト・ヤコブ病
1997	H5N1鳥インフルエンザウイルス	肺炎
1999	ニパウイルス	脳炎
2001	ヒトメタニューモウイルス	急性呼吸器感染症
2003	SARSコロナウイルス	肺炎
2003	Clostridium difficile, strain NAP1/027	偽膜性腸炎
2005	ヒトボカウイルス	肺炎
2009	H1N1豚インフルエンザウイルス	インフルエンザ

じたが，再び増加してきた，あるいは再び問題となる可能性がある感染症である．これまで治療可能で制圧できていた細菌が，薬剤耐性を獲得することもこれに含まれる．マラリアは薬剤による蚊の駆除などさまざまな対策により一時期減少したが，近年は薬剤耐性を伴って再増加している．結核も，イソニアジドをはじめとする化学療法の確立に伴い減少したが，近年は後天性免疫不全症候群（AIDS）の急増や薬剤耐性菌の増加によって感染症による死亡の4番目の原因となっている．その他に，コレラ，ライム病，ダニ脳炎，ウエストナイル熱，デング熱などがあげられる．MRSA（methicillin-resistant Staphylococcus aureus）やVRE（vancomycin-resistant Enterococci）など院内感染で問題になっている薬剤耐性菌も抗菌薬使用の結果出現したもので，新興かつ再興感染症である．2001年に米国で炭疽菌（Bacillus anthracis）の入った郵便物が送付される事件が発生したが，このようなバイオテロ関連微生物も再興感染症に分類されることがある．

G 食中毒

飲食物などに含まれている有害・有毒な物質を摂取することにより生じる障害を，食中毒という．食中毒の原因物質が直接毒物として作用する場合を毒素型食中毒といい，原因物質が微生物でありその増殖によって消化管の感染症を発症する場合を感染性食中毒という．わが国では，食品衛生法に食中毒が発生した場合の届け出や調査・行政処分などについての規定が定められている．

1. 感染型食中毒

感染により体内増殖した細菌が病原性をもつことにより発症する食中毒のことをいう．代表的な菌種には，腸炎ビブリオ，サルモネラ属菌，カンピロバクター，病原性大腸菌，リステリア属菌，エロモナス属菌，Plesiomonas shigelloides, Yersinia enterocolitica などがある．一般的に，感染型食中毒は毒素型食中毒に比べ，潜伏期間が長い．さらに，感染型食中毒は，感染毒素型，感染定着型，感染侵入型の3型に分類される．感染毒素型は，腸管内に菌が定着し，菌の増殖に伴って腸管毒が産生され下痢などを起こすもので，腸管出血性大腸菌，コレラ菌，毒素原生大腸菌，エアロモナス属菌がこれに属する．感染定着型は，毒素を産生しないか，もしくは明確な腸管毒を産生

表10 感染型食中毒を引き起こす菌とその特徴

型	菌名	菌の特徴	潜伏期	原因となる食品	臨床症状
感染毒素型	腸管出血性大腸菌[†] (Enterohemorrhagic E. coli：EHEC)	ベロ毒素産生 O157：H7，O26：H11 など	2〜5日 (7日でも起こりうる)	牛生肉，生牛乳，生野菜など	水様下痢から粘血便，腹痛，溶血性尿毒症症候群(HUS)
	毒素原生大腸菌 (Enterotoxigenic E. coli：ETEC)	易熱性毒素(LT)と耐熱性毒素(ST) O6, O25, O27, O148, O159, O169 など	1〜数日	患者・保菌者や家畜などの糞便に汚染された食品や飲料水	下痢，嘔吐，脱水（コレラに似る）
	コレラ菌[†] (Vibrio cholerae)	エルトール型コレラ (V. cholerae O1)と ベンガル型コレラ (V. cholerae O139)	1〜5日	コレラ患者の排泄物(便，吐物)で汚染された食品や水	健常者は軽症，基礎疾患あると重症化．突然の下痢，嘔吐，大量の水分・電解質の喪失
	エアロモナス属菌 (Aeromonas species)	エンテロトキシン産生 A. hydrophila, A. sobria, A. caviae	10時間程度と考えられている	菌に汚染された飲料水	急性の水様下痢．一過性下痢からコレラ様まで
感染定着型	腸管病原性大腸菌	病原血清型大腸菌 (EPEC：O44など) 組織侵入性大腸菌 (EIEC：O28など) 腸管凝集性大腸菌 (EaggEC：O111など)	1〜数日	患者・保菌者の糞便に汚染された食品や飲料水	EPEC：サルモネラ症に類似，腹痛・下痢・発熱 EIEC：細菌性赤痢に類似腹痛，下痢，発熱，しぶり腹 EaggEC：免疫不全者で下痢
	ビブリオ属菌 (Vibrio species)	V. parahaemolyticus V. cholerae non-O1 V. mimicus V. fluvialis	12〜24時間 4〜18時間 8〜15時間 10〜24時間	菌に汚染された魚介類	夏季，下痢，腹痛，発熱
	Plesiomonas shigelloides	グラム陰性通性嫌気性菌，赤痢菌と交差抗原性	10時間〜数日	菌に汚染された食物や飲料水，カキ，エビ，鶏肉	下痢，時に粘血便
感染侵入型	サルモネラ属菌 (Salmonella species)	S. Typhi[†], S. Paratyphi[†] 以外のサルモネラ	6〜48時間	食肉や鶏卵，調理器具，ペット(犬・猫・カメなど)も保菌	下痢，発熱，腹痛，嘔吐 腸管外：菌血症，骨髄炎，髄膜炎
	カンピロバクター (Campylobacter species)	グラム陰性らせん状桿菌，C. jejuni, C. coli	1〜10日	鶏肉，保菌動物(家畜，鳥類，猫などのペット)により汚染された食品や水	発熱，腹痛，下痢，血便
	赤痢菌[†] (Shigella species)	S. dysenteriae A群 S. flexneri B群 S. boydii C群 S. sonnei D群	1〜5日	患者・保菌者の糞便内の菌に汚染された食品や飲料水	血便(膿粘血便)，下痢腹痛，テネスムス，発熱

[†] 感染症法上第三類感染症．

しない(腸管特異性は明確ではないが，細胞毒性物質を産生していることが多い)もので，ビブリオ属菌，腸管病原性大腸菌，*Plesiomonas shigelloides* などがこれに属する．また感染侵入型は，腸管に侵襲性の感染を起こすもので，サルモネラ属菌，カンピロバクター，赤痢菌がこれに属する．これらの特徴をまとめると，表10のようになる．

他にもウイルスや原虫が原因となるものがあり，前者にはノロウイルスなどが主な病原ウイルスであり，後者はクリプトスポリジウム症などがあげられる．表11にそれぞれの特徴を示す．

2. 毒素型食中毒

細菌が産生する毒素の生理活性による食中毒で

表11 ウイルス性，原虫性食中毒の原因微生物とその特徴

病原体	病原体の特徴	臨床症状の特徴
ウイルス性 　ノロウイルス	カリシウイルス科に属するRNAウイルス 感染力が強い(10〜100個で感染)，遺伝子型GII-4が流行 診断には，迅速診断検査あり．他に遺伝子検査(PCRなど)や電子顕微鏡による観察など	冬期に多い，食中毒の原因として最も多い 潜伏期：1〜2日 症状：下痢，嘔吐，食欲不振，腹痛，発熱(37℃台)軽症が多いが，基礎疾患のある患者や高齢者では脱水など重症になることもあり． 汚染された水や食品，特にカキを介して，または汚染された物品を介して伝播． 空気感染もある．
原虫性 　クリプトスポリジウム△(Cryptosporidium parvum)	Cryptosporidium parvum, Cryptosporidium muris による． 新鮮な下痢便についてショ糖液浮遊法を行い，オーシストを観察． オーシストは約5ミクロン，球形，周囲はピンク色．オーシストは自然界で数週〜数カ月は感染性あり	潜伏期：5〜10日 症状：水様性下痢，腹痛，嘔吐， 　健常者では自然治癒するが，免疫不全患者では難治性，再発性で脱水などで重症化する． オーシストに汚染された水や食品摂取により経口感染．オーシストは塩素消毒に抵抗性で，水道水の汚染による集団感染例がある．

△ 感染症法上第五類感染症(全例報告)．

表12 毒素型食中毒を引き起こす菌とその特徴

菌名	菌の特徴	潜伏期	原因となる食品	臨床症状
黄色ブドウ球菌(Staphylococcus aureus)	グラム陽性球菌，耐熱性のエンテロトキシン産生	1〜6時間	おにぎり，弁当など	下痢，悪心，嘔吐
ボツリヌス菌*(Clostridium botulinum)	嫌気性グラム陽性桿菌，神経毒素	12〜36時間	瓶詰め，いずし，切り込み，真空パック，蜂蜜(乳児)など	弛緩性麻痺，嘔吐，下痢，呼吸筋麻痺
ウェルシュ菌(Clostridium perfringens)	嫌気性グラム陽性桿菌，腸管毒素，加熱で芽胞形成→温度が下がって菌が増殖	8〜22時間	肉類，魚介類，野菜およびそれらの煮物など	下痢，腹痛
セレウス菌(Bacillus cereus)	嫌気性グラム陽性桿菌，腸管毒素下痢型と嘔吐型	1〜6時間	米飯，焼き飯，スパゲッティなど	悪心，嘔吐，下痢

* 感染症法上第四類感染症．

ある．食品を摂取するときに細菌類が死滅していても毒素が不活化されていなければ発症する．毒素が熱によって分解・変性する場合は，加熱により不活化する．代表的な菌種には，黄色ブドウ球菌，ボツリヌス菌があげられる(食品内毒素型)．また，病原菌が消化管内で増殖する際に初めて毒素を産生するものがあり，ウェルシュ菌やセレウス菌がこれに当たる(生体内毒素型)．これら細菌性毒素型食中毒の特徴を，表12に示す．広義の毒素型食中毒には，こうした細菌性毒素による食中毒の他に，アミンやヒスタミンなどによる化学性食中毒，フグ・キノコ・カビなどによる自然毒食中毒が含まれる．

H バイオセーフティ

バイオセーフティ(biosafety)とは，原虫・真菌・細菌・リケッチア・ウイルスなどの微生物による感染，またはこれらの微生物が産生する毒性代謝産物，さらには未知の微生物を生み出す危険性のある遺伝子組換え技術，動物実験などによる人体への健康災害(バイオハザード，biohazard)を防止することである．これは実験施設内の作業にのみ適用される考え方であるが，日常的に病原微生物を取り扱う微生物検査室でも注意を払うべき考え方である．

1. バイオハザード対策

バイオハザード対策の原則は，病原体によりヒトが感染・発症する確率を一定レベル以下に低減させるため，取り扱う病原体の病原性や感染経路についての知識と封じ込めの技術を蓄積し，安全性確保のための実験手段や実験施設などに基準・指針を定めることである．WHO では，病原体の危険度を表13 のように定めている．実験施設は，基本実験室—バイオセーフティレベル（BSL）1，BSL2，封じ込め実験室—BSL3，高度封じ込め実験室—BSL4 のいずれかに分類される．BSL の分類は設計上の特徴，建設方式，封じ込め設備，機器，各リスク群の病原体に対して指示される作業と操作の方式の組合せに基づいて行われる．表14 に各 BSL のそれぞれの事項の基本を示すが，BSL 分類に取り扱われている病原体のリスク群分類とは相関するが必ずしも一致するものではないことは注意を要する．

わが国では厚生労働省所管の国立感染症研究所が WHO の考え方に基づいた国立感染症研究所病原体等安全管理規定（第三版）を制定しており，その中で感染症法の定める特定病原体などのリスク分類を行っている．

表13 感染性微生物のリスク群分類

リスク群1	個体および地域社会へのリスクはない，ないしは低い ヒトや動物に疾患を起こす可能性のない微生物．
リスク群2	個体へのリスクが中等度，地域社会へのリスクは低い ヒトや動物に疾患を起こす可能性はあるが，実験室職員，地域社会，家畜，環境にとって重大な災害となる可能性のない病原体．実験室法が利用でき，感染が拡がるリスクは限られる．
リスク群3	個体へのリスクが高い，地域社会へのリスクは低い 通常，ヒトや動物に重篤な疾患を起こすが，通常の条件下では感染は個体から他の個体への拡散は起こらない病原体．有効な治療法や予防法が利用できる．
リスク群4	個体及び地域社会へのリスクが高い 通常，ヒト及び動物に重篤な疾患を起こし，感染した個体から他の個体へ，直接あるいは間接的に容易に伝播され得る病原体．通常有効な治療法や予防法が利用できない．

2. 感染性廃棄物取り扱い方

医療機関から医療行為に関係して排出される廃棄物は医療廃棄物と呼ばれる．これは患者のもつ病原体と接触している可能性がありバイオハザードのリスクを併せもつため，適切に処分されなければならない．このため，医療廃棄物は廃棄物処理法上「感染性廃棄物」といい「特別管理廃棄物」に区分され，その適正な取り扱いが規定されている．微生物検査室から排出される使用済みの培地や，使用後の手袋なども感染性廃棄物に相当する．

感染性廃棄物の取り扱いの原則の第一は，他の廃棄物と分別して排出することである．その際には非感染性であっても鋭利なものはすべて感染性廃棄物として取り扱う．廃棄物の性状により，定

表14 リスク群分類と BSL 分類，作業様式と安全設備

リスク群	BS レベル	実験室の型	作業方式	安全設備
1	基本—BSL1	基本教育研究	基準微生物実験技術	特になし：開放型作業台
2	基本—BSL2	一般医療，診断検査，研究	基準微生物実験技術＋保護具，バイオハザード標識	開放型作業台＋エアロゾル発生の可能性ある場合は BSC
3	封じ込め—BSL3	特殊診断検査研究	BSL2＋特別な保護具，入域の制限，陰圧管理，一定気流方向	全操作を BSC ないし，その他の封じ込め機器を用いて行う
4	高度封じ込め—BSL4	特殊病原体施設	BSL3＋入口部はエアロック，出口にシャワー，特別な廃棄物処理	クラスⅢBSC または陽圧スーツ＋クラスⅡBSC，（壁に固定した）両面オートクレーブ；吸排気はろ過

BSC：Biological Safety Cabinet（生物学的安全キャビネット：ドラフトチャンバーの排気口に HEPA フィルターなどを取り付けて病原体が箱外に漏出しないようにしたもの）

表 15　感染性廃棄物分別・廃棄の方法

種類	収納容器	収納物
液状，泥状のもの	赤色 バイオハザードマーク （密閉ペイル白ポリ容器）	●血液・血清・血漿・体液・血液製剤などの液状または泥状のもの ●手術等に伴って発生する病理廃棄物 ●血液等が付着した鋭利なもので，シャープスコンテナに入らないもの． ●病原微生物に関連した試験・検査などに使用した試験管・シャーレ ●抗がん剤が付着したもの
固形状のもの	橙色 バイオハザードマーク （ビニール袋段ボール容器）	●血液または，汚染物が付着した紙オムツ・ガーゼ・紙くず・繊維くずなど
鋭利なもの	黄色 バイオハザードマーク （非貫通製容器）	●注射針・メスなど鋭利なもの

められた色のバイオハザードマークの付いた収納容器に直接廃棄する（表 15）．その際にも蓋をフットペダル式として廃棄時に医療従事者の手が汚染しないような配慮が必要である．その他感染性廃棄物の取り扱いで注意すべき点をあげると以下のようになる．

① 廃棄容器が八分目になった時点で蓋を密閉して廃棄する．
② 一度廃棄した容器から別の容器に入れ替えることは行わない．
③ 廃棄容器の設置場所は関係者以外の不特定多数の人が，容易に接触する場所に配置しないようにする．
④ 飛散・流出・悪臭発散をしないように完全密封された容器は，速やかに各部署の施錠可能な一時保管場所に運搬する．
⑤ 回収・運搬に携わる者も，廃棄物が常に感染性があるものと認識し，慎重に取り扱う．

I 感染の予防と対策

1. 予防接種

　予防接種は外部から人為的に抗原を接種し感染時と同様の状況を作り出し，免疫応答を誘導することで獲得免疫の成立を目指す手技であり，その際に用いる抗原物質をワクチンという．

a. 予防接種の目的・意義
1) 感染予防
　標的とする病原体が人体に感染することを防ぐ．
2) 発症予防
　特定の病原体に曝露した際，発症を予防する目的で曝露後早期にワクチン接種を行う．
　例：麻疹，水痘，B 型肝炎など
3) 重症化予防
　感染が成立してしまった場合でも，経過中に重症化することを抑制する．
　例：肺炎球菌，インフルエンザなど
4) 蔓延予防
　罹患率を低下させることで集団内での流行を防

表16 予防接種の分類

製剤	長所	短所	主な予防接種			
生ワクチン	液性免疫だけでなく細胞性免疫を介した免疫応答を誘導することで,より長期間強固な免疫を構築可能.	弱いながらも病原性を有するため,免疫不全者には接種を避ける必要がある.	麻疹	風疹	水痘	など
		接種後に疾患に似た症状が出ることがある.				
不活化ワクチン	病原性がないため,免疫不全者にも接種可能.	免疫応答を誘導する力が弱いため,頻回に接種する必要がある.	肺炎球菌	インフルエンザ	B型肝炎	など
	副反応は総じて生ワクチンよりも軽い.	獲得した免疫が長く持続しないため,疾患によっては再接種する必要がある.				
トキソイド	病原微生物によって産生される毒素が病態に関与する疾患に効果を示す.	(不活化ワクチンに準じる)	ジフテリア	破傷風		

止する.

究極的な意義は,ワクチンにより予防可能な疾患(vaccine preventable diseases;VPD)による医学的・経済的・社会的損失を可能な限り少なくすることである.

b. 予防接種の分類 (表16)

1) 生ワクチン

継代培養などにより弱毒化させた病原微生物を,直接ワクチンとして用いるもの.生ワクチンを接種した場合,次の接種までは4週間(27日間)以上空ける.

2) 不活化ワクチン

加熱や薬剤により病原性をなくした病原微生物,あるいは免疫応答の標的となる抗原物質のみを精製しワクチンとして用いるもの.広義にはトキソイドも含む.不活化ワクチンを接種した場合,次の接種までは1週間(6日間)以上空けて接種を行う.

3) トキソイド

病原微生物が増殖する過程で産生される毒素を,免疫応答を誘導する能力を保ったまま無毒化しワクチンとして用いるもの.

c. 予防接種の法的位置づけ

1) 定期接種 (表17)

日本で行われる予防接種のうち,予防接種法に基づいて行われるもの.市町村長には対象者に予防接種の機会を提供する義務が,対象者には接種するように努力する義務がそれぞれ規定されている.A類疾病とB類疾病に分類される.

サイドメモ:ワクチンの同時接種

「日本小児科学会の予防接種の同時接種に対する考え方」(http://www.jpeds.or.jp/saisin/saisin_1101182.pdf)参照.

日本においては,「医師が特に必要と認めた場合」のみ2種類以上のワクチンを同時接種してもよいとされている.しかし近年,新たな予防接種が複数認可され,さらにその多くが幼児期の頻回接種を要するものであるため,同時接種の必要性がクローズアップされている.現時点で以下の点がわかっている.

①同時接種したワクチンはお互いの有効性に干渉しない.
②同時接種により副反応の頻度が上昇することはない.
③同時接種できるワクチンの本数に制限はない.

また同時接種を行う際には,以下の点に留意する.

①複数のワクチンを1つのシリンジに混合して接種しない.
②上腕外側または大腿前外側に接種する.
③接種部の局所反応が重ならないように2.5cm以上離して接種する.

表17 定期接種に規定される疾患とワクチン(平成25年8月現在)

	対象疾患	ワクチン	ワクチンの種類	対象者(注1)		接種回数	接種量	接種方法
A類疾病	ジフテリア・百日咳・破傷風	沈降精製DPT―不活化ポリオ混合ワクチン(注2)又は沈降精製DPT混合ワクチン	不活化ワクチン	1期初回	生後3〜90か月	3	0.5 mL	皮下注
				1期追加	初回接種完了後6か月以上空けて	1	0.5 mL	皮下注
		沈降DTトキソイド	トキソイド	2期	11歳以上13歳未満	1	0.1 mL	皮下注
	ポリオ	沈降精製DPT―不活化ポリオ混合ワクチン(注2)又は不活化ポリオワクチン	不活化ワクチン	1期初回	生後3〜90か月	3	0.5 mL	皮下注
				1期追加	初回接種完了後6か月以上空けて	1	0.5 mL	皮下注
	麻疹	乾燥弱毒生麻疹風疹ワクチン又は乾燥弱毒生麻疹ワクチン	生ワクチン	1期	生後12〜24か月	1	0.5 mL	皮下注
				2期	5歳以上7歳未満(小学校入学前)	1	0.5 mL	皮下注
	風疹	乾燥弱毒生麻疹風疹ワクチン又は乾燥弱毒生風疹ワクチン	生ワクチン	1期	生後12〜24か月	1	0.5 mL	皮下注
				2期	5歳以上7歳未満(小学校入学前)	1	0.5 mL	皮下注
	日本脳炎	乾燥細胞培養日本脳炎ワクチン	不活化ワクチン	1期初回	生後6〜90か月	2	0.5 mL(3歳未満は半量)	皮下注
				1期追加	初回接種完了後1年空けて	1	0.5 mL(3歳未満は半量)	皮下注
				2期	9歳以上13歳未満	1	0.5 mL	皮下注
	結核	乾燥BCGワクチン	生ワクチン	生後12か月まで		1	適量(注3)	管針法による経皮接種
	侵襲性肺炎球菌感染症(注4)	沈降肺炎球菌結合型ワクチン	不活化ワクチン	初回	生後2〜60か月	3	0.5 mL	皮下注
				追加	初回接種完了後60日以上空けて	1	0.5 mL	皮下注
	侵襲性インフルエンザ桿菌感染症(注4)	乾燥ヘモフィルスb型ワクチン	不活化ワクチン	初回	生後2〜60か月	3	0.5 mL	皮下注
				追加	初回接種完了後7〜13か月空けて	1	0.5 mL	皮下注
	ヒトパピローマウイルス感染症	組換え沈降ヒトパピローマウイルス様粒子ワクチン	不活化ワクチン	小学校6年生から高校1年生		3	0.5 mL	筋注
B類疾病	インフルエンザ	インフルエンザHAワクチン	不活化ワクチン	65歳以上		毎年度1	0.5 mL	皮下注
				60〜65歳かつ身体各臓器および免疫機能に著しい障害を有するもの				

注1:対象者に含まれない者が接種を受ける場合は任意接種となる
注2:可能な限りDPT―不活化ポリオ混合ワクチンで接種する
注3:付属のスポイトで1滴滴下する
注4:標準的な月齢(年齢)で接種した場合のスケジュール

2) 任意接種(表18)

日本で行われる予防接種のうち,定期接種に含まれないもの.ここには,①定期接種に定められていない疾病の予防接種と,②定期接種に定められた疾病に対する予防接種を対象者以外に行う場合がある(表17の注1参照).予防接種法における市町村長の接種機会提供義務はないが,自治体によっては独自の補助制度を提供し接種率向上を促

表18　任意接種となっている疾患とワクチン（平成25年8月現在）[注1]

対象疾患	ワクチン	ワクチンの種類	対象者		接種回数	接種量	接種方法
流行性耳下腺炎	乾燥弱毒生おたふくかぜワクチン	生ワクチン	1歳以上		1または2[注2]	0.5 mL	皮下注
水痘	乾燥弱毒生水痘ワクチン	生ワクチン	1歳以上		1または2[注2]	0.5 mL	皮下注
A型肝炎	乾燥組織培養不活化A型肝炎ワクチン	不活化ワクチン	16歳以上		3	0.5 mL	皮下注又は筋注
B型肝炎	組換え沈降B型肝炎ワクチン	不活化ワクチン	HBs抗原陽性の母親から生まれたHBs抗原陰性の乳児		3	0.25 mL	皮下注
			ハイリスクの者（医療従事者・透析を受けている者など）			0.5 mL（10歳未満は半量）	皮下注又は筋注
			汚染事故時				
肺炎球菌感染症	23価肺炎球菌多糖体ワクチン	不活化ワクチン	高齢者，2歳以上の慢性心・肺・肝・腎疾患患者，糖尿病患者		1[注3]	0.5 mL	皮下注
			2歳以上の免疫不全者（脾臓摘出・脾機能不全患者を含む）				
狂犬病	乾燥組織培養不活化狂犬病ワクチン	不活化ワクチン	曝露前	全年齢	3	0.5 mL	皮下注
			曝露後		6		
黄熱病	黄熱ワクチン	生ワクチン	入国に予防接種証明書（イエローカード）が必要な国への渡航者		1	0.5 mL	皮下注
ロタウイルス感染症	経口弱毒生ヒトロタウイルスワクチン	生ワクチン	1価ワクチン	生後6～24週	2	1.5 mL	経口
			5価ワクチン	生後6～32週	3	2 mL	経口

注1：定期接種に含まれる疾患は除外した
注2：添付文書には1回と記載されているが，2回接種が望ましい
注3：効果が減衰する5年を目安に追加接種を考慮する

している．

d. 推奨される予防接種のスケジュール

　一例として日本小児科学会が提案するスケジュールがインターネット上で閲覧・使用できる（http://www.jpeds.or.jp/saisin/saisin_110427.pdf）．

e. 予防接種における副反応

　予防接種において，目的とする免疫の獲得以外に生じる反応を副反応と称する．副反応は生じる機序により以下のように分類される．

1）接種自体に伴って生じる反応

　経皮的に接種する場合，穿刺時の疼痛により迷走神経反射を生じ気分不快，血圧低下や失神を生じることがある．

2）ワクチンに含まれる成分に対し生じるアレルギー反応

　ワクチンに含まれるウイルス・細菌の構成成分や，残存する培地成分，配合される安定剤・抗菌薬などに対しアレルギー反応を生じ，発熱・皮疹・局所腫脹などが生じる．最も重篤な症状としてギラン・バレー症候群や急性散在性脳脊髄炎を呈した報告がある．

3）生ワクチンに含まれる病原体により生じる疾患に類時した症状

　麻疹ワクチン接種時は，接種5～14日後に発熱を10～15%に，麻疹様の発疹を5%程度に認める．

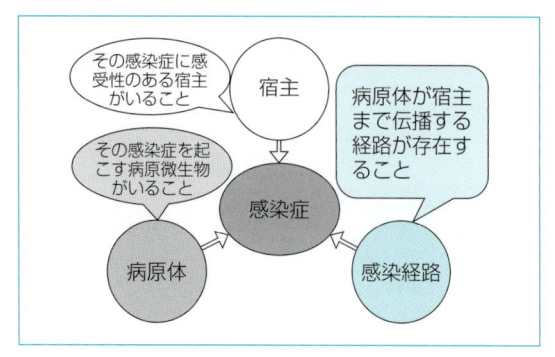

図1 感染成立の3要素

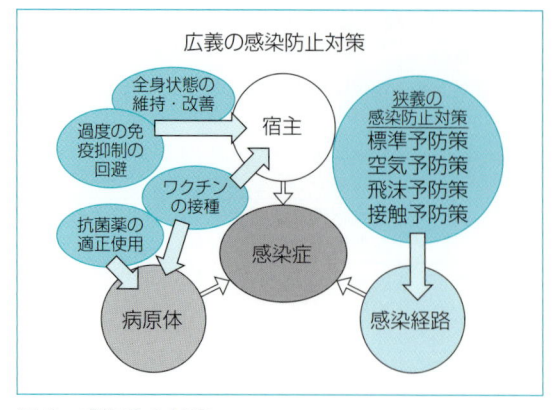

図2 感染防止対策

2. 感染防止対策

a. 感染成立の3要素

感染が成立するためには病原体・宿主・感染経路の3つの要素が関わっている(図1).

逆に,3要素のいずれかまたは複数に介入することで感染の成立を防止することが可能になる(図2).この介入は全て感染防止対策と呼ばれるべきであるが,通常は感染経路に対する介入を指していることが多い.

b. 標準予防策(standard precaution)

血液,すべての体液(汗を除く)・排泄物,粘膜や傷を伴った皮膚に接する際には,常に感染性を有するものとして対応する必要があり,その際に用いる感染防止対策を標準予防策という.

1) 手指衛生

自らが病原体の媒介者とならないために,最も重要な感染防止対策である.手指衛生の手順を図3に,手指衛生を行うべき状況を図4に示す.

2) 個人防護具

(personal protective equipment;PPE)

防護する部位に応じて手袋(手),ガウン(体表),マスク(口),ゴーグル(眼)などが該当する.自らの行為により,体のどの部位が感染性物質に曝露されるかを適切に見積もり,適切なPPEを適切に装着する必要がある.

c. 空気予防策

空気感染(飛沫核感染)を起こす感染症(病原体)に対して行う感染防止対策.結核(菌を排菌している場合のみ)・麻疹・水痘が該当する.陰圧室への隔離を行い,入室時はN95マスクを着用する.

d. 飛沫予防策

飛沫感染を起こす感染症(病原体)に対して行う感染防止対策.インフルエンザ・風疹・百日咳などが該当する.個室隔離が理想だが,同じ疾患の

**サイドメモ:フィットテストと
ユーザーシールチェック**

N95マスクは,不適切に装着すると顔とマスクに隙間が生じ,期待どおりの効果が得られない.N95マスクを適切に装着するための検査として,2種類のテストが存在する.

(1) フィットテスト

数種類のマスクの中から自分の顔にフィットするマスクを選ぶことを目的とし,年1回の実施が推奨されている.

N95マスクを装着した状態で上からフードをかぶり,味覚物質をフード内に噴霧し,味を感知できるかを検査する.味が感知できた場合はマスクがフィットしていないと判断する.

(2) ユーザーシールチェック

マスクが機能しているか確認することを目的とし,装着ごとに実施する必要がある.

装着後両手でマスクを完全に覆うようにして吸気呼気を行い,隙間から息の漏れが感じられなければよい.

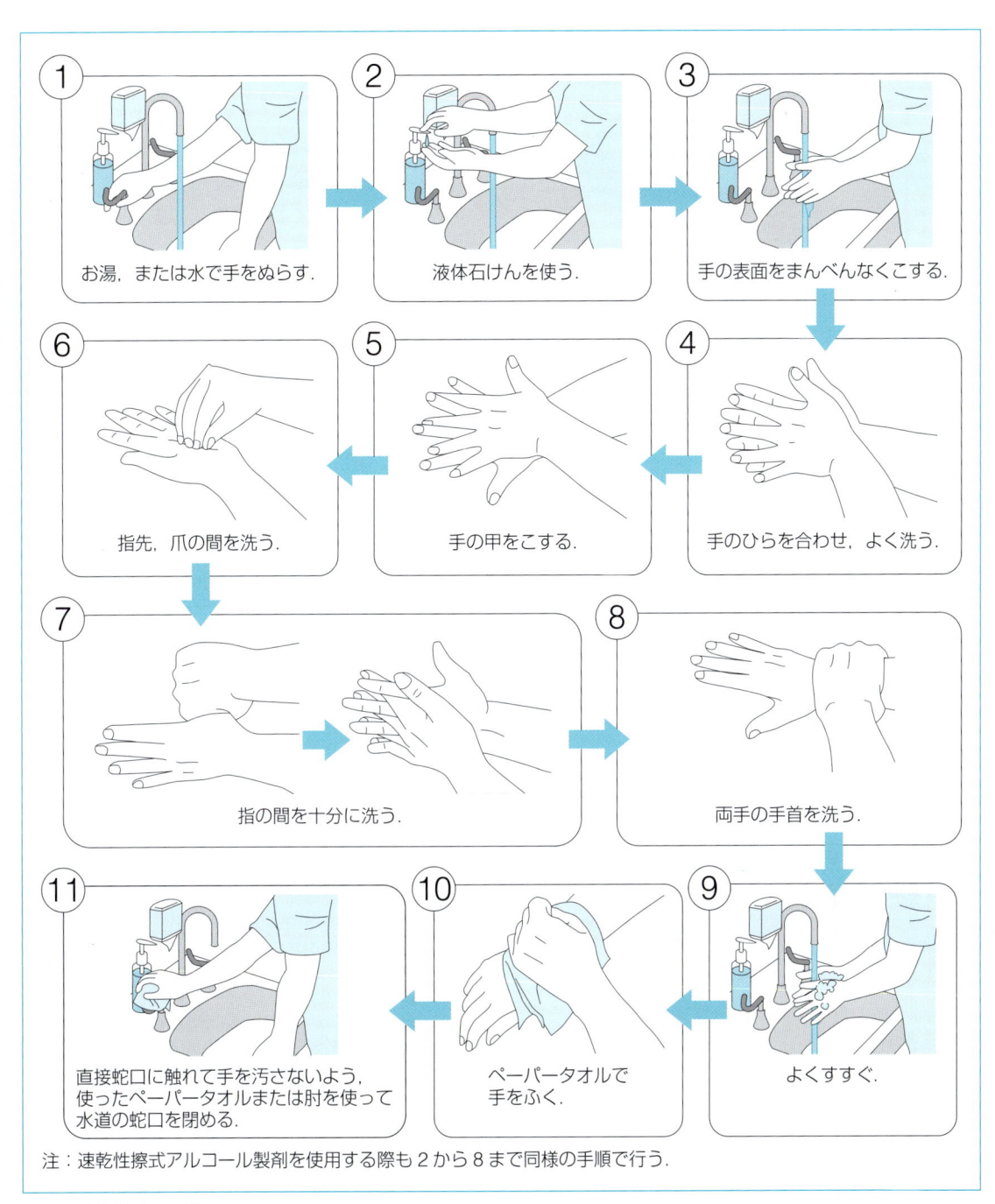

① お湯，または水で手をぬらす．	② 液体石けんを使う．	③ 手の表面をまんべんなくこする．
⑥ 指先，爪の間を洗う．	⑤ 手の甲をこする．	④ 手のひらを合わせ，よく洗う．
⑦ 指の間を十分に洗う．	⑧ 両手の手首を洗う．	
⑪ 直接蛇口に触れて手を汚さないよう，使ったペーパータオルまたは肘を使って水道の蛇口を閉める．	⑩ ペーパータオルで手をふく．	⑨ よくすすぐ．

注：速乾性擦式アルコール製剤を使用する際も2から8まで同様の手順で行う．

図3　手指衛生の手順

患者を同室に集めて隔離（コホート隔離）したり，ベッドの間隔を1〜2m以上に広げる，パーティションやカーテンで仕切ることで対応することもある．患者に接近する際はサージカルマスクを着用する．

e. 接触予防策

接触感染を起こす感染症（病原体）に対して行う感染防止対策である．ノロウイルス感染症，*clostridium difficile* 関連下痢症，多剤耐性菌による感染症などが該当する．個室隔離が理想だがコ

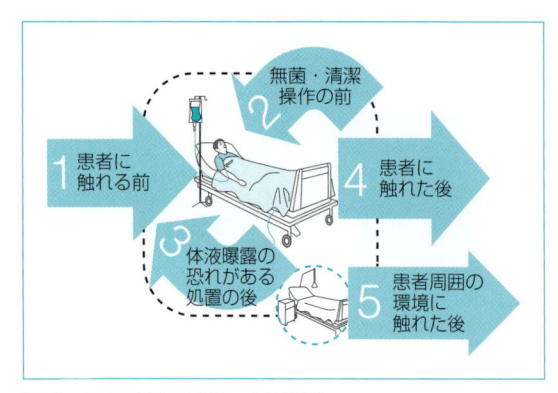

図4 手指衛生を行うべき状況
(Pittet D, Allegranzi B, Boyce J : The World Health Organization Guidelines on Hand Hygiene in Health Care and their consensus recommendations. Infect Control Hosp Epidemiol. 2009 Jul ; 30(7) : 612 Figure. 1 を著者和訳)

ホート隔離も可．入室時は，患者や周囲の環境に接触する可能性のある部位に適切なPPE（手袋・ガウン）を装着し，退室時に必ず外す．

c．からe．までの感染防止対策は，必ず標準予防策とともに行うことが重要である．

3.「感染症の予防及び感染症の患者に対する医療に関する法律」（感染症法）

伝染病予防法，性病予防法，エイズ予防法を統合し1998年に制定された（1999年施行）．2007年結核予防法の統合により，全感染症への対応を定める法律となった．

以前の法律がハンセン病やHIV感染症などの患者に不当な差別を生じさせたことを反省し，患者の人権を最大限尊重しつつ，良質かつ適切な医療の提供を確保し，感染症に迅速かつ適確に対応することをうたっている．

a. 感染症の分類（表19）

感染症法は，病原体の感染性，疾患の重篤性および社会に与える影響に応じて把握すべき感染症を五種類と指定感染症，新型インフルエンザ等感染症，新感染症に分類し，それに応じた届け出を規定している．

b. 病原体など（病原体および毒素）の分類
（表20：p.190）

生物テロや事故による感染症の発生・蔓延を防止すべく，病原体などの管理体制を確立する目的で，病原性の高さや，国民の生命および健康に与える影響の強さにより「特定病原体等」の分類が規定されている．

参考文献

1) Cho I, Blaser MJ : The human microbiome ; at the interface of health and disease. Nat Rev Genet 13 : 260-270, 2012
2) 吉田眞一，柳雄介，吉開泰信：戸田新細菌学 33版．南山堂，2007
   ※細菌学について幅広く詳細に記載されている
3) Mandell GL, Bennett JE, Dolin R : Mandell, Douglas, and Benett's Principles and Practice of Infectious Diseases 7th ed. Churchill Livingstone, 2009
   308 Infections in the Immunocompromised Host : General Principles, p 3781
   ※さまざまな感染症について詳細に説明されている
4) 斧 康雄：易感染性をきたした生体防御機構の欠損．感染症誌 80：475-479, 2006
   ※易感染の原因について詳細に記載されている
5) CDC/NHSN surveillance definition of health care-associated infection and criteria for specific types of infections in the acute care setting : Am J Infect Control 36 : 309-332, 2008
   ※アメリカ疾病予防管理センターによる病院感染症（院内感染症）の定義が詳細に記載されている
6) 大西健児：最近注目されている輸入感染症．感染症誌 85：139-143, 2011
7) Morens DM, Folkers GK, Fauci AS : The challenge of emerging and re-emerging infectious diseases. Nature 430 : 242-249, 2004
8) 北村 敬，小松俊彦（監修）：実験室バイオセーフティ指針第3版．バイオメディカルサイエンス研究会．2006
9) 国立感染症研究所バイオリスク管理委員会（編集）：国立感染症研究所病原体等安全管理規定及び別冊1「病原体等のBSL分類等」．平成22年6月
10) 岡部信彦，多屋馨子：予防接種に関するQ&A集，第12版（平成24年版）．一般社団法人日本ワクチン産業協会，2012
    ※予防接種に関して日常遭遇する疑問は，たいていこの本の中に解答がある．毎年絶えず改訂し最新の情報を提供している姿勢にも好感が持てる

表19 感染症法によって定められた，届け出が必要な疾患（平成25年8月現在）

分類	対象機関	届け出(注1)	対象疾患					
一類感染症	全例	ただちに	エボラ出血熱	クリミア・コンゴ出血熱	痘瘡	南米出血熱	ペスト	マールブルグ病	ラッサ熱
二類感染症	全例	ただちに	急性灰白髄炎（ポリオ）	結核	ジフテリア	重症急性呼吸器症候群（SARSコロナウイルス）	鳥インフルエンザ(H5N1)		
三類感染症	全例	ただちに	コレラ	細菌性赤痢	腸管出血性大腸菌感染症	腸チフス	パラチフス		
四類感染症	全例	ただちに	E型肝炎	ウエストナイル熱	A型肝炎	エキノコックス症	黄熱	オウム病	オムスク出血熱
			回帰熱	キャサヌル森林病	Q熱	狂犬病	コクシジオイデス症	サル痘	重症熱性血小板減少症候群（SFTSウイルス）
			腎症候性出血熱	西部ウマ脳炎	ダニ媒介脳炎	炭疽	チクングニア熱	つつが虫病	デング熱
			東部ウマ脳炎	鳥インフルエンザ（H5N1およびH7N9以外）	ニパウイルス感染症	日本紅斑熱	日本脳炎	ハンタウイルス肺症候群	Bウイルス病
			鼻疽	ブルセラ症	ベネズエラウマ脳炎	ヘンドラウイルス感染症	発疹チフス	ボツリヌス症	マラリア
			野兎病	ライム病	リッサウイルス感染症	リフトバレー熱	類鼻疽	レジオネラ症	レプトスピラ症
			ロッキー山紅斑熱						
五類感染症	全例	7日以内に	アメーバ赤痢	ウイルス性肝炎（E型・A型以外）	急性脳炎（ウエストナイル脳炎・西部ウマ脳炎・ダニ媒介脳炎・東部ウマ脳炎・日本脳炎・ベネズエラウマ脳炎・リフトバレー熱以外）				クリプトスポリジウム症
			クロイツフェルト・ヤコブ病	劇症型溶血性レンサ球菌感染症	後天性免疫不全症候群	ジアルジア症	侵襲性インフルエンザ菌感染症	侵襲性髄膜炎菌感染症	侵襲性肺炎球菌感染症
			先天性風疹症候群	梅毒	破傷風	バンコマイシン耐性黄色ブドウ球菌感染症	バンコマイシン耐性腸球菌感染症	風疹	麻疹
	小児定点	週単位	RSウイルス感染症	咽頭結膜熱	A群溶血性レンサ球菌咽頭炎	感染性胃腸炎	水痘	手足口病	伝染性紅斑
			突発性発疹	百日咳	ヘルパンギーナ	流行性耳下腺炎			
	インフルエンザ定点	週単位	インフルエンザ						
	眼科定点	週単位	急性出血性結膜炎	流行性角結膜炎					
	性感染症定点	月単位	性器クラミジア感染症	性器ヘルペスウイルス感染症	尖圭コンジローマ	淋菌感染症			
	基幹定点	週単位	クラミジア肺炎（オウム病以外）	細菌性髄膜炎（髄膜炎菌・肺炎球菌・インフルエンザ桿菌性以外）	マイコプラズマ肺炎	無菌性髄膜炎			
		月単位	ペニシリン耐性肺炎球菌感染症	メチシリン耐性黄色ブドウ球菌感染症	薬剤耐性アシネトバクター感染症	薬剤耐性緑膿菌感染症			
指定感染症	全例	ただちに	鳥インフルエンザ(H7N9)						

注1：最寄りの保健所を介して都道府県知事に届け出る

表 20 感染症法によって定められた，特定病原体等の分類（平成 25 年 8 月現在）

分類	対象病原体					所持・輸入・譲り渡し	運搬
一種病原体等	アレナウイルス属ウイルス（南米出血熱，ラッサ熱）		エボラウイルス属ウイルス（エボラ出血熱）			原則禁止	公安委員会へ届け出
	ナイロウイルス属ウイルス（クリミア・コンゴ出血熱）						
	マールブルグウイルス属ウイルス（マールブルグ病）		痘瘡ウイルス（痘瘡）				
二種病原体等	ペスト菌（ペスト）	ボツリヌス菌・毒素（ボツリヌス症）		野兎病菌（野兎病）	炭疽菌（炭疽）	厚生労働大臣の許可が必要	公安委員会へ届け出
	コロナウイルス属 SARS コロナウイルス（重症急性呼吸器症候群）						
三種病原体等	東部ウマ脳炎ウイルス（東部ウマ脳炎）	西部ウマ脳炎ウイルス（西部ウマ脳炎）	ベネズエラウマ脳炎ウイルス（ベネズエラウマ脳炎）		サル痘ウイルス（サル痘）	7日以内に厚生労働大臣に届け出る	公安委員会へ届け出
	Bウイルス（Bウイルス病）	キャサヌル森林病ウイルス（キャサヌル森林病）	オムスク出血熱ウイルス（オムスク出血熱）		ダニ媒介脳炎ウイルス（ダニ媒介脳炎）		
	リフトバレー熱ウイルス（リフトバレー熱）	SFTSウイルス（重症熱性血小板減少症候群）	ハンタウイルス属ウイルス（腎症候性出血熱，ハンタウイルス肺症候群）	ニパウイルス（ニパウイルス感染症）	ヘンドラウイルス（ヘンドラウイルス感染症）		
	狂犬病ウイルス（狂犬病）	コクシジオイデス属真菌（コクシジオイデス症）	発疹チフスリケッチア（発疹チフス）	ロッキー山紅斑熱リケッチア（ロッキー山紅斑熱）	日本紅斑熱リケッチア（日本紅斑熱）		
	イソニアジド・リファンピシン耐性結核菌（結核）	コクシエラ属菌（Q熱）	鼻疽菌（鼻疽）	類鼻疽菌（類鼻疽）	ブルセラ属菌（ブルセラ症）		
四種病原体等	インフルエンザA（H2N2, H5N1, H7N7, H7N9）ウイルス（インフルエンザ，鳥インフルエンザ）	インフルエンザA（新型インフルエンザ等）ウイルス（インフルエンザ）	ポリオウイルス（ポリオ）	ウエストナイルウイルス（ウエストナイル病）		規定なし[注1]	規定なし[注1]
	日本脳炎ウイルス（日本脳炎）	黄熱ウイルス（黄熱病）	デングウイルス（デング熱）	クリプトスポリジウム（クリプトスポリジウム症）	オウム病クラミジア（オウム病）		
	腸管出血性大腸菌・志賀毒素（腸管出血性大腸菌感染症）	多剤耐性を除く結核菌（結核）	チフス・パラチフスA菌（チフス・パラチフス）	コレラ菌（コレラ）			

注1：保管・運搬・使用に関しては厚生労働省令が定める基準に準拠した設備が必要

第11章 化学療法

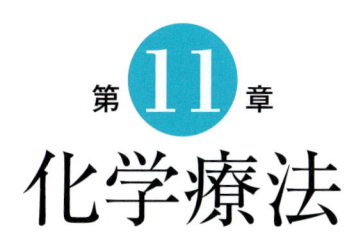

学習のポイント

1. βラクタム薬，キノロン薬，アミノグリコシド薬，マクロライド薬，テトラサイクリン薬など，これまでに150種類を超える抗菌薬が開発され臨床応用されている．
2. 抗菌薬の作用機序，抗菌スペクトル，体内動態などの理解が抗菌薬の適正使用において重要である．
3. 抗結核療法は併用療法が基本であり，また長期に薬剤が使用されることから副作用の発現には十分に注意しなければならない．
4. 抗真菌薬としてはポリエン系，フルオロピリミジン系，アゾール系，キャンディン系が重要であり，真菌に対して選択毒性を示す．
5. 抗ウイルス薬としては，抗ヘルペス薬，抗サイトメガロウイルス薬，抗インフルエンザ薬，抗ウイルス肝炎薬，抗ヒト免疫不全ウイルス薬が開発されている．
6. 抗微生物薬の使用により，耐性病原体の出現がみられることに注意しなければならない．細菌における薬剤耐性メカニズムとしては，抗菌薬の不活化，抗菌薬作用点の変異，抗菌薬の透過障害と排出が重要である．
7. わが国で実施されている薬剤感受性検査法は米国臨床検査標準化委員会（Clinical Laboratory and Standards Institute ; CLSI）が提唱する方法が主に使用されている．原理は希釈法とディスク拡散法がある．耐性メカニズムの検出は別途異なる方法を組み合わせて実施する．

本章を理解するためのキーワード

1 選択毒性
病原体に対する特異的な殺菌作用・抗微生物作用のこと．選択毒性が高い薬剤は生体細胞への副作用も少ないことになる．

2 抗菌スペクトル
薬剤が作用を示す微生物の種類．

3 細胞壁合成阻害薬
抗菌薬の代表的な薬剤．細菌の外層に存在する細胞壁（ペプチドグリカン）の合成を阻害する薬剤としてはβラクタム薬，グリコペプチド薬，ホスホマイシンなどの薬剤が重要である．

4 βラクタム薬
細菌の細胞壁の合成を阻害する薬剤の1つ．ペニシリン系，セフェム系，カルバペネム系などに分類される．

5 蛋白合成阻害薬
細菌の蛋白合成を阻害する薬剤としてはマクロライド薬，テトラサイクリン薬，アミノグリコシド薬，オキサゾリジノン薬などが重要である．

6 DNA・RNA合成阻害薬
細菌の遺伝子複製を阻害する薬剤として，DNA阻害作用の強い薬剤としてキノロン薬，ST合剤が，またRNA阻害作用が強い薬剤としてリファンピシンが重要である．

7 抗結核薬
抗結核薬のなかでもリファンピシン，イソニアジド，アミノグリコシド薬，ピラジナミドがもっとも重要な薬剤である．

8 ポリエン系薬
抗真菌薬の1つで，真菌の細胞膜成分であるエルゴステロールと特異的に結合し抗真菌活性を示す．アムホテリシンBが臨床で使用されている．

9 アゾール系薬
真菌のエルゴステロール合成酵素を特異的に阻害

する薬剤．フルコナゾール，イトラコナゾール，ボリコナゾールが臨床で使用されている．

❿ キャンディン系薬
真菌の細胞壁多糖成分であるβ-D-グルカンの合成酵素を特異的に阻害する薬剤．ミカファンギン，カスポファンギンが臨床使用されている．

⓫ βラクタマーゼ
βラクタム薬を不活化する酵素．細菌は種々のβラクタマーゼを産生し，βラクタム剤に対して耐性を示す．

⓬ MRSA
メチシリン耐性黄色ブドウ球菌のこと．臨床において最も重要な院内感染菌．近年，市中感染型MRSAが増加し問題となっている．

⓭ MDRP
多剤耐性緑膿菌．カルバペネム，アミノグリコシド，キノロンに同時に耐性を示す緑膿菌．

⓮ MDRA
多剤耐性アシネトバクター．定義は多剤耐性緑膿菌と同じ．

⓯ 最小発育阻止濃度（minimum inhibitory concentration；MIC）
MICとは細菌の発育を阻止する抗菌薬の濃度の内，最も低い濃度値である．MICを下回る濃度では細菌の発育を認める．

⓰ βラクタマーゼ
βラクタム系抗菌薬を加水分解する細菌が産生する酵素である．さまざまな種類が知られており，ペニシリンを主に分解するものをペニシリナーゼ，第三世代セファロスポリンなどの広域βラクタム薬を分解するものを拡張型βラクタマーゼ（ESBL），カルバペネムを分解するものをカルバペネマーゼとよぶ．それぞれを検出するための方法はさまざまなものがある．

A 抗菌薬の基本

1. 抗菌薬の適正使用

抗菌薬療法の目的は，感染症患者を治癒せしめることである．一方，同じように感染症患者を治療することができるのであれば，できるだけ抗菌スペクトルが狭い薬剤で，短期間に治療を終了し，副作用が少なく，しかも安価な抗菌薬治療法が望まれる．これを実践するためにはそれぞれの抗菌薬の作用機序，抗菌スペクトル，副作用，耐性メカニズムなどを理解することが必要である．抗菌薬の適正使用を臨床現場で実践することはしばしば困難である．不必要に広い抗菌スペクトルの薬剤を選択したり（カルバペネム系薬の乱用など），有効性を正しく判断しないままに長期間にわたって抗菌薬が投与されている症例が散見される．この場合，最終的には治癒したとしても，その過程で耐性菌の出現が助長され，また医療費の増加を引き起こしてしまうことになる．以下に，抗菌薬の適正使用を実践するうえでの基本知識として，選択毒性，作用機序，抗菌スペクトルについて概説する．

2. 選択毒性

抗菌薬の選択毒性（selective toxicity）とは，"病原体に対して殺菌作用・抗微生物作用を示すのに対し，ヒト（ヒト細胞）には毒性を示さない"という特徴をいう．病原体は保有するが，ヒトには存在しない分子，あるいは病原体とヒトで大きく構造や機能が異なる分子が抗菌薬開発のターゲットとなる．たとえば細菌はその表層にペプチドグリカンを有するが，ヒトの細胞にはペプチドグリカンは存在しない．したがってペプチドグリカン，あるいはペプチドグリカンの合成に関わる分子をターゲットとする薬剤（例えばペニシリン）は，抗微生物活性は強いが，ヒトに対してはほとんど影響を与えないことになる．

3. 作用機序と抗菌スペクトル

抗菌薬はその作用機序により細胞壁合成阻害薬，蛋白合成阻害薬，DNAあるいはRNA合成阻害薬，細胞膜障害薬に大別される．

a. 細胞壁合成阻害薬

1) βラクタム薬

βラクタム薬はその構造からセフェム系とペニシリン系薬に大別される．本剤は細菌の細胞壁合成酵素（ペニシリン結合蛋白，penicillin-binding protein；PBP）に結合しその活性を阻害する．βラクタム薬に曝露された細菌は細胞壁の合成が障害され，伸長化（フィラメント化）あるいは膜に穴が開き溶菌する．

一般に，第一世代から第三世代セフェム薬になるに従い，グラム陰性菌に対する抗菌活性は増強されているのに対し，逆にブドウ球菌に対する抗菌力は減弱する．第二世代セフェム剤の中のセフェマイシン系薬は嫌気性菌に対して強い抗菌活性を示すことが特徴である．モノバクタム薬はβラクタム環単独の構造であり，グラム陰性菌に対してのみ抗菌活性を示す．カルバペネム薬はペニシリン骨格を有するβラクタム薬であり，グラム陽性菌・グラム陰性菌から嫌気性菌にまで広域な抗菌スペクトラムを示す．

βラクタム薬は増殖中の菌に対して強い殺菌作用を示すが，増殖の停止とともにその抗菌効果は急激に減弱する．βラクタム薬は細胞壁をもたないマイコプラズマ，クラミジア，細胞内寄生菌であるレジオネラに対しては無効である．本剤の効果は基本的に time above MIC に依存する．βラクタム薬に対する耐性機構としては，分解酵素の産生（βラクタマーゼ），作用点 PBP の変異，膜透過性の低下と薬剤排出（エフラックス機構）が重要である．

2) グリコペプチド系薬

グリコペプチド系薬としてはバンコマイシンとテイコプラニンが臨床使用されている．本剤は細菌の細胞壁末端（D-alanyl-D-alanine 構造）に結合することによりその合成を阻害する．グリコペプチド系薬は好気性，嫌気性を問わずグラム陽性菌に対して優れた抗菌力を示し，MRSAを含むブドウ球菌，レンサ球菌，腸球菌，偽膜性腸炎の原因として重要な *Clostridium difficile* による感染症に対して有効である．本剤は腸管からはほとんど吸収されず，その使用に際しては血中濃度測定（TDM）が必要である．バンコマイシンに耐性を示す腸球菌の増加が欧米を中心に報告されている．その耐性機構は作用点の変異によるものであり，この耐性遺伝子はプラスミド上に存在する．

3) ホスホマイシン

ホスホマイシンは，細胞膜の能動輸送系によって菌体内に取り込まれ，ペプチドグリカン合成の初期段階で阻害する．本剤は腸管への移行性に優れており細菌性腸炎の治療に使用されることが多い．分子量約194で抗原性が低く，アレルギー性の副作用の発現率が低いことが特徴である．βラクタム薬などとの併用により抗菌力が増強されるとの報告が散見される．

b. 蛋白合成阻害薬

1) マクロライド系薬

マクロライド系薬は，ラクトン環を基本骨格とする抗菌薬の一群である．その構造から14員環，15員環，16員環系に大別される．細菌のリボゾーム50Sサブユニットに結合し蛋白合成を阻害する．マクロライド薬は，ブドウ球菌，レンサ球菌などのグラム陽性菌，非定型病原体（レジオネラ，マイコプラズマ，クラミジア），カンピロバクター，ヘリコバクター，非結核性抗酸菌に対する抗菌活性が強い．作用機序は不明であるが，14・15員環系マクロライド薬はびまん性汎細気管支炎・気管支拡張症患者などにみられる慢性緑膿菌気道感染症に対して有効である．近年，肺炎球菌およびマイコプラズマにおいてマクロライド耐性株の増加が問題となっている．マクロライド剤は細胞内および組織移行性に優れている．

2) テトラサイクリン系薬

ミノサイクリンとドキシサイクリンが主に臨床使用されている．本剤は微生物のリボソーム30Sサブユニットに結合し蛋白合成を阻害する．微生物の増殖を阻止する静菌的な薬剤であるが，クラミジア，リケッチア，マイコプラズマ，ブルセラ，スピロヘータなどに対して強い抗菌活性を示

す．エフラックス機構による薬剤の排出および作用点リボソームの変異による耐性株が増加している．

3）アミノグリコシド系薬

ストレプトマイシン，カナマイシン，アミカシン，トブラマイシン，ゲンタマイシン，スペクチノマイシンなどが代表的な薬剤である．エネルギー依存的に細胞内に取り込まれ，リボソーム30Sに結合し蛋白合成を阻害する．本剤が殺菌効果を示すためには，(1)菌表層への薬剤の結合，(2)エネルギー依存的な取り込み，(3)細菌リボソームへの結合，が必要である．アミノグリコシド系薬は，大腸菌，肺炎桿菌などの腸内細菌に対して強い抗菌活性を示す．ゲンタマイシン，トブラマイシン，アミカシンは緑膿菌に対する抗菌活性も強い．アルベカシンはMRSAに対してのみ適応を有するアミノグリコシド系薬である．スペクチノマイシンは淋菌に対して強い抗菌活性を有する．ストレプトマイシン，カナマイシンは結核菌に，アミカシンは非結核性抗酸菌に対する抗菌活性が強い．

アミノグリコシド薬においては，post antibiotic effectがグラム陽性菌のみならずグラム陰性菌においてもみられる．本剤は腸管から吸収されず，また嫌気性菌に対して抗菌活性を有しない．βラクタム薬，キノロン剤などとの併用療法として使用されることが多い．アミノグリコシド系薬の有効性はピーク値に依存するため1日1回投与が推奨される．本剤は血中濃度測定(TDM)が可能であり，これにより有効かつ安全に本剤を投与することができる．

4）オキサゾリジノン系薬

オキサゾリジノン系薬としてはリネゾリドが臨床使用されている．本剤は細菌の蛋白合成の初期段階を阻害する．リネゾリドは，MRSA，バンコマイシン耐性腸球菌による感染症が適応となる．経口投与で100％吸収され，組織移行性に優れた薬剤である．

c．DNA・RNA合成阻害薬

1）キノロン系薬

クロロキン合成の副産物として得られたナリジクス酸が最初のキノロン系薬である．キノロン骨格にフッ素を導入することによりフルオロキノロン剤(いわゆるニューキノロン)が開発された．本剤は，細菌のDNA複製にかかわる酵素(ジャイレース，トポイソメラーゼⅣ)を阻害することにより殺菌作用を示す．大腸菌などのグラム陰性菌をはじめ，非定型病原体(マイコプラズマ，クラミジア，レジオネラ)，グラム陽性菌に対して強い抗菌活性を示す．最近では，さらに肺への移行を高め肺炎球菌に対する抗菌活性を強化したレスピラトリーキノロン剤が開発されている．本剤はピーク値に依存した抗菌効果がみられるため，1日1回投与が推奨される．

2）リファンピシン

リファンピシンは，細菌のDNA依存性RNAポリメラーゼを阻害することにより強い殺菌作用を示す．本剤の単剤での使用では耐性菌が出現しやすいことに注意しなければならない．リファンピシンは，経口吸収率が高く，組織・細胞内移行に優れていることが特徴であり，結核菌，MRSA，レンサ球菌，レジオネラ，髄膜炎菌などに対する抗菌活性が強い．

3）ST合剤

サルファ薬(スルファメソキサゾール)とトリメトプリムを5対1で配合した合剤であり，2種類の葉酸合成拮抗薬を併用することにより細菌のDNA合成を強く阻害する．本剤は，細胞内・臓器移行性(肺，前立腺，髄液など)に優れている．ニューモシスチス感染症の第一選択薬であるが，その他にブドウ球菌，連鎖球菌，腸内細菌，レジオネラ，ノカルジアなどに対する抗菌活性も強い．

d．細胞膜障害薬

1）ポリペプタイド系薬

現在，わが国において使用できるのはポリミキ

シンB製剤である．本剤は細菌の細胞膜に結合し透過性を変化させることにより殺菌作用を示す．グラム陰性菌に対する抗菌活性とともに，細菌内毒素（エンドトキシン）に結合しその活性を阻害するという特徴を有している．欧米では，コリスチン（ポリミキシンE）が注射用ポリペプタイド製剤として多剤耐性緑膿菌やアシネトバクターなどの耐性菌感染症に対して使用されている．

B 抗菌薬耐性

1. 抗菌薬耐性

今日，臨床現場でみられるほとんどすべての病原体において耐性菌が出現している．特に市中では，肺炎球菌，インフルエンザ桿菌，マイコプラズマなどの肺炎病原体が，また院内では多剤耐性緑膿菌（MDRP）やMRSA，さらには基質特異性拡張型βラクタマーゼやメタロβラクタマーゼ産生菌の増加が大きな問題となっている．2010年には，多剤耐性アシネトバクター・バウマニ（MDRA）やニューデリー・メタロβラクタマーゼ-1（NDM-1）産生菌の話題が大きく報道されたのは記憶に新しい．ここでは抗菌薬耐性の代表的なメカニズムを概説する．

2. 抗菌薬耐性獲得のメカニズム

今日，グラム陽性菌から陰性菌，嫌気性菌から抗酸菌まで実に多くの病原体において耐性菌がみられているが，その耐性メカニズムは基本的に次の3つに集約することができる（図1）[1,2]．すなわち(1)抗菌薬不活化酵素の産生，(2)抗菌薬作用点の変化，(3)抗菌薬の作用点への到達阻害（抗菌薬透過性の低下，抗菌薬の能動的排出）である．以下に(1)～(3)の耐性機構について説明するとともに，最も重要な耐性機構としてβラクタマーゼの分類と特徴について述べる．

a. 抗菌薬不活化酵素の産生

抗菌薬の不活化による耐性としてはβラクタマーゼ産生によるβラクタム系薬耐性やアミノグリコシド修飾酵素によるアミノグリコシド系薬耐性などが重要である．特に最近では，広範囲のβラクタム薬を分解できるように進化したβラク

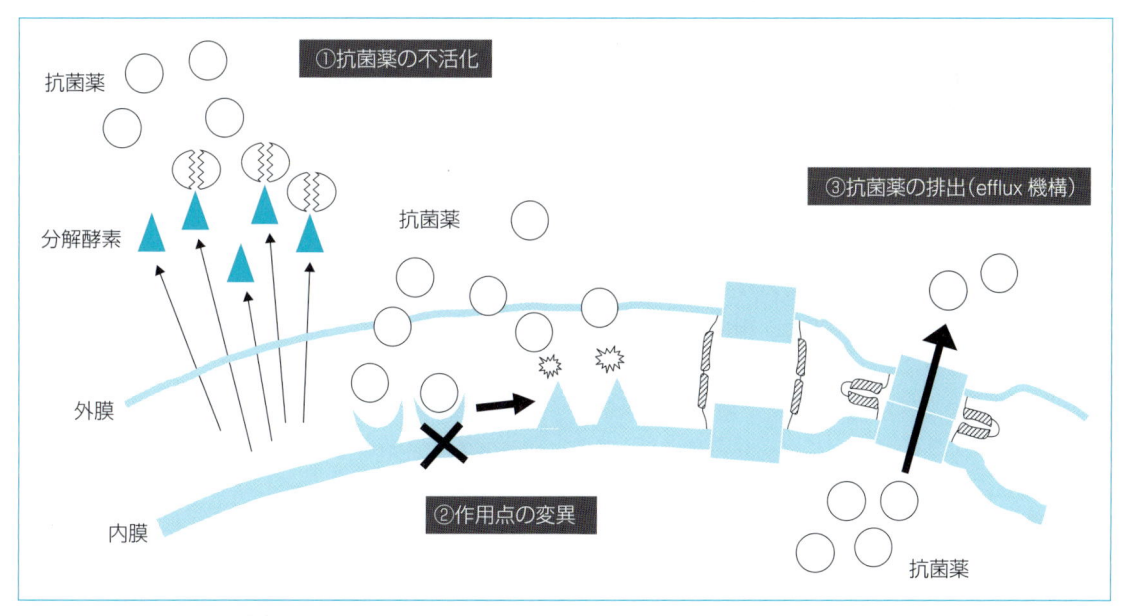

図1 抗菌薬に対する耐性機構の概略
〔舘田一博，石井良和：1．多剤耐性菌；どのようにして生まれ，拡がり，そして病原性を発揮するのか．日内会誌 92：2095-2103，2003より引用〕

タマーゼ（extended spectrum β-lactamase；ESBL）が増加し問題となっている．また，従来カルバペネム系薬はβラクタマーゼに安定な薬剤と考えられていたが，近年，本剤をも分解するβラクタマーゼを産生する菌が出現している．いわゆる"メタロβラクタマーゼ"産生菌の問題であり，2010年には新しいメタロβラクタマーゼとしてNDM-1産生菌が報告された（後述）．

b. 作用点の変化

抗菌薬作用点の変化による耐性機構としてはMRSAやペニシリン耐性肺炎球菌でみられるようなPBPの変異がよく知られている．また，ニューキノロン系薬に対する耐性機構として，本剤の作用点であるDNAジャイレースの変異が重要である．本酵素は細菌のDNAの複製に際しDNA超らせん構造の弛緩，DNA鎖の切断・再結合を担っている．ニューキノロン系薬はDNAジャイレースに結合することにより細菌DNAの複製を抑制するが，本酵素の変異株ではニューキノロン系薬の結合親和性が低下し耐性となる．

c. 抗菌薬の作用点への到達阻害と排出

グラム陰性菌の外膜には親水性物質を通過させる孔（ポーリン）が存在しており，βラクタム薬をはじめとする親水性薬剤はこの孔を通ってペリプラズム内に侵入する．大腸菌では分子量約600以下の中性糖はポーリン孔を通過するが，緑膿菌ではポーリン孔が小さく分子量約400以下の物質しか通過することができない．このポーリン孔による抗菌薬透過性障害が緑膿菌における重要な耐性機構として機能している．また，細菌は自身に有害な物質，あるいは菌体外へ分泌すべき物質の輸送・排出機構として特殊な機能を備えもっている．抗菌薬はまさに細菌にとって有害な物質であり，細胞質内に取り込まれた抗菌薬を能動的に排出する機構が見つかっている（efflux機構）．緑膿菌では菌最表層の外膜から内膜の細胞質側までを貫通する排出孔が形成され，これがβラクタム，ニューキノロン，テトラサイクリン，クロラムフェニコールなど複数の抗菌薬の排出に重要な役割を果たしている．本機構は細菌の多剤耐性を説明する重要なメカニズムと考えられている．

3. βラクタマーゼ産生による耐性

a. βラクタマーゼの分類

βラクタマーゼは，βラクタム系薬に存在するβラクタム環のペプチド結合を切断する酵素である．βラクタム環の加水分解を受けたβラクタム系薬は，作用点である細菌のペニシリン結合蛋白（PBP）と結合する能力が消失し，その抗菌活性を失う．環境におけるβラクタマーゼ産生菌の存在は，ペニシリンの臨床応用の前にすでに報告されていた．この事実は，自然界においてβラクタマーゼ産生菌が絶えず出現していることを示すものであり，これまでに約400種を超える酵素が報告されており，その数は今も増加し続けている．

βラクタマーゼは，そのアミノ酸一次配列をもとに4クラス（A，B，C，D）に分類されている．いわゆるAmbler分類であるが，クラスAはペニシリン，クラスCはセファロスポリン，クラスDはオキサシリンの分解を特長とする酵素で，その活性中心にセリン残基を有している．一方，クラスBに属する酵素はカルバペネメースともよばれ，イミペネムをはじめとするカルバペネム系薬を分解する能力を有し，その活性中心には亜鉛が存在する．最近になってBush-Jacoby-Medeirosらにより新しい分類が提唱されている．これはβラクタマーゼの分子構造と酵素活性からの分類で，グループ1はセファロスポリナーゼ，グループ2がペニシリナーゼ，グループ3がメタロβラクタマーゼとなっている（表1）[3]．

b. 基質特異性拡張型βラクタマーゼ

βラクタム系薬は，その標的酵素が細菌に存在するが動物細胞には存在しないPBPであるため，安全性が高いことがその特徴である．β-ラクタマーゼに安定で抗菌スペクトルが広いβ-ラクタム系薬の開発を試み，ペニシリン系薬から第一世代セフェム，さらには第二～第四世代とよばれるセフェム系抗菌薬が開発された．特に第三・第四

表1 βラクタマーゼの分類

Bush-Jacoby-Medeiros		サブグループ	Ambler 分類	特徴
グループ1	セファロスポリナーゼ		C	染色体性，カルバペネム剤は安定
グループ2	ペニシリナーゼ	2a	A	ブドウ球菌性ペニシリナーゼ
	（クラブラン酸感受性）	2b	A	TEM，SHV 型など
		2be	A	ESBL
		2br	A	Inhibitor-resistant TEM（IRT）
		2c	A	carbenicillin-hydrolyzing
		2e	A	セファロスポリナーゼ
		2f	A	カルバペネマーゼ
		2d	D	cloxacillin-hydrolyzing（OXA）
グループ3	メタロ-β-ラクタマーゼ	3a	B	亜鉛依存的カルバペネマーゼ

〔Perez F, Endimiani A, Hujer KM, et al : The continuing challenge of ESBLs. Curr Opin Pharmacol 7 : 459-69, 2007 より引用〕

世代セフェム薬は腸内細菌の産生するβ-ラクタマーゼに安定であり，強い抗菌活性を示してきた．しかし，1980年代に入り，第三世代セフェム系薬であるセフォタキシムを分解する酵素を産生する *Klebsiella pneumoniae*，*Serratia marcescens* の出現が報告された．その後の研究から，これらの菌株が産生するβラクタマーゼは，その遺伝子に点突然変異が生じ，基質特異性がペニシリン分解酵素（ペニシリナーゼ）からセフェム分解酵素（セファロスポリナーゼ）に拡張していることが明らかとなった．基質特異性拡張型βラクタマーゼ（ESBL）の出現である．これまでに SHV 型，TEM 型，CTX-M 型（以前，Toho 型とよばれていた酵素）など多種類の変異酵素が見いだされているが，わが国では CTX-M 型産生菌が多く分離される．

c．メタロβラクタマーゼ

カルバペネム系抗菌薬はグラム陽性菌，グラム陰性菌，嫌気性菌に対して広域かつ強力な抗菌活性を有していることが特徴である．現在，日本ではイミペネム，メロペネム，パニペネム，ビアペネム，ドリペネムの5剤が利用されている．このカルバペネム薬に対して耐性を示す株の増加が報告されている．特に，グラム陰性菌の産生するβラクタマーゼでクラスB型に分類されるメタロβラクタマーゼ産生菌の増加が大きな問題となっている（表2）．世界で最初のメタロβラクタマーゼは日本で見つかっており，その重要性からImportantの最初の3文字をとって"IMP型"と命名されている[4]．本酵素は活性中心に亜鉛を有し

表2 現在問題となっている主要メタロβラクタマーゼ

IMP	: "IMPortant"
VIM	: "Verona Integron-encoded Metallo-β-lactamase"
SPM	: "São Paulo Metallo-β-lactamase"
GIM	: "German IMipenemase"
SIM	: "Seoul IMipenemase"
NDM	: "New Delhi Metallo-β-lactamase"

〔Osano E, et al : Molecular characterization of an enterobacterial metallo beta-lactamase found in a clinical isolate of Serratia marcescens that shows imipenem resistance. Antimicrob Agents Chemother 38 : 71-78, 1994〕

ていることからメタロβラクタマーゼという名前がつけられており，緑膿菌をはじめとするブドウ糖非発酵菌で検出されることが多い．後述されるMDRPでは，70～80％がメタロβラクタマーゼ陽性であることが報告されている．

最近になって，ニューデリー・メタロβラクタマーゼ（NDM-1）産生菌の増加と蔓延が報告された[5]．NDM-1も分類学的にはメタロβラクタマーゼの1つであるが，本酵素の最も大きな特徴は，NDM-1が大腸菌や肺炎桿菌などの腸内細菌科の細菌から検出されていることである．これまでのメタロβラクタマーゼが緑膿菌などの弱毒ブドウ糖非発酵菌にみられていたのに対し，市中感染の原因としてみられる大腸菌や肺炎桿菌の間でこの酵素が蔓延していくことが危惧されている．2012年8月時点でまだ4症例のみからNDM-1産生菌が分離されているだけであるが，これら細菌が腸管内の常在菌であることを考えると水面下で静かな蔓延が生じていることも十分に

考えられる．今後，NDM-1産生菌を含めメタロβラクタマーゼ産生菌の動向には十分に注意して対応する必要がある．

C 薬剤耐性菌

1. メチシリン耐性黄色ブドウ球菌（MRSA）

2010年の院内感染対策サーベイランス（JANIS）の成績によると，総解析患者約107万人の中で16万人以上から耐性菌が分離されており，このうちの約60％でMRSAが関与していることが報告されている（図2）[6]．それ以外の耐性菌としてはキノロン耐性大腸菌，ペニシリン耐性肺炎球菌，カルバペネム耐性緑膿菌，ESBL産生大腸菌などの頻度が高い．もちろんこれらすべてが真の感染症の原因菌ではないものの，相変わらずMRSAが耐性菌感染症の重要な要因となっていることを示す成績である．さらに最近では，健常人にも感染を起こす，いわゆる市中感染型MRSA〔Community-associated MRSA（CA-MRSA）〕の出現と増加が報告されている．これは1990年代の後半から欧米においてその存在が確認されていたが，近年，わが国においても小児科領域・皮膚科領域においてその蔓延が問題となっている．CA-MRSAは，これまでの院内感染型のMRSAが多剤耐性を特徴としていたのと異なり，βラクタム系薬にのみ耐性を示す株が多い（ただし，近年，多剤耐性化を獲得したCA-MRSAの出現も報告されている）．そして，院内感染型MRSAが少数の高伝播性クローンの全世界的な広がりで説明されるのに対し，CA-MRSAは次々に新しいクローンがわれわれの身近なところで出現していることが報告されている．また，病原因子としての白血球破壊毒素（Panton-Valentine Leucocidine），表皮ブドウ球菌に由来すると考えられる皮膚付着機構の獲得，CA-MRSAの多剤耐性化・院内への伝播・蔓延などの事実も明らかとなり，MRSA感染症は新たな局面を迎えた状況である．幸い，米国で確認されているようなバンコマイシン耐性MRSA株はわが国ではまだ分離されてはいない．しかし，バンコマイシンにヘテロ耐性を示す株の出現や，バンコマイシンのMICが$2\,\mu g/mL$を示す株の増加などの問題も生じており，MRSAのさらなる進化の予兆とも考えられる．

2. ペニシリン耐性肺炎球菌（PRSP）

肺炎球菌は，ブドウ球菌と並びヒトに対して病原性の強いグラム陽性球菌であり，感染症起炎菌として最も頻回に分離される細菌の1つである．肺炎球菌が原因となる感染症としては肺炎・中耳炎・副鼻腔炎などの呼吸器・耳鼻科領域感染症，髄膜炎，敗血症などの全身感染症が重要である．特に市中肺炎では，報告地域・国にかかわらず肺炎球菌が原因菌の第一位であり，症例全体の20～40％が本菌肺炎であることが報告されている．

1980年代までは，肺炎球菌感染症に対する抗菌薬療法としてはペニシリン系薬（特にペニシリンG）が第一選択薬であったが，近年，ペニシリンに対する感受性が大きく変化してきている．い

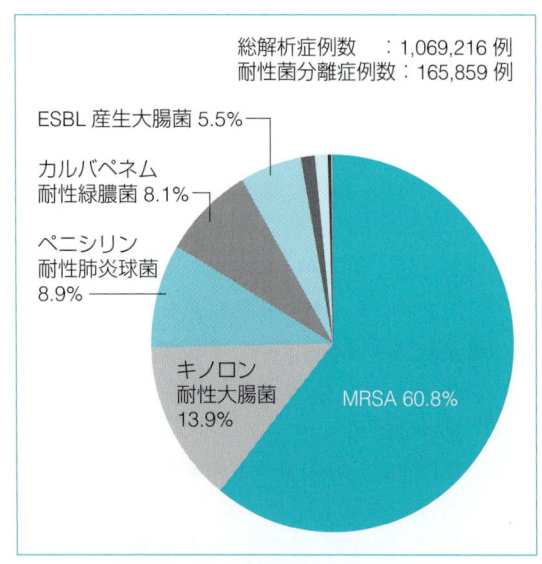

図2 わが国における耐性菌（JANIS院内感染対策サーベイランス）
〔厚生労働省院内感染対策サーベイランス事業ホームページ http://www.nih-janis.jp/より引用〕

総解析症例数　　　：1,069,216例
耐性菌分離症例数：165,859例

- ESBL産生大腸菌 5.5%
- カルバペネム耐性緑膿菌 8.1%
- ペニシリン耐性肺炎球菌 8.9%
- キノロン耐性大腸菌 13.9%
- MRSA 60.8%

わゆる PRSP（penicillin-resistant *S. pneumoniae*）や PISP（penicillin-intermediately sensitive *S. pneumoniae*）の問題である．しかし 2008 年，CLSI の肺炎球菌におけるペニシリン感受性基準が大きく改訂され，見かけ上の耐性の割合が減少したことに注意しなければならない．以前は肺炎症例におけるペニシリン G 感受性として 0.06 μg/mL 以下を感性，0.12〜1 μg/mL を中等度耐性，2 μg/mL 以上を耐性としていたのに対し，新しい基準では 2 μg/mL 以下が感性，4 μg/mL が中等度耐性，8 μg/mL 以上を耐性としている．この基準で考えると，わが国で分離される株のほとんどが感性ということになるが，遺伝子レベルではペニシリン結合蛋白の変異が着実に蓄積されており，これが抗菌薬に対する耐性度の上昇を引き起こしていることが報告されている．また，この新しい基準は肺炎症例を対象にしたものであり，髄膜炎患者から分離された肺炎球菌に対しては，従来の基準が適応されることにも注意しておかなければならない．

肺炎球菌における抗菌薬耐性の問題は，ペニシリン耐性からさらにマクロライド耐性，ミノサイクリン耐性に拡大している．特にマクロライド薬に関しては，わが国で分離される 70〜80％ の株が本剤に低感受性を示すことが報告されている．その他に，肺炎球菌のニューキノロン耐性が欧米を中心に報告されているが，幸いにも現時点での頻度は高くない．しかし，キノロン耐性肺炎球菌は，本剤が多用される中高年者から多く分離されているという事実もあり，今後の動向には注意していかなければならない．

3. 多剤耐性緑膿菌（MDRP）

緑膿菌は偏性好気性を示すブドウ糖非醗酵のグラム陰性桿菌で，免疫不全宿主における感染症の原因として重要である．本菌は自然界に広く存在するが，病院環境では特に流し場やトイレなどの水場に濃厚に生息している．これが医療従事者の手指あるいは医療器具を介して免疫不全宿主に伝播され院内感染の原因となる．

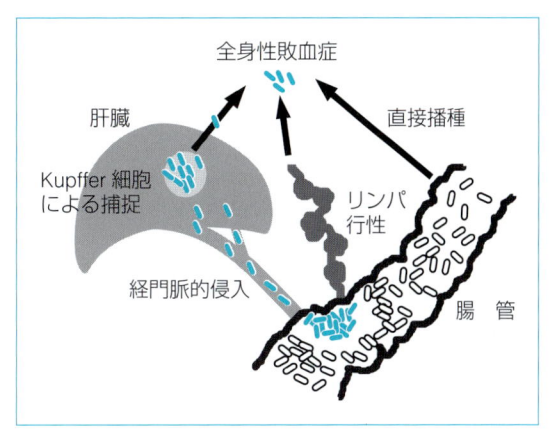

図 3　緑膿菌の経腸管的侵入の模式図（Bacterial translocation）
抗菌薬投与などにより腸内細菌叢の撹乱が生じると，緑膿菌などの潜在的病原体の過増殖が誘導される．緑膿菌は経門脈的に血中に侵入し，肝臓を経て全身性敗血症へと進展する．

緑膿菌による病院感染は大きく 2 つに大別される．1 つは病院環境に存在する菌が医療従事者の手指や医療器具を介して伝播される外因性感染症である．一方，患者自身の常在細菌叢中に潜在する病原体が異常に増殖して感染症を惹起する場合，これを内因性感染とよぶ．緑膿菌は健常者の腸管内にも存在しているが，その菌量は少なく特に問題となることはない．しかし，抗菌薬や免疫抑制剤の投与を受けている宿主においては，常在細菌叢の撹乱に伴い腸管内での緑膿菌が増加することになる．さらに腸管粘膜障害あるいは好中球減少をきたした個体においては，腸管内の緑膿菌が門脈を通じて肝臓に侵入し，さらには全身性敗血症へと進展する（図 3）．したがって，緑膿菌による病院感染を予防するためには，医療器具，医療従事者を介した外因性感染の抑制とともに，常在細菌叢中（腸管・咽頭など）の緑膿菌のモニタリング（監視培養）による内因性感染の早期発見と防止を組み合わせながら対応することが効果的である．

緑膿菌はもともと抗菌薬に対して広く耐性を示す細菌であるが，最近になってカルバペネム，フルオロキノロン，アミノグリコシド系薬に同時に耐性を示すいわゆる"多剤耐性緑膿菌（multiple drug-resistant *Pseudomonas aeruginosa*; MDRP）"が出現し問題となっている（**表 3**）[7]．一

表3　多剤耐性緑膿菌の定義*

アミカシン MIC	32 μg/ml 以上
シプロフロキサシン MIC	4 μg/ml 以上
イミペネム MIC	16 μg/ml 以上

*多剤耐性アシネトバクターの定義としても利用されている。ただし，この定義はあくまでも届け出のための定義であり，臨床的な抗菌薬の有効性との関連から決められたものではないことに注意しなければならない。

〔Tateda K, Ishii Y, Matsumoto T, et al：'Break-point Checker-board Plate' for screening of appropriate antibiotic combinations against multidrug-resistant *Pseudomonas aeruginosa*. Scand J Infect Dis 38：268-272, 2006 より引用〕

一般に細菌の抗菌薬に対する耐性機構としては，(1)抗菌薬不活化酵素の産生，(2)抗菌薬の透過性低下と能動的排出（エフラックス機構），(3)作用点の変化，の3つが重要であるが，緑膿菌では特に前2者が関与していることが多い．不活化酵素による耐性としては，βラクタマーゼ産生によるβラクタム薬耐性とアミノグリコシド薬修飾酵素によるアミノグリコシド耐性が重要である．特にβラクタマーゼ耐性に関しては，カルバペネム系を含むすべてのβラクタム剤に耐性を示すメタロβラクタマーゼ産生菌が出現し問題となっている．また，緑膿菌は複数の efflux 機構を有しており，しかもそれぞれがβラクタム薬やフルオロキノロン薬など異なる系統の抗菌薬を同時に排出することが知られている．重症の緑膿菌感染症に対しては，カルバペネム系，アミノグリコシド系，フルオロキノロン系薬，あるいはその併用療法が行われることが多い．MDRP 感染症に対する併用療法に関しては，抗菌薬のブレイクポイント濃度を組み合わせたブレイクポイント・チェッカーボード法が考案され，その有用性が検討されている[8]．また，MDRP に対して抗菌活性の強いコリスチンの再承認が検討されている．本剤は 1950 年に日本で見つかった抗菌薬であるが，腎毒性・神経毒性のために使われなくなった薬剤である．MDRP や MDRA の出現の中でリバイバル薬として注目されており，併用療法を効果的に実施することにより副作用の発現頻度も低く報告されている．ただし，本剤は全身投与では肺への移行性が低いことに注意すべきであり，重症肺炎症例に対しては吸入療法で使用されることが多い．

4. 多剤耐性アシネトバクター・バウマニ（MDRA）

アシネトバクター属細菌はナイセリア科に属する細菌で，ブドウ糖非発酵グラム陰性桿菌に分類される．アシネトバクター属細菌としては30菌種以上が知られているが，院内感染として問題となるのは *Acinetobacter baumannii*（以前 *A. calcoaceticus* var. *anitratus* とよばれていたもの）である．アシネトバクター属細菌は自然環境に広く分布するが，*A. baumannii* の院内分布に関してはまだよく理解されていない．緑膿菌などのブドウ糖非発酵菌が水回りに分布するのに対し，本菌は MRSA などと同様に，乾燥環境からも高頻度に分離される．この特徴からアシネトバクター属細菌は "Gram-negative MRSA" とも形容されている．アシネトバクター属細菌は栄養要求性が低く（炭素源として多くの物質を利用できる），これが乾燥・低温環境における本菌の増殖性と関連している．最近，アシネトバクターにおいても緑膿菌と同じように，カルバペネム，アミノグリコシド，フルオロキノロンの3系統に同時に耐性を示す多剤耐性アシネトバクター（MDRA）が出現し問題となっている．

アシネトバクター属細菌の半数以上が喀痰・鼻咽頭拭いなどの呼吸器検体から分離されていることが特徴であり，これに次いで尿，皮膚（褥瘡など）から分離されることが多い．本菌感染症の多くは何らかの感染防御能の低下した宿主に発症する．アシネトバクター属細菌による院内感染のリスクファクターとしては，長期入院，外傷・手術，抗菌薬投与，カテーテル留置，便からの本菌の分離，非経口栄養，気管切開，人工呼吸器使用などがあげられる．特に気管切開あるいは気管内挿管患者における人工呼吸器関連肺炎（VAP）の原因菌として重要である．

本菌感染症に対する抗菌薬療法として興味深い知見は，βラクタマーゼ阻害薬の有効性である．

スルバクタムを代表とするβラクタマーゼ阻害薬はもともとβラクタム剤分解酵素（βラクタマーゼ）に結合し，その活性を阻害するという目的で開発された．そのβラクタマーゼ阻害薬がアシネトバクターに対して直接の抗菌活性を有することが in vitro, in vivo および臨床的に報告されている．また，通常はグラム陰性菌に対しては無効なはずのリファンピシンが本菌に対して強い殺菌作用を有することが報告されている．特に，MDRA 感染症に対する治療は困難なことが多い．抗菌活性が残る薬剤としてはコリスチンやチゲサイクリンのみとの報告もみられる．MDRA 感染症に対しては，上記薬剤に加え，スルバクタム含有製剤，ミノサイクリン，リファンピシンなどの併用療法を考慮する必要がある．

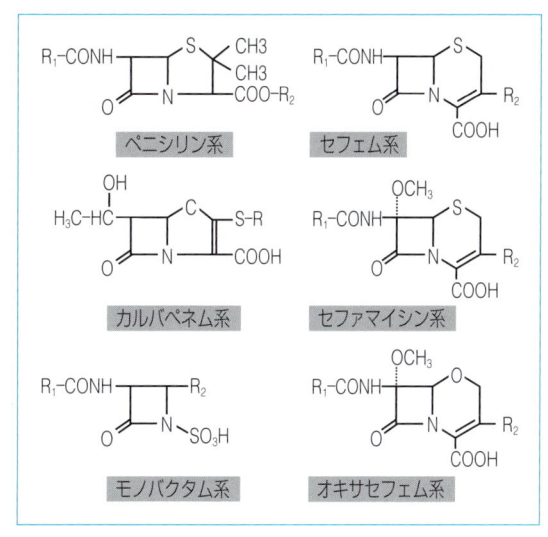

図4 βラクタム系抗菌薬

D 抗菌薬の種類

抗菌薬はその作用機序により細胞壁合成阻害薬，蛋白合成阻害薬，DNA あるいは RNA 合成阻害薬，細胞膜障害薬に大別される．

1. 細胞壁合成阻害薬

a. βラクタム薬（図4）

βラクタム薬は，その構造からセフェム系とペニシリン系薬に大別される．本剤は細菌の細胞壁合成酵素（PBP）に結合しその活性を阻害する．βラクタム薬に曝露された細菌は細胞壁の合成が障害され，伸長化（フィラメント化）あるいは膜に穴が開き溶菌する．第一世代から第三世代セフェム剤になるに従い，グラム陰性菌に対する抗菌活性は増強，逆にブドウ球菌に対する抗菌力は減弱する．第二世代セフェム薬の中のセフェマイシン系薬は嫌気性菌に対して強い抗菌活性を示す．モノバクタム薬はβラクタム環単独の構造であり，グラム陰性菌に対してのみ抗菌活性を示す．カルバペネム薬はペニシリン骨格を有するβラクタム薬であり，グラム陽性菌・グラム陰性菌から嫌気性菌にまで広域な抗菌スペクトラムを示す．βラクタム薬は増殖中の菌に対して強い殺菌作用を示すが，増殖の停止とともにその抗菌効果は急激に減弱することが特徴である．本剤は細胞壁をもたないマイコプラズマ，クラミジア，細胞内寄生菌であるレジオネラに対しては無効である．βラクタム薬の抗菌効果は time above MIC に依存する．本剤に対する耐性機構としては，分解酵素の産生（βラクタマーゼ），作用点 PBP の変異，膜透過性の低下と薬剤排出（エフラックス機構）が重要である（図5）．

b. グリコペプチド系薬

グリコペプチド系薬としてはバンコマイシンとテイコプラニンが臨床使用されている．グリコペプチド系薬は細菌の細胞壁末端（D-alanyl-D-alanine 構造）に結合することによりその合成を阻害する．グリコペプチド系薬は好気性，嫌気性を問わずグラム陽性菌に対して優れた抗菌力を示す．MRSA を含むブドウ球菌，連鎖球菌，腸球菌，偽膜性腸炎の原因として重要な *Clostridium difficile* に対して強い抗菌力を示す．グリコペプチド系薬は腸管からはほとんど吸収されない．本剤の投与に際しては血中濃度測定（therapeutic drug monitoring；TDM）が必要である．バンコマイシンに耐性を示す腸球菌（vancomycin-resistant

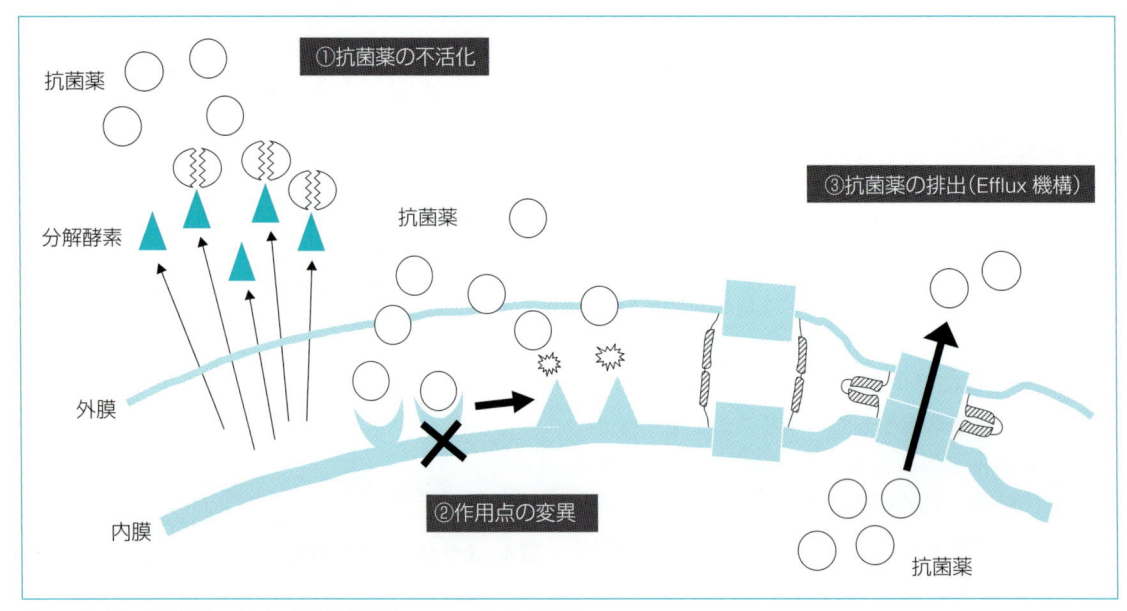

図5 細菌の抗菌薬に対する耐性機構(p.195の図1再掲)

Enterococcus；VRE)の増加が報告されている.

c. ホスホマイシン

　細胞膜の能動輸送系によって菌体内に取り込まれ，ペプチドグリカン合成の初期段階で阻害する．腸管への移行性に優れており，細菌性腸炎の治療に使用されることが多い．分子量(約194)で抗原性が低く，アレルギー性の副作用の発現率が低い．βラクタム薬などとの併用により抗菌力が増強されるとの報告が散見される.

2. 蛋白合成阻害薬

a. マクロライド系薬(ケトライドを含む)

　マクロライド系薬は，ラクトン環を基本骨格とする抗菌薬の一群である．その構造から14員環，15員環，16員環系に大別される．細菌のリボソーム50Sサブユニットに結合し蛋白合成を阻害する．ブドウ球菌，連鎖球菌などのグラム陽性菌，非定型病原体(レジオネラ，マイコプラズマ，クラミジア)，カンピロバクター，ヘリコバクター，非結核性抗酸菌に対する抗菌活性が強い．作用機序は不明であるが，14・15員環系マクロライド剤はびまん性汎細気管支炎・気管支拡張症患者などにみられる慢性緑膿菌気道感染症に対して有効である．近年，肺炎球菌およびマイコプラズマにおいてマクロライド耐性株の増加が問題となっている．マクロライド剤は細胞内および組織移行性に優れている．14員環骨格を有するケトライド薬テリスロマイシンは，マクロライド耐性肺炎球菌に対しても強い抗菌活性を示す.

b. テトラサイクリン系薬

　ミノサイクリンとドキシサイクリンが主に臨床使用されている．微生物のリボソーム30Sサブユニットに結合し蛋白合成を阻害する．微生物の増殖を阻止するが殺菌性は強くない．クラミジア，リケッチア，マイコプラズマ，ブルセラ，スピロヘータなどに対して強い抗菌活性を示す．エフラックス機構による薬剤の排出および作用点リボソームの変異による耐性株が増加している.

c. アミノグリコシド系薬

　ストレプトマイシン，カナマイシン，アミカシン，トブラマイシン，ゲンタマイシン，スペクチノマイシンなどが代表的な薬剤である．エネルギー依存的に細胞内に取り込まれ，リボソーム30Sに結合し蛋白合成を阻害する．本剤が殺菌効

果を示すためには，①菌表層への薬剤の結合，②エネルギー依存的な取り込み，③細菌リボソームへの結合，が必要である．アミノグリコシド系薬は，大腸菌，肺炎桿菌などの腸内細菌に対して強い抗菌活性を示す．ゲンタマイシン，トブラマイシン，アミカシンは緑膿菌に対する抗菌活性も強い．アルベカシンはMRSAに対してのみ適応を有するアミノグリコシド系薬である．スペクチノマイシンは淋菌に対して強い抗菌活性を有する．ストレプトマイシン，カナマイシンは結核菌に，アミカシンは非結核性抗酸菌に対する抗菌活性が強い．post antibiotic effectがグラム陽性菌のみならずグラム陰性菌においてもみられる．アミノグリコシド系薬は腸管から吸収されず，また嫌気性菌に対して抗菌活性を有しない．本剤はβラクタム薬，キノロン薬などとの併用療法として使用されることが多い．TDMにより有効かつ安全に本剤を投与することができる．アミノグリコシド系薬の有効性はピーク値に依存するため1日1回投与が推奨される．

d. オキサゾリジノン系薬

リネゾリドが臨床使用されている．細菌の蛋白合成の初期段階を阻害する．MRSA，バンコマイシン耐性腸球菌による感染症が適応となる．経口投与で100%吸収され，組織移行性に優れた薬剤である．

3. DNA・RNA合成阻害薬

a. キノロン系薬

クロロキン合成の副産物として得られたナリジクス酸が最初のキノロン系薬である．キノロン骨格にフッ素を導入することによりフルオロキノロン剤（いわゆるニューキノロン）が開発された．細菌のDNA複製にかかわる酵素（ジャイレース，トポイソメラーゼⅣ）を阻害することにより殺菌作用を示す．大腸菌などのグラム陰性菌をはじめ，非定型病原体（マイコプラズマ，クラミジア，レジオネラ），グラム陽性菌に対して強い抗菌活性を示す．最近では，さらに肺への移行を高め肺炎球菌に対する抗菌活性を強化したレスピラトリーキノロン薬が開発されている．本剤はピーク値に依存した抗菌効果がみられるため，1日1回投与が推奨される．

b. リファンピシン

細菌のDNA依存性RNAポリメラーゼを阻害することにより強い殺菌作用を示す．単剤での使用で耐性菌が出現しやすいことに注意しなければならない．経口吸収率が高く，組織・細胞内移行に優れている．結核菌，MRSA，レンサ球菌，レジオネラ，髄膜炎菌などに対する抗菌活性が強い．

c. ST合剤

サルファ剤（スルファメソキサゾール）とトリメトプリムを5対1で配合した合剤である．2種類の葉酸合成拮抗薬を併用することにより細菌のDNA合成を強く阻害する．細胞内・臓器移行性（肺，前立腺，髄液など）に優れている．ニューモシスチス感染症の第一選択薬であるが，その他にブドウ球菌，連鎖球菌，腸内細菌，レジオネラ，ノカルジアなどに対する抗菌活性も強い．

4. 細胞膜障害薬

a. ポリペプタイド系薬

ポリミキシンBが臨床使用されている．細菌の細胞膜に結合し透過性を変化させることにより殺菌作用を示す．細菌内毒素（エンドトキシン）に結合しその活性を阻害する．欧米では，コリスチン（ポリミキシンE）が耐性菌感染症に対する治療薬として使用される．

E 抗結核薬

結核治療薬の開発は1944年のストレプトマイシンにはじまり，1952年のイソニアジドをはじめとする薬剤が開発され，今日の抗結核化学療法の基礎が築かれた．以下に代表的な抗結核薬の特

徴を概説する．

1) リファンピシン（rifampicin；RFP）

放線菌から単離されたリファマイシンを化学修飾した誘導体である．細菌のDNA依存性RNAポリメラーゼに作用し，RNA合成を阻害する．抗酸菌を含めた細菌全般に強い抗菌活性を示す．分裂増殖をなかば停止している結核菌にも殺菌作用を示すことが特徴である．しかし，細菌の遺伝子複製過程に作用する薬剤であり，その単剤での使用で高率に耐性菌が出現することに注意しなければならない．経口で抗結核薬として用いられるだけでなく，レジオネラ感染症やMRSA感染症に対しても使用される．

2) イソニアジド（isoniazid；INH）

結核菌のカタラーゼ/パーオキシダーゼによって還元され活性体となる．本剤は結核菌の脂肪酸合成酵素を阻害し，最終的に結核菌の細胞表面を覆っている特異的な菌体構成脂質（ワックス成分）であるミコール酸の生合成を阻害する．対数増殖期の結核菌に対して最も強い抗菌作用を発揮するが，静止期の結核菌にはほとんど抗菌活性を示さない．経口剤，注射剤として使用される．

3) アミノグリコシド薬

ストレプトマイシン，カナマイシン，アミカシンが結核治療薬として使用される．

4) ピラジナミド（pyrazinamide；PZA）

結核菌の有する酵素により脱アミノ化され，活性体であるピラジン酸に変換され抗菌活性を発揮する．活性体は脂肪酸合成酵素を阻害し，最終的に結核菌のミコール酸の合成を阻害する．pH 5.5〜6.0の酸性条件下で強い抗菌活性を発揮するため，マクロファージ内に寄生した結核菌に効果を発揮する．イソニアジドとの協力作用がもっとも強く，INH耐性菌の出現を低減させる．単独での抗結核作用は弱く，耐性菌が現れるので必ず他の抗結核薬と併用する．時に重篤な肝障害が起きることがある．

5) エチオナミド

イソニコチン酸の誘導体でINHに構造的に類似しているが，抗菌力はINHよりも劣っている．本剤の作用点はINHと類似するが，INHとは交叉耐性を示さない．

6) キノロン系薬

レボフロキサシンなどのキノロン系薬は抗結核活性を有している．ただし，その抗菌効果は他剤に比べて必ずしも強くない．市中でみられる結核感染症に外来でキノロン系薬が投与され，一時的に軽快するものの，最終的には感染症が増悪する症例が散見されていることに注意しなければならない．

7) エタンブトール（ethambutol；EB）

アラビノガラクタンの生合成酵素群のアラビノース転移酵素に作用して，ミコール酸へのアラビノースの付加を阻害し，細胞壁の合成を阻害する．副作用として視覚障害がある．

8) パラアミノサリチル酸（p-aminosalicylic acid；PAS）

結核菌の増殖を促進するサリチル酸のアナログであり，サリチル酸と拮抗することによって結核菌の増殖を抑制する．抗菌力はあまり強くなく，大量投与が必要になる．

F 抗真菌薬

真菌はヒトと同じ真核生物に属し，原核生物である細菌とは細胞の構造および機能の点で大きく異なる．真菌の細胞膜は脂質成分としてエルゴステロールを含み，細胞壁はβグルカンとキチンが主成分となっている．一方，細菌の細胞膜はステロールを欠き，細胞壁は主にペプチドグリカンによって構成される．ヒトの細胞は細胞膜にコレステロールが存在するが，細胞壁は存在しない．これらの構造上の違いをもとに，選択毒性の高い薬剤の開発が試みられている．

a. ポリエン系薬

ポリエン系抗真菌薬にはアムホテリシンB，アムホテリシンBのリポソーム製剤，およびナイスタチンがある．ポリエン系薬は宿主細胞膜には作用せず，真菌細胞膜の必須成分であるエルゴステロールと特異的に結合して細胞膜を傷害することにより抗真菌活性を発揮する．

1) アムホテリシンB（amphotericin B）

本剤は，アスペルギルス属，カンジダ属，クリプトコッカス属，ムーコル属など臨床的に重要な病原体に対して強い抗真菌活性を有している．アムホテリシンBは経口投与ではほとんど腸管からは吸収されない．この特徴を用いて，消化管粘膜に定着したカンジダ属の除菌を目的とした投与も行われている．本剤の全身投与により悪寒，発熱，血圧低下，腎障害などの副作用がみられることに注意しなければならない．副作用の軽減および感染部位への移行性の向上を目的に，アムホテリシンBのリポソーム製剤（脂質担体製剤）が利用されている．本剤は血管透過性の亢進した感染部位に効果的に移行し，リポソームの崩壊によりアムホテリシンBが遊離され抗真菌活性を発揮する．

2) ナイスタチン（nystatin）

広い抗真菌スペクトルを特徴とするが，水に難溶性を示し経口投与で腸管から吸収されない．好中球減少症などの高リスク患者の消化管からのカンジダなどの除菌に使用される．

b. フルオロピリミジン系薬

1) フルシトシン（flucytosine；5-FC）

本剤は真菌に特異的な酵素であるシトシン輸送系によって真菌細胞内に取り込まれたあと，5-フルオロウラシルに変換され，真菌の核酸合成を阻害する．フルシトシンはクリプトコッカス属，カンジダ属，アスペルギルス属真菌による感染症に有効である．抗真菌作用は静菌的であるため，単剤投与では耐性菌が出現しやすいことに注意しなければならない．アムホテリシンBとの併用により，フルシトシンの細胞内取り込みが促進され相乗効果が発揮される．

c. アゾール系薬

アゾール系薬は真菌細胞膜のエルゴステロールの合成酵素を特異的に阻害することにより真菌細胞の増殖を抑制する．

1) フルコナゾール（fluconazole；FLCZ）

各種のカンジダ症およびクリプトコックス症に有効である．経口投与による吸収性は良好であり，バイオアベイラビリティ（生物学的利用能）は85～90％である．血中半減期は約30時間と長く，副作用も少なく比較的安全に使用できる抗真菌薬である．

2) イトラコナゾール（itraconazole；ITCZ）

フルコナゾールより抗真菌スペクトルが広く，カンジダ症，クリプトコックス症，アスペルギルス症などに有効である．特に，アムホテリシンBに不応性のアスペルギルス症に対しても有効なことがある．経口投与されたイトラコナゾールは胃内の酸度が高いほど吸収がよいので食事直後に服用することが重要である．

3) ボリコナゾール（voriconazole；VRCZ）

アスペルギルス症，カンジダ症に対して有効な薬剤である．特にアムホテリシンBやアゾール系薬が効きにくいフサリウム症に対しても効果が期待できる．経口投与のバイオアベイラビリティは90％以上であり，髄液を含めて組織移行性も良好である．

d. キャンディン系薬

1) ミカファンギン（micafungin；MCFG）

キャンディン系薬は，真菌の細胞壁多糖成分である$β$-D-グルカン合成酵素を特異的に阻害することにより抗真菌活性を発揮する．本剤は各種アスペルギルス症，カンジダ症に対して有効である．本剤は分子量が大きいため，経口投与しても腸管からはほとんど吸収されない．

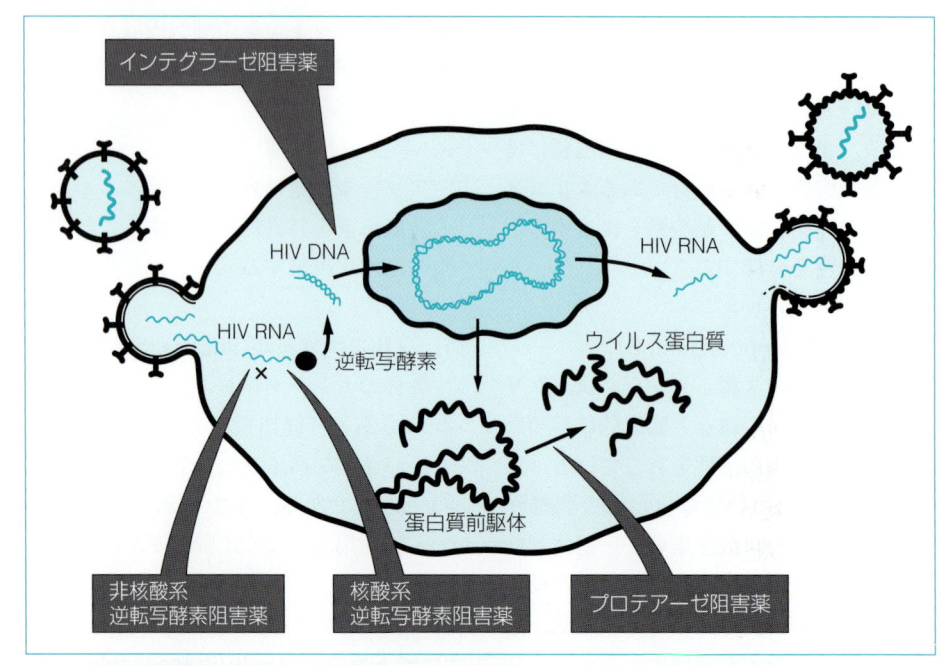

図6 HIVの複製メカニズムと抗HIV薬の作用点

2) カスポファンギン

近年,新しく導入されたキャンディン系抗真菌薬である.試験管内の抗真菌活性はミカファンギンに類似するが,蛋白結合率がミカファンギンより低い.したがって,血清の存在する感染部位においてはミカファンギンより強い抗真菌活性を発揮する可能性が報告されている.

G 抗ウイルス薬

抗ウイルス薬は,抗菌薬と異なり抗ウイルススペクトルが狭く,その適応は一般に特定のウイルスに限定される.また,ウイルスの増殖は宿主細胞依存性であることから,ウイルス特異的な選択毒性を見出すことが難しい.したがって,抗ウイルス薬の開発は抗菌薬に比較してはるかに難しい.現在,インフルエンザウイルス,ヘルペスウイルス,サイトメガロウイルス,水痘帯状疱疹ウイルス,ヒト後天性免疫不全ウイルス(HIV),肝炎ウイルスなどに対する薬剤が臨床応用されている.図6に抗HIV薬の作用点を示すとともに,表4に代表的な抗ウイルス薬とその作用機序をまとめて示した.

H 薬剤感受性検査

検査室で行う薬剤感受性検査は,細菌感染症の治療に有効な抗菌薬の探索を主たる目的とする.検査法の原理は米国臨床検査標準化委員会(Clinical and Laboratory Standards Institute;CLSI)や日本化学療法学会が提唱する方法がある.培地はミューラーヒントン(Mueller-Hinton)培地をベースに検査を行う.わが国ではCLSI法が主に使用されている.CLSIが提唱する検査法の原理は拡散法と希釈法がある(表5).国内ではディスク拡散法と微量液体希釈法が多くの検査室で実施されている.

検査室では臨床材料から分離培養で検出した集落(コロニー)を対象として薬剤感受性検査を実施する.検査の対象となる集落は感染症原因細菌であるが,分離培養で検出される集落は環境細菌や常在細菌叢が混入する場合がある.そのため,原

表4　代表的な抗ウイルス薬の種類と特徴

抗ウイルス薬	作用機序	対象となるウイルス感染症
抗ヘルペス薬		
アシクロビル	ウイルスDNA合成阻害	単純ヘルペスウイルス感染症，ヘルペス脳炎，帯状疱疹など
抗サイトメガロウイルス薬		
ガンシクロビル	ウイルスDNA合成阻害	サイトメガロウイルス感染症（間質性肺炎，大腸炎，網膜炎など）
ホスカルネット	ウイルスDNA合成阻害	サイトメガロウイルス感染症，ヘルペスウイルス感染症，帯状疱疹
抗インフルエンザ薬		
アマンタジン	ウイルスの脱殻を阻害	インフルエンザウイルスA感染症（経口剤）
オセルタミビル	ノイラミニダーゼ阻害剤	インフルエンザウイルスA・B感染症（経口剤）
ザナミビル	ノイラミニダーゼ阻害剤	インフルエンザウイルスA・B感染症（吸入剤）
ペラミビル	ノイラミニダーゼ阻害剤	インフルエンザウイルスA・B感染症（注射剤）
ラニナミビル	ノイラミニダーゼ阻害剤	インフルエンザウイルスA・B感染症（吸入剤）
抗ウイルス肝炎治療薬		
インターフェロン	ウイルス複製抑制	B型・C型肝炎ウイルス感染症
ラミブジン	DNAポリメラーゼ阻害	B型肝炎ウイルス感染症
アデホビルピボキシル	DNAポリメラーゼ阻害	B型肝炎ウイルス感染症
エンテカビル	DNAポリメラーゼ阻害	B型肝炎ウイルス感染症
リバビリン	不明	C型肝炎ウイルス感染症
テラプレビル	プロテアーゼ阻害剤	C型肝炎ウイルス感染症
抗ヒト免疫不全ウイルス薬		
ヌクレオシド系逆転写酵素阻害剤		アジドチミジン，ジダノシン，ラミブジン，アバカビルなど
非ヌクレオシド系逆転写酵素阻害剤		ネビラピン，エファビレンツ，デラビルジンなど
プロテアーゼ阻害剤		サキナビル，リトナビル，インジナビル，ネルフィナビルなど
インテグラーゼ阻害剤		ラルテグラビルなど

表5　薬剤感受性検査法の種類

1. 拡散法
　　(1) ディスク拡散法
　　(2) Eテスト
2. 希釈法
　　(1) 寒天平板希釈法
　　(2) マクロ液体希釈法
　　(3) ミクロ（微量）液体希釈法

因細菌との識別を慎重に行わなければならない．その判断は主に検査室で行うが，判断が困難な場合は，担当医と相談しながら検査を実施する集落を決定する必要がある．

1. 最小発育阻止濃度（MIC）

希釈法を用いて試験管あるいは寒天平板内に含まれる抗菌薬に対して，細菌の発育が阻止される最小の濃度を最小発育阻止濃度（minimum inhibitory concentration；MIC）という．通常，MIC以上の濃度では細菌の発育は抑止され，MICを下回る濃度では細菌の発育が認められる（図7）．単位は$\mu g/mL$かmg/Lを使用する．抗菌薬の希釈は$1\mu g/mL$(mg/L)を中心に2のべき乗(2^n，nは整数)した濃度で行われ，一般的には0.03～256 $\mu g/mL$ (0.03，0.06，0.125，0.25，0.5，1，2，4，8，16，32，64，128，256)の範囲から任意に測定レンジを設定する．

2. 最小殺菌濃度（MBC）

抗菌薬の細菌に対する作用は，殺菌的(bactericidal)と静菌的(bacteriostatic)に区別される．殺菌的抗菌薬とは，抗菌薬単独で細菌の増殖抑制と同時に殺滅を行う抗菌薬であり，静菌的抗菌薬とは，細菌の増殖抑制をするが殺滅が得意でない抗菌薬である．これの特性を評価する指標として最小殺菌濃度(minimum bactericidal concentration；MBC)がある．MBCとは菌を殺滅できる抗菌薬の最小濃度である．測定方法は希釈法でMICを測定したブロスのうち，肉眼的に菌の増殖を認めなかったブロスの一部を，抗菌薬を含まない寒天平板へ接種し，24～72時間培養する．MIC測定

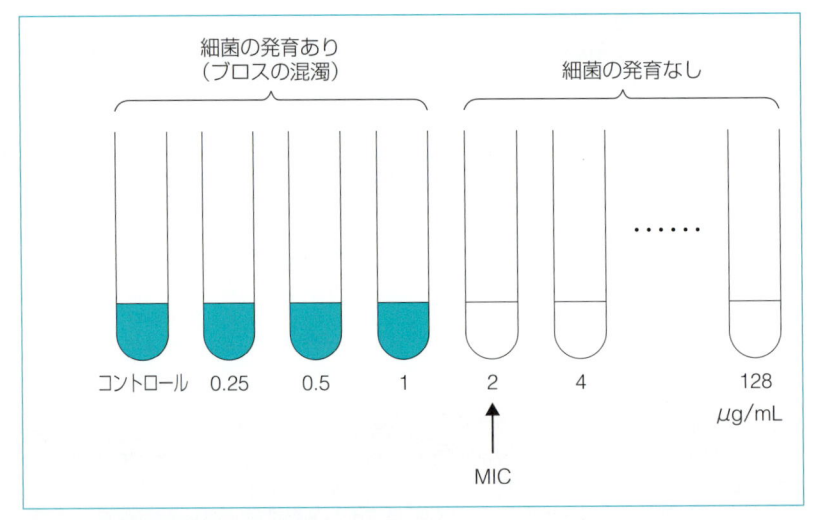

図7 液体希釈法を用いた MIC の測定
マクロ液体希釈法を用いた MIC の測定。測定レンジは 0.25〜128 μg/mL。抗菌薬含有培地のうち 0.25, 0.5 および 1 μg/mL に細菌の発育を認める。2〜128 μg/mL では細菌の発育を認めない。したがって MIC は 2 μg/mL と判定する。

用ブロスに最初に接種した生菌数の割合と比較して寒天平板上の集落数から換算した生菌数が 99.9% 以上抑制されている最小濃度を MBC とする。一般的には MBC/MIC が 4 倍（MIC の管差で 2 管）以内であれば殺菌的抗菌薬と判断する。

3. ディスク拡散法

ディスク拡散法は、世界保健機関（WHO）が勧告した一濃度ディスク法であるカービー・バウエル（Kirby-Bauer；KB）法を CLSI が採用して標準法として公開した方法である。直径 6 mm のろ紙に一定濃度の抗菌薬を染み込ませ乾燥させたディスクを使用して検査を行う（図8）。ミューラー・ヒントン寒天培地に McFarland No. 0.5 の濁度に調整した被検菌を綿棒で接種し、同時にディスクを設置する。一夜培養後にディスク周囲に形成された発育阻止帯をノギスで計測する。

ディスク拡散法は希釈法と比較して安価かつ操作が簡便であるが、ディスクの阻止円径と MIC が相関しない菌種（嫌気性菌や一部の耐性菌の検出など）は測定できないなど、適応できる菌種が若干制限される。最近では、微量液体希釈法が自動機器の普及により比較的簡便に測定できるよう

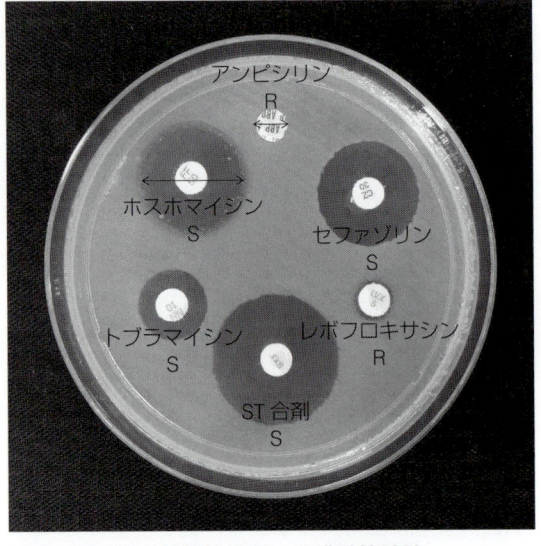

図8 ディスク拡散法を用いた感受性試験
CLSI 法準拠ディスク拡散法。（Kirby-Bauer 法）ディスク周囲に細菌の発育を認め、阻止円の形成を認めない抗菌薬は"耐性"と判定する。CLSI 基準で一定以上の発育阻止円を形成した場合は"感性"と判定する。

になったことから、ディスク拡散法で検査をしているわが国の検査室の施設数は全体の 20% 以下となっている。

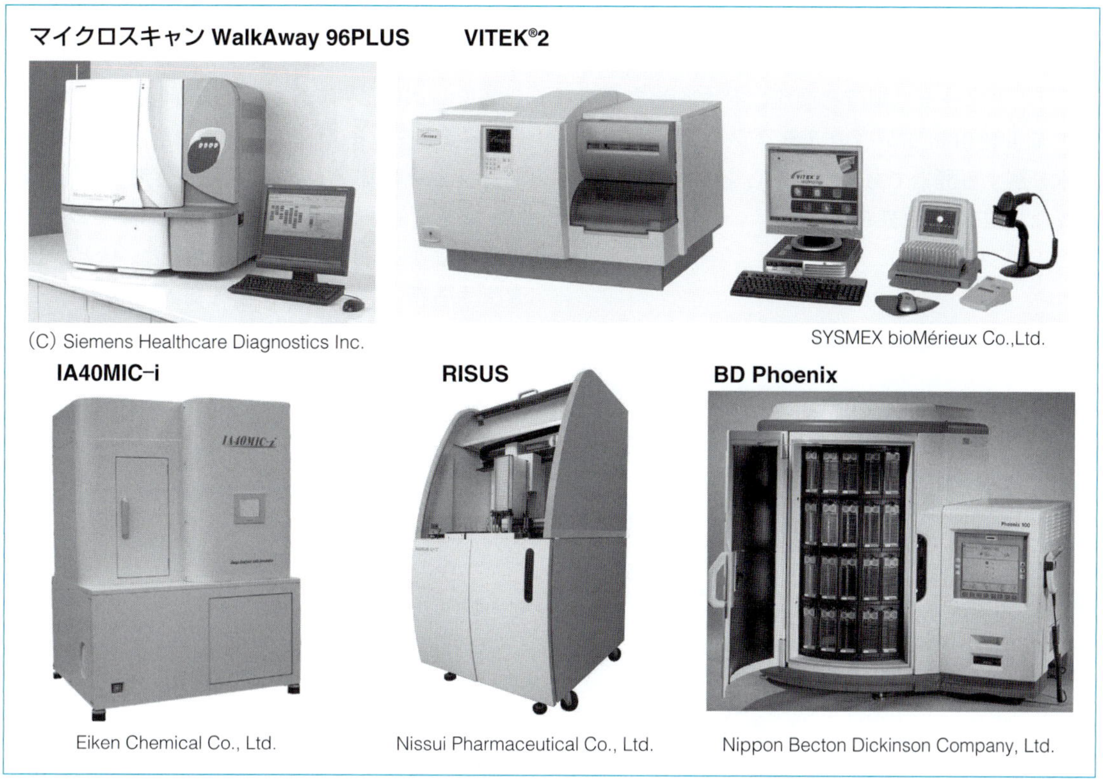

図9 MIC測定用自動分析装置
国内で汎用されているMIC測定用自動分析装置．機種によってはMIC測定と同時に同定検査も実施できる．

4. 微量液体希釈法

　MIC測定は抗菌薬の希釈などの煩雑さ，あるいは一度調整した薬液の保存による不活化があるため検査室内で試薬を調整する施設は少ない．多くの検査室は，市販のマイクロプレートを購入し，自動分析装置（図9）を使用して測定している．自動分析装置は一度に多数の抗菌薬のMICを測定でき，同時に同定検査も実施することが可能であり汎用性が高い．しかし，マイクロプレートのウェル数（一般的に96穴）には限りがあるため，CLSIが提唱するブレイクポイント近辺のMICレンジしか測定できないことがある．また同じ希釈法である，寒天平板希釈法はCLSI法が推奨する *Neisseria gonorrhoeae*（リン菌）の標準的なMIC測定法であるが，試薬調整がきわめて煩雑なため実施している検査室は少ない．リン菌以外の菌種にも広く適応が可能であるが，新薬の評価や研究的に実施する際にのみ利用されている．

5. Eテストを使用したMIC測定

　Eテストは長方形のプラスチックストリップに抗菌薬が濃度勾配化されてコーティングされており，被検菌を接種したミューラー・ヒントン寒天培地上に設置するだけで，簡易にMIC測定が可能な方法である．一度に多くの抗菌薬を測定するには寒天培地を複数使用しなければならないため，微量液体希釈法より汎用性が低下するが，栄養要求の厳しい菌（淋菌，嫌気性菌）や酵母様真菌などの検査，あるいは治療薬として使用する抗菌薬がすでに決定している場合には利用しやすい．MICの判定は図10に示すように，ストリップを中心に楕円形の発育阻止帯が認められ，ストリップ上に記載されているMIC値と発育阻止帯の交点をMICとする．

6. βラクタマーゼ検査法

βラクタマーゼは細菌感染症に対する治療薬として最も使用頻度が高いβラクタム系抗菌薬を加水分解する酵素である．これらを検出するには様々な方法がある（表6）．

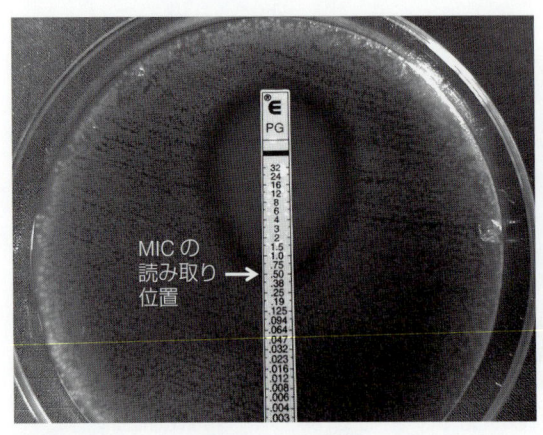

図10　Eテストを用いたMIC測定
肺炎球菌に対するペニシリンG（PCG）のMIC測定．PCG含有ストリップと肺炎球菌の発育阻止円の交点をMICと判定する．矢印：MIC 0.5 μg/mL．

a. ニトロセフィン法

ニトロセフィンとは，βラクタム環の側鎖にニトロ基（－NO_2）が修飾された淡黄色の化合物である．βラクタマーゼにより加水分解を受けたニトロセフィンは赤色に変化する．通常はニトロセフィンを含有した市販ディスクを使用して検査を行う．検査の対象となる細菌はペニシリナーゼを産生する菌とする．対象菌種は *Staphylococcus* spp., *Haemophilus influenzae*, *Neisseria gonorrhoeae* などがある．ニトロセフィン法以外のペニシリナーゼを検出対象とした検査法に，アシドメトリー法やヨードメトリー法があるが，ニトロセフィン法が検出感度や適応菌種が最も広いことから，これら検査法はほとんど普及していない．

b. ESBLの検出法

ESBL産生菌の検出は腸内細菌科を対象とする．CLSIは *Escherichia coli*, *Klebsiella* spp., *Proteus mirabilis* の3菌種を対象にESBL産生性の確認試験法を提唱している．確認試験はESBLがクラスAβラクタマーゼであることからこれの阻害薬であるクラブラン酸を用いた阻害試験を

表6　βラクタマーゼ検出法

βラクタマーゼの種類	方法	主な検査対象菌種
ペニシリナーゼ	ニトロセフィン法（CLSI推奨法）	*Staphylococcus* spp. *Haemophilus influenzae* *Neisseria gonorrhoeae* *Moraxella catarrhalis* *Bacteroides* spp., *Prevotella* spp.
	アシドメトリー法	*Staphylococcus* spp. *Haemophilus influenzae* *Neisseria gonorrhoeae*
	ヨードメトリー法	*Neisseria gonorrhoeae*
	クローバーリーフ法（CLSI推奨法）	*Staphylococcus aureus*
ESBL	クラブラン酸阻害法 ・CLSI法 ・ダブルディスクシナジー法	腸内細菌科 　主に *E. coli*, *Klebsiella* spp., *P. mirabilis* を対象
カルバペネマーゼ	キレート剤阻害法 ・メルカプト化合物法 ・EDTA法	腸内細菌科 ブドウ糖非発酵菌 　主に *P. aeruginosa*, *Acinetobacter* spp. を対象
	変法ホッジ法（CLSI推奨法）	腸内細菌科
プラスミド関連 AmpCβラクタマーゼ（セファロスポリナーゼ）	ボロン酸阻害法	腸内細菌科 　主に *Klebsiella* spp. を対象

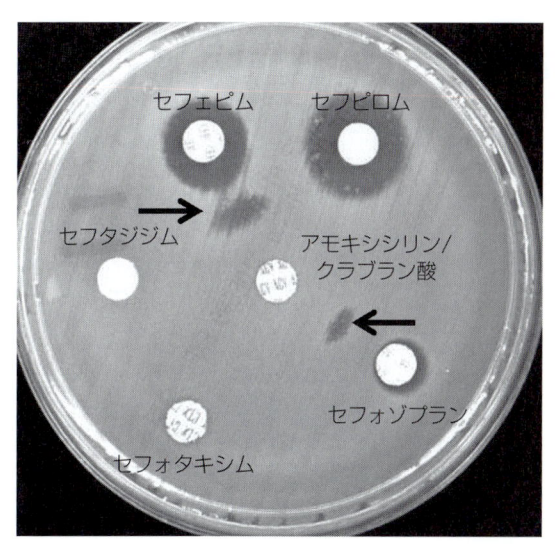

図11 ダブルディスクシナジーテストによるESBLの検出
培地中央にβラクタマーゼ阻害薬であるクラブラン酸含有ディスクを設置．その周囲にディスク中央間距離で25 mmの位置に広域セファロスポリン含有ディスクを設置．クラブラン酸含有ディスクと広域セファロスポリン含有ディスクとの間に歪んだ発育阻止帯を形成すればESBL産生株と同定する．

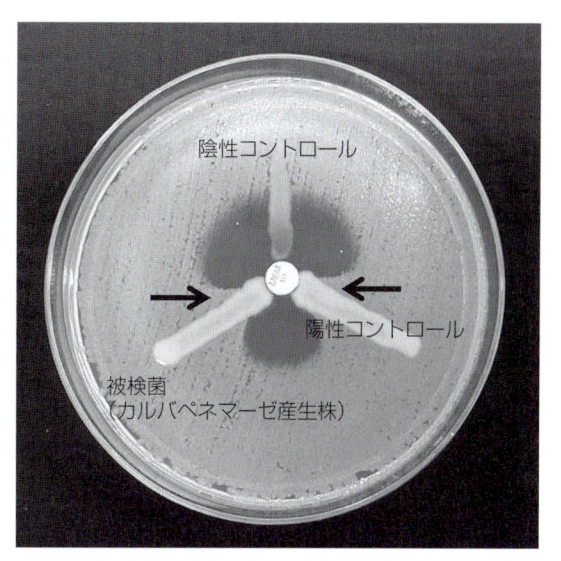

図12 変法ホッジテストによるカルバペネマーゼの検出
Escherichia coli ATCC25922をミューラーヒントン培地に接種後，培地中央にメロペネム(MEPM)ディスクを設置．陽性および陰性コントロールと被検菌の集落を綿棒で採取しMEPMディスクのエッジから培地外側へ画線する．一夜培養後MEPMディスク阻止円と画線した集落の交点に歪みが生じればカルバペネマーゼ産生株と同定する(矢印)．

実施する．CLSI法はディスク拡散法および微量液体希釈法を用いた検出法を提示している．CLSI法以外にもダブルディスクシナジーテストのようにディスク拡散法を原理として簡便にESBL産生の確認ができる方法がある(図11)．

c. カルバペネマーゼの検出法

カルバペネマーゼはカルバペネムを含むほとんどすべてのβラクタム系抗菌薬を加水分解する酵素である．検出対象は腸内細菌科や*Pseudomonas aeruginosa*, *Acinetobacter baumannii*などのブドウ糖非発酵性グラム陰性桿菌を対象とする．方法はカルバペネマーゼのうち，メタロβラクタマーゼ(クラスBβラクタマーゼ)を対象とした検出法，カルバペネマーゼの全般(クラスA，クラスBおよびクラスDβラクタマーゼ)を検出する方法がある．前者は，酵素活性中心にある亜鉛イオン(Zn^{2+})にキレート結合するメルカプト化合物やEDTAを用いた酵素阻害試験，後者はCLSI法である変法ホッジテスト(modified Hodge test)(図12)がある．

7. 薬剤感受性検査の結果の解釈

MIC値やディスク拡散法で得られた阻止円径は抗菌薬の体内動態(最大血液中濃度，半減期，組織移行性等)を考慮した抗菌薬ごとのブレイクポイントを使用して評価を行う．通常は，CLSI法を基準とした菌種別のブレイクポイントにしたがって感性(susceptible)，中間(intermediate)，および耐性(resistant)に区別する．また，βラクタマーゼなどの抗菌薬耐性因子を保有することが確認試験で明らかになった場合は，試験管内の結果が感性と判定された場合でも，臨床的に無効と判断される場合は耐性と置換して報告する場合がある(表7)．CLSI法以外にも，日本化学療法学会の疾患別のブレイクポイントがあり，敗血症，肺炎，慢性膀胱炎および慢性腎盂腎炎を対象とした基準が設定されている．

表7 薬剤感受性試験結果にかかわらず耐性と解釈する菌種および抗菌薬

対象菌種	耐性機序	抗菌薬
Staphylococcus spp.	mecA（PBP2′発現）	すべてのβラクタム薬
Staphylococcus spp. β-streptococcus	誘導型クリンダマイシン耐性	クリンダマイシン
Staphylococcus spp. *Haemophilus influenzae* *Neisseria gonorrhoeae* *Moraxella catarrhalis* *Bacteroides* spp., *Prevotella* spp.	ペニシリナーゼ	ペニシリン系 　アンピシリン 　ペニシリンG 　ピペラシリン
腸内細菌科	ESBL	ペニシリン系 モノバクタム系 セファロスポリン系
腸内細菌科 *P. aeruginosa* *Acinetobacter* spp.	カルバペネマーゼ	カルバペネム系をはじめとする多くのβラクタム薬

参考文献

1) 舘田一博, 石井良和：1. 多剤耐性菌；どのようにして生まれ, 拡がり, そして病原性を発揮するのか. 日内会誌 92：2095-2103, 2003
2) 橋本 一：薬はなぜ効かなくなるのか—病原菌は進化する. 中公新書, 2000
3) Perez F, Endimiani A, Hujer KM, et al：The continuing challenge of ESBLs. Curr Opin Pharmacol 7：459-69, 2007
4) Osano E, et al：Molecular characterization of an enterobacterial metallo beta-lactamase found in a clinical isolate of Serratia marcescens that shows imipenem resistance. Antimicrob Agents Chemother 38：71-78, 1994
5) Kumarasamy KK, Toleman MA, Walsh TR, et al：Emergence of a new antibiotic resistance mechanism in India, Pakistan, and the UK：a molecular, biological, and epidemiological study. Lancet Infect Dis 10：597-602, 2010
6) 厚生労働省院内感染対策サーベイランス事業ホームページ　http://www.nih-janis.jp/
7) 荒川宜親：感染症の話；多剤耐性緑膿菌. 感染症発生動向調査週報（IDWR）17週号, 2002（http://idsc.nih.go.jp/idwr/kansen/k02_g1/k02_17/k02_17.html）
8) Tateda K, Ishii Y, Matsumoto T, et al：'Break-point Checkerboard Plate' for screening of appropriate antibiotic combinations against multidrug-resistant *Pseudomonas aeruginosa*. Scand J Infect Dis 38：268-272, 2006

第12章
検査法

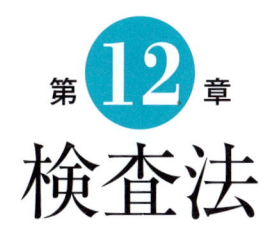

> **学習のポイント**

❶ 無菌操作技術(バーナー,白金耳,試験管の取り扱い),細菌検査の実践(進め方)を習得する.
❷ 培地の作り方,基本的無菌操作,検体採取と保管,検体観察と品質評価を理解する.
❸ 顕微鏡操作,塗抹法,グラム染色や抗酸染色など日常多用する各種染色法を学ぶ.
❹ 細菌の分離培養(検体種類別培地の選択と培地への塗布希釈),分離培地の培養と発育集落の観察,純培養操作などを理解する.
❺ 菌株の同定(従来法による鑑別,同定キットなど)および代表的菌腫の紹介.
❻ 薬剤感受性試験法の原理は希釈法とディスク拡散法がある.前者はさらに液体希釈法と寒天平板希釈法に分けられる.希釈法は最小発育阻止濃度(MIC)を求めることが可能である.わが国では微量液体希釈法を用いた検査法が主流である.
❼ 微生物的検査の結果報告の内容は,感染症の原因細菌の決定ならびに治療薬として適切な抗菌薬を決定できる情報を主治医に示すことである.報告書には検体の品質評価,塗抹検査,培養同定検査,薬剤感受性検査から得られた情報を総合的にまとめ,適切なコメントを付加しながら主治医へ情報伝達する.
❽ 細菌学的検査の工程は,(a)検査前工程(伝票作成,検体採取,検体保存と搬送),(b)検査工程(検体の肉眼的観察,塗抹検査,分離培養同定検査,薬剤感受性検査),(c)検査後工程(報告書作成と医師への伝達)の一連の流れで検査が行われ,それぞれの成績管理が重要である.
❾ 嫌気性菌の検査は,体表面や感染部位の近縁臓器からの細菌汚染がないように穿刺あるいは切開による方法で採取する.このような条件を満たさない検体は感染起炎菌と常在細菌との区別が困難であることから特別な理由がないかぎり嫌気培養を実施すべきではない.
❿ 嫌気性菌感染症を疑う場合は,好気性培養に加えて嫌気性菌検出用分離培地を組み合わせて培養検査を行う.使用する分離培地は非選択性分離培地であるブルセラ寒天培地やGAM寒天培地に加え,選択性分離培地であるBBE寒天培地,PEA寒天培地などを適時併用する.
⓫ CDC(米国疾病管理予防センター)は結核菌検査の報告時間に対して,塗抹検査は24時間以内,結核菌群の検出,同定を21日以内,薬剤感受性検査結果を30日以内に報告するように勧告している.
⓬ 塗抹検査は蛍光法とチール・ネルゼン染色がある.蛍光法は感度がよく,スクリーニング検査として使用するが,陽性の場合はチール・ネルゼン染色で確認を行う.
⓭ 分離培養検査は小川法を用いた方法よりミドルブルック・デュボス培地による液体培養のほうが迅速性に優れている.喀痰のような雑菌汚染が強い材料は分離培養の前にNALC-NaOH法などの前処理法を組み合わせる.
⓮ 真菌検査は病巣から採取した検体の標本を作製し真菌要素を検出する直接鏡検と,分離培養検査に分けられる.
⓯ 直接鏡検は迅速性に優れた検査法である.KOHマウント法や墨汁染色法がある.
⓰ 分離培養検査はサブロー寒天培地やポテトデキストロース寒天培地を使用する.
⓱ 深在性真菌症の診断に血清を用いた免疫学的検査法が有用である.感染部位から漏出した真菌の特異抗原や代謝産物を血清中から検出する.
⓲ ウイルスの検査法は,(a)ウイルスの分離培養,粒子,抗原を検出する方法,(b)核酸を検出する方

法，および(c)生体内に生成されたウイルスに対する特異抗体を検出する方法に分かれる．
⑲ 微生物を検出する方法として形態学的検査法，培養法，免疫学的方法および遺伝子検査法に大きく分類できる．
⑳ 顕微鏡検査は検査材料を直接検鏡できるため，菌所見に加えて炎症所見も観察できる．検査手技も簡便で迅速な検査法である．
㉑ 大部分の細菌と真菌は培養法，ウイルスは主として免疫学的方法あるいは遺伝子検査法，そして遺伝子検査法は原理的にすべての微生物を検出可能である．
㉒ 原因微生物の検出感度を上げることにより検査の有用性が高まる．培養検査における増菌培養，免疫学的方法おける化学発酵酵素免疫測定法，遺伝子検査における遺伝子増幅法が代表的な高感度検査法である．
㉓ 医療現場では種々の検査法を組み合わせた原因微生物の迅速診断が行われている．

本章を理解するためのキーワード

❶ 細菌検査技術の基本
無菌操作，培地作製と取り扱い，染色鏡検法．

❷ 検体の分離培養
分離培養の条件別培養法，集落の観察と釣菌．

❸ 分離株同定
従来法による鑑別，簡易キットによる同定．

❹ 不顕性感染
感染は成立しているが，臨床的症状を示さない状態．

❺ キャリア
不顕性感染を示す宿主．

❻ 輸入感染症
日本国外で感染し国内の医療機関で診断された感染症．

❼ 人獣(畜)共通感染症
元来動物に感染する病原体が，ヒトに感染したもの．

❽ ミューラー・ヒントン培地
薬剤感受性検査に使用する基礎培地はミューラー・ヒントン培地が汎用される．本培地は完全合成培地である．この培地に発育しない Streptococcus spp. や Haemophilus spp. などの栄養要求の厳しい菌の検査は，ミューラー・ヒントン培地に血液やビタミンを添加する．

❾ 微量液体希釈法
マイクロプレートを使用し，0.03～256 μg/mL の範囲で 2^n 希釈した抗菌薬の希釈系列（各 100 μL）に被検菌を接種し MIC を算出する方法である．わが国の 90% 近くの施設で採用され，自動機器による測定が行われている．

❿ ディスク拡散法
ディスク阻止円径(mm)と MIC(μg/mL)が相関関係にある場合の適応できる方法である．直径 6 mm の抗菌薬ディスクに一定量の抗菌薬を含有している．McFarland No. 0.5 の濁度に調整した菌液をミューラー・ヒントン寒天培地へ接種し，培養後，抗菌薬ディスク周囲に形成された阻止円径を計測し，CLSI が推奨する菌種別のテーブルに従って，感性(susceptible)，中間(intermediate)および耐性(resistant)の変換する．

⓫ NALC-NaOH 法(N-アセチル-L-システイン・水酸化ナトリウム法)
喀痰など常在菌叢が混在する検査材料は，前処理としてこれら細菌叢を完全に死滅させたうえで分離培養を実施しなければならない．N-アセチル-L-システインは喀痰などの粘液質を液状化させる還元剤として作用し，水酸化ナトリウムは抗酸菌以外の細菌を死滅させる働きがある．

⓬ 酵素抗体法
モノクローナル抗体に酵素標識抗体で反応させ，形成された抗原抗体複合物と基質の発色により測定する方法である．ウイルス抗原などの検出に利用される．

⓭ 免疫イムノクロマト法
検体中の抗原を着色標識抗体と結合しさせ，ペーパークロマトグラフの原理により展開する途中で特異抗体によってトラップされ，時間の経過とともに肉眼でバンドとして見えるようになる．インフルエンザ抗原検査などの簡易迅速検査など広範囲に応用されている．

❹ **PCR 法**
目的とする特定塩基配列部分を増幅する標的核酸増幅法であり,核酸増幅検査を代表する検査法である.

❺ **自動化装置**
微生物検査における自動化装置とは,①遺伝子検査の前処理と検出を自動化した装置,②増菌培養を利用して微生物の増殖を検出する装置,および③分離培養後の純培養集落を用いて菌液調整,接種,培養および判定といった作業を自動機器で行うものに区分される.

❻ **感染対策への貢献**
病院微生物検査室の役割としてMRSAなどの消長を把握できる週報や月報資料の作成といった疫学報告が義務化されている.

A 無菌操作技術

微生物検査にかかわる全行程の手技手法は無菌操作が前提であり,これをおろそかにすると本来無菌の材料を汚染させてしまうことになりかねない.特に,検体の取扱いや生菌を用いた操作は,正しい手技に加え作業環境の整備が不可欠である.

a. バーナー操作(図1)

基本的無菌操作であり,白金耳,白金線の灼熱,ピペットや試験管口の火炎通過などで利用する.電気バーナーは,操作時の飛散を防ぐことができる.最近では使い捨てループやピペットも利用されているが,これらの操作時にもバーナーが必要である.

b. 安全キャビネットとクリーンベンチ(図2)

検体処理や菌移植などの生菌取扱時に利用するのが安全キャビネットであり,環境微生物の混入を防ぐとともに,キャビネット内部の微生物が環境に飛散しないよう工夫され,特に結核菌検査時には必須である.安全キャビネットと反対性能を持つのがクリーンベンチであり,キャビネット内に清浄な空気を供給し,常時清潔に保ち,主に培

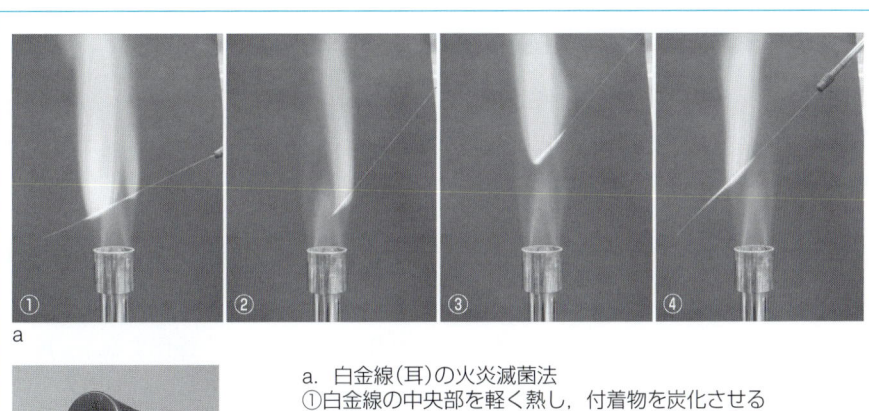

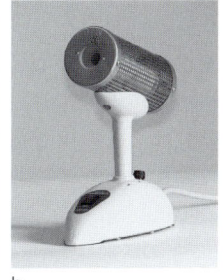

a. 白金線(耳)の火炎滅菌法
①白金線の中央部を軽く熱し,付着物を炭化させる
②先端を火炎中心部の還元炎(約500℃)で十分焼く
③ほぼ垂直に立て,火炎外側の酸化炎(約1,500℃)で赤くなるまで焼く
④全体をゆっくり酸化炎に通して焼く
作業終了後は①〜④の手順で,また使用前の滅菌は③④の手順で灼熱する
b. 電気バーナー(フレアー滅菌器)
〔写真提供:サーモフィッシャーサイエンティフィック(株)〕

図1 バーナー操作

216　Ⅱ．臨床微生物学

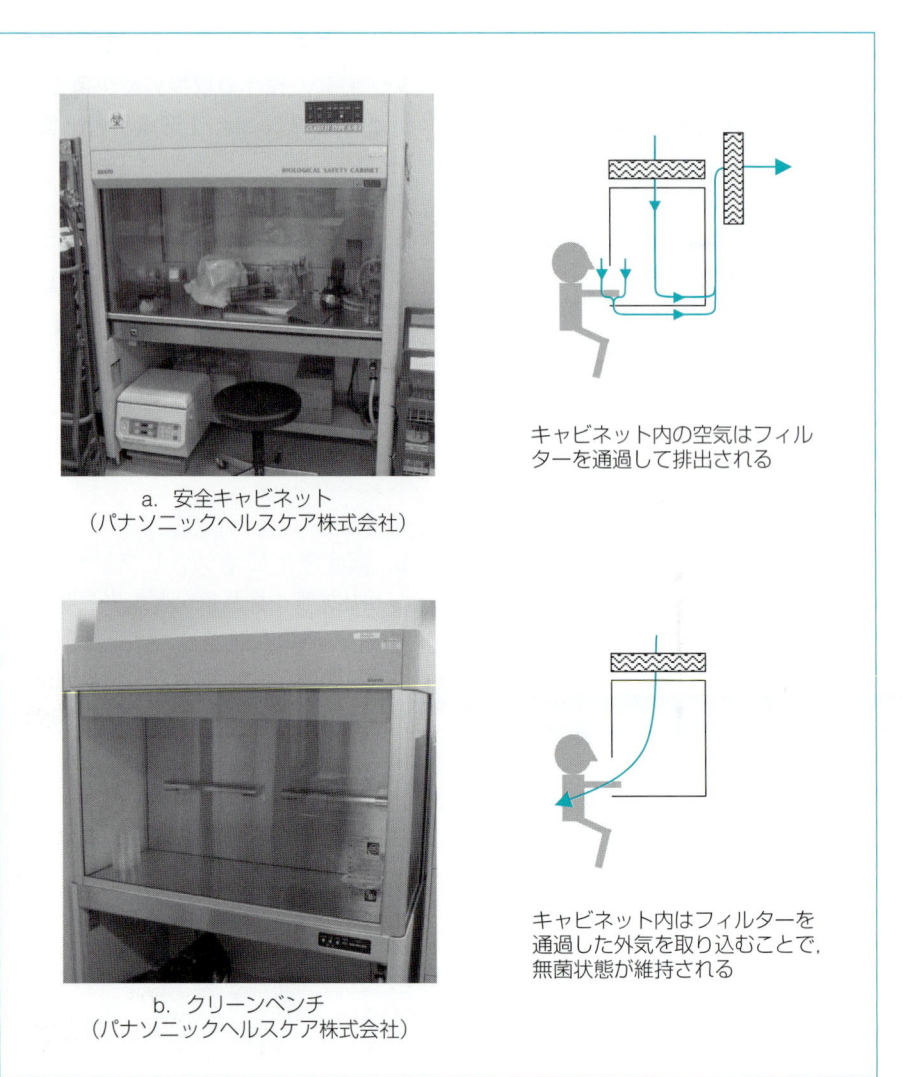

図2　安全キャビネットとクリーンベンチ

a. 安全キャビネット
（パナソニックヘルスケア株式会社）

キャビネット内の空気はフィルターを通過して排出される

b. クリーンベンチ
（パナソニックヘルスケア株式会社）

キャビネット内はフィルターを通過した外気を取り込むことで，無菌状態が維持される

地作製や薬品調合に用いる．この両者の目的をよく理解し，利用しなければならない．

c. 培地の取扱い（図3）

　平板培地は，蓋についた水滴が培地に落ちないよう固形培地を収めたシャーレが上（培地表面が下を向くように），蓋部分が下になるよう机上に置く．検体塗布や菌接種時は，片手で培地部分のシャーレを持ち上げ，培地表面が上向きにならないよう手前に少し傾斜させ，もう一方の手で，白金耳，白金線などを操作する．一度手に持った培地を持ち替える場合は，いったん元の蓋に収め再度手に取る．培地開放は必要最小限に留め，環境汚染を防ぐ．試験管培地への菌接種や発育菌の採取時は，両手を駆使し，スムースな作業と手頸が負担にならないよう操作する．

◇平板培地からの釣菌

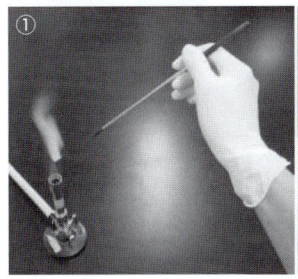

① 白金線をバーナーで焼いて冷ます
② シャーレの培地部分を持つ 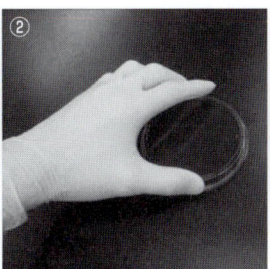
③ ふちから指を出さないように注意する 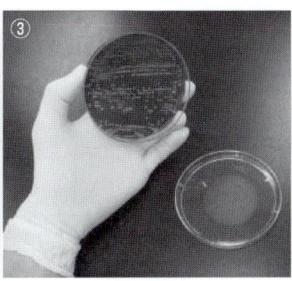
④ 目的の独立集落を釣菌する 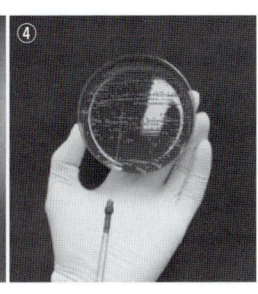

◇試験管培地の扱い方

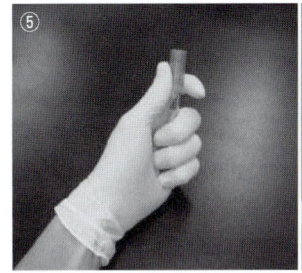

⑤ あらかじめ蓋を緩めておく
⑥ 試験管を人さし指と中指にのせ，試験管の下部を親指で固定 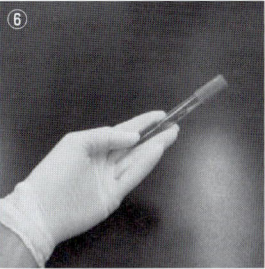
⑦ 蓋を白金線を持ったほうの小指ではさみ取る 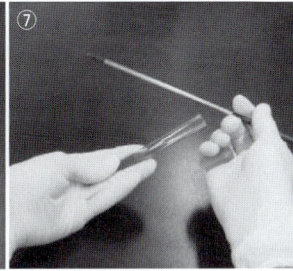
⑧ 試験管口を炎に通過させる 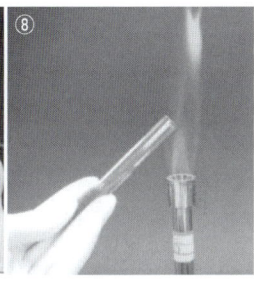

◇試験管培地への菌接種

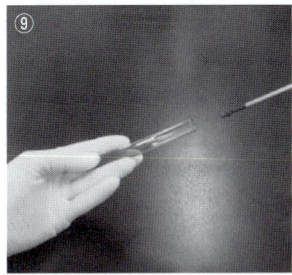

⑨ 釣菌した菌を試験管内培地に接種する
⑩ 試験管口を炎に通過させる 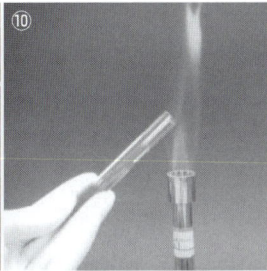
⑪ 蓋を試験管に被せ軽く押しこむ 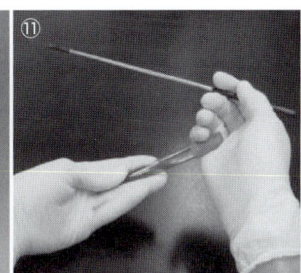
⑫ 蓋をきっちり閉め，白金線を灼熱する 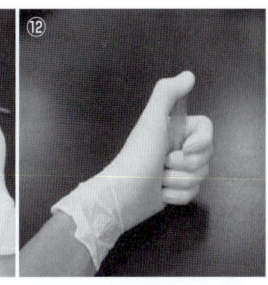

図3 培地の取り扱い

B 培地作製法

最近では生培地市販品が安定供給され，自製することも少なくなったものの，粉末からの調製を基本技術として習得しておくことが大切である．液体試験管培地，半流動試験管直立培地，固形試験管培地，固形平板培地，血液寒天平板培地，チョコレート寒天平板培地の作製法を図4に示した．

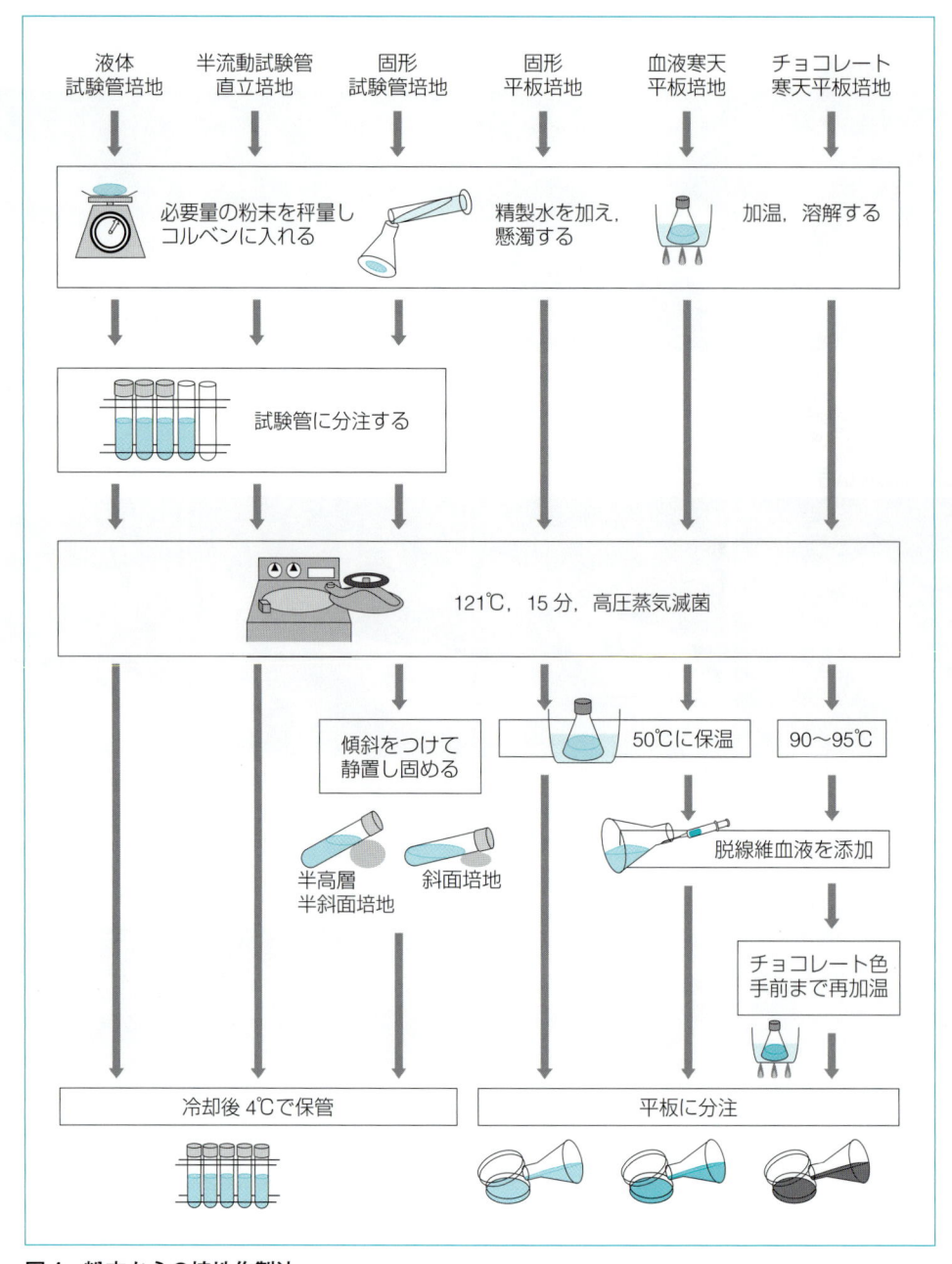

図4 粉末からの培地作製法

C 臨床情報の解釈

　初診時における感染症臨床診断には，患者情報の入手が必須である．年齢，性別などの基本情報，発熱，下痢などの症状，飲食状況，ペット飼育の有無，海外渡航歴，各種医療行為と服用薬剤などを問診で把握する．一般的には，問診票に記録してもらうが，「最近2週間以内に食べた生ものを全部記載してください」など，具体的質問が大切である（図5）．

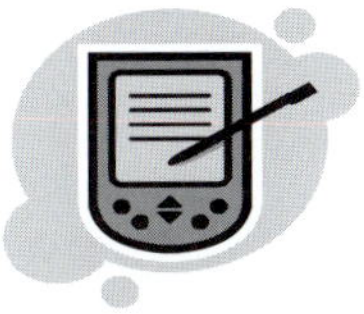

①基本情報と症状：
　年齢，性別，職業，基礎疾患，発熱，咳，腹痛，下痢
　（感染症リスクファクターの把握，特定感染症の推定）

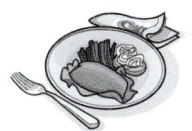

②嗜好と生活行動：
　喫煙，飲酒，生食，各種運動と程度，同性愛
　（生活状況，発症前の飲食種類，性行動などから特定感染症推定）

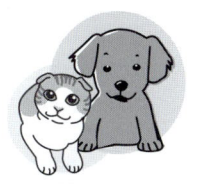

③ペットとの関係：
　動物種類，同居の有無，飼育，野外活動
　（人畜共通感染症，ペット種類による特定感染症の把握）

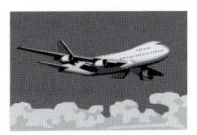

④渡航歴：
　海外渡航先，渡航生活期間，外国人との接触
　（地域限定感染症の把握，接触者の追跡疫学調査）

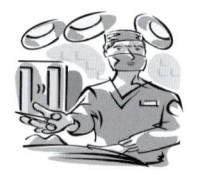

⑤医療行為：
　手術，処置，内視鏡，人工医療機器装着
　（各種医療行為は感染症のリスクファクター）

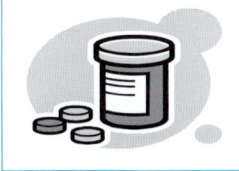

⑥服薬：
　抗菌薬，抗癌剤，免疫抑制剤，ステロイド剤
　（耐性菌による菌代替症，長期服用による感染症）

図5　微生物検査に役立つ患者情報

D 検体採取と保存

　各種臨床検体から原因微生物や，その抗原物質を検出証明するためには目的に応じた検体採取が大切であり，血液など無菌の体液採取時には入念な消毒と無菌操作を遵守し，百日咳菌（*Bordetella pertussis*）の分離培養目的なら鼻腔経由の上咽頭粘液採取を選択するなどの工夫が大切である．綿棒採取検体は乾燥と死滅を防ぐ手立てを施した保存容器に納め，膿瘍など嫌気性菌感染症が予想される検体は酸素を除き，ガスを封入した容器（嫌気ポーターなど）に収める．採取検体はただちに検査に供するか，ただちに検査できない場合は，正しい条件で一時保管（冷蔵または冷凍が一般的）する．ただし，淋菌（*Neisseria gonorrhoeae*）やビブリオ属菌（*Vibrio*）の分離を目的とした検体は室温保管する（図6）．

材料		採取容器							採取量	保存	備考
		滅菌綿棒	滅菌試験管	嫌気性菌専用容器	滅菌喀痰容器	滅菌尿容器	採便容器	血液培養ボトル			
呼吸器	上気道（咽頭粘液，鼻腔など）	○								冷蔵(4℃) 室温（淋菌）	採取時に口腔内をうがいなどで十分清潔にし，唾液の混入を避ける 誤嚥性肺炎が疑われる場合は嫌気ポーターを用いる 早朝起床時の痰が望ましい
	下気道（喀痰・BALなど）			△	○				2〜5 mL		
尿・生殖器	尿（中間尿・導尿など）					○			5〜10 mL	冷蔵(4℃) 室温（淋菌）	原則として中間尿 蓄尿は不可，STD検査は初尿 淋菌疑いのときは冷蔵不可
	膣・尿道分泌物	○	○								膣周囲，尿道口を清拭して採取 クラミジアは専用綿棒を用いる
消化器	糞便						△ ○		拇指頭大（3〜5 g）	通常室温	偽膜性腸炎疑いの培養検査依頼は嫌気ポーターを用いる 赤痢アメーバ疑いはただちに提出
	胃液		○						10〜30 mL	室温	抗酸菌，真菌疑いの場合
	胆汁		○	△					5〜10 mL	冷蔵(4℃)	チフス，パラチフスAの検出される場合があるので注意
血液・穿刺液	血液							○	1ボトルに5〜10 mL 乳幼児は1〜2 mL	室温，孵卵器 冷蔵は不可	発熱時および感染症疑い時に1日採取部位をずらして2〜3回採取
	髄液		○	△					1〜10 mL	室温，孵卵器 冷蔵は不可	細菌性髄膜炎疑いは冷蔵不可
	胸水，腹水，関節液，膿瘍など		○	△		△			5〜10 mL	冷蔵(4℃)	可能な限り多量に採取
膿・分泌物	膿，創部，皮膚	○	○	△					1〜10 mL	冷蔵(4℃)	皮膚の常在菌の汚染に注意，乾燥を防ぐ
	耳漏	○		△							
	結膜，角膜	○									滅菌生理食塩水で綿棒を湿潤させて採取
その他	カテーテル，ドレーン		○							冷蔵(4℃)	乾燥を防ぐ（直ちに提出できない場合は，滅菌生理食塩水を少量入れておく）
	CAPD排液		○						5〜10 mL		

○：常時使用容器，△：条件により利用する容器．

図6a 検体採取と保存

E 検体の肉眼的観察と品質評価

　健康体からの自然排泄物が，本来の状態と異なる場合，運動などによる一過性を除き，病的と判断される．健常者の自然排泄尿は麦藁色であるが，血性，膿性，混濁様となった場合は膀胱炎，腎盂炎など尿路感染症が予想される．このように，検査のために採取した検体については，まず肉眼的観察と判断により感染症を推定するが，一般的にはすべての検体について，色調，血液混入，膿性，粘液性，悪臭などを判断する．特に，呼吸器感染症では喀痰の性状判断（Miller & Jonesの分類）が用いられ，下痢便では，色調，粘液性，血性などの性状から特定微生物感染症が推定できる（図7）．

第12章 検査法／E. 検体の肉眼的観察と品質評価　221

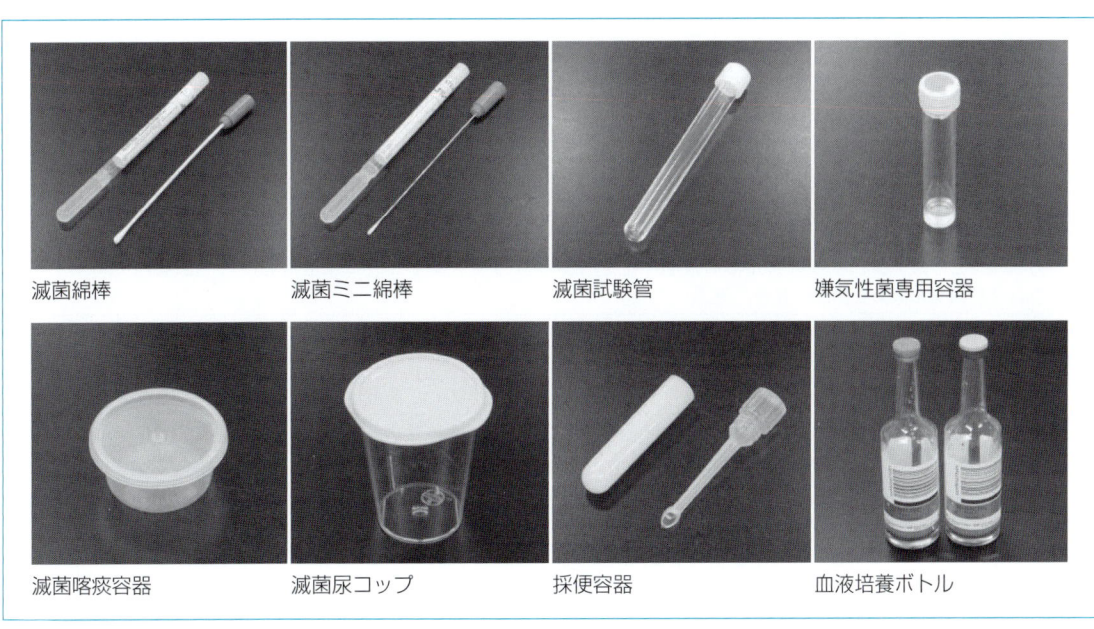

| 滅菌綿棒 | 滅菌ミニ綿棒 | 滅菌試験管 | 嫌気性菌専用容器 |
| 滅菌喀痰容器 | 滅菌尿コップ | 採便容器 | 血液培養ボトル |

図 6b　検体の保存容器

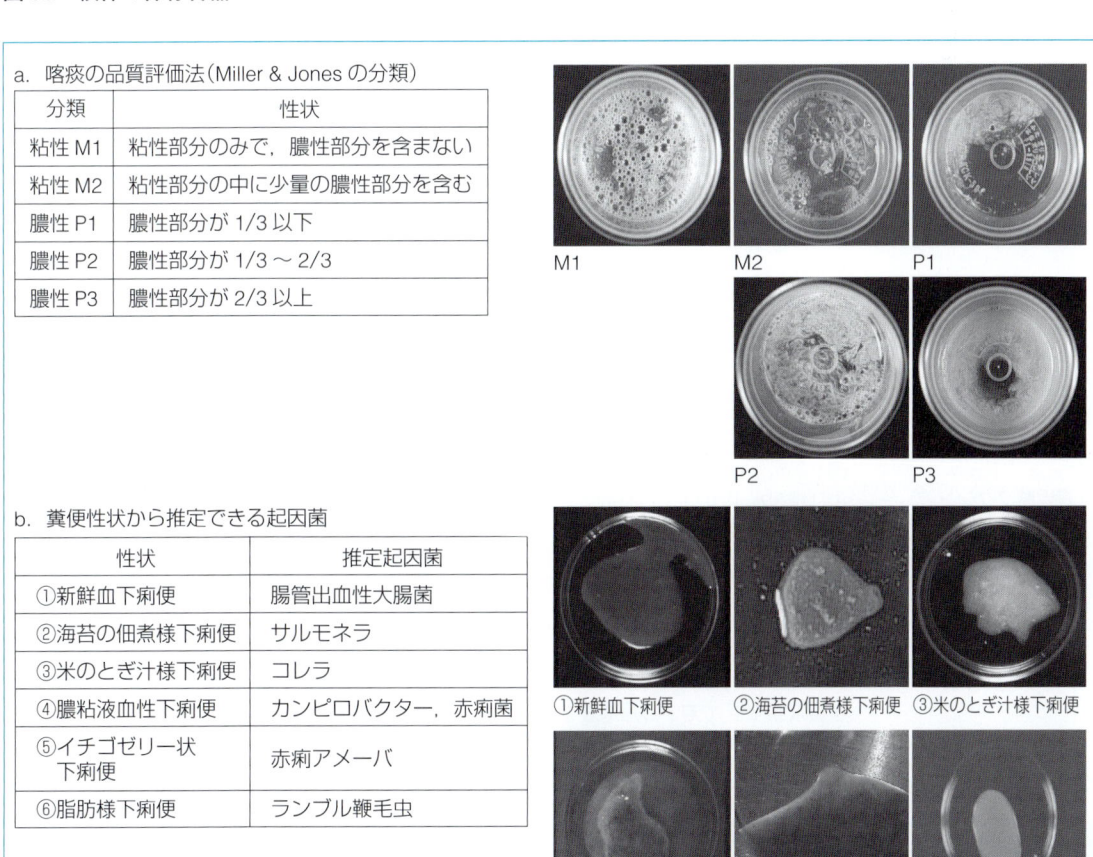

a. 喀痰の品質評価法（Miller & Jones の分類）

分類	性状
粘性 M1	粘性部分のみで，膿性部分を含まない
粘性 M2	粘性部分の中に少量の膿性部分を含む
膿性 P1	膿性部分が 1/3 以下
膿性 P2	膿性部分が 1/3～2/3
膿性 P3	膿性部分が 2/3 以上

M1　M2　P1
P2　P3

b. 糞便性状から推定できる起因菌

性状	推定起因菌
①新鮮血下痢便	腸管出血性大腸菌
②海苔の佃煮様下痢便	サルモネラ
③米のとぎ汁様下痢便	コレラ
④膿粘液血性下痢便	カンピロバクター，赤痢菌
⑤イチゴゼリー状下痢便	赤痢アメーバ
⑥脂肪様下痢便	ランブル鞭毛虫

①新鮮血下痢便　②海苔の佃煮様下痢便　③米のとぎ汁様下痢便
④膿粘液血性下痢便　⑤イチゴゼリー状下痢便　⑥脂肪様下痢便

図 7　検体の肉眼的観察と品質評価（カラー図譜 21～31 参照）

表1 主な染色液および薬品類の作製方法

染色液	作り方	目的
クリスタルバイオレット原液	クリスタル紫10 gをエタノール100 mLで溶解,濾過	
フクシン原液	塩基性フクシン11 gをエタノール100 mLで溶解,濾過	
サフラニン原液	サフラニン2.5 gをエタノール100 mLで溶解,濾過	
メチレンブルー原液	メチレン青5 gをエタノール100 mLで溶解,濾過	
ハッカーのシュウ酸アンモニウムクリスタル紫液	クリスタル紫原液20 mLと1%シュウ酸アンモニウム水溶液80 mLを混合,濾過	グラム染色
1%クリスタルバイオレット液	クリスタル紫1 gをエタノール4 mLで溶解,精製水を加えて全量100 mLとする	グラム染色(B&M法)
チールの石炭酸フクシン液	フクシン原液10 mLと5%石炭酸水溶液100 mLを混合,濾過	抗酸染色
パイフェル液	チールの石炭酸フクシン液を精製水で5～10倍希釈する	単染色・グラム染色
サフラニン液	サフラニン原液を精製水で10倍希釈する	単染色・グラム染色
レフレルのアルカリ性メチレンブルー液	メチレン青原液30 mLと0.01%水酸化カリウム水溶液100 mLを混合,濾過	単染色・芽胞染色・抗酸染色
ゲンチアナバイオレット液	ゲンチアナ紫原液5 mLに精製水を加えて全量100 mLとする	莢膜染色(ヒス法)
レイフソン液	① 1.5%塩化ナトリウム水溶液 ② 3.0%タンニン酸水溶液 ③ パラローズアニリン酢酸塩0.9 gとパラローズアニリン塩酸塩0.3 gをエタノール100 mLで溶解 ①②③液を等量混合し,透明ガラス瓶で数日間4℃に静置,透明な上清液を別のガラスびんに移し利用	鞭毛染色(レイフソン法)
ナイセル液	① メチレン青0.1 gをエタノール2 mLで溶解後,5%酢酸水溶液100 mLを混合 ② クリスタル紫0.1 gをエタノール1 mLで溶解後,精製水30 mLを混合 使用前に①②液を2:1の割合に混合,濾過	異染小体染色(ナイセル法)
0.3%クリソイジン液	クリソイジン0.3 gを加温精製水100 mLで溶解	異染小体染色(ナイセル法)
アルバート液	トルイジン青0.15 gとメチル緑0.2 gを乳鉢でよく混合し,氷酢酸1 mLとアルコール2 mLで溶解後,精製水100 mLを混合.1昼夜放置,濾過	異染小体染色(アルバート法)
5%マラカイトグリーン液	マラカイト緑5 gを精製水100 mLで溶解	芽胞染色(ウィルツ法)
ヒメネスⅠ液(石炭酸フクシン液)	① 0.2 mol/L NaH$_2$PO$_4$ 3.5 mL,0.2 mol/L Na$_2$HPO$_4$ 15.5 mLおよび精製水19.0 mLを混合 ② 10%塩基性フクシンエタノール溶液10 mL,4%フェノール水溶液25 mLおよび精製水65 mLを混合,35℃48時間放置 使用前に①②液を5:2の割合に混合,濾過	ヒメネス染色
ヒメネスⅡ液(0.8%マラカイトグリーン液)	マラカイト緑0.8 gを精製水100 mLで溶解	ヒメネス染色
オーラミンO液	オーラミンO 0.1 gをエタノール10 mLで溶解後,石炭酸3 gを精製水87 mLで溶かした溶液を加える	抗酸染色

(次頁へつづく)

F 塗抹染色検査

a. 染色液の作り方

日常多用する染色液は安定した市販品が便利であるが,自製しなくてはならない場合や,市販品のない特殊染色液もあることから,主な染色液作製法を表1に示した.これら染色液に用いる色素粉末は化学的単一品ではないので,安定した製品をアルコールにて飽和溶液になるよう調製する.

表1 (つづき)

薬品名	作り方	目的
ルゴール液	ヨウ化カリウム 2 g を精製水 10 mL で溶解後,次いでヨウ素 1 g を少しずつ混合し溶解 精製水を加えて全量 300 mL とする	グラム染色
2％ヨウ素液	ヨウ素 2 g に 1N NaOH 10 mL を加え溶解後,精製水で全量 100 mL とする	グラム染色（B & M 法）
5％炭酸水素ナトリウム水溶液	炭酸水素ナトリウム 5 g を精製水 100 mL で溶解 （長期保存は避ける）	グラム染色（B & M 法）
5％クロム酸水溶液	クロム酸 5 mL を精製水 100 mL で溶解	芽胞染色（メラー法）
1％硫酸水	1％硫酸水溶液（1〜3％でも可）	芽胞染色（メラー法）
20％硫酸銅液	硫酸銅 20 g を精製水 100 mL で溶解	莢膜染色（ヒス法）
墨汁	製図用インク（ペリカン社）またはインディアンインク（メルク社）	莢膜染色
エタノール	局方エタノール	脱色
アセトン・エタノール	アセトンとエタノールを等量混合	脱色
3％塩酸エタノール	エタノールに濃塩酸を 3％に加える	脱色
FITC 標識抗体液	目的抗原物質対応の Fluorescein isothiocyanate 標識の特異モノクローナル抗体液	直接蛍光抗体法

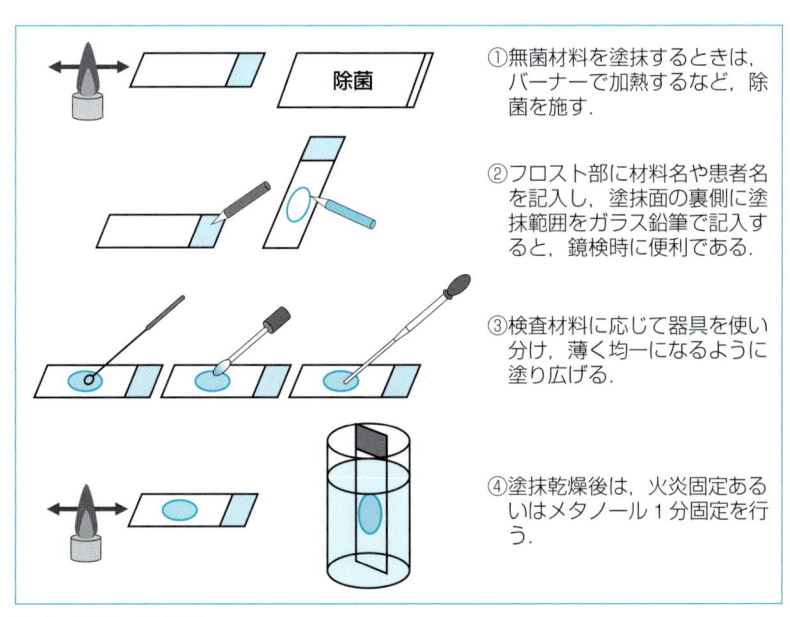

図8　検体の塗抹法

b. 検体の塗抹法（図8）

採取検体を塗抹するスライドグラスは脱脂洗浄品（プレクリン）が望ましく，できるだけ薄く均一になるよう塗り広げる．

① 血液培養液：培養瓶口をアルコール消毒し，注射器で血液を採取，その 1 滴を塗抹．
② 喀痰・吸引痰：膿性，粘性，血性部分を白金耳で取り，塗抹．
③ 尿などの液状検体：液状をそのまま，または遠心沈殿物の 1 白金耳量を塗抹．
④ 綿棒採取検体：保存容器から取り出し，綿球を回しながら塗り広げる．
⑤ 試験管収容検体：滅菌パスツールピペットで取り出し，均一に塗り広げる．
⑥ カテーテル類：少量の滅菌生理食塩水で混和し，その 1 白金耳量を塗抹．

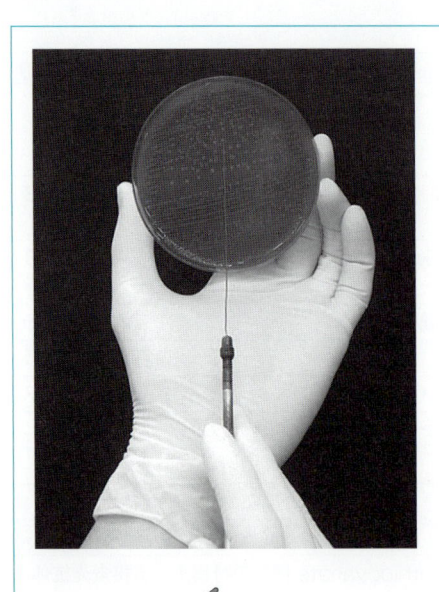

培地シャーレは上向きにしないよう，また手指がシャーレ縁からはみ出さないように持つ．

発育集落をよく観察し，目的となる独立集落を確認する．

先端を少し曲げた白金線を用い，独立集落の頂点を直角になるよう触れ，釣菌する．

このとき，白金線を持つ手，および培地を持つ手が震えることのないようしっかり固定する．

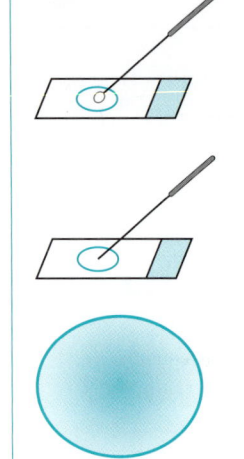

① スライドガラスに白金耳やスポイトなどを用いて少量の水を載せる．

② 白金線で釣菌した菌苔を水滴中心に点状に塗抹する．

③ 菌苔が自然に拡散する．塗抹標本の中心部が濃いために鏡検時の焦点が合わせやすく，周辺が薄いために染色像が観察しやすい．

図9　細菌集落の釣菌と塗抹法

c. 細菌集落の釣菌と塗抹法（図9）

　分離平板培地上の目的とする独立集落（1個の細胞から分化した子孫の集団）の頂点を白金線の先端で触れ菌苔を採り，スライドグラス上に載せた少量の無菌水（水道水でも可）の中心に点状に塗抹する．決して塗り広げない．点状塗抹の菌苔は自然に広がっていくので，中心が濃く，周囲が薄い塗抹標本ができる．鏡検時には中心部で焦点を合わせ，周辺部で染色像を観察する．

d. 顕微鏡操作（図10）

　顕微鏡には，明視野観察，位相差観察，暗視野観察，偏光観察，蛍光観察，電子観察など目的に応じた種類があり，このうち一般病院施設で多用されているのが明視野観察用光学顕微鏡である．微生物検査ではこの光学顕微鏡を用い，生鮮標本や単染色，グラム染色，抗酸性染色などの染色標本の鏡検に利用する．光学顕微鏡の構成と名称については図11に示したが，操作は，①電源を入れ，目的の対物レンズ種類を選択，標本をステージに載せる．②粗動ハンドルでステージを上げ，

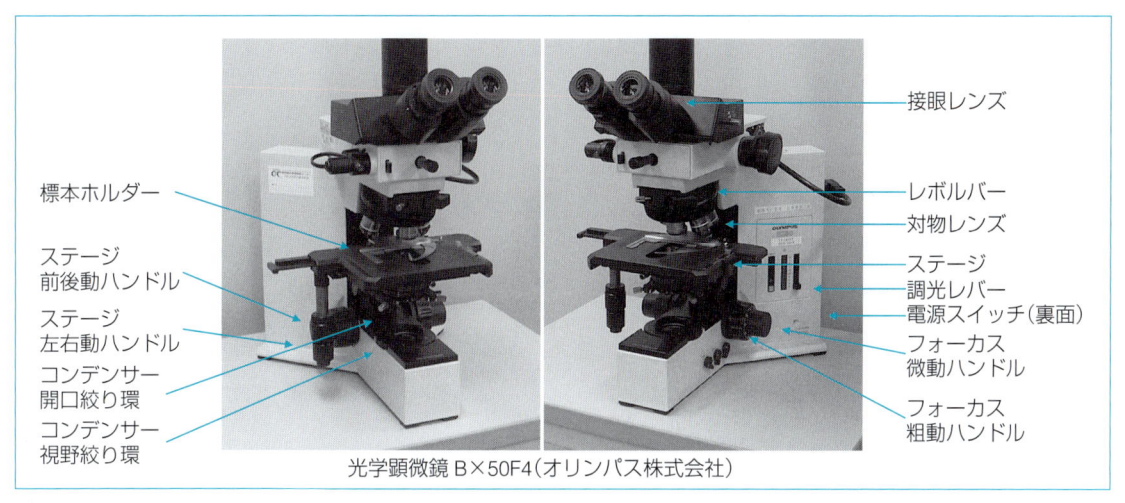

図10 顕微鏡操作

調光レバーで明るさを調整する．③対物レンズを塗抹部分の中心に移動し，粗動と微動ハンドルでフォーカスを合わせる．④全体像は40～400倍率乾燥系で観察し，細菌細胞，炎症細胞などは1,000倍率油浸系レンズで観察する．⑤細胞の観察は，塗抹中心から周囲に向かって視野を移動し，独立細胞がまばらになっているところを選ぶ．⑥観察終了後は，レンズペーパーで対物レンズを拭き取り（イマージョンオイル使用の場合はエーテルアルコール混合液または石油ベンジンで拭く），電源を切る，の手順で行う．

e. 細菌の染色法

1）単染色法

単一色素で菌体を染める手法であり，塗抹，乾燥，固定したスライドグラスに調製染色液（レフレルのアルカリ性メチレンブルー，パイフェル液，サフラニン液などが一般的）を満載し1分間染色，水洗，乾燥鏡検する．

2）グラム染色法（図11）

最も基本的微生物検査であり，各種検体の鏡検および分離株同定のための発育集落鏡検で利用する．これは，Hans Christian Gramによって考案され，青色～濃紫色に染まる菌をグラム陽性菌，紅色～赤色に染まる菌をグラム陰性菌とした．グラム染色性と菌体形状から4分類〔グラム陽性球菌：黄色ブドウ球菌（Staphylococcus aureus）など，グラム陽性桿菌：炭疽菌（Bacillus anthracis）など，グラム陰性球菌：淋菌（Neisseria gonorrhoeae）など，グラム陰性桿菌：大腸菌（Escherichia coli）など〕される．ここでは，古くから用いられているハッカー変法と経験に左右されないneo-B&M法を紹介する．

3）抗酸性染色法（図12）

結核菌（Mycobacterium tuberculosis）をはじめとする抗酸性菌の検出，確認に利用する．これらの菌は一度染色されると酸やアルコールによって脱色されにくいことから抗酸性菌とよばれるようになった．また，抗酸性菌は菌体周囲がワックス様物質で覆われていることから染色液の侵入を良好にするために加温操作を行う．ここでは，代表的抗酸性染色のチール・ネルゼン法（抗酸性菌は赤紅色に，これ以外は青色に染まる）と蛍光法（抗酸性菌は，オーラミンO法では橙色蛍光に，アクリジンオレンジ法では黄色～橙色蛍光に染まる）を紹介する．

<ハッカー変法>
1. 塗抹・乾燥・火炎固定
   ⇩
2. ハッカーのクリスタル紫液で前染色
   ⇩
   1分 染色
3. 水洗
   ⇩
   裏面から静かに流水を注ぎ水洗する
4. ルゴール液を作用
   ⇩
   一度注いだ後捨て，再度満載する
   1分 作用
5. 水洗
   ⇩
6. アルコールにて脱色
   ⇩
   標本をかるくゆり動かす
   30秒 作用
7. 水洗
   ⇩
8. サフラニン液で後染色
   ⇩
   30秒 染色
9. 水洗
   ⇩
10. 乾燥・鏡検
    グラム陽性：紫色，黒紫色
    グラム陰性：紅色，朱色

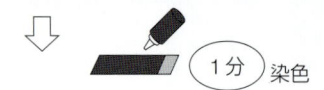

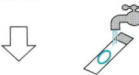

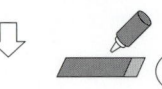

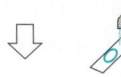

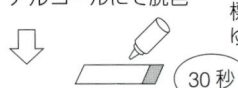

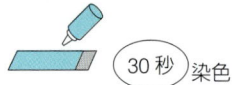

<neo-B&M法>
1. 塗抹・乾燥・アルコール固定
   ⇩
2. クリスタル紫液で前染色
   ⇩
   30秒 染色
3. 水洗
   ⇩
   裏面から静かに流水を注ぎ水洗する
4. ヨウ素を作用
   ⇩
   30秒 作用
5. 水洗
   ⇩
6. アセトン・エタノール溶液にて脱色
   ⇩
   すばやく脱色
   数秒 作用
7. 水洗
   ⇩
8. パイフェル液で後染色
   ⇩
   数秒 染色
9. 水洗
   ⇩
10. 乾燥・鏡検
    グラム陽性：濃紫色
    グラム陰性：淡紅色，ピンク色

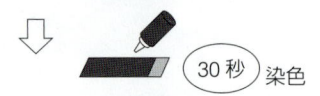

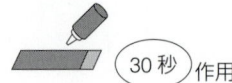

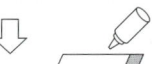

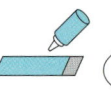

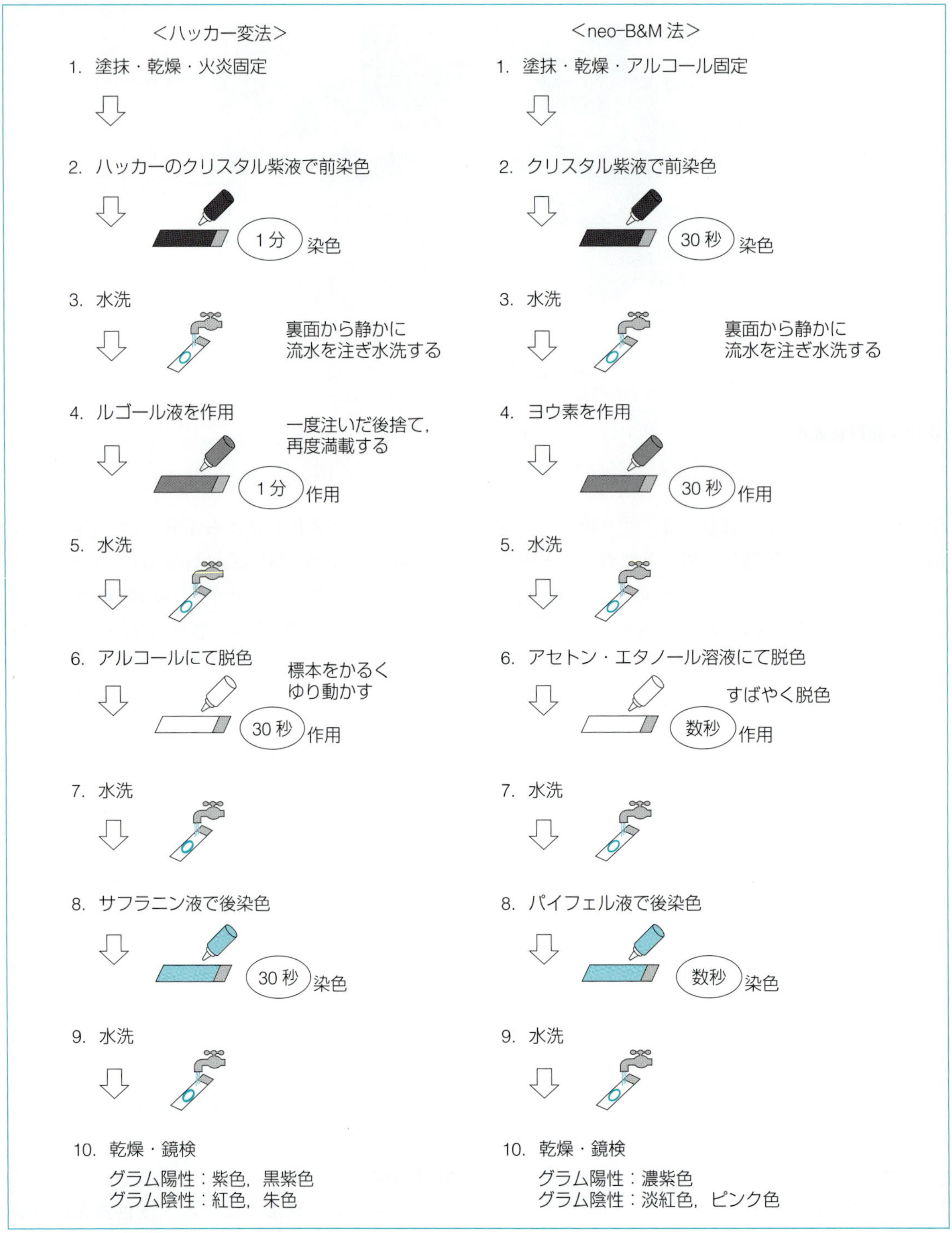

図11　グラム染色

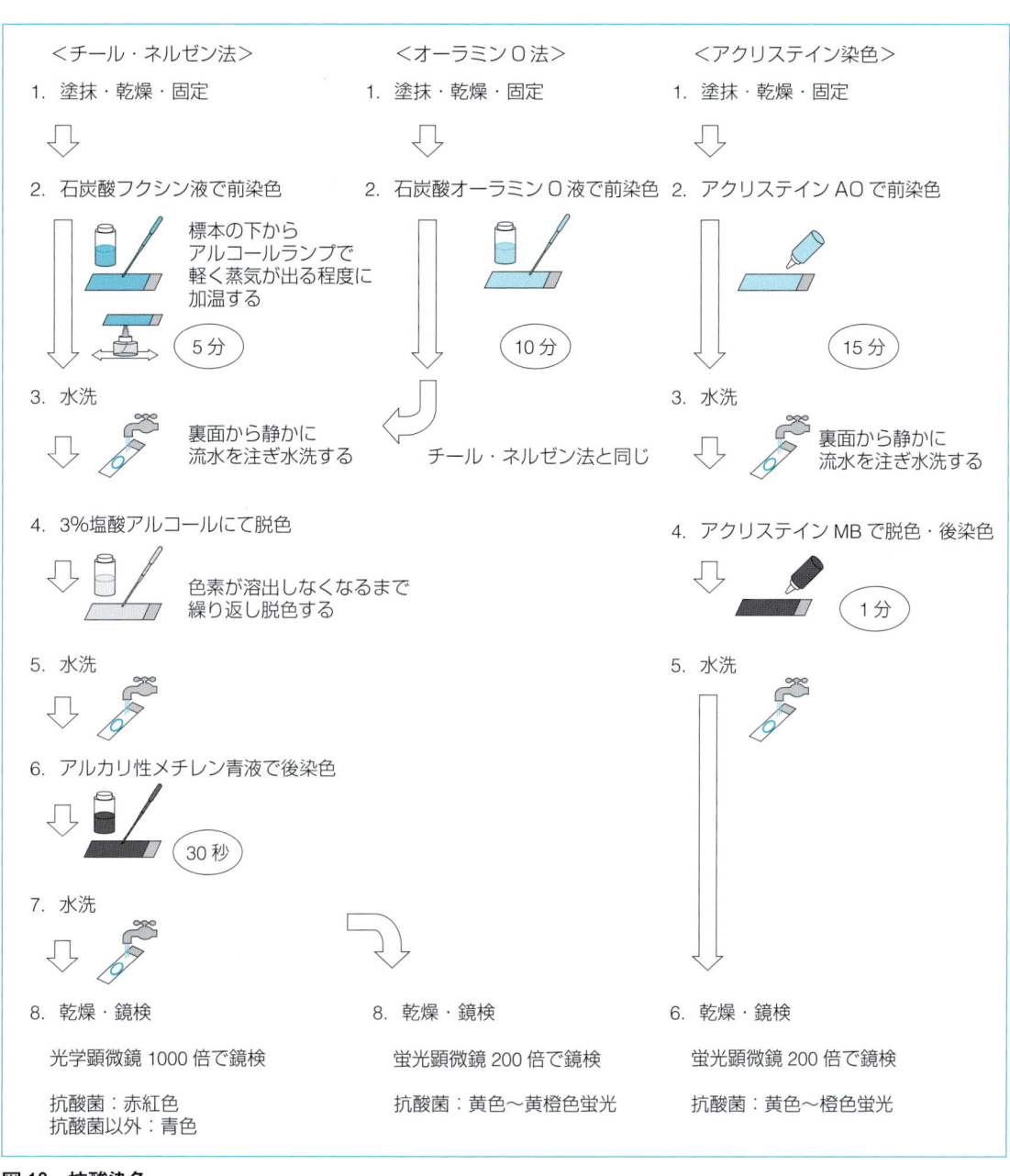

図12 抗酸染色

＜チール・ネルゼン法＞
1. 塗抹・乾燥・固定
2. 石炭酸フクシン液で前染色
   標本の下からアルコールランプで軽く蒸気が出る程度に加温する（5分）
3. 水洗
   裏面から静かに流水を注ぎ水洗する
4. 3%塩酸アルコールにて脱色
   色素が溶出しなくなるまで繰り返し脱色する
5. 水洗
6. アルカリ性メチレン青液で後染色（30秒）
7. 水洗
8. 乾燥・鏡検
   光学顕微鏡1000倍で鏡検
   抗酸菌：赤紅色
   抗酸菌以外：青色

＜オーラミンO法＞
1. 塗抹・乾燥・固定
2. 石炭酸オーラミンO液で前染色（10分）
   チール・ネルゼン法と同じ
8. 乾燥・鏡検
   蛍光顕微鏡200倍で鏡検
   抗酸菌：黄色〜黄橙色蛍光

＜アクリステイン染色＞
1. 塗抹・乾燥・固定
2. アクリステインAOで前染色（15分）
3. 水洗
   裏面から静かに流水を注ぎ水洗する
4. アクリステインMBで脱色・後染色（1分）
5. 水洗
6. 乾燥・鏡検
   蛍光顕微鏡200倍で鏡検
   抗酸菌：黄色〜橙色蛍光

4）芽胞染色法（図13）

バシラス（*Bacillus*）属菌やクロストリジウム（*Clostridium*）属菌など，有芽胞菌の確認に用いる．若い培養菌では芽胞がみられない場合もあり，培養方法の工夫が必要である．ここではメラー法（芽胞は赤色，菌体は淡青色に染まる）を紹介する．

5）莢膜染色法（図14）

肺炎球菌（*Streptococcus pneumoniae*）など莢膜（菌体周囲の薄い膜）の証明に利用する．莢膜はグラム染色でも観察されるが，より鮮明な像を得るために特殊染色を施す．ここではヒス法（莢膜は淡い紫色に，菌体は濃い紫色に染まる）を紹介する．

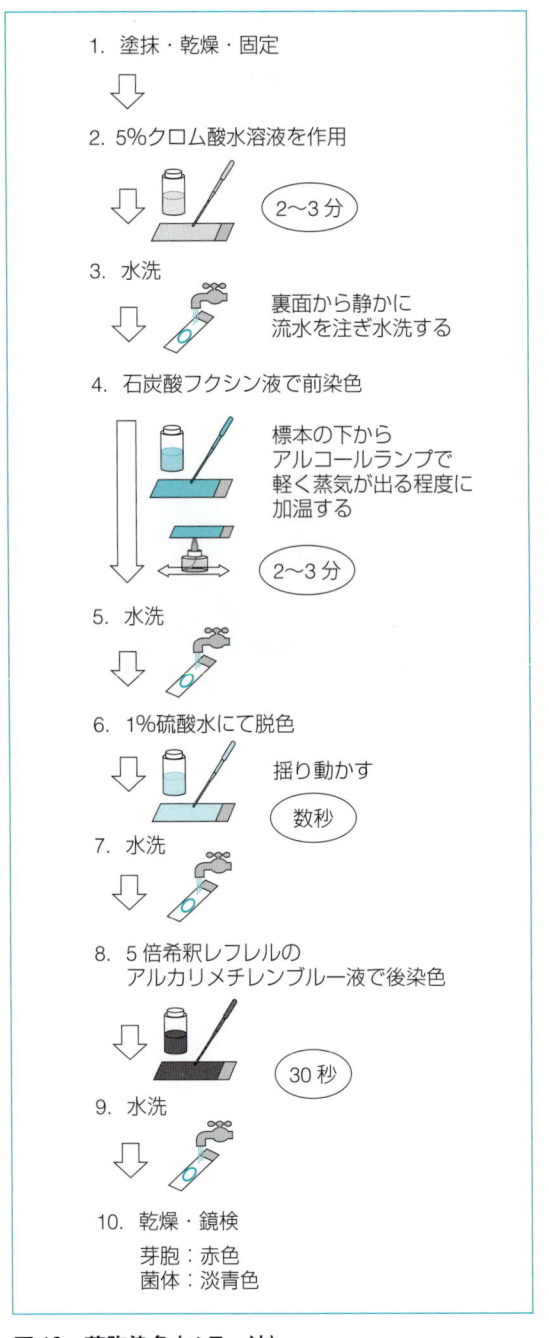

図 13　芽胞染色〈メラー法〉

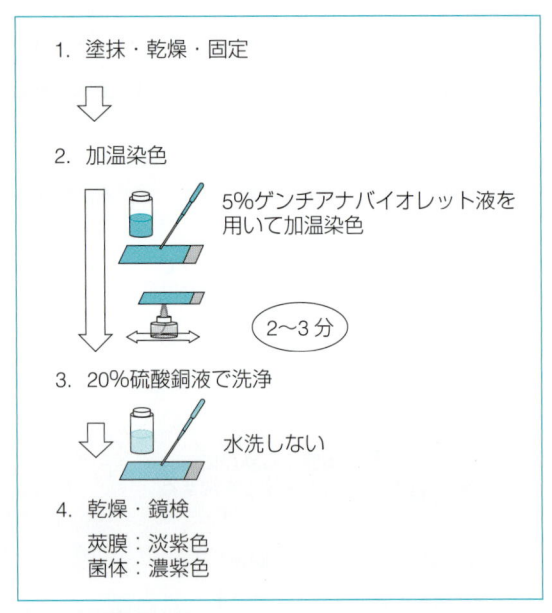

1. 塗抹・乾燥・固定
2. 5%クロム酸水溶液を作用（2〜3分）
3. 水洗（裏面から静かに流水を注ぎ水洗する）
4. 石炭酸フクシン液で前染色（標本の下からアルコールランプで軽く蒸気が出る程度に加温する、2〜3分）
5. 水洗
6. 1%硫酸水にて脱色（揺り動かす、数秒）
7. 水洗
8. 5倍希釈レフレルのアルカリメチレンブルー液で後染色（30秒）
9. 水洗
10. 乾燥・鏡検
    芽胞：赤色
    菌体：淡青色

図 14　莢膜染色〈ヒス法〉

1. 塗抹・乾燥・固定
2. 加温染色（5%ゲンチアナバイオレット液を用いて加温染色、2〜3分）
3. 20%硫酸銅液で洗浄（水洗しない）
4. 乾燥・鏡検
   莢膜：淡紫色
   菌体：濃紫色

6）鞭毛染色法（図 15）

分離株の特徴，性状確認に利用する染色法であり，特にブドウ糖非発酵グラム陰性桿菌の同定では有用性が高い．鞭毛染色のコツは，運動性菌であることを確かめ，運動細胞を多く集めること，精製脱脂スライドグラスに独立細胞がまばらに定着するよう標本を作製することである．ここではレイフソン法（菌体，鞭毛ともに赤色に染まる）を紹介するが他の方法でも菌液調製，塗抹標本作製までは同じ操作である．

7）異染小体染色法（図 16）

ジフテリア菌（*Corynebacterium diphtheriae*）の鑑別に利用する．異染小体は菌体中に顆粒状として観察される．ここではナイセル法（異染小体は黒褐色に菌体は黄色に染まる）を紹介する．

8）蛍光染色法

抗酸性菌の証明にはアクリジンオレンジ染色（橙色）を用い，真菌やアカンソアメーバの染色にはファンギフローラで染色（黄緑色）し蛍光顕微鏡で観察する．また，特異抗体に蛍光色素をラベルし，検体中の目的抗原を検出する蛍光抗体染色法（fluorescent antibody；FA）は迅速感染症検査として利用できる．

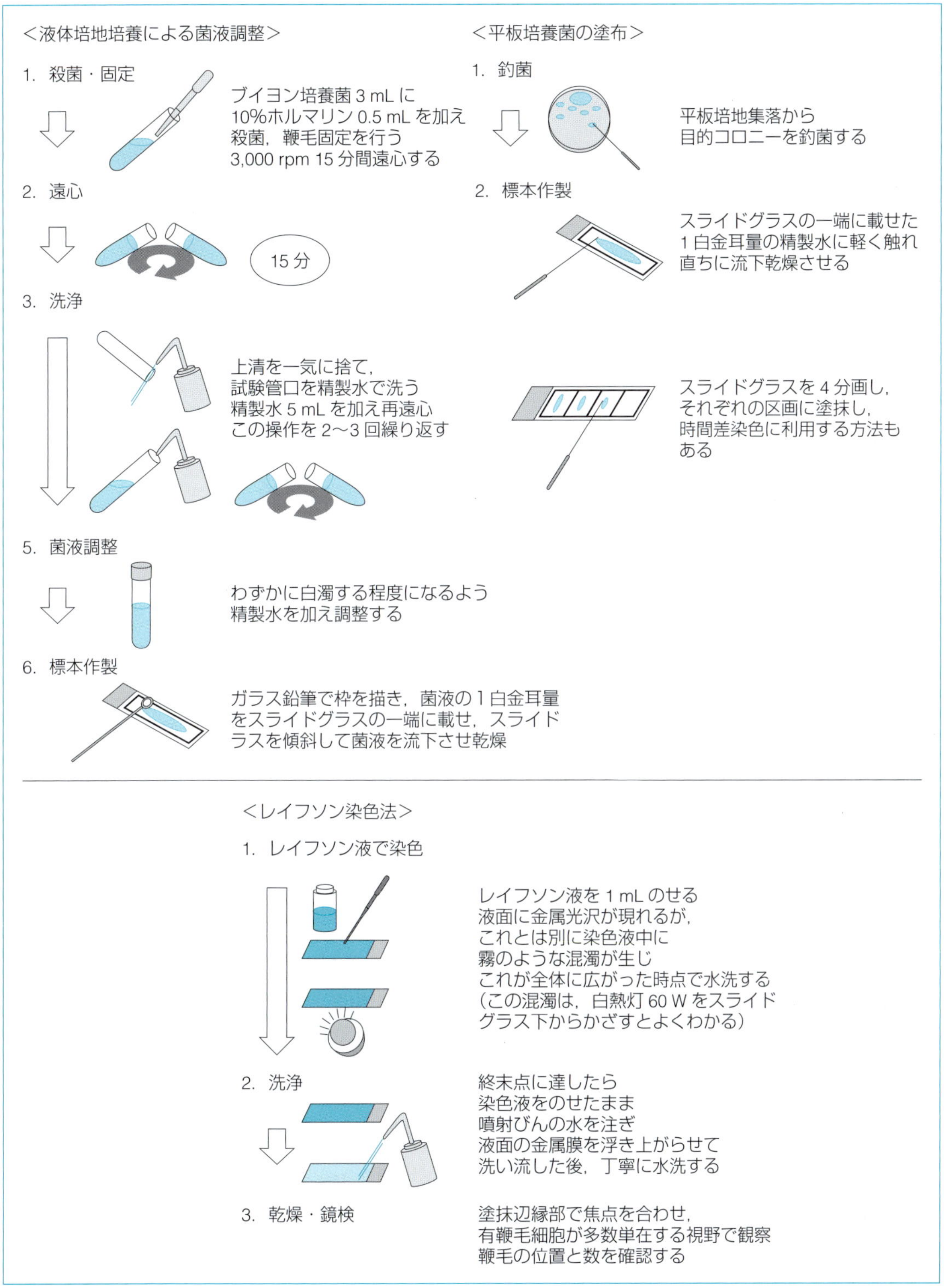

第12章 検査法／F. 塗抹染色検査

＜液体培地培養による菌液調整＞

1. 殺菌・固定

   ブイヨン培養菌 3 mL に 10％ホルマリン 0.5 mL を加え殺菌，鞭毛固定を行う 3,000 rpm 15 分間遠心する

2. 遠心

   15 分

3. 洗浄

   上清を一気に捨て，試験管口を精製水で洗う 精製水 5 mL を加え再遠心 この操作を 2〜3 回繰り返す

5. 菌液調整

   わずかに白濁する程度になるよう精製水を加え調整する

6. 標本作製

   ガラス鉛筆で枠を描き，菌液の 1 白金耳量をスライドグラスの一端に載せ，スライドグラスを傾斜して菌液を流下させ乾燥

＜平板培養菌の塗布＞

1. 釣菌

   平板培地集落から目的コロニーを釣菌する

2. 標本作製

   スライドグラスの一端に載せた 1 白金耳量の精製水に軽く触れ直ちに流下乾燥させる

   スライドグラスを 4 分画し，それぞれの区画に塗抹し，時間差染色に利用する方法もある

＜レイフソン染色法＞

1. レイフソン液で染色

   レイフソン液を 1 mL のせる 液面に金属光沢が現れるが，これとは別に染色液中に霧のような混濁が生じこれが全体に広がった時点で水洗する（この混濁は，白熱灯 60 W をスライドグラス下からかざすとよくわかる）

2. 洗浄

   終末点に達したら染色液をのせたまま噴射びんの水を注ぎ液面の金属膜を浮き上がらせて洗い流した後，丁寧に水洗する

3. 乾燥・鏡検

   塗抹辺縁部で焦点を合わせ，有鞭毛細胞が多数単在する視野で観察鞭毛の位置と数を確認する

図 15 鞭毛染色

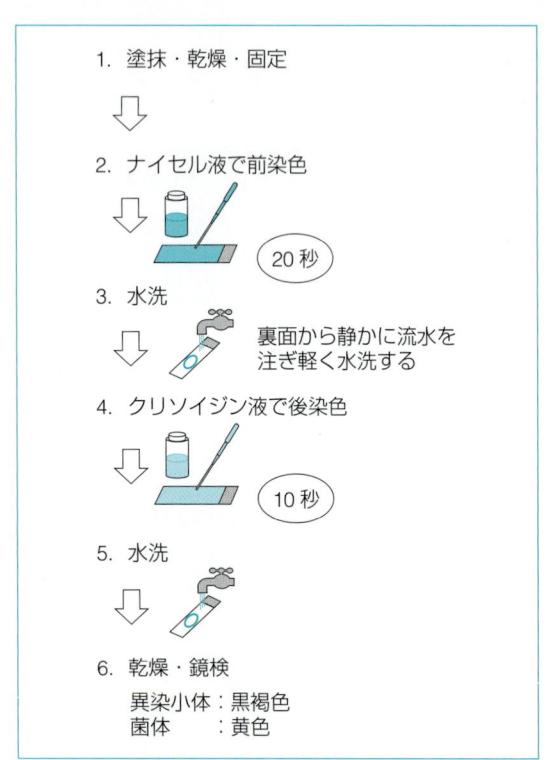

図 16　異染小体染色〈ナイセル法〉

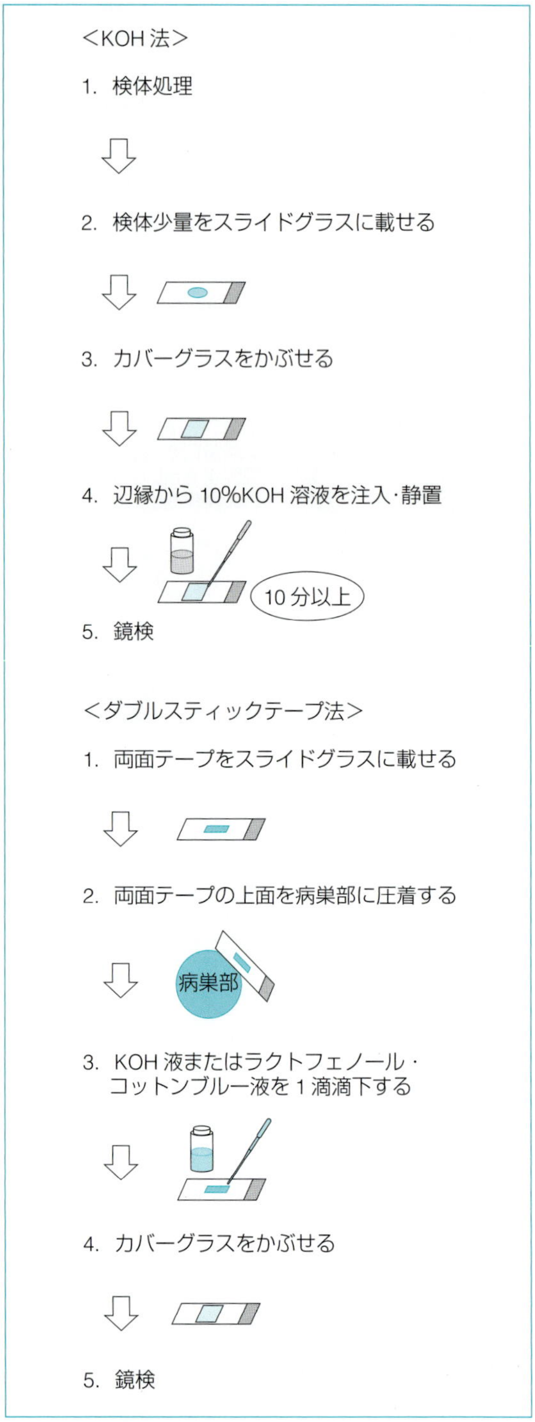

f. 真菌の鏡検法

1) 基本的観察法 (図 17)

皮膚，爪，毛髪などの検体中から真菌を検出する最も手軽な鏡検法であり，一般的には KOH 処理検査法やダブルスティックテープ法が用いられる．

2) 墨汁染色法 (図 18)

クリプトコッカス (*Cryptococcus*) 属の証明に有用な墨汁法 (有莢膜菌なら菌体周囲に無染色透明帯が見られる) を紹介する．実際に使用するのは墨汁よりも製図用黒インクのほうが粒子が細かく均一な黒色背景が得られる．脳脊髄液，胸水，喀痰 (酵素処理後)，などの検体を 2,500 rpm 15 分遠心後，沈殿物の 1 滴 (約 50 μL) をスライドグラスに載せ，墨汁約 10 μL を加え，カバーグラスを架けて鏡検する．

図 17　真菌の観察法

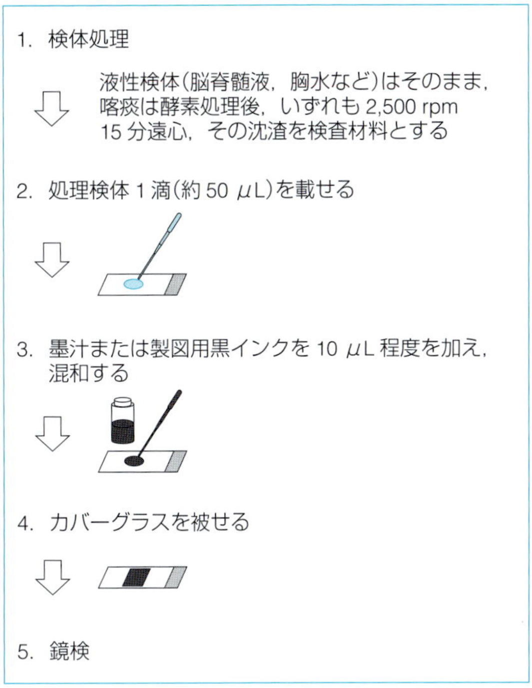

```
1. 検体処理
   液性検体(脳脊髄液，胸水など)はそのまま，
   喀痰は酵素処理後，いずれも 2,500 rpm
   15 分遠心，その沈渣を検査材料とする

2. 処理検体 1 滴(約 50 μL)を載せる

3. 墨汁または製図用黒インクを 10 μL 程度を加え，
   混和する

4. カバーグラスを被せる

5. 鏡検
```

図 18　墨汁染色

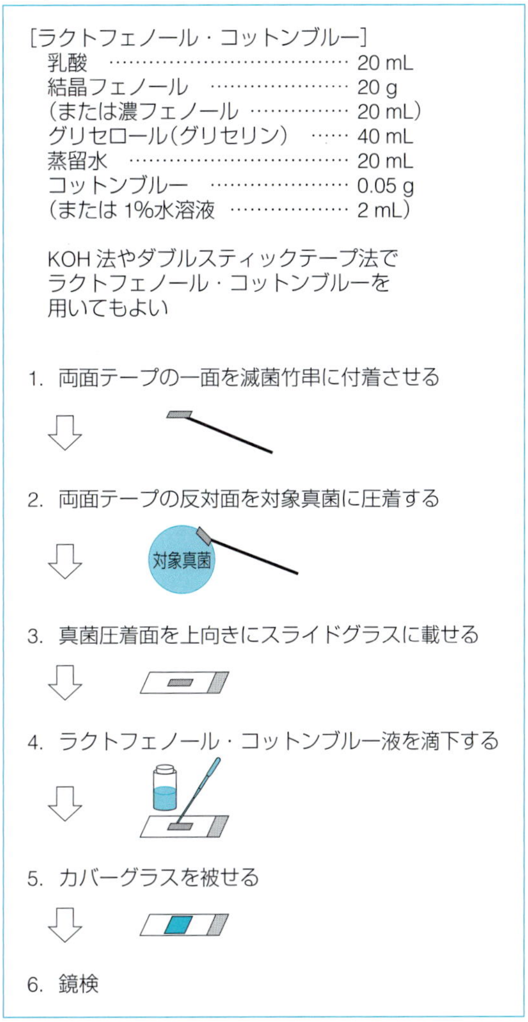

```
[ラクトフェノール・コットンブルー]
  乳酸 ……………………………… 20 mL
  結晶フェノール ………………… 20 g
  (または濃フェノール …………… 20 mL)
  グリセロール(グリセリン) …… 40 mL
  蒸留水 …………………………… 20 mL
  コットンブルー ………………… 0.05 g
  (または 1％水溶液 ……………… 2 mL)

KOH 法やダブルスティックテープ法で
ラクトフェノール・コットンブルーを
用いてもよい

1. 両面テープの一面を滅菌竹串に付着させる

2. 両面テープの反対面を対象真菌に圧着する

3. 真菌圧着面を上向きにスライドグラスに載せる

4. ラクトフェノール・コットンブルー液を滴下する

5. カバーグラスを被せる

6. 鏡検
```

図 19　ラクトフェノール・コットンブルー染色

3) ラクトフェノールコットン青染色法(図 19)

　各種検体の直接鏡検時，KOH 処理検体，ダブルスティックテープ法による鏡検時そして，スライドカルチャー鏡検時に用いる染色液であり，包埋と染色が同時に行える．ラクトフェノールコットン青染色液に含まれる乳酸は，観察を容易に行えるよう残渣物を除き，真菌構造物を保護する役割を持つ．また，フェノールは殺菌剤として，グリセロールは乾燥を防ぎ，コットンブルーで真菌を青色に染める．

g. 各種染色標本の写真(図 20)

　代表的純培養菌のグラム染色像，各種検体の直接グラム染色像，抗酸性染色像，の鏡検像を掲載する．

232 II．臨床微生物学

①純培養菌のグラム染色像（neo-B&M法）

球菌 ｜ **桿菌**

陽性：
- Staphylococcus aureus
- Streptococcus pyogenes
- Corynebacterium sp.
- Clostridium difficile

陰性：
- Moraxella catarrhalis
- Neisseria gonorrhoeae
- Bacteroides fragilis
- Escherichia coli

②血液培養のグラム染色像（neo-B&M法）

- Staphylococcus aureus
- Streptococcus sp.
- Bacillus subtilis
- Salmonella Typhi
- Klebsiella pneumoniae
- Pseudomonas aeruginosa

③脳脊髄液のグラム染色像（neo-B&M法）

- Streptococcus pneumoniae
- Listeria monocytogenes
- Cryptococcus neoformans

④喀痰のグラム染色像（neo-B&M法）

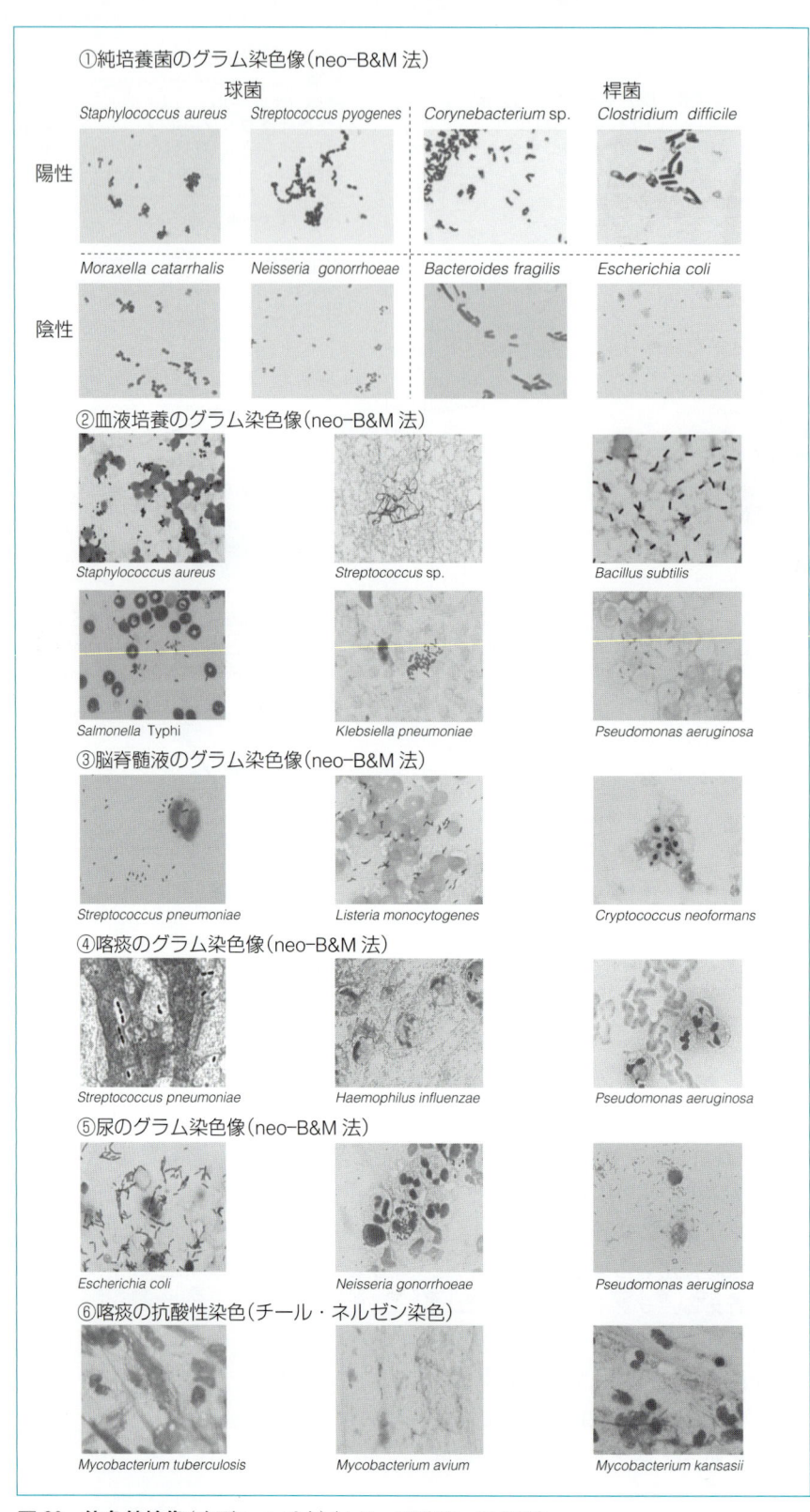

- Streptococcus pneumoniae
- Haemophilus influenzae
- Pseudomonas aeruginosa

⑤尿のグラム染色像（neo-B&M法）

- Escherichia coli
- Neisseria gonorrhoeae
- Pseudomonas aeruginosa

⑥喀痰の抗酸性染色（チール・ネルゼン染色）

- Mycobacterium tuberculosis
- Mycobacterium avium
- Mycobacterium kansasii

図20　染色鏡検像（次頁へつづく）（カラー図譜32〜57参照）

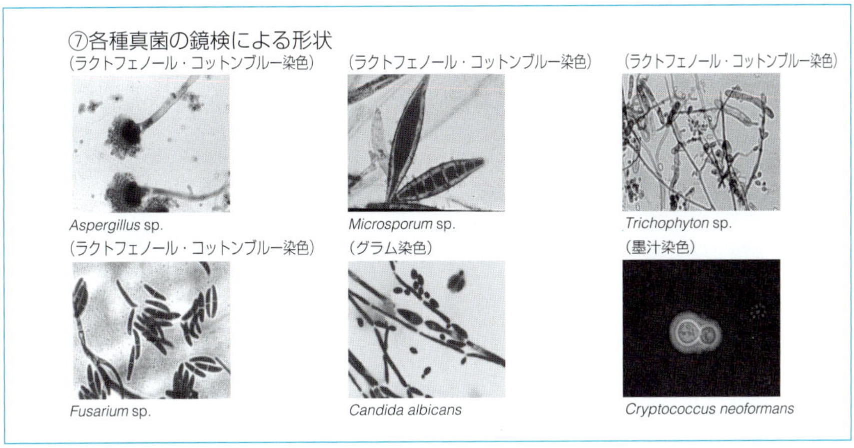

⑦各種真菌の鏡検による形状

Aspergillus sp. （ラクトフェノール・コットンブルー染色）
Microsporum sp. （ラクトフェノール・コットンブルー染色）
Trichophyton sp. （ラクトフェノール・コットンブルー染色）
Fusarium sp. （ラクトフェノール・コットンブルー染色）
Candida albicans （グラム染色）
Cryptococcus neoformans （墨汁染色）

図20　染色鏡検像（つづき）（カラー図譜 58～63 参照）

表2　分離培養と培地種類

	血液寒天培地	チョコレート寒天培地	BTB寒天培地	真菌用培地	ブルセラHK寒天培地	BBE寒天培地	増菌培地	MRSA用培地	VRE用培地	抗酸菌用培地	目的微生物に応じて利用する特殊培地
喀痰	◎	◎	◎	◎				○		◎	PPLO寒天培地，BG寒天培地，B-CYE寒天培地
咽頭粘液	◎	◎	◎	◎				○			荒川培地
鼻粘液	◎	◎	◎					○			
眼材料	◎	◎	◎	◎	○		◎	○			サイヤー・マーチン寒天培地
耳漏	◎	◎	◎	◎			◎	○		○	
創部，褥瘡	◎	◎	◎	◎		○	◎	○			
膿瘍	◎	◎	◎	◎		◎	◎	○			
尿	◎	◎	◎					○		○	サイヤー・マーチン寒天培地
泌尿生殖器分泌物	◎	◎	◎				◎	○		○	サイヤー・マーチン寒天培地
胆汁	◎		◎		◎	◎	◎				
腹水	◎		◎		○	◎	◎			○	
胸水	◎		◎		○		◎				
脳脊髄液	◎	◎	◎		○		◎				
カテーテル類	◎		◎	◎			◎	○			
糞便			◎	◎				○	○	○	DHL寒天培地，TCBS寒天培地，SIB寒天培地，スキロー寒天培地，CCMA寒天培地，CIN寒天培地
血液	◆	◆	◆	◆				◆	◆	◆	血液培養ボトル（好気用，嫌気用）

◎：必須培地，○：必要に応じて利用，◆：血液培養の後にサブカルチャーとして利用する培地．

G 分離培養

a. 分離培養と培地種類（表2）

検体から菌を取り出すことを分離，これを養い育てることを培養という．このために用いるのが分離培地であり，検体種類，目的微生物（多くは細菌）に応じた培地種類を利用する．主な分離培地種類としては，広域微生物が発育できるように血液などの栄養素を加えた非選択培地とある種の

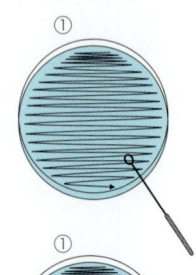

方法 A
①の培地上部から下方へ向けて同じ角度で白金耳を移動させ，検体を希釈する．

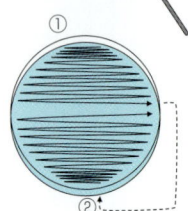

方法 B
①の培地上部から中間点まで同じ角度で白金耳を移動させ，培地を上下反対に持つ．

②が上になるように持ち，そこから新たに中間点まで希釈する．

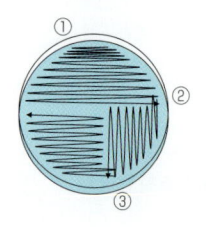

方法 C
①の培地上部から中間点まで同じ角度で白金耳を移動させ検体を希釈し，いったん白金耳を滅菌する．

②の部分を上方に移動し，①で希釈した最後の部分に白金耳で少し触れ，新たに希釈する．ここで再度白金耳を滅菌．

さらに③の部分を上方に移動し②で行った方法と同様の操作を繰り返す．

図 21　平板培地への塗布（A〜C の代表 3 方法）

微生物のみを取り出すための選択培地に大別される．

b. 平板培地への塗布（図 21）

各種検体の 1 白金耳量を平板培地の一隅に塗布し，そのまま下方へ同じ角度で移動（希釈）する．パスツールピペットで滴下した場合や綿棒塗布後についても，培養後の独立集落が得られるよう白金耳にて丁寧に希釈する．

c. 培養装置と培養条件（図 22）

一般的には，大気環境条件の好気培養装置，炭酸ガス培養装置，嫌気性培養装置などの自動培養装置が用いられるが，炭酸ガス培養および嫌気性培養についてはガス発生袋と専用容器による簡易

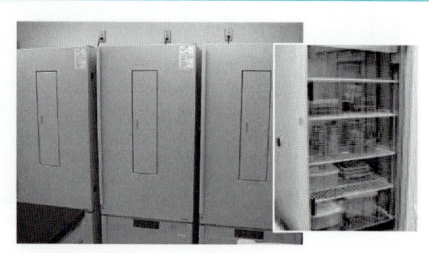

好気培養装置
（パナソニックヘルスケア株式会社）

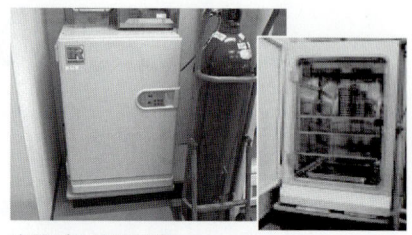

炭酸ガス培養装置
（パナソニックヘルスケア株式会社）

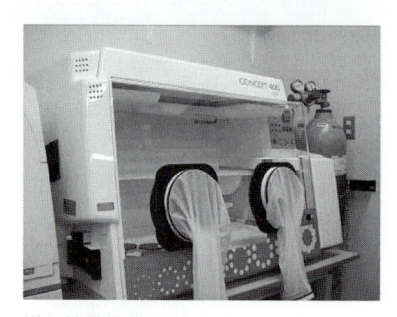

嫌気培養装置
（セントラル科学貿易）

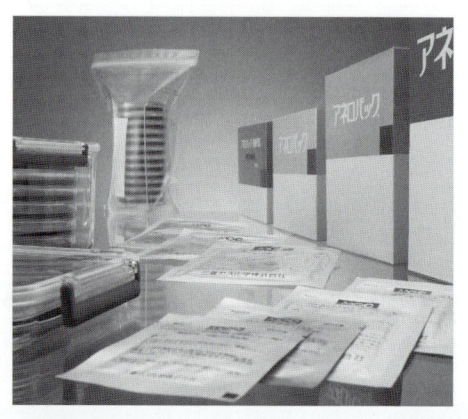

アネロパウチ・パックシリーズ（角型・丸型ジャー，チャック袋）（三菱ガス化学）

図 22　培養装置と培養条件

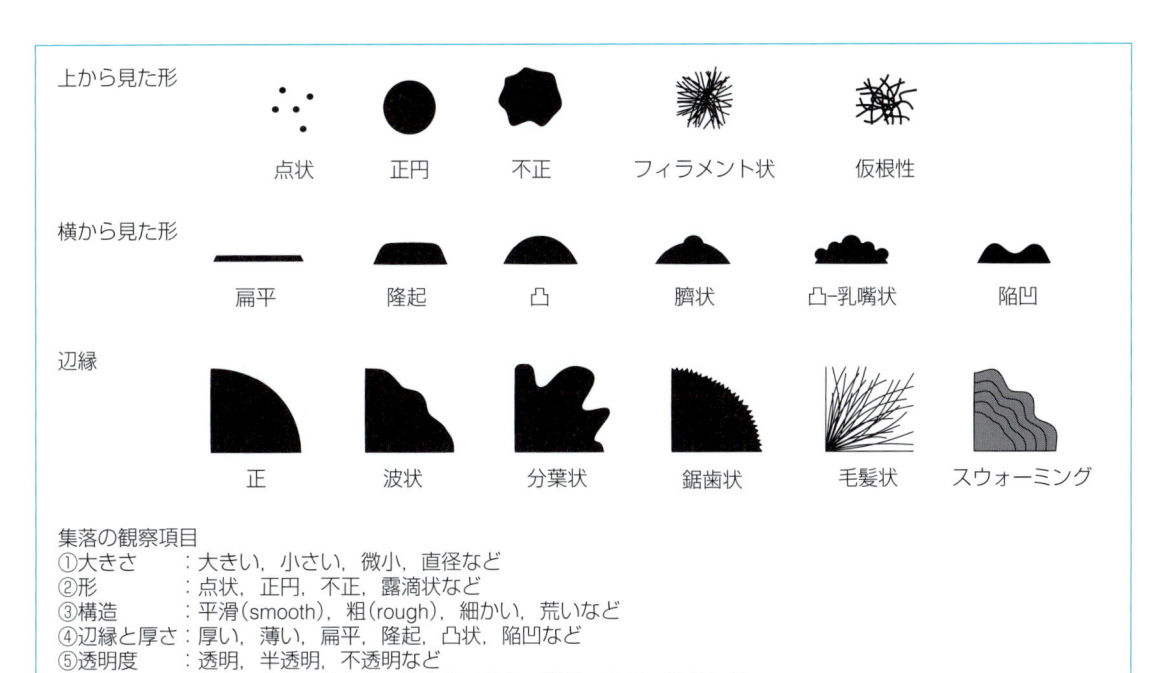

```
上から見た形   ・:・    ●     ⬣    ✺    ✳
              点状   正円   不正  フィラメント状  仮根性

横から見た形   ▬    ⌒    ⌢    ⌂    ⌇    ⌇
              扁平   隆起   凸    臍状   凸-乳嘴状  陥凹

辺縁          ◣    ～    ⋈    ⧨    ⫽    ⟆
              正    波状   分葉状  鋸歯状  毛髪状  スウォーミング
```

集落の観察項目
①大きさ　　：大きい，小さい，微小，直径など
②形　　　　：点状，正円，不正，露滴状など
③構造　　　：平滑(smooth)，粗(rough)，細かい，荒いなど
④辺縁と厚さ：厚い，薄い，扁平，隆起，凸状，陥凹など
⑤透明度　　：透明，半透明，不透明など
⑥色調　　　：無色，白色，乳白色，灰白色，黄色，橙色，赤色，緑色など
⑦光沢　　　：あり，なし，くすんだなど
⑧遊走　　　：スウォーミングあり，なし，グライディングなど
⑨硬さ　　　：硬い，脆弱(もろい)，粘性(糸をひく)など
⑩溶血性　　：α溶血，β溶血，非(γ)溶血など

図23　発育集落の観察

培養も利用できる．なお，培養条件については以下のとおりである．
　①好気培養：通常の大気環境(酸素分圧21%程度)条件
　②炭酸ガス培養：5〜10%炭酸ガス環境(酸素分圧15%程度)条件
　③微好気培養：5〜10%炭酸ガスと5%の酸素分圧環境条件
　④嫌気培養：酸化還元電位を下げるか酸素接触を遮断する(窒素80%，炭酸ガス10%，水素10%環境)

d. 発育集落の観察 (図23)

　培養後の平板培地は，シャーレの蓋を開けないよう直接蛍光灯にかざして観察する．直接集落を観察する場合は，シャーレ蓋で培地表面を覆いながら，明るい光を当て，短時間で行う．独立集落について肉眼的観察を行い，大きさ，色調，形状，辺縁，厚さ，透明度，光沢，粘性，スウォーミング，溶血性などを判断する．

e. 菌株とは (図24)

　一匹の細胞から分化し原則的に親細胞と同じ遺伝形質を備えた子孫の集団(独立集落)を純粋に培養し，他の培養物と区別できる表示を与えこれを恒久的に保存した状態を「菌株」という．純培養操作は，分離平板培地上の独立集落の頂点を直角になるよう白金線の先端で釣菌し，新しい平板培地または試験管培地に移植する．純培養増菌した培養物を用い次の同定検査に進む．

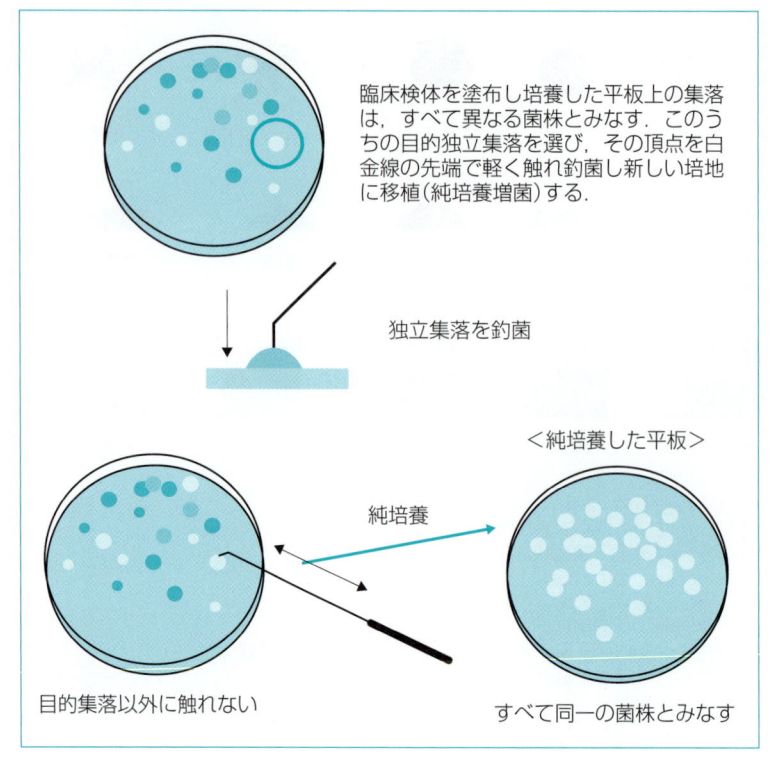

図24 菌株とは

臨床検体を塗布し培養した平板上の集落は，すべて異なる菌株とみなす．このうちの目的独立集落を選び，その頂点を白金線の先端で軽く触れ釣菌し新しい培地に移植（純培養増菌）する．

独立集落を釣菌

純培養

＜純培養した平板＞

目的集落以外に触れない　　すべて同一の菌株とみなす

H 細菌同定検査

a. 同定とは

未知分離株の性状と既知菌種の性状が一致することを同定という．細菌分類学では，16SリボソームDNA配列に基づき系統的に体系が構築されているが，種の定義は全染色体DNAの定量的DNA/DNAハイブリッドが70%以上で，熱安定度が5℃以内にある菌株の集団とされている．このため分離株の同定を正確に行うには，本来分類学手法を用いるべきであるが，一般施設における日常検査での完全実施は不可能であり，代わりに形態学，生化学，生物学，血清学が応用され，同定キットや自動分析装置による同定が一般的である．もちろん抗酸菌同定にDNA/DNAハイブリダイゼーション手法が用いられるなど，一部の細菌では分類学に準じているが，すべての菌種に必要とは限らず，同定の妥当性が認証されるなら形態と数種の性状確認でも問題なく応用される〔例えば，非発酵グラム陰性桿菌で水溶性色素ピオシアニン産生が確認できたなら緑膿菌（*Pseudomonas aeruginosa*）と同定できる〕．最近では分離株にレーザー光を当て，揮発するガス分析から同定する質量分析応用も実用化されている．本項では，従来用いられてきた形態学的・生物学的確認試験を中心に概説する．

b. 確認試験（表3）

遺伝子検査や質量分析による同定は，短時間で適切な手法である．しかし個々の菌株性状検査（同定キットや自動分析装置による検査を含め）も大切な確認試験であり，同定のみならず，疫学調査時の分析項目としても役立つ．

①一次鑑別に利用するテスト（表3-①）：分離株同定の初段階では，分離株の発育性と酸素との関連，発育集落の肉眼的所見，グラム染色性と形状特性，運動性などから大まかに区分

表3 細菌同定に用いる主な試験と概説

①一次鑑別に用いられる試験

試験名	概説
集落の特性	大きさ，色調，形状，辺縁，厚さ，透明度，光沢，粘性，溶血性，臭気
グラム染色性	陽性菌(青紫色)，陰性菌(赤紅色)
形態	球菌，桿菌，らせん状，芽胞，鞭毛形状，莢膜，異染小体
発育性(酸素との関係)	偏性好気性菌，通性嫌気性菌，微好気性菌，偏性嫌気性菌
発育性(温度との関係)	4〜5℃，20〜25℃，35〜37℃，41〜42℃，60〜80℃
発育性(pHとの関係)	pH 6.8〜7.2が至適，酸性領域，アルカリ領域での発育性を確認
発育性(塩分との関係)	耐塩性菌，好塩性菌
運動性	鞭毛による運動性の有無を鏡検または半流動培地で確認
産生色調	レモン色，オレンジ色，ピンク，橙黄色，黄緑色蛍光，紫色，褐色，黒褐色，
赤血球溶血性	β(完全溶血：透明帯)，α(不完全溶血：緑色)，γ(非溶血)
カタラーゼ	過酸化水素分解酵素(呼吸代謝生成物)の有無
オキシダーゼ	細胞内電子伝達系の呼吸代謝酵素

②二次鑑別に用いられる試験

試験名	概説
糖分解試験	各種糖の分解能(酸化分解，発酵分解)
感受性試験	バシトラシン，オプトヒン，O/129，メトロニダゾールなど特殊薬剤の感受性
アシルアミダーゼ試験	アセトアミド分解酵素
アミノ酸分解試験	リジン，アルギニン，オルニチンなどの無酸素状態における脱炭酸酵素活性
β-ガラクトシダーゼ試験	ラクトース分解に関与するガラクトシド特異的誘導酵素(ONPG)
デオキシリボヌクレアーゼ試験	DNAを切断する菌体外酵素産生能(DNase)
エスクリン分解試験	エスクリンをエスクレチンとグルコースに加水分解する酵素
フェニールアラニンデアミナーゼ試験	アミノ酸を酸化的に脱アミノし，αケト酸を作る(PPA)
フォーゲス・プロスカウエル試験	ブドウ糖分解の終末産物のピルビン酸が脱炭酸されアセトインを産生(VP)
メチルレッド試験	ブドウ糖分解後，安定した終末酸性物質を保つことの証明(MR)
インドール試験	トリプトファンが分解されインドールピルビン酸とアンモニアを生成する
コアグラーゼ試験	スフィロコアグラーゼ酵素の有無をウサギ血漿のフィブリン化で確認する
クエン酸利用能	クエン酸塩を炭素源として利用できるかどうかを確認
マロン酸利用能	マロン酸塩を炭素源として利用し，硫酸アンモニウムの窒素源利用の有無
ウレアーゼ試験	尿素分解後のアンモニア産生性をフェノールレッドで確認する
ゼラチン液化試験	蛋白分解酵素ゼラチナーゼの有無を確認する
馬尿酸塩分解試験	Hippurate hydrolaseの分解産物安息香酸とグリシンを証明する
デンプン分解試験	デンプン分解酵素アミラーゼの証明
硫化水素産生試験	含イオウアミノ酸がデサルファドラーゼで分解され鉄塩と結合して黒色化する
硝酸塩還元試験	硝酸塩還元酵素の有無を亜硝酸試薬で証明する
胆汁溶解試験	コレステロールから合成される胆汁酸塩の溶解性をみる
レシチナーゼ試験	卵黄中の脂質蛋白複合体(レシトビテリン)を分解する酵素
ペクチン分解試験	果物に含まれるゼラチン様物質(ペクチン)の分解酵素
キチン分解試験	甲殻類に含まれる多糖質キチンの分解酵素
牛乳発酵試験	牛乳の消化，凝固，ガス産生能をみる
X-V因子要求性	ヘミン(X因子)とNAD(V因子)の要求試験

表4 各種細菌同定キット

対象菌		製品名	会社	培養時間
グラム陽性菌	ブドウ球菌およびミクロコッカス	アピ スタフ プレート	シスメックス・ビオメリュー	18〜24
		N-ID テスト・SP-18	ニッスイ	22〜24
	レンサ球菌および腸球菌	アピストレップ 20 プレート	シスメックス・ビオメリュー	4〜24
		RapID STR	アムコ	4
	コリネバクテリウム	アピ コリネ	シスメックス・ビオメリュー	24
		RapID CB plus	アムコ	4
	リステリア	アピ リステリア	シスメックス・ビオメリュー	18〜24
	グラム陽性菌	BD BBLCRYSTAL RGP 同定検査試薬	BD	18〜24
グラム陰性菌	腸内細菌	ラピッド 20 プレート(ラピッド 20E)	シスメックス・ビオメリュー	4
		RapID ONE	アムコ	4
		ID テスト・EB-9	ニッスイ	18
	腸内細菌および他のグラム陰性桿菌	アピ 20	シスメックス・ビオメリュー	18〜24
		BD BBLCRYSTAL E/NF 同定検査試薬	BD	18〜20
		ID テスト・EB-20	ニッスイ	18〜20
		クイックアイディ GN	ニッスイ	4
		アピ 10S	シスメックス・ビオメリュー	24〜48
	ブドウ糖非発酵グラム陰性桿菌	RapID NF plus	アムコ	4
		ID テスト・NF-18	ニッスイ	22〜24
		アピ 20NE	シスメックス・ビオメリュー	24
	ナイセリア・ヘモフィルス	アピ NH	シスメックス・ビオメリュー	2
		RapID NH	アムコ	4
		ID テスト・HN-20 ラピッド	ニッスイ	4
		BD BBLCRYSTAL N/H 同定検査試薬	BD	4
	ヘリコバクター・カンピロバクター	アピ ヘリコ	シスメックス・ビオメリュー	24
嫌気性菌		アピ ケンキ	シスメックス・ビオメリュー	24〜48
		RapID ANA II	アムコ	4
		BD BBLCRYSTAL ANR 同定検査試薬	BD	4
酵母様真菌		アピ C オクサノグラム	シスメックス・ビオメリュー	48〜72
		RapID Yeast plus	アムコ	4
抗酸菌		DDH マイコバクテリア	極東製薬	4
レジオネラ		DDH レジオネラ	極東製薬	4

する.

②二次鑑別に利用するテスト(表3-②):一次鑑別にて大まかに同定が導かれたら,追加試験として各種の生物学,生化学,薬剤感受性などを組み合わせて二次試験を行う.嫌気性菌同定においては,ガスクロマトグラフィを用い,分離株の代謝産物である低級脂肪酸を分析することもある.

c. 同定キット(表4)

多種鑑別培地作製の省力化,同定の簡易化,迅速化を目的に同定キットが開発され,自動分析装置とともに多用されている.いずれも酵素活性応用製品であり,目的菌(ブドウ球菌,レンサ球菌,腸内細菌,非発酵菌,嫌気性菌,抗酸菌,酵母など)別に,生培地や乾燥基質を小型容器に収め市販されている(図25).多くの製品で配置試験項目を3種類毎に区分し,それぞれに1,2,4の数値を与え,陽性項目の和をコード番号化しその数列を専用解析表に照合し同定している.

d. 血清型別(表5)

菌種同定後,疫学的または病原因子特定のために免疫血清学的検査を実施することもある.特に

生培地による確認試験　　　　　IDテスト

DDH マイコバクテリア

対照	M.avium	M.chelonae
TB complex	M.intracellulare	M.abscessus
M.kansasii	M.gastri	M.peregrinum
M.marinum	M.xenopi	
M.simiae	M.nonchromogenicum	
M.scrofulaceum	M.terrae	
M.gordonae	M.triviale	
M.szulgai	M.fortuitum	

アピ20E

アピCオクサノグラム

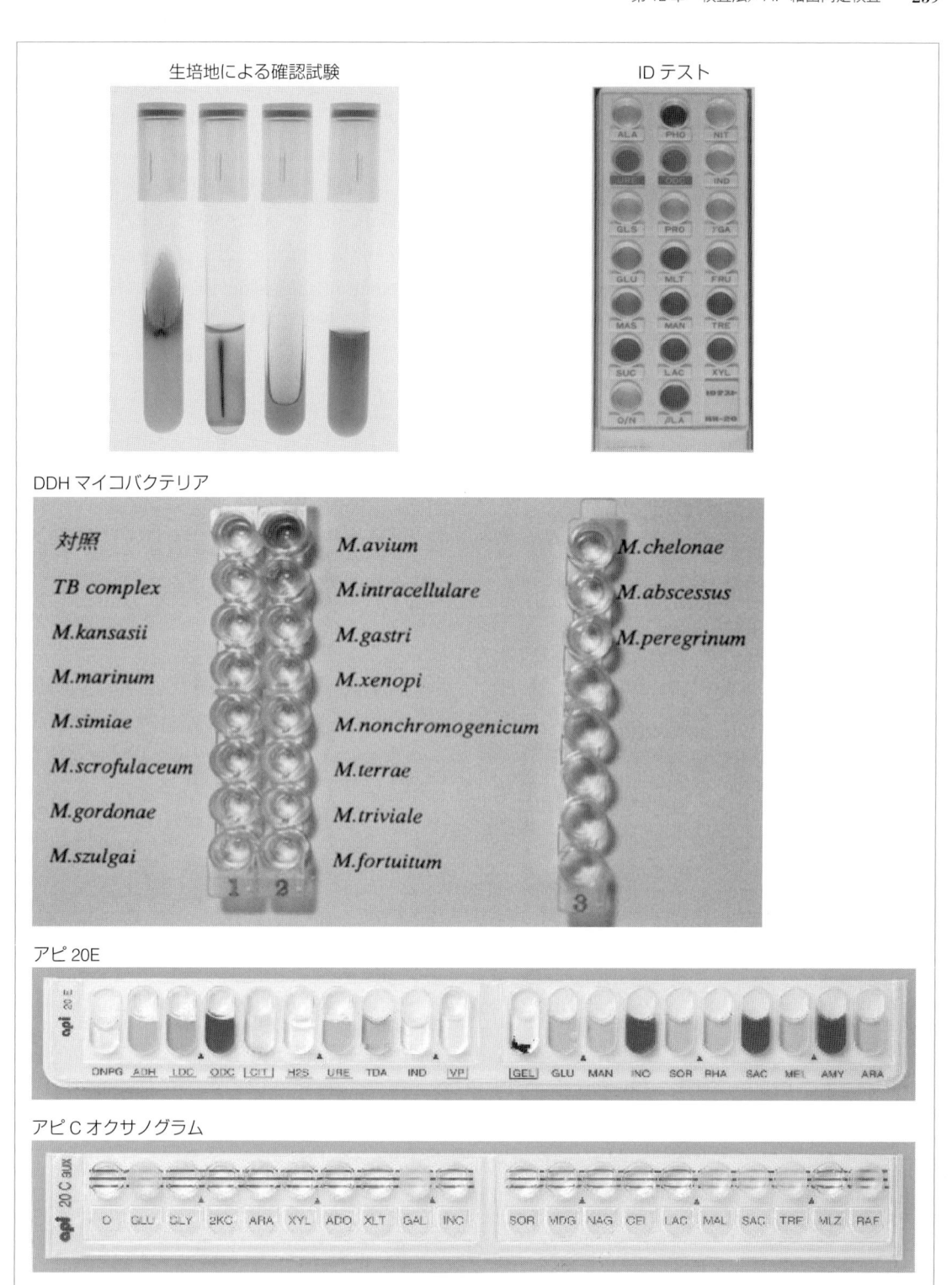

図25　簡易同定キットの紹介（カラー図譜64〜68参照）

表5 市販されている主な血清型別用免疫血清

- 赤痢菌免疫血清「生研」
- 病原大腸菌免疫血清「生研」
- サルモネラ免疫血清「生研」
- 腸炎ビブリオ型別用免疫血清「生研」
- A群溶血性レンサ球菌T型別用免疫血清「生研」
- B群溶血性レンサ球菌型別用免疫血清「生研」
- 耐熱性A型ウェルシュ菌免疫血清「生研」
- 緑膿菌群別用免疫血清「生研」
- ブドウ球菌コアグラーゼ型別用免疫血清「生研」
- コレラ菌免疫血清「生研」
- ビブリオコレラ免疫血清
- エルシニア・エンテロコリチカO群別用免疫血清「生研」
- 百日ぜきⅠ相菌免疫血清「生研」
- インフルエンザ菌莢膜型別用免疫血清「生研」
- レジオネラ免疫血清「生研」
- 偽結核菌群別用免疫血清「生研」
- リステリア型別用免疫血清「生研」
- カンピロバクター免疫血清
- 肺炎球菌莢膜型別用免疫血清「生研」

腸内細菌では大切であり，下痢原性大腸菌（腸管病原性大腸菌，腸管組織侵入性大腸菌，毒素原性大腸菌，腸管凝集付着性大腸菌，腸管出血性大腸菌），赤痢菌，サルモネラでは重視され，なかでもO-157など腸管出血性大腸菌の決定には不可欠である．

e. 同定の進め方（表6）

まず，確認試験から得られる性状成績（発育と酸素との関係，平板培地種類毎の発育性状，グラム染色性，鏡検による形状など）から大まかに区分する．以下，この大別ごとに属レベルの鑑別を概説するが，種レベルについては専門書（Manual of Clinical Microbiology および Bergey's Manual of Systematic Bacteriology）を参考にしてほしい．ただし，日常検査における同定は主に簡易キットや自動分析装置そして分子生物学的手法が多用されているが，これらの取扱法については省略する．

1）好気性・通性嫌気性非抗酸性グラム陽性球菌（表7）

この群には，①カタラーゼ陽性のブドウ球菌（*Staphylococcus*）属，ロチア（*Rothia*）属，ミクロコッカス（*Micrococcus*）属および②カタラーゼ陰性のレンサ球菌（*Streptococcus*）属，腸球菌（*Enterococcus*）属，アエロコッカス（*Aerococcus*）属，ペディオコッカス（*Pediococcus*）属，ゲメラ（*Gemella*）属が含まれる．このうち *Gemella* 属菌は，本来グラム陽性であるが，グラム陰性に染まりやすくグラム不定菌ともいわれている．

表6 細菌のおおまかな分類

分類	グラム染色性	形態	主な細菌属名
好気性・通性嫌気性	グラム陽性	球菌	*Staphylococcus* 属，*Rothia* 属，*Micrococcus* 属，*Streptococcus* 属，*Enterococcus* 属，*Aerococcus* 属，*Pediococcus* 属，*Gemella* 属
		桿菌	*Bacillus* 属，*Corynebacterium* 属，*Listeria* 属，*Brochothrix* 属，*Kurthia* 属，*Lactobacillus* 属，*Erysipelothrix* 属，*Actinomyces* 属，*Arcanobacterium* 属，（*Mycobacterium* 属）
	グラム陰性	球菌	*Neisseria* 属，*Moraxella* 菌，（*Acinetobacter* 属：本来は桿菌）
		桿菌	Enterobacteriaceae，Vibrionaceae，非発酵菌，*Haemophilus* 属，*Bordetella* 属，*Brucella* 属，*Francisella* 属，*Legionella* 属，*Cardiobacterium* 属，*Chromobacterium* 属，*Eikenella* 属，*Kingella* 属，*Streptobacillus* 属，*Capnocytophaga* 属，*Gardnerella* 属
偏性嫌気性	グラム陽性	球菌	*Peptostreptococcus* 属
		桿菌	*Clostridium* 属，*Eubacterium* 属，*Propionibacterium* 属，*Bifidobacterium* 属，*Lactobacillus* 属，*Mobiluncus* 属，*Actinomyces* 属
	グラム陰性	球菌	*Veillonella* 属，*Acidaminococcus* 属，*Megasphaera* 属
		桿菌	*Bacteroides* 属，*Prevotella* 属，*Fusobacterium* 属
特殊細菌	グラム陰性菌		*Campylobacter* 属，*Helicobacter* 属，*Treponema* 属，*Borrelia* 属，*Leptospira* 属，*Mycoplasma* 属，*Chlamydia* 属，*Rickettsia* 属

表7 好気性・通性嫌気性グラム陽性球菌属の鑑別
①カタラーゼ陽性菌

性状	Staphylococcus 属	Ruthia 属	Micrococcus 属
嫌気性での発育	+	+	−
O/Fテスト	F	F	O
アセトイン	+	+	−
アルギニン	+	−	−

②カタラーゼ陰性菌

性状	Streptococcus 属	Enterococcus 属	Pediococcus 属	Aerococcus 属	Gemella 属
6.5%NaCl 発育性	−	+	d	+	−
40% 胆汁発育性	d	+	−	+	−
酢酸塩発育性	−	−	+	−	−
45℃発育性	−	+	+	−	−
胆汁エスクリン	−	+	+	d	−
アルカリホスファターゼ	+	−	−	−	+

表8 好気性・通性嫌気性非抗酸性グラム陽性桿菌属の鑑別
①有芽胞性, 偏性好気性菌：Bacillus 属
②無芽胞, カタラーゼ陽性菌

性状	Corynebacterium 属	Listeria 属	Brochothrix 属	Kurthia 属
運動性	−	+	−	+
糖分解性	F/−	F	F	−
アセトイン	−	+	+	−
4℃発育性	−	+	+	+

③無芽胞カタラーゼ陰性, 非運動性菌

性状	Lactobacillus 属	Erysipelothrix 属	Actinomyces 属	Arcanobacterium 属
形態	短連鎖	繊維状	分岐状	不定形
4℃発育性	−	+	−	−
硫化水素	−	+	d	−
硝酸塩還元性	−	−	d	d
アラビノース	d	−	d	−
マルトース	+	+	d	d

2) 好気性および通性嫌気性グラム陽性桿菌（表8）

根棒状有芽胞菌と無芽胞多形性（松葉状，柵状，アルファベット文字状，繊維状など）菌が含まれる．①偏性好気性で芽胞を有するのがバチルス（Bacillus）属，②無芽胞でカタラーゼ陽性菌がコリネバクテリウム（Corynebacterium）属，リステリア（Listeria）属，ブロコトリックス（Brochothrix）属，クルチア（Kurthia）属，そして③無芽胞でカタラーゼ陰性菌がラクトバチルス（Lactobacillus）属，エルジペロトリックス（Erysipelothrix）属，アクチノマイセス（Actinomyces）属，アルカノバクテリウム（Arcanobacterium）属である．

表9 好気性・通性嫌気性グラム陰性球菌属の鑑別
無芽胞, カタラーゼ陽性菌

性状	Neisseria 属	Moraxella 属	Acinetobacter 属*
形態	ソラマメ状	対面平坦双状	短桿菌
発育性	通性嫌気性	好気性	偏性好気性
オキシダーゼ	+	+	−
硝酸塩還元	−	+	−

*本来は桿菌

3) 好気性および通性嫌気性グラム陰性球菌（表9）

臨床的に重要な細菌としては，ソラマメ状双球菌のナイセリア〔Neisseria 属（N. gonorrhoeae, Neisseria meningitidis など）〕と，対面が平坦な

表10 好気性・通性嫌気性グラム陰性桿菌属の鑑別

①糖発酵性，オキシダーゼ陰性菌（*Enterobacteriaceae*）			
運動性（＋）	PPA（＋）		*Proteus* 属，*Providencia* 属，*Morganella* 属，*Rahnella* 属
	PPA（－）	H2S（＋, d）	*Pragia* 属，*Salmonella* 属，*Budvicia* 属，*Citrobacter* 属，*Trabulsiella* 属
		VP（＋）	*Cedecea* 属，*Enterobacter* 属，*Ewingella* 属，*Hafnia* 属，*Pantoea* 属，*Serratia* 属
		VP（－）	*Buttiauxella* 属，*Edwardsiella* 属，*Escherichia* 属，*Kluyvera* 属，*Leclercia* 属，*Leminorella* 属，*Photorhabdus* 属，*Xenorhabdus* 属，*Yokenella* 属
運動性（－）			*Klebsiella* 属，*Tatumella* 属，*Moellerella* 属，*Obesumbacterium* 属，*Shigella* 属，*Yersinia* 属
②糖発酵性，オキシダーゼ陽性菌			
6%NaCl 発育（＋）			*Vibrio* 属
6%NaCl 発育（－）	オルニチン（＋）		*Plesiomonas* 属（現在は *Enterobacteriaceae* に含まれている）
	オルニチン（－）		*Aeromonas* 属
③糖発酵性，特殊な細菌群			
発育にX因子またはV因子を要求			*Haemophilus* 属
血液成分と炭酸ガス培養が必要			*Actinobacillus* 属，*Pasteurella* 属
正桿菌，紫色集落が特徴			*Chromobacterium* 属
多形性，点状集落が特徴			*Cardiobacterium* 属
小桿菌，培地に食い込む集落			*Eikenella* 属
球桿菌，β溶血性集落			*Kingella* 属
多形性，弱いβ溶血性集落			*Gardnerella* 属
紡錘状，黄橙色グライディング			*Capnocytophaga* 属
④普通寒天培地に発育する糖非発酵性菌			
運動性（＋）	オキシダーゼ（＋）	極毛菌	*Pseudomonas* 属，*Brevundimonas* 属，*Burkholderia* 属，*Shewanella* 属，*Sphingomonas* 属，*Ralstonia* 属，*Stenotrophomonas* 属，*Comamonas* 属
		周毛菌	*Rhizobium* 属，*Alcaligenes* 属
運動性（－）	オキシダーゼ（＋）		*Chryseobacterium* 属，*Empedobacter* 属，*Flavobacterium* 属，*Moraxella* 属，*Sphingobacterium* 属，*Myroides* 属
	オキシダーゼ（－）		*Acinetobacter* 属
⑤糖非発酵性，特殊な培養が必要な細菌群			
ボルデージャング培地，数日の培養			*Bordetella pertussis*
BCYE-α 培地，数日の培養			*Legionella* 属
血液成分培地，抗血清凝集試験			*Francisella* 属
非運動性小桿菌，専門機関で同定			*Brucella* 属

双球菌のモラクセラ（*Moraxella*）属である．形態的に球菌状に見えるのがグラム陰性桿菌のアシネトバクター（*Acinetobacter*）属であることから参考までにここに含めた．

4）好気性および通性嫌気性グラム陰性桿菌
（表10）

この分野には広域菌属が含まれて，糖発酵の有無，普通寒天培地での発育性およびオキシダーゼ試験成績で大別する．

まず，①普通寒天培地に発育し，ブドウ糖を発酵分解する菌群のうちオキシダーゼ陰性で硝酸塩を還元するのが腸内細菌科（*Enterobacteriaceae*）であり，PPA，H₂S，VPの成績で大まかな属を区分する．②ブドウ糖発酵分解，オキシダーゼ陽性菌群としては，ビブリオ科（*Vibrionaceae*）があり，6%NaClにおける発育性で鑑別する．③ブドウ糖発酵分解性で科が不定な細菌群であり，ヘモ

表11 偏性嫌気性菌の鑑別

①	有芽胞			グラム染色性にかかわらず芽胞を確認	*Clostridium* 属
②	無芽胞	グラム陽性	球菌	臨床検体から多く検出される属	*Peptostreptococcus* 属
③			桿菌	短連鎖，分岐なし，GLC(A, B)*	*Eubacterium* 属
				多形性，松葉状，GLC(A, P)	*Propionibacterium* 属
				多形性，一部分岐，GLC(A, L)	*Bifidobacterium* 属
				均一な桿菌，短連鎖，GLC(L)	*Lactobacillus* 属
				三日月状，湾曲，GLC(S, L, A)	*Mobiluncus* 属
				分岐，菌糸状発育，GLC(S, L, a)	*Actinomyces* 属
④		グラム陰性	球菌	ブドウ糖発酵(−)，硝酸塩還元(+)	*Veillonella* 属
				ブドウ糖発酵(−)，硝酸塩還元(−)	*Acidaminococcus* 属
				ブドウ糖発酵(+)，硝酸塩還元(−)	*Megasphaera* 属
⑤			桿菌	酪酸非産生，20%胆汁培地発育	*Bacteroides* 属
				酪酸非産生，20%胆汁培地非発育	*Prevotella* 属
				酪酸産生，変法FM培地発育	*Fusobacterium* 属

* GLC：ガスクロマトグラフによる主要脂肪酸

フィルス（*Haemophilus*）属，アクチノバチラス（*Actinobacillus*）属，パスツレラ（*Pasteurella*）属，クロモバクテリウム（*Chromobacterium*）属，カルジオバクテリウム（*Cardiobacterium*）属，エイケネラ（*Eikenella*）属，キンゲラ（*Kingella*）属，カプノサイトファガ（*Capnocytophaga*）属，ガードネレラ（*Gardnerella*）属（グラム染色性不定でオキシダーゼ陰性）などがある．④シュードモナス（*Pseudomonas*）属など，普通寒天培地に発育し，ブドウ糖非発酵性菌であり，オキシダーゼ試験で大別する．⑤そして，普通寒天培地に発育せず，特別な培養方法（特殊培地）を必要とするブドウ糖非発酵菌群に，ボルデテラ（*Bordetella*）属，レジオネラ（*Legionella*）属，フランシセラ（*Francisella*）属，ブルセラ（*Brucella*）属，が含まれる．

5) 偏性嫌気性菌（表11）

嫌気培養にて発育した独立集落を，ブルセラHK寒天培地（嫌気培養）とチョコレート寒天培地（炭酸ガス培養）にそれぞれ純培養し，嫌気培養培地のみに発育した株を偏性嫌気性菌と判断する．嫌気性菌株はグラム染色性と形状を確認し，生物化学的確認試験，同定キット，必要に応じガスクロマトグラフィーによる脂肪酸分析結果から同定する．①グラム染色性と形状に関わらず芽胞が認められた場合はクロストリジウム（*Clostridium*）属とする．②グラム陽性球菌：臨床検体から分離されるほとんどが，ペプトストレプトコッカス（*Peptostreptococcus*）属である．③グラム陽性桿菌：無芽胞，短連鎖状，松葉状，分岐状など多形性無芽胞グラム陽性桿菌に，ユウバクテリウム（*Eubacterium*）属，プロピオニバクテリウム（*Propionibacterium*）属，ビフィドバクテリウム（*Bifidobacterium*）属，ラクトバチルス（*Lactobacillus*）属，モビリンカス（*Mobiluncus*）属，アクチノマイセス（*Actinomyces*）属が含まれる．④グラム陰性球菌：臨床検体から分離されるのは人体常在性のベイオネラ（*Veillonella*）属がほとんどであり，他にアシダアミノコッカス（*Acidaminococcus*）属，メガスフェラ（*Megasphaera*）属がある．⑤グラム陰性桿菌：臨床検体から分離されるのは，バクテロイデス（*Bacteroides*）属（BBE培地でエスクリンを分解し黒色集落を作り変法FM培地非発育，多くの株がβラクタマーゼを産生する），プレボッテラ（*Prevotella*）属（血液寒天培地3〜5日培養で褐色〜黒色集落を作り，20%胆汁培地では発育しない），フソバクテリウム（*Fusobacterium*）属（変法FM培地に発育するが，バクテロイデス培地非発育，酪酸を産生する）の3属である．

6) 抗酸菌

結核菌(*M. tuberculosis*)など，本来グラム陽性桿菌に分類されているが，一度染色されると酸やアルコールで脱色されない性質であることから抗酸性菌と呼ばれている．同定のための鑑別試験としてこれまで，各種培地での発育性(2〜3週間で発育する遅発育性や1週間以内の発育する迅速発育性)や生物化学検査(ナイアシンテスト，暗発色性，光発色性など)が用いられておりRunyonの分類に基づいて同定していた．現在では純培養した被検株の一本鎖DNAと既知菌種(基準株)の一本鎖DNAとのハイブリダイゼーションの有無(DDHマイコバクテリア)で判定している．

7) らせん状桿菌

細く彎曲したグラム陰性桿菌であり，鞭毛によって運動する菌や，長い波状の軸糸により回転運動する菌など多形性らせん状菌である．このうち剛直彎曲性菌には，コンマ状，S字状などと呼ばれる形状のカンピロバクター(*Campylobacter*)属，ヘリコバクター(*Helicobacter*)属が含まれ，これらの菌は通常の好気培養や嫌気培養では発育せず，特殊培地にて微好気条件(O_2 5〜10%，CO_2 10%，N_2 85%)環境で発育する．弾力性菌には培養困難で4〜10本の軸糸で運動するトレポネーマ(*Treponema*)属や10〜20本の軸糸を有しらせん回転運動するボレリア(*Borrelia*)属，および1本の繊維状の菌体(一端または両端がフック状に彎曲)をもつレプトスピラ(*Leptospira*)属が含まれる．

8) マイコプラズマ

マイコプラズマ(*Mycoplasma*)属は人工寒天培地に発育できる最小微生物(グラム陰性菌)であり，特殊培地PPLO培地で培養し，集落は培地裏面から顕微鏡弱拡大乾燥系レンズ(40倍〜100倍)で観察する．

9) クラミジア

クラミジア(*Chlamydia*)属は，偏性細胞内寄生性グラム陰性菌であり，細胞培養，蛍光抗体法，酵素抗体法，分子生物学的手法にて検査同定する．

10) リケッチア

リケッチア(*Rickettsia*)属は，偏性細胞内寄生性グラム陰性菌であり，電子顕微鏡による分析や分子生物学的手法にて検査同定する．

I 薬剤感受性検査

1. 希釈法

希釈法は液体希釈法と寒天平板希釈法がある．前者は，試験管を用いたマクロ液体希釈法とマイクロプレートを用いた微量液体希釈法に分けられる．検査に使用する基礎培地はいずれもミューラー・ヒントン培地である．*Streptococcus* spp.や*Haemophilus* spp.などのようにミューラー・ヒントン培地では発育することができない栄養要求の厳しい菌(fastidious bacteria)はミューラー・ヒントン培地に馬溶血液，ヘミンおよびビタミン類などを添加した培地を使用する．また嫌気性菌，真菌，*Mycoplasma*，*Neisseria gonorrhoeae*(淋菌)などはこれら菌種の発育を支持できるそれぞれの基礎培地を使用する(表12)．

薬剤感受性検査は米国臨床検査標準化委員会(Clinical and Laboratory Standards Institute；CLSI)が提唱する方法論が国内で最も汎用されている．ここではCLSI法を用いたミューラー・ヒントン培地に発育する菌種(腸内細菌，ブドウ糖非発酵菌，ブドウ球菌，腸球菌)を対象とした方法について解説する．

a. 微量液体希釈法

微量液体希釈法を用いた薬剤感受性検査法は，自動化しやすいことから国内の多くの施設で採用されている．しかし，試薬の調整法は極めて煩雑であることから抗菌薬の希釈系列があらかじめ調整され，マイクロプレートにフリーズドライ化されたパネルが市販されている．以下には，自家調

表 12　薬剤感受性検査用培地

培地	菌群
ミューラー・ヒントン寒天培地(ディスク拡散法) カチオン調整ミューラーヒントンブロス(希釈法)	腸内細菌 ブドウ球菌 腸球菌 ブドウ糖非発酵菌(緑膿菌など)
羊血液添加ミューラー・ヒントン寒天培地(ディスク拡散法) 馬溶血液添加カチオン調整ミューラーヒントンブロス(希釈法)	連鎖球菌 髄膜炎菌 その他栄養要求の厳しい菌
Haemophilus Test Medium(HTM, ディスク拡散法, 希釈法)	インフルエンザ菌
サプリメント添加 GC 寒天培地(ディスク拡散法, 寒天平板希釈法)	リン菌
馬溶血液添加ブルセラブロス(液体希釈法) 羊血液添加ブルセラ寒天(寒天平板希釈法)	嫌気性菌(液体希釈法は *Bacteroides fragilis* group のみ適応)
RPMI-1640(希釈法)	*Candida, Cryptococcus* Filamentous fungi(糸状菌)
ミューラー・ヒントン寒天培地(ディスク拡散法)	Filamentous fungi(糸状菌)
SP4(寒天平板および液体希釈法)	*Mycoplasma pneumoniae*
Mycoplasma ブロスまたは寒天(寒天平板および液体希釈法)	*Mycoplasma hominis*
10B ブロスまたは A8 寒天(寒天平板および液体希釈法)	*Ureaplasma urealyticum*
ミドルブルックデュボス 7H10 または 7H11(Agar proportion method) 1% 小川培地(比率法, 日本結核病学会推奨法)	*Mycobacterium tuberculosis*

整による方法を記載する.

1) 抗菌薬

すべての抗菌薬は原抹力価が明らかな抗菌薬の粉末を使用する. 抗菌薬濃度は実重量ではなく, 力価(potency)換算をした重量で濃度を調整する(**表 13**). 抗菌薬の秤量は化学天秤で 0.1 mg 単位まで行い, 一回の秤量は 100 mg 以上とすることが望ましい. 抗菌薬の最初の希釈(保存液, stock solution)は実際に測定で使用する最大濃度の 10 倍以上の濃度もしくは 1,000 μg/mL 以上とする. 抗菌薬粉末の溶解は基本的には水(溶媒, solvent)で行うが, 非水溶性あるいは水中では不活化しやすい抗菌薬は他の溶媒で溶解する(**表 14**).

2) ミューラー・ヒントンブロス

ミューラー・ヒントンブロスの粉末は市販メーカーより入手する. 所定量の水で溶解し, 高圧蒸気滅菌する. 2～8℃で一晩冷却後, Ca^{2+} および Mg^{2+} の最終濃度がそれぞれ 20～25 mg/mL および 10～12.5 mg/mL になるように添加する. 培地の pH は 7.2～7.4 であることを確認する. この状態にした培地をカチオン調整ミューラー・ヒントンブロス(cation-adjusted Mueller-Hinton broth; CAMHB)とよぶ. カチオンの濃度はテトラサイクリン, アミノグリコシド, ダプトマイシンの感受性成績に変動を与えるので注意が必要である.

表 13　抗菌薬原末の秤量と薬液の作成例

○抗菌薬原末 "A" の情報
　純度　　　＝91.5%
　含水量　　＝5.5%
　活性成分　＝100%

○抗菌薬原末 "A" の力価(potency)の計算
　力価＝(純度)×(1−含水量)×(活性成分)
　　　＝(915)×(1−0.055)×(1.0)
　　　＝864 μg/mg

○2,560 μg/mL の抗菌薬 "A" の薬液を作成するために, 112.3 mg を電子天秤で秤量した場合の, 溶媒の量の計算

$$溶媒の量(mL) = \frac{重量(mg) \times 力価(\mu g/mL)}{濃度(\mu g/mL)}$$

$$= \frac{112.3(mg) \times 864(\mu g/mL)}{2,560(\mu g/mL)}$$

$$= 37.9(mL)$$

表14 代表的な抗菌薬の溶媒（solvent）および希釈液（diluent）

抗菌薬	溶媒	希釈液
アミカシン	水	水
アンピシリン	0.1 M リン酸バッファー（pH 8.0）	0.1 M リン酸バッファー（pH 6.0）
セファゾリン	0.1 M リン酸バッファー（pH 6.0）	0.1 M リン酸バッファー（pH 6.0）
セフェピム	0.1 M リン酸バッファー（pH 6.0）	0.1 M リン酸バッファー（pH 6.0）
セフメタゾール	水	水
セフォタキシム	水	水
セフタジジム	炭酸ナトリウム	水
クラリスロマイシン	メタノール	0.1 M リン酸バッファー（pH 6.5）
エリスロマイシン	95% エタノール	水
イミペネム	0.01 M リン酸バッファー（pH 7.2）	0.01 M リン酸バッファー（pH 7.2）
レボフロキサシン	少量の 0.1 M NaOH で溶解後，水	水
バンコマイシン	水	水

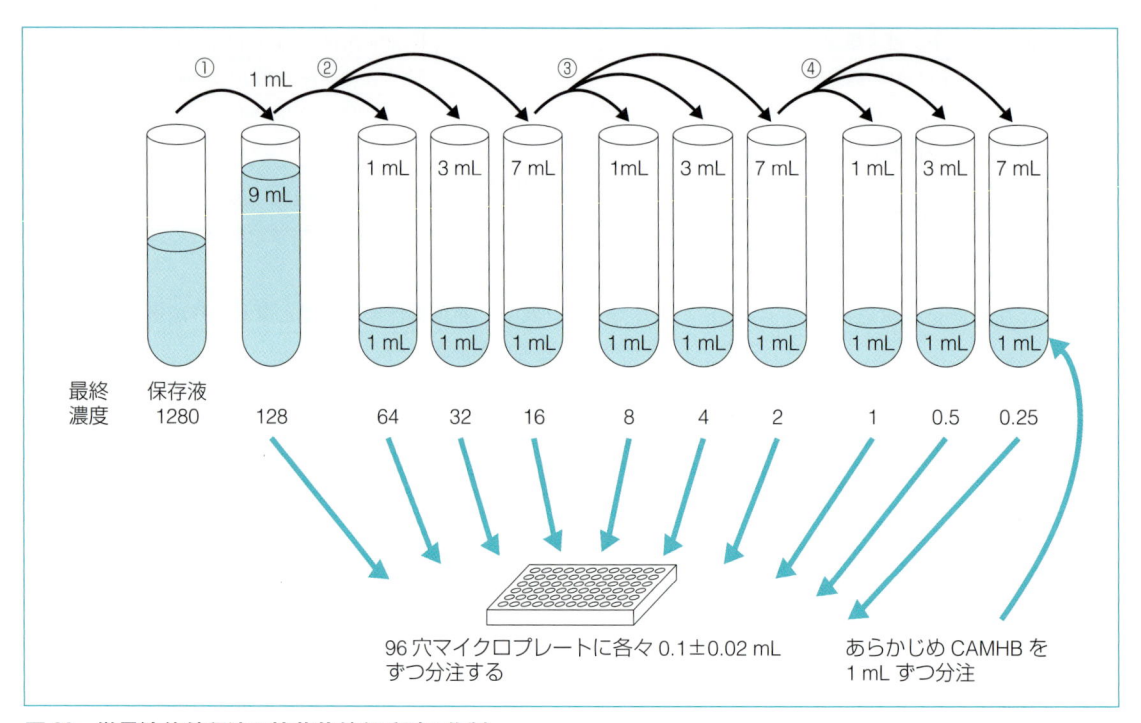

図26 微量液体希釈法の抗菌薬希釈系列の作製

3）抗菌薬希釈系列の作製

抗菌薬の保存液とCAMHBを使用して図26のシェーマに従い，2^n段階希釈液を作製する．希釈した薬液は，96穴丸底マイクロプレートに任意のフォーマットでそれぞれの濃度の薬液を0.1±0.02 mLずつ分注する．分注後，すぐ使用しない場合は−60℃以下（抗菌薬によって−20℃でも可能）で保管する．

4）菌液の調整

被検菌は18〜24時間寒天平板培地で培養した新鮮な株を用い，普通ブロスあるいは滅菌生理食塩水にMcFarland No. 0.5標準液に匹敵する濁度に調整する．これを直接集落調整法（direct colony suspension method）という．McFarland No. 0.5の濁度は*Escherichia coli* ATCC25922で1〜2×10^8 CFU/mLの菌量に相当する．なお，*Staphylococcus* spp. 以外の菌種はトリソイブロスな

どを使用した増菌法（growth method）で調整してもよい．調整した菌液は15分以内に培地へ接種する．

5）マイクロプレートへの接種

各ウェルの最終菌量は $5×10^5$ CFU/mL（許容範囲 $2〜8×10^5$ CFU/mL）となるように接種する．たとえば，McFarland No. 0.5 の濁度調整菌液を20倍希釈（$5×10^6$ CFU/mL）し，その0.01 mL を各ウェルへ接種する．この場合，あらかじめウェルに分注した薬液量に対して1/10量以下になるように考慮する．

6）培養

マイクロプレートはトレイやシールで覆い，乾燥しないようにプラスチックボックスなどに入れて培養する．培養は $35±2℃$，16〜20時間，好気環境下で行う．栄養要求の厳しい菌の場合は培養時間を20〜24時間まで延長する．

7）MIC の判定

培養後，肉眼で抗菌薬を含まないコントロールウェルが十分に発育（点状発育の場合は2 mm 以上を発育とみなす）していることを確認後，完全に発育が阻止されている最小濃度を MIC とする．ST 合剤（トリメトプリム・スルファメトキサゾールの合剤）の場合，すべての希釈系列で淡い発育を認める場合がある．この場合，コントロールウェルの発育と比較して80% 以上の増殖抑制がある最小濃度を MIC とする．

発育のスキップ現象がある場合，1スキップの場合は高い方の濃度を MIC とする．2スキップ以上の場合は判定不可とする．

b. 寒天平板希釈法

寒天平板希釈法は試薬調整の上から，一度に多くの抗菌薬の測定が困難であり臨床検査室で日常的に実施することはほとんどない．しかし，本法は MRSA や VRE のスクリーニング検査のように単一の抗菌薬の単一濃度を測定する検査であれば，寒天培地上に一度に30株程度を接種が可能であることから，耐性菌検査のスクリーニングとして利用しやすい．

1）抗菌薬

微量液体希釈法と同様に保存液を調整する．2のべき乗（2^n）希釈する際の希釈液（diluent）は別途定められた溶液を使用する（表14）．

2）ミューラー・ヒントン寒天培地

ミューラー・ヒントン寒天培地（MHA）の粉末は市販メーカーより入手する．所定量の水で溶解し，高圧蒸気滅菌する．45〜50℃の恒温槽で冷却後し，以下抗菌薬希釈系列と混合する．

3）抗菌薬希釈系列の作製

抗菌薬の保存液を使用して図27のシェーマに従い 2^n 段階希釈液を作製する．希釈した薬液は MHA と混合し，シャーレの大きさに対する培地の深さが3〜4 mm になるように分注する．培地を保存する場合は2〜8℃で5日間まで保存可能である．ただし，βラクタム系抗菌薬の内，セファクロル，アンピシリン，イミペネム，クラブラン酸は失活しやすいため，調整後48時間以内に使用する．

4）菌液の調整

微量液体希釈法と同じ方法で行う．

5）寒天平板への接種

培地への最終菌量は 10^4 CFU/スポットとなるように接種する．たとえば，0.5 McFarland の濁度調整菌液を10倍希釈（$1×10^7$ CFU/mL）し，$2\mu L$ を各抗菌薬含有培地へ接種する．

6）培養

菌液接種後，30分以内に菌液が培地中へ吸収されるまで乾燥させる．培地表面を下向きにして，$35±2℃$，16〜20時間，好気環境下で培養する．ただし，*N. gonorrhoeae*, streptococci, *N. meningitidis*（髄膜炎菌）は5% CO_2 環境下で培養する．

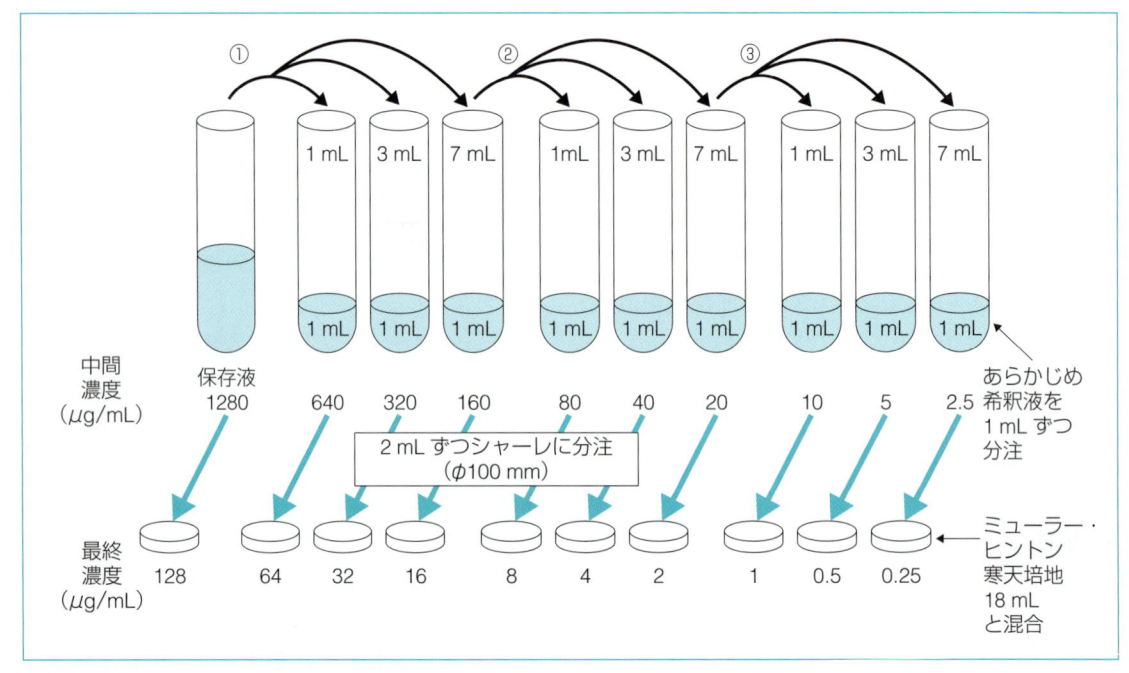

図 27 寒天平板希釈法の抗菌薬希釈系列の作製

7) MIC の判定

培養後，暗い色調の台の上にシャーレを並べ観察を行い，単一集落の形成や淡い発育は無視し，完全に発育が阻止されている最小濃度を MIC とする．ST 合剤の場合，すべての希釈系列で淡い発育を認める場合がある．この場合，コントロールウェルの発育と比較して 80% 以上の増殖抑制がある最小濃度を MIC とする．

2. ディスク拡散法 (図 28)

1) 抗菌薬ディスク

抗菌薬含有ディスクは，栄研化学あるいは日本ベクトン・ディッキンソンから購入する．ディスクの保管は抗菌薬の種類に応じて 8℃ もしくは −14℃ 以下（β ラクタムなど）で行う．ディスク使用時は，ディスクへの結露による抗菌薬の失活を防ぐために，冷蔵庫あるいは冷凍庫からディスクカートリッジを取り出した後，少なくとも 1～2 時間は室温に放置したのち，ディスクを取り出す．

2) ミューラー・ヒントン寒天培地

ミューラー・ヒントン寒天培地の粉末は希釈法と同様，市販メーカーより入手する．所定量の水で溶解し，高圧蒸気滅菌する．45～50℃ に滅菌シャーレに深さが約 4 mm になるように分注する．培地が固化するまで室温に放置する．固化した後に，pH 電極を用いて寒天の pH が 7.2～7.4 であることを確認する．すぐに使用しない場合は培地が乾燥しないようにラッピングし 2～8℃ で保管する．保管後 1 週間以内に使用する．なお，Ca^{2+} および Mg^{2+} は培地に添加しない．検査を実施する前に培地表面に過剰な結露を認める場合は，35℃ のフラン器あるいはクリーンベンチ内で表面を 10～30 分程度乾燥させる．

3) 菌液の調整

微量液体希釈法と同じ方法で行う．

4) 培地への接種

McFarland No. 0.5 に調整した菌液に滅菌綿棒を浸し，余剰の菌液を試験管内壁で取り除いた後，培地表面に均一に塗布する．塗布は 60° ずつ

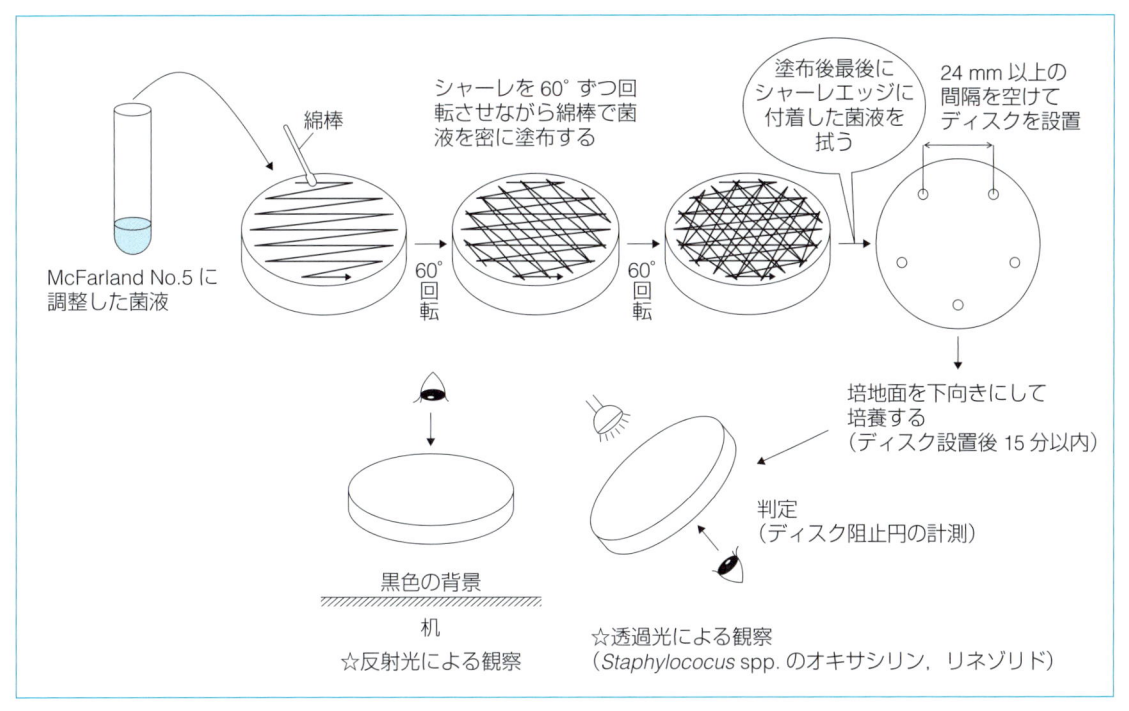

図 28　ディスク拡散法の手技

回転させ 3 方向から行う．最後にシャーレのエッジに付着した余剰の菌液を円を描くようにぬぐい取る．菌液接種したのち，シャーレのフタを 3〜5 分程度半開き状態にして，培地表面の余剰な水分を乾燥させる．ただし 15 分以内に留める．

5）ディスクの設置

ピンセットあるいは専用ディスペンサーを用いて抗菌薬ディスクを培地に設置する．150 mm サイズのシャーレであれば最大 12 ディスク，100 mm サイズであれば最大 5 ディスクとする．またディスク間の距離はディスク中央から 24 mm 以上の間隔で設置する．またディスクの配置は隣のディスクの阻止円が交差しないように配置する．

6）培養

ディスクを設置後 15 分以内に，培地表面を下向きにして，35±2℃，16〜18 時間，好気環境下で培養する．ただし，N. gonorrhoeae, streptococci, N. meningitidis は 5% CO_2 環境下で培養する．

7）判定

培養後，培地上の集落が完全に融合していることを確認する．もし個々の集落が独立しているような発育であれば接種菌量が少ないと判断して再度検査を実施する．黒色を背景とした反射光でシャーレの裏側からノギスなどを使用して完全に発育を阻止している部分の直径を mm 単位で計測する．

血液添加した培地の場合はシャーレのフタを外して表側から計測する．その他阻止円計測時の注意として以下の点がある．①Staphylococcus spp. のオキサシリン，セフォキシチンおよび Enterococcus spp. のバンコマイシンは 24 時間まで培養を延長する．②Staphylococcus spp. のオキサシリンおよびリネゾリドの阻止円径の計測は，シャーレをライトにかざしながら透過光で計測する．③複数の集落が混入している場合は単独集落を使用して，再検査を実施する．④プロテウスが阻止円内に遊走（スウォーミング）している場合は，これを無視して計測する．⑤血液添加培地で溶血連鎖球菌を検査した場合，阻止円内の溶血は

表15 栄養要求の厳しい菌に対する薬剤感受性検査

菌種 or 菌群	菌液調整法	液体希釈法		ディスク拡散法	
		培地	培養	培地	培養
Haemophilus influenzae	直接集落調整法（MHB or 生理食塩水）	HTMブロス	35℃±2℃ 20-24時間 好気	HTM	35℃±2℃ 16-18時間 5% CO_2
Streptococcus spp.	直接集落調整法（MHB or 生理食塩水）	CAMHB（2.5〜5%馬溶血液添加）	35℃±2℃ 20-24時間 好気	5%羊血液添加ミューラー・ヒントン寒天培地	35℃±2℃ 20-24時間 5% CO_2
Neisseria gonorrhoeae	直接集落調整法（MHB or 0.9% PBS pH7.0）	実施不可 （寒天平板希釈法のみ実施可能）		GC培地（1%サプリメント添加）	36℃±1℃ 20-24時間 5% CO_2
Neisseria meningitidis	直接集落調整法（MHB or 生理食塩水）	CAMHB（2.5〜5%馬溶血液添加）	35℃±2℃ 20-24時間 5% CO_2	5%羊血液添加ミューラー・ヒントン寒天培地	35℃±2℃ 20-24時間 5% CO_2
Anaerobes	直接集落調整法（ブルセラブロス）or 増菌法	ブルセラブロス（5μg/mL ヘミン，1μg/mL ビタミンK，5%馬溶血液添加）	36℃±1℃ 46-48時間 嫌気	実施不可	

CAMHB：カチオン調整ミューラー・ヒントンブロス

無視して計測する．⑥ST合剤は抗菌薬の特性上，阻止円内に淡い発育を認める．抗菌薬に影響のない発育部分より20%以内の発育であれば，これを無視して計測する．

3. 栄養要求の厳しい菌，特殊な微生物に対する薬剤感受性検査

　ミューラー・ヒントン培地で発育しない栄養要求の厳しい菌（fastidious organisms）の場合，ミューラー・ヒントン培地へ栄養素の添加や，別途発育を支持する培地を使用して検査を行う．上述した方法と比べ，培養環境や培養時間が異なる（表15）．希釈法の場合 *Streptococcus* spp. や *Neisseria meningitidis* は CAMHB に馬溶血液，*Haemophilus* spp. の場合は CAMHB にヘミン，NAD および酵母エキスを添加する．ディスク拡散法の場合，*Streptococcus* spp. や *Neisseria meningitidis* はミューラー・ヒントン寒天培地に3〜5% ヒツジ血液，*Haemophilus* spp. は NAD および酵母エキスを添加する．*Neisseria gonorrhoeae* は GC 培地を使用する．*Neisseria gonorrhoeae* の検査法は寒天平板希釈法およびディスク拡散法のみ方法が確立されている．

4. 結果の評価

　希釈法で得られた MIC あるいはディスク拡散法で得られた阻止円径は CLSI が推奨する菌種別のテーブルにしたがって，感性（susceptible），中間（intermediate）および耐性（resistant）に変換する．菌種と抗菌薬の関係でディスク拡散法では測定できない薬剤があったり，感性のみの基準しかない場合もある．たとえば，*Staphylococcus* spp. のバンコマイシン中等度耐性株や *Streptococcus pneumoniae*（肺炎連鎖球菌）のβラクタム剤耐性および嫌気性菌（Anaerobes）はディスク拡散法では測定できないため，希釈法でしか検査を行うことができない（表16）．

5. 各種耐性菌の検査法

　各種耐性菌の検査は，①MIC やディスク拡散法の阻止円径から耐性因子が確定可能な場合と，②上述した薬剤感受性検査法に追加して臨床的に重要な耐性機構を検出する方法がある．検査によって耐性因子の保有が明らかになった場合は，薬剤感受性検査法で感性（susceptible）と判定されたとしても，耐性（resistant）に変換して報告しな

表16 MICとディスク阻止円径の判定基準(ペニシリンG，バンコマイシンおよびイミペネムの場合)

抗菌薬	菌種	MIC(μg/mL) S	MIC(μg/mL) I	MIC(μg/mL) R	ディスク拡散法(mm) S	ディスク拡散法(mm) I	ディスク拡散法(mm) R	ディスク含有量
ペニシリンG	Staphylococcus spp.	≦0.12	—	≧0.25	≧29	—	≦28	10単位
	Enterococcus spp.	≦8	—	≧16	≧15	—	≦14	
	Streptococcus pneumoniae 　非髄膜炎の場合 　髄膜炎の場合	 ≦2 ≦0.06	 4 —	 ≧8 ≧0.12	 — ≧20*	 — —	 — —	
	Streptococcus spp.(β溶血性)	≦0.12	—	—	≧24	—	—	
	Neisseria gonorrhoeae	≦0.06	0.12〜1	≧2	≧47	27〜46	≦26	
バンコマイシン	Staphylococcus spp. 　S. aureus の場合 　コアグラーゼ陰性Staphylococciの場合	 ≦2 ≦4	 4〜8 8〜16	 ≧16 ≧32				30μg
	Enterococcus spp.	≦4	8〜16	≧32	≧17	15〜16	≦14	
	Streptococcus spp.(β溶血性)	≦1	—	—	≧17	—	—	
イミペネム	Enterobacteriaceae	≦1	2	≧4	≧23	20〜22	≦19	10μg
	Pseudomonas aeruginosa	≦2	4	≧8	≧19	16〜18	≦15	
	Acinetobacter spp.	≦4	8	≧16	≧16	14〜15	≦13	
	Staphylococcus spp.	≦4	8	≧16	≧16	14〜15	≦13	
	Haemophilus influenzae	≦4	—	—	≧16	—	—	
	Streptococcus pneumoniae	≦0.12	0.25〜0.5	≧1	—	—	—	
	Anaerobes	≦4	8	≧16	—	—	—	

CLSI M100-S22 より抜粋
* S. pneumoniae のペニシリンGの検査をディスク拡散法で行う場合，1μg含有オキサシリンディスクを使用する．

表17 Staphylococcus spp. に対する各種耐性因子の検出のための検査法

表現型 or 耐性因子	対象菌種と条件	方法	判定と結果の解釈
βラクタマーゼ	対象：すべてのStaphylococcus spp. 条件：ペニシリンG(PCG)のMICが≦0.12μg/mLあるいはディスク阻止円が≧29 mmの場合	誘導βラクタマーゼテスト：ペニシリンあるいはセフォキシチンディスク阻止円の周囲に発育した集落を使用して，ニトロセフィン法によるβラクタマーゼテストを実施．	陽性：ニトロセフィンディスクが黄色からピンク色に変化 陰性：ニトロセフィンディスクの色調は無変化 解釈：陽性の場合，ペニシリン系抗菌薬は耐性と判断
	対象：S. aureus 条件：PCGのMICが≦0.12μg/mLあるいはディスク阻止円が≧29 mmの場合	ペニシリンディスク ゾーン・エッジテスト：ディスク拡散法でPCGを測定．ディスク阻止円の辺縁(エッジ)の形状を観察．	陽性：エッジの形状がシャープ(断崖絶壁状) 陰性：エッジの形状がファジー(砂浜状) 解釈：陽性の場合，ペニシリン系抗菌薬は耐性と判断

(次頁へつづく)

ければならない．

耐性因子の確認検査法が確立されている菌属は，Staphylococcus spp.(表17)，Enterococcus spp.(表18)，Streptococcus spp.(表19)および腸内細菌やブドウ糖非発酵菌のβラクタマーゼ検査(表20)などがある．

表17 *Staphylococcus* spp. に対する各種耐性因子の検出のための検査法(つづき)

表現型 or 耐性因子	対象菌種と条件	方法	判定と結果の解釈
オキサシリン耐性	対象：*S. aureus* 条件：*S. aureus* と同定された場合	寒天平板希釈法：4% NaCl，6 μg/mL オキサシリン含有ミューラー・ヒントン寒天培地に McFarland No. 0.5 に調整した菌液を接種．33～35℃で24時間培養後，培地への発育を透過光で注意深く観察．	陽性：培地に発育 陰性：培地に非発育 解釈：陽性の場合，すべてのβラクタム剤に耐性と判断
mecA 関連オキサシリン耐性	対象：微量液体希釈法の場合，*S. aureus* および *S. lugdunensis* ディスク拡散法の場合，すべての *Staphylococcus* spp. 条件：上記菌属と同定された場合	微量液体希釈法：4 μg/mL セフォキシチン含有 CAMHB に McFarland No. 0.5 に調整した菌液を接種．33～35℃で16～20時間培養後，培地への発育を観察． ディスク拡散法：30 μg 含有セフォキシチンディスクを用いて CLSI 標準ディスク拡散法で被検菌に対する阻止円を計測する． ・*S. aureus* および *S. lugdunensis* の培養条件：33～35℃，16～18時間 ・*S. lugdunensis* を除くコアグラーゼ陰性 staphylococci の培養条件：33～35℃ 24時間．ただし培養18時間以降に耐性の基準を満たした場合は，培養の延長をしなくてもよい．	液体希釈法： 陽性：>4 μg/mL の場合，*mecA* 陽性 陽性：≤4 μg/mL の場合，*mecA* 陰性 ディスク拡散法： ・*S. aureus* および *S. lugdunensis* の場合 　陽性：≤21 mm の場合，*mecA* 陽性 　陰性：≥22 mm の場合，*mecA* 陰性 ・*S. lugdunensis* を除くコアグラーゼ陰性 staphylococci の場合 　陽性：≤24 mm の場合，*mecA* 陽性 　陰性：≥25 mm の場合，*mecA* 陰性 解釈：陽性の場合，すべてのβラクタム剤に耐性と判断
バンコマイシン耐性	対象：*S. aureus* 条件：バンコマイシンの MIC が >2 μg/mL の場合	寒天平板希釈法：6 μg/mL バンコマイシン含有ブレインハートインフュージョン寒天培地に McFarland No. 0.5 に調整した菌液を接種．35±2℃で24時間培養後，培地への発育を透過光で注意深く観察．	陽性：培地に発育 陰性：培地に非発育* 解釈：バンコマイシンに無効と判断．分離状況が極めてまれなため，レファレンスラボラトリーに送付．感染対策の強化と自施設における菌株の保管を実施．
誘導型クリンダマイシン耐性	対象：すべての *Staphylococcus* spp. 条件：エリスロマイシンに耐性，かつクリンダマイシンに中間あるいは耐性を示す株	D ゾーンテスト：ディスク拡散法で 15 μg エリスロマイシン含有ディスクおよび 2 μg クリンダマイシン含有ディスクを測定．お互いのディスク間距離は 15～26 mm とする．培養条件は 35±2℃，16～18時間． 微量液体希釈法：4 μg/mL エリスロマイシンと 0.5 μg/mL クリンダマイシンの両方を含有するウェルに McFarland No. 0.5 に調整した菌液を接種．35±2℃で 18～24 時間培養後，培地への発育を観察．	D ゾーンテスト：陽性：クリンダマイシンディスク阻止円の形状がエリスロマイシンディスク側で平らな形状（D ゾーン）を形成した場合 陰性：クリンダマイシンディスク阻止円の形状は通常の円形として形成 EM：エリスロマイシン CLDM：クリンダマイシン 微量液体希釈法： 陽性：培地へ発育 陰性：培地へ非発育 解釈：誘導型クリンダマイシン耐性に依存したクリンダマイシン耐性株．ただし，ケースに応じて CLDM が有効な場合がある．

*：バンコマイシンの MIC が 4 μg/mL（中間）を示す一部の株は発育しないことがある．

表18 *Enterococcus* spp. に対する各種耐性因子の検出のための検査法

表現型 or 耐性因子	方法	判定と結果の解釈
バンコマイシン耐性	寒天平板希釈法：6 μg/mL バンコマイシン含有ブレインハートインフュージョン寒天培地に McFarland No. 0.5 に調整した菌液を 1～10 μL をスポット状に滴下．35±2℃で 24 時間培養後，培地への発育を観察．	陽性：培地に発育 陰性：培地に非発育 解釈：陽性時は VRE を疑い，バンコマイシンの MIC を測定し VRE（MIC≧32 μg/mL）か否かを確定する．また，運動性と黄色色素産生試験を同時に実施し，バンコマイシン耐性遺伝子である *vanA* および *vanB* タイプと染色体性 *vanC* タイプ（*E. casseliflavus, E. gallinarum*）とを識別する．前者のタイプは感染対策上重要であるため，感染予防策を施行する．後者のバンコマイシンの MIC はほとんどが中間域（8～16 μg/mL）となる．
高度ゲンタマイシン耐性	微量液体希釈法：500 μg/mL ゲンタマイシン含有ブレインハートインフュージョンブロスに CLSI 準拠法に基づき菌液を接種．35±2℃で 24 時間培養後，培地への発育を観察． 寒天平板希釈法：500 μg/mL ゲンタマイシン含有ブレインハートインフュージョン寒天培地に 0.5 McFarland に調整した菌液を 10 μL スポットする．35±2℃で 24 時間培養後，培地への発育を観察． ディスク拡散法：120 μg 含有ゲンタマイシンディスクを用いて CLSI 標準ディスク拡散法で被検菌に対する阻止円を計測する．35±2℃，16～18 時間培養．	微量液体希釈法，寒天平板希釈法： 陽性：培地に発育 陰性：培地に非発育 ディスク拡散法： 陽性：≦6 mm の場合を耐性 耐性：≧10 mm の場合を感性 判定保留：7～9 mm の場合 解釈：感染性心内膜炎のような重篤な感染症に細胞壁合成阻害剤（ペニシリン，バンコマイシンなど）とゲンタマイシンの併用効果が得られるかを確認する試験である．陽性の場合は併用効果が得られない，陰性の場合は併用効果が得られる．ディスク拡散法で判定保留の結果が得られた場合は MIC を測定する．

表19 *Streptococcus* spp. β-hemolytic group に対する各種耐性因子の検出のための検査法

表現型 or 耐性因子	対象菌種と条件	方法	判定と結果の解釈
誘導型クリンダマイシン耐性	対象：β-hemolytics streptococci 条件：エリスロマイシンに耐性，かつクリンダマイシンに中間あるいは耐性を示す株	D ゾーンテスト：ディスク拡散法で 15 μg エリスロマイシン含有ディスクおよび 2 μg クリンダマイシン含有ディスクを測定．お互いのディスク間距離は 12 mm とする．培地は 5% ヒツジ血液添加ミューラー・ヒントン寒天培地を使用．培養条件は 35±2℃，20～24 時間，CO_2 培養． 微量液体希釈法：4 μg/mL エリスロマイシンと 0.5 μg/mL クリンダマイシンの両方を含有するウェルに McFarland No. 0.5 に調整した菌液を 2.5～5% 馬溶血液添加 CAMHB に接種．35±2℃で 20～24 時間培養後，培地への発育を観察．	D ゾーンテスト： 陽性：クリンダマイシンディスク阻止円の形状がエリスロマイシンディスク側で平らな形状（D ゾーン）を形成した場合陰性：クリンダマイシンディスク阻止円の形状は通常の円形として形成 微量液体希釈法： 陽性：培地へ発育 陰性：培地へ非発育 解釈：誘導型クリンダマイシン耐性に依存したクリンダマイシン耐性株．ただし，ケースに応じてクリンダマイシンが有効な場合がある．

表20 *Enterobacteriaceae* に対する各種耐性因子の検出のための検査法

表現型 or 耐性因子	対象菌種と条件	方法 スクリーニング	方法 確認試験	判定と結果の解釈
ESBL	*Klebsiella pneumoniae* *Klebsiella oxytoca* *Escherichia coli* *Proteus mirabilis*	（CLSI 標準法）**ディスク拡散法，微量液体希釈法**：以下の基準を満たす場合（カッコ内は MIC）をスクリーニング陽性とし，確認試験を実施する． *K. pneumoniae, E. coli, K. oxytoca* の場合 　セフポドキシム 　　≦17 mm（>4 μg/mL） 　または 　セフタジジム 　　≦22 mm（>1 μg/mL） 　または 　アズトレオナム 　　≦27 mm（>1 μg/mL） 　または 　セフォタキシム 　　≦27 mm（>1 μg/mL） 　または 　セフトリアキソン 　　≦25 mm（>1 μg/mL） *P. mirabilis* の場合 　セフポドキシム 　　≦22 mm（>1 μg/mL） 　または 　セフタジジム 　　≦22 mm（>1 μg/mL） 　または 　セフォタキシム 　　≦27 mm（>1 μg/mL）	（CLSI 標準法）**ディスク拡散法**：30 μg 含有セフタジジムディスクと 30/10 μg/mL 含有セフタジジム/クラブラン酸ディスクの阻止円を計測． **微量液体希釈法**：セフタジジム測定レンジ 0.25～128 μg/mL セフタジジム/クラブラン酸測定レンジ 0.25/4～128/4 μg/mL および セフォタキシム測定レンジ 0.25～64 μg/mL セフォタキシム/クラブラン酸測定レンジ 0.25/4～64/4 μg/mL 上記測定レンジで MIC を測定．	**ディスク拡散法**： 左記 2 種類のディスクの阻止円径差が ≧5 mm の場合を陽性とする．（例 セフタジジム阻止円 12 mm，セフタジジム/クラブラン酸阻止円 20 mm） CAZ：セフタジジム ディスク CAZ/CVA：セフタジジム/クラブランダム ディスク **微量液体希釈法**： 単剤とクラブラン酸との合剤の MIC の管差が ≧3 管の場合を陽性と確定する．（例 セフタジジム MIC 32 μg/mL，セフタジジム/クラブラン酸 MIC 1 μg/mL） ● ：発育あり ○：発育なし 解釈：ESBL 産生確定の場合は，全てのペニシリン，セファロスポリン，アズトレオナムは耐性と判断．感染対策上必要時は予防策を施行する．
カルバペネマーゼ	*Enterobacteriaceae*	**ディスク拡散法**：以下の基準を満たした場合をスクリーニング陽性とする． 　メロペネム 19～21 mm **微量液体希釈法**： 　イミペネム 2～4 μg/mL 　メロペネム 2～4 μg/mL	**変法ホッジテスト**（Modified Hodge test） McFarland No. 0.5 に調整した *E. coli* ATCC 25922 の菌液を生理食塩水あるいはブロスで 10 倍希釈．ミューラー・ヒントン寒天培地に綿棒で塗布．3～10 分間培地表面を乾燥させる．培地中央にメロペネム 10 μg/mL 含有ディスクを設置．10 μL 用エーゼあるいは綿棒で，被検菌株の集落を 3～5 集落釣菌する．ディスクのエッジからシャーレの外側に向けて画線する．35±2℃ で 16～20 時間培養．	陽性：メロペネムの阻止円と被検菌の集落が交差する点で，*E. coli* ATCC 25922 の発育が阻止円内に拡大している． 陰性：メロペネムの阻止円と被検菌の集落が交差する点で，*E. coli* ATCC 25922 の発育が阻止円内に拡大を認めない． MEPM：メロペネムディスク 解釈：カルバペネマーゼ産生確定の場合感染対策上必要時は予防策を施行する．CLSI M100-S20 以前のカテゴリーを使用の場合，メロペネム，イミペネムの MIC が 2～8 μg/mL の際は耐性と報告．

（次頁へつづく）

表20 *Enterobacteriaceae* に対する各種耐性因子の検出のための検査法(つづき)

表現型 or 耐性因子	対象菌種と条件	方法		判定と結果の解釈
		スクリーニング	確認試験	
カルバペネマーゼ(クラスBβラクタマーゼ,メタロβラクタマーゼに限る)	*Enterobacteriaceae* *Pseudomonas aeruginosa* *Acinetobacter* spp. など	セフタジジム(第三世代セファロスポリン)に耐性(MIC≧32μg/mL)の場合をスクリーニング陽性とする.	メルカプト酢酸ナトリウム阻害試験 CLSI準拠ディスク拡散法に従い,被検菌をミューラーヒントン寒天培地に接種.培地上にセフタジジム30μg含有ディスクを3cm以上離して2枚設置する.一方のディスクの中心から1.5〜2cm離して,メルカプト酢酸ナトリウム3mg含有ディスク(SMAディスク,栄研化学株式会社)を設置.35℃,16〜18時間培養後,ノギスなどを用いて阻止帯を計測.	陽性:セフタジジム単独の阻止円径よりSMAディスクに隣接したセフタジジムの阻止帯が,SMAとセフタジジムのディスクの中心を繋いだ軸方向に対して垂直方向に5mm以上の拡大を認めた場合.ただしセフタジジム単独で阻止帯が認められないときは12mm以上の阻止帯を形成した場合. 陰性:SMAディスクとセフタジジムの中心を繋いだ軸方向に対して阻止帯の拡大を認めない. CAZ:セフタジジムディスク SMA:メルカプト酢酸ナトリウム含有ディスク 解釈:腸内細菌や *P. aeruginosa* が産生するプラスミド性カルバペネマーゼと *Aeromonas hydrophila* や *Stenotrophomonas maltophilia* が産生する染色体性カルバペネマーゼがある.前者は菌種間を超えてプラスミドが伝播されるため,鑑別を行い,必要時は感染予防策を施行する.

6. 精度管理

薬剤感受性検査のMICやディスク拡散法の阻止円径の変動要因は表21に示すものがある.精度管理(quality control)は主に,①使用する試薬の性能の評価と,②検査工程における技術的な変動要因が検査結果に影響を与えていないかを確認することを目的とする.方法はCLSI法に従い,精度管理株(quality control strain)を使用して確認する.精度管理株は米国生物資源バンクであるAmerican Type Culture Collection(ATCC)から入手する.これらを使用してメーカーからの試薬購入時,あるいは試薬を保管する際は,週や月ごとに検査を行うと同時にATCC株を使用して精度管理試験を実施する.結果の解釈は表22に示すATCC株および抗菌薬別にCLSIが定めた管理レンジにMICや阻止円径が入っているかを確認する.もし管理限界から逸脱した場合は,その原因究明を行う.

逸脱する理由として,①抗菌薬の保存不備による抗菌活性の劣化,②ミューラー・ヒントン培地中のカチオン濃度,チミジン濃度,pHが規定通りでない,③接種菌量が規定通りでない,④培養環境(CO_2濃度,温度など),⑤培養時間が規定通りでない,⑤ATCC株の継代培養による変異(耐性因子の脱落など)などが主な原因となる.

表21 MICおよびディスク拡散法阻止円径の変動要因

抗菌薬	現象	原因
アミノグリコシド系 キノロン系	阻止円径縮小 MIC上昇	・培地中pHが規定より低値 ・培地中Ca^{2+}, Mg^{2+}濃度が規定より高値
	阻止円径拡大 MIC低下	・培地中pHが規定より高値 ・培地中Ca^{2+}, Mg^{2+}濃度が規定より低値
βラクタム系	阻止円径縮小 MIC上昇	抗菌薬力価の低下
ペニシリン系	阻止円径拡大 MIC低下	培地中pHが規定より低値
クリンダマイシン マクロライド系	阻止円径縮小 MIC上昇	培地中pHが規定より低値
	阻止円径拡大 MIC低下	培地中pHが規定より高値
テトラサイクリン系	阻止円径拡大 MIC低下	・培地中pHが規定より低値 ・培地中Ca^{2+}, Mg^{2+}濃度が規定より低値
	阻止円径縮小 MIC上昇	・培地中pHが規定より高値 ・培地中Ca^{2+}, Mg^{2+}濃度が規定より高値
サルファ剤	阻止円径縮小	寒天培地中チミジン濃度が高値
抗菌薬全般	阻止円径拡大 MIC低下	・接種菌量が規定値より少ない ・寒天培地の深さが規定値より薄い
	阻止円径縮小 MIC上昇	・接種菌量が規定値より多い ・寒天培地の深さが規定値より厚い
	MIC測定ウェルのスキップ現象	・接種菌液のコンタミネーションあるいは混和の不良(不均一) ・ウェルの希釈系列が不正確

培地のpH規定値:pH 7.2〜7.4
培地のCa^{2+}, Mg^{2+}濃度の規定値:Ca^{2+} 20〜25 mg/L, Mg^{2+} 10〜12.5 mg/L
CLSI M100〜S22より抜粋

表22 MICおよびディスク拡散法の精度管理基準範囲(quality control range)

抗菌薬	Staphylococcus aureus ATCC 29213 ATCC 25923		Escherichia coli ATCC 25922		Pseudomonas aeruginosa ATCC 27853	
	MIC (μg/mL)	ディスク拡散法 (mm)	MIC (μg/mL)	ディスク拡散法 (mm)	MIC (μg/mL)	ディスク拡散法 (mm)
アンピシリン	0.5〜2	27〜35	2〜8	16〜22	—	—
アズトレオナム	—	—	0.06〜0.25	28〜36	2〜8	23〜29
セファゾリン	0.25〜1	29〜35	1〜4	21〜27	—	—
セフタジジム	4〜16	16〜20	0.06〜0.5	25〜32	1〜4	22〜29
シプロフロキサシン	0.12〜0.5	22〜30	0.004〜0.015	30〜40	0.25〜1	25〜33
クリンダマイシン	0.06〜0.25	24〜30	—	—	—	—
バンコマイシン	0.5〜2	17〜21	—	—	—	—

Staphylococcus aureusは希釈法とディスク拡散法で使用するATCC株が異なる.
CLSI M100-S22より抜粋.

J 検体検査法とその技術

1. 結果の報告

　微生物学的検査の目的は，感染症の原因菌の決定ならびに治療薬として適切な抗菌薬を決定し，主治医に示すことである．この目的を達成するためには検査の一連の工程が適切に行われる必要がある．図29に検査工程ごとに注意すべきポイントおよび主治医に報告すべき内容について記載する．これらの情報を主治医が理解しやすいように報告書を作成する．表23に微生物学的検査の報告書の作成例を示す．

　微生物学的検査は時に，検体が検査室に到着するまでの工程（検査前工程）において，雑菌混入，細菌の死滅や過増殖が発生する．このような現象は，検体の受付時，肉眼的観察時および塗抹検査実施時に発見する．もし，検査に不適切であると判断した場合は，検体の再採取を依頼するか，これらの情報を主治医に伝えなければならない．このような対応を行うことなく培地上の集落を必要以上に同定したり，薬剤感受性検査を行ってはならない．

　薬剤感受性検査の報告は，MIC値や感性(susceptible)あるいは耐性(resistant)の結果を記載する．しかしこの成績はあくまでも試験管内(in vitro)での成績であるため，実際に治療に使用する抗菌薬の選択は，抗菌薬の体内動態(pharmacokinetics)を考慮する必要がある．たとえば，マクロライドやクリンダマイシンは尿路や髄液中に移行しないし，膿瘍形成時には多くの抗菌薬はここに移行しないため，これら臓器を標的とした抗菌薬療法はいくら in vitro で感性と判定されたとし

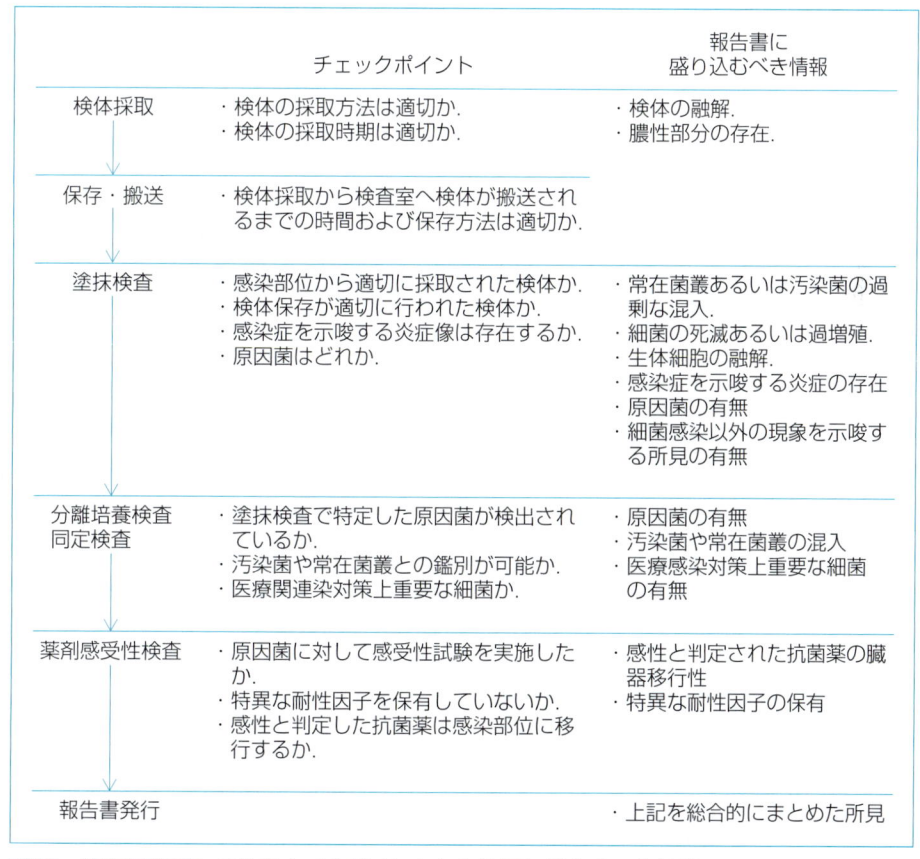

	チェックポイント	報告書に盛り込むべき情報
検体採取	・検体の採取方法は適切か． ・検体の採取時期は適切か．	・検体の融解． ・膿性部分の存在．
保存・搬送	・検体採取から検査室へ検体が搬送されるまでの時間および保存方法は適切か．	
塗抹検査	・感染部位から適切に採取された検体か． ・検体保存が適切に行われた検体か． ・感染症を示唆する炎症像は存在するか． ・原因菌はどれか．	・常在菌叢あるいは汚染菌の過剰な混入． ・細菌の死滅あるいは過増殖． ・生体細胞の融解． ・感染症を示唆する炎症の存在 ・原因菌の有無 ・細菌感染以外の現象を示唆する所見の有無
分離培養検査 同定検査	・塗抹検査で特定した原因菌が検出されているか． ・汚染菌や常在菌叢との鑑別が可能か． ・医療関連染対策上重要な細菌か．	・原因菌の有無 ・汚染菌や常在菌叢の混入 ・医療感染対策上重要な細菌の有無
薬剤感受性検査	・原因菌に対して感受性試験を実施したか． ・特異な耐性因子を保有していないか． ・感性と判定した抗菌薬は感染部位に移行するか．	・感性と判定された抗菌薬の臓器移行性 ・特異な耐性因子の保有
報告書発行		・上記を総合的にまとめた所見

図29　検査工程ごとの注意すべきポイントと主治医に報告すべき情報

表23 微生物学的検査報告書の凡例

例1	65歳　男性　外来　基礎疾患なし						例2	80歳　女性　入院　くも膜下出血術後					
材料	喀出痰						材料	尿（バルーン留置）					
材料の肉眼的所見	膿性痰，Miller & Jones 分類　P3						材料の肉眼的所見	混濁あり					
塗抹検査	GPC	GPR	GNC	GNR	Yeast	その他	塗抹検査	GPC	GPR	GNC	GNR	Yeast	その他
	4+	1+	1+	−	−	−		3+	1+	1+	4+	1+	−
	多核白血球　　扁平上皮　　　Geckler 分類　4							多核白血球　　扁平上皮					
	3+		1+					−		−			
培養・同定検査	*Streptococcus pneumoniae*　　　3+						培養・同定検査	*Escherichia coli*（ESBL 産生株）　3+					
	Corynebacterium spp.　　　　　1+							*Enterococcus faecalis*　　　　　　3+					
	Neisseria spp.　　　　　　　　1+							*Corynebacterium* sp.　　　　　　1+					
								Candida sp.　　　　　　　　　　1+					
薬剤感受性検査	*S. pneumoniae* に対する成績						薬剤感受性検査	*E. coli* 対する成績　　　　*E. faecalis* 対する成績					
		MIC μg/mL	判定						MIC μg/mL	判定		MIC μg/mL	判定
	PCG	4	I					ABPC	>128	R	ABPC	4	S
	CTRX	1	S					AMPC/CVA	1	S	MINO	0.25	S
	IPM	0.5	S					CMZ	≦0.5	S	LVFX	1	S
	EM	>32	R					CTX	>128	R	VCM	0.5	S
	CLDM	>32	R					CAZ	4	R			
	LVFX	1	S					MEPM	≦0.06	S			
	VCM	0.5	S					LVFX	≦0.06	S			
コメント	・肺炎球菌が原因と考えられる急性炎症像を認めます． ・肺炎球菌はペニシリン中等度耐性株です．βラクタム系抗菌薬を使用する際は別途用法用量設定を考慮する必要があります．						コメント	・培地上に最も優勢に発育している菌種について薬剤感受性検査を実施しましたが，多核白血球を一切認めない検体であり，感染症に関与しているかは明らかにできません． ・検体の採取方法および保存状況を確認の上，必要であれば再検査を実施してください． ・ESBL 産生大腸菌を検出しました．医療関連感染対策上重要な菌種です．					

ても成功しない．

　以上の情報を報告書一枚ですべて説明することは困難である．したがって，特に臨床的に重要な疾患であり，検査室が意図している情報が主治医に正確に伝えることができないと判断した場合は，報告書を用いた報告に加えて，主治医とコミュニケーションをとりながら，原因菌の同定と適切な治療薬を一緒に決定する取り組みが重要である．

K 検体材料別細菌検査法

1. 材料別細菌検査法の考え方

　細菌学的検査の一般的な流れを図30に示す．細菌学的検査は以下3つの工程に大きく分けられる．すなわち，①検査前工程（伝票作成，検体採取，検体保存と搬送），②検査工程（検体の肉眼的観察，塗抹検査，分離培養同定検査，薬剤感受性検査），③検査後工程（報告書作成と医師への伝達）である．特に検査前工程は検査室に検体が届くまでの医師や看護師によって行われる項目であり，この工程がおろそかに実施されると，検査成績に大きな変動をきたす．そのため医師や看護師には，適切な検体の採取や保存および搬送について教育やモニターを行う必要がある．また医師が検査工程から得られた結果をどのように診断や治療に利用しているかについては，検査室からは医師に積極的にアプローチしながら，検査結果が適切に診療に使用されるようにコミュニケーションをとる必要がある．

```
①検査前工程              ②検査工程                      ③検査後工程
 医師による依頼伝票作成      受付                            報告書作成
   ↓                       ↓                               ↓
 検体採取，保存             検体の肉眼的品質評価              医師へレポート
   ↓                       ↓
 検査室への搬送             塗抹検査  分離培養
                                     ↓
                                    同定検査
                                     ↓
                                    薬剤感受性検査
```

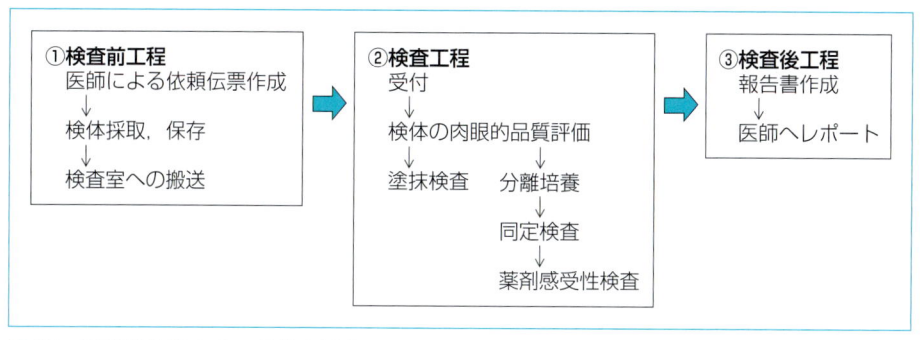

図30 細菌学的検査の一般的な流れ

表24 細菌学的検査の依頼伝票で入手すべき情報

1. 臨床情報
   - 年齢：新生児，乳児，幼児，成人，老齢
   - 性別
   - 入院，外来：市中感染，院内発症
   - デバイス類の装着，免疫抑制の状態（免疫抑制剤，抗がん剤，ステロイド投与など）
   - 疑う感染症名
   - 海外渡航歴
   - 動物との接触，ペットの飼育の有無
   - 患者の重症度（速報要求の必要性）
2. 検査目的
   - 感染症起炎菌特定
   - 治療経過観察：抗菌薬投与後のフォローアップ
   - 菌叢把握，監視培養
     妊婦の膣内，血液疾患時の腸管内，咽頭，褥瘡など
   - 特定菌検索
     患者に何らかの要因があり，将来起炎菌となりうる可能性がある特定の菌（一過性定住細菌）について検索
     MRSA，多剤耐性緑膿菌（MDRP），B群溶レン菌，腸管病原細菌の保菌（チフス菌，赤痢菌，腸管出血性大腸菌など）
3. 検体情報
   - 材料名
   - 採取方法
   - 保存方法（室温，4℃），保存時間

a. 検査依頼伝票の作成

検査依頼伝票（依頼箋）は医師が記入する．伝票は種々ある情報を効率よく入手できるようにあらかじめ構築する．検査室は医師がどのような目的で検査を依頼し，検査室はどのような工程で検査を進めていくかを，依頼伝票に記載された情報を用いて確認する（表24）．

b. 検体の採取

検体の採取が適切に実施されなければ，原因菌を検出することができない．検体採取のタイミングは急性期かつ抗菌薬を投与する前に行う．急性期を過ぎて採取した材料や抗菌薬を既に投与した後に採取した検体は，原因菌の菌数が極度に低下し検出できないことがある．検体採取法は部位ごとに異なるが，常在菌叢の混入を極力抑えた方法で採取する．

採取容器は滅菌済みの専用容器を使用する．嫌気性菌を目的とした検査を行う場合は嫌気ポーターやアミューズ培地などの輸送培地を含む容器を使用する．容器には患者名，依頼部署，患者ID，検体採取時間，保存方法（冷蔵，室温）などの情報をラベルに記載する．

c. 検体の保存

保存は検査室に検体が届くまで，また検査室に検体が到着後に検査を実施するまでの工程である．適切に保存がなされなかった検体は原因菌の死滅や常在細菌の過剰な増殖を引き起こし，真の原因菌を検出することができない．検体を採取後，速やかに検査室に提出できない場合は，原則として4℃ 24時間以内まで保存が可能である．また室温で2時間以上放置してはいけない．ただし，低温保存で死滅しやすい淋菌，髄膜炎菌，赤痢アメーバなどの微生物の検出は室温で保存し，検体採取後速やかに検査室に提出し検査を実施する．

表25　薬剤感受性検査を行う菌群別の抗菌薬セット(例)

菌群		抗菌薬系統と代表薬剤														
		βラクタム						アミノグリコシド		リンコマイシン	マクロライド	キノロン	テトラサイクリン	グリコペプチド	オキサゾリジノン	サルファ剤
		ペニシリン			セファロスポリン			カルバペネム								
		PCG	ABPC ABPC/SBT	PIPC PIPC/TAZ	CEZ	CTX CTRX	CAZ CFPM	IPM MEPM	GM	AMK	CLDM	EM CAM	LVFX	TC MINO	VCM TEIC	LZD	ST
グラム陽性菌	Staphylococcus spp.	○			○				○		○	○	○	○	○	○	○
	Streptococcus spp.	○				○		○				○	○	○	○		
	Enterococcus spp.	○											○	○	○	○	
グラム陰性菌	E. coli, 他の腸内細菌		○	○	○	○	○	○	○	○			○	○			○
	P. aeruginosa			○			○	○	○	○			○				
	ブドウ糖非発酵菌			○			○	○	○	○			○				○
	H. influenzae		○			○		○					○				
	N. gonorrhoeae	○				○							○				
	Campylobacter jejuni											○	○				
嫌気性菌			○	○				○			○			○			

d. 検体の肉眼的観察

検査を実施する前に，依頼伝票と搬送容器に添付されたラベルの照合を行う．次に，検体が検査に適した材料か否かを肉眼的に評価する．一般的な性状の評価は，検体の量，色調，膿性部分の有無，臭気などを観察し，検体が適切に採取，保存されたものかを評価する．検査に不適切と判断した場合は，検体の再採取を依頼する．

e. 塗抹検査

塗抹検査は通常はグラム染色を基本染色とし，必要に応じてギムザ染色，抗酸性染色，墨汁染色などを組み合わせる．検体は膿性部分，血液，粘液が付着している箇所を注意深く観察しながらピックアップして標本を作製する．糞便や組織片のように，観察部位によって異なる所見がある場合は，各々から採取した標本を作製する．標本の観察手順は，まず検体の品質評価として常在菌叢や上皮細胞の混入，保存が原因による細胞の変性や細菌の過増殖等を観察する．次に，検体の品質が良好と判断された場合は，炎症細胞(好中球，マクロファージ，リンパ球)の存在と数，炎症細胞に関連した原因菌の特定を行う．この段階で検体の品質が不良と判断した場合は検体の再採取を依頼する．

f. 分離培養，同定検査

塗抹検査の情報を参考にしながら，基本培地(BTB乳糖寒天培地，血液寒天培地，チョコレート寒天培地など)に加え，適時選択分離培地を併用する．培地上の集落は，塗抹検査で検出された原因菌を中心に詳細な同定検査を行う．起炎性が判断できない集落は簡易同定検査にとどめるか主治医と連絡をとりながら検査の方向性を決定する．

g. 薬剤感受性検査

塗抹検査および分離培養検査において原因菌と判断した集落に対して薬剤感受性検査を実施する．検査を行う抗菌薬のセットはグラム陽性菌かグラム陰性菌かで異なる．菌群ごとで抗菌力を有する薬剤，病院内で採用している薬剤を中心に検査を実施する薬剤を決定する(表25)．

h. 結果報告

検体の品質評価，塗抹検査，分離培養同定検査，および薬剤感受性検査結果を総合的にまとめた報告書を発行する．単にデータを羅列するだけの報告書ではなく，推定原因菌，有効な抗菌薬，医療関連感染対策の実施や法的手続きに関する情報を盛り込むと医師が報告書を判読する際に有益な情報となる．また細菌学的検査は全工程で3日程度を必要とすることから，患者の重症度なども考慮しながら速報や中間報告を行い，医師に迅速に情報を伝える必要がある．

2. 血液培養

a. 一般的事項

　血液中に出現する細菌や真菌の検出を行うことを目的とする．菌血症とは血管外にある感染病巣やリンパ系を経由して血管内に細菌が侵入した状態である．通常は血管内に侵入した細菌は増殖することはなく，短時間に細網内皮系組織（肝臓，脾臓，リンパ節など）で捕捉され消失するが，血管内カテーテル感染症，感染性心内膜炎においてはカテーテルや心臓弁膜上で細菌や真菌が増殖し，持続的に血流中に病原体が出現する状態になる．血管内カテーテル感染症はカテーテル刺入部で増殖した皮膚細菌叢がカテーテル外壁を経由して血管内に侵入する．原因菌は皮膚細菌叢の主たる細菌であるコアグラーゼ陰性ブドウ球菌が最も多い．感染性心内膜炎は口腔内から侵入した α-streptococci が原因となることが多いが，血管カテーテルや他の病巣から波及した Staphylococcus sp. や Enterococcus sp. も原因となる．また腸チフスやパラチフスはチフス菌やパラチフス A 菌が経口接種された後，小腸の Peyer（パイエル）板（リンパ濾胞）に侵入し増殖する．さらにリンパ管より血管内に侵入し全身性に波及し悪寒，戦慄とともにショック状態に陥る．このような重篤な状態を敗血症とよび，敗血症性ショックを引き起こすと 20％ 以上は死亡するとされている．敗血症性ショックは，大腸菌や緑膿菌などのグラム陰性桿菌の細胞壁に存在するエンドトキシン（内毒素）が引き金となる．

b. 検体採取と取り扱い

1）採血量

　成人においては 1 採血部位より 20 mL を採血する．これを 10 mL ずつ好気用および嫌気用ボトルにそれぞれ分注する．通常は右手および左手から 2 セット（20 mL×2 セット）採取する．複数の個所から採血することで検出感度が上昇する．小児は体重により採血量を決定する．

2）採血のタイミング

　発熱前の悪寒，戦慄，スパイク熱（突然 39℃ 以上に発熱し解熱することを数時間の間で繰り返す発熱）などの敗血症特有の症状が出現した場合，不明熱や感染性心内膜炎を疑う場合，髄膜炎，肺炎，腎盂腎炎，骨髄炎を疑う場合も感染部位に由来した材料採取に加えて血液培養を実施する．抗菌薬を投与する前に採血を行う．抗菌薬を既に投与している場合は，抗菌薬の血液中濃度が最も低い次回投与直前に採血を行う．この場合は抗菌薬吸着樹脂（レズン）や活性炭を含む血液培養ボトルを使用するとよい．

3）採血方法

　一般的に両腕前腕の静脈よりシリンジ採血を行う．血管留置カテーテルから逆流採血をする場合は，カテーテル定着菌と真の原因菌を識別するために，別のセットで末梢静脈からの採血を併用する．採血部位は 70％ エタノールかイソプロピルアルコールで穿刺部位の汚れや皮脂を取り除き，乾燥させる．次に綿球にポビドンヨードを染み込ませ，穿刺部位を中心として外側に円を描くように消毒を行う．完全に乾燥後，採血を行う．血液培養ボトルの口を 70％ エタノールで消毒後，ボトル内に血液を入れる．

c. 検査方法

　図 31 に検査の流れを示す．血液培養ボトルの検査は自動機器を使用する方法が多く使用されている．ボトル内で菌が増殖すると CO_2 を産生して培地内の pH が低下する．ボトルの底部には pH センサーがありこれが機器によってリアルタイムに測定される．自動機器を使用しない場合は肉眼的にボトル内の混濁やガスの発生の有無を 1 日 1 回以上観察する．自動機器あるいは肉眼的に陽性と判断した場合は，速やかにグラム染色を行い菌の存在と形態を確認する．細菌や真菌が確認された場合は速やかに医師へ連絡を行い，患者の状態を確認する．ボトル内の培養液を分離培養するとともに，培養液を直接使用して同定検査ならびに現在患者に投与している抗菌薬を含めながら

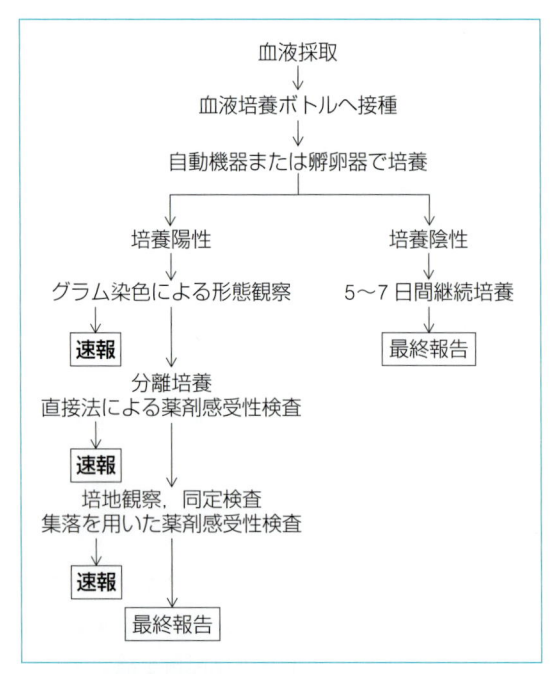

図31 血液培養検査の流れ

```
血液採取
   ↓
血液培養ボトルへ接種
   ↓
自動機器または孵卵器で培養
   ↓
┌──────┴──────┐
培養陽性          培養陰性
   ↓                ↓
グラム染色による形態観察   5〜7日間継続培養
   ↓[速報]           ↓
                   [最終報告]
分離培養
直接法による薬剤感受性検査
   ↓[速報]
培地観察,同定検査
集落を用いた薬剤感受性検査
   ↓[速報]
[最終報告]
```

表26 髄膜炎の臨床背景と原因菌

患者年齢	主に検出される起因菌
新生児	B群溶レン菌,大腸菌,リステリア
月齢3か月〜6か月	B群溶レン菌,大腸菌,リステリア,インフルエンザ菌,肺炎球菌
乳幼児	肺炎球菌,インフルエンザ菌
学童期	肺炎球菌,インフルエンザ菌,髄膜炎菌
免疫不全	グラム陰性桿菌(腸内細菌,ブドウ糖非発酵菌),リステリア
脳外科的処置後(医療関連感染)	ブドウ球菌,グラム陰性桿菌(腸内細菌,ブドウ糖非発酵菌)

薬剤感受性試験を実施する.ボトルは菌が検出されるまで5日間測定し,陰性の場合は最終報告を行う.

d. 結果報告と解釈

培養陰性の場合は培養日数とともに「*日間培養陰性」と報告する.培養陽性の場合は,ボトル内容液のグラム染色の形態(例:グラム陽性球菌ブドウ状,連鎖状,グラム陽性短桿菌,グラム陰性桿菌,グラム陰性らせん状桿菌,酵母など)を第一報とし,分離培養結果と直接法による薬剤感受性試験結果を第二報として報告を行う.分離培地上の集落はスポットテスト(コアグラーゼ,カタラーゼ,オキシダーゼ,インドールなど)による迅速試験を併用して属や種レベルの推定同定を行い第二報として報告する.正式な方法で同定感受性を施行後,最終報告とする.

検出された菌は必ずしも菌血症の原因菌とは限らない.たとえば,コアグラーゼ陰性ブドウ球菌,*Propionibacterium*,*Bacillus*,*Corynebacterium* のように表皮に常在する菌が発育した場合は,採血時の穿刺部位から混入した汚染(コンタミネーション)の可能性がある.複数採取したボトルのうち,1本だけ発育が陽性である場合は,コンタミネーションの可能性が高く,報告書にはその旨を記載する.

栄養要求の厳しい菌で血液培養ボトル内の培地の発育支持性では発育できない場合や,CO_2の産生量がわずかな菌は上述した血液培養検査では見逃すことがある.たとえば *Brucella* spp.(ブルセラ症),*Bartonella* spp.(バルトネラ症),*Leptospira* spp.(レプトスピラ症),*Mycobacterium* spp.(抗酸菌症),などが該当する.これらを発育支持できるような培地の追加や,PCRなどの分子生物学的手法により検出を行う.最近はPCR技術の向上により,16S rRNA遺伝子に存在する細菌に特有な共通配列を増幅(Broad-range PCR)し,PCRダイレクトシークエンスによって菌種同定を行う方法も考案され,普及しつつある.

3. 髄液

a. 一般的事項

髄膜炎の原因菌を探索することを目的とする.細菌が原因による髄膜炎を化膿性髄膜炎(細菌性髄膜炎),ウイルスが原因となる場合は無菌性髄膜炎とよぶ.他に真菌,結核菌,マラリアやトキソプラズマなどの原虫が髄膜炎の原因となる.髄膜炎のなかでも化膿性髄膜炎は内科的緊急対応が必要であり,適切な抗菌薬の速やかな投与が患者の予後に大きく影響する.また患者背景や年齢で検出される細菌は異なる(**表26**).

b. 検体採取と取り扱い

髄液採取はルンバール針を用いた腰椎穿刺と，外科術後に頭蓋内に留置したデバイスを経由して採取する方法がある．前者は第3腰椎と第4腰椎，第4腰椎と第5腰椎，または第5腰椎と第1仙椎の間隙から穿刺採取を行う．後者は外科的にあらかじめ装着したオンマヤ・リザーバーやV-Pシャントチューブを経由して採取する．

採取後は冷蔵せずに室温で速やかに検査室に搬送する．検体は血液・生化学的検査（血球カウントと分類，総蛋白質，グルコース，クロールなど），細菌学的検査，ウイルス検出用PCRなどの項目に分ける．

c. 検査方法

提出された髄液は速やかに検査を行う．髄液の肉眼的観察（混濁，血清，キサントクロミーなど）を行った後，3,000 rpmで10分間遠心する．上清は生化学・免疫学的検査に使用するため保存する．沈渣はグラム染色による塗抹検査と分離培養検査に使用する．検出される細菌は市中感染症と術後感染症で大きく異なる．市中感染症では血液・生化学的検査の情報を踏まえて細菌性，真菌性，抗酸菌性，ウイルス性，感染症以外などに分類する．真菌性では *Cryptococcus neoformans* が重要であり，墨汁染色を併用する．抗酸菌性では *Mycobacterium tuberculosis* が重要であり，抗酸性染色を併用するが感度が低いため，PCRや抗酸菌培養も併用する．

d. 結果報告と解釈

グラム染色結果は検体到着後すぐさま報告することが望ましい．分離培養成績も血液培養と同様に速報や中間報告を行う．また医師と連携を取り推定細菌の抗菌薬耐性状況を考慮しながら治療薬の選定に関する情報の提供を行う．特に外来患者の化膿性髄膜炎から主に検出される肺炎球菌やインフルエンザ菌のβラクタム薬への耐性化が問題となっている．

4. 下気道由来材料

a. 一般的事項

下気道由来材料は喀痰，気管内分泌物，気管支洗浄液，肺針生検材料などがあり，肺炎，気管支炎，肺化膿症などの原因菌検索に使用される．これらの疾患は主として原因菌を含むエアロゾルの吸入によって引き起こされる．エアロゾルは口腔内あるいは口腔外の気流から派生する．口腔，咽頭，鼻腔由来の気流に含まれる細菌のうち感染症に関与するのは，肺炎球菌，インフルエンザ菌，モラクセラ・カタラーリス，各種嫌気性菌などがある．一方，口腔外の気流から派生する病原体はマイコプラズマ・ニューモニエ，クラミジア，レジオネラ，結核菌，デバイスなどの医療機器や医療環境中に存在し病原性の低いブドウ糖非発酵性グラム陰性桿菌（緑膿菌，アシネトバクター，ステノトロホモナスなど）が含まれる．これらの感染の成立は患者背景によって大きく異なる．市中発症は健常人でも起こり，比較的病原性の高い微生物が原因となる．院内発症はコンプロマイズドホスト（易感染者）に関与することが多く，病原性の低い微生物が原因となることが多い．

b. 検体採取と取り扱い

1) 喀痰，吸引痰，誘発喀痰

喀痰は口腔内の常在細菌叢を減少させる目的で，採取前に未滅菌水で口腔内と咽頭のうがいをさせる．喀痰採取容器（容器はスクリュータイプ型キャップが望ましい）に喀出させる．この時に唾液や後鼻漏を混入させないように注意する．吸引痰は吸引装置で採取する．誘発喀痰は3%食塩水を超音波ネブライザー吸引させ咳嗽を誘発し，気道内の深層部にある痰を採取する．主に結核菌や *Pneumocystis jirovecii* の検出時に採取する．

2) 気管支鏡採取材料，生検材料

気管支鏡を使用して経気道的に気管支洗浄や生検を行う．気管支洗浄液は生理食塩水を気管支鏡経由で気管支へ注入し，再び回収したものである．生検は気管支鏡，CTガイド下での経皮的穿

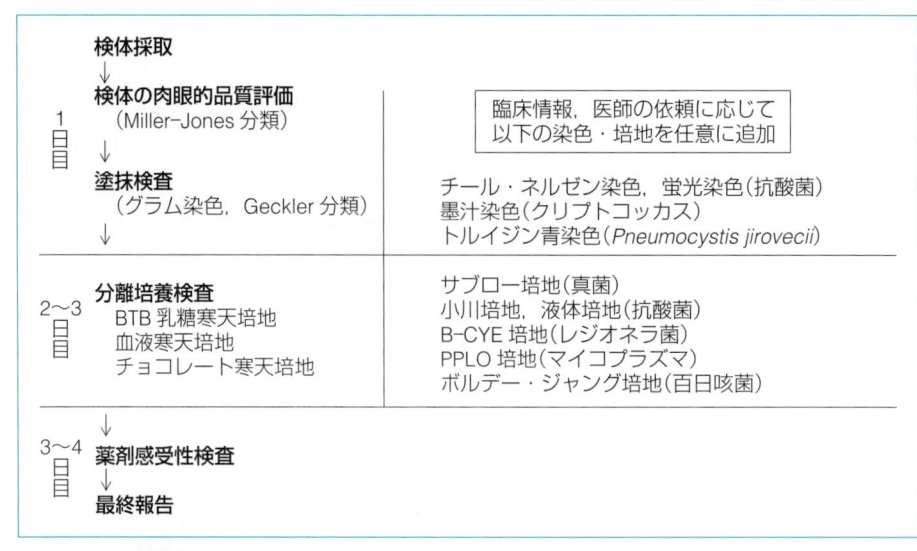

```
検体採取
  ↓
検体の肉眼的品質評価
  （Miller-Jones分類）          臨床情報，医師の依頼に応じて
  ↓                            以下の染色・培地を任意に追加
1日目
塗抹検査
  （グラム染色，Geckler分類）   チール・ネルゼン染色，蛍光染色（抗酸菌）
  ↓                            墨汁染色（クリプトコッカス）
                               トルイジン青染色（Pneumocystis jirovecii）

2～3日目
分離培養検査                    サブロー培地（真菌）
  BTB乳糖寒天培地                小川培地，液体培地（抗酸菌）
  血液寒天培地                   B-CYE培地（レジオネラ菌）
  チョコレート寒天培地           PPLO培地（マイコプラズマ）
                               ボルデー・ジャング培地（百日咳菌）
  ↓
3～4日目
薬剤感受性検査
  ↓
最終報告
```

図32 下気道感染症検査の流れ

表27 Miller & Jones 分類

群（表記方法）	解釈
M1	唾液様，完全な粘液痰
M2	粘液痰の中に少量の膿性痰が含まれる
P1	膿性部分が全体の1/3以下の痰
P2	膿性部分が全体の1/3～2/3の痰
P3	膿性部分が全体の2/3以上の痰

P2，P3が検査に最適とされている

表28 Geckler 分類

群	細胞数（数/1視野，×100）	
	白血球	扁平上皮
1	<10	>25
2	10～25	>25
3	>25	>25
4	>25	10～25
5	>25	<10
6	<25	<25

4，5群が検査に最適とされている

刺，および開胸時に針を用いて病巣を穿刺することにより検体を採取する．結核菌，真菌，ノカルジア，クリプトコッカスなど，肺内に結節病巣を形成する病原体の検出に使用する．

3）検体の搬送と保存

検体採取後4℃で保存し，2時間以内に検査を行う．肺炎球菌やインフルエンザ菌は保存により死滅しやすいためこれら条件を徹底する．

c. 検査方法（図32）

はじめに検体の品質評価を肉眼的に実施する．特に喀痰はMiller & Jones（ミラー・ジョーンズ）分類（表27）によって唾液と膿性部分の割合を記録する．唾液成分がほとんどを占める場合は，検体の再採取を依頼する．塗抹検査は口腔内や咽頭由来である扁平上皮および白血球数を低倍率（総倍率100倍）でカウントする．白血球をほとんど含まず扁平上皮を多く含む検体は再採取を依頼する．顕微鏡を使用した品質評価法としてゲックラー（Geckler）分類（表28）がある．これは白血球と扁平上皮の低倍率における数のバランスを指標としたもので，一般的に扁平上皮の量が多いグレード1～2は唾液の混入が著しいことから品質の不良な検体として判断する．

分離培養検査はマッコンキー（MacConkey）寒天培地（BTB乳糖寒天培地でもよい），血液寒天培地，チョコレート寒天培地を基本培地として使用し，患者背景やグラム染色所見を考慮しながら適時選択分離培地を併用する．薬剤感受性検査は感染症原因菌と判断した際に実施する．

d. 結果報告と解釈

検体の品質評価および推定原因菌について報告する．分離培養で上気道の常在菌叢と判断した場合はその旨を記載する．

報告する際に注意する点として，一般的に原因菌として位置づけられている肺炎球菌，インフルエンザ菌，黄色ブドウ球菌や緑膿菌などのブドウ糖非発酵性グラム陰性桿菌が上気道，下気道分泌物およびデバイス類に定着（コロニゼーション）し，感染症と関連していないことが多く経験される．これらの判断は，グラム染色による炎症所見と分離培養所見の関連づけによって行う．

5. 下気道以外の気道由来材料

a. 一般的事項

下気道以外の由来材料は扁桃，咽頭（中咽頭），鼻咽頭（上咽頭），副鼻腔，中耳，外耳由来を含み，咽頭炎，扁桃炎，副鼻腔炎，中耳炎などの原因菌の検索に使用される．これら原因菌の臓器親和性の違いにより部位によって検出される原因菌は異なる．主たる原因菌は肺炎球菌，インフルエンザ菌，*Moraxella catarrhalis*，A 群溶血性レンサ球菌，百日咳菌，ジフテリア菌などがある．百日咳菌，ジフテリア菌は特殊な培地の併用が必要であるため，依頼箋にはこれら情報を明記する欄を設ける．

b. 検体採取と取り扱い

一般的には滅菌綿棒で検体を採取し，アミューズ培地などの輸送培地が含まれる搬送キットを用いて検査室に提出する．鼻腔内容物は吸引および生理食塩水での洗浄，中耳内容物は鼓膜切開，副鼻腔内容物（上顎洞由来の場合）は内視鏡下で観察しながらワイヤー綿棒で採取あるいは穿刺採取を行う．百日咳菌の培養は常在菌叢の影響の少ない鼻腔吸引液や洗浄液を使用する．ジフテリアを疑う場合は扁桃偽膜を採取する．

c. 検査方法

医師の依頼内容に従って，原因菌を中心にグラム染色と基本培地を使用した分離培養検査を実施する．慢性中耳炎や慢性副鼻腔炎は真菌や嫌気性菌培養も追加する．A 群溶血性レンサ球菌による咽頭炎を疑う場合は，直接抗原検査による迅速検査を併用するとよい．百日咳菌やジフテリア菌は選択分離培地を使用する．ジフテリアは扁桃偽膜の塗抹標本を作製し，ナイセル染色で異染小体を保有する桿菌の検出を行う．

d. 結果報告と解釈

グラム染色と分離培養結果を報告する．特に常在菌叢と原因菌の区別ができるようにコメントも加えて報告するとよい．咽頭炎や扁桃炎の原因菌のほとんどは A 群溶血性レンサ球菌である．分離培養検査においてこれらの材料から検出された肺炎球菌，インフルエンザ菌，*Moraxella catarrhalis* は後鼻漏由来か定着菌の可能性が高い．

6. 尿

a. 一般的事項

尿路感染症の診断を目的として検査を行う．市中における尿路感染のほとんどは若い女性の急性膀胱炎や急性腎盂腎炎であり，原因菌のほとんどが患者自身の腸管内に由来する細菌叢による．原因菌の 80% 程度が *Escherichia coli* である．尿路に腫瘍や結石の存在，あるいはバルーンカテーテル留置している患者は，*Escherichia coli* に加え *Klebsiella* spp., *Enterobacter* spp., *Proteus* spp. などの腸内細菌，*P. aeruginosa*, *S. maltophilia* などのブドウ糖非発酵菌群，*Enterococcus* spp., *Candida* spp. などがこれに加わる．近年，ESBLs 産生腸内細菌による尿路感染症が急増しており，薬剤感受性検査による確認が必要である．また，性感染症の原因菌として *Neisseria gonorrhoeae*, *Chlamydia trachomatis*, *Ureaplasma urealyticum*, *Trichomonas vaginalis* などがある．

b. 検体採取と取り扱い

採尿のタイミングはできる限り早朝第一尿を採

取する．採尿方法は，患者自身で放尿ができる場合は，クリーンキャッチ中間尿を採取する．特に女性の場合は尿道口を中心として石鹸と水で洗浄を行った後，放尿時に外陰部を経由しないように滅菌カップに採尿する．バルーンカテーテル留置患者はカテーテルポートをアルコール消毒後，針で穿刺して採尿する．乳児は採尿パックを装着して採取する．

検体は採尿後，速やかに検査室に提出する．2時間以内に検査室に提出できない場合は，24時間以内まで冷蔵保存を行う．採尿パックや蓄尿瓶内の尿および採尿後2時間以上室温に放置された尿は検査に使用していけない．

c. 検査方法
1) 塗抹検査
よく混和した尿 10 μL をスライドガラスに広げずに落とし乾燥後，グラム染色を行う．油浸系 1,000 倍で観察し，毎視野あたり1個以上菌を認めれば尿中には $≧10^5$/mL の菌数が存在することになる．また尿中の白血球は尿を1～2滴スライドガラスに落とし，カバーガラスをかけて400倍（HPF）で観察する．≧5個/HPF であれば膿尿と判断する．自動分析装置による白血球カウントでは ≧10 個/μL を膿尿とする．

2) 分離培養検査
基本培地は血液寒天培地とマッコンキー寒天培地（あるいは BTB 乳糖寒天培地）とする．よく混和した尿を定量用ループ（1 μL）で基本培地へ分離する．淋菌感染症が疑われる場合は尿を遠心しその沈渣をチョコレート寒天培地かサイアーマーチン寒天培地へ接種する．

3) その他の方法
性感染症原因菌の検査は *Neisseria gonorrhoeae*, *Chlamydia trachomatis* は PCR 法，*Ureaplasma urealyticum* は専用分離培地で培養，*Trichomonas vaginalis* は直接塗抹標本とギムザ染色による観察を行う．

d. 結果報告と解釈（結果，所見，限界）
グラム染色観察による菌形態と菌数，ならびに白血球数を報告する．分離培養成績は培地上に発育した集落数をカウントする．1コロニー発育した場合は，1,000 CFU/mL の菌数が尿中に存在したことになる．コロニーがまったく発育しない場合は $<10^3$ CFU/mL と表記する．一般的な考え方として，膿尿であり $≧10^5$ CFU/mL であれば原因菌と判断する．

尿は生来無菌であるが，採尿時に尿道口，腟，会陰由来の細菌叢が混入する場合がある．グラム染色や分離培養検査で検出された菌は必ずしも原因菌ではないことがあるため注意する．特に α-streptococcus，コアグラーゼ陰性ブドウ球菌（*S. saprophyticus* を除く），ラクトバチラス，コリネバクテリウムなどがこれに該当する．

7. 糞便

a. 一般的事項
糞便を用いた微生物学的検査は，患者背景の違いにより検出すべき病原菌の対象は大きく異なるため，さまざまな検査方法を組み合わせる必要がある．原因菌は細菌，ウイルスおよび原虫が関与する．流行地への海外渡航歴がある場合はコレラ，チフス，赤痢などの感染症法に該当する病原体の検出や赤痢アメーバ，ランブル鞭毛虫，各種寄生虫など医動物学領域の病原体も標的とした検査を実施する．国内で発症した市中腸炎はカンピロバクター，サルモネラ，腸管出血性大腸菌，エロモナスなどの検出を中心に行う．一方，抗菌薬関連下痢症・腸炎においては *Clostridium difficile* の検出が必須となる．

b. 検体採取と取り扱い
糞便は少なくとも1gあるいは下痢の場合は5 ml 以上を採取する．細菌培養を実施する場合は，採取後2時間以内に検査室へ提出する．2時間以上保存しなければならない場合は，キャリーブレーヤー培地のような輸送培地に接種し，4℃で保存し24時間以内に検査室へ提出する．検体の

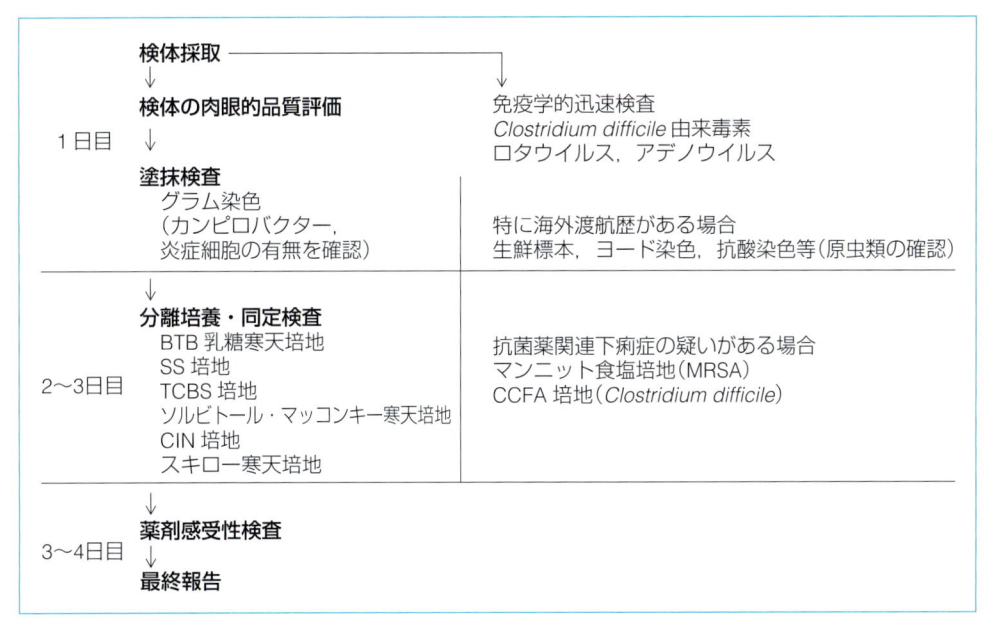

```
                  検体採取
                    ↓
           検体の肉眼的品質評価         免疫学的迅速検査
 1日目          ↓                  Clostridium difficile 由来毒素
              塗抹検査               ロタウイルス，アデノウイルス
               グラム染色
               （カンピロバクター，
                炎症細胞の有無を確認）  特に海外渡航歴がある場合
                                   生鮮標本，ヨード染色，抗酸染色等（原虫類の確認）
                    ↓
            分離培養・同定検査
               BTB 乳糖寒天培地        抗菌薬関連下痢症の疑いがある場合
               SS 培地              マンニット食塩培地（MRSA）
 2〜3日目      TCBS 培地             CCFA 培地（Clostridium difficile）
               ソルビトール・マッコンキー寒天培地
               CIN 培地
               スキロー寒天培地
                    ↓
            薬剤感受性検査
 3〜4日目          ↓
              最終報告
```

図33 腸管感染症検査の流れ

採取のタイミングは発症後，かつ抗菌薬の使用前に速やかに採取する．急性期を経過すると急速に病原体の量が低下するため注意する．赤痢アメーバやランブル鞭毛虫の検出は生標本で原虫運動を観察するため，検査室に速やかに検体を提出する．

c. 検査方法

糞便の微生物学的検査は細菌，ウイルスおよび原虫の検出を目的とした方法を組み合わせる．糞便検査において患者背景の情報は検査の組み立てに大きく影響する．図33 に糞便検査の流れを示した．患者情報は海外渡航歴，食餌歴，発熱の有無，過去1か月以内の抗菌薬投与の有無，入院中か否かなどについて入手する．糞便の肉眼的性状は病原体の絞り込みに有用である．海外渡航歴はコレラ，チフス，赤痢の流行地への情報入手として重要であり，必要に応じて赤痢アメーバやランブル鞭毛虫の検査も生鮮標本やヨード染色による顕微鏡検査を追加する．抗菌薬関連下痢症・腸炎においては Clostridium difficile の検出は必須である．また分離培養検査は CCFA 培地を用いて実施する．接種する前にアルコールで糞便を処理し，糞便中の雑菌を殺すことで検出率が上がる．

培養検査以外に免疫学的手法を用いた迅速検査も組み合わせる．たとえば，腸管出血性大腸菌が産生するベロ毒素，Clostridium difficile が産生するエンテロトキシン，ノロウイルス，ロタウイルスなどの抗原をイムノクロマトグラフィーや ELISA を用いて迅速検出を行う．

d. 結果報告と解釈（結果，所見，限界）

糞便培養検査はどのような病原体を標的とした検査を実施し，その病原体が検出されたか否かを報告書に明記する必要がある．たとえば，カンピロバクターは選択分離培地であるスキロー培地を使用しなければ検出することができないし，そのような選択培地を検査に加えたか否かはあらかじめ主治医に説明しておかなければならない．この他に，腸管出血性大腸菌 O157，Yersinia，Vibrio，C. difficile などが該当する．

感染症法上届け出が必要な Salmonella Typhi，Salmonella Paratyphi A，腸管出血性大腸菌，赤痢菌を検出あるいは疑われる集落を検出した場合は，速やかに主治医に連絡を行う．腸管出血性大腸菌 O157 以外の血清型は血清学的な試験を組み

合わせなければ検出することができない．特にO26やO111はO157に次いで多く検出される血清型であるため，糞便の性状や患者背景も考慮しながら分離培養だけではなく，免疫学的な手法を組み合わせて検査を行う．

以上から，糞便培養検査は患者背景の入手が他の材料検査よりも特に重要であり，また検査のバリエーションもさまざまであることから，主治医との連携や情報入手を心がける必要がある．

8. 膿・分泌物・穿刺液・体腔液・血管カテーテル

a. 一般的事項

本項で取り扱う材料は外気との交通から閉鎖されているか開放されているかの2つに大きく分けられ，これら2つは検体の取り扱い方，検査の進め方，臨床的な対応が異なる．閉鎖部位由来材料は主に胸腔，腹腔，髄腔等の体腔液，皮下，軟部組織，筋膜などに形成された膿瘍がこれに該当する．これらの材料から検出された微生物は一般的に起炎菌と考えることができ，感染症の病態も重篤であることが多い．血液培養と同様に，迅速に菌を検出し医師へ報告を行う必要がある．また嫌気性菌が感染に関与している可能性が高く，検体の性状（臭気等）やグラム染色所見に応じて嫌気培養も追加する．一方，開放部位由来材料は通常外気と交通しており，採取部位に定着した常在菌や環境由来細菌が混入しやすい．そのため分離培養や塗抹検査で確認された微生物が感染症の原因微生物か否かの鑑別を行うことが必要である．体表面由来材料，外性器由来材料（バルトリン腺，尿道，腟由来など）がこれに該当する．

b. 検体採取と取り扱い

体腔由来材料や皮下膿瘍等の閉鎖部位からの材料は穿刺あるいは切開による方法で採取する．血液培養と同様，採取部位のアルコールおよびポビドンヨードによる消毒を施行後，穿刺あるいは切開によって検体を採取する．嫌気培養を実施することが多いため，嫌気ポーターやアミューズ培地などの検体輸送用器材を使用して検体の保管および搬送を行う．

c. 検査方法

液状の検体は遠心分離を行い，沈渣を検査に使用する．組織はメスやホモジナイザーですりつぶす．閉鎖部位由来材料は基本培地に加え，臨床用チオグリコレート培地などを用いた増菌培養，および嫌気培養も追加する．血管カテーテル（カテーテルチップ）は先端を切断し滅菌生理食塩水でカテーテルに付着した菌を取り除いた液を培養するか，カテーテルそのものを培地上に直接乗せて転がしながら付着物を接種する．

d. 結果報告と解釈（結果，所見，限界）

閉鎖部位由来材料から検出された微生物は感染症原因菌である可能性が高い．開放部位由来材料は常在菌叢や環境由来細菌との鑑別が重要である．塗抹検査を用いて炎症細胞と関連がある微生物を探索する．

L 嫌気性菌検査法

嫌気性菌感染症の多くは偏性好気性菌や通性嫌気性菌が混在する複数菌感染症である．一方，単独の嫌気性菌による感染症は *C. tetani*（破傷風の原因菌），*C. perfringens*（ガス壊疽の原因菌），*C. botulinum*（ボツリヌスの原因菌）などの強毒菌による感染症であることが多い．*C. difficile* が原因となる抗菌薬関連下痢症は入院患者に頻発し，芽胞を形成する特徴から消毒剤に抵抗性を示し，医療関連感染症の原因となる．*Bacteroides fragilis* group は腹腔内感染症，敗血症，軟部組織感染症などの主たる原因菌として高頻度に分離される．本菌群は近年，抗菌薬への耐性化が進み難治性感染症の原因菌として問題となっており，薬剤感受性検査によって有効な抗菌薬を決定しなければならない．図 34 に一般的な嫌気性菌の検査の流れを示す．

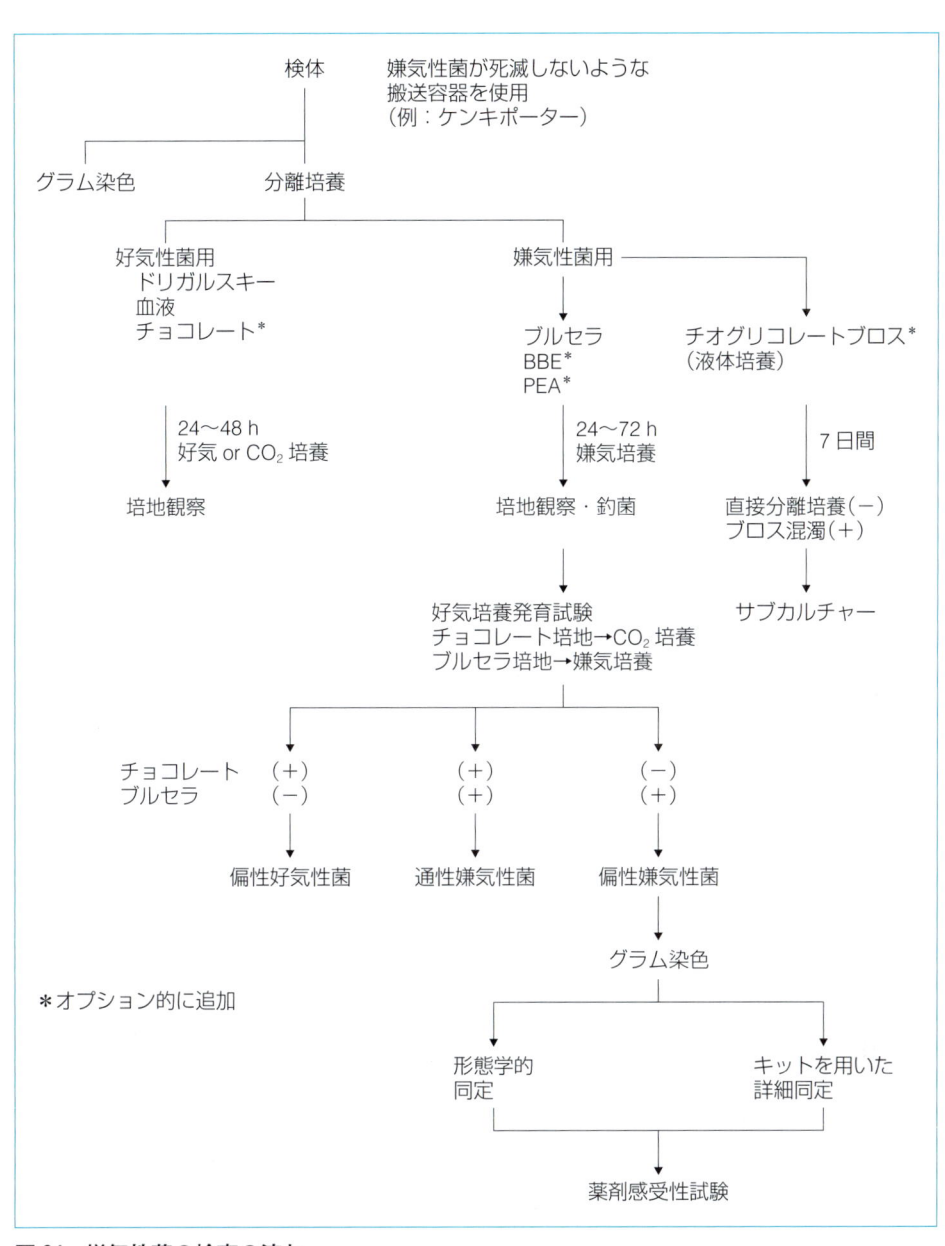

```
検体 ─── 嫌気性菌が死滅しないような
          搬送容器を使用
          （例：ケンキポーター）
  │
  ├─ グラム染色
  └─ 分離培養
        ├─ 好気性菌用
        │    ドリガルスキー
        │    血液
        │    チョコレート*
        │      │ 24～48 h
        │      │ 好気 or $CO_2$ 培養
        │      ↓
        │    培地観察
        │
        └─ 嫌気性菌用
             ├─ ブルセラ
             │   BBE*
             │   PEA*
             │     │ 24～72 h
             │     │ 嫌気培養
             │     ↓
             │   培地観察・釣菌
             │     ↓
             │   好気培養発育試験
             │   チョコレート培地→$CO_2$培養
             │   ブルセラ培地→嫌気培養
             │
             └─ チオグリコレートブロス*
                 （液体培養）
                   │ 7日間
                   ↓
                 直接分離培養（−）
                 ブロス混濁（+）
                   ↓
                 サブカルチャー
```

チョコレート （+）　（+）　（−）
ブルセラ　　（−）　（+）　（+）
　　　↓　　　　↓　　　　↓
偏性好気性菌　通性嫌気性菌　偏性嫌気性菌
　　　　　　　　　　　　　　　↓
　　　　　　　　　　　　　グラム染色
　　　　　　　　　　　　　　↓
　　　　　　　　形態学的　　　キットを用いた
　　　　　　　　同定　　　　　詳細同定
　　　　　　　　　　　↓
　　　　　　　　薬剤感受性試験

＊オプション的に追加

図34　嫌気性菌の検査の流れ

1. 検体の採取

　口腔，糞便，生殖器などには多数の嫌気性菌が常在しており，これら周囲からの検体採取は，常在菌の混入を遮断した採取法で行わなければならない．嫌気性培養に適応可能な検体の採取法は，体表面や感染部位の近縁臓器からの細菌汚染がないように穿刺あるいは切開による方法で採取する．このような条件を満たさない検体は起炎菌と常在細菌との区別が困難であることから嫌気培養を実施すべきではない．表29に嫌気性培養検査の適応となる検体を示す．

2. 分離培養

　嫌気性培養を実施すべきと判断した検体が提出

表29 嫌気性菌検査の対象となる材料

対象材料	非対象材料
血液,髄液	咽頭,鼻腔,口腔スワブ
穿刺液(胸水,関節液,骨髄等)	喀痰
閉鎖性膿瘍吸引液	腟分泌物,子宮頸管スワブ*
手術時採取組織	中間尿
生検材料	糞便**
膀胱穿刺尿	開放性膿瘍(潰瘍,術創)
経気管吸引液,気管支鏡採取材料	
子宮内容物	
胆汁(糞便混入の無い方法で採取した場合)	

* 避妊リング(IUD)装着時は Actinomyces spp. の培養のみを実施
** Clostridium difficile の検査を除く

された場合，あるいは表29以外に示した材料でもグラム染色所見から嫌気性菌感染症が示唆される場合は，好気性培養に加えて嫌気性菌検出用分離培地を組み合わせて培養検査を行う．使用する分離培地は非選択性分離培地であるブルセラ寒天培地あるいはGAM寒天培地に加え，選択性分離培地であるBBE寒天培地(B. fragilis group 検出用)，PEA寒天培地(嫌気性グラム陽性菌検出用)などを適時併用する．また，無菌材料や検体量が少ない場合はチオグリコレート培地などの液体培地を組み合わせる．分離培地の観察は48〜72時間培養後に行う．液体培地は7日間まで培養を行う．

材料の直接鏡検でActinomycesの存在が疑われた場合は，本菌は発育が極めて緩徐なため10〜14日間の培養を行い集落の検出を行う．

3. 分離培地の観察と同定検査

好気性菌用培地上に発育した集落と見比べながら嫌気性菌用培地を観察する．嫌気性菌を疑う集落は，チョコレート寒天培地(CO_2培養)とブルセラ寒天培地(嫌気培養)での発育性の違いによって嫌気性菌か否かを鑑別する(図34).

同定検査は，血液や髄液から検出された場合は同定キットを使用して種レベルまで同定する．髄液や血液以外の体液あるいは吸引液で嫌気性菌を含む混合感染と判断された場合は全ての菌種に対して精密な同定を行うのではなく，臨床的に重要度の高いB. fragilis groupやC. perfringensを検出および同定する方法を組み合わせる．それ以外の嫌気性菌はグラム染色を使用した形態学的な方法により同定を実施する．B. fragilis groupはグラム陰性桿菌でありBBE寒天培地で黒色の集落を形成(エスクリン反応陽性，胆汁耐性)した場合，C. perfringensは大型のグラム陽性桿菌であり，卵黄培地上でレシチナーゼ反応が陽性である場合とする．芽胞非形成グラム陽性桿菌であれば"non-spore-forming Gram positive bacilli"などと表記する．

4. 糞便中のClostridium difficileの検査

C. difficileが原因による抗菌薬関連下痢症(C. difficile-associated diarrhea, CDAD)の検査法は，細胞培養を用いた糞便中の毒素検出が標準的な方法である．しかし操作法の煩雑さや特別な装置が必要なことから，検査室ではCCFA寒天培地を用いた分離培養法や免疫学的手法(免疫クロマトグラフィーやラテックス凝集反応)を用いた方法が一般的に利用されている．培養法は48時間以上の時間を要するが，感度や特異性は高い．後者は30分以内に結果を得ることができる迅速検査法であるが，感度や特異性は分離培養法と比較して劣る．そのため，これらを組み合わせた方法を採用することにより総合的な判断を行う．分離培養は糞便中の雑菌をあらかじめアルコールで死滅させたのち，芽胞化したC. difficileの菌体をCCFA寒天培地に接種して検出する．図35にC. difficileの検査の流れを示す．

M 抗酸菌の検査法

1. 検査の全体の流れ

抗酸菌症は結核と非定型抗酸菌症(非結核性抗酸菌症)に大別される．結核の診断にはMycobac-

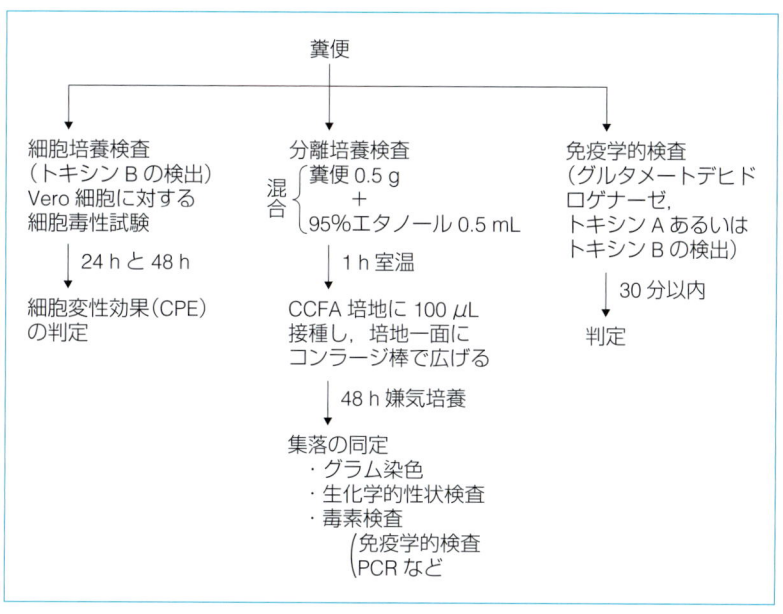

```
                              糞便
        ┌───────────────────────┼───────────────────────┐
   細胞培養検査              分離培養検査              免疫学的検査
  （トキシンBの検出）    混合 ｛糞便 0.5 g          （グルタメートデヒド
   Vero 細胞に対する        ＋                      ロゲナーゼ,
    細胞毒性試験            95%エタノール 0.5 mL     トキシンAあるいは
        │                       │                   トキシンBの検出）
     ↓ 24 h と 48 h            ↓ 1 h 室温                │
   細胞変性効果（CPE）       CCFA 培地に 100 μL          ↓ 30 分以内
      の判定                  接種し，培地一面に         判定
                              コンラージ棒で広げる
                                   │
                                  ↓ 48 h 嫌気培養
                               集落の同定
                              ・グラム染色
                              ・生化学的性状検査
                              ・毒素検査
                                ｛免疫学的検査
                                  PCR など
```

図 35　*Clostridium difficile* の検査の流れ

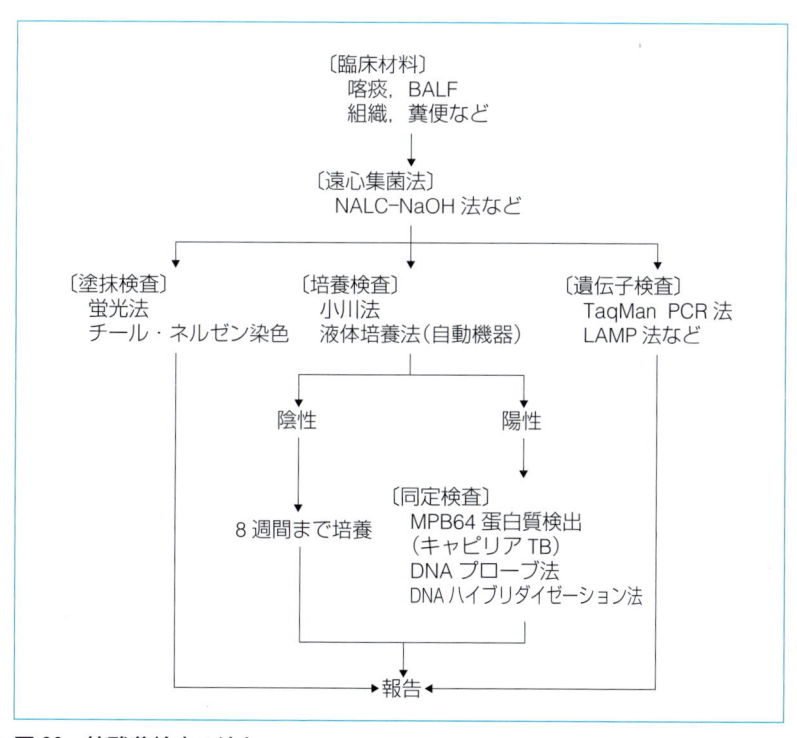

```
                        〔臨床材料〕
                         喀痰，BALF
                         組織，糞便など
                              │
                        〔遠心集菌法〕
                         NALC-NaOH 法など
                              │
        ┌─────────────────────┼─────────────────────┐
   〔塗抹検査〕            〔培養検査〕             〔遺伝子検査〕
    蛍光法                 小川法                  TaqMan PCR 法
    チール・ネルゼン染色    液体培養法（自動機器）    LAMP 法など
                              │
                       ┌──────┴──────┐
                      陰性          陽性
                       │             │
                   8 週間まで培養  〔同定検査〕
                                  MPB64 蛋白質検出
                                  （キャピリア TB）
                                  DNA プローブ法
                                  DNA ハイブリダイゼーション法
                                       │
                                      報告
```

図 36　抗酸菌検査の流れ

terium tuberculosis（結核菌）を分離培養あるいは遺伝子レベルで検出する．結核菌は病原性が強く，特に肺結核は伝播力も高いため結核菌の早期証明が重要である．他方，非定型抗酸菌症に関与する多くの菌種は病原性が低く，結核菌と比べて伝播力は低い．したがって結核菌か非定型抗酸菌

表30　NALC-NaOH法の実施手順

① 検体を滅菌ポリプロピレンスクリューキャップ付き遠心管(50 mL)に入れる
② 喀痰の倍量のNALC-NaOH* を加える
③ Vortexミキサーで20秒撹拌し，その後容器を転倒してスクリューキャップの内面をNALC-NaOH溶液に曝す
④ 室温に15分放置
⑤ コニカルチューブの50 mLの目盛りまでリン酸緩衝液(pH6.8)を加える
⑥ バイオハザード対策冷却遠心機で3,000 g×20分間遠心する
⑦ 上清を捨てる
⑧ 沈渣に1 mLのリン酸緩衝液(pH6.8)を加え浮遊させる
⑨ 培地に接種する

*NALC粉末は使用時に添加し，試薬調整後24時間以内に使用する．

表31　ガフキー(Gaffky)号数による表記法(従来法)

ガフキー号数	検出菌数		簡便な記載法
0	全視野に	0	陰性(−)
1	全視野に	1～4	少数(+)
2	数視野に	1	
3	1視野平均	1	
4	〃	2～3	中等数(++)
5	〃	4～6	
6	〃	7～12	
7	〃	13～25	
8	〃	26～50	多数(+++)
9	〃	51～100	
10	〃	101以上	

表32　結核菌検査指針2007による検出菌数記載法

記載法	蛍光法 (200倍)	チール・ネルゼン法 (1,000倍)	備考* (ガフキー号数)
−	0/30視野	0/300視野	G0
±	1～2/30視野	1～2/300視野	G1
1+	1～19/10視野	1～19/100視野	G2
2+	≧20/10視野	≧10/100視野	G5
3+	≧100/1視野	≧10/1視野	G9

*相当するガフキー号数

かを迅速に区別することが重要である．図36に抗酸菌検査の概要を示す．非定型抗酸菌症は免疫抑制者に多く認められるが，結核と比較して種々の抗菌薬治療に対して耐性であり，一度発症すると難治化しやすい．したがって薬剤感受性検査を実施し，有効な抗菌薬を探索する．最近では，結核菌も多剤耐性化が問題となっている．

CDC(米国疾病管理予防センター)は結核菌検査に対して以下の3項目を達成するよう勧告している．①塗抹検査を24時間以内に報告する，②結核菌群の検出，同定を21日以内に報告する，③薬剤感受性検査結果を30日以内に報告することである．

2. 検査手順

a. 検体の前処理

喀痰など常在菌叢が混在する検査材料は，前処理としてこれら細菌叢を死滅させたうえで分離培養を実施しなければならない．なお常在菌叢の汚染がない材料や，無菌的に採取された組織や体液はこの前処理は必要ない．最も広く用いられている前処理法は，N-アセチル-L-システイン・水酸化ナトリウム法(NALC-NaOH法，表30)である．NALCは喀痰の粘液質を液状化させる性質があり，NaOHは常在菌叢を選択的に死滅させる．

粘液性の強い喀痰は，NALC-NaOH処理のさらに前段階にセミアルカリプロテアーゼ(SAP)を作用させることにより，喀痰の均質化が行いやすく，常在菌の死滅化が図りやすい．これ以外の前処理法として，塩化ベンザルコニウム・リン酸ナトリウム法，シュウ酸法，塩化セチルピリジニウム・食塩法，硫酸法がある．いずれも検体の均質化と雑菌を殺滅させることを目的として実施する方法である．

b. 標本の作製と観察

前処理で液化，濃縮した検体の沈渣0.05 mLを採取し，スライドガラス上に1×2 cmの大きさに塗抹する．乾燥，固定後蛍光法またはチール・ネルゼン法で染色し観察する．「結核菌検査指針2007」では，鏡検時の見落としが少ない蛍光法にてスクリーニングを行い，確認のためにチール・ネルゼン染色を用いることを推奨している．結果報告は，従来がガフキー号数として菌数を報告していたが(表31)，現在は表32にしたがい(−)～

(3＋)で報告する．

1）蛍光法

蛍光法はオーラミンO染色と，アクリジンオレンジ染色がある．前者は発癌性があるため取扱いに注意する．観察は200倍拡大（乾燥系）で観察し，菌体の確認は400倍（乾燥系）または1,000倍（油浸系）で判定する．オーラミンO染色では抗酸菌は黄緑～緑色蛍光，アクリジンオレンジ染色では黄色～赤橙色蛍光を発する桿菌として認められる．蛍光法では見落としが少ない反面，抗酸菌以外にも蛍光を発するものがあり偽陽性を生じやすい．よって陽性の確認には後述のチール・ネルゼン法を行う．

2）チール・ネルゼン法

石炭酸フクシン菌体を染色し，後染色はメチレンブルーを使用する．菌体は赤色，背景は青色となる．1,000倍拡大（油浸系）で観察して判定する．抗酸菌は赤色，その他の細菌および細胞成分は青色に染まる．

c．分離培養法

抗酸菌の分離培養に用いる培地には固形培地と液体培地がある．前者は寒天培地と卵をベースとした培地（小川培地）があり，わが国では小川培地を用いる施設がほとんどである．抗酸菌の検出感度および発育所要日数は，小川培地より液体培地のほうが優れている．

1）小川培地を用いた培養法

迅速発育菌では1週間以内に菌の発育を認めるが，遅発育菌では少なくとも2週間以上の培養が必要である．培地上に菌の発育を認めた場合は，抗酸性染色により抗酸菌であることを確認する．

2）液体培地を用いた培養法

Middlebrook 7H9培地を基礎培地とした自動培養システム（**図37**，BACTEC MGIT 960システム）が日常検査で主に使用されている．これは丸底試験管底部に培地中の酸素量に対して蛍光を発

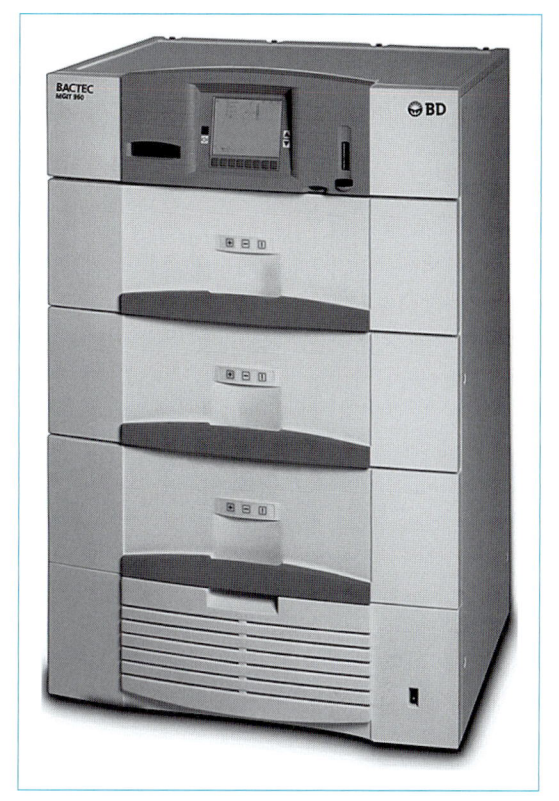

図37　抗酸菌自動培養装置　BDバクテック™ MGIT™システム
（写真提供：日本ベクトン・ディッキンソン株式会社）

する物資が埋め込まれており，菌の発育に伴い酸素が消費されると紫外線の照射により菌の検出が可能となるものである．液体培地中に発育した菌に対しても抗酸性染色を行い抗酸菌であることを確認する必要がある．小川培地を用いた方法と比較して，遅発育菌でも2週間以内に検出することが可能となった．

d．同定検査

抗酸菌の同定検査は小川培地が主流であった当事は，ラニオン（Runyon）分類に従って集落形態，色，発育速度，およびナイアシンテスト含む生化学的性状検査で行われることが多かった．最近は自動機器が普及したことから液体培地の培養液を使用して，結核菌群に特異分泌蛋白であるMPB 64などを検出する免疫拡散法（**図38**）が広く普及し，結核菌群の迅速同定にきわめて貢献してい

る．また結核同定法(表33)として，DNAプローブ法(アキュプローブ)やマイクロプレートハイブリダイゼーション法(DDHマイコバクテリア)なども利用されている．

e. 薬剤感受性検査

日本結核病学会の「新結核菌検査指針2007」における結核菌を対象とした薬剤感受性試験法は，1%小川培地を用いた比率法をわが国の標準法として記載している(表34)．しかし本法は操作が煩雑であり培養に長時間を要するため，これを簡易的に行う方法も市販品として販売されている(図39)．日常的に行う検査は迅速性に優れる液体培地を用いた方法が推奨されており，自動機器(図37)を用いる方法や，マイクロプレートを使用しMICを測定する方法(ブロスミック法)がある．M. kansasiiはリファンピシンの感受性試験成績と臨床効果が相関することから，結核菌と同

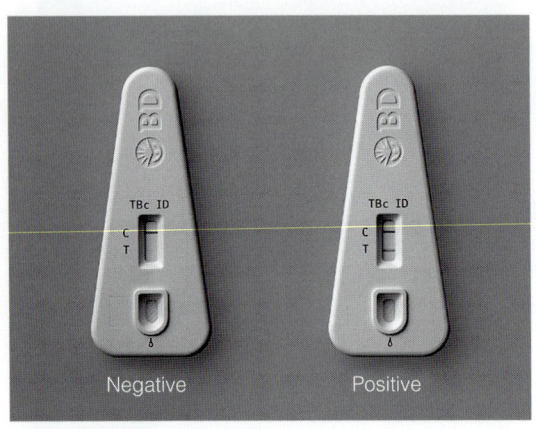

図38 結核菌群抗菌検出キット BDミジット™ TBcID
(写真提供：日本ベクトン・ディッキンソン株式会社)

表34 1%小川培地を用いた比率法(日本結核病学会標準法)

1. 菌液調整	Middlebrook 7H9で増菌後，McFarland No.1の濁度に調整，または小川培地で培養4週間以内の新鮮な集落を準備，ガラスビーズで均一化したものを，McFarland No.1の濁度に調整
2. 菌液接種と培養	上記方法で調整した菌液を100倍希釈と10,000倍希釈したものを準備し，100倍希釈は薬剤含有培地と対照用培地，10,000倍希釈は対照用培地へ接種
3. 培養方法	35～37℃，4週間以内とし，対照培地培地に集落の発育が十分であると判断した時に判定する
4. 判定方法	薬剤感受性培地での集落数が，10,000倍希釈液の集落数以上であった場合に耐性，それ未満であった場合に感受性と判定する

表33 核酸を使用した抗酸菌検査の同定検査

対象菌種	診療保険点数の名称	製品名	原理	対象 臨床検体	対象 分離菌
Mycobacterium (結核菌群を含む抗酸菌18菌種)	抗酸菌群核酸同定精密検査	DDHマイコバクテリア	DDH	—	○
Mycobacterium tuberculosis complex	結核菌群核酸増幅同定検査	アキュプローブ結核菌同定	HPA	—	○
		コバスTaqMan MTB	TaqMan PCR	○	○
		結核菌群rRNA検出試薬 TRCRapid M. TB	TRC	○	○
		DNAプローブ「FR」-MTD	TMA & HPA	○	○
		Loopamp結核菌群検出試薬セット	LAMP法	○	—
Mycobacterium avium complex	マイコバクテリウムアビウム・イントラセルラー核酸同定精密検査	アキュプローブマイコバクテリウムアビウム コンプレックス	HPA	—	○
		DNAプローブ「FR」-MACダイレクト	TMA & HPA	○	—
		コバスTaqMan MAI*	TaqMan PCR	○	○

DDH：DNA-DNA hybridization, HPA：hybridization protection Assay, PCR：polymerase chain reaction, TMA：transcription mediated amplification, TRC：transcription reverse transcription concerted reaction, LAMP：Loop-mediated isothermal amplification.
* *Mycobacterium avium*と*Mycobacterium intracellulare*の鑑別が可能．

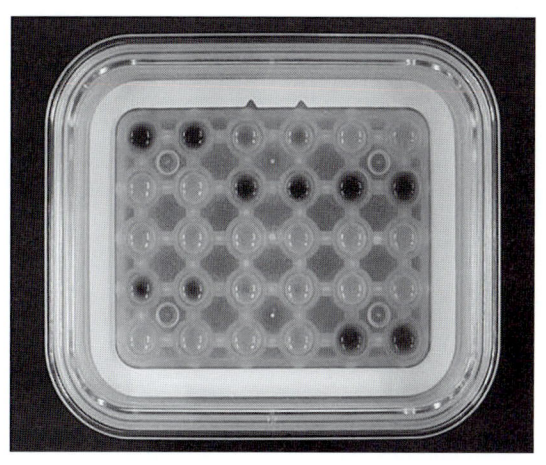

図39 小川培地を使用した簡易薬剤感受性検査法(結核菌感受性ビットスペクトル-SR)
(写真提供:極東製薬工業株式会社)

じ方法で検査を行うことが可能である．他の非定型抗酸菌に対する薬剤感受性検査指針はわが国にはないが，2011年にアップデートされた米国CLSI指針である「M24-A2」を参考に検査を行う事が可能である．これにはミューラー・ヒントン(Mueller-Hinton)ブロスを使用した微量液体希釈法が推奨されている．最近は結核菌群のリファンピシン耐性が $rpoB$ 遺伝子の一定領域における変異が明らかとなっており，これを検出するための遺伝子検査法が普及しつつある．

N 真菌の検査法

1. 真菌検査法の概要

真菌症は皮膚真菌症と深在性真菌症(内臓真菌症)に大別される．皮膚真菌症はさらに毛髪，皮膚表面の角質層，爪などを侵す表在性真菌症と，真皮の皮膚深部まで侵す深部真菌症に分けられる．深在性真菌症は術後や免疫不全患者に発症しやすく，致命的な転帰をたどる．

真菌検査は，病巣から採取した検体の標本を作製し真菌要素を検出する直接鏡検と，分離培養検査に分けられる．直接鏡検の最大の利点は迅速性にあり，KOHマウント法や墨汁染色法などがあ
る．直接鏡検だけで真菌要素の検出ができない場合や，検出されたとしても同定が困難な場合，分離培養検査も実施する．深在性真菌症の患者から分離された酵母様真菌は，必要に応じて薬剤感受性検査を実施する．免疫学的検査法は，感染部位から漏出した真菌の特異抗原や代謝産物を血清中から検出する方法であり，早期治療を必要とする深在性真菌症の診断に役立つ．

2. 真菌検査の進め方

病巣から採取した検体は，顕微鏡観察，分離培養，同定，および薬剤感受性検査を実施する(図40)．また深在性真菌症の場合は血清を使用した免疫学的検査法も併用する．

a. 顕微鏡検査

病巣から採取した検体の顕微鏡による観察は，培養検査と比較して簡便かつ迅速に菌種の推定が可能である．培養検査で分離された真菌要素の臨床的意義づけを行うために，顕微鏡観察は極力実施すべきである．顕微鏡検査は，検体や標本作製法の違いにより，直接鏡検と病理組織学的検査に大別される．直接鏡検は病巣由来検体をそのままスライドガラスに塗抹してカバーガラスを乗せるウェットマウント，KOHをマウントする方法(図41)，墨汁染色(図42)，グラム染色(図43)などがある．病理組織学的検査はPAS染色，グロコットメセナミン銀染色などがある．

b. 分離培養検査

分離培地はサブローデキストロース寒天培地，ポテトデキストロース寒天培地が一般的に使用される．検体中に含まれる真菌以外の雑菌が多数含まれると予測される場合は，クロラムフェニコールなどの抗菌薬をあらかじめ培地に添加したものを使用する．酵母様真菌は合成基質培地であるCHROMagar®などを併用すると，*Candida*の種レベルの同定を集落の色調の違いで行うことができる(図44)．

培養温度は，25～30℃で行うのが一般的である

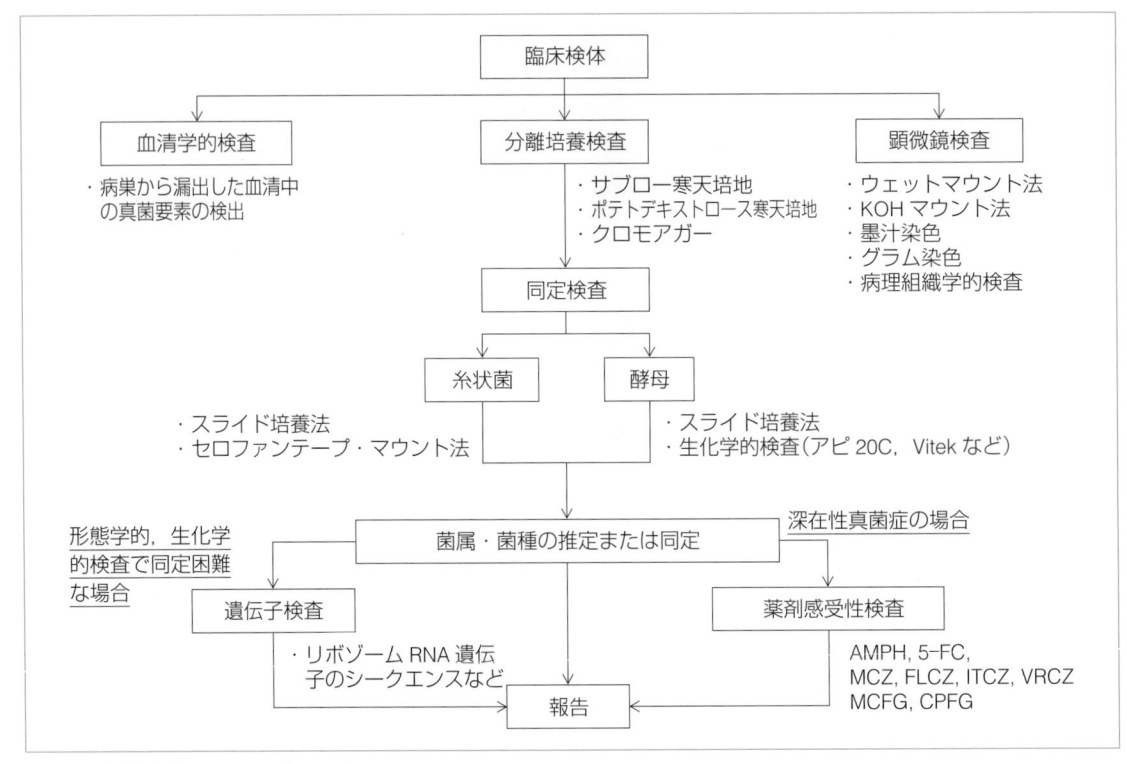

図40 真菌検査のフローチャート

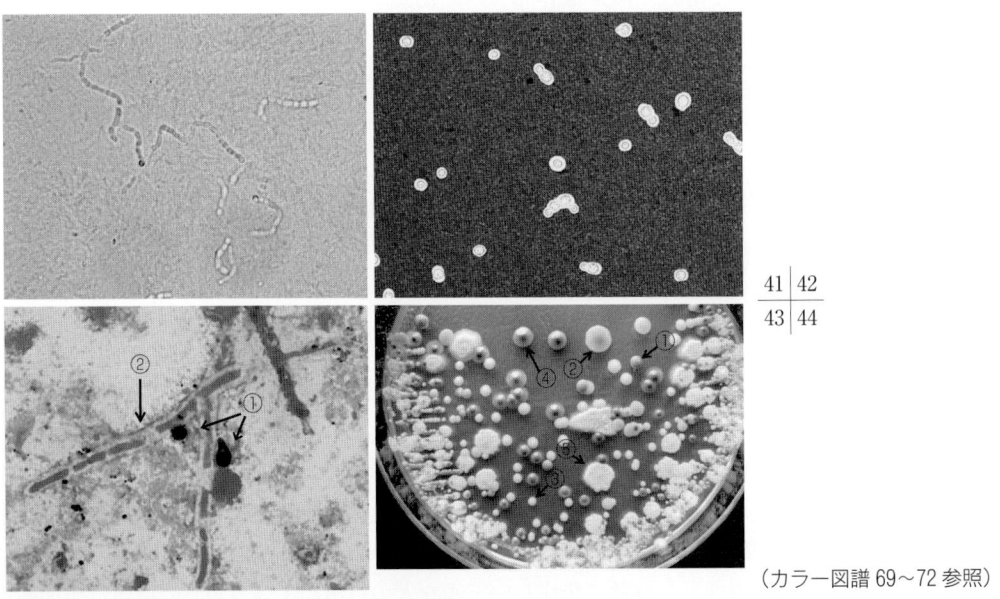

図41 KOH標本(*Trichophyton mentagrophytes*). ×400
図42 *Cryptococcus neoformans* の墨汁標本 ×400
菌体の周りに莢膜が観察される.
図43 グラム染色標本(*Aspergillus niger*). ×1,000
グラム染色では分生子はグラム陽性に(①),菌糸はグラム陰性に染色される(②).
図44 CHROMagar® Candida 培地上の *Candida* 属主要5菌種
① *C. albicans* ② *C. glabrata* ③ *C. parapsilosis* ④ *C. tropicalis* ⑤ *C. krusei* （35℃ 48時間培養）

（カラー図譜69〜72参照）

Aspergillus fumigatus
（5日間培養，ポテトデキストロース）

Aspergillus fumigatus
スライドカルチャー（400倍）

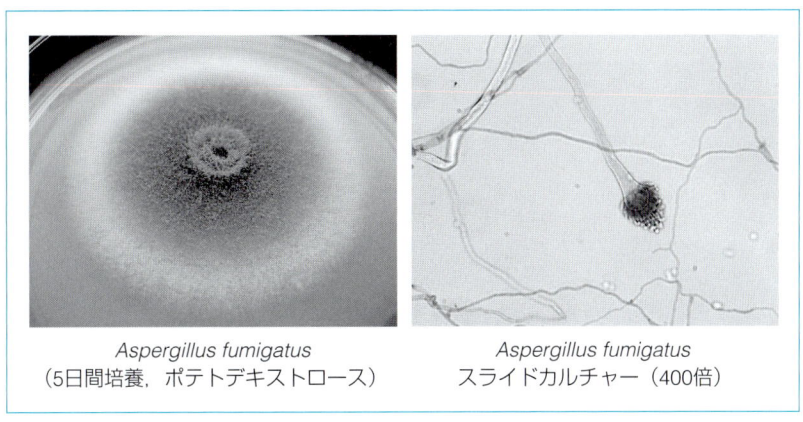

図45 *Aspergillus*属の巨大培養（左）とスライドカルチャーの顕微鏡所見
（カラー図譜73，74参照）

が，多くの酵母様真菌は30〜37℃，糸状菌は25〜30℃で発育しやすい．しかし，菌種によって至適温度が異なるため複数の温度条件で培養することが望ましい．

培養期間は，糸状菌は2〜4週間，酵母様真菌は3日〜1週間の観察が必要である．糸状菌や二形性真菌のなかには発育の遅いものが多く，これら感染症が疑われる場合は培養期間を適時延長する．

c. 同定検査

糸状菌の同定は，集落性状の肉眼的観察および顕微鏡を用いた形態観察が必要である．複数菌の発育が認められた場合，発育菌を新しい平板培地の中央に菌を接種し，大きなコロニー（giant colony）を作製する（図45）．集落の観察はコロニーの発育速度，色調，培地の着色などに注目して行う．顕微鏡観察による同定は，分生子の大きさ，形状，配列など分生子が分生子形成細胞からどのように形成されているか確認する．分生子形成細胞を観察するには，スライド培養法〔slide culture（図46）〕による形態学的検査が最も優れている．また，スライド培養法を簡略化したセロファンテープマウント法も有用である．

酵母様真菌の同定は，発芽管形成試験，スライド培養による厚膜胞子形成や仮性菌糸の確認，墨汁染色よる莢膜の有無等の形態学的観察を行う．

最近では，CHROMagar®（図44）に代表されるような菌種鑑別能を持つ培地や，市販キット（アピ20C オキサノグラム，VITEKなど）を使った生化学的検査を利用した同定法も多く用いられている．

d. 薬剤感受性検査

現在わが国では酵母様真菌を対象とした薬剤感受性試験用検査キットが市販されている．方法論は米国CLSIが公表している標準法と成績が相関することが前提である．試験対象となる酵母様真菌は深在性真菌症由来株である．測定対象となる抗真菌薬は，アムホテリシンB，5-フルオロシトシン，アゾール系（ミコナゾール，フルコナゾール，ボリコナゾール，イトラコナゾール），エキノキャンディン系（ミカファンギン，カスポファンギン）である．

e. 血清学的検査法

深在性真菌症の診断に使用される．病巣から血液中に漏出した真菌の菌体成分や代謝産物を血清中から検出する．アスペルギルス症，クリプトコッカス症，カンジダ症の診断に有用である．これらすべての疾患に共通に使用できる検査法は，多くの真菌に共通に存在するβ-D-グルカンを比色法や比濁法で検出する方法である．疾患別ではカンジダ症でマンナン抗原やD-アラビニトー

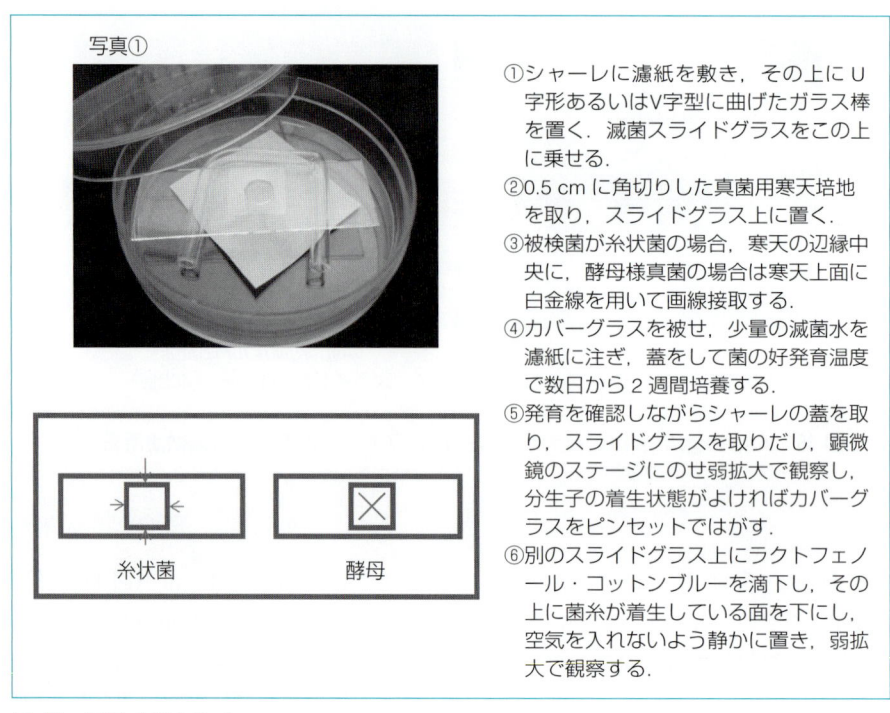

図46 スライドカルチャー

写真①

① シャーレに濾紙を敷き，その上にU字形あるいはV字型に曲げたガラス棒を置く．滅菌スライドグラスをこの上に乗せる．
② 0.5 cm に角切りした真菌用寒天培地を取り，スライドグラス上に置く．
③ 被検菌が糸状菌の場合，寒天の辺縁中央に，酵母様真菌の場合は寒天上面に白金線を用いて画線接取する．
④ カバーグラスを被せ，少量の滅菌水を濾紙に注ぎ，蓋をして菌の好発育温度で数日から2週間培養する．
⑤ 発育を確認しながらシャーレの蓋を取り，スライドグラスを取りだし，顕微鏡のステージにのせ弱拡大で観察し，分生子の着生状態がよければカバーグラスをピンセットではがす．
⑥ 別のスライドグラス上にラクトフェノール・コットンブルーを滴下し，その上に菌糸が着生している面を下にし，空気を入れないよう静かに置き，弱拡大で観察する．

糸状菌　　酵母

ル，アスペルギルス症でガラクトマンナン抗原，クリプトコッカス症で莢膜多糖体抗原を検出する．これらの方法は病態や検出対象の違いにより感度や特異度はさまざまであることが知られており，結果の解釈は慎重に行う．

❶ ウイルスの検査法

ウイルス感染症の検査法は，細菌と異なり特別な器具や技術の取得が必要である．ウイルス感染症の診断に使用する検査法を表35に示した．一般的なウイルスの検査法は，①ウイルスの分離培養，粒子，抗原を検出する方法，②核酸を検出する方法，および③生体内に生成されたウイルスに対する特異抗体を検出する方法に分かれる．現在多くの検査室で実施している検査法は，操作の簡便性から免疫拡散法などの手法を使用した抗原検出やヒト血清を用いた特異抗体の検出が主流である．さらに，最近はPCRやLAMPによるウイルス核酸検出法も検査室に徐々に導入されつつある．

1. ウイルスの分離培養

ウイルスの分離培養は細胞培養（cell culture），発育鶏卵法（chick embryo technique）およびマウス，ウサギなどの実験用動物を使用した方法がある．いずれの方法も生きた細胞を使用してウイルスを増殖させ，株として樹立させる方法であり，樹立した株はウイルスの変異解析や疫学的調査など，さまざまな解析を行うことができる．しかし，ウイルスの分離培養は設備投資や技術習得について困難な点が多い．したがって，臨床検査室レベルで実施している施設はほとんどなく，疫学的調査や変異解析を目的として大学の研究室や行政機関で実施されているにすぎない．

細胞培養はヒト胎児肺細胞（HEL），Hela細胞（ヒト子宮癌細胞），MDCK細胞（イヌ腎細胞），Vero細胞（ミドリザル腎細胞）などの永久的に継

表 35　ウイルス検査法

検査法	対象となるウイルス
分離培養	
1）細胞培養	培養可能な各種ウイルス
2）シェルバイアル法	培養可能な各種ウイルス
3）発育鶏卵法	インフルエンザウイルス
4）実験動物を用いた方法（乳のみマウス）	日本脳炎ウイルス，コクサッキーA群ウイルス
粒子検出	
電子顕微鏡	1）培養不可能なウイルス（ノロウイルス，ロタウイルス）
抗原検出	
1）EIA	B型肝炎ウイルス，C型肝炎ウイルス，HIVウイルス
2）逆受身凝集反応	B型肝炎ウイルス
3）免疫拡散法（イムノクロマト法）	インフルエンザウイルス，ロタウイルス，アデノウイルス，ノロウイルス，RSウイルス
4）免疫染色法	サイトメガロウイルス（アンチゲネミア法），単純ヘルペスウイルス
核酸検出	
1）PCR法	B型肝炎ウイルス，C型肝炎ウイルス，HIVウイルス，サイトメガロウイルス，他多数
2）LAMP法	ノロウイルス
抗体検出	
1）中和試験	培養可能な各種ウイルス
2）赤血球凝集抑制試験	赤血球凝集能があるウイルス（インフルエンザウイルス，麻疹ウイルス，風疹ウイルス，ムンプスウイルス，日本脳炎ウイルス等）
3）補体結合反応	各種ウイルス
4）受身凝集反応	各種ウイルス
5）蛍光抗体法	単純ヘルペスウイルス，サイトメガロウイルス，EBウイルス
6）イムノブロッティング法	HIVウイルス

代培養が可能な細胞の内から，ウイルスが親和性をもつ細胞を任意に選択して増殖させる方法である．細胞培養によりウイルスの増殖を確認する方法は，細胞がウイルスの増殖によって変性する現象（細胞変性効果，cytopathic effect；CPE）を位相差顕微鏡で観察する．近年，ウイルスの細胞による増殖を行い，同時にウイルスに対する抗体を使用した蛍光抗体法で同定を可能としたシェル・バイアル（shell vial）法が考案され，比較的設備の整った検査室においても実施可能な方法となった．

受精鶏卵を使用した発育鶏卵法はインフルエンザウイルスの株の樹立に主に使用される．鶏卵の羊膜腔内に接種することによりインフルエンザウイルスを高感度に分離することができる．

実験動物は乳のみマウスを使用することが多く，日本脳炎ウイルス，コクサッキーA群ウイルスによる感染を疑う場合，臨床検体をマウスの脳内に接種し増殖させ，マウスの麻痺症状をもってウイルスの存在を検出する方法がある．

2. ウイルス粒子・抗原の検出

a. ウイルス粒子の検出

ウイルス粒子の検出は，分離培養が確立されていないロタウイルス，腸管アデノウイルス，ノロウイルスといった腸管病原性ウイルス粒子の検出に適応されている．ネガティブ染色標本を用いた電子顕微鏡観察によりウイルス粒子を検出し，ウイルス特有の形態を観察することにより同定を行う．電子顕微鏡が必要なことから特殊な施設のみでの実施となる．最近，これら腸管病原性ウイルスは後述する抗原検出である免疫拡散法（イムノクロマト法）により，臨床検査室レベルで検査を行うことができるようになった．

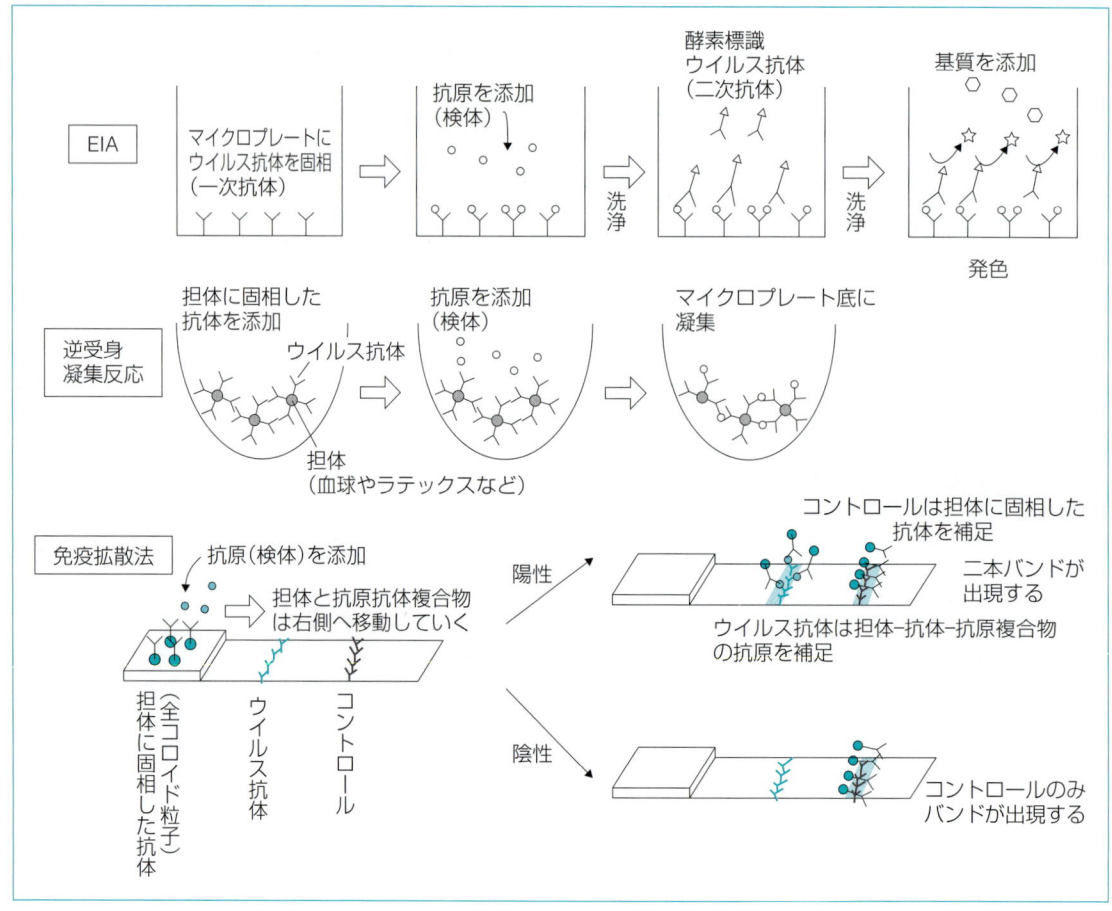

図47 ウイルス抗原の検出

b. ウイルス抗原の検出（図47）

　ウイルス抗原の検出は，ウイルスの感染部位由来材料を採取して，あらかじめ準備した特異抗体を用いて検出する．検出原理はさまざまなものが考案され，臨床検査に応用されてきたが，現在は自動機器が普及したことから，マイクロレートを用いた EIA（enzyme immunoassay）や，逆受身凝集反応（reverse passive agglutination）を用いて検出を行うことが主流となった．EIA はあらかじめ準備したウイルス抗体をマイクロプレート表面に固相したものを使用する．抗原と反応させた後に，ペルオキシダーゼやアルカリホスファターゼを標識したウイルス抗体（二次抗体）を使用して検出する．最近は酵素よりも検出感度が高い化学発光（ケミルミネセンス，chemiluminescence）なども利用され，自動機器による測定が普及している．逆受身凝集反応は赤血球，ラテックス，ビーズなどの担体にあらかじめ準備した抗体を固相させて検体中のウイルス抗原と反応させ，マイクロプレート上で目視可能な沈殿反応を検出するものである．

　さらにベッドサイド検査として免疫拡散法（イムノクロマト法）が簡易迅速検査法として普及し，インフルエンザウイルス，RSウイルス，腸管病原性ウイルスなどのウイルスの検出に適応されている．これら以外の方法に末梢血液，尿沈渣，水疱擦過物，生検，剖検材料などをスライドガラスに塗布し，生体内細胞に感染したウイルス抗原を蛍光あるいは酵素標識特異抗体を用いて顕微鏡で観察する免疫染色がある．免疫染色は末梢血中の好中球や組織に感染したサイトメガロウイルス（アンチゲネミア法），水疱内細胞に感染した単純

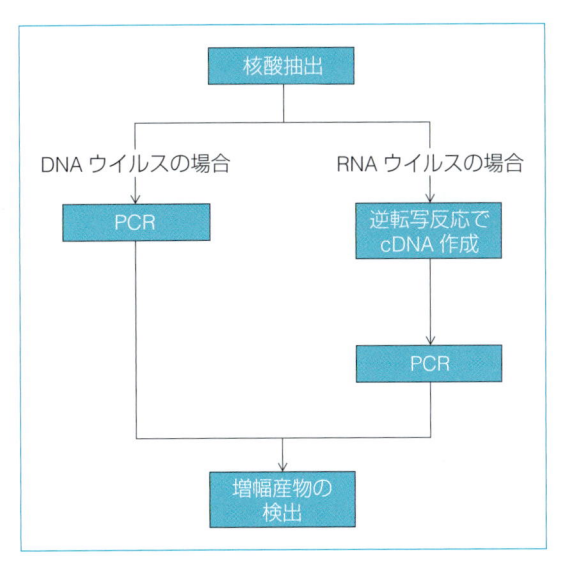

図48 PCRの操作フロー

ヘルペスウイルスの検出に使用される．

3. ウイルス核酸（遺伝子）の検出

　ウイルスの核酸検出は，PCR装置の普及により，大規模病院や検査センターで広く行われるようになった．感染部位や血液中に存在するウイルスは，除タンパク操作を実施した後，DNAウイルスであれば特異プライマーを用いてPCRを実施，RNAウイルスであれば逆転写反応により相補的DNA(cDNA)を作製後，PCRを実施する．特異プライマーの設計が可能であれば理論上すべてのウイルスがPCRで検出可能となる．PCR技術は，B型肝炎ウイルス，C型肝炎ウイルス，HIV，サイトメガロウイルスの検出に臨床検査レベルでも広く導入されている．最近は定量PCRが確立され，血液中の肝炎ウイルスやHIVの遺伝子コピー数も測定することができるようになり，ウイルスの検出のみならず治療効果の判定にも適応されている（図48）．

4. 血清学的試験

　ウイルス感染が成立すると，初感染であれば1〜数週間を要して抗体が産生される．IgMは感染後1週間程度で血液中に出現する．以降2〜3週間にかけてIgGが出現すると同時にIgMが消退し，IgGはこれ以降長期に血液中に出現している．以上のことから，血清学的試験を用いたウイルス感染の診断は，ウイルス感染後まだ抗体の出現がない感染直後（急性期），および抗体が産生された回復期（発症から2〜3週間後）の異なる2つの時期に採取したペア血清を用いて抗体価の上昇(seroconversion)を確認することで行う．一般的に回復期の抗体価が急性期より4倍以上あれば陽性と判断する．一方，肝炎ウイルスやヒト免疫不全ウイルスは慢性的に経過する疾患であるため，症状が出現した段階ではすでに血液中に抗体が出現している場合がある．この場合は単一血清による検査で診断する場合もある．

　抗体の測定原理は以下に示す種々の方法がある．

a. 中和試験（neutralization test；NT）

　細胞培養が確立されているウイルスであればすべてに適応でき，ウイルスの増殖を抑制する中和抗体（感染防御抗体）を検出することができる．あらかじめ準備した生きたウイルスと患者血清を反応させる．この反応液を細胞に接種し，細胞変性効果が認められなければ血清中には感染防御抗体が存在していると判断する．生きた細胞やウイルスを必要とする検査のため一般の検査室での実施は困難である．

b. 赤血球凝集抑制試験
　（hemagglutination inhibition test；HI）

　インフルエンザウイルス，麻疹ウイルス，風疹ウイルス，ムンプスウイルスのような赤血球凝集能があるウイルスのみに適応できる．あらかじめ準備したウイルスと患者血清を反応させる．この反応液を赤血球と混合し，赤血球凝集が抑制されていれば血清中に抗体が存在していると判断する．

c. 補体結合反応
（complement fixation test；CF）

多くのウイルス感染症に適応できる．あらかじめ準備したウイルス抗原と患者血清と補体を反応させる．患者血清中にウイルスに対する抗体が存在すれば抗原抗体反応によって補体は消費される．この反応液を，抗赤血球抗体であらかじめ感作した赤血球と混合すると，溶血は起こらないが，補体が残存すると溶血が起こる．ウイルス群に特異的に反応するためスクリーニングとして有用であるが血清型の鑑別はできない．

d. 受身凝集反応
（passive agglutination test；PA）

マイクロプレートを用いて反応を行う．ラテックス，ビーズ，赤血球などの担体にあらかじめ準備したウイルス抗原を吸着させ，これに患者血清を反応させる．血清中にウイルスに対する抗体が存在すれば抗原抗体反応が起こり，担体とともにマイクロプレートの底に目視可能な凝集塊が沈殿する．

e. 蛍光抗体法
（immunofluoresence test；IF）

IFは，細胞培養で目的のウイルスを増殖させた細胞を酵素処理で剝離して，無蛍光スライドガラスに塗布し固定する．これに患者血清を反応させる．洗浄後，FITC標識抗ヒト免疫グロブリン抗体（二次抗体）を反応させ，蛍光顕微鏡で観察する．FITC標識抗ヒト免疫グロブリン抗体はIgGやIgMを識別するものを使用することにより感染のステージを判別することができる．EBウイルス感染症診断に使用されている．

f. イムノブロッティング法
（immunoblotting test）

ウエスタンブロッティングを原理としたHIVに対する血清中抗体の同定に使用される．HIV抗体検査で陽性となった場合の確定試験として使用する．あらかじめ準備したウイルス抗原を，界面活性剤で低分子化させる．ポリアクリルアミド電気泳動で分子量別に分画後，ニトロセルロース膜へ抗原を転写する．この膜を患者血清と反応させ洗浄後，酵素標識抗ヒト免疫グロブリン（二次抗体）と反応させる．これに基質を作用させると，ウイルス抗原の分子量別蛋白質に対応したバンドが検出される．

P 免疫学的検査法

微生物を抗原とする特異抗体を用いた免疫学的検出法であり，微生物抗原としてウイルス，細菌，毒素蛋白を検出する．特定の病原微生物を迅速に検出できるため，インフルエンザ抗原検査など広く普及している．検査方法には凝集法，標識抗体法，イムノクロマト法などがある．本章「O. ウイルスの検査法」も参照されたい．

a 凝集反応

赤血球，ラテックス，ブドウ球菌などの担体に特異抗体を結合させて抗原を検出する．

1）ラテックス凝集反応（latex agglutination；LA）

ラテックス（ポリスチレン重合体など）粒子の表面に，特異抗体分子を物理吸着または化学結合させた感作粒子抗体と細菌抗原を反応させ，その結果生じる免疫凝集体を肉眼で判定する．この方法は，分離菌株の同定および各種臨床材料からの起因菌検出検査法として応用されている．

2）共同凝集反応（co-agglutination；CoA）

Staphylococcus aureus の細胞壁成分の1つであるプロテインAが免疫グロブリンIgGのFc部分と特異的に結合する性質を利用した抗原抗体反応．

b. 標識抗体法

特異抗体に蛍光色素や酵素液を標識して，微生物抗原との反応を標識物質の濃度や発色性で検出する方法．

1) 蛍光抗体法
　　（fluorescent antibody method；FA）

　特異抗体に蛍光色素（主に fluorescein isothiocyanate；FITC）をラベルし，被検液中の抗原の有無を知る方法であり，培養に時間がかかる細菌（Legionella 属など）やクラミジア（Chlamydia trachomatis など）などの検出に利用される（図49）．

2) 酵素抗体法（enzyme-linked immunosorbent assay；ELISA）

　ウイルス抗原などの検出に利用される．モノクローナル抗体を固相化したマイクロプレートウエルに被検液を加え，さらに酵素標識抗体で反応させ，形成された抗原抗体複合物と基質の発色により測定する方法である．標識酵素として，アルカリホスファターゼやペルオキシダーゼなどを用いる．

c. 免疫クロマト法

　抗原抗体複合物が毛細管現象によってセルロース膜を浸透・展開する性質を応用した免疫測定法である．検体中の抗原は測定系の着色標識抗体と結合し，セルロース膜を展開する途中に用意されたキャプチャー用抗体によってトラップされる．時間の経過とともにトラップされた抗原抗体複合体が増加して，肉眼でバンドとして見えるようになる．これを目視により判定する．インフルエンザ抗原検査などに応用されている（図50，51）．

Q. 遺伝子検査法

　細菌は染色体 DNA を有し，菌種によって塩基配列が異なっている．DNA は2本のポリヌクレオチド鎖で構成されているが，物理的あるいは化学的処理により容易に変性 denature させることができる．変性した二本鎖 DNA は解離して1本鎖となるが，可逆的であり，温度を下げるか中性化すると2本鎖 DNA に再結合 annealing する．再結合反応は特異的であり，2本のポリペプチドが互いに相補的な場合にのみ再結合反応が進む．2本の DNA 塩基配列が1塩基でも異なっていたら再結合は不安定になってしまう．この原理を利用した種々の遺伝子検査法が実用化され臨床検査法として用いられている．

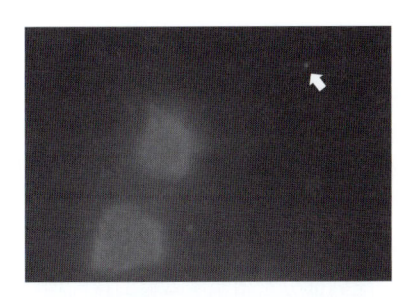

図49　Chlamydia trachomatis の EB（elementary body）
（カラー図譜75参照）

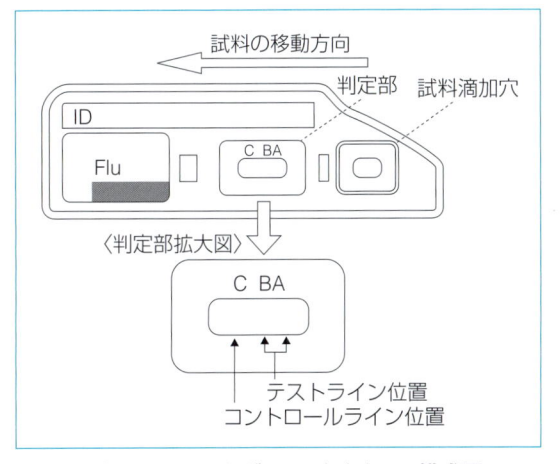

図50　イムノクロマトグラフデバイスの模式図

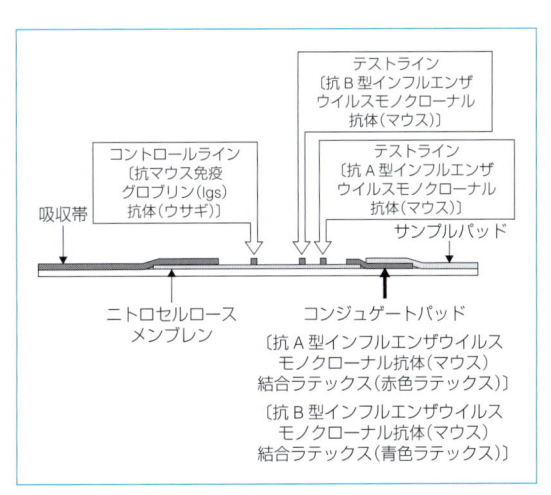

図51　イムノクロマトグラフデバイスの原理

a. 核酸ハイブリダイゼーション法

一本鎖DNAを相補的な2本鎖DNAに再結合させる反応をハイブリダイゼーション（hybridization）といい，この原理を応用した検出法を核酸ハイブリダイゼーション法（nucleic acid hybridization method）という．核酸ハイブリダイゼーション法には，全染色体DNAを用いるDNA-DNAハイブリダイゼーション法と，特定塩基配列部分（プローブ，probe）を用いる核酸プローブ法（nucleic acid probe method）がある．1菌体について染色体DNAは1本であり，核酸ハイブリダイゼーション法によって目標DNAを検出するには多量の菌体が必要である．

1) DNA-DNAハイブリダイゼーション法

既知菌株の参照株1本鎖DNAをマイクロプレートやメンブレンに固定し，フォトビオチンを標識した未知の分離菌株と反応させる．相補性のある塩基配列ならば二本鎖結合となり，後の発色操作でハイブリダイゼーションを肉眼的に検出できる．原理的にシンプルであり，特殊な装置を必要としないことから抗酸菌同定検査などに応用されている．培養に時間がかかる微生物や培養困難な菌種の同定に利用されている．

2) 核酸プローブ法

核酸プローブ法は50塩基程度のプローブを合成して標識プローブとして用いる．ハイブリダイゼーションを行う場の違いから3つの方法に分類される．

a) 液相ハイブリダイゼーション
　（solution phase hybridization）

標識プローブと標的核酸が溶液中で2本鎖を形成する．均一な反応系であるために少量の標的核酸でも検出できる．反応後は二本鎖DNAのみを検出する．反応しなかった一本鎖DNAは加水分解で失活させたり，二本鎖DNA産物を化学発光法で測定する方法が実用化されている．

b) 固相ハイブリダイゼーション
　（solid support hybridization）

あらかじめ標識プローブを固体表面に結合しておく．ハイブリダイゼーションののち，結合しなかった核酸を洗浄して二本鎖の核酸のみを検出する．ハイブリダイゼーション効率は液相法に劣るが操作が簡便で同時に多数の検査ができるという長所を有し，メンブレン上に点状に固相化するドットブロッティング（dot blotting）やマイクロプレートに固相化する検査法として応用されている．DNAを制限酵素（restriction enzyme）で切断し，電気泳動後のパターンをメンブレンに写し取り，これに既知の核酸プローブを反応させて特定のDNA断片を判定する方法をサザンハイブリダイゼーション（southern hybridizatin）という．

c) in situ ハイブリダイゼーション
　（in situ hybridization）

スライドグラスに載せられた細胞や組織を標的核酸とし，これに標識プローブを反応させて顕微鏡で発色を観察する．細胞・組織内のウイルス検出法として広く用いられている．

b. 核酸増幅法

特定の塩基配列部分を増幅して検出する方法として，核酸増幅法（nucleic acid amplification）が臨床微生物学の広い範囲で応用されている．核酸増幅法は大きく3つに分類される．①目的とする特定塩基配列部分を増幅する標的核酸増幅法，②目的とする特定塩基配列部分に結合するプローブを増幅する方法，③標識プローブからの反応物を増幅する方法．

1) 標的核酸増幅法
　（target nucleic acid amplification）

a) PCR法 polymerase chain reaction

目的とする特定塩基配列部分を増幅する標的核酸増幅法（target nucleic acid amplification）であり，核酸増幅検査を代表する検査法である．標的核酸の増幅は，①高温にして二本鎖DNAを一本鎖にする（denature），②温度を下げて反応系に加えたオリゴヌクレオチド〔20塩基対程度のヌクレオチド（プライマー，primer）〕を一本鎖DNAに結合して部分的に二本鎖とするアニーリング（annealing），③前の2つの操作の中間の温度に

戻してやると反応系に加えたDNAポリメラーゼにより結合したプライマーから伸長extensionする。このサイクルを30～40回繰り返して特定塩基配列の増幅が行われる。増幅産物はDNA断片であり、特定塩基配列をもつDNAか否かは電気泳動を行って移動度を調べる、あるいは既知プローブとハイブリダイゼーションさせて確認する。DNAの伸長反応には4種類のデオキシヌクレオシド三リン酸(dNTP)がDNA伸長用の素材として反応液に加えられている。

b) LAMP法
Loop-Mediated Isothermal Amplification

標的核酸増幅法(target nucleic acid amplification)の1つであり、特定塩基配列を増幅する場合は同時に4種類のプライマーを用い、増幅過程での温度変化を必要としない点でPCR法と異なっている。高病原性トリインフルエンザを含む各種インフルエンザウイルスやSARSコロナウイルスあるいはベロ毒素の検出など幅広い臨床応用が進んでいる。

2) プローブ増幅法(probe amplification method)

目的とする特定塩基配列部分に結合する標識プローブを増幅するプローブ増幅法(probe amplification method)として$Q\beta$法($Q\beta$ replicase amplification)が知られている。検体中の特定塩基配列と相補性を持つ核酸プローブをハイブリダイゼーションさせ、未反応のプローブを取り除いたのちに結合して残った核酸プローブのみを増幅する。$Q\beta$レプリカーゼはRNAポリメラーゼであり、レプリカーゼが認識して増幅できるRNAプローブに、特定塩基配列と相補的なRNA配列を挿入しておき、特定塩基配列と結合したプローブのみを分離して$Q\beta$レプリカーゼを用いて増殖させる。結核菌のrRNA検出などに実用化されている。

3) シグナル増幅法(signal amplification method)

標識プローブからの反応物を増幅する方法であるシグナル増幅法として分岐プローブ法(branched probe method)があげられる。特定塩基配列の増幅は行わず、核酸プローブにシグナルを発生する酵素などを数多く標識しておき、発生するシグナル量を増加させる。基本的に核酸ハイブリダイゼーション法と同じ手順になる。肝炎ウイルスの検出法などに実用化されている。

R MALDI-TOF法

MALDI-TOF法(matrix assisted laser desorption ionization-time of flight method)は、菌体分子(蛋白質、ペプチド、多糖など)をレーザーによってイオン化し、生成イオンの分子量を質量分析計で計測して菌種の同定に応用する方法。検査材料がレーザーでダメージを受けたりする欠点があったが、島津製作所の田中耕一氏らによる研究により安定的にイオン化する技術が開発されて微生物検査同定法として確立した。微量のコロニー試料を用いて数分以内に菌種名が得られることから、新しい同定法として急速に広まりつつある。

S 迅速診断技術

a. 顕微鏡検査

顕微鏡検査は検査材料をただちに検査でき、操作も簡便であることから迅速検査として有用である。顕微鏡検査は検査材料をそのまま検鏡する生標本の検査と染色して検鏡する方法に分けられる。術式については、本章「F. 塗抹染色検査」(→p.219)の項を参照されたい。

1) 生標本の検鏡

検査材料をそのまま顕微鏡で観察する。病原微生物の検出により診断に直結する場合があり、腟トリコモナス症(図52)、アメーバ赤痢(図53)、クリプトコックス髄膜炎(図54)および原虫・寄生虫症(図55)などの診断で用いられる。その他、皮膚を苛性カリ液で処理して検鏡して皮膚糸状菌の菌体(図56)を検出するなど、顕微鏡検査は幅広く活用されている。

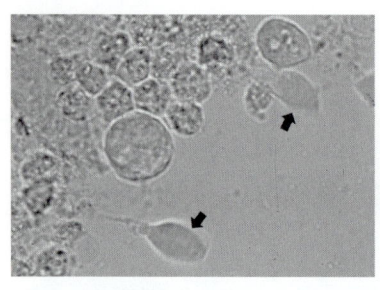

図52 腟内容物中の腟トリコモナス（生標本）
（カラー図譜76参照）

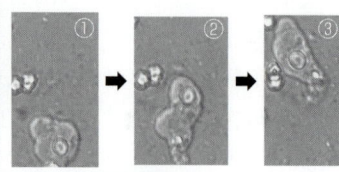

図53 便中の赤痢アメーバ栄養体（生標本）
赤血球を取り込んだ赤痢アメーバが移動する．（カラー図譜77参照）

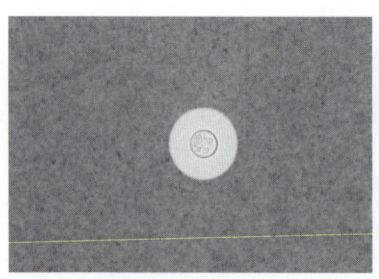

図54 脳脊髄液中のクリプトコッカス（墨汁生標本）
（カラー図譜78参照）

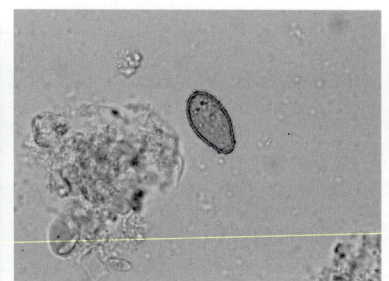

図55 糞便中の肝吸虫（生標本）
（カラー図譜79参照）

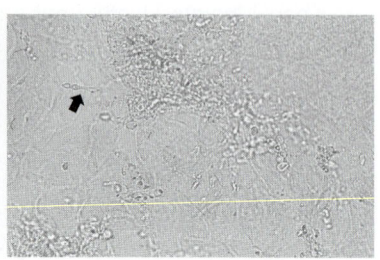

図56 爪の中にみられる菌糸体（アルカリ生標本）
（カラー図譜80参照）

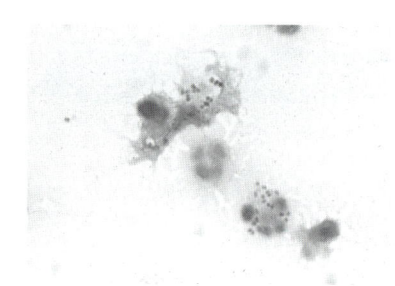

図57 尿道分泌物中のリン菌（グラム染色）
（カラー図譜81参照）

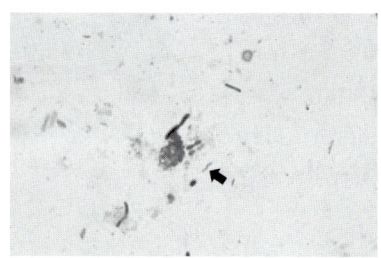

図58 糞便中のカンピロバクター菌（グラム染色）
（カラー図譜82参照）

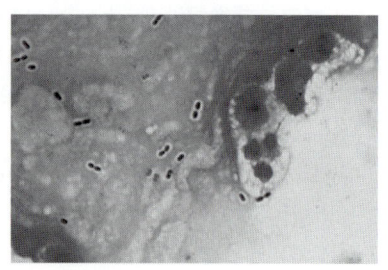

図59 鼻膿汁中の肺炎球菌（グラム染色）
（カラー図譜83参照）

2）染色標本の検鏡

検査材料を主にグラム染色して検鏡する．病原微生物では感染症起因菌と確定できる場合があり，診断に直結する迅速検査法である．淋菌性尿道炎（図57），カンピロバクター腸炎（図58）といった病原細菌の検出に有用であるとともに，染色標本にみられる白血球などの炎症所見を勘案して感染症起因菌として報告できる．副鼻腔炎起因菌の肺炎球菌（図59），胃生検材料中のヘリコバクター（図60）といった多くの菌種を推定できる．気管支肺炎など，菌種が特定できなくとも明らかに細菌性感染症場合は起因菌のグラム染色性と形態を報告することができる．グラム陰性桿菌（図61）が起因菌であるとわかれば抗菌薬療法に有用な情報となる．

b. 菌抗原・抗体の検出

病原微生物の抗原および抗体検出法は迅速検査法として広く用いられている．検出方法はラテックス凝集反応やイムノクロマト法が中心であり，

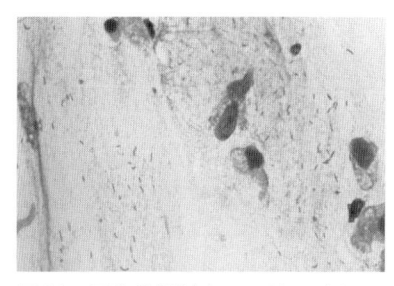

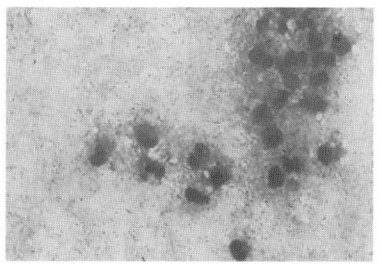

図60 胃生検材料中のヘリコバクター（グラム染色）
（カラー図譜84参照）

図61 喀痰中のグラム陰性桿菌
（カラー図譜85参照）

表36 検査材料を用いた迅速診断検査が可能な病原微生物

微生物群	微生物名等	検出対象	主な検査材料	測定原理
	A群溶血レンサ球菌	菌体抗原	咽頭擦過物，膿汁	ELISA，ICA，LA
	B群溶血レンサ球菌	菌体抗原	膣内容物，髄液	LA
	インフルエンザ菌	b型抗原	髄液	LA
	結核菌	特異遺伝子	喀痰	PCR
	髄膜炎菌	菌体抗原	髄液	LA
	腸管出血性大腸菌 O157	菌体抗原	糞便	ICA，LA
	肺炎球菌	菌体抗原	髄液，胸水，尿，血清	ICA，LA
	ヘリコバクター・ピロリ	$^{13}CO_2$（炭酸ガス）	呼気	同位体計測
	ヘリコバクター・ピロリ	菌体抗原	糞便	ELISA，ICA
	ヘリコバクター・ピロリ	菌体抗体	血液・尿	EIA
	レジオネラ	菌体抗原	尿	ICA
	アスペルギルス	菌体抗原	血清	ELISA，LA
	カンジダ	菌体抗原	血清	ELISA，LA
	クリプトコッカス	莢膜抗原	血清，髄液	LA
	クラミジア・トラコマティス	基本小体抗原	尿道擦過物	ELISA，ICA
	マイコプラズマ	マイコプラズマ抗体	血清	EIA
	梅毒トレポネーマ	TP抗体	血清	ICA
	CD toxin A, B	毒素蛋白抗原	糞便	ELISA，ICA，LA
	HBV	HBV抗原，抗体	血清	ICA
	HCV	HCV抗体	血清	ICA
	HIV	HIV抗原，抗体	血清	ICA
	RSウイルス	蛋白抗原	鼻腔液	ICA
	アデノウイルス	蛋白抗原	結膜・咽頭擦過物，便	ICA
	インフルエンザウイルス	核蛋白抗原	鼻腔液，咽頭擦過物	ICA
	ヘルペスウイルス	蛋白抗原	粘膜擦過物	FA
	ロタウイルス	蛋白抗原	糞便	ICA

ELISA：酵素免疫測定法　　FA：蛍光抗体法　　GLC：ガスクロマトグラフ　　ICA：イムノクロマト法　　LA：ラテックス凝集法

簡便で迅速な検査法であるためにPOCT検査として広く普及している．適用範囲も多岐にわたっており，培養困難な微生物を中心に開発されており，迅速検査として検出可能な病原微生物を表36に示す．

c. 遺伝子の検出

　検査材料中の病原微生物遺伝子をとらえるには遺伝子の増幅が必要である．DNA プローブ法は簡易・迅速に測定できるが，臨床材料から直接病原微生物遺伝子を検出するためには感度が低く，あまり市販されていない．そのために，リボソーム RNA を標的とした方法が実用化されており，液相ハイブリダイゼーション法に基づく DNA プローブを用いた方法がある．淋菌およびクラミジア検出法として実用化されている．

T 自動化装置

　微生物検査における自動化装置とは，①遺伝子検査の前処理と検出を自動化した装置，②増菌培養を利用して微生物の増殖を検出する装置，および③分離培養後の純培養集落を用いて菌液調整，接種，培養および判定といった作業を自動機器で行うものに区分できる．自動化装置のメリットは菌液調整や判定の手間が省けるほか，システムと接続して報告作業を自動化できることにある．同定と薬剤感受性検査を 1 つのプレートにまとめて省力化と経済性に優れる機器もあり，自動化機器は微生物検査業務効率の改善に寄与している．数種の自動化装置は実用化され，それぞれの自動化装置ごとに専用の試薬・消耗品が市販されている．

a. 遺伝子検査自動化装置

　微生物遺伝子検査に際しては検体あるいは菌体から遺伝子を抽出する必要がある．自動化装置は菌体破砕と遺伝子抽出といった操作を自動化して省力化と成績の安定性に寄与している．結核菌，(*Mycobacterium avium-intracellulare*；MAI)，HBV，HCV，HIV-1 といった培養検査が困難な病原微生物において実用化されている．

b. 細菌培養自動検出装置

　これらの装置は専用の培養ボトルを用いて菌の増殖を自動的に検出する装置である．長時間継続的に菌の発育をモニターできることから，検査の省力化と陽性時の微生物検査をただちに行えるメリットがある．

1）自動血液培養装置

　専用の血液培養ボトルを用いて菌の発育を自動的に監視する装置である．血液培養は静脈血から無菌的に採血し，好気培養用と嫌気培養用の 2 本に分注して培養する．通常はもうひと組採血するので，1 回の検査あたり 2 セット，計 4 本の血液培養ボトルを用いる．採血量は成人の場合，各ボトルに 8〜10 mL ずつ分注する．血液培養ボトルはただちに自動血液培養装置にて培養を開始して 5〜7 日間培養を継続する．菌の発育はボトル中の炭酸ガス濃度の増加を検知して判定する．機器による陽性判定は仮判定であり，培養液のグラム染色と分離培養を行って菌の発育を確定してから検査結果を報告する．

2）自動抗酸菌培養装置

　専用の抗酸菌培養液を用いて抗酸菌の発育を自動的に監視する装置である．検査材料は喀痰などを用い，NALC-NaOH にて前処理した喀痰を分離培養液に加えて約 6 週間培養する．抗酸菌の発育は培地中酸素の消費を 1 時間おきに感知して判定する．機器による陽性判定後は培養液の抗酸性染色を行って抗酸菌の有無を確定して検査結果を報告する．

3）同定・薬剤感受性検査自動化装置

　同定・薬剤感受性検査自動化装置は分離培養後の純化コロニーを用いて，菌液の調整，同定・薬剤感受性プレートへの接種，性状の読み取りおよび菌種名と薬剤感受性の判定を自動化するものである．自動化装置ごとに専用の同定プレートと薬剤感受性プレートがあり，メーカー間の互換性はない．同定は希釈菌液を多数の生化学的性状ウエルに接種して培養し，約 1 日後に反応の結果を読み取って数値同定により菌種判定する．自動分析装置による同定は簡易キットによる同定と同じ原理を用いており，解釈の注意点なども同様である．

薬剤感受性は液体希釈法を原理としており，各薬剤濃度ウェルの発育からMICを読み取っている．MICからS, I, Rの感受性カテゴリーへの変換はCLSIの基準に準拠しており，詳細は薬剤感受性検査の項（本章「I. 薬剤感受性検査」→ p.244）を参照されたい．

U 検査結果の報告

微生物検査の結果は，1つの検査材料に対して塗抹，培養・同定および薬剤感受性の結果について報告する．加えて，検査の進捗に応じて迅速報告と最終報告を行う場合がある．検査結果を正しくタイミングよく作製して報告するためには，微生物学的知識，感染症診療の実際，感染症予防法の理解および実施検査の費用対効果などの広汎な習熟が求められる．

医療機関では電子カルテが普及して検査報告の様式が大きく変化している．データ参照などの利便性が向上し，紙カルテと同様に患者の経時的変化や検査記録の参照，病棟における保菌患者の広がりや経時的発生率などの感染管理情報が検査結果を基にして作製されている．電子カルテは従来の紙カルテに比べて取扱手順が異なり，必要な情報を閲覧するために習熟を要するといった不便さがあるが，電子カルテは日々進歩しており，微生物検査と感染対策への活用が広がっている．

a. 検査結果報告書

臨床医と連携し，臨床的に有用な報告書形式を話し合って作成することが大切である．微生物検査報告書例を図62に示す．

1) 検体基本情報

患者や検査材料が間違いないか確認するための情報．微生物検査結果は即日，翌日あるいは数日後に複数回報告されることから，いつどのような状況の検査材料かを把握できなければならない．早朝喀出痰などの材料コメントは臨床的有用性が高い．

2) 塗抹結果

検査材料のグラム染色鏡検結果を記載するが，報告書式は定型化されていない．感染症起因菌を疑う鏡検所見の場合は，結果コメント欄には，*Haemophilus* 属菌，*Neisseria gonorrhoeae* のように具体的に記載する．

3) 同定結果

菌種名と菌量の培養成績を記載する．この報告菌種名は，微生物検査室において感染症起因菌と判定したものである．検査室では菌種，菌量などの病原微生物学的成績とともに，検査材料の炎症所見，臨床所見や抗菌薬投与といった依頼時の臨床情報をもとに起因菌を判定する．入院患者から新規のMRSAが検出された場合など病院感染対策上重要な起因菌が検出された場合は，通常の報告形式に加えて，電話による直接報告や専用用紙による報告も併用する．感染症起因菌には法令で届出が定められた病原微生物があり，該当する場合は速やかな対応が必要である．

4) 薬剤感受性結果

薬剤感受性検査結果はMIC，および感受性「S」，耐性「R」あるいは中間性「I」のカテゴリー判定結果を報告する．カテゴリーは個々の抗菌薬に対する細菌のMIC（最小発育阻止濃度）から決定される．MICが低いほど低濃度の抗菌薬で菌の発育が抑制され，逆にMICが高いほど菌の抑制に高濃度の抗菌薬が必要である．感染組織中の抗菌薬濃度には上限があることから，一定濃度以上のMICを示す場合は抗菌薬耐性菌と判断することができる．

b. 病院感染と疫学報告

病院感染症（nosocomial infection）は，患者にとって肉体的精神的苦痛を伴いQOLの低下をもたらし入院期間の延長，医療費の増大および有効病床の占有といった医療的損失が生じる．また，1,000人規模の病院では病院感染のために年間10億円以上の過剰医療費が発生するとされている．このような背景から，病院微生物検査室の役割と

微生物検査報告書　　　最終　報告

所　属：5階南　　　　　　　診療科：呼吸器内科
患者番号：*****-***　　　　受付番号：000303025
氏　名：O山　O子　　　　　主治医：松村（内・研）
生年月日：S53.3.3.　　　　　依頼日：H22.4.30.

→ 基本患者属性

検査目的：感染症起因菌の検索
材　料：気切部膿汁
投与薬剤：FMOX

→ 検査目的等
　膿汁などは採取部位の明示が必要

材料所見
　喀痰品質評価：____　　Qスコア：____

→ 喀痰品質評価
　喀痰以外は未報告

鏡検結果（Gram染色　　　）
　白血球：3+　上皮細胞：1+　赤血球：0+　抗酸菌：__
　推定所見：_Staphylococcus 3+,　Yeast 1+_
　　　　　　phagocytosis+

→ 鏡検成績
　推定起因菌は可能な限り菌名を記載

　一般細菌　成績　　　　　　　　　　　菌量
1. _Staphylococcus aureus---MRSA_　　　（3+）
2. _Candida albicans_　　　　　　　　　（2+）
3. _____　　（　）

→ 同定成績
　感染症起因菌または感染に有意の菌を学名で記載.

comments:
・MRSAを感染症起因菌と推定して感受性検査を実施
・C.albicansの起因菌確定にはG-testが有用です
・口腔常在菌叢(1+)の発育を認める
・MRSAは菌交代現象あるいは院内感染として知られている菌ですが、抗菌薬の使用よりも、局所の清潔を保つことにより除菌できる場合があります

→ コメント
　推定起因菌を明示
　追加テストなど付記.

　薬剤感受性検査成績

	薬剤略号	判定	MIC	判定	MIC	判定	MIC
1	(MCIPC)	-	>8				
2	ABK	S	≦1				
3	CMZ	-	32				
4	EM	R	>4				
5	FOM	R	>16				
6	GM	R	>8				
7	IPM	R	>8				
22	VCM	S	≦2				
24	FMOX	R	>16				

注）判定基準はCLSI M100-S20に準拠

→ 感受性成績
　略号は化療学会に準拠.
　菌種により判定できないものはカテゴリーを記載しない.
　投与薬剤を追記.

図62　微生物検査報告伝票例

してMRSAなどの消長を把握できる週報や月報資料の作成といった疫学報告が義務化されている．

1) サーベイランス(epidemiological surveillance)

病院感染症の実態把握を目的とした病院感染サーベイランスとしてMRSA週報や月報資料の作成があげられる．**表37**にサーベイランスに必要な項目を例として示した．

2) 平時感染率

感染症疫学統計情報の目的は，平時にあっては自施設の検出菌動向の把握が中心であり，病院感染の平時感染率(ベースライン，baseline)設定と変動の把握を目的としている．

3) ターゲット・サーベイランス

特定の病棟においてベースラインを超えて感染症の発生がみられたり，特定の起因菌が病院全体として増加した場合にターゲット・サーベイランス(targeted surveillance)を行う．

表37に示すように，ターゲットサーベイランスは感染部位に応じて実施され，対象疾患には応じた感染対策ガイドラインに沿って感染対策が行われる．

4) 微生物検査情報のデータベース化と活用

微生物検査室は病院全体の起因菌状況を最も早く把握できるため，迅速に感染対策情報として活用する必要がある．病院情報システムは感染症情報の速報性が求められるが，それに加えて実現感染対策に資する最新のデータを常に提供できる機能を有することが重要である．微生物検査データに患者臨床データがリンクしたデータベースを利用して感染症疫学情報が作製されるが，これに必要な感染対策用の基本的データベース項目を**表38**に一覧した．微生物検査システムは業務システムとしての側面を有しており，検査精度管理，作業管理といった使いやすさの機能も重要である．

表37 感染症疫学統計情報(例)

1. 自施設の検出菌の動向を把握する
    1) 感染症の発生率
    $$感染率 = \frac{発生件数(保菌例を除く)}{対象条件(例：月間入院患者数)}$$
    2) アウトブレイクの推定と報告
    3) 耐性菌・感受性率の報告
2. 必要に応じ，ターゲットサーベイランスを実施する
   主な対象疾患
   ①血管カテーテル挿入患者における菌血症
   ②手術部位感染
   ③膀胱留置カテーテル挿入患者における尿路感染症
   ④呼吸器管理患者における肺炎　など

表38 感染症統計情報作成に必要な基本的データ

1. 患者属性
   受診日，患者ID，生年月日，年齢，性別，入院/外来，診療科，入院病棟，病室のベッド数，入院時病名または基礎疾患名，感染症名，既往歴，入院歴，手術歴，海外渡航歴
2. 臨床的異常所見項目
   発熱，悪寒，嘔吐，頭痛，発疹，血尿，下痢，項部硬直，胸部X線陰影など
3. 血液検査値
   白血球数，赤血球数，血小板数，ヘモグロビン，AST，LDH，BUN，総蛋白，CRP，PaO_2 など
4. ウイルス検査異常項目
   HBs抗体，HCVコア抗原，CMV抗原，インフルエンザ抗原など
5. 微生物検査値
   検査材料，鏡検，培養同定，薬剤感受性，β-D-グルカン，CDトキシンなど
6. 治療・処置
   使用抗菌薬，免疫抑制剤，IVH，気管内挿管など

c. 精度保証

1) 同定検査の精度管理

検査結果で得られた菌種名の精度は，技術的正確度と臨床的精度に区分される．先に述べたように，報告書に記載した菌名が感染症起因菌であるとは限らない．尿路感染症において細菌が 10^5 個/mL みられた場合，その菌種を正確に同定する精度と，その菌が起因菌であるか否かの精度は別である．

a) 参考菌株(reference strain)

菌種，病原性，抗原性および毒素産生能などが正しく保証されている参考菌株を用いて同定検査技術の確認を行う．同定結果の各性状を参考菌株

の既定の性状と比較して正しい検査結果であることを確認する．参考菌株は分類学上の命名基準株type strainでなくとも良い．参考菌株はATCC (American type culture collection), NBRC (biological resource center), NITEあるいは日本細菌学会などから入手できる．

b）培地のロット管理

自家製，市販を問わず作製または購入したときに，製品のロットごとに参考菌株を用いて発育・反応の正確性のチェックを行う．何らかの問題が認められたら原因を確認して解決するまで使用してはならない．

c）臨床的精度

分離された菌が感染症起因菌か否かを正しく決定することは困難であり，一定の確からしさを有する情報として臨床に報告する．臨床医による診断と治療は起因菌情報を参考値としながら各種の臨床検査情報を総合的に勘案して行われる．それゆえ，検査室と診療現場の連携を重ねることが起因菌の臨床的精度を高めることになる．

2）薬剤感受性の精度管理

薬剤感受性検査の精度管理は数値管理が可能なことから，参照菌株を用いた精度管理が行われる．大腸菌ATCC25922，緑膿菌ATCC27853および黄色ブドウ球菌ATCC29213などが精度管理用菌株として使用されている．

液体希釈法では参照菌株に規定されたMIC範囲内に収まるか否かで判断する．許容範囲を外れる場合は，抗菌薬の力価低下，接種菌量の過不足，培地および培養環境の異常，菌株の間違いなどが挙げられる．ディスク拡散法の精度管理も同様に行う．

精度管理範囲を外れる場合は成績を臨床に報告してはならない．これらの精度管理は日々行うとともに培地ロット変更時にも必ず実施する．

参考文献

1) 山中喜代治：新・カラーアトラス微生物検査．医菌薬出版，2009
   ※感染症検査の進め方，微生物検査の実践，感染症例集を写真中心にわかりやすく解説している
2) 山中喜代治：グラム染色．臨床微生物迅速診断研修会誌 1：81-90．2002
   ※グラム染色の解析，B＆M法の実践が記載されている
3) Garcia LS：Clinical Microbiology Procedures Handbook 3rd ed. American Society for Microbiology, Washington, DC, 2010
   ※臨床微生物検査全般についてその手技が詳細に記述され，微生物検査の標準的参考書である
4) 大楠清文：今知りたい臨床微生物検査実践ガイド，医菌薬出版，2012
   ※症例から学ぶ細菌同定法や細菌の分類学と同定について記述している
5) Clinical and Laboratory Standards Institute：Methods for dilution antimicrobial susceptibility tests for bacteria that grow aerobically；approved standard 9th ed. M07-A9. Clinical and Laboratory Standards Institute, 2012
   ※希釈法を用いた抗菌薬感受性試験法について記載されている．3年に一度更新される
6) Clinical and Laboratory Standards Institute：Performance standards for antimicrobial disk susceptibility tests；approved standard 11th ed. M02-A11. Clinical and Laboratory Standards Institute, 2012
   ※ディスク拡散法を用いた抗菌薬感受性試験法について記載されている．3年に一度更新される
7) Clinical and Laboratory Standards Institute：Performance standards for antimicrobial susceptibility testing；22nd ed. M100-S22. Clinical and Laboratory Standards Institute, 2012
   ※希釈法とディスク拡散法の判定基準値，精度管理基準値，各種耐性菌検査法が記載されている．毎年更新される
8) 小栗豊子：臨床微生物検査ハンドブック　第4版，三輪書店，2011
   ※臨床細菌学的検査全般的な手技が記述されている
9) 日本結核病学会：結核菌検査指針2007．結核予防会事業部，2007
   ※わが国における結核菌の検査法について掲載されている
10) Clinical and Laboratory Standards Institute：Susceptibility testing of Mycobacteria, Nocardiae, and other aerobic Actinomycetes；approved standard N24-A2. Clinical and Laboratory Standards Institute, 2011
    ※抗酸菌全般的な薬剤感受性試験方法が掲載されている
11) 山口英世，内田勝久（編）：真菌症診断のための検査ガイド．栄研化学，1994
    ※真菌の同定方法について記載されている
12) 田代眞人，牛島廣治（編）：ウイルス感染症の検査・診断スタンダード．羊土社，2011
    ※ウイルス感染症の臨床と検査法が記載されている
13) 山中喜代治（編）：新・カラーアトラス微生物検査．pp 55-71，医菌薬出版，2009
    ※微生物の要点項目についてカラー図譜を用いて解りやすく解説
14) 浅利誠志，他（編）：こんなときどうする？　実戦感染

管理．pp 211-232，金原出版，2011
※感染管理の実際について知っておくべき内容を具体的に記述

15) 菅野治重，他（編）：顕微鏡検査ハンドブック．pp 62-111，医学書院，2012
※血液形態学など臨床微生物学以外の他分野も網羅した顕微鏡検査の総合書

16) 長沢光章，他（編）：臨床検査技師のための病院感染対策の実践ガイド．pp 157-174，日本臨床衛生検査技師会，2008
※日本臨床衛生検査技師会が編集した臨床検査技師の視点からの感染対策ガイド

17) 木村　哲：感染対策の経済性．化学療法の領域．pp 103-106，医薬ジャーナル社，2004
※臨床微生物検査の意義と役割を医療費の観点から理解できる

18) 牧本清子：病院感染サーベイランス入門．メディカ出版，1999
※病院感染対策に必要な疫学統計の入門書であり実践指南書でもある

19) 一山　智，国立大学医学部附属病院感染対策協議会（編）：病院感染対策ガイドライン第3版．じほう，2012
※わが国における病院感染対策の総合ガイドライン．第3版からは臨床微生物検査に関する記述が加わった

III 医動物学

第13章 寄生虫学

学習のポイント

❶ 感染症といえばウイルスや細菌を思い浮かべるが，より高等な原生動物（原虫）や，より大型の蠕虫類もまたヒトに侵入し疾病を生じる．これら原生動物や蠕虫を総称して寄生虫とよんでいる．
❷ 寄生虫学においては，寄生虫の種類，感染の様式，病態，診断などを学習する．
❸ 寄生虫学にはヒトと密接に関連する衛生動物（衛生害虫）も含まれる．そのなかには感染症を媒介する動物群（ベクター）があり，また衛生動物性疾患も増加傾向にあり，これら動物についても学習する．
❹ 近年，感染症による死亡が減少し，一部の寄生虫症も激減したが，食を介する寄生虫症は現在でも存在し，一部の寄生虫症は風土病的にわが国に局在している．またエイズをはじめとする免疫不全に乗じて起こる日和見感染症やペットや家畜由来の人獣共通感染症（ズーノーシス）も起こっており，診断が難しい．一方，世界では，マラリアや住血吸虫症により年間百万人以上が死亡しており，さらに，海外での感染や外国人が持ち込む感染（輸入感染症）など，新たな問題も生じつつあるので，これら疾患についても学習する必要がある．
❺ 数年ごとに「感染症の予防及び感染症の患者に対する医療に関する法律（感染症法）」が改訂されており，そのなかには寄生虫疾患および寄生虫が媒介する18疾患が含まれており，ズーノーシスを含め，新興感染症や再興感染症が問題となっている．

文章を理解するためのキーワード

❶ **幼虫移行症**
ヒトを非固有宿主とする寄生虫幼虫が人体内に侵入，生存し，組織移行することに伴う病害をいう．内臓幼虫移行症と皮膚幼虫移行症があげられる．

❷ **人獣共通感染症**
（ズーノーシス，人畜共通感染症）
ヒトと脊椎動物とを行き来し，ヒトに病気を伝搬する医学上重要な疾患群をいう．動物由来感染症ともいう．ヒトに感染する病原体は1,400種類以上に及ぶが，そのうち動物を固有の自然宿主とする病原体が60%以上を占める．ヒトと野生動物・ペットとの接触が重要視されている．

❸ **日和見感染症**
健康なヒトでは感染症を起こさないような病原体が原因で発症する感染症である．細菌ではMRSA感染症，大腸菌感染症，緑膿菌感染症，セラチア感染症，クレブシエラ菌感染症，肺結核，レジオネラ肺炎など，真菌ではカンジダ症，アスペルギルス症，クリプトコッカス症，ニューモシスチス肺炎など，ウイルスではヘルペス感染症，サイトメガロウイルス感染症など，原虫ではトキソプラズマ症，クリプトスポリジウム症などがあげられる．

❹ 新興・再興感染症

世の中はGlobalizationの時代へと進み，ヒトの往来も頻繁なものとなっている．感染症は次第に減少しているものの決して問題がなくなったわけではない．過去20年間で新たに出現し，最近の研究の進展により新たに認識された疾患もあり，これが新興感染症である．またいったんは減少していたが再び増加してきた，あるいは薬剤耐性を獲得してきた感染症を再興感染症という．新興・再興感染症の3/4が動物由来感染症である．

❺ 輸入感染症特に輸入寄生虫症

諸外国との交流が頻繁になるに伴い，日本人が外国への出張や旅行で感染し，帰国後発病する疾患や外国人の旅行者，留学生，企業関連の従事者により持ち込まれる疾患特に寄生虫性疾患が近年増加している．

❻ 蠕虫（線虫・吸虫・条虫）

蠕虫は多細胞の真核生物でヒトへ感染してさまざまな疾患を引き起こす．単細胞の原虫（原生動物）に対比して用いられる群の総称である．このなかには線形動物門に属する線虫（雌雄異体，口から肛門までの消化器あり），扁形動物門に属する吸虫（雌雄同体，住血吸虫のみ雌雄異体，消化器は2分岐し盲端に終わる）および条虫（雌雄同体，消化管は退化）が含まれる．

❼ 原虫（原生動物）

原虫という言葉は蠕虫に対して用いられる群の総称で，単細胞真核生物である．この仲間には根足虫類（アメーバなど），鞭毛虫類（トリパノソーマなど），胞子虫類（マラリアなど），繊毛虫類（大腸バランチジウム）がある．運動器官としては鞭毛，繊毛，偽足などがある．分裂・増殖には無性生殖と有性生殖があり，前者には2分裂と多数分裂が，後者では雄と雌の生殖体ができ，受精する．普通栄養型と嚢子がみられるが，嚢子型を欠く原虫もある．

❽ 衛生動物

直接被害としてはヒトの体表に寄生したり，ヒトを刺咬したり，ヒトに伝染病を媒介したり，アレルギー物質またはその体内に保有する毒物（有毒物質）の注入，接触，摂取によってヒトに危害を及ぼす動物をいう．間接被害としては異物被害，食品被害，農業被害，衣料被害，建物被害，不快動物および異臭などである．

A 寄生虫学総論

寄生虫には原生動物（原虫），扁形動物の蠕虫（吸虫，条虫）及び線虫が含まれる．寄生虫感染症についてそれらの種類，病態，診断などを概説するとともに疾病媒介動物についても述べる．近年，わが国の疾病構造は著しく変化し，感染症による死亡が減少するとともに，一部の寄生虫症も激減したが，一方，水や食を介する寄生虫症など社会・文化的要因（例：生活習慣）による寄生虫症は現在もなおみられ，世界的にはマラリアや住血吸虫症だけでも年間百万人以上が死亡するという現実がみられる（表1）．さらに，海外での寄生虫症への感染（例：旅行者下痢症）およびそれら寄生虫症の国内への持ち込み（邦人や外国人，輸入感染症）など，新たな問題も生じつつある．

1. 寄生虫の分類 生物学的位置づけと命名

分類：Marguilisの5 Kingdom説
 1. 原核生物 2. 真核生物 a) 原生生物界 b) 菌類界 c) 植物界 d) 動物界．
 種名はリンネの二名法で記載．

表1 世界における寄生虫症

寄生虫名	感染者数	年間死亡数	文献（年）
マラリア	2.7億	127万	WHO（2004）
アフリカトリパノソーマ	30-50万	不明	WHO（2001）
クルーズトリパノソーマ	1300万	4.5万	TDR（2003）
リーシュマニア	1200万	不明	WHO（2000）
赤痢アメーバ	4800万	7万	WHO（1998）
ランブル鞭毛虫	2億	少数	Walsh（1979）
住血吸虫	2億	20万	TDR（2004）
糸状虫	1.2億	不明	WHO（2000）
回旋糸状虫	1,770万	不明	TDR（2003）
鉤虫*	13億	6.5万	WHO（2002）
回虫*	14.5億	6万	WHO（2002）
鞭虫*	10.5億	1万	WHO（2002）

* neglected disease

B 寄生虫の形態と生活史

1. 寄生虫の一般的形態

　原虫(protozoa)は単細胞真核生物に属する．栄養型と囊子，または栄養型のみ存在．感染型は前者では囊子，栄養型のみの場合は接触感染で直接感染．必要な機能(摂食，運動，代謝，生殖)などを行っている．

　原虫の代表的な4つの形態：根足虫類(アメーバ類)，鞭毛虫類(トリパノソーマ，ランブル鞭毛虫など)，胞子虫類(マラリア，トキソプラズマ，クリプトスポリジウムなど)，有毛虫類(大腸バランチジウム)．

　蠕虫(helminth)は条虫，線虫，吸虫よりなる．条虫では固着器官としての吸盤(sucker)，鉤(hook)を有するものがある．消化管を欠き，体表より栄養分を吸収する．一方，生殖器官は著しく発達する．線虫は消化管を有し，体外に酵素類を分泌する．雌雄異体で，自由生活線虫と寄生線虫に分かれる．また仲間には単為生殖を営むものがある．生活史をまっとうするため，大半の条虫や吸虫は中間宿主を必要とする．条虫や線虫の仲間では体内で自家感染により増殖するものがある．吸虫では消化管は肛門を有せず，盲管に終る．条虫と吸虫は雌雄同体である(例外は住血吸虫で雌雄異体)．条虫では幼虫，成虫を問わず石灰小体(同心円状の屈光する小体で実質の柔組織，外被の内側に存在する)があるが，六鉤幼虫にはない．

2. 寄生虫の生活史

　終宿主：その体内で最終発育をとげる宿主，またはその体内で寄生虫が有性生殖をとげる宿主．
　中間宿主(第一，第二)：その体内で成長過程の一部をとげる宿主．
　待機宿主：中間宿主と同じ立場であるが，必ずしもその体内で発育をとげない，また寄生虫の生活史にとって必須ではない．延長第二中間宿主ともいう．
　媒介者：宿主としてのヒトからみた場合，病気を運ぶ役割を果たす動物．

3. 寄生虫の生殖と発育

　無性生殖：二分裂，多数分裂，出芽．
　有性生殖：両性生殖(雌雄異体，雌雄同体)，単為生殖，幼生生殖．

4. 寄生虫の感染経路と疫学

　(1)感染源：顕性感染，日和見感染，潜在感染(潜伏感染)，保菌者(保虫者)carrier がある．抵抗力(免疫力)が弱いと日和見感染が成立，抵抗力が強いと高病原性となる．
　(2)感染型：幼虫包蔵卵，感染幼虫など．
・感染経路：経口感染，経皮感染，経胎盤感染，経粘膜感染，自家感染，
・性感染症：接触感染による．
・伝播方法：直接伝播(感染型がヒトからヒトへ)，間接伝播(機械的伝播，生物学的伝播)，伝播者，媒介者．
・エンデミック，エピデミック，パンデミック：エンデミック(endemic)とは地方病あるいは風土病，エピデミック(epidemic)とは小流行，パンデミック(pandemic)とは世界的大流行である．

5. 自然界における相互関係

　自由生活，相利共生，片利共生，寄生がある．
　寄生虫は，その種によって寄生する宿主の種類が決まっており〔寄生虫の宿主特異性(host specificity)〕，宿主・寄生虫相互関係(host-parasite relationship)がしばしば重要となる．固有宿主〔definitive host(好適宿主，感受性宿主，susceptible host)〕，非固有宿主〔undefinitive host(非好適宿主，非感受性宿主 non-susceptible host)〕に分けられ，ヒト以外の固有宿主〔(脊椎動物，保虫宿主(reservoir host)〕が感染源としての役割を果たす．

6. 寄生虫の進化, 適応

共進化：寄生虫と宿主は相互に淘汰し合い，共に進化してきた．

宿主転換，生理学的適応：大型寄生虫は少数の感染で最大数の子孫を残そうとする方向に進化してきたし，小型寄生虫は中間的な増殖力を示す方向に進化をとげた．

病原性の進化：寄生虫の側は宿主に対する病原性を次第に弱める方向に進化してきた．

C 寄生虫の病害

1. 寄生虫感染に対する宿主の反応と免疫

a. 宿主反応の惹起

1. 炎症反応(寄生虫が組織に侵入する場合しばしば炎症反応を惹起する．例：レフラー症候群，回虫の肺移行，ズビニ鉤虫の肺移行で起こる．)
2. (好酸球性)肉芽腫(虫体の周囲に好中球，好酸球やマクロファージなどが浸潤し虫体を包み込む，虫体が壊死していることが多く，ヒトを固有宿主としない寄生虫でしばしば起こる．例：アニサキス，イヌフィラリアの人体内寄生)
3. 結節(虫卵が毛細血管などに栓塞する．例：住血吸虫の虫卵)
4. 虫囊(虫体を宿主壁で包み込んで嚢を形成，例：肺吸虫)

b. 寄生虫に対する防御免疫

1. 自然免疫：無脊椎動物にもみられる．感染初期に重要．MHC 非拘束性．特異性・親和性は低い，Toll-like receptor(TLR)などで分子パターンを認識．免疫学的記憶はない．

   細胞因子：単球，マクロファージ，樹状細胞，好中球，NK 細胞，$\gamma\delta$-T 細胞，NKT 細胞，CD5 陽性 B 細胞．
   液性因子：補体，リゾチーム，サイトカイン．
2. 獲得免疫：抗原特異的で再感染防御と関連．MHC 拘束性．高い親和性でかつ特異的に抗原を認識する．免疫学的記憶があり，再感染時に短期間で増強される．細胞因子：APC，リンパ球(T 細胞，B 細胞など)，樹状細胞(cDC，pDC)．
   液性因子：抗体，サイトカイン．
3. 寄生虫抗原：寄生虫の体成分，体腔液あるいは寄生虫より分泌・排泄される抗原物質により宿主はしばしば反応し，好酸球などの細胞浸潤や IgE 産生の誘導を示す．
4. 排泄・分泌抗原(excretory-secretory antigen；ES antigen)：虫体由来の物質で TH2 反応を誘導する．特異的 IgE 抗体が誘導される．特に腸管寄生線虫類では粘膜防御反応(杯細胞，マスト細胞)が活発化する．
5. 体液性免疫(B cell Immunoglobulins)：抗体の関与する免疫を言う．
6. 細胞性免疫(即時型過敏症，遅延型過敏症)：リンパ球の関与する免疫を言う．

   体液性免疫と細胞性免疫の応答を誘導する物質を抗原(antigens)あるいは免疫原(immunogens)と言う．抗原となりうる物質は普通蛋白質である．即時型アレルギーは体液性免疫が，遅延型アレルギーは細胞性免疫が関係している．

2. 寄生虫の免疫学的排除からのエスケープ機構

1. 寄生虫の免疫回避機構：抗原変異，分子模倣(宿主抗原との類似化；molecular mimicry)，宿主免疫系の抑制．
2. 寄生虫に対する防御機構．
3. 原虫に対する防御反応：随伴免疫(premunition)．
4. 蠕虫に対する防御反応：好酸球増多，好酸球性肉芽腫，IgE 抗体反応．

3. 寄生虫および寄生虫感染の分子生物学

その寄生虫特有の構成成分が分泌・排泄，あるいは侵入時に大きな役割を演じる場合，これを解析し，宿主における感染症発現をコントロールまたは有効な薬剤を開発しようという技術ができてきている．〔例：ワクチン（感染防御），RNAi（薬剤の開発）など〕

4. 寄生虫の棲息場所

外部皮膚寄生，内部臓器・組織寄生，異所寄生，迷入，転移．

5. 寄生虫の病原性と病態

組織反応：好酸球浸潤，レフラー（Löffler）症候群；機械的閉塞，虫卵塞栓，科学的影響：栄養，社会的損失，発癌，日和見感染に関与．

6. 幼虫移行症（larva migrans）

ヒト以外の動物を固有宿主とする寄生虫の感染型がヒトに侵入した場合，成虫には発育できず幼虫のままヒト体内を移行し種々の症状を引き起こす．このような疾患群を幼虫移行症という．内臓幼虫移行症（visceral larva migrans），皮膚幼虫移行症（cutaneous larva migrans）がある．

7. 人獣（畜）共通感染症（ズーノーシス，zoonosis, 動物由来感染症ともいう）

ヒトと脊椎動物と共通して感染する医学上重要な疾患群である（FAOおよびWHOの定義による）．寄生虫に限らず細菌，ウイルス，リケッチアなど広範囲の病原体を含む．世界で122疾患以上知られ，そのうち寄生虫疾患が45を占める．

8. 日和見感染症（opportunistic infection）

健常者には感染しないか，感染しても発病しない（潜在感染）もしくは発病しても自然治癒するような病原体が，免疫力が低下したヒトに対して著しく重症の感染症を生じるもの．背景要因として，①未熟児，老人，低栄養，②白血病，リンパ腫，エイズなど，③免疫抑制剤の投与，ステロイド剤の使用などがある．

また日和見感染を起こす寄生虫としてニューモシスチス・ジロベッチイ，トキソプラズマ，クリプトスポリジウム，ランブル鞭毛虫，糞線虫，ヒゼンダニなどがあげられる．

9. 新興・再興感染症（emerging and reemerging infections）

新たに出現した，再現してきた，あるいは薬剤耐性を獲得してきた感染症で，その人類における発生率が過去20年間の間に増加し，またはその発生率が近い将来増加する恐れのあるものをいう．背景要因として，①公衆衛生基盤の不備，感染症対策の後退，②人口増と都市集中，③ヒト，動物，物資の高速大量移動，④自然生態系の変化，開発，⑤地球温暖化，⑥新型病原体の出現，薬剤耐性の獲得がある．

- 新興感染症：クリプトスポリジウム症，サイクロスポーラ症，ウエストナイル熱，日本紅斑熱，ライム病など．
- 再興感染症：アメーバ赤痢，ジアルジア症，マラリア，住血吸虫症，エキノコックス症，ペスト，ツツガムシ病，デング熱など．

10. 輸入感染症（特に輸入寄生虫症）〔imported diseases (imported parasitic diseases)〕

近年，わが国と諸外国との交流が頻繁になるのに伴い，輸入感染症（輸入寄生虫症）が増加している．マラリア，アメーバ赤痢，ジアルジア症，サ

イクロスポーラ症，クリプトスポリジウム症，フィラリア症，住血吸虫症，無鉤条虫症，トコジラミ症などがあげられる．

D 線虫類

1. 形態

長さ：大きさはさまざまで2mmぐらいから1mにも達する．雌雄異体で雌のほうが雄よりも大きい．
外形：線状（円筒形）で細長い．断面は円形．
体壁：外側から角皮，角皮下層，筋肉（筋細胞），横紋理．
断面：筋細胞の間に縦走索（背索，腹索），側索．
筋肉：筋細胞の型（横断面）で全筋細胞型（鞭虫科），多筋細胞型（回虫科），部分筋細胞型（鉤虫科，蟯虫科）の3つに分かれる（図1）．
体腔：擬体腔，体腔液充満．
　消化管，排泄系，神経系，生殖系を有する．
消化管：口腔，口唇，歯，食道，食道球，腸管，直腸，肛門，総排泄腔（雄）．
分泌腺：食道腺，アンフィッド腺，排泄腺．
排泄系：側索内側管，排泄嚢，排泄管，排泄孔．雌の肛門は腹側，雄は肛門と生殖孔が合体して総排泄腔を形成．
神経系：神経輪（食道中央部），神経管，アンフィッド腺（分泌・感覚機能），ファスミッド（尾端，感覚機能），感覚乳頭（接触感覚，口部，頸部，生殖孔付近）．
生殖系：［雄］精巣，輸精管，貯精嚢，射精管，交接刺，副交接刺（導刺帯），交接嚢．［雌］卵巣，輸卵管，受精嚢，子宮，排卵管，腟，陰門（図1）．
生活史：虫卵⇒（幼虫包蔵卵）⇒一期幼虫⇒二期幼虫⇒三期幼虫（感染幼虫（ここまで体外または中間宿主内）⇒四期幼虫⇒五期幼虫（終宿主内）と発育．

2. 回虫（*Ascaris lumbricoides*）

1）疫学
感染者数約10億人で最も多い．熱帯・亜熱帯地域，特に東南アジアで人口の7〜8割，アフリカや中南米で3〜5割が感染．

2）病原体（図1，2）
小腸寄生．体長20〜30cmの大型線虫．成虫頭部には3つの口唇があり，4期幼虫になればできてくる．雄の尾端は曲がっている．虫卵（受精卵）は円形で黄褐色，蛋白膜でコートされている．蛋白膜がとれた場合は無色．便中に**受精卵**と**不受精卵**が検出される．不受精卵は縦に長く，左右非対称で蛋白膜が薄く発育できない（雄のみ寄生，または雄がまだ若いときは受精できない）．受精卵の大きさ：50〜70μm×40〜50μm，不受精卵の大きさ：63〜98μm×40〜60μm．

感染型：幼虫包蔵卵（虫卵の中で幼虫ができるまで外界で3〜4週間かかる）．
感染経路：幼虫包蔵卵の経口感染．
回虫の**体内移行経路**：小腸で孵化，門脈系⇒肝

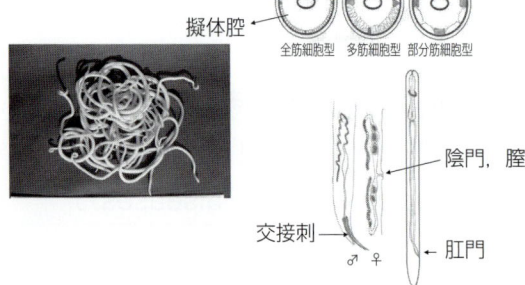

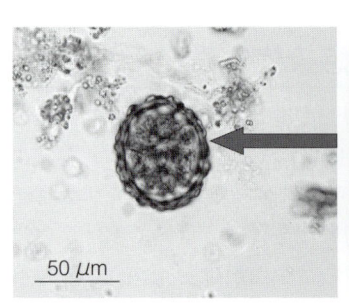

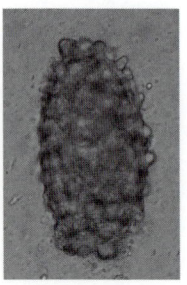

図1 回虫成虫と線虫の構造

図2 回虫
左：受精卵，右：不受精卵．（カラー図譜86参照）

臓⇒肺（10〜14 日）⇒口腔⇒小腸成虫になるまで 2〜3 か月．虫体の寿命は大体 1〜2 年．

3）臨床的特徴

少数寄生の場合は無症状，多数寄生すると発熱，急性腹症，腸閉塞（イレウス），胆管迷入・胆管炎（少数寄生でも起こる），発育障害，レフラー症候群（喘息，幼虫が肺で発育するとき，X 線上一過性の肺浸潤，末梢血好酸球増多）．海外渡航，輸入有機野菜の摂取，国内での有機野菜栽培で感染リスクが上昇．

4）検査

検便で虫卵検出，口または肛門からの虫体の排出，同定．X 線胃腸透視，小腸内視鏡で成虫寄生状況観察，摘出．

5）治療

ピランテルパモエート，メベンダゾール*．

6）予防

汚染地では生水，生野菜には火をとおす．有機野菜を食する場合は水洗を十分にする．海外からの輸入野菜にも気をつける．

3．鞭虫（Trichuris trichiura）

1）疫学

世界で 5 億人．熱帯から亜熱帯地方の高温多湿の地域．

2）病原体（図 3）

大腸特に盲腸寄生．頭部（細い）を粘膜に刺入．体長 3〜5 cm の線虫．鞭のような形．雄の尾端は曲がっている．虫卵は岐阜提灯様，色は濃褐色．大きさ：40〜50 μm×22〜23 μm．虫体の寿命は数年か？

---

*：厚労省 orphan drug（稀少疾病治療薬），あるいは本邦で入手できない薬剤．くわしい内容は随時更新される電子版のホームページ http://www.med.miyazaki-u.ac.jp/parasitology/orphan/index.html から入手できる．

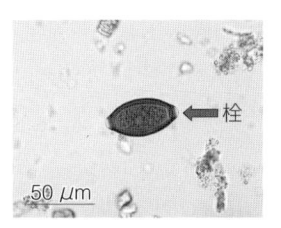

図 3　鞭虫卵
（カラー図譜 87 参照）

感染型：幼虫包蔵卵．
感染経路：幼虫包蔵卵の経口感染．

3）臨床的特徴

少数寄生ではほとんど症状はない．多数寄生すると大腸・盲腸の表在性粘膜の炎症で侵襲を伴う腹痛，赤痢様下痢，血便，異食症，貧血．特に小児では重症になると激しい水様性または粘液性下痢，貧血，脱水症状をきたす．

4）検査

検便で虫卵検出．大腸内視鏡で成虫観察，摘出．組織切片の断面では食道近辺にスティコソームを認める．

5）治療

メベンダゾール．

6）予防

生水，生野菜は火を通す．有機野菜を食する場合は水洗を十分にする．海外からの輸入野菜にも気をつける．

他に鞭虫の仲間に肝毛頭虫（*Capillaria hepatica*），フィリピン毛細虫（*Capillaria philippinensis*）がある．前者はネズミの肝実質内に寄生するが，人体寄生例もある（ヒトでも組織内寄生するが，糞便内に虫卵のみられる一過性の例もある）．一方後者はフィリピン・ルソン島で流行，タイ，イラン，エジプト，台湾，韓国に分布し，日本でも報告あり．雄 1.5〜3.9 mm，雌 2.3〜5.3 mm．小腸粘膜内に寄生．虫卵の大きさ 36〜45 μm×18〜22 μm．虫卵以外に幼虫も産出．自家感染で

症状増悪．下痢，吸収不良，体重減少，放置すると死に至る．淡水魚が中間宿主（シロウオの踊り食いか）で，渡り鳥が終宿主で伝播される．

4. 蟯虫（Enterobius vermicularis）

1）疫学

全世界，熱帯・亜熱帯より温帯の衛生状態の悪い所や人口密集地．全世界で約2億人が感染．成虫は盲腸寄生．小児に多いが，成人でも見つかる．家族感染や保育園，幼稚園での感染が多い．

2）病原体（図4, 5）

体長5～13 mmの線虫．雄の尾端は曲がっている．

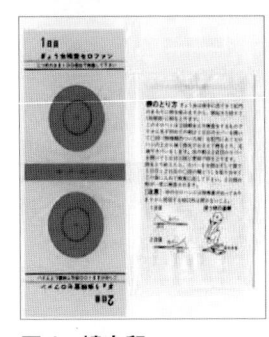

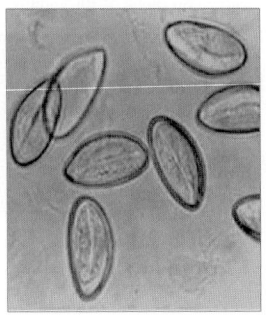

図4 蟯虫卵
（カラー図譜88参照）

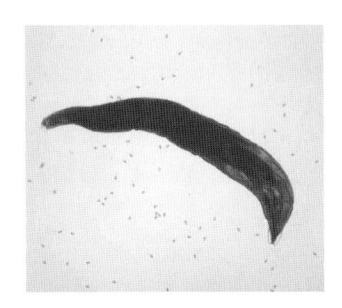

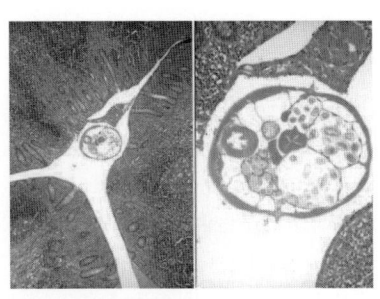

図5 蟯虫雌成虫と虫垂病理切片
（HE染色）

虫卵：柿の種状，無色．大きさは45～50 μm×25～30 μm．産卵は夜間肛門に出て来て産卵し，雌はその後死滅する．

感染型：幼虫包蔵卵．比較的短時間（6時間ぐらい）で幼虫が形成される．

感染経路：幼虫包蔵卵の経口感染．2～3週間で成虫になり，7～8週間後に産卵．

3）臨床的特徴

多数寄生により小潰瘍や粘膜の出血を生じるが，少数寄生では無症状．雌成虫の産卵により肛門の搔痒感，会陰部のただれ，湿疹，不眠，指しゃぶりなど神経・精神障害など．時に虫垂に侵入して虫垂炎を起こすことがある（図5）．盲腸にとどまらず，膀胱炎，腹膜炎，腹部臓器の肉芽腫も起こす．また雌成虫が腔から女性の内部生殖器に侵入したり，皮膚上で孵化した幼虫が，宿主の肛門から腸管に侵入して盲腸にたどり着き寄生することもある（逆行性感染）．

4）検査

スコッチテープ法（セロファンテープ法）anal swab：虫卵は染色液で青く染まっている．組織切片の虫体断面では角皮上に棘状の側翼がみられる．1回の検査では検出率が低いので少なくとも3日間連続して行う．大腸内視鏡で生検．

5）治療

ピランテルパモエート，メベンダゾール．

6）感染対策

家庭内や幼稚園等で感染が起こるので部屋の掃除を十分行う．また下着や敷布を清潔にし，爪を切り，手をきれいにする習慣をつける．駆虫は施設や家庭で一斉に行う（集団駆虫）ことが望ましい．

5. 鉤虫類（Ancylostoma spp.）またば（hookworm）

1）疫学

世界で8億人．体長約1 cmの線虫．吸血性が

ある（鉤虫1匹あたり1日0.01〜0.02 ml吸血する）．農村部に分布．

a) ズビニ鉤虫（ヒトが固有宿主）(*Ancylostoma duodenale*)

全世界特にアジア，地中海沿岸に分布．日本ではほぼ全域．固定するとC字型になる．

b) アメリカ鉤虫（ヒトが固有宿主）(*Necator americanus*)

全世界特にアフリカ，アメリカ，アジアに分布．日本では全域特に南西温暖地域．固定すると乙字型になる．

c) セイロン鉤虫（イヌ，ネコ，ヒトが固有宿主）(*Ancylostoma ceylanicum*)

日本では奄美・沖縄地方．

d) ブラジル鉤虫（イヌ，ネコが固有宿主，ヒトは非固有宿主で幼虫皮膚爬行症を生じる）(*Ancylostoma brasiliense*)

動物園のイヌ・ネコ科動物に寄生．マレーシア，シンガポール，スリランカ，ブラジル，キューバ，北米フロリダ，南アフリカ共和国で人体例が報告．

e) イヌ鉤虫（イヌが固有宿主，ヒトは非固有宿主で幼虫皮膚爬行症を生じる）(*Ancylostoma caninum*)

最近イヌの感染がほとんどみられない．

セイロン鉤虫，ブラジル鉤虫，イヌ鉤虫の症状は搔痒を伴う線状爬行疹である．人体内での幼虫の大きさは1 mm以下．渡航先，臨床経過，臨床症状および病理組織学的所見より診断する．人体内での大きさは1 mm以下である．自然治癒もあり治療を必ずしも必要としないが，サイアベンダゾールが使われる．

以下ズビニ鉤虫とアメリカ鉤虫を中心に詳述する．

2) 病原体（図6〜10）

成虫は口腔内に歯牙（ズビニ鉤虫，セイロン鉤虫，イヌ鉤虫，ブラジル鉤虫）または歯板（アメリカ鉤虫）を有する．虫卵の大きさ：50〜60 μm×40〜45 μm．無色．感染幼虫の大きさ：600〜750 μm×25 μm．成虫寄生部位：十二指腸，空腸．

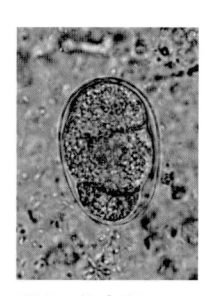

図6　鉤虫卵

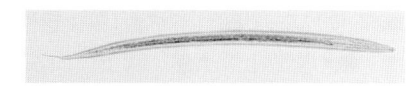

図7　鉤虫（セイロン鉤虫）感染幼虫

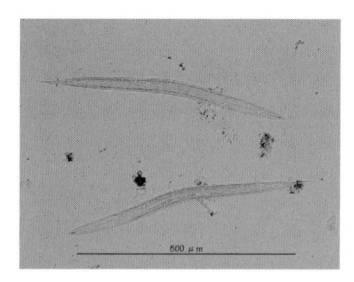

図8　アメリカ鉤虫感染幼虫

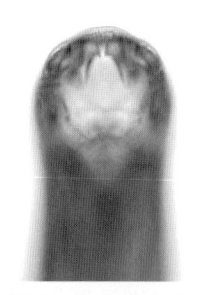

図9　鉤虫成虫（セイロン鉤虫）頭部

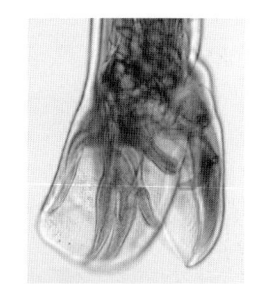

図10　鉤虫成虫（セイロン鉤虫）雄交接囊

成虫の寿命は2〜3年．

感染型と感染経路：3期幼虫（感染幼虫，虫卵から外界で4〜5日して感染幼虫になる）の経皮感染，経口感染．

生活史：体内移行　感染幼虫（ズビニ鉤虫のみ）⇒経口⇒小腸⇒門脈⇒肝臓⇒肺（1週間，若菜病，レフレル症候群，喘息様の咳）⇒口腔⇒小腸1〜

1.5か月で成虫になる.

アメリカ鉤虫は経皮感染，経口腔粘膜感染も起こす．アメリカ鉤虫は若菜病を起こさない．アメリカ鉤虫では症状は軽い(吸血量がズビニ鉤虫に比べ少ない)．ズビニ鉤虫も経皮感染を起こすが，この場合も若菜病を起こさない．経皮感染の場合は点状皮膚炎を起こす.

3) 臨床的特徴

皮膚炎(経皮感染の場合)，貧血(鉄欠乏性貧血)⇒異食症，爪の変形と若菜病．鉤虫による吸血量よりも離れる時の失血がより多い(血液凝固阻止酵素分泌のため).

4) 検査

検便(4細胞期)，便培養(濾紙培養法　原田・森法)，飽和食塩水浮遊法(虫卵の比重が小さいため．ズビニ鉤虫とアメリカ鉤虫の感染幼虫は培養後区別可能．アメリカ鉤虫の感染幼虫の食道部は槍形構造を示す．また成虫の口腔の構造(歯牙の歯の数や歯板)および雌雄成虫の尾端や交接嚢の違いにより種別可能である．小腸内視鏡で観察，摘出.

5) 治療

ピランテルパモエート，メベンダゾール.

6) 感染対策

生野菜の摂食，裸足での作業・行動を慎む.

他に毛様線虫類(Trichostrongylus spp.)がある．東洋毛様線虫(Trichostrongylus orientalis)が主にヒトに感染．アジア，中近東，日本では東北・北陸地方に多かったが，最近激減．むしろ輸入感染症として重要．他の草食獣に多く感染が見られる種類がヒトにも感染．体長約0.5 cmの線虫．虫卵は鉤虫卵に比べ大きい．虫卵は桑実期で無色．大きさ：$75〜91\mu m \times 39〜47\mu m$．虫卵摂取後2〜4週間で成虫となる．感染幼虫の長さは$850\mu m$位．便培養後の感染幼虫では各側8個の腸管細胞が明瞭で鉤虫と区別可能．十二指腸，空腸に寄生．感染は3期幼虫の経口感染．多数寄生すると腹痛，下痢．診断は検便，飽和食塩水浮遊法，便培養．対策は鉤虫に類似.

6. 糞線虫類(Strongyloides spp.)

1) 疫学

ヒトに感染するのは糞線虫(Strongyloides stercoralis)である．熱帯・亜熱帯に分布．日本では奄美・沖縄．寄生は数十年に及ぶことがある.

2) 病原体(図11)

寄生世代と自由生活世代があり，寄生成虫は雌のみ($2.2〜2.5 \times 0.04〜0.05$ mm)で，単為生殖を行う．自由世代の成虫には雌雄がある.

環境が悪いとフィラリア型幼虫になり(直接発育)，環境がよいと自由生活世代となり雄(0.7 mm)，雌(1 mm)が形成され受精して産卵し，ラブディティス型幼虫($400\mu m$位)からフィラリア型幼虫($600\mu m$ぐらい)になりヒトに経皮感染する．ヒトでは自由生活世代は一度だけ行われる.

ヒトの小腸粘膜の成虫⇒粘膜内に産卵⇒糞便内にラブディティス型幼虫が出てくる⇒外界でフィラリア型幼虫となり，これがヒトの皮膚より経皮感染する.

ヒトに感染すると血流に乗り肺に移行し，次いで気管，食道，胃を経て小腸に達し成虫となる.

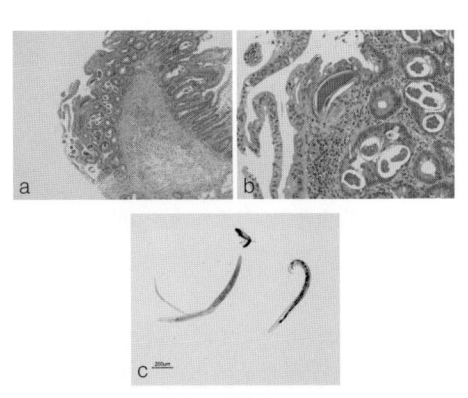

図11　糞線虫感染小腸組織と各種幼虫と自由生活世代の成虫
(HE染色，低倍と高倍)(a：感染幼虫，b：自由生活世代雌虫，c：自由生活世代雄虫)

体長2～2.5 mmの線虫．寄生部位：十二指腸，空腸粘膜内．自家感染で増殖(図11).

感染型と感染経路：3期幼虫の経皮感染．

特異な生活史：寄生世代は単為生殖，自由生活世代に有性生殖を行う．

3）臨床的特徴

頑固な下痢や宿主免疫力の低下では自家感染が亢進し重症化する．

全身性播種性糞線虫症・過剰感染症候群(日和見感染)：成人T細胞白血病ATL(HTLV-1ウイルス)，AIDS患者で重篤．腹部皮下の小出血や肺炎，髄膜炎，敗血症を合併する．HTLV-1 carrierとの関係が指摘されている．

4）検査

検便(幼虫で出てくるが，下痢のひどいときは虫卵出てくる)，便培養(原田・森法，鉤虫や東洋毛様線虫の感染幼虫と区別できる．糞線虫の感染幼虫の食道は長く体長のおよそ半分を占め，尾端は切れ込んでいる)．寒天平板による幼虫の軌跡と幼虫検出．小腸内視鏡による観察．

5）治療

イベルメクチンが安全性，有効性とも抜きん出ている．他にアルベンダゾール*，メベンダゾール*．

6）感染対策

裸足での作業は慎む．

7. 旋毛虫類 (*Trichinella* spp.)

1）疫学

寄生虫：旋毛虫(*Trichinella spiralis*)が主にヒトに感染．世界，特に欧米に分布し，患者も多い．日本では*T. britovi*, *T. nativa*という種類がヒトに感染しているという．

2）病原体(図12)

成虫は体長1.5～3 mmの線虫．寄生部位：成虫は小腸寄生．成虫から産下された幼虫は骨格筋細胞内寄生．最近の研究では8種類あり，遺伝子型で12種に分けられている．感染期幼虫に寄生された筋肉細胞の周囲がコラーゲンで被嚢される種とされない種に大きく分けられる．

感染型と感染源：筋肉幼虫(ブタ肉，クマ肉-中国で感染など)．

家畜のブタとネズミでサイクルが回り，イヌやネコも関与．自然界では捕食によって野生動物(クマ，ブタ，ネズミなど)の間でも生活環を維持している．台湾で亀の筋肉の捕食で感染した事例が報告された．

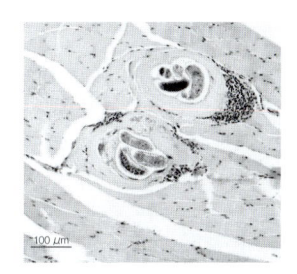

図12 旋毛虫幼虫
(HE染色，マウス筋肉切片)

3）臨床的特徴

発熱，下痢(感染1～2週後成虫寄生による．成虫は幼虫を産出し体内の横紋筋にばら撒かれたあと，死滅する)，筋炎，好酸球増多症(感染2～6週後，急激な筋肉痛)，全身浮腫，貧血，心不全，肺炎，痛みを伴う上眼瞼浮腫，結膜下・網膜出血，眼痛，羞明，口渇，発汗，戦慄，虚脱(感染6週以後)．

4）検査

摂食歴の問診，抗酸球増多．筋生検による幼虫の検出，血清診断．

5）治療

サイアベンダゾール*，アルベンダゾール，メベンダゾール．ステロイド剤との併用．

6）感染対策

輸入ブタ生ハムや獣肉特にクマ肉の生食は避ける．冷凍には被嚢幼虫は強いので食べる前はよく火を通す．

8. フィラリア類（糸状虫類）(Filaria)

a. バンクロフト糸状虫(*Wuchereria bancrofti*)とマレー糸状虫(*Brugia malayi*)

1）疫学

感染者は3億人くらい．蚊（ネッタイシマカ，アカイエカなど，吸血後，蚊の中でミクロフィラリアから感染幼虫に発育する，これが再び吸血時にヒトに感染）が媒介．終宿主のリンパ節で成虫となる．亜熱帯，熱帯地域に分布．マレー糸状虫はアジア．バンクロフト糸状虫のミクロフィラリアの大きさは244〜296 μm．マレー糸状虫ミクロフィラリアの大きさは177〜230 μmで，尾端に核がある．共に有鞘．

2）病原体（図13, 14）

成虫の大きさは数cm〜十数cmぐらいの細い白色の線虫．胎生（ミクロフィラリアを産出）．他にチモール糸状虫(*Brugia timori*)がある．

3）臨床的特徴

バンクロフト糸状虫症とマレー糸状虫症（リンパ管フィラリア症）．

急性期：不定期な**発熱発作**（クサフルイ）．一部の患者ではオカルトフィラリア症を起こすことがある．熱帯性肺好酸球浸潤（増加症）の原因になる．患者は喘息を伴うびまん性肺浸潤と末梢血好酸球増多．ミクロフィラリアおよび寄生虫抗原は排除される．

慢性期：陰嚢水腫，皮膚の発赤・腫脹・浮腫→**象皮症**，乳び尿（尿にリンパ液が混入）（マレー糸状虫症では陰嚢水腫がみられない）．

ミクロフィラリアの**夜間定期出現性**：ツルヌスまたはペリオディシティという．地域性があり，ミクロフィラリアの定期出現性がない地域もあったり，昼間に出現性があるものあり（蚊も昼間吸血に来る）．

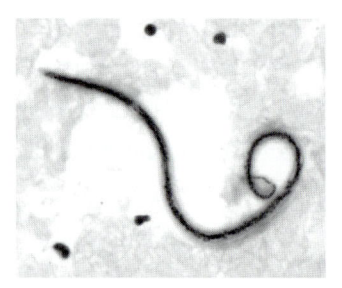

図13 バンクロフト糸状虫ミクロフィラリア
ギムザ染色．（カラー図譜89参照）

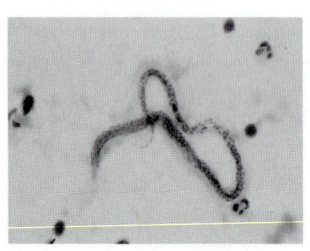

図14 マレー糸状虫ミクロフィラリア
ギムザ染色．（カラー図譜90参照）

4）検査

ミクロフィラリアの検査：感染後1〜5年くらいで夜間採血．

駆虫薬であるジエチルカルバマジンを投与すると昼間でも肺の毛細血管から末梢に出てくる．少ないときは集中法を行う(Knott法)．

血液検査（夜間）によるミクロフィラリアの検出，イムノクロマト法(ICT)による抗原検査，尿からのIgG_4検出．

臨床診断：リンパ管造影，逆行性腎盂造影．

5）治療

ジエチルカルバマジン，イベルメクチン．糸状虫体内の細胞内に*Wolbachia*という細菌が共棲しているのでドキシサイクリンなど抗生物質が期待されている．

6) 感染対策

流行地では蚊に刺されないようにする.

b. 常在糸状虫(Mansonella perstans)
(図15)

病原性はあまりない. 定期出現性なし. 媒介はヌカカ.

アフリカに分布. 比較的軽症で, めまい, 肢痛, 皮膚掻痒程度.

ミクロフィラリアの大きさ：190～200 μm と小さい. 無鞘.

c. 回旋糸状虫(オンコセルカ)
(Onchocerca volvulus)

1) 疫学と病原体(図16)

中南米, アフリカ中央部に分布. 患者は約1,750万とも2,500万人ともいわれる. 輸入感染例あり, また最近, 日本で動物由来のオンコセルカ属の虫体がヒトに感染. 人体内成虫寄生部位は皮下組織. ブユが媒介. ミクロフィラリアは皮下結合組織内に出現する. 大きさは250 μm で無鞘.

2) 臨床的特徴

皮下結節(皮下腫瘤)はオンコセルコマータとかハンギンググロインとよばれる. 皮膚炎, 盲目(河川盲目症)など. 中南米ではロブレス病といわれる.

3) 検査

皮下腫瘤からの虫体除去, 皮膚片からのミクロフィラリアの検出(皮膚生検 skin snip 法).

4) 治療

イベルメクチン. 糸状虫体内の細胞内に *Wolbachia* という細菌が共棲しているのでドキシサイクリンなど抗生物質が期待されている.

5) 感染対策

流行地ではブユに咬まれないようにする.

d. ロア糸状虫(Loa loa)

1) 疫学と病原体

アフリカ中・西部に分布. ヒトの眼結膜, 皮下に寄生. アブが媒介. ミクロフィラリアは昼間末梢血中に見られる. 大きさ：250～300 μm で有鞘. 成虫は2～7 cm.

2) 臨床的特徴

遊走性腫瘤(眼下, 皮下), 線状で動く. 異なる場所に再び遭遇. 好酸球性カラバール(Calabar)腫脹.

3) 検査

末梢血からのミクロフィラリアの検出.

4) 治療

外科的摘出かイベルメクチン, アルベンダゾール, ジエチルカルバマジン.

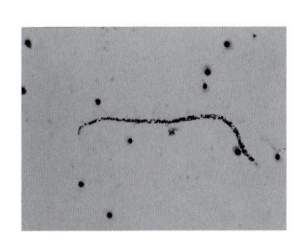

図15 常在糸状虫ミクロフィラリア
ギムザ染色. (カラー図譜91参照)

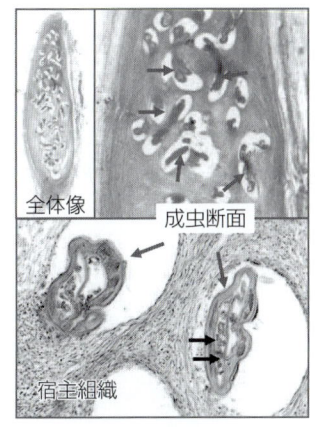

図16 回旋糸状虫とその皮下結節組織切片
HE染色. (↑:成虫断面；⇈:子宮内ミクロフィラリア)

5) 感染対策

流行地ではアブに咬まれないようにする.

e. イヌ糸状虫(Dirofilaria immitis)

1) 疫学と病原体(図17)

終宿主はイヌ, ネコ. 世界中に分布. 成虫の大きさは10〜30 cm. ヒトは非固有宿主で幼若成虫が寄生. わが国では人体例が120例ぐらい.

人体内：肺(小動脈), 皮下組織, 眼球. 稀に腹腔.
イヌ：右心房, 右心室, 肺動脈(成虫). 蚊(イエカ, ヤブカ)が媒介.
ミクロフィラリア：末梢血中(ヒトではみられない).

2) 臨床的特徴

ヒト体内では幼若成虫で早晩死滅, 無症状の肺銭型陰影 coin lesion(肺梗塞を起こしている), 皮下腫瘤, 皮膚爬行症など(幼虫移行症の1つ).

3) 検査

ミクロフィラリアは産生されないので血液塗抹標本ギムザ(Giemsa)染色は無効. 肺胸部X線, 血清診断および病理切片による.

4) 治療

外科的摘出. 薬物治療としてジエチルカルバマジン, イベルメクチン.

5) 感染対策

蚊に刺されないようにする. イヌが終宿主なので, イヌで感染が濃厚な地域では蚊からの感染に気をつける.

Dirofilaria 属には近縁種で人体寄生として *Dirofilaria repens*(イヌ, 皮下織寄生), *Dirofilaria tenuis*(アライグマ, 皮下織寄生), *Dirofilaria ursi*(クマ, 皮下織寄生)がある. その他, オザード糸状虫(*Mansonella ozzardi*)(胸腔や腹腔寄生, 中南米とカリブ海諸国に分布), *Mansonella streptocerca*(皮膚寄生, アフリカ)が知られている.

f. その他

東洋眼虫(*Thelazia callipaeda*；図18)：アジア地域に多い. 日本では九州を中心に100例くらい. 雌雄成虫の大きさは3〜16 mmくらいで白色.
中間宿主：メマトイ(ショウジョウバエの仲間)涙や眼脂を舐めるとき幼虫を摂取し, 幼虫は体内で発育して感染幼虫になり, その後終宿主に伝播される.
終宿主：イヌ, ネコ, ヒト. 寄生部位：結膜嚢. 異物感, 結膜充血, 眼瞼腫脹, 眼脂を認める.

メジナ虫(*Dracunculus medinensis*)(ギニア虫 Guinea worm)：アフリカ, 中近東, アジアの比較的乾燥地帯に分布していたが, 中近東とインドでは流行が終息, アフリカのマリ, スーダンではいまだに患者がみられる. わが国では1985年輸入第1例が報告されたが, 稀である. 雄3〜4 cm, 雌70〜120 cmと長い. **皮下寄生**(下肢に多い)で中間宿主はケンミジンコ, 感染経路はケンミジンコの経口感染. 潜伏期は1〜1.5か月. 水疱, 皮膚の潰瘍. 疼痛がみられ, 二次感染に気を付ける. 下肢をオアシスの水に漬けると皮膚に潰瘍中の雌成虫は頭部を外に出し水中に産卵する. 足を水から離すと雌成虫は再び皮下組織に戻る.

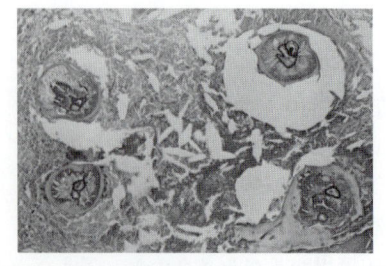

図17 イヌ糸状虫の幼若成虫感染ヒト肺
HE染色.

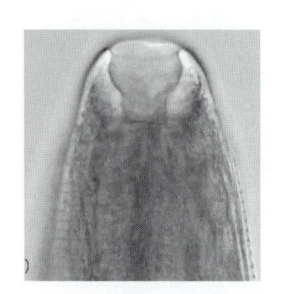

図18 東洋眼虫の成虫頭部

治療は虫体の長期に渡る気長な巻き取り．予防は井戸掘削，飲み水供給(飲用水をフィルターで濾過しミジンコを除き飲料水を浄化する．

その他，体節を持たず，雌雄異体で，体の前端に吻(proboscis)があり，表面には鉤を有し，胃や小腸など粘膜内に刺入する鉤頭虫類が知られている．また哺乳類に寄生する旋尾虫目(Spirurida)に属するゴンギロネマ(Gongylonema；食道虫)も報告されている．

E 幼線虫類

1. 幼虫移行症の概念

動物を固有宿主とする寄生虫がヒトに感染したとき幼虫が種々の臓器や組織の中に滞留し，あるいは移動して症状を引き起こす寄生虫疾患をいう．その体内で成虫にまで発育でき正規の体内移行経路の中で幼虫が組織寄生した場合は幼虫移行症とはいわない．幼虫移行症(larva migrans)には，①内臓幼虫移行症，②皮膚幼虫移行症がある．内臓幼虫移行症を起こす線虫類は①アニサキス幼虫，②ブタ・イヌ・ネコ・アライグマ回虫，③広東住血線虫，④有棘顎口虫，⑤旋尾線虫，⑥イヌ糸状虫，皮膚幼虫移行症を起こす線虫類は①有棘・剛棘・ドロレス・日本顎口虫，②旋尾線虫，③動物由来の鉤虫，④イヌ糸状虫である．動物由来の鉤虫およびイヌ糸状虫は前述したので省く．

2. ブタ・イヌ・ネコ回虫

a. ブタ回虫(Ascaris suum)，ブタ回虫症(Ascariasis suum)

1) 疫学
南九州を中心としてヒトの感染が指摘．

2) 病原体
幼虫包蔵卵の経口感染による．形態学的にヒトの回虫と区別できない．ブタ回虫はヒトに感染するが，感染率が低く，寄生期間も短い．

3) 臨床的特徴
好酸球増多，好酸球性肺炎，肝機能障害，脳障害，脊髄障害など．

4) 検査
症状および免疫血清学的診断を行う．

5) 治療
アルベンダゾール．

6) 感染対策
抗体陽性者が多発地域では野菜や果樹栽培にブタの堆肥を使用していた経緯がある．

b. イヌ・ネコ回虫(トキソカラ)〔Toxocara canis, Toxocara cati(Toxocara)〕

1) 疫学
Wilder(1950)は神経膠腫と診断され摘出された46例の眼球のうち24例からイヌ回虫幼虫を検出した．イヌやネコ回虫の虫卵が砂場汚染→砂遊びをする，指しゃぶりが原因で子供に感染．成人では鶏や牛のレバー刺し(生)で感染．稀にイヌ回虫がヒトで成虫寄生．

2) 病原体(図19, 20)
イヌ科またはネコ科の動物を終宿主とする．成虫の大きさは雄3〜10 cm，雌4〜18 cm．虫卵の大きさは65〜80 μm×60〜70 μm．幼虫の大きさは400〜500 μm．イヌでは胎盤感染する．ヒトは幼虫包蔵卵の経口感染による．幼虫が肝臓，眼球や脳に移行し病害を与える．

3) 臨床的特徴
イヌ・ネコ回虫症(Toxocariasis；トキソカラ症，眼，内臓幼虫移行症)は2003〜08年で150例程度報告．血清診断では年間100例位陽性．虫体が確認されたのはイヌ回虫の眼幼虫移行症の1例のみであったが，わが国で成人女性の頚髄よりト

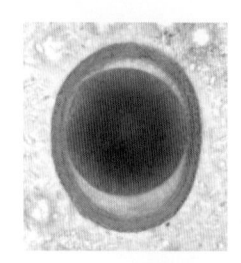

図19　イヌ回虫卵

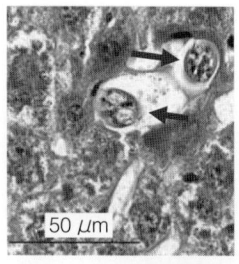

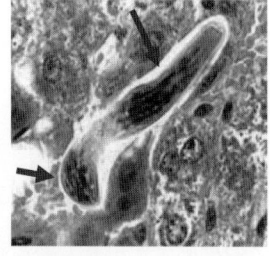

図20　イヌ回虫感染マウス肝臓組織
HE染色，左：横断面，右：縦断面．（カラー図譜92参照）

キソカラ幼虫が検出された．
ⅰ）眼幼虫移行症：年長児，若年成人に多い．片眼性が多い．網脈絡膜炎，視神経炎，硝子体混濁，ブドウ膜炎，視野狭窄，斜視，視力低下．
ⅱ）内臓幼虫移行症：5歳以下の小児に多い．幼虫はあらゆる臓器に侵入可能．好酸球増多症，白血球増多症，発熱，肝腫，肺浸潤，高γ-グロブリン血症，腹痛，食欲減退，異食症，不眠，喘息など．

4）検査
　血清や髄液による免疫診断，生検，臨床診断．

5）治療
　アルベンダゾール，ステロイド剤との併用．眼幼虫移行症では網膜光凝固＋薬物療法，硝子体手術．

6）感染対策
　イヌやネコの糞便が見つかった場合，砂遊びをなるべく慎む．糞便の除去に努め，また生肝を食

べない．

　他にアライグマ回虫（*Baylisascaris procyonis*）が知られている．アメリカで小児に多い．わが国には人体例はない．しかし，日本の動物園で飼育されているアライグマや感染カイウサギで発見（東北地方の私設動物牧場）．雄9～11 cm，雌20～22 cm．幼虫は2 mm．幼虫包蔵卵の経口感染．幼虫が脳，特に小脳や眼球に侵入．好酸球性髄膜脳炎，中枢神経症状（ウサギでは斜頸，起立不能，旋回，横転など），異食症を起こす．

3. アニサキス（*Anisakis* larvae）

1）疫学
　1960年van Thielらはニシンの塩漬けを食べてイレウス症状を呈した患者の腹壁から幼線虫を検出した．同じ頃わが国でも急性局所性腸炎の患者で幼線虫が見つかり，浅見ら（1965）がわが国初のアニサキス症例を報告した．患者は年間1,000例を超えると考えられている．鮮魚が輸送できる流通機構の改善により全国的に広がっている．

2）病原体（図21～23）
　終宿主は海産哺乳類（イルカ，トド，アザラシ，オットセイ，クジラなど）で，それらの胃壁に成虫が寄生．海産哺乳類の糞便中に虫卵が排泄され，第1期幼虫が形成され，海水中の第2期幼虫がオキアミに摂取され，海産魚類に取り込まれる．ヒトへの感染源（海産魚類）として重要な魚

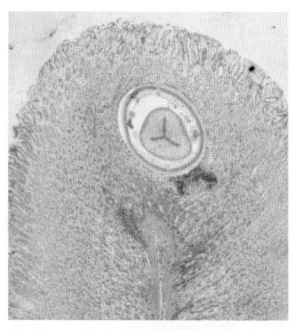

図21　アニサキス感染ヒト胃
（HE染色）（カラー図譜93参照）

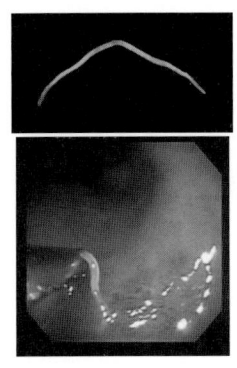

図22 ヒト胃から摘出したアニサキス幼虫(上)とアニサキス寄生ヒトの胃の内視鏡(下)

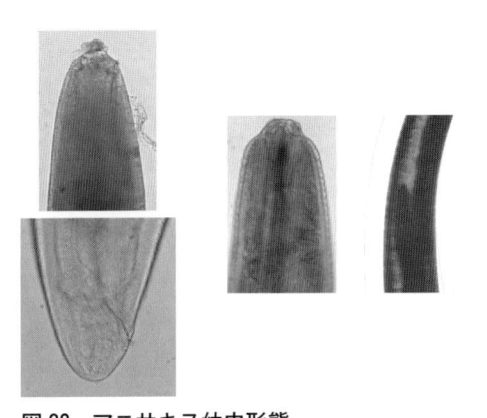

図23 アニサキス幼虫形態
左上：*Anisakis simplex* Ⅲ期頭部，左下：尾部，中：*Pseudoterranova decipiens* Ⅳ期頭部，右：Ⅳ期の腸盲嚢．

(サバ，タラ，イカ，サケなど)をヒトが生食することにより幼虫が経口感染する．

Anisakis simplex(第3期幼虫，アニサキスⅠ型)には *A. simplex sensu stricto*, *Anisakis pegreffii*, *A. simplex complex*(C)など遺伝子学的に区別できる同胞種がある．*Pseudoterranova decipiens*(第3期幼虫)もヒトに感染する．他に *Anisakis typica*, *Anisakis physeteris*(第3期幼虫)など．大きさは *P. decipiens*(長くて太い，肌色ないし飴色)の方が *A. simplex*(体長2〜3cm，白色糸状)より大．

アニサキスⅠ型幼虫の形態：第3期幼虫→頭部穿歯，尾端に小突起(ムクロン)を有する．第4期幼虫では穿歯や小突起消失．頭部に3つの口唇が形成される．この時期の虫体では胃が見えにくい．稀に成虫や幼若成虫を吐出または肛門より排出した例がある．アニサキス幼虫は酸に対する抵抗性が強い．

3) 臨床的特徴
a) 消化管アニサキス症
アニサキス第3期幼虫の寄生．アニサキス第3期幼虫の脱皮(1回)→第4期幼虫も見つかる．感染後最低3日は経過．虫体は数週間内に死滅する．

[胃アニサキス症]
ⅰ) 急性胃アニサキス症：ほぼ6時間後(3〜5時間ともいわれる)．上腹部痛，心窩部痛，悪心，嘔吐，蕁麻疹を併発(アレルギー反応，IgEの測定)．
侵入部位は浮腫状，発赤を伴う．
症状をあまり示さず，胃検診で偶然虫体が発見されることもある．
ⅱ) 慢性胃アニサキス症：少数ある．自覚症状なし．他の検査時に偶然虫体発見．胃の vanishing tumor(胃の浮腫性膨隆，幼虫の胃壁内侵入によって起きる粘膜下織のアレルギー変化，2，3日で消失)．

[腸アニサキス症]
ⅰ) 急性腸(小腸，大腸)アニサキス症：ほぼ24時間後．下腹部痛，背部痛(回腸，大腸)，イレウス，急性腹症として開腹されることが多い．無症候性で検診で見つかることある．稀に急性回腸炎，腹膜炎(第Ⅳ期幼虫による)，蜂窩織炎〜肉芽腫(崩壊壊死した幼虫の断片を中心に)．回腸粘膜への侵入が最も多い．空腸や大腸壁への侵入例もある．切除小腸内に虫体断面を見出すことが多いが，イレウス状態にない場合，小腸透視で確認できることもある．
ⅱ) 慢性腸(小腸，大腸)アニサキス症：自覚症状なし．腫瘍と間違われる．まれに食道，口腔粘膜寄生，鼻腔からの遊出．

b）消化管外アニサキス症

普通消化管に侵入した幼虫は通常粘膜下織内にとどまるが，まれに漿膜を破って腹腔や隣接諸臓器に迷入する．例えば大網膜，腸間膜に肉芽腫形成，大彎リンパ節，肝臓，泌尿生殖器（卵巣，卵管，子宮頸部），肺，鼠径ヘルニアなど．

［アニサキス症の病型］アレルギー成立の有無による．

① 急性の経過：劇症型（再感染によるアレルギー，虫体分泌・排泄抗原に対する即時型過敏症，消化管の攣縮・浮腫，蜂窩織炎，好酸球，好中球浸潤）．
② 緩慢な経過：緩和型（虫体に対する異物反応，膿瘍肉芽腫，好酸球性肉芽腫），末梢血好酸球増多．

4) 検査

［臨床診断］内視鏡の普及と技術の進歩，X 線（二重造影法）．

［内視鏡］胃のみならず大腸粘膜に寄生する幼虫を発見・その周囲の浮腫，出血斑，X 線：虫体の特徴ある陰影．イレウスを呈する回腸寄生や消化管外寄生では外科的摘除．小腸内視鏡が発達すれば外科的に切除しなくてもよいようになる．

［組織学的診断］緩和型アニサキス症→腫瘍として摘出→特徴ある虫体断面（レネット細胞（排泄細胞），双葉状側索），好酸球浸潤など．

［鑑別診断］胃アニサキス症では胃炎，胃潰瘍，腸アニサキス症ではイレウス，急性虫垂炎．免疫診断も検討されており参考程度（抗体ができるのに10～20日かかるので実用的でない）．

5) 治療

生検鉗子による幼虫の摘除→その後急速に症状が軽減または消失．

6) 感染対策

医療関係者による啓蒙．オランダにおける取り組みはニシンの塩漬けを−20℃ 24時間以上凍結することを法律で義務付けたところ，患者数が激減した．日本人は生食を好むが，塩，しょうゆ，酢，わさびでは死なないのでよく噛んで食べるか，魚を煮炊きする（70℃の熱水中で瞬時に死ぬ）．60℃では数秒，50℃では15分で死ぬ．2℃の水道水中では50日以上も生存するが，−2℃では1日，−20℃では5～6時間で死ぬ．

4. 顎口虫（Gnathostoma spp.）

形態：頭部に鉤を備えた頭球がある．体表に皮棘がある．成虫は1～3 cm，幼虫は数mm程度．幅数百 μm くらいである．

a. 有棘顎口虫
（Gnathostoma spinigerum）

1) 疫学

主にアジアに分布．特に中国揚子江流域に多く，長江浮腫とも言われる．日本で戦後多発．1970年代激減．雷魚の生食が原因．男性が女性よりはるかに多い．

2) 病原体

終宿主：イヌ・ネコ科動物胃壁．
第1中間宿主：ケンミジンコ．
第2中間宿主/待機宿主：淡水魚類，両生類，魚類，鳥類，爬虫類，哺乳類．
ヒトへの推定感染源：雷魚（カムルチー，ライヒー），ボラ，コイ，フナ，ナマズなど魚類，ヘビ．人体内での幼虫の大きさは3～4 mm程度．
感染経路：第3期幼虫の経口摂取→腸壁穿通→肝→全身へ．

3) 臨床的特徴

遊走性皮下腫瘤（creeping swelling；四肢，顔面など），内臓組織内寄生，好酸球増多．寄生期間は特に長く，十年以上に及ぶこともある．

4) 検査

すべての顎口虫種で同定可能．臨床像，淡水魚の生食歴，末梢血好酸球増多，血清免疫学的検査，虫体による診断（頭球の鉤数，体表皮棘分布，腸管細胞円柱状で，核数3～7個）．

5) 治療

メベンダゾール，サイアベンダゾール，アルベンダゾール＋対症療法などが試みられている．ちなみに皮膚腫瘤や爬行症では外科的除去．

6) 感染対策

淡水魚やヘビ，カエルの肉の生食は控える．

b. 剛棘顎口虫(Gnathostoma hispidum)
1) 疫学

主にアジアに分布．日本には分布しないとされていたが，輸入ドジョウの生食（踊り食い）で発生．1979年に第1例，これまでに17例ぐらい報告あり．

2) 病原体

終宿主：イノシシ，ブタ胃壁．
第1中間宿主：ケンミジンコ．
第2中間宿主/待機宿主：魚類，両生類，鳥類，小形哺乳類．
ヒトへの推定感染源：ドジョウ（中国，台湾，韓国から輸入，稚魚の踊り食い）．

3) 臨床的特徴

幼虫による皮膚爬行症(creeping eruption)，瘙痒感，不快感，好酸球増多．普通は数か月で自然治癒するが，動物実験では内臓で長く数年生存したという報告がある．

4) 検査

すべての顎口虫種で同定可能，臨床像，淡水魚の生食歴，末梢血好酸球増多，血清免疫学的検査，虫体による診断（頭球の鉤数，体表皮棘分布，腸管細胞球状で，核数1個）．

5) 治療

外科的摘出，薬物治療．

6) 感染対策

ドジョウの踊り食いをやめる．

c. ドロレス顎口虫(Gnathostoma doloresi)
1) 疫学

主に東アジア，東南アジア，インドに分布．わが国ではイノシシに感染．
人体例1989年第1例．今までに11例ぐらい報告．ヤマメなど渓流魚の生食が原因．

2) 病原体(図24)

終宿主：イノシシ，ブタ胃壁．
第1中間宿主：ケンミジンコ．
第2中間宿主/待機宿主：イモリ，サンショウウオ，カエル，マムシ，淡水魚などブルーギル，ヘビ類など．
ヒトへの推定感染源：ヤマメ，ブルーギルなど．ヤマメやイワナの生食．

3) 臨床的特徴

幼虫による皮膚爬行症 creeping eruption，瘙痒感，不快感，好酸球増多．皮膚爬行症は3か月以内に消失．

4) 検査

すべての顎口虫種で同定可能，臨床像，淡水魚の生食歴，末梢血好酸球増多，血清免疫学的検査，虫体による診断（頭球の鉤数，体表皮棘分布，腸管細胞球状で，核数2個）．

5) 治療

外科的摘出，薬物治療．

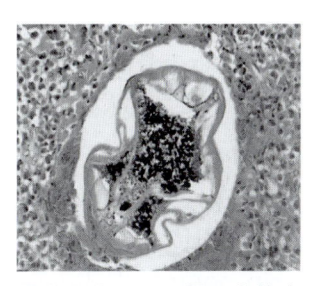

図24 ドロレス顎口虫幼虫感染ヒト皮膚
HE染色．（関西医科大学西山教授のご厚意による）

6) 感染対策
淡水魚やヘビ，カエルの肉の生食は控える．

d. 日本顎口虫 (Gnathostoma nipponicum)

1) 疫学
日本各地に分布．人体例 1986 年第 1 例，今までに 11 例ぐらい報告あり．ドジョウが原因．

2) 病原体
終宿主：イタチ食道壁．
第 1 中間宿主：ケンミジンコ．
第 2 中間宿主/待機宿主：ドジョウ，ウグイ，ナマズ，ヤマメ，ヤマカガシ，シマヘビなど．
ヒトへの推定感染源：ドジョウ（自宅付近の水田から捕獲された），コイ，ヒメマス，シラウオなど．

3) 臨床的特徴
幼虫による皮膚爬行症 (creeping eruption)，瘙痒感，不快感，好酸球増多．皮膚爬行症は 3 か月以内に消失．

4) 検査
すべての顎口虫種で同定可能，臨床像，淡水魚の生食歴，末梢血好酸球増多，血清免疫学的検査，虫体による診断（頭球の鉤数，体表皮棘分布，腸管細胞円柱状で，核数 0〜4 個）．

5) 治療
外科的摘出，薬物治療．

6) 感染対策
淡水魚やヘビの肉の生食は控える．最近ペルーで G. binucleatum による邦人の感染（現地で生魚摂取）が見つかった．

5. 旋尾線虫幼虫
(Spirurin nematode larva)

1) 疫学
腸閉塞患者およびスケトウダラの内臓から幼虫が検出（TypeX 型幼虫と命名）．またホタルイカの内臓からも検出される．グルメブーム (1980 年代) で患者がみられ，皮膚爬行症や腸閉塞症例が相次ぎ，消化管だけでなく皮膚や眼でも摘出された．1992 年のピーク後，1994 年までに年間 20 例近く報告．1995 年以降減少傾向に転じた．成虫はツチクジラ（腎臓）に寄生する Crassicauda 属 (Crassicauda giliakiana) の可能性が指摘．
発生：男女比は 3.6：1，壮年期に多発．
寄生部位：皮膚，内臓（小腸，前眼房），患者発生はホタルイカの漁獲期に一致．

2) 病原体（図 25）
分類：Spirurida 目，旋尾線虫亜目に属する直径 1 cm の虫．
幼虫寄生魚類：ホタルイカ，スルメイカ，スケトウダラ，ハタハタ，ノロゲンゲ，アンコウ，サヨリ，ホッケなどの内臓に被囊．
感染源：主にホタルイカに感染した幼虫（幅 100 μm 以下，顎口虫幼虫より小さい）が生食により経口感染．

3) 臨床的特徴
線状爬行疹（幅 1〜3 mm，腹部皮下，瘙痒感，水疱形成，寄生期間はあまり長くない），腹痛，吐き気，嘔吐，下痢，腹水貯留（急性腹症，小腸アニサキスに似る），腸閉塞（寄生期間はあまり長くない），前眼房．

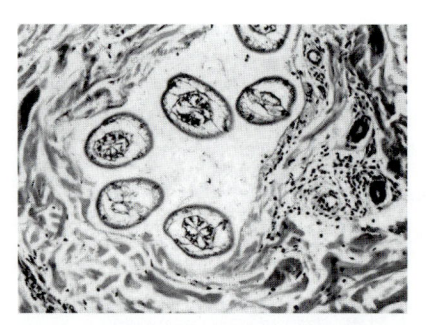

図 25　旋尾線虫幼虫感染ヒト皮膚
HE 染色．（関西医科大学　西山教授のご厚意による）

4）検査

虫体の摘出，組織切片における虫体断面．断端はアニサキスや顎口虫に比し小さいのが特徴．

5）治療

軽い場合は保存療法，重度の場合は外科的腸切除．皮膚爬行症では皮膚切除で虫体除去．

6）感染対策

ホタルイカや海産魚の内臓を生（踊り食い）で食べない．

6. 広東住血線虫
（*Angiostrongylus cantonensis*）

広東住血線虫は主に南太平洋地域に分布．
中南米には同属別種のコスタリカ住血線虫（主に小児の腸間膜動脈系に寄生）が知られている．ラテンアメリカ諸国では小児例が多い．本虫の中間宿主は陸産の貝類やナメクジ．

以下，広東住血線虫について述べる．

1）疫学

世界的には極東，東南アジア，オーストラリア，太平洋諸島，アフリカ，インド，インド洋島々，カリブ海，北米など．
日本における分布：沖縄諸島，小笠原父島，母島，兄島など．硫黄島．静岡県御殿場市，全国の港湾地区やいくつかの内陸部のネズミや陸産軟体動物アフリカマイマイ，リンゴガイ，ナメクジ．

2）病原体（図26）

成虫の大きさ：雄 2.2 cm，雌 2.5〜3.3 cm．雌の内部はラセン模様を示す．
終宿主：ラットなどの齧歯類の肺動脈に寄生．糞便に1期幼虫が出て中間宿主に取り込まれる．
ヒトへの感染源：アフリカマイマイや貝類，ジャンボタニシ（リンゴガイ），ナメクジ類などの中間宿主またはエビやカエル等の待機宿主の摂取．タイ，マレーシアではカタツムリのみじん切り，タヒチではタイオロ（淡水エビの料理）が危険とされている．

感染経路：経口感染．潜伏期は1〜3週間．ラットでの生活環：幼虫は一部血流で脳へ，大部分は筋肉→末梢神経に沿って脊髄→脳幹→頭蓋腔→クモ膜下腔→幼若成虫になる（ヒトでは成熟せず死滅）→頸静脈→肺動脈．
ヒトでは成熟せず幼若成虫（4〜8 mm）にまでなるがクモ膜下腔などでついには死滅する．
わが国における人体寄生例：沖縄（幼虫検出）および静岡県（抗体検査）など．
ヒトにおける寄生部位：クモ膜下腔，時に前眼房や肺動脈．

3）臨床的特徴

好酸球性髄膜脳炎，頭痛，発熱，悪心，嘔吐，項部強直，知覚異常，四肢無力感，眼球麻痺，斜視，複視腱，反射異常．

4）検査

①食歴，②髄膜炎で腰椎穿刺液や脳脊髄液からの幼虫の検出，これら液中の好酸球増多，③末梢血中の白血球増多，好酸球増多，④血清や髄液による免疫診断．

5）治療

髄液を抜いて頭蓋内圧を下げ頭痛を軽減，ステロイド投与など対症療法．メベンダゾール＋ステロイド．降圧薬剤，腰椎穿刺による髄液排除．

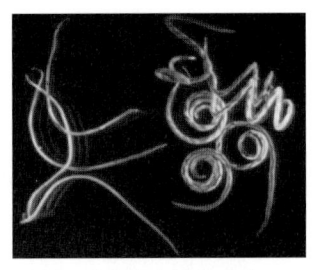

図26 広東住血線虫成虫
左：雄．右：雌．

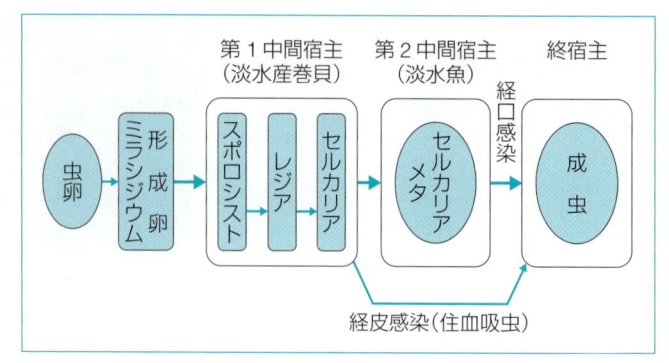

図 27　吸虫の発育と生活史
肝吸虫，横川吸虫，肺吸虫では上記サイクルを経て第2中間宿主(淡水産カニ)に入りメタセルカリアとなりヒトへ経口感染する．肝蛭では第2中間宿主がなく水草などに付着してメタセルカリアとなる．住血吸虫ではレジアがなくスポロシストの中に娘スポロシストができる．また第2中間宿主がなく経皮感染する．

6) 感染対策

流行地ではアフリカマイマイ，リンゴ貝，ナメクジやエビなどの中間宿主や待機宿主の生食を避ける．野菜はよく洗う(ナメクジを洗い落とすため)．

F 吸虫類

1. 形態

1) 大きさ：扁形で，背腹が平らのものから膨張するものまである．長さは1mm大〜数cmある．
2) 外形：腹背に扁平，腹吸盤，口吸盤を持つ．固着器官は腹吸盤で，口吸盤は吸着して栄養摂取．
3) 体表：外側から外皮，基底層，輪状・縦走筋層，柔組織．
4) 消化器系：口から始まり咽頭，食道，腸管が二股に分かれ，終末は盲端に終る．肛門はない．
5) 神経系：体前端近くに神経節あり．ここから神経線維が各臓器に向って出ている．
6) 生殖器系：雌雄の生殖器．雄では精巣から小輸精管，輸精管，貯精嚢，射精管，陰茎となる．これらの臓器は陰茎嚢に収まっている．雌では卵巣から卵細胞が輸卵管，卵形成腔に運ばれ，輸卵管には受精嚢，ラウレル管，両側の卵黄腺(卵黄巣)から来ている卵黄管などが開口．卵形成腔の周囲にはメーリス腺がある．卵形成腔では受精および卵殻の形成が行われ，受精卵は次第に子宮内に移動し，生殖孔から産下される．受精は2虫体が接し(他家受精)，陰茎を生殖孔に入れ射精する．精子は子宮内を流れ，受精嚢に貯蔵され，逐一卵細胞との受精が行われる．自家受精(同一個体)も可能．
7) 排泄系：柔組織にある炎細胞に始まり，老廃物はここから集合管，排泄管，排泄嚢に運ばれ排泄孔から排出される．
8) 生活史：淡水産巻貝を第1中間宿主とする．第2中間宿主は多様．1つまたは2つもつ．住血吸虫のみ1つ．淡水産の貝類で無性増殖(図27)．

感染：終宿主によるメタセルカリアの経口感染．住血吸虫のみセルカリアの経皮感染．

2. 肝吸虫 (*Clonorchis sinensis*)

1) 疫学

極東に分布(日本，韓国，中国，台湾，ベトナ

ム，インドネシア）．保虫宿主：イヌ，ネコ，ネズミ，ブタなど．

2）病原体（図28，29）

成虫の体長1～2 cm，寿命は20～30年．虫卵の大きさ：27～32 μm×15～17 μm．色は淡黄ないし淡褐色．第一中間宿主マメタニシ（幼生増殖）．最近マメタニシが絶滅危惧種に分類された．成虫は肝内胆管（胆囊）に寄生，淡水魚（モロコ，モツゴなど），多くはコイ科の魚類が感染源（第二中間宿主），筋肉内にメタセルカリア（感染型）が寄生．

3）臨床的特徴

少数寄生では無症状，多数寄生すると胆管閉塞による肝機能障害，肝腫大，肝硬変，胆管炎を起こす．黄疸が強いときは減黄処置が必要．虫卵が核となり胆石を形成することがある．

4）検査

虫卵は小形で褐色を呈し，卵蓋（小蓋）をもつ．

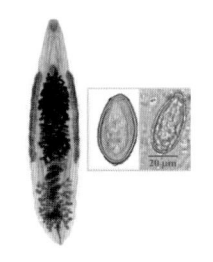

図28　肝吸虫成虫（左）と虫卵（右）
（カラー図譜94参照）

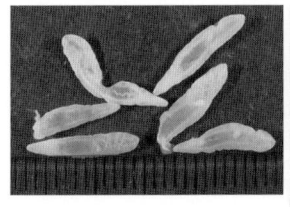

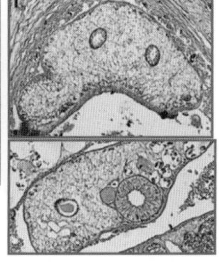

図29　駆虫された肝吸虫成虫（左）と寄生胆管組織と虫体断面
右：HE染色．

肝吸虫卵は卵蓋と卵殻の接する部分肥厚する．糞便内および胆汁内虫卵の検出，胆囊摘出後のチューブ内成虫の発見，胆石溶解後の虫卵，肝胆道系の腫瘍との合併や鑑別診断要．

5）治療

プラジカンテル．

6）感染対策

淡水魚の生食をやめ，十分加熱調理する．

他にタイ肝吸虫（*Opisthorchis viverrini*）がある．イヌ，ネコの胆管にも寄生．タイ（東北部），ラオスなどに分布し，淡水産の貝類が第一中間宿主．第二中間宿主はコイ科の魚類．胆管内寄生．胆管上皮過形成，胆管癌との関係が示唆されている．淡水魚特にコイプラと称する川魚料理が感染源．またネコ肝吸虫（*Opisthorchis felineus*）もヨーロッパやロシアに分布．

3. 横川吸虫
（*Metagonimus yokogawai*）

1）疫学

極東に広く分布．保虫宿主多数．

2）病原体（図30）

第一中間宿主カワニナ，異形吸虫科の一種，小腸管腔内寄生．

体長1 mm．虫卵の大きさ：28～32 μm×15～18 μm．色は濃い褐色．横川吸虫卵は卵蓋と卵殻の接続部は滑らかである．アユ，シラウオなど多

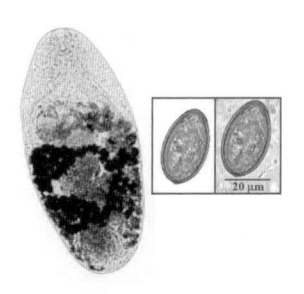

図30　横川吸虫成虫（左）と虫卵（右）

くの淡水魚が感染源(第二中間宿主)．魚の鱗の下にメタセルカリアが寄生．

3) 臨床的特徴

多くは無症状，多数寄生すると下痢．寿命は短い．時にポリープの原因となる．

4) 検査

糞便内虫卵の検出．肝吸虫卵との鑑別重要．

5) 治療

プラジカンテル．

6) 感染対策

アユや川魚の生食をやめる．

他に有害異形吸虫 Heterophyes heterophyes nocens，異形吸虫(エジプトに分布，虫卵が心筋炎を起こす)Heterophyes heterophyes など異形吸虫科に属する小形の吸虫が汽水域の魚，ボラ(第一中間宿主はヘナタリなど貝類)などを介して多数の種類が消化管に寄生．また棘口吸虫 Echinostoma spp. 特に浅田棘口吸虫(図31，32)Echinostoma hortense は世界に広く分布し，他に Echinostoma cinetorchis, E. macrorchis, E. ilocanum, E. revolutum, Echinochasmus perfoliatus, Echinochasmus japonicus などが知られている．第一中間宿主モノアラガイ．第二中間宿主ドジョウ，カエル．体長5〜10 mm，小腸寄生，虫卵の大きさ：120〜140 μm×70〜90 μm で，色は淡黄ないし淡褐色．口吸盤周囲に棘(color spine)がある．多数寄生すると心窩部痛，好酸球増多，下痢，血便．またわが国に存在しない大型の肥大吸虫(Fasciolopsis buski；成虫の大きさ2〜7.5 cm，タイ，中国，ベトナムなど東南アジア)．第一中間宿主は淡水産貝類で菱の実が感染源．消化管に寄生し多大の障害を与える．その他，寄生虫性咽頭炎を起こすクリノストーマ属の吸虫がある．わが国では22例知られている．本来は水鳥の口腔，咽頭，食道に寄生．淡水魚(コイ，フナなど)の生食が原因．

4. 肺吸虫類(Paragonimus spp.) 特にウエステルマン肺吸虫 (Paragonimus westermanii)

1) 疫学

世界で人体寄生が認められた種類はウエステルマン肺吸虫(インド，スリランカ，マレーシア，インドネシア，フィリピン，タイ，中国，ロシア，台湾，韓国，日本に分布)，スクリャビン肺吸虫(中国に分布)，宮崎肺吸虫(日本のみに分布)，ヒロクチ肺吸虫(中国，タイ，ラオスに分布)，アフリカ肺吸虫(カメルーンに分布)，Paragonimus uterobilateralis(フォーゲル肺吸虫ともいう，カメルーン，リベリア，ナイジェリアに分布)，Paragonimus phillipinensis(フィリピンに分布)，メキシコ肺吸虫(メキシコ，グアテマラ，コスタリカ，パナマ，ペルーなどに分布)，最近人体例が見つかったケリコット肺吸虫(北米ミズーリ川流域に分布)などである．アジアやアフリカではザリガニやエビの生食で感染する種類がある．タイの内陸部では，プー・ナーあるいはプー・ナー・ダムと呼ばれる淡水のカニを焼いてソムタム(若いパパイアのサラダ)に入れ，本来は東北タイの地方料理であったが，最近では，タイ全土で食べられている．また，これらのカニは，スープに入れたり魚醤油に漬けられて食べられ

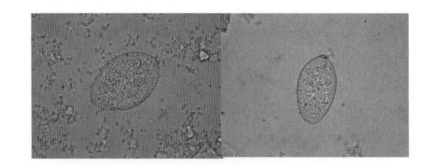

図31 浅田棘口吸虫卵

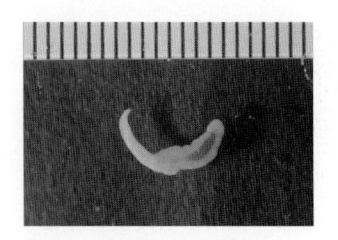

図32 浅田棘口吸虫成虫

る．しかし，肺吸虫に感染していることもあり，十分に火を通さないと危険である．

以下ウエステルマン肺吸虫について述べる．
ウエステルマン肺吸虫の食中毒事例が増えている．1994年頃から九州でイノシシ肉の刺身摂取で感染した事例(中年男性)が数多く，また獣肉摂取で感染した事例(吉川)も報告されている．その他九州でモクズガニの老酒漬(酔蟹)による日本人の集団感染例が報告された．また長期間在住のアジア系外国人における加熱せずにサワガニ，モクズガニを食して感染した例がある．染色体の数で三倍体と二倍体が知られている．

2) 病原体(図33, 34)

第一中間宿主はカワニナ．第二中間宿主は三倍体：モクズガニが主．二倍体：サワガニが主．待機宿主としてイノシシ．虫卵の大きさ：80～90 μm×46～52 μm で，色は濃褐色．感染経路：メタセルカリアの経口感染→小腸，管腔内で脱嚢→腹腔→腹壁筋肉内→腹腔→胸腔→肺実質内．1～2週間で発病．陳旧型もみられる．異所寄生：皮下，腹腔，脳．

3) 臨床的特徴

三倍体では血痰(結核や肺癌に類似)，肺に虫嚢形成(感染後60～90日後)．単為生殖．二倍体では気胸，胸水，好酸球増多，両性生殖．

4) 検査

虫卵の検出(糞便，喀痰)，胸部X線，または血清診断，病理切片．

5) 治療

プラジカンテル．異所寄生例では外科手術．

6) 感染対策

モクズガニ，サワガニ，アメリカザリガニの生食を避ける．調理時カニを壊したりして(カニダンゴ)まな板や包丁に付かないよう気をつける．調理器具を良く洗う．

5. 宮崎肺吸虫
(*Paragonimus miyazakii*)

1) 疫学

日本に広く分布．

2) 病原体

第一中間宿主はアキヨシホラアナミジンニナ，ミジンツボ．第二中間宿主はサワガニ．ヒトでは普通成虫にならない．しかし時に胸水中に虫卵を認めることがある．虫卵の大きさは70～77 μm×41～46 μm で，色は黄褐色．野生動物が終宿主．

3) 臨床的特徴(図35)

気胸，胸水，好酸球増多．両性生殖．虫体は胸腔内寄生，胸膜から侵入，肺実質または胸膜が損傷．皮下や脳への迷入もある．

4) 検査

胸部X線で胸水貯留．胸水を用いた虫卵の検出または血清診断．

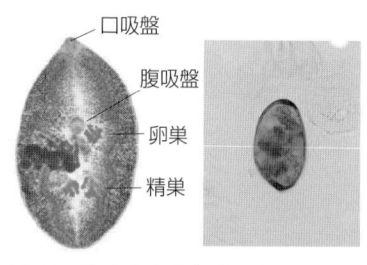

図33 肺吸虫成虫(左)と虫卵(右)
(カラー図譜95参照)

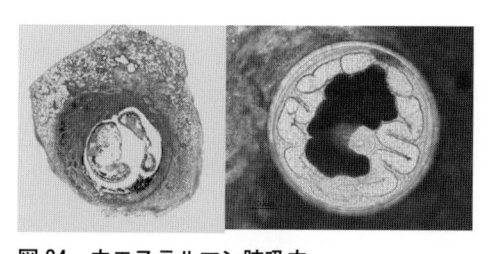

図34 ウエステルマン肺吸虫
左：感染肺虫嚢，HE染色．右：メタセルカリア．

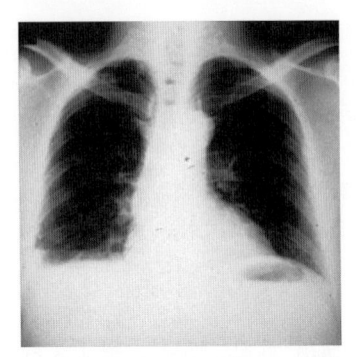

図35 宮崎肺吸虫感染ヒト肺胸部X線撮影
（関西医科大学西山教授提供）

5）治療

プラジカンテル．

6）感染対策

サワガニの生食を避ける．

6. 肝蛭(カンテツ)(*Fasciola hepatica*), 巨大肝蛭(キョダイカンテツ)(*Fasciola gigantica*)

1）疫学

世界に肝蛭・巨大肝蛭の2種存在．成虫は草食獣の胆管に寄生．ヨーロッパ，中近東，東アジア，チャド，中央アフリカ共和国，カメルーン，ハワイ，オーストラリアなどに分布．ボリビア，エクアドル，ペルーなどのアンデス地方，エジプト，イランでは公衆衛生学的に重要な疾患となっている．アルジェリア，キューバ，フランスで流行．

2）病原体（図36, 37）

第一中間宿主ヒメモノアラガイ．第二中間宿主はない．体長2～5 cm．

虫卵の大きさ：150～190 μm×75～95 μmで，色は淡黄ないし淡褐色．セルカリアが水草などに付着してメタセルカリアになる．感染源は水草（セリ，ミョウガ，クレソンなど），イネの茎または反芻獣の消化管，肝臓（幼虫が潜んでいる）．海外旅行時やエスニック用輸入食材も注意する必要がある．メタセルカリアの経口感染→小腸管腔内

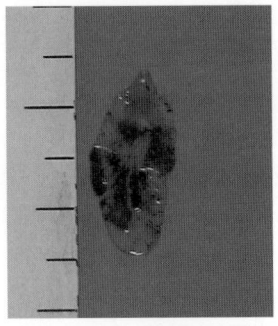

図36 ヒトの胆管より摘出した肝蛭成虫　図37 肝蛭卵

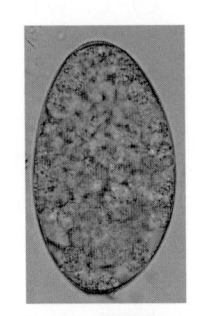

脱嚢→幼虫腹腔→肝表面から肝実質内→胆管．または幼若幼虫の経口感染．

3）臨床的特徴

心窩部および右季肋部痛（疝痛発作），発熱，好酸球増多，白血球増多，肝機能障害，黄疸等．肝表面蝋様．異所寄生（腸管壁，肺，皮下組織，咽頭粘膜─ハルツオーンともいう）もある．

4）検査

免疫診断，虫卵の検出（胆汁，糞便），内視鏡検査（逆行性膵胆管造影 ERCP），腹部CT，腹腔鏡（肝表面蝋様）．異所寄生：腹腔，肺，脳，皮下組織．

5）治療

プラジカンテル．特効薬としてトリクラベンダゾール[*]．

6）感染対策

水草の生食，ウシ・ブタの生肝，生消化管の摂食は避ける．

他に槍形吸虫（ヤリガタキュウチュウ）：本来は反芻動物が終宿主．ヒトも稀に感染（一過性のことが多い）．胆管寄生．第一中間宿主カタツムリ，第二中間宿主はアリ．成虫の体長5～15 mm，体幅2～3 mm．

膵蛭（スイテツ）：本来は反芻動物が終宿主．ヒトも稀に感染．膵管寄生．第一中間宿主オナジマ

イマイ，第二中間宿主はササキリ．成虫の体長10 mm，体幅5 mmm．

7. 住血吸虫類（*Schistosoma* spp.）

世界には日本住血吸虫（*Schistosoma japonicum*），マンソン住血吸虫（*S. mansoni*），ビルハルツ住血吸虫（*S. haematobium*），他にメコン住血吸虫（ラオス南部，カンボジア，タイのメコン川流域に分布）*S. mekongi*，またインドには *S. intercalatum* が分布している．日本住血吸虫症とメコン住血吸虫症と併せて約1億人が感染している．世界では患者は3億人を超える．年間死亡者は2万人くらい．再興感染症の1つである．

日本住血吸虫はかつて日本にも存在した（広島県片山地方，筑後川流域，山梨県甲府盆地，静岡県富士川流域，利根川流域）が，1980年から90年代に終息した（終息宣言，安全宣言，流行終息宣言）．住血吸虫がダム建設，灌漑事業などにより蔓延地域拡大（エジプトナイル川，中国揚子江流域）．国外では住血吸虫の感染経路：虫卵⇒ミラシジウム⇒*Oncomelania* 属，*Biomphalaria* 属，*Bulinus* 属の中間宿主巻貝⇒セルカリアが水中へ⇒ヒトに経皮感染．成虫は雌雄異体（他の吸虫と異なる）で，必ず雄雌ペアで肝門脈血管内に存在．セルカリアは侵入後その尾を欠く⇒肺血管内で約1週間（シストソミューラとよばれる幼虫になる）⇒肝類洞内で発育⇒腸間膜静脈（日本住血吸虫，マンソン住血吸虫）または膀胱静脈叢（ビルハルツ住血吸虫）へ．

a. 日本住血吸虫
（*Schistosoma japonicum*）

1）疫学
中国，フィリピンに広く分布（中間宿主は *Oncomelania* 属の別の貝）．日本では新感染者はいない．

2）病原体（図38〜41）
中間宿主はミヤイリガイ（片山貝；*Oncomelania nosophora*）などの巻貝で無性増殖．ミヤイリガイ

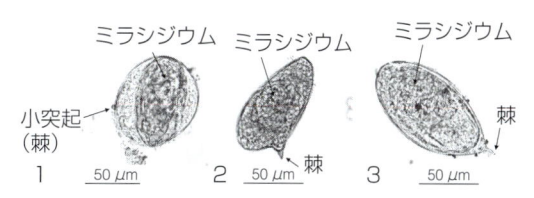

図38 各種住血吸虫卵
1．日本住血吸虫卵，2．マンソン住血吸虫卵，3．ビルハルツ住血吸虫卵．（カラー図譜96参照）

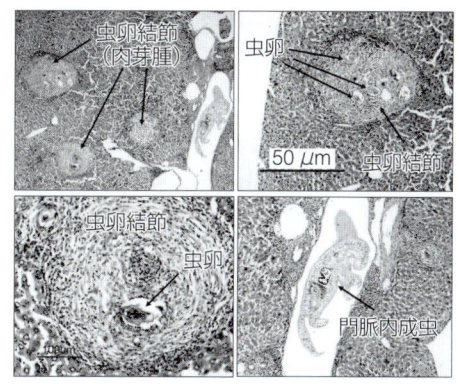

図39 日本住血吸虫感染マウス肝臓組織
HE染色．（カラー図譜97参照）

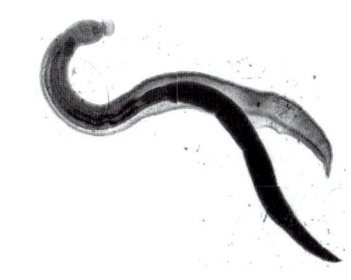

図40 日本住血吸虫雌雄成虫

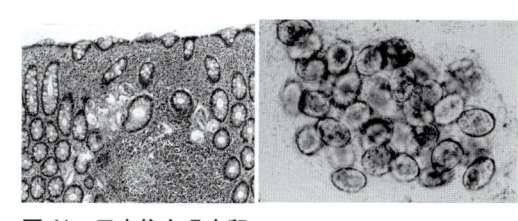

図41 日本住血吸虫卵
左：虫垂組織HE染色，右：肝生検無染色．

は現在も日本の甲府地方に存在．岐尾セルカリアが皮膚から経皮感染．虫卵の大きさ：70〜100 μm×50〜70 μm で色は淡黄ないし淡褐色．小蓋

はない．側面に小突起がある．成虫は線虫様で1～3 cm.

3) 臨床的特徴
皮膚炎(セルカリアによる)，急性期(感染後1か月)：発熱，肝脾腫大，粘血便，下痢，慢性期(感染後数年)：肝線維症，肝硬変・腹水貯留・肝障害(虫卵結節)⇒腹水，食道静脈瘤破裂．虫卵が脳の血管に栓塞すると脳・神経症状発現．

4) 検査
検便で虫卵検出．直腸生検．肝生検．肝超音波．肝CT(Fish net pattern)．抗体検出，免疫学的検査(COP test, Miracidium 孵化試験など)，直腸鏡，大腸ファイバー生検でポリープ，点状出血．

5) 治療
プラジカンテル．

6) 感染対策
中間宿主対策により生活環を絶つ．住民検診と患者治療．公衆衛生教育．

b. マンソン住血吸虫
（*Schistosoma mansoni*）

1) 疫学
アフリカ，南米，中近東に分布．

2) 病原体
中間宿主は *Biomphalaria* 属の巻貝，肝門脈血管に寄生．虫卵の大きさ：114～175 μm×45～68 μm で，色は黄褐色．側面に大きな突起を有する．

3) 臨床的特徴
症状は日本住血吸虫に似る．

4) 検査
検便で虫卵検出．肝生検，肝超音波，肝生検，直腸生検，免疫学的検査，直腸鏡，大腸ファイバー生検でポリープ，点状出血．

5) 治療
プラジカンテル．

6) 感染対策
中間宿主対策により生活環を絶つ．住民検診と患者治療．公衆衛生教育．

c. ビルハルツ住血吸虫
（*Schistosoma haematobium*）

1) 疫学
アフリカ，中近東，インドに分布．

2) 病原体
中間宿主は *Bulinus* 属の巻貝，膀胱静脈叢内に寄生．虫卵の大きさ：112～170 μm×40～73 μm で，色は黄褐色．突起が中央にある．

3) 臨床的特徴
膀胱癌と関係が示唆，血尿，尿道逼迫，排尿困難，排尿痛など尿路系の障害，間質性腎炎からネフローゼ症候群，腎不全を来たすと水腎尿管症，生殖器周辺に虫卵が蓄積すると付属器炎や不妊の原因にもなる．直腸や骨盤内臓器の静脈にも寄生．

4) 検査
尿から虫卵検出．膀胱鏡．

5) 治療
プラジカンテル，メトリフォネート[*]．

6) 感染対策
中間宿主対策により生活環を絶つ．住民検診と患者治療．公衆衛生教育．

d. 鳥類住血吸虫：椋鳥(ムクドリ)住血吸虫
（*Trichobilharzia brevis, Trichobilharzia physellae*）

水田性皮膚炎(セルカリア性皮膚炎)を起こす．

中間宿主はヒラマキモドキ．

G 条虫類

1. 形態

①長さ：数 mm～数 m．
②外形（図 42, 43）：上から順に頭節（scolex），頸部（neck），未熟体節（immature proglottid），成熟体節（mature proglottid），受胎体節（gravid proglottid），とよばれる．全体をストロビラ（strobila）と称する．頭部には吸溝，吸盤，小鉤，額嘴などが存在する．
③生殖器系：雌雄同体．子宮孔（産卵門）のあるものとないものがある．
④消化器系：退化し存在しない．体表（外被；integument）には微小毛（microthrix；小腸の絨毛のような構造）が存在し栄養を吸収する．
⑤排泄系：吸虫と同様に炎細胞にはじまり，各体節の両側の集合管に集まり，全体節を貫いて後端で開口する．
⑥石灰小体（calcareous corpuscle）：同心円状の屈光する小体で実質（柔組織，外被の内側；parenchyme）に存在する．幼虫，成虫を問わず存在するが，六鉤幼虫にはない．役割は浸透圧の調節という説がある．
⑦生活史：大半の条虫は中間宿主を必要とする．

人体寄生条虫は擬葉目（図42）と円葉目（図43）という2グループに分かれる．
①擬葉目　頭節，吸溝を有する．子宮と産卵：子宮孔あり，産卵．糞便内虫卵の形態：小蓋あり，卵内未発達．中間宿主2つ必要．終宿主への幼虫の感染型：プレロセルコイド．広節/日本海裂頭条虫，マンソン孤虫など．
②円葉目　頭節，吸盤，小鉤（有，無）．子宮と産卵：子宮は盲管．産卵されず．子宮内に蓄積．糞便内虫卵の形態：小蓋なし，中に六鉤幼虫．中間宿主1つでよい．終宿主への幼虫の感染型：囊虫，テニア科：*Taenia* 属：cysticercus *Echinococcus* 属：hydatid cyst，膜様条虫科：cysticercoid（*Vampirolepis* 属，*Hymenolepis* 属），*Multiceps* 属：coenurus．無鉤条虫，有鉤条虫，単包虫，多包虫（エキノコッカス）など．

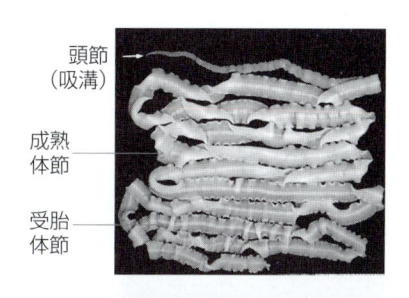

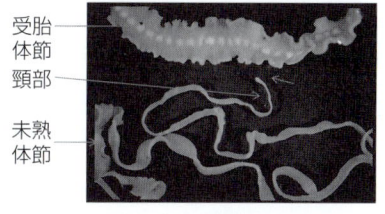

図 42　広節-日本海裂頭条虫（擬葉目）

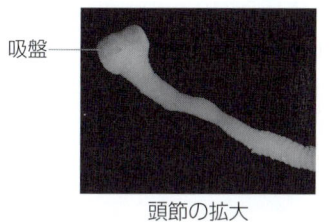

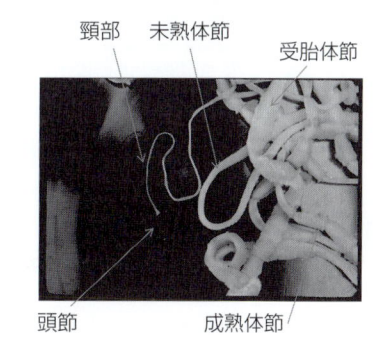

図 43　無鉤条虫（円葉目）

2. 広節/日本海裂頭条虫（Diphyllobothrium latum/D. nihonkaiense）

1) 疫学
日本，ロシア，北米には日本海裂頭条虫，北欧，南米には広節裂頭条虫（日本海裂頭条虫と形態上区別不能．ブラジルにおける広節裂頭条虫のoutbreak），ヨーロッパ国内特にフランス，スイスやニュージーランドなどでサケ（カナダまたはアラスカなど北米産など輸入物か）摂取で日本海裂頭条虫感染の輸入例あり．グルメ志向で患者が増加している．

2) 病原体（図44, 45）
小腸寄生．体長5～10 mの大型条虫．
虫卵：便に出てくる．長径60～70μm 短径40～50μm 淡褐色．小蓋あり，尾端に短い小突起．虫卵内は未発育で一個の卵細胞と多数の卵黄細胞よりなる．外界で発育して虫卵内にコラシジウムができる．

第1中間宿主はケンミジンコでコラシジウムはプロセルコイド（procercoid）に発育．第2中間宿主はサケ科魚類でプレロセルコイド（plerocercoid）に発育．日本，ロシア，北米の日本海裂頭条虫の第二中間宿主はサケ科魚類，北欧や東欧の広節裂頭条虫の第二中間宿主はカワカマス pike, スズキ類（perch），かわめんたい（burbot；タラ科），サケ亜科のコレゴヌス属の淡水魚類．終宿主はヒト，クマ，イヌ，ネコなど．

日本海裂頭条虫の感染食品：サケ，マスの塩焼き，ステーキ，燻製（スモークサーモン），マリネ，刺身，寿司など．
以下日本海裂頭条虫について中心に述べる．

3) 臨床的特徴
腹部不快感，腹痛，下痢 長いストロビラの自然排泄（肛門から垂れ下がる）．稀に頭節も体節と一緒に出ることあり．北欧での広節裂頭条虫症では貧血が見られることがある（ビタミンB_{12}の欠乏）．

4) 検査
自然排泄虫体の観察，糞便内虫卵の検出（長いストロビラが出た後は宿便で虫卵陽性のこともあるが，時間が経過すると検便時虫卵陰性のことがある）．サケ科魚類生食の有無，体節のDNA（核およびミトコンドリア）を用いた遺伝子診断による種同定．

5) 治療
プラジカンテルと下剤，造影剤ガストログラフィンによる駆虫，内視鏡による Damaso de Rivas 法による駆虫．

6) 感染対策
サケやマスの生食に注意する．

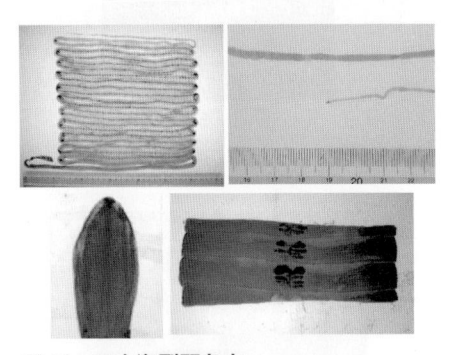

図44 日本海裂頭条虫
成虫と頭節，成熟体節．（カラー図譜98参照）

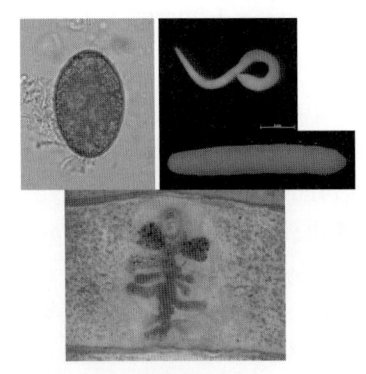

図45 日本海裂頭条虫
上左：虫卵，上右：プレロセルコイド（生きた状態と固定した状態），下：成熟体節

3. 鯨複殖門条虫
(*Diplogonoporus balaenopterae*)

以前は大複殖門条虫(*Diplogonoporus grandis*)とよんでいた.

1) 疫学
日本では約300例, 3〜83歳, 壮年期など働き盛りに多い. 男女比は約6.5 : 1. チリ, スペイン, 韓国でも患者(各1例)発生. 静岡, 高知, 鳥取に患者が多い. 京都, 石川, 愛知, 岐阜, 富山でも散見される.

2) 病原体 (図46, 47)
体長数mから10m.
虫卵: 日本海裂頭条虫に似る. 頭節はホウズキ状, 2個の雌雄生殖器を有する. おそらくクジラを終宿主とする裂頭条虫で第1中間宿主は海産橈脚類と考えられている. 感染源(第2中間宿主)はイワシまたはイワシの稚魚のシラスと考えられている.

3) 臨床的特徴
日本海裂頭条虫に似る. 下痢, 腹痛など.

4) 検査
虫体の自然排虫. ヒトでは未熟体節排出例多い(生殖原器観察). 体節を用いたDNA遺伝子診断による種同定.

5) 治療
日本海裂頭条虫に準拠.

6) 感染対策
イワシやシラスなど海産魚類の生食に気をつける.

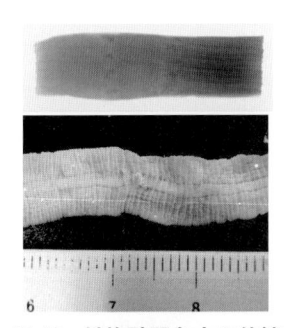

図46 鯨複殖門条虫の体節
(カラー図譜99参照)

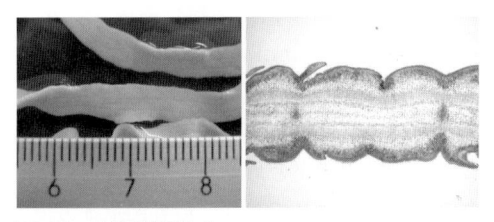

図47 鯨複殖門条虫
左: 未熟体節(生鮮), 右: 未熟体節(生殖原基), HE染色.

4. マンソン孤虫 (*Sparganum mansoni*) 〔マンソン裂頭条虫 (*Spirometra erinaceieuropaei*) の幼虫, プレロセルコイド〕およびマンソン孤虫症

1) 疫学
全世界に分布.
終宿主: イヌ, ネコ. ヒト体内ではほとんど成熟せず皮膚幼虫移行症(遊走性皮下腫瘤)を起こす. 時にヒトで成虫となる(体節の排泄).
患者の職業: 農業, 主婦など.
男女比は男1.6 : 女1.0.

2) 病原体 (図48, 49)
マンソン裂頭条虫虫卵: 長径52〜76μm, 短径26〜43μm. 左右不対称両端尖.

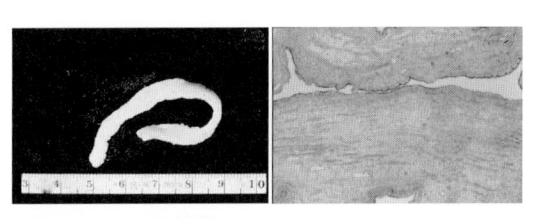

図48 マンソン孤虫
左: 虫体, 右: 組織. (カラー図譜100参照)

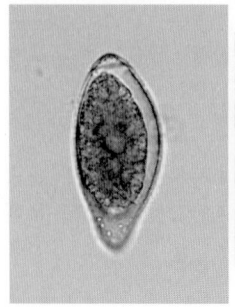

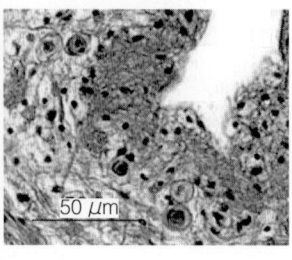

図49 マンソン裂頭条虫卵(左)とマンソン孤虫石灰小体(右)
HE染色.

感染源：第1中間宿主(ケンミジンコ)または第2中間宿主(カエル，ヘビ，ニワトリなど)．ヒトも第2中間宿主ないし待機宿主となる．トリのササミ，ヘビ，カエルの身の生食が原因．最近スッポンの卵を生食して感染した例があった．わが国ではヒトで成虫寄生15例ある．体長は10～20 cm大．

3) 臨床的特徴

不規則な発熱，白血球増多，赤沈速度亢進，円形索状隆起，発赤・疼痛などを伴わない遊走性限局性皮膚腫脹ないし腫瘤(皮下)，好酸球増多，他に眼，胸部，腹部，乳房部，大腿部，脳，脊髄などから検出．

4) 検査

外科的摘出して幼虫回収または病理切片．石灰小体の証明．体節のDNAを用いた種同定．

5) 治療

外科的摘出だが，プラジカンテルによる薬物療法も試みられている．内視鏡による摘出手術．

6) 感染対策

トリ(ササミ)，ヘビ，カエルの肉の生食を避ける．

他に芽殖孤虫(*Sparganum proliferum*)がある．日本，ベネズエラ，パラグアイなどに分布．幼虫が皮下に寄生．成虫，発育史，感染経路不明．骨を含む全身や脳脊髄に寄生，皮膚に多数の小結節，ネコ・イヌにも寄生．

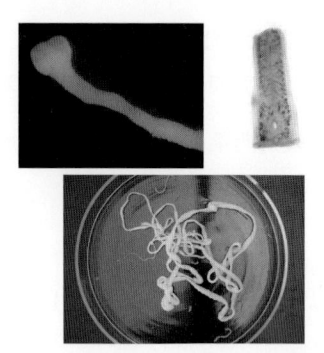

図50 無鉤条虫成虫(下)と頭節(上左)，受胎体節(上右)
(カラー図譜101参照)

5. 無鉤条虫(*Taenia saginata*)

1) 疫学

日本には存在せず，輸入感染症の1つである．ただ国内感染例も散見される．

2) 病原体(図50)

ヒト小腸寄生．3～6mの大型条虫．嚢虫(円葉目条虫の幼虫の総称)や成虫の頭節には4個の吸盤と額嘴の痕跡がある．普通便に虫卵は出ない．しかし虫卵が蟯虫検査用セロファンテープ(肛囲検査)で見つかることがある．虫卵：大きさ40 μm位，円形で色は濃褐色．肛門で体節が壊れると虫卵が便に出ることあり．虫卵は外側から卵殻(egg shell；ゼリー状，とれやすい)，幼虫被殻(embryophore)，六鉤幼虫(oncosphere)からなる．

生活史：第1中間宿主：ウシ，虫卵摂取後10～15週後にウシ筋肉内で無鉤嚢虫(*cysticercus bovis*)(大きさ8×5mm)を形成．

終宿主：ヒトのみ．

アジア条虫：台湾を含む東南アジア諸国ではブタの内臓に無鉤条虫と形態上区別できないアジア条虫の幼虫が寄生しており，最近関東地方で集団発生例が発表された．国内感染例か輸入例かどうかは不明．

3）臨床的特徴

腹部不快感，腹痛，下痢．

4）検査

受胎体節が一個一個切れて便に出てくる．動いている．筋肉の発達が良い．新鮮な体節を2枚のガラスで挟んでライトに透かすと子宮の分岐が白く枝分かれして見えるあるいは墨汁をツベルクリン注射器に採りツベルクリン針を体節の一端より注入すると子宮の分岐がよくわかる．体節を固定すると硬くなり上記方法がやりにくい．受胎体節の子宮の分岐数（左右）が各側20本以上と多い．

5）治療

プラジカンテル．ガストログラフインによる駆虫．

6）感染対策

海外ではウシ，水牛などウシ科の動物の生肉を食べない．よく火を通す．

6. 有鉤条虫（*Taenia solium*）

1）疫学

世界に分布．特に韓国やメキシコにみられたが，最近は激減．また次に述べる有鉤嚢虫症も減っている．わが国では沖縄県で1例成虫寄生が見つかっている．

2）病原体（図51）

ヒトの小腸寄生．体長2〜4m．中間宿主はブタ．筋肉内に有鉤嚢虫 *cysticercus cellulosae* を形成．終宿主はヒトのみで感染源は豚肉．嚢虫，成虫の頭節には4個の吸盤と小鉤，額嘴がある．ヒトが虫卵を飲み込むとブタと同様にヒトの体内で有鉤嚢虫ができる（脳，皮下が多い，脳有鉤嚢虫症）．虫卵は無鉤条虫に似る．ヒトは終宿主にもなり中間宿主にもなる．

3）臨床的特徴

腹部不快感，腹痛，下痢．

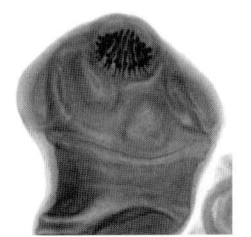

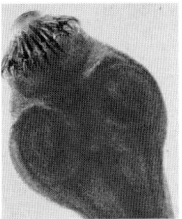

図51 有鉤嚢虫（左）と有鉤条虫の頭節（右）
（カラー図譜102参照）

4）検査

成虫寄生の場合→体節の自然排虫一個一個切れて出てくる．無鉤条虫の体節に比べ運動が悪い（筋肉が薄い）．子宮の分岐が少ない．受胎体節の子宮の分岐数（左右）が各側10本程度と少ない．便秘の時や腸管内で虫体が破壊されると虫卵を摂取した時と同様に全身に有鉤嚢虫ができる（自家感染）．

5）治療

プラジカンテルだが，早期に排出されるよう努める．ガストログラフインを使うことが多い．腸管内で溶けると有鉤嚢虫症を起こすので一機に虫体を排出させるのである．

6）感染対策

海外ではブタ肉はよく焼いて食べる．

7. 有鉤嚢虫（*Cysticercus cellulosae*）

1）疫学

日本人体例約34例，外国では韓国，メキシコ，ペルー症例多いが最近は激減．その他ロシア，中国，インド，タイ，アフリカ南部，マダガスカル，スペインなど．

感染経路として次の点が考えられる．①虫卵の経口摂取．②豚肉中の有鉤嚢虫を経口摂取すると腸管内で成虫になり受胎体節が腸管内で壊れ虫卵が出てきて六鉤幼虫が再び腸管壁より侵入して体中で有鉤嚢虫ができる（自家感染，人体有鉤嚢虫症）．性行為でも感染．

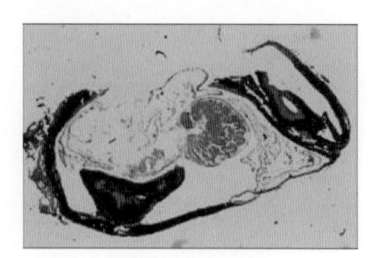

図52 人体有鉤嚢虫切片
HE染色.

2) 病原体(図52)

袋状の嚢腫が皮下や筋肉内, 脳にできる. 8mmほどで真珠様.

3) 臨床的特徴

①皮下, 筋肉内寄生多い. 結節→小腫瘤. ②脳内寄生〔neurocysticercosis(脳有鉤嚢虫症；cerebral cysticercosis)〕の場合はてんかん様発作, 痙攣, 意識障害, 麻痺, 精神障害などの神経症状(脳MRI, 皮下X線軟部撮影→皮下石灰化). 眼球寄生もある.

4) 検査

①組織学的検索：石灰小体, 吸盤, 額嘴. ②免疫血清学的診断による抗体の証明. 頭蓋内寄生では髄液も可能. ③臨床学的検索：皮下や筋肉では軟部撮影, 石灰化もわかる. 脳ではCT, MRI等で石灰化もわかる. ④鑑別診断：(脳)腫瘍, マンソン孤虫症, ウエステルマン肺吸虫症, 有棘顎口虫症との鑑別.

5) 治療

外科的摘出. 可能でないなら薬物治療. アルベンダゾール, プラジカンテル, ステロイドとの併用.

6) 感染対策

異常な性交渉をせず, また虫卵の経口感染なので流行地では糞便・食品からの感染を防ぐ.

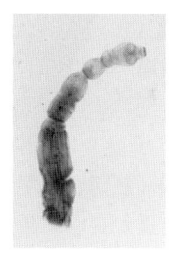

図53 単包条虫

8. 単包条虫(Echinococcus granulosus)および単包虫(unicellular hydatid cyst)(四類感染症)

1) 疫学

日本で散発しているが, イヌやキツネから成虫は見つかっていない. ウマなどで単包虫感染が見られる. 世界的には牧草地帯のヒトで感染. またアフリカのトスカナ地方など濃厚感染地域がある. 四類感染症で, 医師は診断後直ちに保健所に届け出る.

2) 病原体(図53)

終宿主はイヌ, オオカミ, キツネ. 成虫がこれら動物の小腸に寄生. 糞便に虫卵が排出される. ヒトは虫卵を飲み込んで感染する. 虫卵は円葉目のものと一緒. 成虫の体節は頭節, 未熟体節, 成熟体節, 受胎体節それぞれ一個で条虫の中でいちばん小さい(3〜6mm). 中間宿主はヒトの他ヒツジ, ウシ, ブタ, ウマ, ウサギなど. 単包性エキノコックス症(cystic echinococcosis)ともいう.

3) 臨床的特徴

肝や肺の嚢胞形成, 嚢腫の構造：層状のクチクラ層, 繁殖胞(原頭節を入れる)わが国では関東以南を中心に数十例報告あり, 青森県でも1例見つかっている. 現在輸入感染症として散発する. 好発部位は肝臓, 肺, 脳など. 嚢胞は大きくなるのに数十年かかる. 終宿主に捕食されると7週間で成虫となる.

二次包虫症：原頭節が血流に乗り他臓器に運ばれ増殖する. 原頭節が終宿主に経口的に摂取され

ると，その小腸で成虫に発育する．

4）検査
エコーや CT で肝における囊胞の確認，外科的摘出などで単胞虫の原頭節（包虫砂）確認．

5）治療
囊胞，肝の外科的摘出，アルベンダゾールによる薬物治療（長期），ショックを防ぐためステロイド剤併用．

9. 多包条虫(Echinococcus multilocularis)および多包虫〔multilocular(or alveolar)hydatid cyst〕
（四類感染症）

1）疫学
北半球に分布．日本では北海道全域に分布．キタキツネの感染率は約 50%，ハタネズミの感染率は約 2%．キツネの感染率が上昇している．患者は年間約 15 名ほど．青森県 24 例中原発 9 例．野生動物陰性．青森県のネズミも陰性．北海道のブタ陽性．キタキツネの青函トンネル移動監視．北海道から本州へのイヌの移動注意．2005 年埼玉県のイヌで多包条虫感染が見つかる．多包性エキノコックス症（alveolar echinococcosis）ともいう．四類感染症で，診断後は直ちに届け出る．北海道では平成 21 年に 27 人が報告されている．再興感染症の 1 つでもある．

2）病原体（図54，55）
成虫の体節は最小(1～5 mm)中間宿主は野ネズミ（エゾヤチネズミ），ヒト，ブタなど．終宿主はイヌ，キタキツネ，キツネ．成虫が小腸に寄生．札幌の室内犬陽性．ヒトは虫卵を飲み込んで感染する．1926 年仙台で最初に発見，1937 年北海道礼文島で報告．131 名の患者（実際は島民の 3～4% 感染(200 名以上と推測)キツネを千島列島より移入したため．1989 年流行終息（最後の例は 79 歳，男性一度も検診を受けていない）．キツネの個体数が激減．1965 年根室で発生→東部，根釧

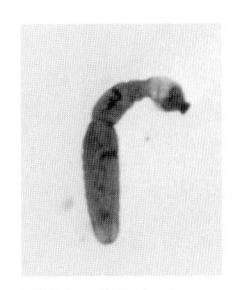

図 54　多包条虫

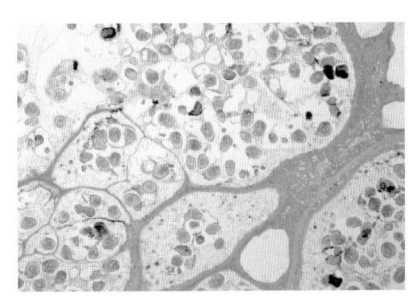

図 55　マウス肝臓感染の多包虫
（カラー図譜 103 参照）

(150 人感染)．キツネが流氷で結氷したオホーツク海を渡ってきたと考えられている．または戦中あるいは戦後に千島から引き揚げた人たちがイヌを一緒に連れてきたともいわれる．1983 年網走ブタ多包虫感染（網走で 60 人くらい感染）→北海道全域汚染．2002 年までで 424 例認める（病理組織で確認）．2001 年血清診断実施：受診者 52,808 名中陽性 60 名．1999～2002 年（4 年間）感染症新法施行．届け出者 53 名中 10 名死亡．対策を強化するため 2003 年 11 月の改正で感染源となる終宿主のイヌの多包条虫感染についても届出が義務づけられた．

3）臨床的特徴
a）潜伏期
無症状，10 年近く．

b）進行期
好発部位は肝臓，肺，脳，腎，脾，腸間膜，骨髄．囊胞は大きくなるのに数十年かかる．感染後 10 年以上経過，病気の進行につれて周囲の肝内胆管や血管を塞ぎ肝機能が低下．肝腫大，上腹部・季肋部不快感，寄生臓器により症状異なる．

c) 末期

通常6か月以内．肝腫大顕著，肝機能障害の進行，腹水，腹壁静脈の怒張などの門脈圧亢進症状，黄疸さらに進行すると悪液質，肝性昏睡で重篤．

肺寄生→血痰，喀血，胸膜炎 脳寄生→頭痛，運動障害，痙攣，嘔吐，てんかん様発作（わが国では稀）．

二次包虫症：原頭節が血流に乗り他臓器に運ばれ増殖する．原頭節が終宿主に経口的に摂取されると，その小腸で成虫に発育する終宿主に捕食されると7週間で成虫となる．

4) 検査

組織中で腫瘍状に浸潤性に大きくなる．囊胞（囊腫，腫瘤）の割面はスポンジ状で充実，粘稠で硬い．小胞囊集合．組織浸潤性に増殖．病理組織学的にはPAS染色で紫に染まったクチクラ層がみられる（著しい多房化）．H-E染色では明瞭ではない．

①問診（流行地での生活歴，旅行歴，キツネとの接触），②ELISAによる抗体検査（一次検診），③ウエスタンブロットによる抗体検査（二次検診），④腹部単純撮影，超音波検査，肺X線，脳MRI，CTスキャン（二次検診）（病巣の広がり，病巣の石灰化など）肝囊胞や肝癌との区別のため外科的手術施行して包虫に特徴的な組織構造を検査，包虫液からの包虫砂の検出．基本的に穿刺はしない（虫体成分が漏れて二次包虫症やアナフィラキシーショックを起こす可能性があるため）．

5) 治療

囊胞，肝の外科的摘出，アルベンダゾールによる薬物治療（長期），ショックを防ぐためステロイド剤併用．

6) 感染対策

流行地での居住，旅行ではキツネ，イヌなどとの接触や虫卵摂取の可能性のある沢水，山菜などの摂取を避ける，手指を清潔に．

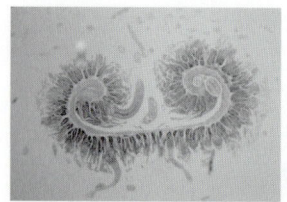

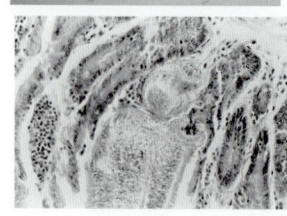

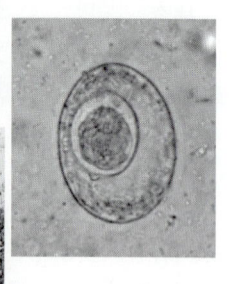

図56 小形条虫
左上：マウス感染小腸組織（低倍），左下：高倍，右：虫卵．

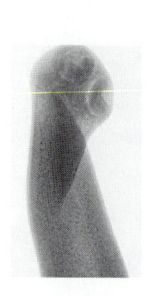

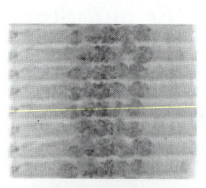

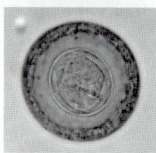

図57 縮小条虫
左：頭部；右上：成熟体節，右下：虫卵．

10. ヒトに感染するその他の条虫
（図56〜59）

a. 小形条虫（*Vampirolepis nana*）

終宿主ネズミ，中間宿主ノミ．囊虫はcysticercoid．自家感染する．衛生状態の悪い地域の子供に多い．虫卵またはノミの経口感染．頭節に吸盤と小鉤を有する．ヒトの小腸に寄生．体長は1〜3cm．虫卵の大きさは，楕円形で中の六鉤幼虫はレモン型，大きさ45〜55μm×40〜45μm．色は淡黄ないし淡褐色．少数寄生の場合無症状．多数寄生，特に自家感染時は腹痛，下痢．

b. 縮小条虫（*Hymenolepis diminuta*）

終宿主ネズミ，中間宿主ノミ，甲虫．囊虫は

瓜実条虫
(Ward)

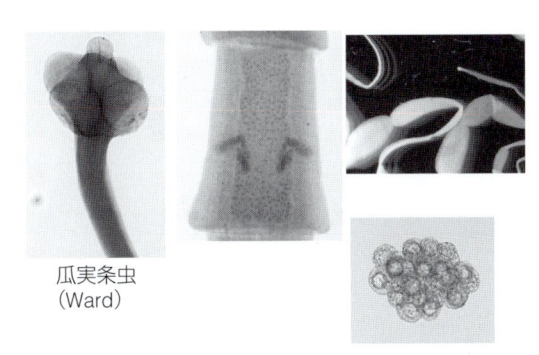

図58 イヌ条虫（瓜実条虫）
左：頭部，中央：成熟体節，右上：ストロビラ，右下：虫卵（卵嚢）．

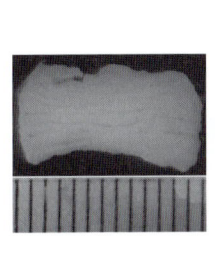

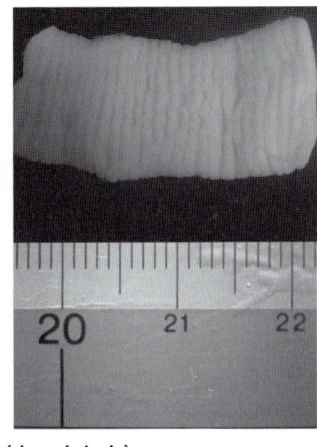

図59 サル条虫体節（左，右とも）

cysticercoid．頭節に吸盤のみ有する，小鉤なし．ヒトの小腸に寄生．虫卵は円形，大きさは60〜80μm×60〜80μm．色は濃褐色．子供に感染が見られるが，小形条虫より稀である．

c. 瓜実条虫（イヌ条虫）
（*Dipylidium caninum*）

終宿主イヌ，中間宿主イヌ，ネコノミ．囊虫はcysticercoid．卵嚢が便に出てくる．ヒトの小腸に寄生．稀に幼児や小児に寄生がみられる．

d. 有線条虫（*Mesocestoides lineatus*）

終宿主イヌ，ネコ．中間宿主ヘビ．嚢虫はmetacestoid．ヒトの小腸に寄生．ヘビの生血を飲んだり内臓を食べて感染．

e. ニベリン条虫（*Nybelinia surmenicola*）

幼虫がニシン，タラ，イカの体内に寄生．幼虫が誤ってヒトの口腔（舌），咽喉頭に寄生し異物感や疼痛を伴う．

f. サル条虫（*Bertiella studeri*）

終宿主サル，中間宿主ササラダニ類（miteの仲間）．ヒトの小腸に寄生．糞便内に体節が排出．滋賀県湖北地方の同じ病院で2症例（小児と老人）が報告された．

H 原虫類（表2）

1. 根足虫

a. 赤痢アメーバ（*Entamoeba histolytica*）

1）疫学

赤痢アメーバは世界中に分布し，感染者は5億人．わが国にも常在し，国内感染，輸入感染ともに1980年代後半から増加傾向を示し，毎年100例を超える届け出がなされていたが，2000年以降急増している．成熟囊子に汚染された食物や飲料水の摂取により感染発症する以外に，男性同性愛者における性感染症，免疫不全症患者における日和見感染症，異食症が原因となる重症心身障害児（者）などの収容施設における集団感染も報告されている．アメーバ赤痢は五類感染症全数把握疾患に定められているので医師は診断から7日以内に届け出が義務づけられている．再興感染症の1つでもある．

2）病原体

a）栄養型（trophozoite）（図60〜62）

大きさは20〜50μmとバリエーションに富む．病変部あるいは下痢便に認められ，偽足を持ち活発にアメーバ運動し，分裂・増殖する．核は1個で中心部にカリオソームを有する．赤血球を貪食する．加熱や乾燥に弱く，体外では長時間生存できない．病原性を有するが感染力はない．

表2 感染症法記載の原虫，蠕虫感染症，病原体一覧

感染症法	疾患名	病原体	種類	媒介者(vector)
一類	クリミア・コンゴ出血熱	ブニアウイルス	ウイルス	マダニ科
一類	ペスト	*Yersinia pestis*	細菌	ノミ
一類	南米出血熱	ブニアウイルス	ウイルス	ネズミ
四類	ウエストナイル熱	フラビウイルス	ウイルス	カ
四類	エキノコックス症	単包虫，多包虫	蠕虫(条虫)	なし
四類	黄熱	フラビウイルス	ウイルス	カ
四類	オムスク出血熱	フラビウイルス	ウイルス	カクマダニ属
四類	回帰熱	*Borrelia hermsii, B. duttonii* など	細菌(スピロヘータ)	カズキダニ科
四類	回帰熱	*Borrelia recurrentis*	細菌(スピロヘータ)	シラミ
四類	キャサヌール森林熱	フラビウイルス	ウイルス	チマダニ属
四類	Q熱	*Coxiella burnetii*	リケッチャ	マダニ科
四類	腎症候性出血熱	ブニアウイルス	ウイルス	ネズミ
四類	西部ウマ脳炎	アルファウイルス	ウイルス	カ
四類	ダニ媒介性脳炎	フラビウイルス	ウイルス	マダニ属
四類	ツツガムシ病	*Orientia tsutsugamushi*	リケッチャ	ツツガムシ科
四類	デング熱，デング出血熱	フラビウイルス	ウイルス	カ
四類	東部ウマ脳炎	アルファウイルス	ウイルス	カ
四類	日本紅斑熱	*Rickettsia japonica*	リケッチャ	マダニ科
四類	日本脳炎	フラビウイルス	ウイルス	カ
四類	ベネズエラウマ脳炎	フラビウイルス	ウイルス	カ
四類	チクングニア出血熱	アルファウイルス	ウイルス	カ
四類	発しんチフス	*Rickettsia prowazekii*	リケッチャ	シラミ
四類	マラリア	*Plasmodium* spp.	原虫	カ
四類	野兎病	*Francisella tularensis*	細菌	マダニ科
四類	ライム病	*Borrelia burgdorferi* など	細菌(スピロヘータ)	マダニ属
四類	リフトバレー熱	ブニアウイルス	ウイルス	カ
四類	レプトスピラ症(ワイル病)	*Leptospira interrogans* など	細菌	ネズミ
四類	ロッキー山紅斑熱	*Rickettsia rickettsii*	リケッチャ	カクマダニ属 キララマダニ属
四類	重症熱性血小板減少症候群	SFTSウイルス	ウイルス	マダニ属
五類	アメーバ赤痢	*Entamoeba histolytica*	原虫	なし
五類	クリプトスポリジウム症	*Cryptosporidium parvum, C. hominis*	原虫	なし
五類	ジアルジア症	*Giardia lamblia*	原虫	なし

b) 囊子(cyst)

固形便に出現．大きさはほぼ球形で12～20μmである．核は1～4個で成熟すると4個となり，感染する．シスト内には核の他，類染色質体を有する．4℃で数日間安定，胃酸による消化に耐えるほか，各種の消毒薬にも抵抗性を示す．人の小腸で脱囊して4つの栄養型ができる．

c) *E. histolytica*(病原株)と*E. dispar*(非病原株)

*E. histolytica*は組織侵入能力を有し，病原性がある．血清抗体価は陽性を示すことが多く，治療の対象となる．*E. histolytica*の確定には，下痢便中の赤血球を捕食した栄養型，大腸生検標本中の栄養型，肝膿瘍穿刺液中の栄養型，病理組織標本中の栄養型の検出が必要である．*E. dispar*は組織侵入能力が無く，病原性がない．血清抗体

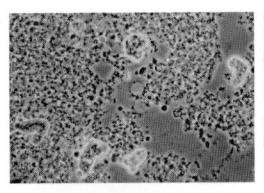

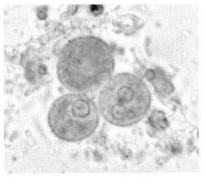

図60 赤痢アメーバ
栄養型(肝膿瘍由来)と囊子(糞便)由来.(カラー図譜104参照)

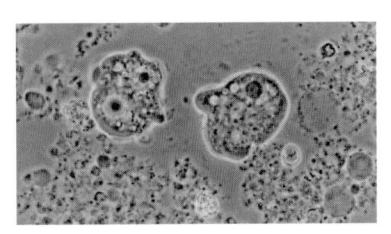

図61 赤痢アメーバ
栄養型.(位相差)

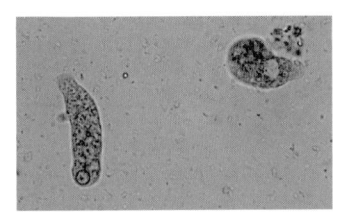

図62 赤痢アメーバ
栄養型(MF染色).

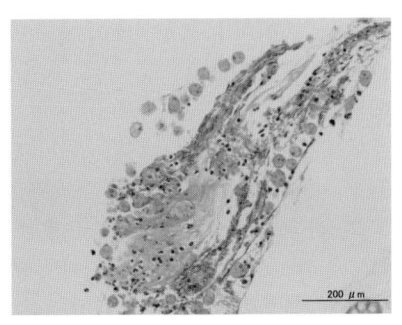

図63 アメーバ赤痢の大腸組織
栄養型.(カラー図譜105参照)

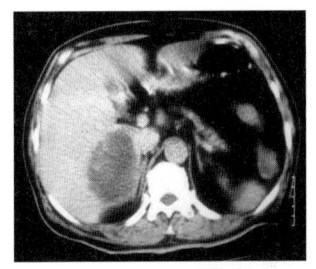

図64 アメーバ性肝膿瘍CT像

価は陰性(数%で抗体産生)を示し,治療の必要はない.無症状囊子排泄者で,*E. histolytica*と*E. dispar*を区別する必要がある場合は,光学顕微鏡を用いた検査では区別がつかないが,DNAを標的としたPCR法では両種の鑑別が可能である.また,電子顕微鏡による細胞内オルガネラの観察により,*E. histolytica*と*E. dispar*は形態学上区別できるとされている(竹内).

3)臨床的特徴

病態は腸管アメーバ症と腸管外アメーバ症に大別される.

a)腸管アメーバ症(アメーバ性大腸炎,アメーバ赤痢)(図63)

主症状は発熱,腹痛,下痢で始まり,イチゴゼリー状の粘血便が特徴的.大腸に潰瘍を形成し,好発部位は盲腸,上行結腸,S状結腸,直腸の順である.潰瘍性大腸炎と誤診しやすく,免疫抑制剤を多用すると重症化するので注意を要する.激しい下痢,出血,腸穿孔を起こして死亡することもある.1日十数回の下痢で,裏急後重と称されるしぶり腹(テネスムス)が典型例の特徴である.合併症としてアメボーマ(ameboma;アメーバが腸管壁に侵入し,大腸癌に類似した炎症性腸管壁肥厚)がある.

b)腸管外アメーバ症(図64)

大腸の潰瘍で増殖した栄養型が,門脈を介して血行性に肝臓に転移し,肝膿瘍(アメーバ性肝膿瘍)を起こす頻度が最も高い.アンチョビーソース(ペースト)様の膿と称される.アメーバ性肝膿瘍は右葉に1個生ずることが多いが,時に多発することもある.症状は右季肋部に熱感,圧痛を認め,不規則な発熱,肝腫大,悪心,食欲不振などである.また,肺,肛門周囲皮膚,脾臓,脳などにも転移し膿瘍が形成されることがある.血清抗体価は高い.

4)検査

なるべく新鮮便を検査に供するが,原虫抗原やDNA検出のためには糞便を即時凍結し,必要時

まで-20℃か，-80℃に数か月まで保存でき抗原やDNAが検出可能である．

ⅰ）顕微鏡検査

嚢子と栄養型の直接検出（直接圧平し位相差顕微鏡で観察，または遠心沈澱，または染色する．ヨード・ヨードカリ染色，コーン染色変法：自分で作製してもよいが，染色液は和光純薬や武藤化学より購入可能），腸の潰瘍や肝膿瘍（エコー下）などの病巣部生検材料やドレナージからの栄養型の検出（膿瘍壁に栄養型が見つかる場合が多い），生検組織材料のパラフィン切片染色標本を用いた栄養型の検出および免疫学的観察．

ⅱ）培養検査

便や病巣部からの赤痢アメーバ栄養型の分離培養同定．適した培地（Robinson培地，田辺—千葉培地）が知られている．

ⅲ）遺伝子検査（PCR法）

便や病理組織中のDNAを標的．分子疫学的観点からゲノタイプと病原性について検討されている（病原種および非病原種の鑑別）．

ⅳ）ELISA法

赤痢アメーバ特異抗原検出（E. histolytica-Ⅱ kit：関東化学）．*E. histolytica/dispar Giardia Cryptosporidium* antigen detection kit（Triage Parasite Panel, Biosite Inc.）

ⅴ）血清学的診断法

抗赤痢アメーバ抗体検出（アメーバスポットIF：日本ビオメリュー・バイテック）．

ⅵ）間接的診断

内視鏡，CTスキャン，エコー．

5）治療

ⅰ）メトロニダゾール（経口，注射）またはチニダゾール

腸管アメーバ症と腸管外アメーバ症に有効で第一選択薬．治癒率は90％以上．

ⅱ）デヒドロエメチン*（筋注）

肝膿瘍（膿瘍破裂），重症赤痢（腸穿孔など）の難治例，重傷例に使用．

ⅲ）ジロキサニドフロエイト*

シストキャリアのみに使用．

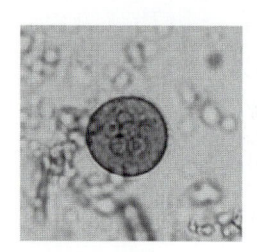

図65 大腸アメーバ
嚢子（ヨード・ヨードカリ染色）．

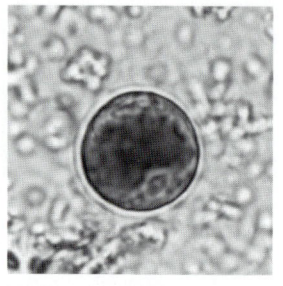

図66 ヨードアメーバ
嚢子（ヨード・ヨードカリ染色）．

ⅳ）パロモマイシン

シストキャリアや再感染者に使用．

6）感染対策

感染は成熟嚢子の経口摂取によるので衛生の徹底．必要に応じて接触者および家族の感染をチェック．腸管アメーバ症では投薬による治療後も糞便中に嚢子が認められ，感染源となる．

他に（*Entamoeba. hartmanni*；*E. histolytica*より小型），*E. moshkovskii*がある．

以下は非病原性アメーバ類である．

b. 大腸アメーバ（*Entamoeba coli*）（図65）

世界中に分布し，サルやイヌに寄生．大腸に寄生し病原性はないが赤痢アメーバとの鑑別が重要．栄養型15〜50μm．赤血球を捕食しない．成熟嚢子は8核で大きさは15〜20μm．

c. 歯肉アメーバ（*Entamoeba gingivalis*）

ヒトの歯肉部に寄生．歯周病との関係は不明．栄養型のみ存在し，嚢子はない．感染は直接感染．

d. 小形アメーバ（*Endolimax nana*）

世界中に広く分布し，大腸寄生するが，病原性はない．成熟嚢子は4核で7〜8μm．カリオソームが大きい．

e. ヨードアメーバ（*Iodamoeba butschlii*）（図66）

病原性はない．栄養型の大きさは5〜10μm．

嚢子は9～12μm．大きなグリコーゲン胞を有する．ヨード・ヨードカリで染色するとグリコーゲン胞は褐色に染まる．

f. 二核アメーバ(Dientamoeba fragilis)

長い間アメーバの一種と考えられていたが，現在トリコモナスの仲間と考えられている．

他にヒトブラストシスチス(ブラストシスチス・ホミニス；*Blastocystis hominis*)がある．長く非病原性の酵母と考えられていたが，現在ヒトの大腸に寄生する原虫の一種と同定され，下痢の原因にもなる．しかし病原性については今なお不明な点が多い．東南アジアなどを旅行後来日した外国人に消化器症状を呈し検出されるケースが多く，一方日本人では感染率は低い．国内での感染率は0.8～1.4%程度である．精神薄弱施設や同性愛者で感染率が高い．各種動物からも検出されている．虫体は直径8～32μmの球形で，中に空胞(central vacuole)があり，細胞質は辺縁に押しやられ，その中に普通1～2個の核とミトコンドリアが存在する．嫌気的にもかかわらず多数のミトコンドリアを有する．空胞を有する虫体の他に，中が顆粒状のもの，アメーバ状のものがみられる．空気に曝されると変性する．増殖形態として二分裂，多数分裂，出芽などが考えられている．培養すると異常に大きな虫体や分裂途上のものが頻回に認められる．小さな嚢子(直径3～5μm)も検出され，感染型と考えられている．感染者はほとんど無症状だが，下痢や消化器症状を起こすことがある．ヨード・ヨードカリ染色，ギムザ染色，コーン染色，墨汁染色や位相差顕微鏡などで検出する．培養も可能．有症者に対してメトロニダゾールが有効だが，再発も有る．

g. 自由生活アメーバ類
(Acanthamoeba spp.)

1) 疫学

アカントアメーバ類(*Acanthamoeba*属)は，世界中に分布する自由生活性アメーバで土壌や環境水中に棲息し，土，ほこり，湖，河川水，プールなどのほかに空調施設のエアコンフィルターなどや加湿器から分離される．日和見感染症の起因原虫，AIDSなど免疫不全に乗じて脳炎を起こす．また眼，皮膚，傷，鼻孔から感染して角膜炎やアメーバ性肉芽腫性脳炎を引き起こす．血流に乗って転移する．わが国では1988年にアカントアメーバ角膜炎の第1例が報告，現在まで患者は増加し続けており，若年者に多い．罹患者のほとんどがコンタクトレンズ使用者であることから，コンタクトレンズの不適切な使用による感染が問題である．わが国ではアメーバ性肉芽腫性脳炎の患者は少ない．

2) 病原体(図67)

アカントアメーバには栄養型と嚢子がある．栄養型の大きさは約20～30μmで，胞体は微細顆粒状で食胞と液胞が認められる．虫体の前方から側方にかけてアカンスポディア(acanthapodia)とよばれる棘状の偽足(突起)を形成し，この存在からアカントアメーバ栄養型を同定できる．核は比較的大きく中央に大型のカリオソームを認める．嚢子は一重や二重の嚢子壁をもつ時期があり，12～19μmの大きさで，その形状は特徴的である．*Acanthamoeba*属には多くの種があり，*A. culbertsoni*，*A. polyphaga*，*A. castellanii*，*A. healyi*，*A. hatchetti*，*A. rhysodes*などによる人への感染が確認されている．アカントアメーバ角

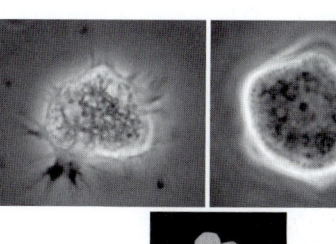

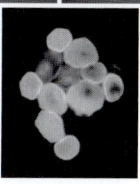

図67 角膜寄生アカントアメーバの栄養型，嚢子と嚢子のファンギフローラY染色像
(カラー図譜106参照)

膜炎は角膜にできた傷がアメーバに汚染された水の曝露を受けることによって感染することから，角膜の傷，汚染水による曝露とコンタクトレンズの装用が重要な危険因子と考えられている．最近では遺伝子解析からゲノタイプはT1から15までに分けられ，T4ゲノタイプが主な病原性株である．

3) 臨床的特徴

アカントアメーバ角膜炎の初期症状は，突発性の異物感に伴う，眼痛，充血，流涙羞明などの症状から始まる(初期，上皮の炎症)．角膜の傷にアメーバが感染し，放射状角膜神経炎や偽樹枝状角膜炎の上皮欠損に続き虹彩炎を伴った角膜実質炎と移行する．やがて瞳の中に白く濁った輪状の潰瘍が観察される(輪状浸潤)(移行期)．さらに進行して円盤状角膜炎となる(完成期)．初期症状や臨床経過が角膜ヘルペスや角膜真菌症に酷似しているため確定診断が遅れることもあり，治療が遅れると失明の恐れもある．アメーバ性肉芽腫性脳炎(主に *Acanthamoeba culbertsoni* による)は，ほとんどが気管，肺，鼻腔，皮膚，生殖器などに日和見感染して，AIDSなど免疫不全状態に陥ると脳に転移し脳炎を起こす．症状としては，精神症状，痙攣，頭痛，片麻痺，発熱などがあげられ，亜急性ないしは慢性的に進行して発症後1〜2か月で死亡する．

4) 検査

アカントアメーバ角膜炎では，検出は直接検鏡，培養法，DNA診断法が行われており，材料は角膜擦過物，患部の洗浄液，コンタクトレンズの保存液などが対象となる．アメーバ性肉芽腫性脳炎では，脳脊髄液が用いられる．CTも補助診断となる．

ⅰ) 顕微鏡検査

生鮮無染色標本を位相差顕微鏡で見る．また染色には，ファンギフローラY染色(嚢子検出)，パーカーインクKOH法，パパニコロウ染色，ギムザ染色，グラム染色などが用いられる．

ⅱ) 培養検査

アカントアメーバは培養が容易．大腸菌塗布寒天培地が広く用いられる．栄養素を含まない滅菌寒天培地に，熱処理(60℃，1時間)をした大腸菌を塗布し，26〜30℃で数日から1週間ほど培養するが，さらに日数を要することもある．アメーバが大腸菌を取り込んで増殖すると，アメーバ状の栄養型が観察され，さらにその後培養地上に嚢子が円形の集塊として観察される．実体顕微鏡の対物40倍で観察，適当に採取して位相差顕微鏡下400倍で毎日観察．倒立型位相差顕微鏡があると便利である．液体培地も用いられる．

ⅲ) 遺伝子検査法

病原株の同定など疫学調査に用いられている．

5) 治療

アカントアメーバ角膜炎では薬物治療，角膜搔爬，角膜移植などが行われている．栄養型には効果があるが，嚢子には薬物療法と並行して角膜搔爬による除去が有効である．初期治療としてはアゾール系抗生物質やクロルヘキシジンやpoly-hexamethyl biguanide (PHMB) が propamidine isethionate または pentamidine isethionate と併用される．難治症例もある．アメーバ性肉芽腫性脳炎治療では抗真菌薬のリファンピシンが用いられる．外科的手術適応例あり．

6) 感染対策

アカントアメーバは，角膜の傷に感染して角膜炎を起こすことが多いので，コンタクトレンズの保存液の衛生管理，コンタクトレンズ装着状態での遊泳や入浴の利用を避ける．嚢子は塩素に耐性で，熱処理が最良の殺菌方法である．

7) 最近見つかった自由生活アメーバ
(*Balamuthia mandrillaris*)

亜急性アメーバ性髄膜脳炎の原因原虫，発症後1週〜数か月で死亡する．

他に *Naegleria* spp. がある．世界中に分布する自由生活性アメーバで，生息域はアカントアメーバに似る．*Naegleria fowleri* は急性アメーバ性髄膜炎を起こす原虫で，わが国では1997年に本原

虫による原発性アメーバ性髄膜脳炎が初めて報告された．アメーバに汚染された水を経鼻的に吸引する（水泳や一種の儀式など）ことにより感染する．*Naegleria* 属には栄養型と囊子の他に，鞭毛型虫体（flagellate stage）とよばれる形態がある．栄養型は 20〜30 μm の大きさでアカントアメーバにみられる棘状の偽足（突起）は形成しない．偽足を出して活発に運動し，鞭毛型や囊子に形態を変化させることができる．囊子の大きさは 7〜15 μm でほぼ球形，単層で明瞭な囊子壁を持つ．鞭毛型は水中でのみ形成され，通常 2 本（最大 4 本）の鞭毛をもち，栄養型や囊子に形態を変化させることができる．人へはこの鞭毛型が鼻腔より侵入して栄養型に変化し，粘膜から嗅神経伝いに脳（臭脳）に侵入し感染．感染から 3〜7 日間程度の潜伏期を経て，嘔吐を伴った強い発熱や頭痛などの症状が急激に現れ，その後，さまざまな中枢神経症状が現れ，急速に悪化して意識障害を伴うようになり，昏睡状態となって発症後 10 日前後でほとんどが死亡する．

2．鞭毛虫

a．ガンビア・トリパノソーマ
（*Trypanosoma gambiense*）

1）疫学

媒介動物はツェツェバエ．成虫は吸血に適した口吻をもつ．成虫の子宮内で孵化幼虫は育てられ，その後体外に産み落とされる．幼虫は好適な湿り気のある土の中にすぐ潜って蛹となり，気温 30℃ では 12 日ほどで成虫になる．

アフリカにはガンビア・トリパノソーマとそれと分布を異にするローデシア・トリパノソーマが存在し，後者はより病原性大．家畜も感染し被害は甚大．アフリカ南東部に分布．両者はツエツエバエの分布域が異なり，分布域がツエツエベルトとよばれる．

2）病原体（図 68）

血液内寄生鞭毛虫で 1 本の鞭毛を有する．体長は 10〜30 μm である．血液や脳脊髄液などの細

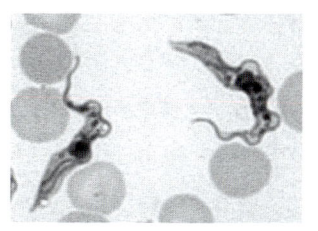

図 68　ガンビア・トリパノソーマ
ギムザ染色，錘鞭毛期，血液．

胞外液で増殖する．虫体内にキネトプラスト（巨大なミトコンドリア DNA）を有する．鞭毛と虫体との間に波動膜を有する．原虫の体表面抗原である VSG は抗原変換する．免疫機構を介した攻撃を回避する．血液，母子感染（経胎盤感染）する．

3）臨床的特徴

アフリカトリパノソーマ症（African trypanosomiasis）を起こす．アフリカ睡眠病ともいう．初期は発熱，刺咬部潰瘍，リンパ節炎（顔面や頸部などリンパ節腫脹），末期に脳炎，脳症（昏睡）．保虫宿主：家畜（ウシ，ブタ），game animals．

4）検査

ⅰ）臨床診断
　Winterbottom 徴候（リンパ節腫脹）．
ⅱ）寄生虫学的診断
　血液，リンパ節穿刺液，脳脊髄液（腰椎穿刺）のギムザ染色で錘鞭毛期検出．実験動物への感染，増殖，培養細胞上で培養（LIT 培地，NNN 培地）．室内飼育した無感染のツェツェバエに，凍結保存した患者の血液を吸わせ，上鞭毛期にしてから培養に移す．
ⅲ）免疫・血清診断
　ELISA 法，蛍光抗体法．
ⅳ）遺伝子検査
　PCR，LAMP 法．

5）治療

ペンタミジン，スラミン*，メラルソプロール* など．

6) 感染対策

ツェツェバエは青と黒色に誘導される性質があるので捕獲用のトラップを用意する．捕虫幕による駆除（安価で簡便）．

b. クルーズ・トリパノソーマ
（*Trypanosoma cruzi*）

1) 疫学

中南米に分布．およそ2千万人が感染．輸血による感染もある．甲虫の一種であるサシガメにより媒介される．夜中就寝中に顔など露出部をサシガメに刺される．現在サシガメの駆除が奏功している．

2) 病原体（図69, 70）

血液内に鞭毛虫が現れ，末梢血中で錐鞭毛期により2分裂．体長は20μm前後．

虫体と鞭毛との間に波動膜を有する．その後，筋肉細胞（骨格筋，心筋）における無鞭毛期が増殖．組織の細胞内では3μm前後の大きさ．シャーガス（Chagas）病〔アメリカトリパノソーマ症（American trypanosomiasis）ともいう〕を引き起こす．サシガメの糞に虫体が排出．掻くと創口から虫体が侵入．

3) 臨床的特徴

急性期：ロマーニャの徴候（片側性の顔面浮腫，結膜炎，眼瞼浮腫），チャゴーマ（手背や下肢などの腫大，限局性結節性炎症性皮膚病変），所属リンパ節の腫脹，心不全（致死的な心筋炎），中枢神経失調⇒死．

慢性期：心筋障害（心不全），拡張型心肥大，巨大結腸症，巨大食道症．

先天性（妊娠女性，経胎盤感染）もある．

保虫宿主：イヌ，ネコ，げっ歯類．

4) 検査

血液，リンパ節穿刺液，脳脊髄液のギムザ染色で錘鞭毛期または無鞭毛期の検出．動物への接種，培養．免疫診断 ELISA，PCR，体外診断（Xenodiagnosis，患者を無虫のサシガメで吸血させて，その後，サシガメ体内で増殖した虫体をチェック）．慢性感染では心肥大が心電図でわかる．

5) 治療

ニフルチモックス*，ベンズニダゾール*，他．

6) 感染対策

ベクターであるサシガメが夜行性なので夜就寝中は肌を露出しない．また日中は椰子の葉の屋根に日干し煉瓦や住居の壁の隙間などにいるので殺虫剤散布して駆除する．感染地や患者さんの多い地域では輸血で感染する可能性もあるので注意する．最近，日本で感染ブラジル人からの輸血が問題となっている．

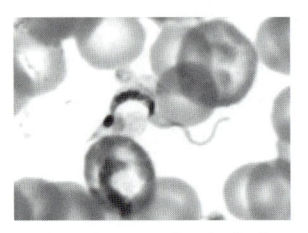

図69　クルーズ・トリパノソーマ
ギムザ染色，錘鞭毛期，血液．

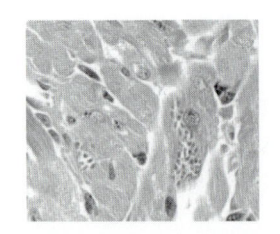

図70　クルーズ・トリパノソーマ
HE染色，無鞭毛期，心筋．

c. リーシュマニア（*Leishmania* spp.）

1) 疫学

サシチョウバエが媒介．約30種類知られている．世界で100万人くらい感染．熱帯・亜熱帯に広く分布．世界88カ国で流行：新大陸＝22，旧大陸＝66，南東アジアには分布せず．ヨーロッパ16カ国（フランス，イタリア，ギリシャ，スペイ

ン，ポルトガルなど：HIV/Leishmania-co-infection が問題，患者の多くは薬物常習者，注射針による感染），イギリス，ドイツでも広がる．

年間死亡者：約 6 万人，感染危険人口：3 億 6 千万人．保虫宿主：イヌ．

2) 病原体(図 71, 72, 73)

ヒトに寄生する種は 20 種類前後．細網内皮細胞内やマクロファージ内に寄生し無鞭毛期で分裂増殖．

3) 臨床的特徴

ⅰ) **内臓リーシュマニア症**(ドノバンリーシュマニア複合体：ドノバン・リーシュマニア *L. donovani*，他による)カラ・アザール(黒熱病)を起こす．発熱，肝・脾腫，無治療で致死的．患者の 90% 以上はインド，バングラデッシュ，ネパール，スーダンとブラジル．

ⅱ) **皮膚リーシュマニア症**(熱帯リーシュマニア *L. tropica*，*L. major*，*L. Mexicana* complex 他による)自然に治癒または皮膚潰瘍，汎発型は原虫抗原に特異的にアネルギー(びまん性皮膚リーシュマニア症，特異的細胞性免疫反応欠損)で難治性(患者が保虫宿主の役割を演じる)．90% 以上はアフガニスタン，イラン，サウジアラビア，シリア，ブラジル，ペルー．旧世界では東洋瘤腫，新世界ではチクレロなどとよばれる．

ⅲ) **皮膚粘膜リーシュマニア症**〔ブラジル・リーシュマニア(*L. braziliensis*)による〕皮膚リーシュマニア症の晩期合併症．鼻腔，口腔などの潰瘍や結節，鼻中隔欠損，言語障害，二次感染を伴う．90% はボリビア，ブラジル，ペルー．ペルーではエスプンディアとよばれる．

4) 検査

ⅰ) 臨床診断
ⅱ) 寄生虫学的診断
内臓リーシュマニア症：骨髄穿刺/穿刺液，リンパ節，脾臓　培養して前鞭毛期を検出(LIT 培地，NNN 培地)．組織切片やスメアーではマラリアとの鑑別重要⇒無鞭毛期検出(リーシュマン-ドノバン小体)．

皮膚リーシュマニア症：皮膚生検塗抹標本　無鞭毛期検出，培養して前鞭毛期を検出．

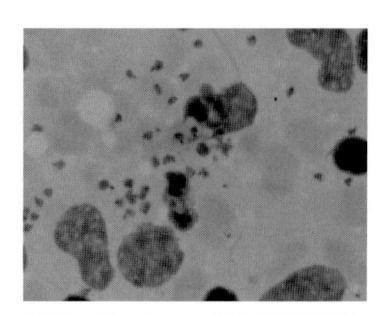

図 71　リーシュマニアの無鞭毛期
ギムザ染色，脾臓．
(カラー図譜 107 参照)

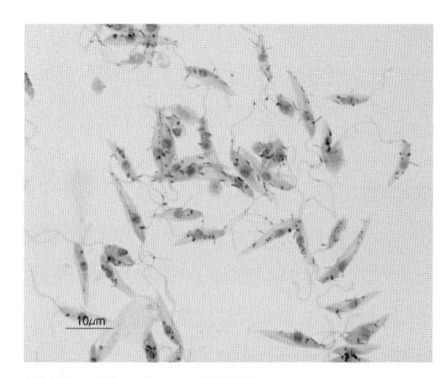

図 72　リーシュマニア
ギムザ染色，上鞭毛期，培養．

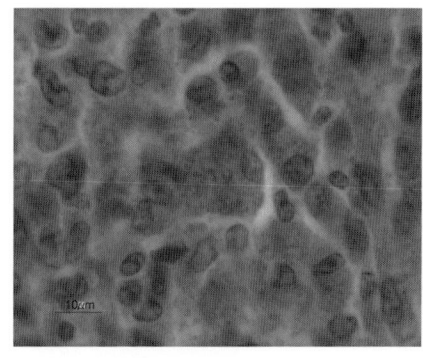

図 73　リーシュマニア
HE 染色，無鞭毛期，脾臓．

iii）免疫・血清診断

Montenegro skin test, Direct Agglutinin Test (DAT) using Urine Western blot, イムノクロマト法〔Kalazar Detect (InBios International 社；IgG4 抗体検出，rk39 recombinant Ag)〕．1 キットずつ使用するため，誤診断に気がつかない危険性がある．他の検査法で確認．

iv）分子生物学的診断

血清を用いた抗原検出 (rk39 recombinant) ディップスティック法．PCR，DNA 増幅．

5）治療

アンチモン製剤，抗真菌薬も試みられている．最近ワクチン・免疫療法が開発．

6）感染対策

サシチョウバエ対策：サシチョウバエは雌のみ吸血，変態する〔幼虫（地中）→蛹（地中）→成虫〕夕方〜夜間活動性，昼間は牛舎，鶏舎の暗い場所，建物の間隙にいる．

d. 腟トリコモナス
（*Trichomonas vaginalis*）

1）疫学
日本を含む全世界に分布．

2）病原体（図74）

核は1個，前鞭毛は4本，後鞭毛は1本で波動膜形成．体中央に軸索を有する．

大きさ $30 \times 10\,\mu m$．嚢子型は存在せず，栄養型で直接伝播する．

3）臨床的特徴

女性の腟に寄生して腟の炎症，局所の痒みを起こす，白色泡状の帯下（おりもの）が増える．性交時の不快感，排尿困難，時に尿道炎，子宮頸管炎，卵管炎などを起こす．成人女性の数％に寄生している．感染者の50％が症状を示す．性感染症（STD）の1つである．近年感染者数は上昇を続けている．男性は尿道や前立腺に寄生するがほとんど無症状である．デーデルラインの乳酸菌が発症に関係．

4）検査

腟粘液から虫体検出（ギムザ染色）．培養も可能（浅見培地：トリコモナス培地ニッスイ，システインブイヨン血清培地，DIA 培地日研生物医学研究所）．

5）治療

メトロニダゾール　経口薬と腟薬．

6）感染対策

性感染症の1つなので接触感染に留意する．コンドームの着用で感染を防ぐことができる．

他に腸トリコモナス（*Pentatrichomonas hominis*）（図75）がある．わが国でもときどき下痢便中に認める．海外旅行で感染する例があり，大阪空港検疫所の調査では0.64％（1987年）に本虫を検出．ヒトの大腸，特に盲腸に寄生．虫体は長径 $7\sim15\,\mu m$，短径 $7\sim10\,\mu m$，核は1個，前方に5

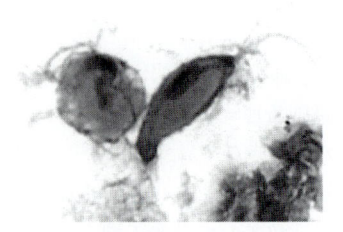

図74　腟トリコモナス
ギムザ染色．

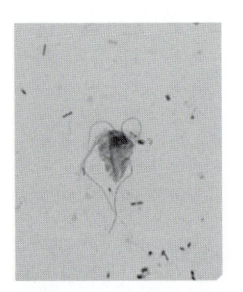

図75　腸トリコモナス
ギムザ染色．

本(基本3～5本)の遊離鞭毛があり，4本が同一部位から，他の1本はやや離れたところから後方に向かい，虫体との間に波動膜を形成する．また細胞口を有し，細菌を捕食する．げっ歯類，霊長類，イヌ，ネコその他家畜に感染．

e. ランブル鞭毛虫(*Giardia lamblia*)

1) 疫学

感染者は2億人くらい．ジアルジア症は *Giardia lamblia* という原虫が十二指腸(組織侵入性はない)に寄生して下痢や消化不良症候群などを起こす．ときに胆管や胆囊に迷入し炎症を起こす．世界中に分布し，衛生状態が悪い熱帯や亜熱帯に多い．わが国にも常在している．欧米などでは上水道や井戸水の汚染が原因で流行している．わが国では下水から囊子が見つかっている．感染率は1％前後で下痢症状の病因の2％とされる．東南アジアを経て来日した外国人や海外旅行後の日本人で検出されている．赤痢アメーバ症と同様，男性同性愛者間における性感染症あるいは日和見感染症を来たす．

保虫宿主：イヌ，げっ歯類，ビーバーなど．

2) 病原体(図76, 77)

生活史上，栄養型(長さは9～20μm，幅5～15μm，2個の核と4対の鞭毛を有する)と囊子(長径8～12μm，短径7～10μmの楕円形，4個の核)が存在し，囊子が経口感染する．

3) 臨床的特徴

1～2週間の潜伏期の後，消化器障害，下痢や胆管・胆囊炎を来たす．免疫不全例(エイズなど)では重症の水様性下痢が持続する．シストキャリア(無症候保虫者)となり長期間囊子を排泄するヒトもあるが，無症状のこともある．

4) 検査

下痢便や十二指腸液から栄養型(生標本の位相差顕微鏡観察，ギムザ染色)，有形便から囊子(ヨード・ヨードカリ染色，コーン染色変法)を検出する．免疫診断用キットとして蛍光抗体用試薬

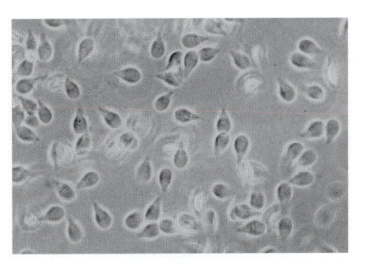

図76 ランブル鞭毛虫
栄養型(位相差).

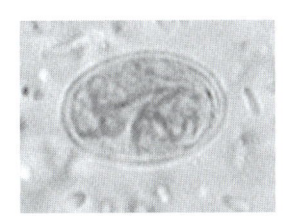

図77 ランブル鞭毛虫
囊子(MF染色).

あり．他に *E. histolytica/dispar* Giardia Cryptosporidium antigen detection kit (Triage Parasite Panel, Biosite Inc.)も市販されている．

5) 治療

赤痢アメーバ症に準じメトロニダゾールやチニダゾールが用いられる．ランブル鞭毛虫症(ジアルジア症)は五類感染症全数把握疾患に定められており，診断した医師は7日以内に最寄りの保健所に届け出る．再興感染症の1つでもある．

6) 感染対策

囊子の経口感染により感染するので，生水や生野菜の摂食には気をつける．

他にメニール鞭毛虫(*Chilomastix mesnili*)(図78)がある．世界中に分布，熱帯地方で衛生状態の悪い地域では感染率が高い．海外旅行者と来日外国人にもみられる．ATL合併例もあり．日本国内では稀である．栄養型と囊子が存在し，大腸に寄生する．囊子で感染．栄養型は洋ナシ状10～15μm×6～10μm 前鞭毛3本細胞口，核は前方，カリオソーム有り．囊子はレモン状，6～10μm×5～6μm．1個の核と細胞口持つ．非病

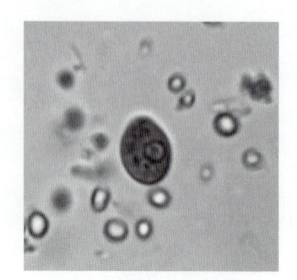

図78　メニール鞭毛虫
囊子（ヨード・ヨードカリ染色）．

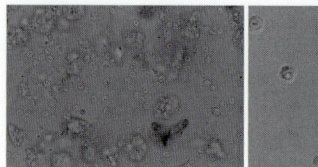

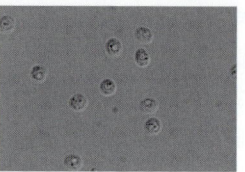

図79　クリプトスポリジウム
オーシスト（ショ糖遠心沈澱浮遊法，左：低倍，右：高倍）．

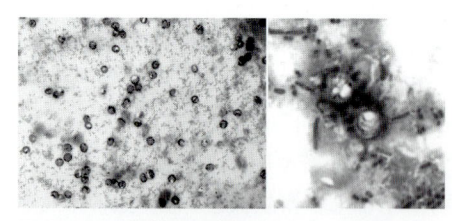

図80　クリプトスポリジウム
オーシスト（抗酸染色，左：低倍，右：高倍）．
（カラー図譜108参照）

原性だが，時に下痢を起こす．囊子の経口感染，外界での抵抗力が強い．

3. 胞子虫

a. クリプトスポリジウム
  （*Cryptosporidium* spp.）

1）疫学

クリプトスポリジウム症は *Cryptosporidium hominis* または *Cryptosporidium parvum* bovine genotype 原虫により起こる下痢症で，旅行者下痢症，AIDS患者の合併症，水道水を介した水系集団感染症として重要である．新興感染症の1つである．五類感染症（全数把握）疾患でAIDS診断の指標疾患である．原虫が検出され有症者と診断後1週間以内に所轄の保健所に届け出る．年間感染者は世界で2.5億～5億人．ヒトからヒトへ直接感染するのが *Cryptosporidium hominis*，人獣共通感染症で家畜，イヌ，ネコ，ネズミなどにも感染がみられ，仔ウシの感染率が非常に高く *Cryptosporidium parvum* bovine genotype がヒトへの重要な感染源．近年欧米などで水道水汚染による集団感染が頻発し，アメリカやオーストラリアでは輸入生野菜の生食やスイミングプールでの遊泳から多数の感染者が出た．わが国ではネフローゼ症候群の患児，同性愛の男性や普通の女性，海外で感染した例など報告されていたが，水道水を介した集団発生例が2例，1990年代に神奈川県平塚市で146名，埼玉県越生町で約9,000名の集団感染が発生．また北海道（2002年）でも約300名が発症．全国の河川水，井戸水や浄水場からオーシストが検出され，プールや託児所での感染，院内感染もある．

2）病原体（図79，80）

オーシストの経口摂取による．小腸粘膜上皮細胞の微絨毛の中で，無性生殖と有性生殖を繰り返しながら激しく増殖し，感染力のあるオーシスト（直径約5μmの球形）が糞便に多数排出される．成熟オーシスト（大きさ4～5μmの短楕円形で中に4個のバナナ状のスポロゾイトと顆粒の集塊からなる1個の残体を有する）が経口感染する．数個の経口摂取で感染・発症する．オーシストは水中や湿潤な環境では半年，低温ではさらに長期間生存するが体外で増殖することはない．1μlの微量の糞便に，数千個～数万個のオーシストが含まれる．しかもオーシストの感染力は非常に強く，数個～数十個（1個～10個との意見もある）の経口摂取で感染・発症する．塩素殺菌で死なず，乾燥にも強いので飲料水を加熱・煮沸する．オーシストは水中で長期間生存し，冷蔵下で数か月～1年ほど感染性を保つ．

3）臨床的特徴

免疫能が健常者では潜伏期は1～12日で，一過

性の水様性下痢(期間は2〜26日,平均12日)にとどまり自然治癒するが,AIDS患者,HIV感染者や免疫抑制状態の患者では慢性の水様性下痢が4か月以上持続し,胆道や呼吸器などを冒し重篤となり死に至ることもある(腸クリプトスポリジウム症).HIV陽性者の1〜2割がこれによるものと考えられている.オーシストの排出は下痢が消失した後2〜4週間続きヒトへの感染源となる.

4) 検査
ⅰ) 形態学的診断

糞便,小腸生検からオーシストを検出.簡易迅速ショ糖浮遊法やショ糖遠心浮遊法でオーシストを集める.モノクローナル抗体を用いた直接蛍光抗体法も用いられる.①簡易迅速ショ糖浮遊法,②ショ糖遠心沈殿浮遊法,③抗酸性染色法,④直接抗体蛍光法(クリプトスポリジウム検出キット:和光純薬工業),⑤酵素抗体法,⑥イムノクロマトグラフ法,他に E. histolytica/dispar Giardia Cryptosporidium antigen detection kit もある.

ⅱ) 遺伝子診断(種および遺伝子型)

PCR,シークエンス法.

5) 治療

本症の治療は容易ではない.スピラマイシン,パロモマイシン,クラリスロマイシンやアジスロマイシンが試みられている.原虫の増殖抑制と症状の軽減がみられる.免疫不全者にはニタゾキサニドなどの抗原虫薬の投与が試みられている.

6) 感染対策

オーシストの経口摂取による.オーシストは検査室などで使用される各種消毒液や塩素に対しては抵抗性である.70℃2分ぐらいの加熱で簡単に死滅するので,一般的な消毒には煮沸消毒で十分である.上下水道の普及と安全管理,環境水の汚染防止,安全な水道水の供給.

b. サイクロスポーラ
(*Cyclospora cayetanensis*)

1) 疫学

サイクロスポーラは *Cyclospora cayetanensis* という原虫によりヒトのみが感染.糞便に未熟オーシストが排泄され外界で発育して成熟オーシストになり口から入ると,小腸上部で脱嚢したスポロゾイドが粘膜上皮細胞に侵入して細胞質内に寄生し増殖.水様性下痢を主症状とする.熱帯地域に広く分布するが,先進国では途上国旅行者の輸入症例や輸入生鮮食品による感染が多い.わが国でも1996年以来13例の報告があり,殆どが東南アジア旅行者で,特に感染者がネパールやインドネシア地域に多くみられる.今後はAIDSなどの免疫不全患者の増加,海外旅行者の増加などに伴い増えると考えられる.1996〜1997年に米国やカナダでグアテマラから輸入したラズベリーによる集団感染,2000年にはドイツのレストランでサラダの材料の野菜(レタス)かハーブが原因で集団感染,2004年には米国ペンシルベニア州でグアテマラ産のサヤエンドウによる集団感染が起こっている.新興感染症の1つである.

2) 病原体(図81)

1993年Ortegaらによってヒトの小腸粘膜上皮に寄生する原虫として初記載された.*Cyclospora* の未熟オーシストは,直径は8〜10μmの完全な球形内部は多数の小球状の内容物が充満した未熟オーシストが外界で数日〜数週間後,感染性の成熟オーシストとなり経口感染する.潜伏期は2〜11日間で,発症率は50%以上と高い.培養すると2個のスポロシストが形成される.成熟

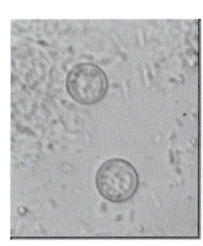

図81 サイクロスポーラ
オーシスト(左:生,右:自家蛍光).

オーシスト内には2個のスポロシストをもち，スポロシストはそれぞれ2個のスポロゾイトを内包している．無性生殖の過程ではシゾントとメロゾイドを形成し，有性生殖の過程では雌雄の生殖母体と生殖体，オーシストを形成する．成熟オーシストで汚染された食物や飲料水を経口摂取することで感染が起こる．

3) 臨床的特徴

免疫機能正常者では2〜3週間にわたり間欠性下痢を起こすものの自然治癒するが，AIDS患者やHIV感染者では下痢が持続する．下痢，腹痛，吐き気，嘔吐，微熱，体重減少を伴うが，無症状者も存在し，一過性とされる．旅行者下痢症，水系感染，日和見感染症の病原体として重要である．クリプトスポリジウムと症状が類似しているが，症状が数週間持続すること，高頻度で再発がみられることが異なる．

4) 検査

ⅰ) 糞便検査

糞便から直接またはホルマリン・エーテル法，簡易迅速ショ糖浮遊法，ショ糖遠心浮遊法でオーシストを集めて検査する．PCR診断も行われている．下痢便とともに体外に排出されたサイクロスポーラの未熟オーシストは，直径8〜10μmの球形構造物で小球状の内容物がみられる．またオーシストは蛍光顕微鏡下でU励起光によりネオンブルーの自家蛍光を発する．原虫の培養：糞便中の未熟オーシストを培養して成熟オーシストを育て，オーシスト内の2個のスポロゾイドを包蔵する2個のスポロシスト形成を確認する．

ⅱ) 遺伝子検査

PCR法．

5) 治療

日和見感染者など免疫力が低下したヒトではST合剤（トリメトプリム・スルファメトキサゾール）が有効である．他にST合剤にアレルギーを示すHIV患者にシプロフロキサシン（CPFX）を使用．

6) 感染対策

①サイクロスポーラ感染症がよくみられる国では，生ものや生水は控え，よく加熱されたものを食べるようにする．②HIV/AIDSでは合併症での報告例が多くまた正常宿主での発症に比べて症状が長期化する報告が多く特に注意する必要がある．③感染予防の基本は手の洗浄である．トイレの後，調理の前，食事の前は，よく手を洗う．

c. 戦争イソスポーラ(Isospora belli)

1) 疫学

イソスポーラ症は *Isospora belli* 原虫が小腸粘膜上皮内に寄生し下痢を起こす疾患で，途上国を中心に世界中に分布するが，免疫不全者に多い．先進国ではエイズの流行や免疫抑制療法の普及に伴い増加し，日和見感染症の1つである．わが国では1972年以来29例が報告されている．西日本が殆どで，九州や沖縄に患者が多い．大半はAIDSやATL患者であるが，健常者が海外で感染した例もある．戦争イソスポーラという名称は，第一次世界大戦中にエジプトやパレスチナ，特にトルコに駐留した兵士に多く感染したことで，名付けられた．その後は，世界各地から症例が報告されており，再興感染症と位置づけられる．ヒトからヒトにのみ感染する．

2) 病原体(図82, 83)

Isospora 属には人体に寄生するものとして *I. belli* と *I. hominis* が挙げられていたが，後者は近年ウシを中間宿主とすることがわかり，*Sarcocystis* 属に移された．*Isospora belli* は1923年に記載された．経口摂取された成熟オーシスト内のスポロゾイトがヒトの小腸上皮細胞に侵入し無性生殖と有性生殖を繰り返し，有性生殖により生じた未熟オーシストは外界(1〜2日)で発育して2個のスポロブラスト，さらに3〜4日するとそれぞれの中に4個ずつのバナナ状のスポロゾイトをもつスポロシストが形成される．この成熟オーシスト(長径20〜33μm，短径10〜19μmの楕円形あるいは徳利型に歪んだ楕円形である)で汚染された水や生野菜が感染源である．

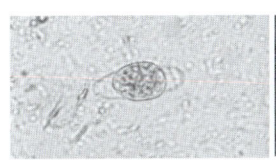

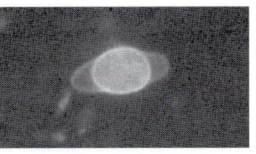

図82　イソスポーラ・ベリ
オーシスト（左：未熟　生，右：未熟，自家蛍光）．

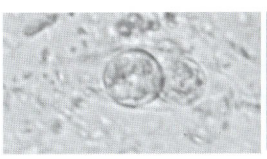

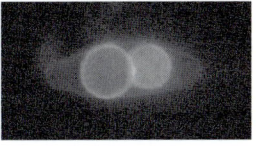

図83　イソスポーラ・ベリ
オーシスト（左：成熟　生，右：成熟，自家蛍光）．

3）臨床的特徴

健常人が感染した場合，一週間程度の潜伏期を経た後，下痢は5〜10日続き自然治癒することもあるが，時に腹痛と激しい下痢や消化吸収不良症候群を起こし，放置すると死亡することがある．オーシストの排出は自然治癒後10〜20日続くとされている．AIDSやATL患者では間欠的下痢が持続する．重症例では胆嚢などに感染し，胆嚢・胆管炎を併発する．感染は，成熟オーシストで汚染された水や生野菜の飲食による．基礎疾患が免疫不全の場合には7年，胆嚢癌患者の場合20年という記録がある．

4）検査

便の塗抹，ホルマリン・エーテル法による集オーシスト，あるいは小腸生検によりオーシストを証明する．オーシスト壁が薄く無色でコントラストも低いので見落としやすい．

ⅰ）自家蛍光検査：オーシスト壁を蛍光顕微鏡で観察すると自家蛍光を発する．鏡検標本を落射型蛍光顕微鏡（UV励起＝400 nm以下）で観察すると，ネオンブルーに輝くオーシスト壁が観察できる．粘液などに埋もれたものでも低倍率での検出が可能になる．薄層塗抹法，蔗糖遠心浮遊法と培養法糞便の薄層塗抹標本を作製して顕微鏡で観察する．未熟オーシストが認められた場合は，培養を行いオーシスト内部の形態変化や発育の有無を観察する．オーシストが多い場合は，糞便に2.5％重クロム酸水溶液を約10倍量加え，この液を液の深さが約5 mm以下となるように小さなペトリ皿に入れ，27〜28℃で培養する．培養開始後，5，7，10日後に鏡検する．オーシストが少ない場合は，蔗糖浮遊液でオーシストを集め，洗浄後に前述の方法で培養する．

ⅱ）簡易迅速検出法
ⅲ）MGL法（ホルマリン・エーテル法による遠沈）
ⅳ）硫酸亜鉛遠心浮遊法
ⅴ）小腸生検組織標本　小腸生検組織標本では，無性・有性生殖像を確認できる．
ⅵ）種の確定：種の確定は，検出されたオーシストの形態的特徴と大きさを正確に把握することで行われる．より正確な種の判断には，新鮮な糞便中の未熟なオーシストを発育させてスポロシストやスポロゾイトの数を確認する．

5）治療

トリメトプリムまたはピリメタミンとサルファ剤の合剤が有効だが，免疫不全患者では再発を繰り返し，難治性である．

6）感染対策

オーシストが糞便にみられるので，生水，生野菜には気をつける．

d．トキソプラズマ（*Toxoplasma gondii*）

1）疫学

トキソプラズマ症は *Toxoplasma gondii* という原虫により起こり，人獣共通感染症として先進国を含む世界中に分布する．近年エイズ合併脳炎など日和見感染症として注目されている．ネコを終宿主とする．世界保健機関より再興感染症の指定を受けている．

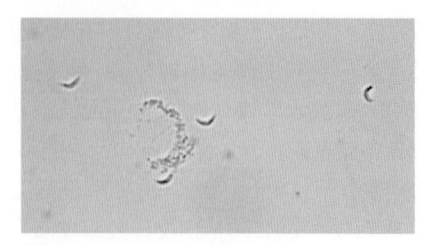

図 84　トキソプラズマ
栄養型（髄液，生）．（カラー図譜 109 参照）

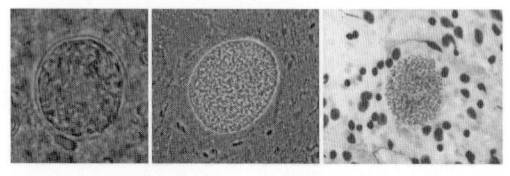

図 85　トキソプラズマ
囊子（左：生，中央：位相差，右：ギムザ染色）．
（カラー図譜 110 参照）

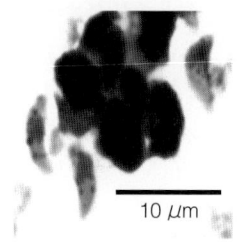

図 86　トキソプラズマ
タキゾイト（ギムザ染色，マウス腹水，ギムザ染色）．

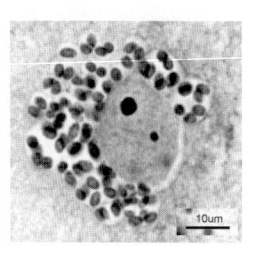

図 87　トキソプラズマ
タキゾイト（ギムザ染色，培養細胞，ギムザ染色）．

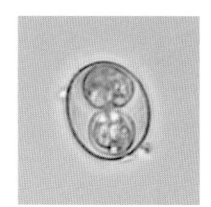

図 88　トキソプラズマ
オーシスト．

2）病原体（図 84～88）

　子ネコの小腸上皮細胞で有性生殖によって 12 μm 程度のオーシストが形成され，1～3 週間糞便とともに排泄され，排泄直後は感染力はないが，数日経過すると 4 個のスポロゾイトを含む 2 個のスポロシストができて成熟オーシストとなり，感染力をもつ．成熟オーシストは熱に弱い（70℃・10 分間加熱で死滅）が，乾燥，低温，塩素に強く体外で数か月生存する．したがって特に子ネコが感染源として重要である．また成熟オーシストは体外環境下で数か月生存可能である．ネコ科以外の動物（例：ウシ，ブタなど中間宿主）が感染した場合，腸管内でオーシストから孵った虫体は腸壁から侵入し，血流に乗って全身の組織に散布され，感染組織で長径 4～7 μm で半月状の急増虫体となり増殖する．初感染した妊婦の胎盤を介した胎児への感染は急増虫体による．全身の組織細胞中で増殖した急増虫体（タキゾイト）は，抗体の産生とともに囊子を形成し組織中に留まる．囊子は直径が約 100 μm にも達し，内部には形態上急増虫体と同じ緩慢虫体（ブラディゾイト）が無性生殖によって多数生成される．特に筋肉や中枢神経系に多く形成され，日和見感染寄生虫症として生涯感染が持続する．また囊子を含む生肉を摂取すると緩慢虫体が腸壁から侵入し感染する．

3）臨床的特徴

　早期診断が重要で妊婦検診の重要性が増している．抗体産生とともに囊子が筋肉（心筋，骨格筋）や脳にできる．豚肉，牛肉，羊肉など筋肉内の囊子の経口摂取で感染する．後天的に感染した場合，発熱を伴うリンパ節炎や網脈絡膜炎を起こすことがある．エイズなど免疫不全症や臓器移植時免疫抑制剤を投与すると免疫力が低下し，脳炎（トキソプラズマ脳炎），心膜炎，肺炎など重篤な症状を呈しやすい．オーシストを経口摂取すると，スポロゾイトが全身諸臓器に運ばれ半月状の急増虫体（長径 4～7 μm）となりマクロファージをはじめとする多種の細胞に apical complex から侵入し（parasitophorous vacuole 内に存在），2 分裂により増殖する（内部出芽）．普通ヒトがトキソプラズマに感染した場合，ほとんど不顕性で無症状のことが多いが，**妊婦が初感染すると胎児へ移行し先天性トキソプラズマ症を起こすことがある**．症状は網脈絡膜炎，水頭症，脳内石灰化，精神・運動障害（未熟児の場合が多い）などであるが，早期薬剤投与でその後の発症を予防できるので早期診断が重要である．胎児に重篤な奇形・障

害，流産を起こす感染症として，この疾患の他に風疹，サイトメガロウイルス感染症，単純ヘルペスウイルス感染症があり，その頭文字からTORCH症候群と呼ばれている．

1) 先天性トキソプラズマ症：妊娠中に初感染した場合，胎盤を介して胎児に感染することによって発症する．妊娠初期では胎児の感染率は低いが発症率は高く重症化しやすい．
2) 後天性トキソプラズマ症：後天的に感染した場合，一部にリンパ節炎や網脈絡膜炎を起こすことがあるが，免疫に異常がなければ一般にほとんど不顕性である．しかしAIDSなど免疫不全症や臓器移植時の拒絶反応を抑えるための免疫抑制剤を投与すると免疫力が低下し脳炎(トキソプラズマ脳炎)，心膜炎，肺炎など重篤な症状を呈しやすい．

4) 検査

先天性トキソプラズマ症の場合，胎児の髄液から原虫を証明すれば確定診断できるが，実際には困難で，各種の血清反応と症状から推定する．イムノブロット法やPCR法も試みられている．

1) 色素試験(Sabin-Feldman's dye test)：免疫溶解反応の一種で信頼性が高いが，生虫体が必要で特定の施設でのみ実施可能．あまり一般的ではない．
2) 間接ラテックス凝集反応(ILA)：抗原を感作したラテックス粒子の凝集反応．色素試験と相関が高い．
3) 間接蛍光抗体法(IFA)：虫体膜抗原に対する抗体を検出．IgGとIgMが測定可能．
4) 酵素抗体法(ELISA)：最も多用されておりIgGとIgMが測定可能．IgMは感染後5〜7日で産生された後低下するが，IgGは少し遅れて産生され長期間持続する．
5) イムノブロット法(Immunoblotting analysis)：抗体が認識する虫体抗原を母子間で比較することにより，先天性感染を早期に診断可能となる．
6) ポリメラーゼ連鎖反応(PCR)：原虫特異的遺伝子同定法で確定診断になりうる．

5) 治療

ピリメサミンとスルファモノメトキシンの合剤，アセチルスピラマイシンが用いられるが，増殖型虫体にのみ有効で嚢子型には無効である．ピリメタミンは葉酸合成阻害薬であるので，長期投与の場合には葉酸製剤を投与する．

6) 感染対策

予防として公園の砂場などで土や砂を触ったり，子ネコの世話をした後はよく手を洗う．また食肉は十分加熱したものを摂取し，生肉を扱った調理器具は熱湯消毒する．免疫機能が低下している場合やトキソプラズマ抗体陰性の妊婦は注意が必要である．

他にザルコシスチス(住肉胞子虫)*Sarcocystis* spp.がある．わが国のウシの筋肉には古くから*Sarcocystis*の肉胞嚢が見つかっている．ヒト肉胞子虫 *Sarcocystis hominis*, *S. suihominis*, *S. bovihominis* などヒトが終宿主になって腸管上皮細胞内で有性生殖をして糞便にオーシストが見られる場合がある．最近カナダ産の馬刺しを食べて軽い下痢を起こした例が見つかった．この馬肉にはイヌを終宿主とする *S. fayeri* が寄生していた．恐らくヒトでは有性生殖せず，早期に腸管に病害を与え下痢を起こしたのであろう．

e. マラリア原虫(*Plasmodium* spp.)

1) 疫学

i) 熱帯熱マラリア原虫：アフリカ，アジア，中南米の熱帯地域で，潜伏期は5〜12日．特徴：ring formが他の原虫に比べ小さい．複数感染も存在．クロマチン顆粒が2個も存在．生殖母体は半月状で特徴的．分裂体は通常見られない．熱型36〜48時間，不規則．再燃あり(四日熱マラリアも)．

　分裂は脳，肺，肝臓，心臓などの毛細血管においてみられる．重症例では分裂体が末梢血中にみられる．血中に分裂体が観察されるとその患者は予断を許さない状態であるといえる．重症マラリアの重要な指標となる．脳

マラリアは合併症の重要な疾患である．死亡率が高く，脳性マラリアでの死亡率は20%に及ぶ．特に日本人は初感染すると急性で致死的となる．

ⅱ）三日熱マラリア：熱帯と温帯の一部に分布．潜伏期間は8〜27日．感染赤血球は非感染赤血球に比べ大きい．感染赤血球にシュフナー斑点が観察される．末梢血に各ステージがみられる．熱型：発熱，解熱は48時間周期．再発あり(卵型マラリアも)．DIC様症状を示すことがある．死亡率は低いが，感染者が多い．

ⅲ）卵型マラリア：アフリカ，アジアの熱帯地域にスポット的に分布．潜伏期間は11日．感染赤血球の端が鋸歯状(のこぎり)を呈する．熱型：発熱，解熱は48時間周期．発生頻度は低い．再発あり(三日熱マラリアも)．三日熱や熱帯熱マラリアほど多くはない．死亡数も少ない．

ⅳ）四日熱マラリア：主として熱帯アフリカに分布．潜伏期間は28日．アメーバ体は帯状(band form)を示す．感染赤血球は大きくならない．熱型：発熱，解熱は72時間周期．再燃あり(熱帯熱マラリアも)．ヒトに感染する主な4種のマラリアのなかでは最も感染者数が少ない．

　熱帯地域に広く分布し，現在100以上の国で公衆衛生上問題になっている．それらの地域に居住する人は推定24億人(全人口の40%)に感染の危険性がある．年間推定感染者：3〜5億人，その90%以上のケースがSub-Saharan Africaである．年間推定死亡者数：150〜270万人，その大多数はアフリカ地域(特に医療を受けられない地方に居住)の子供．1日推定300人の5歳以下の子供がマラリアによって死亡している(これはAIDSによる死亡率をはるかに上回っている)．日本では輸入マラリア患者(年間100例位，平成22年度は76例，ほとんどが三日熱マラリア)がみられる．四類感染症のため診断後は医師は保健所にただちに届け出る．また検疫法で検査等を行う検疫

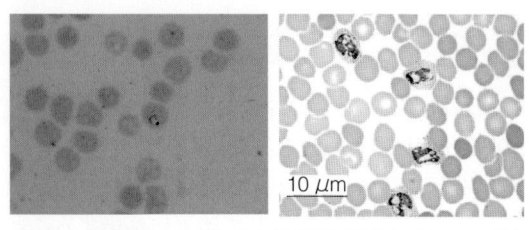

図89 三日熱マラリアの輪状体(左)とアメーバ体(右)
(カラー図譜111参照)

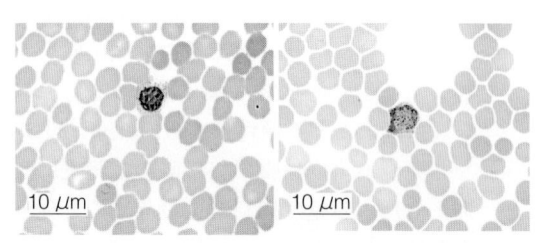

図90 三日熱マラリアの分裂体(左)と生殖母体(右)
(カラー図譜112参照)

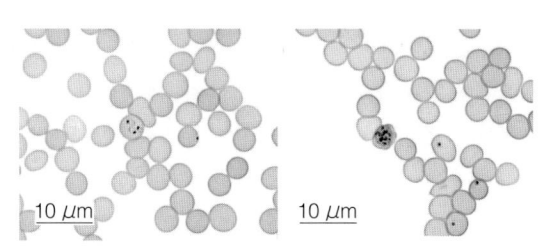

図91 熱帯熱マラリアの輪状体(左)と分裂体(右)
(カラー図譜113参照)

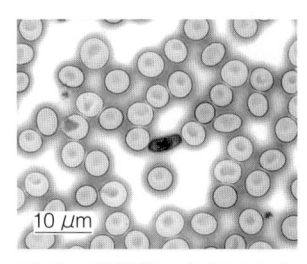

図92 熱帯熱マラリアの生殖母体
(カラー図譜114参照)

感染症の1つでもある．再興感染症の1つでもある．

2) 病原体(図89〜94)

　種類は三日熱マラリア原虫(*Plasmodium vivax*)，熱帯熱マラリア原虫(*P. falciparum*)，四日熱マラリア原虫(*P. malariae*)，卵形マラリア原虫(*P. ovale*)など．最近サルのマラリアの一種

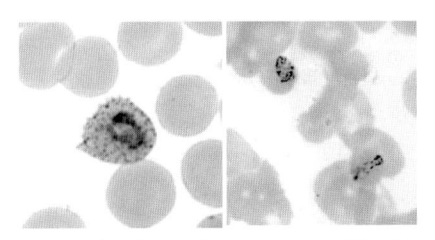

図93 卵型マラリアのアメーバ体（左）と四日熱マラリアのアメーバ体（帯状体）（右）
（カラー図譜115参照）

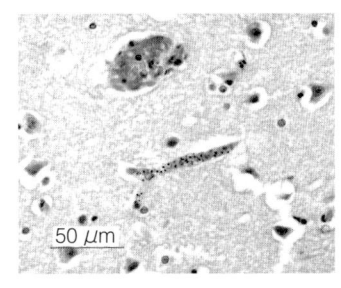

図94 熱帯熱マラリアによる脳マラリア
中央の毛細血管内に栓塞, 脳組織.
（カラー図譜116参照）

（*P. knowlesi*）が追加されヒトに感染する種類は5種となった. 普通はマラリア患者の血液を吸ったメスのハマダラカ（*Anopheles* 属の蚊）により媒介される. 採血時など人為ミスでも感染する.

ライフサイクル（赤内発育）：感染型であるスポロゾイトはまず肝細胞に侵入し増殖する（5～30日）（**赤外型発育**）．次いで分裂体中のメロゾイトが血流中に放出され，赤血球に侵入し，細胞内で輪状体，栄養体と発育し，細胞分裂の結果生じたメロゾイトが赤血球を破壊し，各々が新しい赤血球に侵入し，**赤内型発育**を繰り返す．ヒト体内では**無性生殖**で分裂増殖する．メロゾイトの一部は生殖母体となり，蚊に吸われるのを待つ．

ライフサイクル（昆虫内）：蚊体内では**有性生殖**で分裂増殖する．蚊に吸われると雌性生殖母体と雄性生殖母体がそれぞれ生殖体となり合体受精して**融合体**（zygote）となり，次いで運動性のある**虫様体**（ookinete）となり，中腸壁の外側でオーシスト（oocyst）を形成．中にスポロゾイトが多数出来，それらが唾液腺に集まって（10日から2週間），ヒトの吸血時にヒトに侵入する．

3）臨床的特徴

発熱，貧血，脾腫，悪寒，戦慄とともに体温が上昇し，1～2時間持続する．悪寒が消失して熱感を覚え，眼痛，顔面紅潮，結膜充血，関節痛，悪心，嘔吐などを伴う高熱が4～5時間持続．うわ言や意識障害を呈することもある．大量発汗とともに解熱，臨床症状も軽快して気分爽快となり無熱期に移行する．日本人は初感染のため症状がひどい場合が多い．

ⅰ）発熱（fever）：発熱間隔はメロゾイトが赤血球に侵入して，娘虫体が形成され赤血球を破壊し外部に放出されるまでの期間と一致する．薬物などの影響で熱型は乱れることがある．

ⅱ）貧血（anemia）：発熱に伴いきわめて多くの感染赤血球が破壊される（造血能力を抑える）．

ⅲ）脾腫（splenomegaly）：脾臓の樹状細胞がマラリア感染赤血球を貪食し，線維性組織や細網内皮細胞とともに増殖した結果，脾臓の腫大が起こる．臓器内にマラリア色素の沈着が著しくなり黒褐色に変色．3～15倍の大きさになる．肝臓も同様な変化を生じるが，脾臓ほどではない．

ⅳ）マラリア色素（malaria pigment）：代謝産物はヘモゾイン．マラリア原虫は宿主である赤血球のヘモグロビンを取り込み，食胞で消化してアミノ酸の供給源として利用している．このとき遊離するヘムは原虫にとって極めて有毒であるため，これを重合（ヘムをポリマーに変換）させ不溶性結晶のヘモゾインとして無毒化し原虫細胞質内に蓄積する．

ⅴ）重症マラリア：マラリア脳症（脳マラリア），多臓器不全で死亡．

脳血管閉塞，肺水腫（ARDS），急性腎不全，血色素尿症（黒水熱），DIC，低血糖，高度貧血，ショック，代謝性アシドーシス．

ⅵ）マラリアの**再発**と**再燃**

再発：赤内型原虫が消滅，再感染なし．肝内休眠型原虫（ヒプノゾイト）が分裂・増殖し血流中へ，その後増殖．三日熱マラリア，卵形マラリアでは肝内休眠型の除去が必要（**根治療法**）．

再燃：赤内型原虫が著しく減少，臨床的に治癒．少数の赤内型原虫が増殖し再度発症する（熱帯熱マラリア，四日熱マラリア）．

4）検査
1) 問診：マラリア流行地への渡航の有無，蚊に吸血されたか．
2) 血液検査：末梢血液の薄層塗抹標本をギムザ染色し，感染赤血球を検出する方法が一番的確な診断法である．原虫数が少ない時は集原虫法を用いる．

感染濃度を算出する（感染濃度＝白血球数×被感染赤血球数/200）．アクリジンオレンジデ染色し，蛍光顕微鏡で観察する．マラリア抗原（熱帯熱マラリア，三日熱マラリア）検出キットも販売されている．その他 PCR も用いられる．

理由：マラリアの種により感染赤血球にその種独特な変化が見られる．他に免疫学的診断（IFA, ELISA），DNA 診断（PCR）などがある．

5）治療
ⅰ）感染を防ぐ薬はない．発病を抑える．
ⅱ）赤内型：クロロキンが基本．熱帯熱マラリアの場合，クロロキンなど薬剤耐性あり．熱帯熱マラリア以外はクロロキンに感受性あり．治療後ガメトサイトが残存することあり．抗マラリア薬の開発．
ⅲ）肝内休眠体（根治療法）：再発の防止（三日熱マラリアおよび卵形マラリア），プリマキンで根治．
ⅳ）重症マラリア：研究班保管；キニーネ（キニマックス注射薬）．アーテスネート坐薬．薬剤耐性株に対してはメフロキンやハロファントリン使用．合併症に対しては対症療法．
ⅴ）国内治療薬：キニーネ経口薬，ピリメサミンとスルファドキシンの合剤，メフロキン；研究班保管：クロロキン，塩酸キニーネとドキシサイクリンまたはクリンダマイシンとの併用，アトバコンとプログアニルの合剤，アーテスネート（アーテメーター）とルメファントリンの合剤．

6）感染対策
蚊による刺咬を避ける．蚊帳，蚊取り線香有効．薬物予防（予防内服）（発症遅延．感染を防ぐものではない）クロロキン，プログアニル，メフロキン，ドキシサイクリンなど．スタンバイ治療：自分で判断．

ⅰ）感染免疫：マラリア流行地に長年定住している成人は発症を抑制する免疫を獲得している．この免疫は終生免疫ではなく，premunition（感染免疫または随伴免疫）とよばれる．
ⅱ）ハイリスク・グループ：妊婦では重篤な貧血で死亡する．流行地に免疫力のない旅行者や難民，流民，労働者が危険に曝される．マラリアの流行は政治的変動，経済，環境問題に関係する．
ⅲ）輸入感染症としてのマラリア：海外渡航者が激増し，現地で感染して，帰国後発病する人が増加．輸入マラリアの原因である．届出患者数は年間60～150人．空港マラリア（ヨーロッパ）．
ⅳ）地球温暖化とマラリア：地球温暖化により地球全体のマラリアの流行可能地域が10～30％増加する．流行危険地域の居住人口が約5億人増加する．冬季の気温が3～5℃上昇するとマラリアを媒介するハマダラカの生息域が拡大する．

他にバベシア（Babesia spp.）がある．バベシア症は主にげっ歯類の Babesia microti，ウシの B. divergens などの赤血球内原虫がマダニによって媒介され発熱，貧血等が起こる病気である．北米，ヨーロッパ，ユーラシア大陸に分布．わが国における第一例は輸血により感染・発病した神戸の例で輸血感染症の1つとして重要である．小型（1～2μm），大型（4～6μm）の円形ないし楕円形のメロゾイトがみられ，中央部が空胞状で，周辺部の青染した細胞中に通常1個のクロマチンが認められる．円形の辺縁が不整形を呈したアメーバ状の虫体では，細胞質の先端部にクロマチン集塊が認められ，またメロゾイト形成過程の独立した

クロマチンもみられる．メロゾイトがほぼ完成すると十字型のマルタクロス（maltese cross；本原虫の特徴）となる．またミクロスポリジア（微胞子虫；Microsporidia）は世界中に分布．わが国では9歳男児やAIDS患者で見出されている．偏性細胞内寄生原虫（最近の研究で真菌に近いと考えられている）で胞子を形成する．多くの無脊椎動物や脊椎動物に潜在的に感染している．ヒトの消化管に寄生するのは *Enterocytozoon bieneusi*（新興感染症の1つ）と *Encephalitozoon intestinalis*, 全身にみられる *E. hollem*（新興感染症の1つである）である．感染は胞子の経口摂取による．胞子は長径2〜4μmの楕円形で，内部にコイル状の極管を有する．消化管に感染して炎症を起こし下痢，体重減少を生じるが，角膜，骨格筋，心筋，脳などに寄生する種類もあり，角結膜炎，全身播種性感染，脳炎としても現れる．免疫力の低下したHIV感染者，AIDS患者や臓器移植患者では日和見感染症として注目されている．糞便または腸生検材料からギムザ染色，ファンギフローラY染色，電顕材料やPCRで確定する．

その他有毛虫類として大腸バランチジウム（*Balantidium coli*）がある．世界に広く分布．主にブタやサルの大腸に寄生．時にヒトにも寄生．栄養型と囊子が存在．栄養型は楕円形で多数の線毛で被われ，これで運動する．長径50〜80μm，短径40〜60μmとかなり大きい．大核と小核がある．2個体が接合し，小核の一部を交換．囊子は直径45〜65μmの球形で腎臓型の大核を有する．感染は囊子の摂取による．大核は栄養核で代謝に関与し，小核は生殖核で遺伝情報を伝える．腸管壁に侵入し，組織を破壊し，下痢や血便を生ずる．

I 衛生動物

ヒトに寄生または刺咬により直接的に病害を与える動物，病気を媒介するベクター，また食品やヒトと密接に生活環境をともにし間接的に病害を与えるクモや節足動物を扱う．またヘビについても述べる．しかし有害食品の魚介類，有害哺乳類・両生類，寄生虫の中間宿主としての貝類は削除した．

その病害から直接的には①機械的病害，②毒物の注入による病害，③アレルギーの誘発，④二次感染の惹起，病気を媒介するベクター，また間接的には①機械的伝播，②生物学的伝播に分けられる．特に流行する感染症あるいは寄生虫病を媒介する動物は撲滅または減少させる努力が必要である．病気を伝播・媒介する節足動物には以下のグループが含まれる．

蛛形綱：ダニ，クモなど．
昆虫綱：カ，ハエ，ノミなど．

蛛形綱 ダニ：大きなダニをマダニ（tick），小さなダニをコダニ（mite）という．

1. マダニ類(tick)（図95, 96）

後気門類のマダニ類で，マダニは刺咬し吸血す

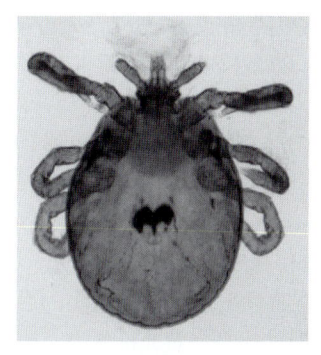

図95 タカサゴキララマダニ幼虫
（カラー図譜117参照）

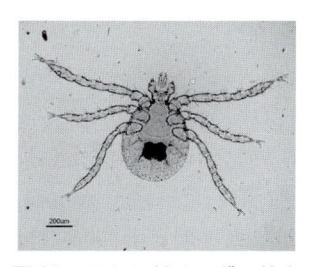

図96 フタトゲチマダニ幼虫

ると大きくなる(飽血). 5〜10 mm 大〜数 cm 大になる. 幼虫, 若虫, 成虫と吸血する. ダニを皮膚と一緒に摘除するが, 引っ張ると歯(口下片, 頭の先)が残り後で二次感染を起こす.

予防：白い服を着る. ズボンの裾は靴下の中へ入れる. シャツは長袖で袖を手袋の中に入れるなど. 最近マダニ刺咬によるアナフィラキシーショックが報告された.

マダニ類の仲間：マダニ属, チマダニ属, キララマダニ属. 3宿主性と1宿主性のものがある.

ヒト寄生するマダニの種類：ヤマトマダニ, シュルツエマダニ(マダニ属), フタトゲチマダニ, キチマダニ(チマダニ属), タカサゴキララマダニ(キララマダニ属), *Dermacentor andersoni*(わが国には分布せず), *Argas persicus*(別の種類コウモリマルヒメダニがわが国の乗鞍高原に分布しヒトを刺咬する).

a. 媒介感染症

1) 野兎病(tularemia)

マダニ　四類感染症, 医師は診断後直ちに保健所に届ける.

病原体：細菌 *Francisella tularensis*(フランシセラ属グラム陰性菌)欧米, 極東アジア, 日本に分布. 関東以北, 東北地方の山間. 放牧牛抗体陽性. ダニによる刺咬や患獣との接触で感染. 感染経路：経口, 経結膜, 経気道.

主症状：高熱, 頭痛, 筋肉痛, 関節痛, 食欲不振, 全身違和感, リンパ節の腫大, 壊死, 潰瘍(潰瘍リンパ節型野兎病), 膿瘍.

診断：細菌の分離, 蛍光抗体法による抗体の検出. 急性期, 回復期の抗体価のチェック.

[治療]ミノマイシン. ペニシリン系やセフェム系抗生物質は無効.

2) バベシア症

マダニ(前述)

3) ダニ媒介性脳炎(tick-born encephalitis)

マダニ　四類感染症, 医師は診断後直ちに保健所に届ける. 中央ヨーロッパ型(中央ヨーロッパ髄膜脳炎)と極東型(ロシア春夏脳炎)がある.

病原体：フラビウイルス1本鎖RNAウイルス(仲間に日本脳炎ウイルス, 黄熱ウイルス, デング熱ウイルスがある). 中央ヨーロッパ型では症状も軽く, 死亡者もあまりないが, 極東型ではしばしば重篤で, 死亡率も30%と高い. ダニからも直接感染. 4〜6月のダニの活動期に感染者が多い. 生のミルクや未滅菌の乳製品も危ない.

主症状：脳炎, 髄膜脳炎(スカンジナビア, 西および中央ヨーロッパ, 旧ソ連邦), ロシア春夏脳炎(ロシア東部, 北海道)が知られている. 我が国では北海道のネズミ, ヤマトマダニからウイルス分離.

[診断]ダニによる刺咬, 感染したヤギや羊の原乳の摂取の有無. 血清診断.

[治療]ウイルスのため有効な薬剤はない. 予防として不活化ワクチンがある.

4) Q熱(Q fever)

マダニ　四類感染症, 診断後は直ちに保健所に届ける. オーストラリア, 日本に存在する.

病原体：リケッチア(*Coxiella burnetii*；コクシエラ属, グラム陰性)

主症状：2〜3週間の潜伏期のあと全身倦怠感, 発熱, 震え, 頭痛, 疲れ, 発汗, 肺炎. 家畜が感染(胎盤組織, 胎児膜, 羊水, 牛の乳, 死体など)しておりヒトはこれに接触して保菌動物由来の分泌物や排泄物などの経気道吸入感染. マダニは感染に際して必ずしも必要ではない. 家畜や愛玩動物は不顕性感染している. 急性呼吸器感染症の起因微生物として継続的に監視されている.

[診断]間接蛍光抗体法による血清抗体価の測定. PCR. 病原体の分離. X線で斑状陰影.

[治療]重症例では抗菌薬投与.

5) ライム病(Lyme disease)

マダニ　四類感染症, 診断後は直ちに保健所に届ける. 欧米, 日本, 極東アジアに分布. わが国ではヤマトマダニとシュルツエマダニが媒介. 新興感染症の1つである.

[病原体]スピロヘータ(ボレリア属, 細菌)*Borre-*

lia burgdorferi, *B. garinii* など. 大きさは 10〜40 μm. 北米と日本・アジアでは種類が異なる.

慢性遊走性紅斑, 循環器の症状(循環系ボレリア症), リウマチ様関節炎, 神経症状(神経系ボレリア症). 欧米で報告例多い. zoonosis. (その他, 外国ではヒメダニによる再帰熱が知られる).

主症状：悪寒など風邪様症状, 発熱, 発疹(中心が褐色から周辺に拡がる輪状紅斑が多発), 皮膚炎, 頭痛, 脾腫, 黄疸を伴う肝腫, 顔面神経麻痺, A-Vブロックから慢性関節炎, 末梢神経障害.

[診断]問診, マダニ咬傷の有無, マダニの刺咬傷有無のチェック, 遊走性紅斑の有無(50%以下のヒトにみられる), スピロヘータの分離(BSKII培地), 抗体の検出(急性期と回復期). PCRの導入が望まれる.

[治療]抗生物質による薬物療法. セフェム系, ミノサイクリン, ドキシサイクリン.

6) 日本紅斑熱(Japanese spotted fever)

マダニ 四類感染症, 診断後直ちに保健所に届ける. 日本にのみ分布.

[病原体]リケッチア(*Rickettsia japonica*). イヌは保有者あるいは伝播者あるいは患者か？ 三重県の集団発生例, 宮崎県, 広島県の死亡例あり.

[主症状]発疹, 刺し口(ツツガムシ病のそれに比して黒色壊死部分は小さい), 高熱, 紅斑, 頭痛, 吐き気. (他の紅斑熱群：ボタン熱, 地中海周辺, 西アジア, ロッキー山紅斑熱(Rockey Mountain spotted fever). 四類感染症, 診断後直ちに保健所に届ける. 原因リケッチャ *Rickettsia rickettsii* (北米, 中南米に分布)で急性に現れ致死性の全身性血管炎である；他に地中海紅斑熱, Queensland tickfyphus, 北東アジアロシア脳炎-北アジアマダニチフスなどがある).

[診断]血清診断. 紅斑熱群リケッチャの抗体, 遺伝子検出.

[治療]テトラサイクリン系抗菌薬.

7) 回帰熱

マダニ 四類感染症, 診断後直ちに保健所に届け出る. 風土病性ダニ回帰熱, アメリカ大陸, アフリカ, 中近東, 地中海沿岸に分布.

[病原体]スピロヘータ(ボレリア属, 細菌)(*Borrelia hermsii*, *B. duttonii*), 大きさは 8〜30 μm. わが国ではここ数十年は報告はなかったが, 平成22年にウズベキスタンより帰国した発症した奈良県成人女性が報告された.

[症状]潜伏期約7日. 発熱と解熱を繰り返す, 震え, 頭痛, 肝・脾腫, 黄疸, 皮膚炎.

[診断]問診, マダニ咬傷の有無, マダニの刺咬傷有無のチェック, スピロヘータの分離, 抗体の検出(急性期と回復期).

[治療]抗生物質による薬物療法.

8) アナプラズマ症, エーリキア症

マダニ 世界各地.

[病原体]リケッチア(*Anaplasma phagocytophilum*, *Ehrlichia chaffeensis*)(新興感染症の1つ)など.

急な発熱, 頭痛, 筋肉痛, 白血球減少, 血小板減少, 貧血など. 培養が難しい. 最近分子生物学的研究が行われている.

[症状]ヒト単球性エーリキア症, ヒト顆粒球性アナプラズマ症

[診断]臨床症状は非特異的で非流行地では難しい. 患者末梢血からのPCRによる病原体遺伝子診断, 血清抗体価測定, 吸血ダニからの病原体遺伝子検出.

[治療]テトラサイクリン系, マクロライド系抗生物質.

その他オムスク出血熱(四類感染症, 診断後直ちに保健所に届け出る. フラビウイルス, ロシア), キャサヌール森林熱(四類感染症, 診断後直ちに保健所に届け出る. フラビウイルス, インド南部), クリミア・コンゴ出血熱(一類感染症, 検疫感染症の1つ, 致死率は約30%, 感染者の発症率は約20%, ブニヤウイルス, アフリカ, 中近東, アラビア半島, 中央・西アジア, 東ヨーロッパ, 中国西域), コロラドダニ熱(レオウイルス, 北米西部)がある. いずれも現在わが国で発

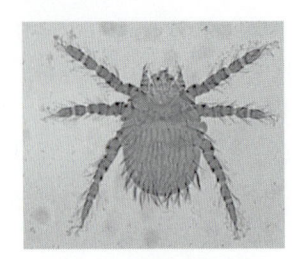

図97　ツツガムシの幼虫
（カラー図譜118参照）

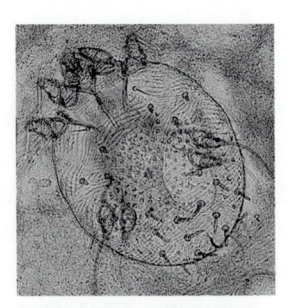

図98　ヒゼンダニ成虫
（カラー図譜119参照）

生報告はない．最近わが国でマダニ媒介性ウイルス疾患としてSFTS（重症熱性血小板減少症候群）の死者13人が報告された．

2. ダニ（コダニ）(mite)（図97）

a. コダニ媒介性感染症ほか

1) ツツガムシ病
(Tsutsugamushi disease, Scrub Typhus)

四類感染症．診断後直ちに保健所に届ける．再興感染症の1つである．前気門類のツツガムシ類により起こる．miteの一種．日本，中国，東南アジア，インド，オーストラリアに分布．約0.3 mmの大きさ，幼虫のみ吸血．昭和40～50年まで毎年10人ほどの患者数であったが，51年以降急激に増加し，59年は957人となり，昭和60年から平成12年まで500～900人で推移した後，16年に313人まで減少し，その後増加傾向で，21年は465人と年間400人前後，22年は406人報告されている．

① アカツツガムシ（*Leptotrombidium akamushi*）．春の終わり～夏の終わり，新潟，秋田，山形，古典型ツツガムシ症．

② フトゲツツガムシ（*Leptotrombidium pallidum*）．春～初夏，タテツツガムシ（*L. scutellare*）．秋～冬，伊豆半島，房総，東海，中国，九州，新型ツツガムシ症四類感染症．アジア全域に分布：日本，韓国，中国，台湾，タイ，マレーシアなど．最近デリーツツガムシ（*L. deloense*）によるツツガムシ病が南西諸島宮古島で発生．

[病原体]リケッチア（*Orientia tsutsugamushi*）
[標準株]Karp, Gilliam, Kato 他に Kuroki 株，Kawasaki 株．

[主症状]潜伏期は6～18日．急性発熱性疾患．発疹が6～8病日に出現，棒針頭大→エンドウマメ大の紅斑→丘疹，刺し口の発赤・腫脹→小丘疹→小水疱→小膿疱黒い痂皮（かさぶた），頭痛，咽頭痛，筋肉痛，疲労，発熱，所属リンパ節の腫脹・圧痛，腫脹，肝・脾腫，心不全．陰部，内股，腋窩を好む．

[診断]CRP強陽性 LDH上昇，GOT，GPT上昇，白血球減少　発熱・紅斑・丘疹（顔面，驅幹）．リケッチャの分離，抗体の検査，PCR．

[治療]テトラサイクリン．

2) 疥癬（図98）

[病原体]無気門類のヒゼンダニ類，ヒゼンダニ（疥癬虫）*Sarcoptes scabiei* var *hominis*, miteの一種により起こる．大きさ0.3～0.4 mm大．ダニが真皮にトンネル（疥癬トンネル）を作り雌雄接合．ヒト肌を離れると短時間で死ぬ．交尾後，雄はすぐ死ぬ．雌は2か月にわたり毎日2～3個産卵，5日（2～3日）で孵化，幼虫は14～17日で成虫となる．

[症状]通常疥癬と角化型疥癬の2つの病型：がある．通常疥癬：寄生数1,000以下，免疫正常，感染力弱い，痒み強い，症状として丘疹，結節；角化型疥癬：寄生数100～200万，免疫低下，感染力強い，痒み不定，時に全く欠く．症状として角化．疥癬トンネルは疥癬の特異疹である．

角化型疥癬：ノルウエー疥癬（老人ホームで集団発生している）と痂皮型疥癬がある．：皮膚が角化，角質増殖，頭頸部．爪疥癬にもなる．臓器移

植や膠原病などでステロイドや免疫抑制剤投与の患者やエイズでは全身に虫が寄生．また両疥癬ともヒト肌からヒト肌への直接接触または間接的に布団など寝具や衣類から感染．また院内感染(仮眠室，当直室)・集団発生，デイケアーなどでのシーツ交換時に注意．角化型疥癬では直接，間接経路でも容易に感染する．性行為感染症の1つだが，コンドームの使用で感染を防ぐことができない．

好発部位：指間，手首，手掌，腋窩，陰部，腹部の比較的軟らかい部分に紅斑性小丘疹や小結節をつくる．とても痒く不眠症になる．先端の小水疱に虫体がいることが多い．

[診断]掻き取った皮膚片をKOH(苛性カリ)で消化し，ダニおよび虫卵を検出．最近はダーモスコピーによる診断法が推奨されている．

[処置]患者の同室者や同居者への感染に注意．シーツや布団洗濯，熱湯消毒，または天日に良く干す．

[治療]イベルメクチン*200μg/kg，頓用，1週後もう一回頓用．保険適用．

他にイヌ・ネコ，野生動物のタヌキのショウセンコウヒゼンダニ(ヒゼンダニ類，疥癬)，サシダニ類特にイエダニ(*Ornithonyssus bacoti*)(中気門類，体長0.7 mm，ネズミが死ぬと離脱，就寝中に吸血，激しい痒みを伴う皮膚炎，発疹熱の病原体(*Rickettsia typhi*)やリケッチャ症(*R. akari*による)あるいはQ熱(*Coxiella burneti*による)などを伝播，トリサシダニ(中気門類，体長0.5～0.6 mm，鶏舎，刺症)，ワクモ(中気門類，体長0.7 mm，トリの巣，刺症)，ニキビダニ(*Demodex folliculorum*)(前気門類，毛包虫，毛包，皮脂腺に寄生，ひどいニキビ症状，毛包炎，エイズで重症化)，ツメダニ(前気門類，刺症)など．

3) アレルギー

気管支喘息，鼻アレルギー，アトピー性皮膚炎，眼瞼アレルギー．無気門類のヒョウヒダニ類(図99)．コダニ(mite)の仲間．0.2 mm大．屋内塵(house dust)にいる．原因ダニとしてコナヒョウヒダニ(*Dermatophagoides farinae*)，ヤケヒョウヒダニ(*Dermatophagoides pteronyssinus*)が有名．死骸や糞がアレルゲンになる．ダニを食べに来るツメダニ類(ミナミツメダニ，前気門類)により刺咬を受け，アレルギー性皮膚炎を起こす．他に糞便，尿，喀痰よりダニが検出されることがある(人体内ダニ症)．マダニ刺咬によるアナフィラキシーが報告されている．

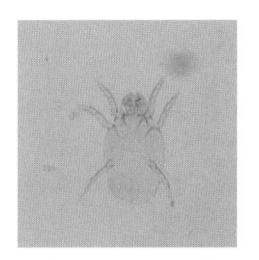

図99 ヒョウヒダニ類幼虫

3. 昆虫類

【昆虫綱】

双翅目(ハエ目)：カ，ブユ，アブ，ヌカカ(以上直縫亜目)，ハエ(環縫亜目)．

隠翅目(ノミ目)：ノミ，スナノミ．

膜翅目(ハチ目)：ハチ，アリ．

鞘翅目(コウチュウ目)：アオバアリガタハネカクシ，ツチハンミョウ科など．

鱗翅目(チョウ目)：ドクガ科，イラガ科．

脈翅目：カゲロウ．

半翅目(カメムシ目，コウチュウ目)：カメムシ，トコジラミ(南京虫)，サシガメなど．

咀顎目(シラミ亜目)：ヒトジラミ(アタマジラミ，コロモジラミ)，ケジラミ，チャタテムシ．

直翅目または網翅目(ゴキブリ目)：ワモンゴキブリ，クロゴキブリ，チャバネゴキブリなど．

また昆虫の仲間がアレルギーを起こすことがある(蜂によるアナフィラキシーショック，トビケラ，チョウ，ガ，ユスリカ(吸血しない　蚊に似る)．鼻などの上部気道，肺の下部気道，粘膜からの抗原感作，気管支喘息を起こす．

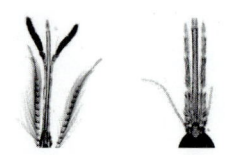

図100 蚊の成虫頭部
シナハマダラカ.

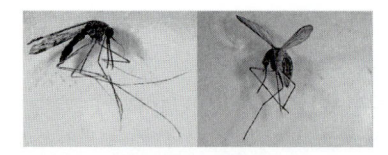

図101 蚊の成虫
左：シナハマダラカ．右：アカイエカ．

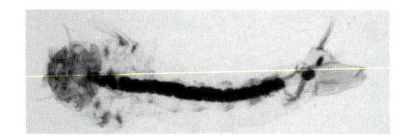

図102 シナハマダラカの幼虫

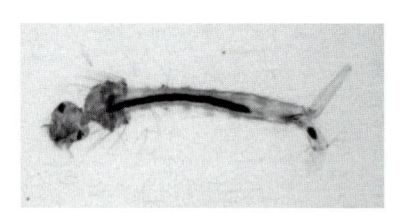

図103 イエカの幼虫

a. 蚊類の比較（図100〜103）

1）ハマダラカ属
[成虫]翅に特徴的な斑模様がある．吸血：夜間吸血性が多い．尾部を上げた姿勢で吸血．産卵：水田，沼湖など広い水面域．卵：浮袋がある．水面に個々に産下．
[幼虫]呼吸管を欠き，呼吸盤を有する．水面に平行に浮く．越冬：成虫または幼虫．

2）イエカ属
[成虫]赤褐色で翅の斑紋は不明瞭．
[吸血]夜間吸血性が多い．平行姿勢で吸血．
[産卵]人家周辺の排水溝や汚水溝など．
[卵]褐色で気室がない．卵塊（卵舟）として水面に産下．
[幼虫]呼吸管は細長い．水面に下がるように静止する．
[越冬]成虫．

3）ヤブカ属
[成虫]黒色で白斑を持つものが多い．
[吸血]昼間または薄暮吸血性．平行姿勢で吸血．
[産卵]空き缶，古タイヤ，墓の花立など狭い水面域．
[卵]黒色で気室がない．周辺物に付着させ個々に産下．
[幼虫]呼吸管は太短い．水面に下がるように静止する．
[越冬]卵または幼虫．

　ここでは寄生虫以外の媒介昆虫による感染症や吸血昆虫について扱うことにする．

b. 蚊

　アノフェレス属ハマダラカ（マラリア媒介），ヤブカ属，イエカ属，ヌマカ属（フィラリアなど媒介）の蚊，吸血（雌のみ，産卵のため）．しばらくあとに腫れて痒い蚊アレルギーを起こす．

【媒介感染症】
1）黄熱（yellow fever）
　四類感染症，診断後は直ちに保健所に届ける．ネッタイシマカ，ヤブカ類が媒介．19世紀パナマ運河建設失敗，ウイルスの発見．アフリカと南米で流行を繰り返す．ヨーロッパ，北米で流行したことがある．ネッタイシマカはアジアにも生息しているので流行する可能性がある．入国時，黄熱ワクチンの接種証明書（イエローカード）が必要な国々がある．環境破壊とヒト，モノの大量移動が影響⇒森林型と都市型サイクルに異変．多発が懸念されている．わが国では過去に発生の例はない．
[病原体]フラビウイルス　中南米，アフリカに存在　ヨーロッパ，北米で流行．
[サイクル]森林型（サル-蚊）と都市型（ヒト-蚊）．

森林で流行している黄熱(ジャングル黄熱)がヒトへ伝播．住居地域の拡大とともに広がっている．
［主症状］高熱，黄疸，出血．5～8日の間に50%死亡．
［診断］血液からウイルスの分離，抗体価チェック(IgM)，遺伝子検査(RT-PCR)．
［治療］初期はアセトアミノフェンによる対症療法．アスピリン系消炎鎮痛剤は禁忌．
［予防接種］ワクチンがある．1回接種により10年間有効．検疫所で受け付けている．

2) 日本脳炎(Japanese encephalitis)

四類感染症，診断後直ちに保健所に届け出る．イエカ，ヤブカ特にコガタアカイエカが媒介．昭和51年から予防接種法の対象疾病となり，平成7年から定期の予防接種として行われている．
［病原体］フラビウイルス　東・東南アジア，オーストラリア，ニューギニアに分布．
　わが国では戦前，流行性脳炎，夏季脳炎として見られた．年齢的には，昭和20～30年代は小児中心の疾患であったが，今日では中年以降，特に60歳以上の高齢者にみられる．蚊の生態など環境条件に関係し，西日本に多発．2009(平成21)年は3人，2010(平成22)年は4人報告．
［主症状］小児に散発する恐れもある．発熱，頭痛，神経症状．7病日が危険だが回復する．致死率20～50%．ほとんど不顕性感染，1/1,000に発症(発病率が低い)．
　増幅動物としてのブタ，ウマ，ヤギ，トリも感染する．ブタの血液中の日本脳炎ウイルスに対する抗体価チェック，モニタリング．ブタへの予防接種．媒介蚊の駆除．
［診断］ウイルスの分離，血清診断(ウイルス抗体価)．遺伝子検査．
［治療］有効な治療法はない．
［予防］日本脳炎ワクチン(マウスの脳組織使用不活化ワクチン，2回の初回免疫，1年後に追加免疫⇒90%以上のヒトで中和抗体上昇)が勧奨接種外となる．人工細胞を用いた新しいワクチンの開発(2009年)．

3) 脳炎(encephalitis)

ヤブカ，イエカ，ヌマカが媒介．
セントルイス脳炎；西部・東部ウマ脳炎，ベネズエラウマ脳炎．四類感染症，診断後直ちに保健所に届け出る．
［病原体］フラビウイルス，アルファウイルス．
［主症状］無菌性髄膜炎．
［種類］セントルイス脳炎(St. Louis encephalitis)はアメリカ大陸，カリブ海特にフロリダでみられ，西部ウマ脳炎(western equine encephalomyelitis)，東部ウマ脳炎(eastern equine encephalomyelitis)はアメリカ大陸，カリブ海で，ベネズエラウマ脳炎(Venezuelan equine encephalomyelitis)中米，ベネズエラに分布している．
　チクングニヤ(出血)熱(Chikungunya fever)四類感染症として追加．診断後直ちに届け出る．また検疫法で検査などを行う検疫感染症の1つでもある．アフリカ，インド，タイ，東南アジア．
［病原体］チクングニアウイルス(アルファウイルスの一種)．
［主症状］デング熱に類似．1週間ほど続く倦怠感，発熱，筋骨関節痛(激しい)，発疹．不顕性感染多い．森林型：サル-蚊，都市型：ヒト-蚊．
［診断］ウイルス分離，抗体検査，遺伝子検査(RT-PCR)．
［治療］有効な治療法はない．ワクチンの可能性あり．

4) デング熱(Dengue fever)，デング出血熱(Dengue hemorrhagic fever)

四類感染症，診断後直ちに保健所に届ける．再興感染症の1つである．また検疫法で検査等を行う検疫感染症の1つでもある．病原体ヒトスジシマカ，ネッタイシマカ，オオクロヤブカが媒介．
　東南アジア，アフリカ，中南米，南太平洋に分布．
［病原体］フラビウイルス．
［主症状］感染して約7日後に発現　高熱，頭痛，筋・関節痛，腰痛，発疹，吐き気，嘔吐，血小板減少，血管透過性の亢進，点状出血，鼻出血，月経過多，出血傾向，デング出血熱(ウイルス性出

血熱　重症)を起こすと重篤．ショック症状が起きる．小児では死亡例も．
[サイクル]都市型：ネッタイシマカ-ヒト
　森林型：ヒトスジシマカ-サル(不顕性感染)
　疫学：中南米流行，アメリカ輸入例，日本でも流行した(沖縄，長崎など)最近アジアで流行．
[診断]鼻，歯肉，皮下，採血部皮膚などで出血傾向等の症状と旅行歴．血清診断，遺伝子診断．
[治療]デング熱の患者ではアセトアミノフェンなどの消炎鎮痛剤が適応．デング出血熱の患者ではまず輸液，輸血，ヘパリン療法が必要なことも．解熱を目的にアスピリン系消炎鎮痛剤は禁忌．最近，ワクチンが開発された．

5) **ウエストナイル熱(西ナイル熱)(ウエストナイル脳炎；West Nile fever**

　四類感染症，診断後直ちに保健所に届ける．アフリカ，中近東，西アジア，中南米，カリブ海，東ヨーロッパ，新たに北米．イエカ，ヤブカなどが媒介．
[病原体]フラビウイルス．日本脳炎と同じグループ．感染者の90％は発病しない．発症時の死亡率は3〜15％．日本脳炎ワクチンは効かない．血清学的にはセントルイス脳炎ウイルスと近縁．温帯地域では夏季．
[主症状]潜伏期2〜14日(通常2〜6日)，突然の発熱(39℃以上)，頭痛，筋痛，時に発疹(胸背，上肢)，脳炎，インフルエンザ様症状，リンパ節腫大，下痢．トリと深い関係．最近アメリカで増加．イエカ⇒鳥類⇒イエカ⇒ヒトのサイクルで拡大している．日本への侵入懸念．ジェット機に媒介蚊が紛れて侵入し，広がる可能性あり．
[診断]ウイルスの分離，髄液の特異的IgMとIgGの検索(ELISA，中和抗体)．中和抗体は日本脳炎よりも高値を示す．遺伝子の検出(PCR)．特別な治療・予防はない．

6) **リフトバレー熱(Rift Valley fever)**

　四類感染症，診断後直ちに保健所に届ける．
　ヤブカなどが媒介．経卵感染する．生のミルクからの経口感染，飛沫感染．
アフリカ，サウジアラビア，イエメンに分布．アフリカでは環境開発で流行地域が拡大している．致死率は約1％．
[病原体]ブニアウイルス．
[主症状]3日ほどの潜伏期後，インフルエンザ様症状，筋・関節痛，視力障害，失明，出血熱，黄疸．
[診断]血清診断．RT-PCR．
[治療]アセトアミノフェン．

c. **ヌカカ類(ニワトリヌカカなど)**

　雌が吸血．ヒトを襲う．幼虫は水田などに生息する．腫れて非常に痒い．

d. **ハエ**(図104〜105)

　1対の複眼，3個の単眼(頭頂)，触角3節，3対の脚，1対の翅．

a) 機械的伝搬：原虫の囊子，細菌(ペルー，エクアドル，コロンビアなどアンデスの山岳地帯：サシチョウバエ雌吸血　カリオン病，オロヤ熱：病原体バルトネラ(*Bartonella bacilliformis*)，レプトスピラの一種で急性貧血と慢性皮膚疾患を引き起こす；ハエとトラコーマなど)，ウイルス(サシチョウバエ熱，ブニアウイルス，中南米，アフリカ，中近東，中央アジア，地中海沿岸)などの病原体を伝搬．

b) 寄生虫の中間宿主：東洋眼虫(卵胎生，メマトイ，眼のまわりをしつこく飛び回る褐色のハエ，遺伝子研究にはキイロショウジョウバエが使われる)眼虫の中間宿主内発育：東洋眼虫幼虫→ハエ→消化管せん通→腹腔→囊状の虫囊で発育(感染型になる，第3期幼虫)→胸部→口吻→宿主の眼へ，涙をなめるとき．他にノイエバエ(ウシの眼虫)，ヒメイエバエ(外国，他の眼虫)．

c) 寄生虫の媒介：アフリカトリパノソーマ症(睡眠病，ツエツエバエ，倒木の下や砂土に幼虫を産下，十数分で蛹になる，卵胎生，老熟幼虫産出，視覚がよく，黒い物や動く物が目当て，刺咬，雌雄吸血)，リーシュマニア症(サシチョウバエ，雌吸血，翅をV字型に

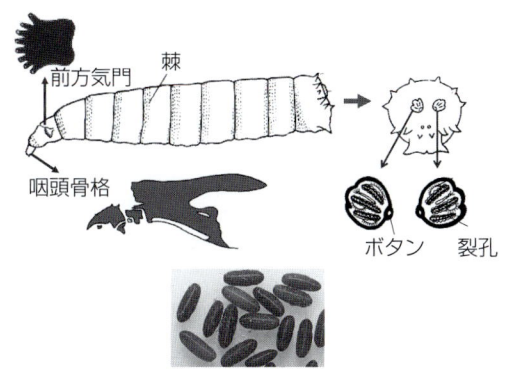

図 104　ハエ(ヒロズキンバエ)の幼虫(上)と蛹(下)

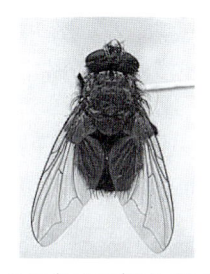

図 105　ハエ(ヒロズキンバエ)の成虫

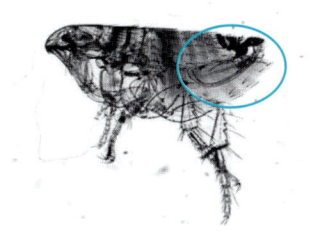

図 106　ノミ(ネコノミ)の雄成虫
○印：雄の生殖器である把握器．

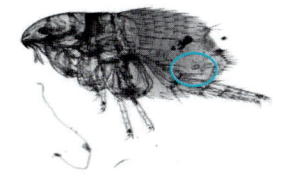

図 107　ノミ(ネコノミ)の雌成虫
○印：雌の生殖器．

してとまる)．

d) 幼虫寄生：ヒトヒフバエ(中南米)，ヒトクイバエ(アフリカ)，動物由来のハエ幼虫(シラミバエ類)の皮膚寄生：老熟幼虫産下，数時間以内に蛹になり終生寄生する．最近アフリカ　ウガンダ帰りのヒトでヒトクイバエ寄生が見つかった．

　ハエ症(myiasis)：耳，泌尿器(産卵)，消化器(食品に幼虫混入)，ニクバエ(卵胎生)，キンバエ，クロバエ(皮下，消化器など)ICU 室にハエが侵入して卵や幼虫を産む．

e) 無菌ハエの蛆を用いた糖尿病患者の足の壊疽・壊死や重度の褥創患者の潰瘍などの治療(マゴットセラピー)．

f) ビニールハウス内でハチの代わりに授粉のためハエを利用(ビー・フライ)．

e. アブ

　一度に数百個の卵を湿地などに産みつける．幼虫はハエ蛆様で数か月から 2 年後に蛹化し，次いで成虫となる．ヒトを刺咬し，ロア糸状虫症を媒介する．咬み口に血がにじむ．

f. ブユ

　わが国ではキアシツメトゲブユによる被害がみられる．体長 2〜3 mm，高原や渓流沿いに生息，朝夕に刺咬，皮膚を咬んで吸血．吸血部に小出血．アフリカ・中南米では回旋糸状虫症(オンコセルカ症)を媒介．わが国では動物のオンコセルカを媒介し人体感染例もある．応急処置：非常に痒い．抗ヒスタミン薬やステロイド薬の塗布．

g. ノミ(図 106, 107)

　体長 2〜3 mm．地面から約 30 cm ジャンプする．

i) 寄生虫の中間宿主：小形条虫，縮小条虫
ii) 病原体の伝搬：

　ペスト(plague)：アフリカ，東南アジア，中国，モンゴル，北南米．一類感染症．再興感染症の 1 つである．検疫法で検疫感染症の 1 つ．ワク

チンあり．300年周期で流行，腺ペスト，敗血症ペスト，肺ペスト（ケオプスネズミノミ・ヒトノミが媒介，雌雄吸血，プレイリードッグ輸入禁止，ペスト菌 *Yersinia pestis*），国内発生は大正15年（1926年）が最後で発生・伝播を認めないが，1890年代から1920年代前半までは大阪や横浜を中心に腺ペスト，肺ペストの流行を数多く経験した．世界で地方病的流行がある．

発疹熱 endemic typhus（世界各地，リケッチア *Rickettsia typhi*，ネズミノミの糞，高熱，発疹，血清診断）

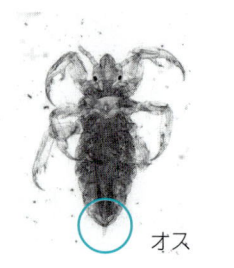

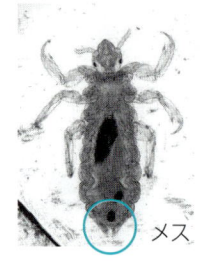

図108 ヒトジラミの成虫
○印：生殖器．オスでは偽陰茎があり，先が尖っている．メスでは先が二股に分かれる．

iii）咬症（イヌノミ，ネコノミ），ネコひっかき病（新興感染症の1つ）（冬場危険，リンパ節肥大，イヌノミ，ネコノミ媒介，細菌バルトネラ（*Bartonella henselae*），Warthin-Starryの鍍銀染色で染色される，グラム陰性菌）：倉庫でネコが死亡し寄生していたネコノミが倉庫に入ってきた作業員を咬んだ，下腿部や足（ネコノミ咬症）．

iv）スナノミ：スナノミ症 Tungiasis．寄生部位腫瘤状．衛生環境の悪い所，特にブラジルのスラムなど．zoonosis．

v）ネズミノミ・ネズミシラミ：リケッチア（発疹熱）ノミの糞にリケッチアが出る．皮膚の擦り傷から入る．

vi）応急処置：痒いので抗ヒスタミン薬やステロイド薬，抗生物質による二次感染の防止．

h. シラミ

ヒトジラミ（図108）：コロモジラミ，アタマジラミ．

1）病原体の伝搬

i）発疹チフス（epidemic typhus, louse-borne typhus）四類感染症，診断後直ちに保健所に届ける，潜伏期は1～2週間，発疹，発熱，頭痛，重症の全身性血管炎，1～4割死亡，初感染から何年も後に再発するBrill-Zinsser病，コロモジラミが媒介，幼虫，雌雄成虫共吸血，リケッチア（大きさ0.6μm）（*Rickettsia prowazekii*）を媒介，シラミが潰れたり，シラミの糞にリケッチアが出てヒトへ入る，アフリカで発生増）．わが国では昭和32年が最後である．テトラサイクリンあるいはクロラムフェニコール系抗生物質が有効．

ii）回帰熱：四類感染症，診断後直ちに保健所に届ける．スピロヘータ 回帰熱ボレリア *Borrelia recurrentis*（東・中央アフリカ，アンデス地方，再帰熱，潜伏期1週間から10日，発熱繰り返す，敗血症）．

iii）塹壕熱：米国とヨーロッパではホームレスで増加しており再興感染症として認識，細菌バルトネラ（*Bartonella quintana*），発熱・発疹，骨・間接痛，免疫力の低下したヒトが心内膜炎で突然死，普通は死亡率が低い．コロモジラミがホームレスで集団発生．DNA診断がされている．一方，アタマジラミは病原体を媒介しないと考えられているが，塹壕熱病原体を保有していたとの報告もある．

2）吸血

i）アタマジラミ：2～4 mm大 卵の大きさ0.8 mm．卵を頭髪の根元近くに産む．約1週間で孵化する．寿命は1か月ほど．頭髪に寄生，低学年生徒（保育園，幼稚園，小学校）．頭髪の直接的な接触やタオル・寝具で感染するので家族にも感染する．5～7月がピーク．プールが始まると問題になる．

ii）コロモジラミ：大きさはアタマジラミとほぼ

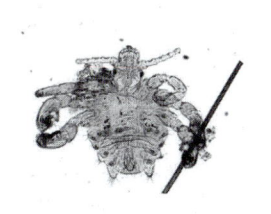

図109 ケジラミ成虫
(カラー図譜120参照)

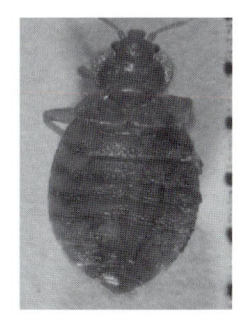

図110 トコジラミ成虫
(カラー図譜121参照)

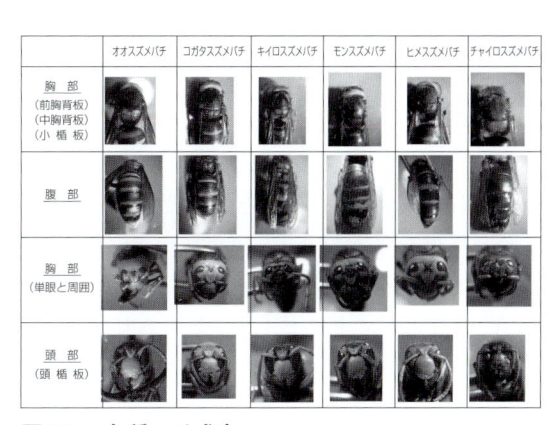

図111 各種ハチ成虫
(京都市衛生環境研究所大西氏提供)

同じ．衣服の下に寄生，第二次世界大戦後，米駐留軍によるDDT散布．ともに吸血による掻痒症．
[応急処置]アタマジラミは洗髪，シャンプー専用シャンプー(スミスリンパウダー)で治る(約1週間から10日)．シーツやまくらカバーは洗濯，熱乾燥　子供たちの気持ちを配慮し対応する．不潔だからうつるというのは誤解．コロモジラミは入浴，肌着交換，熱湯で虫を殺す．

i. ケジラミ (図109)

陰部(陰毛)に寄生，性交渉で伝搬，幼虫・成虫吸血　雌1〜1.2 mm，雄0.8〜1.0 mm，卵の大きさ0.8 mm．強い瘙痒感，他に脇の下，眼瞼，まゆ，幼児や女性に感染．性感染症の1つ．
[応急処置]剃毛，虫をピンセットでつまみ取る．殺虫軟膏．

j. トコジラミ(南京虫) (図110)

室内(壁の隙間や柱の割れ目など)に生息，茶褐色5〜8 mm大．夜に出現，主に皮膚の露出部(首や上肢など)から吸血．雌雄吸血．都会の某ホテル客室，学校当直室，老人ホーム，低料金宿泊施設等で繁殖定着し発生．国際的に大都市(ホテルなど)で被害拡大．部屋では殺虫剤散布⇒最近世界的に殺虫剤抵抗性のトコジラミが出現している．
[応急処置]かゆみ止めと抗生物質軟膏．

k. ドクガ，チャドクガ

主に幼虫(毛虫)や成虫が毒針毛(長さ約0.1 mm)を持ち(1匹に約30万本)，刺さると皮膚炎(毛虫皮膚炎)を生じる．蕁麻疹様に赤く腫れて，激しい痒みが続く．京都では笹に発生するタケノホソクロバの幼虫や成虫が大量発生し，幼虫には毒針毛が密生し皮膚炎を起こした．
[応急処置]なるべく掻いたりこすったりしない，テープや絆創膏で毒針毛を剥がす，温湿布で皮膚を和らげる，抗ヒスタミン剤・ステロイド剤．他にマツカレハ(マツケムシ)，イラガも毒針毛(毒棘)をもつ．皮膚炎，激痛，春〜秋，庭の植物，マツ，スギに発生．

l. ハチ (図111)

普通雌雄とも花の蜜を吸う．キイロスズメバチ(床下，家族・イヌ刺される)，スズメバチ，オオスズメバチ，コガタスズメバチ，キイロスズメバチ，ヒメスズメバチ(庭，クモの巣除去時刺される)，アシナガバチ，ミツバチによる刺症　局所(直後の刺激反応と1〜2日後の遅延型アレルギー反応)と全身症状(刺された直後の即時型アレルギー反応)．毒針はメスの産卵管が変化したものでメスのみが刺す．ミツバチは一度しか刺さない，つまり針と一緒に内臓の一部がちぎれて死ぬ．激痛，腫れ，痒み，アナフィラキシーショック(アレルギー反応で二度目が怖い)で死ぬことあり．7月から9月が最も多い．刺されたらできる

だけ現場から離れる，流水で傷口洗う．
抗ヒスタミン薬，ステロイド軟膏を塗布する．重症の場合はすぐに病院へ搬送．
[スズメバチの毒]①アミン類：ヒスタミン，セロトニン，カテコラミン，アセチルコリン，ポリアミン，②低分子ペプチド：キニン，マストパラン，マンダラトキシン，③酵素類：ホスホリパーゼA，ヒアルロニダーゼ，プロテアーゼ．
[応急処置]呼吸の確保(酸素吸入，人工呼吸)，輸液，エピネフリンの皮下投与(エピペン®)・アミノフィリン・ステロイドの投与．2003年から医師の処方箋によるエピネフリン自己注射キット製剤の使用が認可．男子・成人で全身症状のリスク大，吐き気など初発症状を指標にエピネフリン投与．**死者毎年30～70人，日本人ハチ毒アレルギー5～7%**．ハチ毒の直接作用とハチ毒によるアレルギー反応の2つの機序がある．局所反応には経口抗ヒスタミン薬，消炎・鎮痛など経過観察．全身反応には呼吸循環管理と輸液管理を慎重に行う．
[予防]ハチの巣に近づかない，黒い衣服は避ける，ハチが来ても手などで払わず捨て置く，じっとして動かない，姿勢を低くして巣から遠ざかる，襲ってきたら頭上で服などを振り回し注意をそらす，体に止まったら払わずに真上から叩きつぶす．

他に毒液を出すものとしてシバンムシアリガタバチ：シバンムシ(死番虫) death watch beetle 例：タバコシバンムシなど(畳，書籍，穀物，タバコの葉などに発生，食害)の幼虫に寄生して発育を抑制，シバンムシアリガタバチの雌が夜間ヒトを刺す．刺されると非常に痛く後で痒くなる約2mmの大きさ，傷んだ食品の整理(シバンムシを駆除，必要なら食品を密封容器に移す)，通気良くする，畳を干す，夏に発生多い；アオバアリガタハネカクシ：甲虫の仲間，6～7mmの大きさ(アリに類似)，**線状皮膚炎**，水膨れ，毒液(体液)ペデリン，農業では益虫，川辺，池沼，水田の草むら，石の下に生息，初夏～夏に発生．庭や田畑の草むらに生息，夜，明かりに向かって室内に入る．潰さずに追い払う；カミキリモドキ，ハンミョウ：体長10～16mmの大きさ，毒液カンタリジン(血管刺激)火傷状の皮膚炎，初夏～夏，林や緑の多い公園，夜室内に入ってくる，潰さずに追い払う．

4. クモ類

セアカゴケグモ(**図112**)外来種の毒グモ(強い**神経毒**，α-ラトロトキシン)，体長約1cm，背中の赤い線が特徴．背の赤い斑紋のある黒いクモ．定住・帰化する．猛暑で繁殖盛ん．産卵し冬を越す．オーストラリアやニュージーランドに生息し，幼児死亡例有り．外国からの貨物船に紛れて侵入．日本では平成7年11月に大阪府高石市で最初に発見．泉南市など堺市南部の沿岸地域，最近堺市以北の大阪市や吹田市のほか，湾岸から10～20km離れた私鉄沿線など内陸部や北部に急拡大している．府下19市6町に拡大．京都でも生息確認(京都市衛生環境研究所大西氏による)．トラックや鉄道に紛れて全国各地に拡散する可能性有り．抗血清が不足(オーストラリアから輸入)．他にハイイロゴケグモ(咬症ほとんどない)が横浜で見つかる．沖縄でヤエヤマゴケグモ発見(刺咬症存在)．その他にカバキコマチグモ(鋭い牙，咬まれると激痛，咬症，ススキの葉を巻いて巣を作る，神経毒以外にカテコールアミン，セロトニン，ヒスタミンを含む)も日本に存在．同じ仲間でサソリがあるが，日本に生息するものは毒性が弱い．

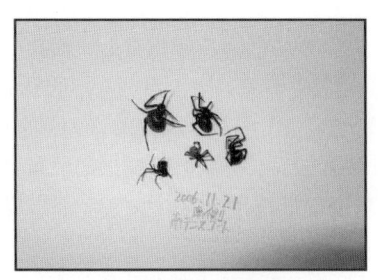

図112　セアカゴケグモ成虫
(京都市衛生環境研究所大西氏提供)

5. ヘビ類

【毒蛇咬症(ヘビ咬症)】

1) **各種ヘビ類の分布と病害(成蛇，幼蛇とも咬む)**
 ⅰ) 無毒ヘビ(主にアオダイショウ)．鋸歯状の歯型，痛みは強くないが二次感染に注意．
 ⅱ) 有毒ヘビ
 ①マムシ(クサリヘビ科)：北海道～屋久島，山林・茂み，夏夜間活動，前口部に2本の毒牙，激痛，血管組織破壊，腫れ，4～10月の夏季，年間3,000人以上が咬まれる，年間10人前後死亡(0.3%前後)．全身的な合併症として局所腫脹による細胞外液量減少と急性横紋筋融解症による急性腎不全が問題となるので十分な補液を行う．
 ②ハブ(クサリヘビ科)：奄美・沖縄，夜間活動，激痛・血管組織破壊，腫れ，組織変性著明，後遺症，毎年200人前後咬まれているが，重症例・死亡例減少．
 ③ヤマカガシ(ナミヘビ科)：本州～九州，水田・川沿い，毒牙は口後部，咬まれても毒が注入されないこと多い．しかしDICを起こし死亡例あり．また毒液が眼に入り角膜障害を起こす．
 ④ウミヘビ(コブラ科)：エラブウミヘビ，マダラウミヘビ，アオマダラウミヘビ：毒性がハブやコブラよりはるかに強いが，毒牙が口内の前方にあり，頭部が小さく毒牙も短いので毒が入りにくい．被害は少ないが死亡例もある．筋肉毒，神経毒混在．

2) **毒の有無**
 咬まれてから30分経って腫れも痛みもなければ，毒蛇に咬まれたのではない，または毒が注入されなかったと判断してよい．

3) **毒蛇・無毒蛇の診断根拠**
 咬傷の牙痕(幼蛇も咬むので同定には注意)，疼痛，発赤，腫脹の有無．

4) **ヘビ毒**
 ⅰ) 出血毒：腫れ，激痛→皮下出血→心臓負担増，ⅱ) 神経毒：痺れ→筋肉麻痺→呼吸困難，ⅲ) 筋毒性(壊死毒)：組織破壊→筋肉壊死→腫脹してコンパートメント症候群を来たす→後遺症が残る．マムシ毒には出血作用，血管内凝固作用，筋凝固融解作用がある．ヤマカガシ毒には2種類の毒がある．

5) **治療**
 ショック症状や呼吸困難などに気をつけ，対症療法を行い，必要に応じて抗血清を投与する．抗血清は受傷後数時間経っても有効．研究所，大学等に血清の保管施設を確認．(財)日本蛇族学術研究所ジャパンスネークセンター(TEL 0277-78-5193, http://www.sunfield.ne.jp/~snake-c/)では血清(ヤマカガシの抗毒素血清など)の保管，ヘビの判別，治療方法など医療機関からの問い合わせに応じている．ヤマカガシ咬傷の重症例には抗毒素血清が唯一の治療法である．しかし抗毒素血清投与による副作用があるため全例直ちに投与する必要はない．副作用としてアナフィラキシーショックや血清病を起こすことがあり，厳重な経過観察が必要．また昔，セファランチン(タマサキツヅラフジから抽出されたアルカロイド，溶血を阻止)も使われてきたが，抗毒素血清に比し副作用はないが，抗毒作用はなく，その効果は疑問視されている．

6. ヒル (図113)

[ヤマビル(環形動物)の吸血被害] 秋田，群馬，神奈川，兵庫など．シカ，カモシカ，イノシシなど野生動物が増加したためか？ (症状) 吸血部位の腫脹，血が止まらない(ヒルジンによる)．ヒルは吸

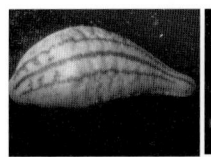

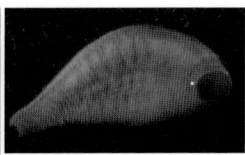

図113 ヒル

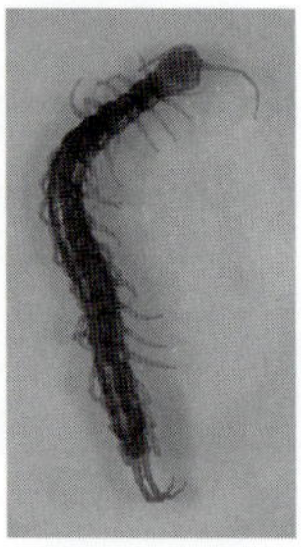

図114 ムカデ

血しないと産卵できず死ぬ．吸血したら脱落し，産卵する．

7. ムカデ（図114）

咬まれると激痛と発赤腫脹．毒としてはヒスタミン，ペプチド類．毒性は弱い．

8. 不快害虫 （ニューサンス；nuisance）

不快害虫とは刺咬や病原体の媒介など直接的被害，食品や建材などに対する間接的被害を与えないが，その形態や生態により，人に生理的・精神的不快感，嫌悪感，不潔感，恐怖感を与える害虫のことである（例：ゴキブリ：クロゴキブリ，チャバネゴキブリ，ワモンゴキブリなど多数）．卵鞘，不完全変態，食品衛生上問題．病原体の機械的伝播，アレルゲン，鉤頭虫，条虫の中間宿主．

9. ネズミ

家ネズミとしてクマネズミ，ドブネズミ，ハツカネズミ．

（被害）食害，咬傷

（感染症）ペスト，**南米出血熱**（アルゼンチン出血熱，ブラジル出血熱，ベネズエラ出血熱，ボリビア出血熱，**一類感染症，検疫感染症の１つ**），**腎症候性出血熱**（ハンタウイルス，四類感染症，診断後直ちに保健所に届ける），レプトスピラ症（ワイル病，四類感染症，診断後直ちに保健所に届ける），鼠咬症，サルモネラ症，ツツガムシ病，各種寄生虫病伝播．

10. ダニノイローゼ（精神科領域）

本当は虫がいないのに，また目で見える皮膚症状もないのに，虫が皮膚の上をはいずり回るとか皮膚の中から毛のような虫が出てくるとか皮膚が痒くちくちくする．もぞもぞすると感じ病院を受診するダニ妄想症（ダニノイローゼ，偽ダニ症）．寄生虫妄想も増加している．また医師からダニかもしれないと言われ気にする人もいる．本当の寄生も存在すると思うが，ほとんどは心理的・身体的要因である．生理の終った中年婦人にしばしば見られる．

参考文献

1) 吉田幸雄，有薗直樹：図説人体寄生虫学 改訂8版，南山堂，2011
   ※全国の医学生の間で寄生虫学の教科書として有名，写真が豊富である
2) 石井 明，鎮西康雄，太田伸生：標準医動物学 第2版，医学書院，1998
   ※医学部の学生用この本で寄生虫学・衛生動物学を十分理解できる
3) 吉田幸雄，有薗直樹：医動物学 第5版，南山堂，2008
   ※シリーズ物で学んでいない検査学科学生のバイブルである
4) 木村 哲，喜田 宏：改訂版 人獣共通感染症，医薬ジャーナル社，2011
   ※医学・獣医学関係の著者多数が分担執筆し，詳細に述べられている

第14章 寄生虫検査法

学習のポイント

❶ 医師が感染症を疑う場合，最後に残るのが寄生虫症であると思われる．主な寄生虫に対する宿主の反応には好酸球増多やIgEの増加など知られている．

❷ もし寄生虫感染が疑われる場合，検査室へ検体が持ち込まれることになる．患者さんの詳細なヒストリーが知らされることは少ないなかで，指示された寄生虫の感染有無を調べなければならず熟練を要する．

❸ 検体には糞便，血液，体液，組織あるいは虫体そのものが提出されることが多く，後で検査できるものもあるが，新鮮な状態で調べることが肝心である．しかし他の仕事が忙しいため寄生虫の検査が後回しにされることも多く，この場合適当な保存液や固定方法に熟知して行う必要がある．

❹ もし直接証明ができないときは，補助診断に頼らざるをえない．医師は臨床的にかつ画像で診断することもできるが，寄生虫症の特有の症状より画像を示すことは稀である．血清を用いた抗体または抗原検査や検体からのDNA抽出など検査する必要性に対して日頃からそのためのキットや器具・器材の準備および染色試薬などの常備も必要で，検査方法などに習得しておかねばならない．物によって室温以外に冷蔵保存や冷凍保存などが要求される．病院毎に分担配分して備えればよいが，有効期限もあり，注意が必要である．他の検査所に頼める場合はそのほうがよい場合もある．

本章を理解するためのキーワード

❶ **確定診断(寄生虫の直接証明)**
寄生虫の虫卵や虫体，原虫の栄養型や嚢子，オーシストなどを確認・同定する．

❷ **補助診断(臨床診断，画像診断)**
寄生虫症特有の好酸球増多やIgEの上昇など臨床的に予想できるデータもある．また画像診断は必ず行われる診断法であり，寄生虫を疑わせる画像も皆無ではない．

❸ **糞便検査(寄生虫検査)**
糞便中から寄生虫を直接証明できる点で寄生虫検査の基本である．寄生虫特有の色々な検査法があるので知っておく必要がある．検査キットも市販されている．感染症など便の後始末に気をつける．

❹ **培養法**
近縁の寄生虫を分離・鑑別・同定できる利点がある．そのためのフラン器が必要である．

❺ **幼虫・成虫体の検査**
寄生虫によっては虫体の一部や全体が排出されることがある．生鮮標本での検査で十分だが，必要に応じて染色などして同定することがある．

❻ **血液，体液，組織などの診断**
マラリアやトキソプラズマなどヒトへの感染が容易に起こるものがある．またファイバーにて生検された材料を現場で生で調べることが多くなるだろう．病理切片中の寄生虫断面の種類・同定も今後必要となろう．

❼ **免疫診断法**
ヒトを非固有宿主とする寄生虫に感染した場合，寄生虫が組織寄生の場合,寄生虫がまだ十分に成熟しない場合など補助診断として必要なことがある．

❽ **遺伝子診断法**
最近特に虫体由来のDNAを検体から抽出してPCR増幅させ塩基配列解析により今まで報告のある寄生虫と比較検討することが多くなっている．

A 検査材料の採取と注意事項

1) 糞便

原虫の囊子(有形便)やオーシストは経口感染するので便の始末をきちんとする(感染するまで期間を要するもの：イソスポーラ，サイクロスポーラのオーシスト．すぐまたは短時間で感染可能なもの：クリプトスポリジウムのオーシスト，ランブル鞭毛虫の囊子，赤痢アメーバの囊子)．栄養型(下痢便)は感染せずいずれ死滅する(赤痢アメーバ，ランブル鞭毛虫)．手袋などをして直接便を手で触らない(ウイルス肝炎の予防)．吸虫や条虫は中間宿主が必要なので一般的な便の始末のみ気をつける．虫卵，成虫やその一部(条虫の体節)が見出されることもあるが，感染しない．線虫(例：回虫，蟯虫，鞭虫，鉤虫)の虫卵や成虫は基本的には感染しないが，時間の経った便は幼虫包蔵卵(回虫，鞭虫)や感染幼虫(鉤虫，糞線虫)ができたりして感染する可能性がある．蟯虫のみ虫卵は便に出ないが，肛門で短時間に幼虫包蔵卵となり，指や衣服・トイレなどで自分や他人へ短時間で感染するので気をつける．

2) 血液

マラリア感染者からの採血時，針で自分の手を刺さないようにする．またマラリアは臓器移植でドナーからレシピエントへ感染する．

3) 体液

トキソプラズマ(髄液)(先天性トキソプラズマ症)疑いのある材料は熱処理する．栄養型が眼や傷口から入るので注意する．アカントアメーバ(角膜擦過物や洗浄液など)の囊子は感染するので取り扱いには注意する．

4) 十二指腸液

糞線虫の幼虫(全身播種例では感染幼虫に気をつける)．

5) 喀痰

糞線虫の幼虫(全身播種，感染幼虫に気をつける)．

B 寄生虫検査法

1. 寄生虫症検査における確定診断と補助診断

a. 確定診断法(虫卵，囊子，虫体の確認・同定)

①検便
②血液検査，尿検査．
③体液などの検査：脳脊髄液，十二指腸液・胆汁，喀痰・気管支・肺洗浄液，胸水，腹水，腟粘液．
④内視鏡．
⑤摘出(外科的，生検，駆虫)．
⑥病理肉眼的および組織学的検査．
⑦培養検査．
⑧動物実験による検査．

b. 補助診断法

①症状(好酸球増多，IgE上昇，その他の特徴的病変)
②問診(居住，旅行，食歴)．
③画像診断(X線，CT，MRI)：coin region，石灰化像，虫体陰影．
④免疫・血清診断(特異的抗体・循環抗原の検出)：検査センターにて dot-ELISA 実施．種類はイヌ糸状虫，イヌ回虫，ブタ回虫，アニサキス，顎口虫，糞線虫，ウエステルマン肺吸虫，宮崎肺吸虫，肝蛭，肝吸虫，マンソン孤虫，有鉤囊虫．
⑤核酸診断(PCR，他)．

c. 補助診断の必要性

虫卵，囊子の排出のない場合
①幼虫移行症，②雄単性寄生，③異所寄生(迷入)，④ prepaent period，⑤ chronic phase．

d. 虫体確認の困難な場合

①移動性の変化，②深部病変，③少数感染，潜在感染，④重要な臓器のため検査できない．

2. 糞便検査

a. 虫卵検査

1）肛囲検査（セロファンテープ法）

蟯虫や無鉤・有鉤条虫卵検出用．蟯虫は腸管内で産卵せず，夜間就寝中に肛門に出て来て産卵し死滅する．そのため，早朝排便前に，特殊なセロハンテープを肛門に当て，産卵された虫卵を付着させる．

2）鉤虫の虫卵の効率的な回収法

飽和食塩水浮遊法：過剰の食塩を水に入れ，加熱，溶解し，冷却後比重が 1.200 以上あることを確認して保存する．検査時容量約 10 mL の遠心沈澱管に飽和食塩水を約 6 mL 入れ，次いで糞便 0.5 g を入れ，混和し，台上でさらに管壁が盛り上がるまで溶液を加え 30 分静置後，カバーガラスを近づけ上層と接触させ，スライドガラスに置き，浮遊した虫卵を確認する．

3）糞便からの虫卵の検出法

直接塗抹法：薄層塗抹法，厚層塗抹法，他に加藤式セロハン厚層塗抹法がある．

ⅰ）薄層塗抹法：スライドガラス上に水または生食を 1 滴置き，少量の糞便を爪楊枝でとり，この中で撹拌，カバーガラスで覆い鏡検．濃さは下に敷いた新聞紙の字が読める程度がよい．

ⅱ）厚層塗抹法：スライドガラス上にマッチの頭くらいの糞便を置き，直ちにカバーガラスで圧平する．圧した薄い真ん中を鏡検する．圧平するとき，カバーガラスが割れないよう気をつける．

ⅲ）加藤式セロハン厚層塗抹法：やや厚めのセロファン紙を 26×28 mm に裁断し，蒸留水 500 mL，グリセリン 500 mL，3％マラカイト・グリーン 5 mL の混合液に 24 時間以上浸漬．小豆大の糞便をスライドガラスにとり，3×4 cm に切ったナイロンメッシュを載せ，棒で押して出てきた糞便 60〜70 mg を別のスライドガラスにとる．次いで湿ったセロハン紙で覆い，ゴム栓で均等に圧平する．20〜30 分間自然に放置し，やや乾燥したときに鏡検する．

4）集卵法

飽和食塩水浮遊法，ホルマリン・エーテル遠心沈澱法（キットあり），AMS Ⅲ法（アメリカで開発）．

ⅰ）飽和食塩水浮遊法：既出

ⅱ）ホルマリン・エーテル法：市販のキット参照（エバーグリーン FPC）

①糞便の沈渣（水の代わりに生理的食塩水を使用遠心・沈殿）に 10％ホルマリン液 7 mL を加え，よく撹拌して 30 分放置．

②次いで 3〜5 mL のエーテルを加え，管口を指で押さえて約 30 秒強く振る．

③2,500 rpm，約 2 分遠心沈澱する．

④沈さ以外を捨て，沈さを毛細管で吸い取りスライドガラス上に置き，カバーガラスを懸け鏡検する．

ⅲ）AMS Ⅲ法

【用意するもの】

A 液：比重 1.080 塩酸（37％塩酸 45 mL に水 55 mL を加える．

B 液：比重 1.080 硫酸ソーダ溶液（温水 100 mL に硫酸ソーダ 9.6 g を溶解する．

A 液と B 液を等量混合したものを AMS Ⅲ液とする．

【方法】

①容量約 15 mL の試験管に約 10 mL の水を入れ，糞便約 0.5 g を入れて撹拌する．

②容量 15 mL の尖底試験管にガーゼ 1 枚で濾過する．

③1,500 rpm 2 分間遠心沈澱し，上清を捨てる．

④沈渣に AMS Ⅲ液 7 mL を加えよく撹拌する．次いで Tween 80（界面活性剤）1〜2 滴と

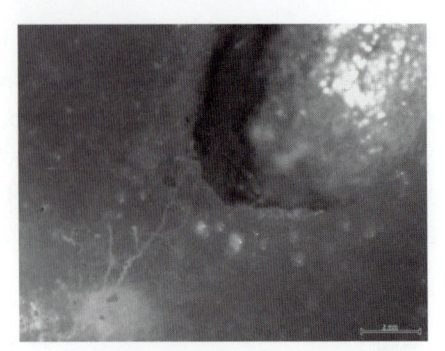

図1　糞線虫幼虫検査のための寒天培養

　　エーテル3 mLを加える．
⑤管口を親指で押さえ，30秒間強く振る．
⑥1,500 rpm 2分間遠心沈澱．
⑦割り箸(竹串など)を管内壁に沿って1回転しスカムの層(エーテルと糞便，脂肪層)を管壁からはなす．
⑧管を傾け沈さ以外を捨て，内壁を綿棒などできれいに拭う．
⑨沈さに少量の水を加え混和し，毛細管ピペット(ディスポピペットでもよい)を用いて全沈渣を鏡検する．
ⅳ) 硫酸亜鉛遠心浮遊法
①糞便0.5 gを小試験管にとり水で十分溶解し，ガーゼ濾過．2,000 rpm，約2分遠心沈殿，上澄みを捨てる．
②沈さに比重1.18の硫酸亜鉛液(水100 mlに硫酸亜鉛33 gを溶解したもの)を試験管に8分目くらい入れ，よく攪拌し2,000 rpm，約2分間遠心沈澱し，浮上している上層中の嚢子を毛細管で採って鏡検する．

b. 糞便の培養法
1) 鉤虫，東洋毛様線虫，糞線虫感染幼虫鑑別のための便培養法(原田・森法)
　濾紙培養法が一般的である(他に瓦板法がある)．たんざく形に切った厚手の濾紙に下から3割ほどあけて上から糞便を塗り，これを前もって試験管を用意し，水を3 mLほど入れた中へ便を塗った濾紙を入れ，硫酸紙または油紙で封をし輪ゴムで留め，試験管立に立てかけて28℃，1週間ほど培養する．虫卵から発育した感染幼虫が下の水の中へ遊出する．毛細管で採取して鏡検する．

2) 糞線虫の寒天平板培養法(図1)
　シャーレ内の1.5%寒天の中央に約2 gの糞便を置き，28℃で2日間培養すると，幼虫の通った蛇行状の軌跡が見える(図1左下)．幼虫も検出される．

c. 原虫の検査
1) コーン染色変法
ⅰ) 適用：腸管内寄生原虫．市販の染色液もあるので購入して使用可．自分で作製する場合は以下の通り．
ⅱ) 用意する溶液
①基本液：90%エタノール170 mL，100%メタノール160 mL，酢酸20 mL，フェノール(石炭酸)20 mL，1%リンタングステン酸12 mL，蒸留水618 mL，Total 1,000 mLになる．
②染色液　上記基本液1,000 mL，クロラゾール・ブラックE 5.0 g
ⅲ) 染色液の作製
①クロラゾール・ブラックE 5.0 gを乳鉢で3分間磨砕する．このとき飛散に注意する．
②基本液を少量加えて磨砕し，滑らかなペースト状にする．
③さらに基本液を加えて5分間磨砕する．
④数分間静置した後，液状部を保存用容器に移す．
⑤沈さに基本液を加え，磨砕し，静置後液状部を保存する．沈さがなくなるまでこの操作を繰り返す．
⑥室温で4〜6週間熟成させる．沈殿物と液状部が分離するが，使用するときに濾過して液状部を染色液とする．
ⅳ) 染色法
①スライドグラス上に，ツマヨウジ，串などで少量の糞便(膿，粘液など)を薄く塗布する．
②直ちに(材料が液状ならば半乾きにしてから)染色液に浸し，室温で2〜4時間放置する．栄養体は短めに，嚢子は長めに浸す．

③濾紙などで裏側の余分な染色液を拭う．95％エタノールで10〜15秒間洗う．
④100％エタノールに5分間2回浸す．完全に無水のエタノールを使用する．
⑤キシレンに5分間2回浸す．バルサムで封入する．

ⅴ）染色態度：原虫のエンドソーム，核膜内面の染色質（クロマチン顆粒），類染色質体などは黒色〜黒青色ないし青緑色に染められる．

2) クリプトスポリジウムの検査法

オーシストは直径5μmの楕円形で小さい．数が少ないとき，通常の原虫・虫卵検査法では検出は無理である．便の保存：冷蔵または10％ホルマリン固定（顕微鏡検査には良いが，PCR法には不向き．2.5％重クロム酸カリで保存できる．冷凍は良くない．オーシストの感染力が強いので十分気を付ける．検査材料は煮沸がよい．

ⅰ）オーシストの簡易迅速ショ糖浮遊法（井関らによる）

試薬 Sheatherのショ糖液（比重は約1.3）
サッカロース（試薬1級）100g；蒸留水64ml；液状フェノール1ml 加温しながらスターラーで撹拌溶解．室温で長期間保存可能．

手技
①スライドガラスに下痢便の少量（25μl程度）と，その横に約2倍量の蔗糖液を採る．
②18×18mmのカバーガラスの角で両者をよく混和し，そのカバーガラスを液面に載せる．
③約5分間静置してから×40の対物レンズで鏡検する．
④顕微鏡のコンデンサーを下げてコントラストを付け，ピントは液の最上層すなわちカバーガラスの下面に合わせる．

所見
オーシストは液との比重差で液面に浮上する．直径約5μmの類円形のオーシストは背景よりも明るく白く見え，薄いピンク色を帯びて見えることもある．内部には特徴的な残体の顆粒が必ず存在する．オーシストの大きさはほぼ均一である．

類似の酵母などは薄緑色を帯び，大小不同なので鑑別は容易である．

注意
粘液を多く含む便のときは，オーシストは粘液に埋没しているので，あらかじめ水か生理的食塩水を2倍量程度加え，ピペットで十分に撹拌してから実施するのがよい．

ⅱ）オーシストのショ糖遠心沈澱浮遊法（井関らによる）

試薬 ショ糖液（比重1.2）サッカロース500gを蒸留水650mLに溶かす．液状フェノールを1％の割りに加えておけば室温で長期間保存できる．

手技
①10〜15mL短試験管に約2mLの下痢便を採る．
②蔗糖液を5mLほど加えてピペットでよく撹拌する．
③蔗糖液をさらに加えながら撹拌し，液面が試験管口から約1cm下になる液量とする．遠心（2,500 rpm，5分）．
④液の表面に白金耳のループを接触させて，液をスライドガラスに3〜4回採り，18×18mmのカバーガラスを載せて×400の倍率で鏡検する．
⑤所見は簡易法と同じ．

ⅲ）オーシストの抗酸染色法（井関らによる）

試薬 石炭酸フクシン，1％メチレンブルー水溶液，5％硫酸水．

手技
①糞便をスライドガラスに塗抹，室温で乾燥．メタノール固定（2〜5分）．
②カルボール・フクシン液を塗抹面に載せて室温で染色（5〜10分）．
③水道水で軽く水洗，5％硫酸水で脱色（数秒〜10秒程度）．
④水洗．肉眼的に塗抹面の赤色がほぼ消える程度が良い．
⑤メチレンブルー液で後染色（室温1分），水洗，乾燥，封入．
⑥オーシストは赤く染まる．オーシスト壁は染まらない．

3) アカントアメーバの検査法

i) アカントアメーバのファンギフローラ Y 染色
① 角膜擦過物または培養上清を遠心後，沈渣を直接スライドガラス上に塗布して乾燥．純アルコールを滴下，乾燥．
② ファンギフローラ Y 染色液（真菌用蛍光染色液，バイオメイト製）の B 液（蛍光染色液 pH 7.2）1 滴を試料に滴下し，一面に広げて約 2～5 分間染色（A 液：対向染色液 変性ヘマトキシリンは使わない）．
③ 水道水で洗い，蒸留水または無蛍光グリセリンを滴下し，カバーガラスで封入後，蛍光顕微鏡で鏡検．

ii) アカントアメーバのパーカーインク KOH 法
現在パーカーインクは入手不能．パーカーインクとはスーパークインクのブルーブラック 1 に対して KOH（10～20％）9 の割合で混合したもので，インクは別のブルーブラックインクでも代用可能．

iii) PYG 液体培地によるアカントアメーバの培養
リン酸緩衝液（5 mM K_2HPO_4/KH_2PO_4）500 mL，グルコース 7.5 g 121℃，20 分滅菌．冷えてから Proteose Peptone 3.75 g，Yeast Extract 3.75 g 添加，濾過滅菌，4℃保存．この液体培地約 8 mL を口径 9 cm のシャーレに入れ接種し，30℃フラン器内でコンフルエントまで培養（中村・渡辺による）．

iv) アメーバ生食によるアカントアメーバの培養（及川による）
寒天の替わりにアメーバ生食を用意．
アメーバ生食は 0.012％NaCl，0.00035％KCl，0.0003％$CaCl_2$，0.0004％$MgCl_2・7H_2O$ in 0.05 mM Tris-HCl（pH 6.8）E. coli（大腸菌の強化液体培地で 2 日間培養し 60℃，1 時間熱処理して不活化）3 滴をシャーレに加えて 27℃で培養．検体は，滅菌チューブでアメーバ生食水中に入れ，常温で郵送してもらい翌日の到着検体をシャーレに移し変えて，位相差倒立顕微鏡で観察（及川による）．他にアメーバ培地によるアカントアメーバの培養〔1.5％の割合に寒天 Bacto Agar（Difco）を溶かした培地はすでに述べているが，大腸菌の替わりに YG 液（イーストエキストラクト 0.3～0.5 g/グルコース 1.0 g をアメーバ塩類溶液に溶解後，滅菌しコンラージ棒で塗布），プロテオースペプトンや納豆上澄み液が用いられる〕や SYS 培地によるアカントアメーバの培養（SYS 培地：ポリペプトン 20 g，酵母エキス 20 g，グルコース 10 g，NaCl 5 g，システイン 2 g，liver infusion 200 mL（10％ horse serum）/DW 1,000 mL にペニシリンとストレプトマイシン添加．3～4 日に 1 回程度継代）がある．

4) 血液内鞭毛虫の培養

i) LIT（Liver Infusion Tryptose Medium）培地：基本液は NaCl 4 g，KCl 0.4 g，Na_2HPO_4 8 g，Glucose 2 g，Calf serum（子牛血清）（heat inactivated）100 mL，10％ヘモグロビン溶液 20 mL，蒸留水 750 mL．これに 5％ liver infusion（ox）100 mL/litre，tryptose 5 g/litre を加える．

ii) NNN 培地：Agar 14 g，Sodium chloride 6 g，DW 900 mL．オートクレーブで滅菌後，48℃にクールダウン．1/3 容量の兎血液を添加．斜面培地で使用．

5) 原虫の自家蛍光検査

サイクロスポーラと戦争イソスポーラが対象．糞便にみられるステージはオーシストで，両者のオーシスト壁は薄く無色なので，視野が明るすぎると見えにくい．コントラストも低いので，絞りやコントラストを調節して観察する必要がある．しかし，初心者ではしばしばオーシストを見落としやすいので，オーシスト壁の自家蛍光を利用すると有効である．糞便の直接塗抹，ホルマリン・エーテル法またはショ糖浮遊法で集めたオーシストを蛍光顕微鏡の UV 励起光で観察すると，その壁はネオンブルーに輝きリング状に見えるので，夾雑物などに埋もれた状態でも低倍率での検出が可能である．ホルマリン固定標本でも同所見が得られる．サイクロスポーラではオーシスト壁

のみ陽性だが，戦争イソスポーラではオーシスト壁よりもスポロブラストおよびスポロシスト壁の方が強く蛍光を発することがある．

d. 消化管寄生原虫の検査法

1) 栄養型の検査
ⅰ）生鮮標本：生（水ではなく生理的食塩水で便を希釈），位相差，微分干渉
ⅱ）染色標本：ギムザ染色，コーン染色については別項参照．

2) 囊子の検査
ⅰ）生鮮標本：生（生理的食塩水ではなく水でよい），位相差，微分干渉
ⅱ）染色標本：ヨード・ヨードカリ染色，コーン染色

   ヨード・ヨードカリ液：ヨード 1 g，ヨードカリ 2 g，蒸留水 100 mL
   数か月に一度新調すること．
ⅲ）集囊子法：硫酸亜鉛遠心浮遊法，ホルマリン・エーテル遠心沈澱法．

3) 赤痢アメーバの培養
ⅰ）Robinson 培地：egg-slant diphasic medium に Ringer 液/緩衝液（pH 7.0）を入れ検体を接種．
ⅱ）田辺-千葉培地：Ringer 液に agar 10 g，asparagine 1 g を混じて加熱溶解．試験管に分注手後，オートクレーブして斜面にする．Ringer 液にウマ血清を 8 倍希釈．注入して滅菌米粉を混合．

4) ブラストシスチスの培養（吉川による）
ⅰ）Locke 氏液/卵斜面培地：鶏卵の黄身のみ（50 ml）を Locke 氏液に溶解（1：3.6）．ガーゼ 2 枚で 2 回濾過．4 ml を試験管に入れスクリューキャップして 2 分，2 回脱気．30 度の角度で滅菌し 4℃保存．4.5 ml の Locke 氏液をチューブに入れ検体を接種して培養．

   Locke 氏液（Dunn, et al 1989）：NaCl 8 g，CaCl$_2$ 0.2 g，KCl 0.2 g，MgCl$_2$ 0.01 g，Na$_2$HPO$_4$・12H$_2$O 2 g，NaHCO$_3$ 0.4 g，KH$_2$PO$_4$ 3 g/DW 1,000 ml

ⅱ）液体培養

試薬　塩化ナトリウム 8.6 g，塩化カルシウム 0.33 g，塩化カリウム 0.3 g，アスパアスパラギン 0.5 g，1 N NaOH で pH 7.0～7.4 に調整後，蒸留水を加えて 1,000 mL とする．120℃，20 分間のオートクレーブ処理後，冷蔵庫で 1 年以上保存可能．培養時には，ウマ血清を 10％加えて液体培地とする．無菌的にウマ血清を加えた液体培地は冷蔵庫で 1 か月以上保存可能．

5) 硫酸亜鉛遠心浮遊法
既出．

6) ホルマリン・エーテル遠心沈澱法
既出．蠕虫卵の集卵法でも使われる．

7) ギムザ染色
適応原虫種：ランブル鞭毛虫，ヒトブラストシスチスなど．
糞便内の消化管寄生原虫や末梢血の原虫，糸状虫ミクロフィラリア検出の場合：血液塗抹染色に用いるギムザ液（pH 6.8 くらい）でよい．

3. 腟トリコモナスの培養（竹内による）

1) 浅見培地
肉エキス 1 g，ペプトン 1 g，塩酸システイン 1 g，グルコース 0.5 g，精製寒天末 0.05 g，0.1％メチレンブルー 0.2 mL，DW 100 mL に溶解（加温）．これを濾紙（東洋 No.1）で濾過．濾液を 10％NaCO$_3$ で pH 5.6～5.8 に調整．滅菌小試験管に 4 mL 分注し，120℃，20 分高圧滅菌．冷却保存．使用時にペニシリン 200 μg/mL，ストレプトマイシン 50 γ/mL，ヒトまたはウマ血清 1.0 mL 添加．材料をできるだけ無菌的に採取し，0.1～0.2 ml 添加．よく攪拌した後，37℃，1～7 日間培養．24 時間毎に観察．トリコモナスがいれば 2～3 日で管底に増殖．

2) トリコモナス培地

ニッスイより市販されている．システインブイヨン血清培地で浅見培地とあまり組成は異ならない．

3) トリコモナス DIA 培地

日研生物医学研究所製．半流動 4 mL/tube．

4. 幼虫・成虫体の検査

a. 寄生蠕虫標本作製法（吸虫，条虫）

吸虫，条虫の保存：10% ホルマリンでもよいが，最近は DNA 抽出して遺伝子解析することが多いので 70～75% エタノールがよい．

永久標本作製には全形標本（条虫では長いので体節の一部）と切片標本がある．

[虫体の染色]

カルミン染色（ボラックス・カルミン染色）．

[染色液]

カルミン 2～3 g，ホウ砂 4 g，蒸留水 100 mL を混合し，30 分～1 時間煮沸，冷却後，70% エタノール 100 mL を加え，24 時間後に濾過して使用．その都度新しい染色液を使う．

[染色法]

虫体を水洗後，染色液に漬ける（一晩）．過染色なので塩酸アルコール（70% エタノールに 1% の割合に塩酸を加える．適宜塩酸を追加しその量を増やす）で脱色できれば，水洗後，アルコール系列で脱水．キシレンで透徹後，バルサムで封入する．標本が厚いときは，適宜カバーガラスの上に重しを使って載せる．

b. 寄生蠕虫標本作製法（線虫）

線虫類は角皮が強固なので全形標本が難しく，また染色も容易ではない．したがって，もっぱら虫体（幼虫，成虫）を 10% ホルマリン液，75% アルコール液（DNA 抽出によい）または透過するため，グリセリン・アルコール液が優れている．急速に透過したい時は，ラクトフェノール液がよいが，虫体がもろくなる欠点がある．

[グリセリン・アルコール液]

グリセリンを 10% の割合に混じた 80% アルコール液．

[ラクトフェノール液]

グリセリン 2：石炭酸 2：乳酸 1：蒸留水 1 の割合．2～10% ホルマリンで固定した虫体をまずラクトフェノール液の 2 倍希釈液（水で希釈，使用後は捨てる）に入れ 30 分以上放置．その後原液に移し，虫体を貯蔵．

5. 血液の検査

a. マラリア

1) 血液塗抹標本ギムザ染色

適応：マラリア原虫の検出

ⅰ）採血時期：発熱時

ⅱ）採血法：耳朶，指頭，静脈血

ⅲ）血液厚層塗抹標本作製法：スライドガラスに血液を一滴置き，丸く広げて乾燥．固定せずそのままギムザ液で染色．溶血と染色．原虫数が少ないとき有利．

ⅳ）血液薄層塗抹標本作製法：スライドガラスの一端に少量の血液を置きこれにカバーガラスを接し，鈍角の方向にすべらせる．すばやく乾燥させ，新鮮なメタノールで 2～3 分固定後，乾燥させ，ギムザ液で 30～45 分染色．

マラリア原虫染色のためのギムザ液の調整：ギムザ染色液の pH は 7.2～7.4 のリン酸緩衝液が最適．理由は被感染赤血球中のシュフナー斑点が明瞭に染め出されるからである．

緩衝液 1 mL あたりギムザ液一滴を加え，染色液でスライドガラス全体を覆う．

ⅴ）アクリジンオレンジ染色

[染色液]

アクリジンオレンジ（100 μg/mL）をリン酸緩衝液に溶かし，冷暗所保存．グリセリンを 5% の濃度に加えておく．

[観察法]

カバーガラスに染色液を数滴のせ，カバーガラスを逆さにして，メタノール固定した血液塗抹標本にすばやく押し付け，塗抹面に均一に広げ

染色．直ちに蛍光顕微鏡で観察．核は緑色，細胞質は赤色に染まる．干渉フィルターを用い直接太陽光を光源として観察することも出来るので電源のないところでも可能．

b. 血液内原虫と糸状虫ミクロフィラリア

ⅰ）血中：トキソプラズマ
ⅱ）血液内鞭毛虫：トリパノソーマ
ⅲ）Knott 法：糸状虫（フィラリア）のミクロフィラリアが末梢血中に少ない時集虫法実施する．静脈血 1 mL を採り，10 mL の 2％ホルマリン液に混和して，遠心沈澱しこれを塗抹してギムザ染色する．

c. フィラリアのイムノクロマト（ICT）法

AMRAD ICT Corporation，オーストラリア製．膜に添付したモノクローナル抗体で血液中のバンクロフト糸状虫の循環抗原を検出する．感度，特異性に優れ，夜間採血の必要がない．血液 100 μL あれば数分で判定できる．

6. 体液・組織などの検査

① 喀痰：ウエステルマン肺吸虫卵，糞線虫幼虫，ニューモシスチス・ジロベッチ．
② 胆汁・十二指腸液：ランブル鞭毛虫栄養型，戦争イソスポーラ，クリプトスポリジウムのオーシスト，肝吸虫卵，肝蛭卵，糞線虫幼虫．
③ 肝穿刺，脾穿刺：赤痢アメーバ栄養型，トキソカラ（イヌ・ネコ回虫）幼虫，日本住血吸虫卵，包虫原頭節．
④ 脳脊髄液：フォーラーネグレリア，トキソプラズマ・タキゾイト，広東住血線虫幼虫．
⑤ 腟粘液：腟トリコモナス．
⑥ 尿：腟トリコモナス，ビルハルツ住血吸虫卵，フィラリアのミクロフィラリア．
⑦ 骨髄：クルーズ・トリパノソーマ，リーシュマニアの無鞭毛期虫体．
⑧ 内視鏡採取材料：赤痢アメーバ栄養型，戦争イソスポーラ，クリプトスポリジウムのオーシスト，アニサキス幼虫，日本住血吸虫卵．
⑨ 肺穿刺・生検材料：ニューモシスチス・ジロベッチ，イヌ糸状虫幼虫，包虫原頭節．
⑩ リンパ節穿刺液：トキソプラズマ・タキゾイト．
⑪ 筋肉・皮下組織：顎口虫幼虫，イヌ糸状虫幼虫，旋毛虫幼虫，マンソン孤虫，有鉤嚢虫．
⑫ 角膜・洗浄液：アカントアメーバ
⑬ 皮膚片：skin snip 法：直径 3〜5 mm の皮膚を切除し，切った面を下にしてスライドガラス上の生食水中に 15〜60 分放置し，遊出してきた幼虫を観察．回旋糸状虫のミクロフィラリアを検出できる．

7. 免疫学的診断法

ヒトを非固有宿主とする幼虫移行症や寄生虫の組織内寄生の場合などでは免疫学的検査が有効な場合が多い．一般に抗原または抗体を検出する．検査室で普通一般に用いられる検査法のみ列挙する．

古くは寒天ゲル内沈降反応（Ouchterlony 法）や免疫電気泳動法，抗原を用いた皮内反応（即時型，遅延型反応，市販または国立感染研より購入可）が行われたが，今ではほとんど用いられない．

① 酵素抗体法：ニトロセルロース膜を用いた dot-ELISA 法（各種蠕虫性疾患）．
② 凝集反応：間接ラテックス凝集反応，間接赤血球凝集反応（トキソプラズマ，赤痢アメーバ，旋毛虫，エキノコックス）．
③ 補体結合反応：抗原・抗体複合体に結合する補体の消費量を測定する（肺吸虫，日本住血吸虫，エキノコックス，トキソプラズマ）．
④ 間接蛍光抗体法：スライドガラスに塗布した原虫・虫体・切片標本に被検血清を反応させ，次いで蛍光色素をラベルした抗ヒト抗体を反応させ，蛍光顕微鏡で観察（多くの寄生虫で利用されている）．
⑤ ウエスタンブロット法：抗原を SDS-PAGE で電気泳動し，ニトロセルロース膜に転写した後，被検血清と反応させ，特異抗原の同定

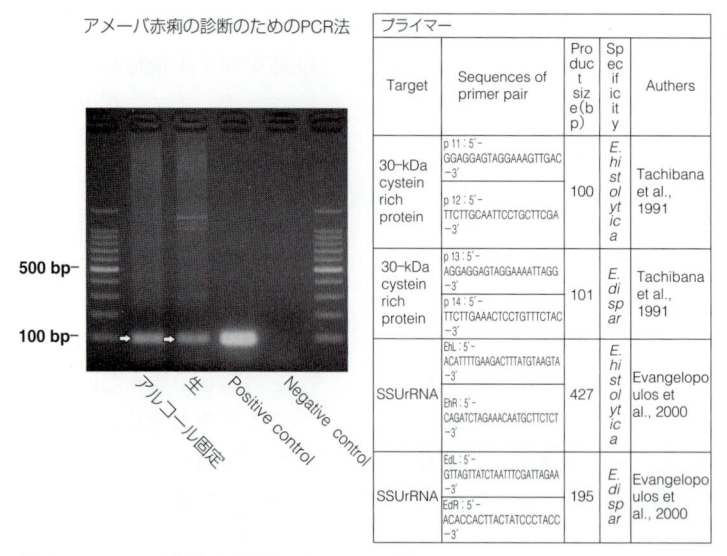

図2 アメーバ赤痢の診断のためのPCR

Target	Sequences of primer pair	Product size(bp)	Specificity	Authers
30-kDa cystein rich protein	p 11 : 5'-GGAGGAGTAGGAAAGTTGAC-3'	100	E. histolytica	Tachibana et al., 1991
	p 12 : 5'-TTCTTGCAATTCCTGCTTCGA-3'			
30-kDa cystein rich protein	p 13 : 5'-AGGAGGAGTAGGAAAATTAGG	101	E. dispar	Tachibana et al., 1991
	p 14 : 5'-TTCTTGAAACTCCTGTTTCTAC			
SSUrRNA	EhL : 5'-ACATTTTGAAGACTTTATGTAAGTA-3'	427	E. histolytica	Evangelopoulos et al., 2000
	EhR : 5'-CAGATCTAGAAACAATGCTTCTCT-3'			
SSUrRNA	EdL : 5'-GTTAGTTATCTAATTTCGATTAGAA	195	E. dispar	Evangelopoulos et al., 2000
	EdR : 5'-ACACCACTTACTATCCCTACC-3'			

や検出に用いる．
⑥イムノクロマト法：抗体を検出する方法と抗原を検出する方法がある．抗原を検出する場合，膜上に抗原特異的標識抗体を貼付しておき，被検血清と反応させさらに抗原に対する特異抗体で検出する（マラリア，フィラリア）．
⑦国内ではあまり使われないが，現地では良く使われる検査：生きた又は固定した日本住血虫卵を用いた卵周囲沈降反応（circumoral precipitin test；COP），ミラシジウム免疫化試験，セルカリア遊走反応試験がある．生きたトキソプラズマ原虫を用いた色素試験は検査室レベルではほとんど行われない．

8. 遺伝子検査法（図2）

遺伝子（DNA）診断法：各種寄生虫の塩基配列が明らかになるにつれ，DNA診断，特にPCR法を用いた診断の有用性が高まっている．原虫性疾患で用いられることが多い．感度，特異性に優れたPCR法を実施するにはプライマーの選択が重要であると考えられている．

9. 分子疫学

同一種の寄生虫であってもDNAの特定領域の塩基配列が地域ごとに差がみられたり，宿主間の違いによって差がみられたりすることがある．同一種内のvariantやgenotypeを鑑別していくことは流行の感染源を推定するのに役立つことがある．

参考文献

1) 吉田幸雄，有薗直樹：図説人体寄生虫学 改訂8版．南山堂，2011
   ※全国の医学生の間で寄生虫学の教科書として有名，写真が豊富である
2) 石井 明，鎮西康雄，太田伸生：標準医動物学．第2版，医学書院，1998
   ※医学部の学生用はこの本で寄生虫学・衛生動物学を十分理解できる
3) 吉田幸雄・有薗直樹：医動物学．第5版，南山堂，2008
   ※シリーズ物で学んでいない検査学科学生のバイブルである
4) 堤 寛：感染症病理アトラス．文英堂，2000
   ※いろいろな寄生虫を含む種々の感染病原体による病理像が詳細に記載されている
5) Tachibana H, et al：Distinguishing pathogenic isolates of *Entamoeba histolytica* by polymerase chain reaction. J inf Dis 164：825-826, 1991
6) Tachibana H, et al：Asymptomatic cyst passers of *Entamoeba histolytica* but not *Entamoeba dispar* in institution for the mentally retarded in Japan. Parasitol Int 49：31-35, 2000

和文索引

あ

アカントアメーバ角膜炎　336
アガロース　26
アクイフェ門　5
アクチノバクテリア門　5
アクチノマイセス属　91
アクリステイン染色　227
アグリゲイティバクター属　64
アシドバクテリア門　5
アシネトバクター属　69
アシルアミダーゼ試験　237
アスペルギルス症　105
アスペルギルス属　105
アゾール系薬　191
アッシュダウン培地　68
アデニン　18
アデノウイルス科　127
アデノ随伴ウイルス，ヒト　132
アナフィラキシーショック　361
アナプラズマ症　353
アニサキス　310
アブ　359
アミーズ培地　27
アミノグリコシド系薬　194,202,204
アミノ酸分解試験　237
アムホテリシンB　205
アメリカ鉤虫　303
アリゾナ菌　53
アルコバクター属　74
アルファウイルス属　152
亜急性硬化性全脳炎　140
安全キャビネット　216

い

イソニアジド　204
イトラコナゾール　205
イヌ・ネコ回虫　309
イヌ・レプトスピラ　96
イヌ鉤虫　303
イヌ糸状虫　308
イヌ条虫　331
イムノクロマト法　214,283
　——，フィラリアの　373
イムノブロッティング法　282
インドール試験　237
イントロン　3
インフルエンザ　121,**137**,183,184
インフルエンザ（H1N1）2009　138

インフルエンザウイルス
　——の型別　136
　——の模式図　136
インフルエンザ桿菌感染症　184
医動物学　295
医療関連感染症　168,175
易感染宿主　167,174
異化　23
異常型プリオン蛋白　163
異染小体染色法　228
遺伝子　17
　——からの転写と翻訳　18
遺伝子検査法　283
遺伝子コード表　18
遺伝性プリオン病　165
遺伝物質（核酸）の伝達　18
咽頭結膜熱　121
院内感染症　175
陰性菌の細胞壁構造　8

う

ウイルス　117
　——の大きさと形状　11
　——の検査法　278
　——の増殖　25
　——の分類表　12
　——の分類法　1
　——の命名法　6,118
ウイルス核酸（遺伝子）の検出　281
ウイルス感染症一覧，感染症法における対象疾患に含まれている　120
ウイルス抗原の検出　280
ウイルス性肝炎　121
ウイルス粒子の検出　279
ウエステルマン肺吸虫　318
ウエストナイル熱　120,150,178,358
ウエルシュ菌　88,180
ウォーターハウス・フリーデリクセン症候群　46
ウシ海綿状脳症　165,177
ウレアーゼ試験　237
ウレアプラズマ属　96,98
受身凝集反応　282
瓜実条虫　331

え

エーリキア症　353
エールリキア属　100

エキノコックス症　328,329
エクソフォリアチン　40
エクソン　3
エコーウイルス　158
エスクリン分解試験　237
エスケープ機構　298
エステラーゼ膜融合蛋白質　136
エタンブトール　204
エチオナミド　204
エボラ出血熱　120
エルシニア属　55
エロモナス科　62
エンテロウイルス属　157
　——の分類　157
エンテロトキシン　39
エンテロバクター属　54
エンドトキシン　9
栄養素　22
栄養要求の厳しい菌　250
衛生動物　296,351
液体培地　26
液胞　2

お

オウム病　177
オウム病クラミドフィラ　102
オーラミンO法　227
オキサシリン　252
オキサゾリジノン系薬　194,203
オキシダーゼ試験　36
オプソニン作用　172
オムスク出血熱　120
オリエンチア属　99
オルトミキソウイルス科　135
オンコセルカ　307
黄色ブドウ球菌　39,180
黄疸出血性レプトスピラ　96
黄熱　120,**150**,177,185,356

か

カウフマン・ホワイトの抗原表　51
カスポファンギン　206
カリシウイルス科　155
カンジダ症　112
カンジダ属　111
カンピロバクター　178
カンピロバクター属　73
ガス壊疽　89

ガスパック法　30
ガス滅菌　32
ガフキー(Gaffky)号数による表記法
　　272
ガンマヘルペスウイルス亜科　126
下気道感染症検査　264
下気道由来材料　263
火炎法　32
化学療法　191
化膿性レンサ球菌　42
加熱分離法　28
加熱滅菌　32
芽胞染色法　227
回帰熱　95,353
回帰熱ボレリア　95
回旋糸状虫　307
回虫　300
回虫成虫の構造　300
疥癬　354
外毒素　170
角膜ヘルペス　122
画線　28
核　2
核酸　1
　──の伝達　18
核酸増幅法　284
核酸ハイブリダイゼーション法　284
核酸プローブ法　284
核蛋白質　136
喀痰　263
確認試験　236
確認培地　27
獲得免疫　298
顎口虫　312
広東住血線虫　315
肝炎　185
肝吸虫　316
肝蛭　320
肝毛頭虫　301
桿菌　8
乾熱法　32
間欠消毒法　33
寒天平板希釈法　247,252,253
感受性試験　237
感染　167,170
感染型食中毒　178
感染経路　173
感染症　170
感染症統計情報　291
感染症法(感染症の予防及び感染症の患者に対する医療に関する法律)
　　188
　──によって定められた,届け出が必要な疾患　189
感染性胃腸炎　121
感染性廃棄物取り扱い方　181
感染性廃棄物分別・廃棄の方法　182

感染性微生物のリスク群分類　181
感染性プリオン病　164
感染成立の3要素　186
感染対策への貢献　215
感染防止対策　186
簡易同定キット　239
鑑別培地　27

き

キチン分解試験　237
キノコ　3,9
キノロン系薬　194,203,204
キャサヌル森林病　120
キャリア　168,214
キャリーブレア培地　27
キャンディン系薬　192
気管支洗浄液　263
気管支敗血症菌　73
気管内分泌物　263
希釈法　244
寄生蠕虫標本作成法　372
寄生虫
　──の宿主特異性　297
　──の生活史　297
　──の病害　298
寄生虫学　295
寄生虫検査法　365
寄生虫抗原　298
寄生虫症,世界における　296
逆転写酵素　117
吸引痰　263
吸血　360
吸虫　296,316
吸盤　297
急性(劇症型)B型肝炎　134
　──の慢性化　134
急性灰白髄炎　120,157
急性菌肉口内炎　122
急性出血性結膜炎　121,158
急性脳炎　121
急性副腎不全症　46
球菌　8
牛乳発酵試験　237
巨大肝蛭　320
共同凝集反応　282
狂犬病　120,185
莢膜　43
莢膜染色法　227
蟯虫　302
菌株　29,236
菌血症　40
菌交代現象　168
菌交代症　168,175
菌類(真菌)　9
　──の命名法　6

く

クールー　164
クールー斑　163,164
クエン酸利用能　237
クモ　362
クラミジア　100,244
　──の増殖サイクル　101
　──の分類と病原性　100
クラミジア属　101
クラミジア門　5
クラミドフィラ属　102
クリーンベンチ　216
クリセオゲネテス門　5
クリプトコッカス抗原検査　113
クリプトコッカス症　113
クリプトコッカス属　112
　──の菌種と血清型　113
クリプトスポリジウム　342
クリミア・コンゴ出血熱　120
クリンダマイシン　252,253
クルーズ・トリパノソーマ　338
クレアーキオタ門　5
クレブシエラ属　53
クロイツフェルト・ヤコブ病
　　164,177
クロストリジウム属　87
クロノバクター属　54
クロモミセス症　107
クロロビイ門　5
グアニン　18
グラム陰性桿菌　48,65,242
グラム陰性球菌　45,241
グラム陰性菌と陽性菌の構造　9
グラム染色像　232
グラム染色法　225,226
グラム陽性桿菌　76
グラム陽性球菌　241
グラム陽性菌の細胞壁の基本構造　8
グラム陽性抗酸性菌　79
グリコペプチド系薬　193,201
グロムス菌門　3
空気感染　174

け

ケジラミ　361
ケルスス禿瘡　108
ゲマチモナフェス門　5
ゲンタマイシン　253
形質転換　17,19
形質導入　17,19
系統分類方法　8
経口感染　173
蛍光抗体法　282,283
蛍光染色法　228
鯨複殖門条虫　325

劇症 A 群溶連菌感染症　43
欠失，DNA 塩基の　17
血行性播種　103
血清型別用免疫血清　240
血中濃度測定　201
血液寒天培地　233
血液培養　261
結核　184
結核菌　79
結膜炎　102
検査結果報告書　289
検体検査法　257
検体採取と保存　220
検体材料別細菌検査法　258
検体の塗抹法　223
嫌気性菌　22, 24
嫌気性菌検査法　268
嫌気性グラム陰性桿菌　92
嫌気性グラム陰性球菌　87
嫌気性グラム陽性無芽胞桿菌　90
嫌気性グラム陽性有芽胞桿菌　87
嫌気チャンバー法　30
嫌気培養法　29
顕微鏡操作　225
原核生物　3
原虫（原生動物）　3, 296
　── の自家蛍光検査　370

こ

コアグラーゼ　40
コアグラーゼ試験　237
コーン染色変法　368
コクサッキーウイルス　158
コクシジオイデス症　110
コクシジオイデス属　110
コブウイルス属　159
コリネバクテリウム属　77
コレラ　178
コレラ菌　58
　── の血清型　59
コロナウイルス科　160
小形条虫　330
古細菌　1, 3
固形培地　26
枯草菌　76
孤発性クロイツフェルト・ヤコブ病　164
孤発性プリオン病　164
広節裂頭条虫　324
好気性菌　22, 24
好気性グラム陰性桿菌　65
好気性グラム陽性桿菌　75
好気性・通性嫌気性グラム陰性桿菌　242
好気性・通性嫌気性グラム陰性球菌　45, 241

好気性・通性嫌気性グラム陽性球菌　241
好気性・通性嫌気性グラム陽性桿菌　76
好気性・通性嫌気性グラム陽性菌　37
好気培養法　29
肛囲検査　367
抗ウイルス薬　206
抗菌スペクトル　191, 192
抗菌薬
　── に対する耐性機構　202
　── の溶媒　246
抗菌薬関連下痢症　37
抗菌薬希釈系列の作製
　──，寒天平板希釈法の　248
　──，微量液体希釈法の　246
抗菌薬原末の秤量と薬液の作製　245
抗菌薬耐性　195
抗結核薬　191, 203
抗原検査　36
抗酸菌　244
　── の検査法　270
抗酸菌検査　271
抗酸菌用培地　233
抗酸性染色法　225
抗酸染色　227
抗真菌薬　204
抗真菌薬感受性試験　112
抗ストレプトリジン O　42
抗微生物スペクトル　35
後天性免疫不全症候群　121, 145, 178
高圧蒸気滅菌法　32
高温細菌　23
高層培地　26
高病原性トリインフルエンザ　137
鉤虫　303
酵素抗体法　214, 283
酵母　3, 9
酵母エキス　26
酵母様真菌　111
合成培地　26
剛棘顎口虫　313
黒色真菌　107
昆虫　355
根足虫　297, 331
混釈培養法　29

さ

サーベイランス　291
サーマス門　5
サーモデサルフォバクテリア門　5
サーモトガ門　5
サーモミクロビア門　5
サイクロスポラ　343
サイトメガロウイルス，ヒト　124
サポウイルス属　156

サル条虫　331
サル痘　120
サルモネラ症　177
サルモネラ属　51, 178
サルモネラの抗原構造　52
再興型インフルエンザ　121
再興感染症　296, 299
細菌　8
　── における形質転換のメカニズム　19
　── の構造と性状　8
　── の発育　22
　── の命名法　6
細菌集落の釣菌　224
細菌同定キット　238
細菌同定検査　236, 237
細菌非病原菌　170
細胞質　2
細胞性免疫　298
細胞毒素　170
細胞壁　2, 3
細胞壁合成阻害剤　191
細胞膜　2
最小殺菌濃度　207
最小発育阻止濃度　192, 207
在郷軍人病　70
三種混合（DPT）ワクチン　72
酸素要求性による分類　24
塹壕熱　65

し

シアノバクテリア門　5
シェル・バイアル法　123
シグナル増幅法　285
シトシン　18
シトロバクター属　53
シュードモナス属　65
シラミ　360
ジアルジア　177
ジフテリア　183, 184
子嚢菌門　3, 105
子嚢胞子　10
糸状（真）菌　3, 9, 103
糸状虫　306
自然免疫　298
志賀毒素　51
使用目的別にみた消毒薬の選択　34
紫外線殺菌法　33
歯肉口内炎，急性　122
自動化装置　215
　──，微生物検査における　287
自由生活アメーバ類　335
色素性真菌　107
軸糸　94
質量分析　8, 37
斜面培地　26

煮沸消毒法　32
手指衛生　187
腫瘍ウイルス　117
周期的同期性放電　163
秋季レプトスピラ A, B, C　96
終末宿主　117
住血吸虫　321
重症急性呼吸器症候群　120
重症熱性血小板減少症候群　120
宿主　171
宿主・寄生虫相互関係　297
縮小条虫　330
出血性結膜炎, 急性　121, 158
純培養　22, 28
小胞子菌　108
消毒　31
消毒薬　33, **34**
―― の抗微生物スペクトル　34
硝酸塩還元試験　237
条虫　296, 297, **323**
常在細菌叢　167, 168
常在糸状虫　307
蒸気消毒法　33
食餌性ボツリヌス症　88
食中毒　40, 52, 88, **178**
侵襲性　170
侵襲性(深在性)真菌症　103
侵襲性アスペルギルス症　105, 106
侵襲性肺炎球菌感染症　184
真核生物　1
真菌　3
―― の観察法　230
―― の鏡検法　230
―― の発育　24
真菌検査法　275
真菌抗原検査　103
真菌用培地　233
真正細菌　1, 3
新型インフルエンザ　121
新興・再興感染症　177
新興感染症　296, 299
新生児封入体結膜炎　102
新生児ヘルペス　123
人獣(畜)共通感染症
　　　168, 177, 214, 295, 299
迅速診断　285
腎症候性出血熱　120

す

スウォーミング　57
スコッチテープ法(セロファンテープ法)　302
スチュアート培地　27
ステノトロフォモナス属　69
ストレプトコッカス科　41
ストレプトリジン　42

スピロヘータ　37, 94
―― の病原体　94
スフィンゴバクテリウム属　67
スプライシング　143
スポロトリクス属　109
スポロトリコーシス　108
スライドカルチャー　278
ズーノーシス　177, 295, 299
ズビニ鉤虫　303
水痘　121, 183, 185
水痘-帯状疱疹ウイルス　123
水平感染　173
垂直感染　173
髄液　262
髄膜炎菌　46
髄膜炎菌性髄膜炎　46

せ

セアカゴケグモ　362
セイロン鉤虫　303
セラチア属　54
セルカリア　321
セレウス菌　76, 180
セロコンバージョン　134
セロファンテープ法　367
ゼラチン液化試験　237
生体防御機構　167, 171
成人 T 細胞白血病(ATL)　144
西部ウマ脳炎　120
性感染症　177
性器ヘルペス　122
性器ヘルペスウイルス感染症　121
精度管理　255
精度管理基準範囲, MIC およびディスク拡散法の　256
精度保証　292
赤痢アメーバ　331
赤痢菌属　50
赤痢菌毒素　51
赤痢菌の分類と血清型　50
赤血球凝集素　136
赤血球凝集抑制試験　281
接触感染　174
接合　17, 19
接合菌症　105
接合菌門　3, 104
接合胞子　10
尖圭コンジローマ　121
先天性風疹症候群　121, 154
染色液の作り方　222
染色鏡検像　232
染色体　17
旋尾線虫幼虫　314
旋毛虫　305
戦争イソスポーラ　344
腺熱　98

腺熱リケッチア　100
選択毒性　191
――, 抗菌薬の　192
選択培地　27
線虫　296, 297, **300**
―― の構造　300
潜伏感染　117
蠕虫　296, 297

そ

挿入, DNA 塩基の　17
増菌培地　27, 233
増菌培養法　28
増殖　23
増幅動物　117

た

ターゲット・サーベイランス　291
ダニ(コダニ)　354
ダニノイローゼ　364
ダニ媒介性脳炎　120, 352
ダニ媒介性脳炎ウイルス　151
多剤耐性アシネトバクター・バウマニ
　　　200
多剤耐性菌　37
多剤併用療法　117
多糖体とリピッド　8
多包条虫　329
多包虫　329
体液性免疫　298
胎児水腫　131
大腸菌属　47
担子菌門　3
担子胞子　10
炭酸ガス培養法　29
炭疽菌　75
炭疽源　23
炭疽症　177
胆汁溶解試験　237
単純ヘルペスウイルス　118
単染色法　225
単包条虫　328
単包虫　328
蛋白合成阻害剤　191

ち

チール・ネルゼン法　227
チクングニアウイルス　153
チクングニア熱　120, 177
チミン　18
チャドクガ　361
チョコレート寒天培地　233
ヂクチオグロビ門　5
窒素源　23

和文索引

腟トリコモナス 340
中温細菌 23
中和試験 281
虫卵検査 367
釣菌 28
頂囊 106
鳥類住血吸虫 322
腸炎菌 53
腸炎ビブリオ 60,178
腸管感染症 267
腸管出血性大腸菌 49
腸管侵入性大腸菌 49
腸球菌属 44
腸チフス 52
腸チフス菌 52
腸内細菌科 47

つ

ツツガムシ病 98,354
ツツガムシ病リケッチア 99
ツボカビ門 3
通性菌 22,24
通性嫌気性グラム陰性桿菌 47

て

テトラサイクリン系薬 193,202
テンペレートファージ 19
ディスク拡散法 208,214,**248**,251-253
ディック毒素 42
デイノコッカス 5
デオキシリボヌクレアーゼ試験 237
デフェリバクタ門 5
デングウイルス 149
デング出血熱 149,357
デング熱 120,149,178,357
デンプン分解試験 237
手足口病 121,158
低温細菌 23
定期接種 183
定量培養 29
天然培地 26
点変異 17,20
転写 17,18
伝染性紅斑 121,131
伝達性海綿状脳症 163

と

トガウイルス科 152
トキシックショックシンドロームトキシン1(TSST-1) 40
トキシックショック症候群 43
トキソイド 171,183
トキソカラ 309

トキソプラズマ症 345
トコジラミ 361
トラコーマクラミジア 101
トラコーマクラミジア肺炎 102
トレポネーマ属 94
ドクガ 361
ドメイン 1
ドロレス顎口虫 313
塗抹染色検査 222
東部ウマ脳炎 120
東部ウマ脳炎ウイルス 153
東洋眼虫 308
痘瘡 120
糖分解試験 237
同化 23
同定 236
──の進め方 240
同定キット 238
動物通過 28
動物由来感染症 299
特殊形質導入 19
特定病原体等の分類,感染症法によって定められた 190
毒素 170
毒素型食中毒 179,180
毒素原性大腸菌 49
毒蛇咬症(ヘビ咬症) 363
毒力 167,170
突発性発疹 121
鳥インフルエンザ 120
鳥インフルエンザ(H5N1) 120
鳥インフルエンザ(H7N9) 121

な

ナイスタチン 205
ナイセリア科 45
ナイセリア属 45
ナイセリアとモラクセラの性状と感染症 45
ナイセル法,異染小体染色 230
内毒素 9,170
生ワクチン 183
南京虫 361
南米出血熱 120

に

ニトロスピラ門 5
ニトロセフィン法 210
ニパウイルス感染症 120
ニベリン条虫 331
ニューモウイルス亜科 141
ニューモシスチス属 114
ニューモシスチス肺炎 114
二核アメーバ 335
二形性真菌 108,109

二重らせん構造 18
日本海裂頭条虫 324
日本顎口虫 314
日本紅斑熱 98,353
日本紅斑熱リケッチア 99
日本住血吸虫 321
日本脳炎 120,184,357
日本脳炎ウイルス 148
乳児ボツリヌス症 88
乳幼児嘔吐下痢症 155
尿道炎 102
任意接種 184

ぬ

ヌカカ 358
ヌクレオチド 18

ね

ネオリケッチア属 100
ネズミ 364
ネズミチフス菌 53
熱水消毒法 33

の

ノイラミニダーゼ 136
ノカルジア症 109
ノカルディア属 84
ノミ 359
ノロウイルス 180
ノロウイルス属 155
脳炎 121,357

は

ハイブリダイゼーション 284
ハエ 358
ハチ 361
ハッカー変法 226
ハンタウイルス肺症候群 120
バーキットリンパ腫 126
バークホルデリア属 68
バイオセーフティ 180
バイオハザード対策 181
バクテリオファージ 19
バクテロイデス属 92
バクテロイデス門 5
バシラス属 75
バルトネラ科 65
バルトネラ属 65
バンクロフト糸状虫 306
バンコマイシン 252,253
バンコマイシン耐性腸球菌 45
パーカーインク・KOH法 108
パスツレラ科 62

パスツレラ属　62
パピローマウイルス　129,184
パピローマウイルス科　129
パラアミノサリチル酸　204
パラインフルエンザウイルス，ヒト　139
パラチフス　52
パラチフスA菌　52
パラ百日咳菌　72
パラミクソウイルス亜科　139
パラミクソウイルス科　139
パルボウイルス科　131
パレコウイルス属　158
破傷風　183,184
破傷風菌　89
播種性感染症　103
馬尿酸塩分解試験　237
灰色斑状白癬　108
灰白髄炎，急性　120,157
肺炎桿菌　54
肺炎球菌　43,183
肺炎球菌感染症　184,185
肺炎クラミドフィラ　102
肺炎マイコプラズマ　97
肺吸虫類　318
肺針生検材料　263
排泄・分泌抗原　298
梅毒　37
梅毒トレポネーマ　94
培地　25
　――の成分　25
　――の取り扱い　217
培地作製法　218
　――, 粉末からの　218
培養　22,25
培養検査の流れ　28
培養法　27
白癬菌　108
白血球毒　40
発症　167
発育因子　23
発育環境　23
発育至適pH　23
発育至適温度　23
発育集落の観察　235
半斜面培地　26
半流動培地　27

ひ

ヒストプラズマ症　108,110
ヒストプラズマ属　109
ヒトT細胞白血病ウイルス1型　144
ヒス法，莢膜染色　228
ヒトTリンパ球向性ウイルス1型　144
ヒトアデノ随伴ウイルス　132

ヒトから分離されるブドウ球菌　39
ヒトサイトメガロウイルス　124
ヒト単球性エーリキア症　98,100
ヒトパピローマウイルス感染症　184
ヒトパラインフルエンザウイルス　139
ヒトヘルペスウイルス6型7型　125
ヒトヘルペスウイルス8型　127
ヒトメタニューモウイルス　142
ヒト免疫不全ウイルス　145
ヒル　363
ビブリオ科　58
　――と腸内細菌の鑑別　58
ビブリオ属　58
ビルレントファージ　19
ピコルナウイルス科　156
ピラジナミド　204
日和見感染症　167,174,295
皮膚糸状菌　107
　――の形態学　108
皮膚剝脱症候群　40
非結核性抗酸菌症　109
非定型細菌　37
非定型肺炎　37
飛沫感染　174
微好気性グラム陰性らせん菌　73
微好気培養法　29
微生物学的検査報告書　258
微生物検査情報のデータベース化　291
微胞子虫門　3
微量液体希釈法　209,214,**244**,252,253
鼻疽　68
鼻疽菌　69
百日咳　184
百日咳菌　71
表現型　20
表皮菌　108
表皮剝脱毒素　40
標識抗体法　282
標的核酸増幅法　284
病院感染症　168,175,291
病原因子　167,170
病原菌　170
病原性　167
病原性大腸菌　49,178

ふ

ファーミクテス門　5
ファンギフローラY染色　370
フィアライド　106
フィットテスト　186
フィラリア　306
フィリピン毛細虫　301
フィロウイルス科　161

フェニールアラニンデアミナーゼ試験　237
フォーゲス・プロスカウエル試験　237
フサリウム症　106
フゾバクテリア門　5
フゾバクテリウム属　93
フラビウイルス科　147
フランシセラ科　64
フルコナゾール　205
フルシトシン　205
フレームシフト変異　17,20,21
ブイヨン　26
ブタ回虫　309
ブドウ球菌属　37
ブドウ糖非発酵菌　66
ブユ　359
ブラジル鉤虫　303
ブルーリ潰瘍　82
ブルセラHK寒天培地　233
ブレイクポイント　211
ブロス　26
プール熱　128
プラスチッド（葉緑体）　1,2
プラスミド　17
プリオン　163,164
プレジオモナス属　57
プレボッテラ属　93
プレロセルコイド　325
プロウイルス　143
プローブ増幅法　285
プロテウス属　57
プロテオバクテリア門　5
プロピオニバクテリウム属　90
不快害虫　364
不活化ワクチン　183
不顕性感染　168,214
不連続抗原変異　117
風疹　121,**153**,183,184
封入体　37
複製　18
物理的消毒法　32
糞線虫　304
糞便培養検査　267
分生子　106
分生子頭　106
分離株同定　214
分離培地　27
分離培養（法）　22,28,29,214,233

へ

ヘパシウイルス属　151
ヘパトウイルス属　159
ヘパドナウイルス科　133
ヘビ　363
ヘモフィルス属　63

ヘリコバクター属　74
ヘルパンギーナ　121, 158
ヘルペスウイルス6, 7, 8型
　　　　　　　　　125, 127
ヘルペスウイルス科　118
ヘルペスウイルス科ウイルスの分類，
　ヒトに感染する　122
ヘルペス性瘭疽　122
ヘルペス脳炎　122
ヘンドラウイルス感染症　120
ベイヨネラ属　87
ベクター　37, 173
ベネズエラ馬脳炎　120
ベルコミクロビア門　5
ベロ毒素　49
ペクチン分解試験　237
ペスト　359
ペスト菌　55
ペニシリナーゼ　40
ペニシリン結合蛋白　193
ペニシリン耐性肺炎球菌　198
ペニシリンディスク ゾーン・エッジ
　テスト　251
ペプトン　26
平時感染率　291
平板画線培養法　29
平板培地　26
　―― への塗布　234
変異　20
変法ホッジテスト　211
偏性嫌気性菌　243
　―― の鑑別　244
偏性細胞内寄生菌　37
便培養法（原田・森法）　368
鞭虫　301
鞭毛染色（法）　**228**, 229
鞭毛虫　297, 337

ほ

ホスホマイシン　193
ボツリヌス菌　180
ボリコナゾール　205
ボルデテラ属　71
ボレリア属　95
ポリエン系薬　191
ポリオ　157, 184
ポリオーマウイルス科　130
ポリペプタイド系薬　194, 203
ポルフィロモナス属　93
補体結合反応　282
放射線滅菌　32
放線菌症　92
胞子虫　297, 342
防御免疫，寄生虫に対する　298
墨汁染色法　**230**, 231
発疹チフス　98, 360

発疹チフスリケッチア　99
発疹熱　98
発疹熱リケッチア　99

ま

マールブルグウイルス　162
マールブルグ病　120
マイコバクテリウム属　79
マイコプラズマ　96, 244
マイコプラズマ属　96
マクロライド系薬　193, 202
マダニ　351
マトリックス蛋白質　136
マラリア原虫　347
マレー糸状虫　306
マロン酸利用能　237
マンソン孤虫　325
マンソン住血吸虫　322
マンソン裂頭条虫　325
麻疹（はしか）　121, 183, 184
麻疹ウイルス　140
前処理　28
慢性B型肝炎　134

み

ミオクローヌス　163
ミカファンギン　205
ミクロコッカス科　37
ミクロコッカス属　40
ミトコンドリア　1, 2
ミューラー・ヒントン培地　214, 245
宮崎肺吸虫　319

む

ムーコル属　104
ムカデ　364
ムンプスウイルス　140
無鉤条虫　326
無機塩類　23
無菌性髄膜炎　121, 158
無菌操作技術　215
無症候キャリア　134
椋鳥（ムクドリ）住血吸虫　322

め

メタロβラクタマーゼ　197
メチシリン耐性黄色ブドウ球菌　198
メチルレッド試験　237
メッセンジャーRNA　18
メツラ　106
メラー法，芽胞染色　228
滅菌　31
　―― と消毒の分類　31

免疫応答　167, 172
免疫学的検査法　282
免疫クロマト法　214, 283

も

モラクセラ　45
モラクセラ属　46
門　3

や

野兎病　177, 352
野兎病菌　64
野兎病ツラレミア　64
薬剤感受性検査　206, 244
　――，栄養要求の厳しい菌に対する
　　　　　　　　　250
薬剤感受性検査用培地　245
薬剤耐性　36

ゆ

ユーザーシールチェック　186
ユーリア-キオタ門　5
輸送培地　27
輸入感染症　168, 176, 214, 296, 299
輸入寄生虫症　296, 299
有棘顎口虫　312
有鉤条虫　327
有鉤嚢虫　327
有線条虫　331
有毛虫類　297
誘導βラクタマーゼテスト　251
誘発喀痰　263

よ

予防接種　182
幼線虫　309
幼虫移行症　295, 299, 309
溶血性尿毒症症候群　50
溶血毒　39
横川吸虫　317

ら

ライノウイルス　158
ライム病　178
ライム病ボレリア　95
ラクトフェノール・コットンブルー染
　色　231
ラッサ熱　120
ラテックス凝集反応　282
ラムダファージ　19
ランスフィールド抗原　41
ランスフィールドの分類　41

ランブル鞭毛虫　341
らい菌　79
らせん菌　8
らせん状桿菌　244

り

リアソータント　155
リーシュマニア　338
リーシュマニア症　109
リケッチア　98,244
リケッチア症の病原体　98
リケッチア属　98
リステリア症　177
リステリア属　76,178
リッサウイルス感染症　120
リファンピシン　194,203,204
リフトバレー熱　120,358
リボソーム RNA　1
リポタイコ酸　43
リポ多糖毒素　171
リポポリサッカライド　8

流行性角結膜炎　121
流行性耳下腺炎(おたふくかぜ)
　　　　　　　121,140,185
硫化水素産生試験　237
緑色レンサ球菌群　43
緑膿菌　36,66
淋菌　45

る

ルビウイルス属　153
類鼻疽　69
類鼻疽菌　68

れ

レイ菌　55
レオウイルス科　154
レシチナーゼ試験　237
レジオネラ属　70
レトロウイルス科　142

レトロウイルス科ウイルスの分類
　　　　　　　　　　　143
レトロウイルスの増殖方法　8
レプトスピラ科　96
レプトスピラ症　96
レンサ球菌属　41
連続抗原変異　117,137

ろ

ロア糸状虫　307
ロイコシジン　40
ロタウイルス感染症　185
ロッキー山紅斑熱　98
ロッキー山紅斑熱リケッチア　99
濾過滅菌　32

わ

ワイル病　96
ワクチン　182,**185**
　── の同時接種　183

欧文索引

数字・ギリシャ文字

14-3-3 蛋白質　163
16S rDNA　80
16S rRNA　37, 81
16S rRNA 遺伝子　79
β-D-グルカン　112
β-lactamase negative ampicillin resistant(BLNAR)　64
β-ガラクトシダーゼ試験　237
β シート状構造　163
β ラクタマーゼ　192, 196, 251
β ラクタマーゼ検出法　210
β ラクタム薬　191, 193, 201

A

Acanthamoeba spp.　335
Acinetobacter　69
―― *calcoaceticus-Acinetobacter baumannii* complex　70
―― *lwoffii*　70
acquired immunodeficiency syndrome (AIDS)　145
Actinomyces　91
―― *meyeri*　91
Actinomycosis　92
acute hemorrhagic conjunctivitis (AHC)　158
acute poliomyelitis　157
Adeno-associated virus(AAV)　132
Adenoviridae　127
aerobic culture method　29
Aeromonadaceae　62
Aeromonas hydrophila　62
agar　26
agarose　26
Aggregatibacter　64
AIDS 指標疾患(indicatror disease)　147
Alphaherpesvirinae　118
Alphavirus　152
Ambler 分類　196, 197
anaerobic culture method　29
Anaerococcus　86
Angiostrongylus cantonensis　315
Anisakis larvae　310
Anisakis simplex　311
antigenic drift　137
antistreptolysin O(ASO, ASLO)　42

Arcobacter　74
Ascaris lumbricoides　300
Ascaris suum　309
Ascomycota　105
aseptic meningitis　158
Aspergillus　105
―― *clavatus*　107
―― *flavus*　4, 107
―― *fumigatus*　107
―― *nidulans*　107
―― *niger*　107
―― *parasiticus*　4
―― *terreus*　107
axial filament　94
A 型肝炎　120
A 群 β 溶血性レンサ球菌　42

B

Bacillus　8, 75
―― *anthracis*　75
―― *cereus*　76, 180
―― *subtilis*　76
bacteriophage　19
bacterium　8
Bacteroides　92
―― *fragilis*　92
―― *fragilis* group　92
―― *thetaiotaomicron*　92
Balamuthia mandrillaris　336
Bartonella　65
―― *quintana*　65
Bartonellaceae　65
BBE 寒天培地　233
Bertiella studeri　331
Betaherpesvirinae　124
BK polyomavirus(BKV)　131
Bordetella　71
―― *bronchiseptica*　73
―― *parapertussis*　72
―― *pertussis*　71
Borrelia　95
―― *burgdorferi*　95
―― *duttonii*　95
―― *recurrentis*　95
bouillon　26
bovine spongiform encephalopathy (BSE)　165, 177
broth　26
Brugia malayi　306

BTB 寒天培地　233
Burkholderia　68
―― *cepacia* complex　68
―― *mallei*　69
―― *pseudomallei*　68
Bush-Jacoby-Medeiros　196, 197
butt agar medium　26
B ウイルス　124
B ウイルス病　120
B 型肝炎　183
B 型肝炎ウイルス　133
B 群レンサ球菌　43

C

C reactive protein(CRP)　44
Caliciviridae　155
Campylobacter　73
Candida　111
―― *albicans*　111
carbon dioxide culture method　29
CD4　145
Cellufluor 染色　115
Cercopithecine herpesvirus 1　124
Chlamydia　100, 101
―― *trachomatis*　101
Chlamydiaceae　100
Chlamydophila　100, 102
―― *pneumoniae*　102
―― *psittaci*　102
chromosome　17
Citrobacter　53
Clonorchis sinensis　316
Clostridium　87
―― *botulinum*　88, 180
―― *difficile*　90, 270
―― *perfringens*　88, 180
―― *tetani*　89
Coccidioides　110
―― *immitis*　110
complement fixation test(CF)　282
compromised host　174
conidia　106
conidial head　106
conjugation　19
Coronaviridae　160
Corynebacterium　77
―― *diphtheriae*　77
―― *jeikeium*　78
―― *pseudodiphtheriticum*　78

Corynebacterium
　── *striatum*　79
　── *ulcerans*　78
Cronobacter　54
Cryptococcus　112
　── *neoformans*　112
Cryptosporidium parvum　180
Cryptosporidium spp.　342
culture　25
Cyclospora cayetanensis　343
Cysticercus cellulosae　327
C型肝炎ウイルス　151
C反応性蛋白　44

D

Dengue (hemorrhagic) fever　357
Dengue virus (DENV)　149
dermatophytes　107
Dick's toxin　42
Dientamoeba fragilis　335
differential culture　28
differential medium　27
dimorphic fungi　108
Diphyllobothrium latum　324
Diphyllobothrium nihonkaiense　324
Diplogonoporus balaenopterae　325
Dipylidium caninum　331
Dirofilaria immitis　308
DNA-DNAハイブリダイゼーション法　284
DNA・RNA合成阻害剤　191
DNAウイルス　117,118
　──の増殖方法と基本構造　8
DNAジャイレース　196
DnaJ　81
DnaJ遺伝子　79
D型肝炎ウイルス　135
Dゾーンテスト　252

E

Ebola virus　161
Echinococcus granulosus　328
Echinococcus multilocularis　329
efflux機構　195,196
Ehrlichia　100
　── *chaffeensis*　100
endotoxin　170
Entamoeba histolytica　331
Entebacteriaceae　254
Enterobacter　54
　── *cloacae*　54
Enterobacteriaceae　47
Enterobirus vermicularis　302
Enterococcus　44
　── spp.　253

enterohemorrhagic *E. coli* (EHEC)　49
enteroinvasive *E. coli* (EIEC)　49
enteropathogenic *E. coli* (EPEC)　49
enterotoxigenic *E. coli* (ETEC)　49
enzyme-linked immunosorbent assay (ELISA)　283
Epidermophyton　108
　── *floccosum*　108
　── spp.　108
Epstein-Barr virus (EBV)　126
Escherichia　47
　── *coli* (*E. coli*)　47
exfoliatin　40
exotoxin　170
extended spectrum β lactamases (ESBL) 産生菌　54
ESBL産生性の確認試験法　211
E型肝炎　120

F

Fasciola gigantica　320
Fasciola hepatica　320
F (fertility) プラスミド　20
filamentous fungi　3,9,103
Filoviridae　161
Finegoldia　86
fishing　28
Flaviviridae　147
flowerette conidial form　109
fluorescent antibody method (FA)　283
fluorescent treponemal antibody absorption test (FTA-ABS法)　95
frameshift mutations　20
Francisella　64
　── *tularensis*　64
Fusobacterium　93
　── *necrophorum*　93
　── *nucleatum*　93
F線毛　20

G

Gammaherpesvirinae　126
Geckler分類　264
gene　17
Giardia lamblia　341
Gnathostoma
　── *doloresi*　313
　── *hispidum*　313
　── *nipponicum*　314
　── *spinigerum*　312
　── spp.　312
gp 120　145
Gram-negative MRSA　200

growth medium　27

H

HA　136
Haemophilus　63
　── *aegyptius*　64
　── *aphrophilus*　63,64
　── *ducreyi*　64
　── *haemolyticus*　63,64
　── *influenzae*　63
　── *parainfluenzae*　63,64
hand, foot and mouth disease　158
healthcare-associated infection (HAI)　175
Helicobacter　74
　── *cinaedi*　75
　── *fennelliae*　75
　── *pylori*　74
helminth　297
hemagglutination inhibition test (HI)　281
hemagglutinin (HA)　136
hemagglutinin-esterase-fusion (HEF)　136
hemolytic uremic syndrome (HUS)　50
Hendra virus　141
Hepacivirus　151
Hepadnaviridae　133
Hepatitis B virus (HBV)　133
　── 感染状態の診断指標　134
Hepatitis C virus (HCV)　151
Hepatitis D virus (HDV)　135
Hepatovirus　159
herpangina　158
herpes simplex virus (HSV)　118
Herpesviridae　118
Histoplasma　109
　── *capsulatum*　109
hookworm　303
hospital outbreaks　114
host-parasite relationship　297
host specificity　297
Human bocavirus　132
Human coronaviruses (HCoV)　160
Human cytomegalovirus (HCMV)　124
Human herpesvirus
　── 1, 2 (HHV-1, -2)　118
　── 3 (HHV-3)　123
　── 4 (HHV-4)　126
　── 5 (HHV-5)　124
　── 6, 7 (HHV-6, HHV-7)　125
　── 8 (HHV-8)　127
human immunodeficiency virus (HIV)　145

―― 感染の経過　146
Human Metapneumovirus　142
human microbiome　168
Human papillomavirus(HPV)　129
Human parainfluenza virus　139
Human parvovirus B19　131
human T-cell leukemia virus type 1　144
human T-lymphotropic virus 1 (HTLV-1)　144
―― 関連脊髄症(HAM)　144
―― 関連ぶどう膜炎(HU)　144
Hymenolepis diminuta　330

I

immunoblotting test　282
immunofluoresence test(IF)　282
imported diseases(imported parasitic diseases)　299
in situ hybridization　284
infection　170
infectious disease　170
influenza　137
isolation　28
―― medium　27
Isospora belli　344

J

Japanese encephalitis　357
Japanese encephalitis virus(JEV)　148
Japanese spotted fever　353
JC polyomavirus(JCV)　130

K

Klebsiella　53
―― *oxytoca*　54
―― *pneumoniae*　54
Knott 法　306
Kobuvirus　159
Kuru　164
K 抗原　9

L

Lancefield antigen　41
larva migrans　299,309
Legionella　70
Leptospira interrogans　96
―― serovar *autumnalis*　96
―― serovar *canicola*　96
―― serovar *icterohaemorrhagiae*　96
Leptospiraceae　96
leucocidin　40

lipopolysaccharide(LPS)　8
liquid medium　26
Listeria　76
―― *monocytogenes*　77
LIT(Liver Infusion Tryptose Medium)培地　370
Loa loa　307
Loop-Mediated Isothermal Amplification(LAMP)法　285

M

Mansonella perstans　307
Matrix Assisted Laser Desorption Ionization-Time of Flight method (MALDI-TOF)法　285
matrix protein 1(M1)　136
Measles virus　140
medium(media)　25
Merkel cell polyomavirus　131
Mesocestoides lineatus　331
Metagonimus yokogawai　317
methicillin-resistant *Staphylococcus aureus*(MRSA)　178,192,198
metula　106
microaerophilic culture method　29
microbiome　167
Micrococcaceae　37
Micrococcus　40
Microsporum canis　108
Microsporum 属　108
Miller & Jones 分類　264
minimum bactericidal concentration (MBC)　207
minimum inhibitory concentration (MIC)　192,207,251
mite　354
Moraxella　45,46
MRSA 用培地　233
Mucor　104
multi-drug resistant *Pseudomonas aeruginosa*(MDRP)　199
multilocular(or alveolar)hydatid cyst　329
multiple drug-resistant *Acinetobacter*(MDRA)　200
Mumps virus　140
Mycobacterium　79
―― *avium*　81
―― *avium* complex(MAC)　81
―― *bovis*　81
―― *intracellulare*　81
―― *kansasii*　81
―― *leprae*　79
―― *tuberculosis*　79,81
―― *tuberculosis* complex　81
―― *ulcerans*　82

Mycoplasma　96
―― *pneumoniae*　97
M 蛋白　42

N

NAG ビブリオ(non-agglutinable *Vibrio cholera*; non-O1 V. cholerae)　60
NALC-NaOH 法(N-アセチル-L-システイン・水酸化ナトリウム法)　214
―― の実施手順　272
nature medium　26
Neisseria　45
―― *gonorrhoeae*　45
―― *meningitidis*　46
Neisseriaceae　45
neo-B&M 法　226
Neorickettsia　100
―― *sennetsu*　100
neuraminidase(NA)　136
neutralization test(NT)　281
Nipah virus　141
NNN 培地　370
Nocardia　84
non-pathogen　170
Norovirus　155
nosocomial infection　291
nucleoprotein(NP)　136
nuisance　364
Nybelinia surmenicola　331

O

O157　50
Onchocerca volvulus　307
opportunistic infection　174,299
Orientia tsutsugamushi　99
Orthomyxoviridae　135

P

Papillomaviridae　129
Paragonimus miyazakii　319
Paragonimus westermanii　318
Paramyxoviridae　139
Paramyxovirinae　139
Parechovirus　158
Parvimonas　86
Parvoviridae　131
passive agglutination test(PA)　282
Pasteurella　62
―― *multocida*　62
Pasteurellaceae　62
pathogen　170
pathogenesis　170
penicillin-binding protein(PBP)　193

penicillin-resistant *Streptococcus pneumoniae*(PRSP) 198
penicillinase 40
Peptococcus 86
Peptoniphilus 86
periodic synchronous discharges (PSD) 163
phaeohyphomycosis 107
phenotype 20
phialide 106
Phylum 3
Picornaviridae 156
plasmid 17
Plasmodium spp. 347
plate medium 26
Plesiomonas 57
Pneumocystis 114
—— *carinii* 114
—— *jirovecii* 114
Pneumovirinae 141
point mutations 20
polymerase chain reaction(PCR) 215,284
Polyomaviridae 130
Porphyromonas 93
Prevotella 93
—— *intermedia* 93
prion protein scrapie isoform(PrP^{sc}) 163
Propionibacterium 90
—— *acnes* 91
—— *avidum* 91
—— *granulosum* 91
—— *propionicum* 91
proteinaceous infectious particle (prion) 163
Proteus 57
protozoa 297
Pseudomonas 65
—— *aeruginosa* 66
—— *fluorescens* 67
—— *putida* 67
—— *stutzeri* 67
pure culture 28

Q

quality control range 256
quantitative culture 29
Q熱 352

R

relapsing fever 95
Reoviridae 154
replication 18
Respiratory syncytial virus 141
Retroviridae 142

Rhinovirus 158
Rickettsia 98
—— *japonica* 99
—— *prowazekii* 99
—— *rickettsii* 99
—— *typhi* 99
Rickettsiales 98
Rift Valley fever 358
RNAウイルス 117,135
——の増殖方法と基本構造 8
RSウイルス 141
RSウイルス感染症 121
Rubella virus 153
Rubivirus 153
Runyon分類 79,80

S

Salmonella 51
—— *enterica* serovar Enteritidis 53
—— *enterica* serovar Paratyphi A 52
—— *enterica* serovar Typhi 52
—— *enterica* serovar Typhimurium 53
—— *enterica* subsp. *Arizonae* 53
Sapovirus 156
SARS関連コロナウイルス 160
Schistosoma japonicum 321
Schistosoma mansoni 322
Scrub Typhus 354
selective medium 27
selective toxicity 192
semi-slant medium 26
semi-solid medium 27
serologic tests for syphilis(STS法) 95
Serratia 54
—— *marcescens* 54,55
severe acute respiratory syndrome (SARS) 160
sexually transmitted diseases(STDs) 177
Shigella 50
slant medium 26
solid medium 26
Sparganum mansoni 325
Spauldingの分類 31
Sphingobacterium 67
spiral bacteria 8
spirochaeta 94
Spirurin nematode larva 314
sporadic Creutzfeldt-Jakob disease (sCJD) 164
Sporothrix 109
—— *schenckii* 109

Staphylococcal scalded skin syndrome (SSSS) 40
Staphylococcus 37
—— *aureus* 180
—— *aureus* subsp. *aureus* 39
—— spp. 251
Stenotrophomonas 69
—— *maltophilia* 69
strain 29
streak 28
Streptococcaceae 41
Streptococcus 41
—— *agalactiae* 43
—— *pneumoniae* 43
—— *pyogenes* 42
—— spp. β-hemolytic group 253
streptolysin 42
Strongyloides stercoralis 304
ST合剤 194,203
swarming 57
synthetic medium 26

T

Taenia saginata 326
Taenia solium 327
temperate phage 19
Thelazia callipaeda 308
therapeutic drug monitoring(TDM) 201
tick 351
tick-borne encephalitis 352
Tick-borne encephalitis virus(TBEV) 151
Togaviridae 152
toxic shock like syndrome 43
toxic shock syndrome toxin-1(TSST-1) 40
Toxocara canis 309
Toxocara cati(Toxocara) 309
Toxoplasma gondii 345
transcription 18
transduction 19
transformation 19
translation 18
transport medium 27
Treponema 94
—— *pallidum* hemagglutination test (THPA法) 95
—— *pallidum* subsp. *pallidum* 94
Trichinella spiralis 305
Trichobilharzia brevis 322
Trichobilharzia physellae 322
Trichomonas vaginalis 340
Trichophyton 108
—— *rubrum* 108
Trichuris trichiura 301

Trypanosoma cruzi 338
Trypanosoma gambiense 337
Tsutsugamushi disease 354
tularemia 352

U

unicellular hydatid cyst 328
Ureaplasma 96, 98
── *urealyticum* 98

V

Vampirolepis nana 330
vancomycin-resistant Enterococci (VRE) 45, 178
variant Creutzfeldt-Jakob disease (vCJD) 177
varicella-zoster virus(VZV) 123
Veillonella 87

── *parvula* 87
verotoxin(VT) 50
vesicle 106
Vibrio 58
── *alginolyticus* 61
── *cholerae* 58
── *fluvialis* 61
── *furnissii* 61
── *mimicus* 61
── *parahaemolyticus* 60
── *vulnificus* 61
Vibrionaceae 58
viridans group *Streptococcus* 43
virulent phage 19
VRE 用培地 233

W

Waterhouse-Friderichsen 症候群 46
Weil-Felix 反応 99

West Nile fever 358
West Nile virus(WNV) 150
Wuchereria bancrofti 306

X・Y・Z

X-V 因子要求性 237
yeast 3
── extract 26
yeast-like fungi 111
yellow fever 356
Yellow fever virus(YFV) 150
Yersinia 55
── *enterocolitica* 56
── *pestis* 55, 360
── *pseudotuberculosis* 57
zoonosis 177, 295, 299
Zygomycota 104

臨床検査技師国家試験出題基準対照表

章	カリキュラム名	国試出題基準※ 大項目	『標準臨床検査学』シリーズ タイトル	
I章 臨床検査総論	検査総合管理学	1 臨床検査の意義	臨床検査医学総論	
		2 検査管理の概念	検査機器総論・検査管理総論	
		3 検査部門の組織と業務		
		4 検査部門の管理と運営		
		5 検体の採取と保存		
		6 検査の受付と報告		
		7 精度管理		
		8 検査情報		
		9 検査情報の活用		
	生物化学分析検査学	1 尿検査	臨床検査総論	
		2 脳脊髄液検査		
		3 糞便検査		
		4 喀痰検査		
		5 その他の一般的検査		
	形態検査学	1 寄生虫学	微生物学・臨床微生物学・医動物学	
		2 寄生虫検査法		
II章 臨床検査医学総論	臨床病態学	1 総論	臨床医学総論	臨床検査医学総論
		2 循環器疾患	臨床医学総論	
		3 呼吸器疾患		
		4 消化器疾患		
		5 肝・胆・膵疾患		
		6 感染症		
		7 血液・造血器疾患		
		8 内分泌疾患		
		9 腎・尿路・男性生殖器疾患		
		10 女性生殖器疾患		
		11 神経・運動器疾患		
		12 アレルギー性疾患・膠原病・免疫病		
		13 代謝・栄養障害		
		14 感覚器疾患		
		15 中毒		
		16 染色体・遺伝子異常症		
		17 皮膚及び胸部の疾患		
		18 検査診断学総論	臨床検査医学総論	
		19 循環器疾患の検査		
		20 呼吸器疾患の検査		
		21 消化器疾患の検査		
		22 肝・胆・膵疾患の検査		
		23 感染症の検査		
		24 血液・造血器疾患の検査		
		25 内分泌疾患の検査		
		26 腎・尿路疾患の検査		
		27 体液・電解質・酸-塩基平衡の検査		
		28 神経・運動器疾患の検査		
		29 アレルギー性疾患・膠原病・免疫病の検査		
		30 代謝・栄養異常の検査		
		31 感覚器疾患の検査		
		32 有毒物中毒の検査		
		33 染色体・遺伝子異常症の検査	遺伝子検査学	
		34 悪性腫瘍の検査	臨床検査医学総論	遺伝子検査学
III章 臨床生理学	人体の構造と機能／生理機能検査学	1 臨床生理検査の特色	生理検査学・画像検査学	
		2 循環系検査の基礎		
		3 心電図検査		
		4 心音図検査		
		5 脈管疾患検査		
		6 呼吸系検査の基礎		
		7 呼吸機能検査		
		8 神経系検査の基礎		
		9 脳波検査		
		10 筋電図検査		
		11 超音波検査の基礎		
		12 心臓超音波		
		13 腹部超音波		
		14 その他の超音波検査		
		15 磁気共鳴画像検査〈MRI〉		
		16 その他の臨床生理検査		
IV章 臨床化学	人体の構造と機能／生物化学分析検査学	1 生命のメカニズム	基礎医学	臨床化学
		2 生物化学分析の基礎	臨床化学	
		3 生物化学分析の原理と方法		
		4 無機質	基礎医学	臨床化学
		5 糖質		
		6 脂質		
		7 蛋白質		
		8 生体エネルギー		
		9 非蛋白質性窒素		
		10 生体色素		
		11 酵素		
		12 薬物・毒物		
		13 微量金属(元素)		
		14 ホルモン		
		15 ビタミン		
		16 機能検査		
		17 遺伝子	遺伝子検査学	
		18 放射性同位元素	臨床検査医学総論	
V章 病理組織細胞学	人体の構造と機能／医学検査の基礎と疾病との関連	1 解剖学総論	基礎医学	
		2 病理学総論	病理学・病理検査学	
		3 解剖学・病理学各論	基礎医学	病理学・病理検査学
	形態検査学	1 病理組織標本作製法	病理学・病理検査学	
		2 病理組織染色法		
		3 電子顕微鏡標本作製法		
		4 細胞学的検査法		
		5 病理解剖(剖検)		
		6 病理業務の管理		
VI章 臨床血液学	人体の構造と機能／形態検査学／病因・生体防御検査学	1 血液の基礎	基礎医学	血液検査学
		2 血球		
		3 止血機構		
		4 凝固・線溶系		
		5 血球に関する検査	血液検査学	
		6 形態に関する検査		
		7 血小板，凝固・線溶系検査		
		8 赤血球系疾患の検査結果の評価		
		9 白血球系疾患の検査結果の評価		
		10 造血器腫瘍系の検査結果の評価		
		11 血栓止血検査結果の評価		
		12 染色体の基礎	遺伝子検査学	血液検査学
		13 染色体の検査法		
		14 染色体異常		
VII章 臨床微生物学	医学検査の基礎と疾病との関連	1 分類	微生物学・臨床微生物学・医動物学	
		2 形態，構造及び性状		
		3 染色法		
		4 発育と培養		
		5 遺伝と変異		
		6 滅菌と消毒		
		7 化学療法		
		8 感染と発症		
	病因・生体防御検査学	1 細菌		
		2 真菌		
		3 ウイルス		
		4 プリオン		
		5 検査法		
		6 微生物検査結果の評価		
VIII章 臨床免疫学	病因・生体防御検査学	1 生体防御の仕組み	免疫検査学	
		2 抗原抗体反応による分析法		
		3 免疫と疾患の関わり		
		4 免疫検査の基礎知識と技術		
		5 免疫機能検査		
		6 輸血と免疫血清検査		
		7 輸血の安全管理		
		8 移植の免疫検査		
		9 妊娠・分娩の免疫検査		
IX章 公衆衛生学	保健医療福祉と医学検査	1 医学概論	臨床医学総論	
		2 公衆衛生の意義		
		3 人口統計と健康水準		
		4 疫学		
		5 環境と健康		
		6 健康の保持増進		
		7 衛生行政		
		8 国際保健		
		9 関係法規		
X章 医用工学概論	医療工学及び情報科学	1 臨床検査と生体物性		
		2 電気・電子工学の基礎		
		3 医用電子回路		
		4 生体情報の収集		
		5 電気的安全対策		
		6 情報科学の基礎		
		7 ハードウェア		
		8 ソフトウェア		
		9 コンピュータネットワーク		
		10 情報処理システム		
		11 医療情報システム		
	検査総合管理学	1 検査機器学総説	検査機器総論・検査管理総論	
		2 共通機械器具の原理，構造		

※平成23年版

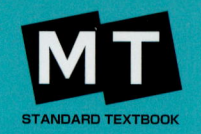

MT STANDARD TEXTBOOK

標準臨床検査学

ラインナップ
全 12 巻

シリーズ監修　矢冨　裕（東京大学大学院教授）
　　　　　　　横田浩充（東邦大学教授）

- ◆ **臨床医学総論** 臨床医学総論 放射性同位元素検査技術学
  医用工学概論 情報科学・医療情報学 公衆衛生学　　［編集］小山高敏・戸塚　実

- ◆ **臨床検査医学総論**　　［編集］矢冨　裕

- ◆ **基礎医学──人体の構造と機能**　　［編集］岩谷良則

- ◆ **臨床検査総論**　　［編集］伊藤機一・松尾収二

- ◆ **検査機器総論・検査管理総論**　　［編集］横田浩充・大久保滋夫

- ◆ **臨床化学**　　［編集］前川真人

- ◆ **免疫検査学**　　［編集］折笠道昭

- ◆ **血液検査学**　　［編集］矢冨　裕・通山　薫

- ◆ **遺伝子検査学**　　［編集］宮地勇人・横田浩充

- ◆ **微生物学・臨床微生物学・医動物学**　　［編集］一山　智・田中美智男

- ◆ **病理学・病理検査学**　　［編集］仁木利郎・福嶋敬宜

- ◆ **生理検査学・画像検査学**　　［編集］谷口信行